Praxis der Zahnheilkunde
Band 10/I

Praxis der Zahnheilkunde

Begründet von
D. Haunfelder, L. Hupfauf, W. Ketterl und G. Schmuth

Herausgegeben von
P. Diedrich, Aachen, D. Heidemann, Frankfurt,
H.-H. Horch, München, und
B. Koeck, Bonn

3. Auflage
Urban & Schwarzenberg · München–Wien–Baltimore

Mund-Kiefer-Gesichtschirurgie I

Herausgegeben von H.-H. Horch

Mit Beiträgen von
K. W. Grätz, K. K. H. Gundlach, J.-E. Hausamen,
A. Hemprich, M. Herzog, H.-H. Horch, U. Joos, G. Jundt,
J. Prein, R. H. Reich, W. Remagen,
R. Sader, H. F. Sailer, R. Schmelzeisen, W. J. Spitzer,
Ch. Ulm, G. Watzek und H. F. Zeilhofer

Mit 135 Zeichnungen
und
470 Fotos

1997
Urban & Schwarzenberg · München–Wien–Baltimore

Anschriften der Herausgeber des Gesamtwerkes

PROF. DR. DR. P. DIEDRICH
Klinik für Kieferorthopädie der RWTH
Pauwelsstraße, 52074 Aachen

PROF. DR. D. HEIDEMANN
Zentrum für Zahn-, Mund- und Kieferheilkunde
Theodor-Stern-Kai 7, 60596 Frankfurt

PROF. DR. DR. DR. h.c. H.-H. HORCH
Klinik und Poliklinik für Mund-Kiefer-Gesichtschirurgie
der Technischen Universität München
Klinikum rechts der Isar
Ismaninger Straße 22, 81675 München

PROF. DR. B. KOECK
Zentrum für Zahn-, Mund- und Kieferheilkunde
Poliklinik für Zahnärztliche Prothetik
Welschnonnenstraße 17, 53111 Bonn

Die Deutsche Bibliothek – CIP-Einheitsaufnahme

Praxis der Zahnheilkunde / begr. von D. Haunfelder … Hrsg. von P. Diedrich … – [Geb. Ausg.]. – München ; Wien ; Baltimore : Urban und Schwarzenberg.
Teilw. hrsg. von H.-H. Horch … Früher Losebl.-Ausg.
Mund-Kiefer-Gesichtschirurgie / hrsg. von H.-H. Horch
(Praxis der Zahnheilkunde ; Bd. 10)
1. / Mit Beitr. von K. W. Grätz … [Zeichn.: Henriette Rintelen].
3. Aufl. – 1997
ISBN 3-541-15301-6

Programmplanung: Ursula Illig, München
Lektorat: Cornelia Steininger, München
Herstellung: Peter Sutterlitte, München
Zeichnungen: Henriette Rintelen, Velbert
Einbandgestaltung: Dieter Vollendorf, München

Reproduktionen: Kösel, Kempten. Satz: DTP im Verlag
Druck: Kastner & Callwey, Forstinning

PermaNova®

ISBN 3-541-15301-6

Gedruckt auf chlorfrei gebleichtem Papier

Geleitwort

Die Zahn-, Mund- und Kieferheilkunde ist ein Teilgebiet der Medizin. Sie wird definiert als die Lehre von der Anatomie, der Physiologie, der Pathologie des Kauorgans und der umgebenden Gewebe, praktisch ausgeübt als Prävention, Diagnostik, Prognose und Therapie. Der Zahnarzt ist aufgrund seiner Ausbildung befähigt und berechtigt, die auf wissenschaftlichen und klinischen Erkenntnissen beruhende Feststellung und Behandlung von Zahn-, Mund- und Kieferkrankheiten auszuüben (Gesetz vom 31.3.1952).

Basierend auf den vier Eckpfeilern Kieferorthopädie, Zahnerhaltung, Prothetik und Kieferchirurgie läßt sich heute die Zahn-, Mund- und Kieferheilkunde in eine ganze Reihe von Spezialgebieten aufteilen, die alle engstens miteinander verbunden sind. Der in der Praxis tätige Zahnarzt – und für ihn ist die „Praxis der Zahnheilkunde" vorwiegend konzipiert – ist für die gesamte Palette des Faches verantwortlich. Die Zahn-, Mund- und Kieferheilkunde stellt sich ihm als eine Einheit dar, auch wenn der einzelne sich diesem oder jenem Gebiet mit besonderer Intensität widmet.

Die Besonderheit der Zahn-, Mund- und Kieferheilkunde besteht in folgenden Tatsachen:

- Eine Heilung vieler Krankheiten des Kauorgans im Sinne einer Restitutio ad integrum ist derzeit nicht möglich; im Rahmen der restaurativen und rehabilitierenden Tätigkeit des Zahnarztes müssen künstliche Materialien an die Stelle natürlicher Gewebe treten. Daraus darf für den Gesamtorganismus kein Schaden resultieren.
- Während der zahnärztlich-therapeutischen Maßnahmen kann es notwendig werden, einzelne oder auch alle natürlichen Zähne zu entfernen respektive zu ersetzen. Dies ist für den Patienten mit manchmal erheblichen Adaptations- und Inkorporationsproblemen verbunden; der Gesamtorganismus erleidet hierdurch im allgemeinen keinen Schaden.
- Die Mundhöhle ist für den Gesamtorganismus in diagnostischer Hinsicht von großer Bedeutung; so kann es durchaus in den Aufgabenbereich des Zahnarztes fallen, die Frühdiagnose von Erkrankungen quoad vitam zu stellen.
- Die Zahn-, Mund- und Kieferheilkunde hat heutzutage nicht nur kurative, sondern in verstärktem Maße auch präventive Aufgaben zu leisten. Die Ergebnisse der Prophylaxe zeigen, daß orale Erkrankungen nicht mehr schicksalhaft hingenommen werden müssen. Damit kommt dem Zahnarzt auch im Rahmen der Gesundheitsvorsorge eine wesentliche Aufgabe zu.

Seit über 25 Jahren und inzwischen in der dritten Auflage hilft die „Praxis der Zahnheilkunde" den deutschen – in Übersetzung auch den italienischen, spanischen und polnischen – Zahnärzten, die Patienten nach dem neuesten Stand unserer Erkenntnisse zu behandeln. Ihre Aufgabe ist es:

- eine Standortbestimmung unseres Faches vorzunehmen,
- praktische Nutznießung und kritische Betrachtung bewährter alter sowie neuer Erkenntnisse aufzuzeigen und
- aktuelle Informationen über die gesamte Zahn-, Mund- und Kieferheilkunde als unerläßliche Basis für die Tätigkeit in den verschiedenen Bereichen dieses Berufes zu geben.

Unter diesen Gesichtspunkten erscheint es zweckmäßig, dem Zahnarzt ein Hilfsmittel an die Hand zu geben, aus dem er das für seine tägliche Arbeit erforderliche Wissen in Verbindung mit reichhaltigem Bildmaterial rasch und zuverlässig schöpfen kann. Gemäß diesen Gedankengängen wird bewußt auf die Darstellung elementarer Grundlagen sowie auf die Diskussion spezieller wissenschaftlicher Fragen verzichtet. Auch wenn sich Grundlegendes kaum geändert hat, werden die wichtigsten Fundamente, die unverrückbar Leitsätze unseres Handelns bleiben müssen, nicht vernachlässigt. Die Entwicklung neuer diagnostischer und therapeutischer Methoden wird aufgezeigt und dargestellt. Wir sind dem Grundsatz treu geblieben, daß Zahn-, Mund- und Kieferheilkunde eine Wissenschaft ist, die in erster Linie der klinischen Anwendung dient.

In dem genannten Bestreben wird der Therapie besonderes Gewicht beigemessen; ihre Erörterung gewinnt noch dadurch an Wert, daß die Autoren frei von doktrinärer Einstellung allgemeine Richtlinien aufzeigen, im besonderen aber konkrete Vorschläge aus ihrer eigenen Erfahrung beisteuern.

Der Umfang des zu bewältigenden Stoffes mit seinen vielen, nachgerade in unserem Fachgebiet eigenen technischen Details erfordert die Aufteilung der einzelnen Sachgebiete auf eine große Anzahl von Autoren. So sind Mitarbeiter der meisten deutschsprachigen Universitäten am Zustandekommen der neuen „Praxis der Zahnheilkunde" wie auch Zahnärzte aus der freien Praxis beteiligt; neben älteren, erfahrenen Lehrern unseres Faches kommen auch jüngere Kollegen zu Wort.

Moderne Techniken und intensive Verlagsarbeit, die Wiedergabe vieler farbiger Abbildungen und die einheitliche graphische Gestaltung lassen trotz der zahlreichen Mitarbeiter die Bände der neuen „Praxis der Zahnheilkunde" als ein in sich geschlossenes Werk erscheinen. Für das Verständnis, das die einzelnen Autoren im Interesse des Gesamtwerkes der Aufgabe der Herausgeber entgegengebracht haben, möchten wir allen danken.

Unser ganz besonderer Dank gebührt dem Verlag Urban & Schwarzenberg, hier insbesondere Frau U. Illig und ihren Mitarbeitern, die stets aufgeschlossen unseren Wünschen Rechnung getragen und keine Mühe gescheut haben, das bereits traditionelle Werk in einer Form zu gestalten, die heutigen Ansprüchen gerecht wird.

Prof. Dr. Dr. P. Diedrich
Prof. Dr. D. Heidemann
Prof. Dr. Dr. Dr. h. c. H.-H. Horch
Prof. Dr. B. Koeck

Vorwort

Entsprechend der Entwicklung auf dem gesamten Gebiet der Medizin und Zahnmedizin befindet sich auch die Mund-, Kiefer- und Gesichtschirurgie in einem ständigen Wandel; viele operative Verfahren ändern sich so schnell, daß die Neuauflage des Bandes 10/I der „Praxis der Zahnheilkunde" nach sieben Jahren dringend notwendig wurde.

Hauptanliegen der vollständig überarbeiteten bzw. neu hinzugekommenen Kapitel sollte es deshalb sein, besonderes Gewicht auf die Fortschritte und neueren Entwicklungen der vergangenen Jahre zu legen. Dabei war für die Auswahl und Gewichtung des zu berücksichtigenden Stoffes wiederum allein dessen aktuelle klinische Relevanz entscheidend. So wurden die zusätzlich aufgenommenen Kapitel über die „Sonographie im Mund-, Kiefer- und Gesichtsbereich", „Innovative dreidimensionale Techniken zur Schädelmodellherstellung und Operationsplanung" sowie die „Rekonstruktive Chirurgie und Implantologie bei extrem atrophischem Kiefer und Gesichtsschädeldefekten" von neuen Autoren geschrieben, die sich über Jahre intensiv mit den von ihnen bearbeiteten Themen beschäftigt haben. Die bereits in der 2. Auflage vorhandenen Kapitel „Odontogene Kieferhöhlenerkrankungen" sowie „Erkrankungen der Kiefer- und Gesichtsnerven" wurden gleichfalls von neu gewonnenen Autoren völlig überarbeitet. Es gebührt diesen ein besonderer Dank dafür, daß sie durch Konzentration auf das Wesentliche die betreffenden Wissensgebiete klar und deutlich dargestellt haben.

Der Beitrag „Odontogene und nicht-odontogene Läsionen der Kiefer" wurde von Band 10/II Mund-Kiefer-Gesichtschirurgie der Vorauflage übernommen, neu bearbeitet und durch die Hinzunahme wichtiger Krankheitsbilder wesentlich erweitert.

Das Schwerpunktkapitel „Traumatologie des Gesichtsschädels" mußte ebenfalls völlig überarbeitet bzw. neu geschrieben werden, da die früher überwiegend konservative Frakturbehandlung inzwischen fast vollständig durch die aktuellen Osteosyntheseverfahren abgelöst wurde.

Die Autoren der Beiträge „Diagnostik durch aktuelle bildgebende Verfahren", „Funktionelle Kiefergelenkchirurgie", „Mikrovenenchirurgie im Mund-, Kiefer- und Gesichtsbereich", „Klinisch relevante Syndrome im Kopfbereich" und „Periphere und zentrale sogenannte Kiefergranulome" haben die jüngsten Entwicklungen der umfangreichen Themenkomplexe mit gleichbleibend hoher Kompetenz berücksichtigt, so daß auch diese Kapitel dem neuesten Wissensstand entsprechen.

Den alten und neuen Autoren, die mich alle bereitwillig in enger und interessierter Zusammenarbeit beim Entstehen dieser Neuauflage unterstützt haben, möchte ich sehr herzlich danken.

Der vorliegende Teil I der Mund-Kiefer-Gesichtschirurgie soll dem Studierenden und vor allem jungen Kollegen als praxisnahes Hilfsmittel für die Ausbildung und praktische Tätigkeit dienen, er bietet aber auch den erfahrenen Fachchirurgen sowie den Kollegen aus den operativen Nachbardisziplinen eine detaillierte Übersicht über essentielle Teilbereiche unseres Faches.

München im Sommer 1997 H.-H. Horch

Inhalt

Autorenverzeichnis

PRIV.-DOZ. DR. DR. K. W. GRÄTZ
Klinik für Kiefer- und Gesichts-
chirurgie
der Universität Zürich
Frauenklinikstr. 10
CH-8091 Zürich

PROF. DR. DR. K. K. H. GUNDLACH
Klinik für Mund-, Kiefer- und
Gesichtschirurgie
der Universität Rostock
Strempelstr. 13
18057 Rostock

PROF. DR. DR. J.-E. HAUSAMEN
Klinik für Mund-, Kiefer- und Gesichts-
chirurgie der Medizinischen Hoch-
schule Hannover
Carl-Neuberg-Str. 8
30625 Hannover

PROF. DR. DR. A. HEMPRICH
Klinik und Poliklinik für Mund-Kiefer-
Gesichtschirurgie
der Universität Leipzig
Nürnberger Str. 57
04103 Leipzig

PROF. DR. DR. M. HERZOG
Klinik und Poliklinik für
Mund-Kiefer-Gesichtschirurgie
der Technischen Universität München
Klinikum rechts der Isar
Ismaninger Str. 22
81675 München

PROF. DR. DR. DR. H.C. H.-H. HORCH
Klinik und Poliklinik für
Mund-Kiefer-Gesichtschirurgie
der Technischen Universität München
Klinikum rechts der Isar
Ismaninger Str. 22
81675 München

PROF. DR. DR. DR. H.C. U. JOOS
Abteilung für Mund-, Kiefer- und
Gesichtschirurgie
der Universität Münster
Waldeyerstr. 30
48149 Münster

PRIV.-DOZ. DR. G. JUNDT
Institut für Pathologie
der Universität Basel
Schönbeinstr. 40
CH-4003 Basel

PROF. DR. DR. J. PREIN
Klinik für Kiefer-, Plastische und
Wiederherstellende Chirurgie
der Universität Basel
Kantonspital Basel
Spitalstr. 21
CH-4031 Basel

PROF. DR. DR. R. H. REICH
Klinik für Mund-, Kiefer- und Gesichts-
chirurgie
der Universität Bonn
Welschnonnenstr. 17
53111 Bonn

Prof. Dr. W. Remagen
Institut für Pathologie
der Universität Basel
Schönbeinstr. 40
CH-4003 Basel

Dr. Dr. R. Sader
Klinik und Poliklinik für
Mund-Kiefer-Gesichtschirurgie
der Technischen Universität München
Klinikum rechts der Isar
Ismaninger Str. 22
81675 München

Prof. Dr. Dr. H. F. Sailer
Klinik für Kiefer- und Gesichts-
chirurgie
der Universität Zürich
Frauenklinikstr. 10
CH-8091 Zürich

Prof. Dr. Dr. R. Schmelzeisen
Klinik und Poliklinik für Mund-,
Kiefer- und Gesichtschirurgie
der Universität Freiburg
Hugstetter Str. 55
79106 Freiburg

Prof. Dr. Dr. W. J. Spitzer
Abteilung für Mund-, Kiefer- und
Gesichtschirurgie der Universität
des Saarlandes
66421 Homburg/Saar

Dr. Ch. Ulm
Abteilung für Orale Chirurgie
Klinik für Zahn-, Mund- und Kiefer-
heilkunde der Universität Wien
Währinger Str. 25a
A-1090 Wien

Prof. Dr. G. Watzek
Abteilung für Orale Chirurgie
Klinik für Zahn-, Mund- und Kiefer-
heilkunde der Universität Wien
Währinger Str. 25a
A-1090 Wien

Dr. Dr. H.-F. Zeilhofer
Klinik und Poliklinik für
Mund-Kiefer-Gesichtschirurgie
der Technischen Universität München
Klinikum rechts der Isar
Ismaninger Str. 22
81675 München

Diagnostik durch aktuelle bildgebende Verfahren

von Wolfgang J. Spitzer

Inhaltsübersicht

Einleitung

Die Bildgebung im Mund-Kiefer-Gesichtsbereich war zunächst durch die Entwicklung von *Summationsaufnahmen* einschließlich Spezialprojektionen geprägt. Daran schloß sich die Entwicklung der *Schnittbildtechnik*, beginnend mit der konventionellen Tomographie, an. 1972 begann mit der Einführung der *Computertomographie* und ab 1979 der *Kernspintomographie* eine weitere Differenzierungsmöglichkeit von Knochen- und Weichteilstrukturen. Fortschritte in der *Sonographie* und *Nuklearmedizin* erweiterten zusätzlich die diagnostischen Möglichkeiten. Prinzipiell sollten nur die Verfahren eingesetzt werden, die die Fragestellung sicher, schnell und kostengünstig klären. Im nachfolgenden Beitrag sollen anhand ausgewählter Beispiele diesbezüglich entsprechende Entscheidungshilfen gegeben werden.

Kontrastmitteldarstellungen

Kontrastmittel ermöglichen bei fehlendem Mindeströntgendichteunterschied nach oraler, intravenöser, intraartikulärer oder intraduktaler Verabreichung die Darstellung einer bestimmten Struktur. Hierzu zählen im Mund-Kiefer-Gesichtsbereich *Blutgefäße, Kiefergelenke, Speicheldrüsen* und *pathologische Hohlräume,* wie z.B. Zysten [72].

In den letzten Jahren erfolgte zunehmend die Übertragung des Konzeptes der Kontrastmittelapplikation auf andere bildgebende Verfahren, wie Ultraschall, Computertomographie und Kernspintomographie. Durch deren Einsatz ist die direkte Applikation von Kontrastmitteln, wie z.B. in die Kiefergelenkkammern oder Speicheldrüsenausführungsgänge, stark zurückgegangen.

Arthrographie

Eine mögliche Indikation für die Kontrastmittelfüllung der unteren Kammer des Kiefergelenkes ist der Verdacht auf eine *Perforation des Discus articularis* [56]. Sie kann anhand des Kontrastmittelübertrittes von der unteren in die obere Gelenkkammer diagnostiziert werden. Weitere Indikationen für eine Arthrographie können der Verdacht auf *freie, nicht röntgendichte Gelenkkörper* sowie der Nachweis einer *Diskusverlagerung* sein. Bei letzterer Indikation findet heute vorwiegend die Kernspintomographie als nicht invasive und direkte Nachweismethode für Form- und Lageveränderungen des Discus articularis Anwendung [71].

Sialographie

Für die Gangdarstellung der großen Speicheldrüsen sind wasserlösliche Kontrastmittel weit verbreitet, da sie keine Fremdkörperreaktionen verursachen. Auch Paravasate werden nach kurzer Zeit resorbiert. Vor allem *Veränderungen des Speichelgangssystems* sind durch eine intraduktale Kontrastmittelinjektion direkt nachweisbar [46, 50, 52, 80]. Parenchymveränderungen können anhand sekundärer Veränderungen des Gangsystems erkannt werden. Bei Sialoadenitiden vom glandulären Typ ist eine Dilatation der Drüsenacini ohne Beteiligung des Gangsystems vorhanden. Dagegen bestehen beim duktugenen Typ extreme, manchmal knotige Erweiterungen des Gangsystems ohne Erkennbarkeit der feinen Endäste und Acini [36].

Angiographie

Indikationen für eine Angiographie im Mund-Kiefer-Gesichtsbereich können der Nachweis von *Gefäßmalformationen* (Abb. 1) [2, 16], die Abklärung *pulsierender Schwellungen* der Halsregion sowie der Nachweis des Vaskularisationsausmaßes und der Beziehung zu den großen Halsgefäßen bei ausgedehnten *Malignomen* [16] sein. Schließlich erlaubt die Angiographie eine detaillierte und übersichtliche Darstellung der Gefäßanatomie im Empfänger- und Spenderbereich vor einem mikrovaskulären *Gewebetransfer* [12, 37].

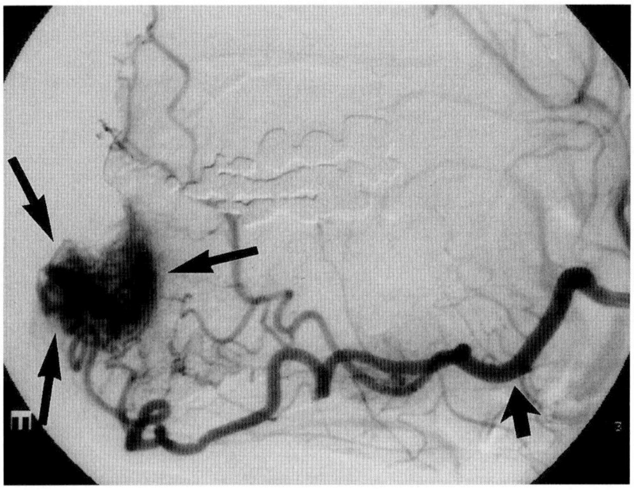

Abb. 1 Angiographischer Befund bei einem hämodynamisch aktiven arteriovenösen Hämangiom in der Unterlippe (Pfeile) mit Darstellung der zuführenden Arterie (Pfeil dick).

Röntgen-Schichtaufnahmeverfahren

Panoramaschichtverfahren

Neben zahlreichen Spezialprojektionen von Summations-Röntgenaufnahmen der Kiefer-Gesichtsknochen [9, 14] hat sich die Panoramaschichtaufnahme trotz gewisser diagnostischer Unzulänglichkeiten vor allem im Frontzahnbereich als *Übersichtsaufnahme* gut bewährt [72].

Im Vergleich zum Zahnstatus ist die Strahlenbelastung der Patienten bei der Panoramaschichtaufnahme erheblich reduziert. So beträgt bei ihr die Strahlenexposition des Knochenmarks im Unterkiefer 587 µSv im Vergleich zu 7090 µSv beim Zahnstatus mit 20 intraoralen Zahnfilmaufnahmen [40]. Die Anpassung des Schichtverlaufes an die individuellen anatomischen Verhältnisse und die Wahl verschiedener Aufnahmetechniken innerhalb eines einzigen Gerätes wurden immer weiter perfektioniert (Abb. 2) [63].

Neben der Darstellung des Ausgangsbefundes im Kieferknochen sind auf der Panoramaschichtaufnahme häufig zusätzlich Nebenbefunde zu erkennen [48]. Sie ist daher als Screeningaufnahme hervorragend geeignet. Das Panoramaschichtbild reicht zwar als *Grundlage für die parodontale Diagnostik* aus, da allerdings in einem erheblichen Prozentsatz der abgebildeten Zähne keine eindeutige Beurteilung des parodontalen Knochenabbaus möglich ist, bedarf es jedoch der Ergänzung durch intraorale Zahnfilmaufnahmen [74].

Mittels der *Zonographie* ist es möglich, auch am liegenden Patienten eine Panoramaschichtaufnahme anzufertigen [72].

In letzter Zeit entwickelte *Mehrzweckröntgengeräte* erlauben die Anfertigung von Panoramaschichtaufnahme und zusätzlich von transversalen Schichtaufnahmen [74]. Dadurch können z.B. in der präimplantologischen Diagnostik die vertikale und horizontale Dimension des Alveolarfortsatzes beurteilt werden [33]. Als weitere Einsatzmöglichkeit wurde die Abklärung der Beziehung von Weisheitszähnen zum Canalis mandibulae beschrieben [34].

a

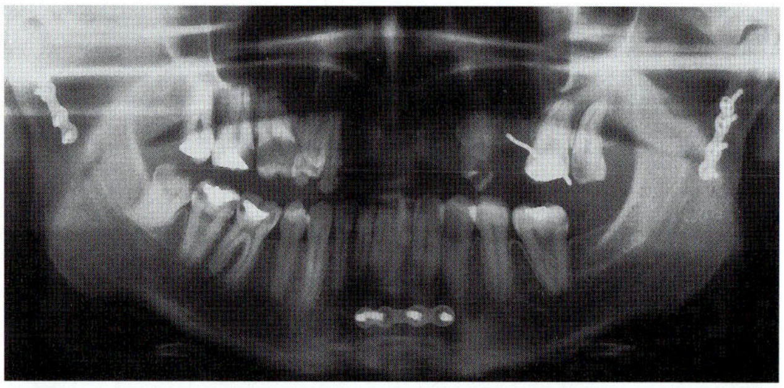

b

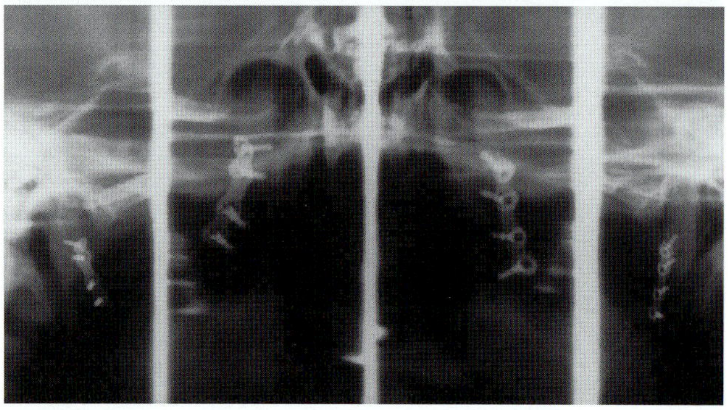

Abb. 2a und b Panoramaschichtaufnahme in „konventioneller Technik" (a) und in „Kiefergelenkprojektion" (b).

Es handelt sich um eine operative Versorgung einer doppelseitigen Kiefergelenkfortsatzfraktur sowie eine Unterkiefermedianfraktur. Die Fragmente wurden mit Miniplattenosteosynthesen stabilisiert.

Konventionelle Tomographie

Besonders bei Verwendung mehrdimensionaler Verwischungsfiguren besitzt die Tomographie eindeutige Vorzüge bei der *überlagerungsfreien Abbildung* im Vergleich zu Summationsaufnahmen [59, 61, 72]. Verlagerte Zähne, Fremdkörper, zystische oder tumoröse Raumforderungen innerhalb der Kiefer-Gesichtsknochen können mittels der Tomographie überlagerungsfrei abgebildet werden. Schichtaufnahmen können bei der Abklärung von Frakturen Summationsaufnahmen ergänzen und möglicherweise sind erst auf ihnen bestimmte Frakturen nachweisbar. Bei der Osteoymelitis des Unterkiefers, die meist Tendenz zur Chronifizierung und zur Ausbildung von Abortivformen besitzt, können Schichtaufnahmen auch kleinere Knochendefekte sowie Größe und Ausdehnung des entzündlichen Knochenbefalls im Vergleich zu Summationsaufnahmen sicherer nachweisen [70]. Auch kleine Sequester sind gut darstellbar [61]. Veränderungen der knöchernen Kiefergelenkanteile sind durch Schichtaufnahmen bei optimaler Schichtdicke und zweckmäßiger Verwischungsart im Vergleich zu Summationsaufnahmen besser nachweisbar. So können durch laterale und frontale Schichtaufnahmen *ossäre Destruktionen, Tumoren* und *Ankylosen* frühzeitiger und besser in ihrer gesamten räumlichen Ausdehnung nachgewiesen werden.

Die seit 1972 eingeleitete Entwicklung der Computertomographie hat jedoch wegen ihrer hohen Auflösung im ossären Bereich mit weitgehendem Wegfall von Störeffekten die konventionelle Tomographie im Mund-Kiefer-Gesichtsbereich fast vollständig abgelöst.

Computertomographie

Die Computertomographie (CT) ist ein röntgenologisches Verfahren, das primär *überlagerungsfreie axiale Schnittbilder* der untersuchten Körperregion mit hoher Kontrastauflösung liefert [41, 72]. Die Spiral-Computertomographie ermöglicht eine Datenerfassung bei kontinuierlicher Rotation des Röhren-Detektor-Systems und gleichzeitigem Tischvorschub, was eine Verkürzung der Aufnahmezeit und Verringerung der Strahlenexposition zur Folge hat.

Vorteile der Computertomographie sind die hohe Dichteauflösung und gleichzeitige Abbildung von Weichteilen und Knochen.

Durch eine zusätzliche intravenöse oder gastrointestinale Kontrastmittelgabe kann der Dichteunterschied von Strukturen erhöht werden, was zu einer besseren Unterscheidbarkeit führt. Zur Darstellung kleindimensionierter ossärer Strukturen wird die hochauflösende *Dünnschicht-Computertomographie* mit minimaler Schichtdicke (1–2 mm) und speziellem Bildrekonstruktionsverfahren eingesetzt.

Anhand der vorliegenden axialen Schnittbilder können mit Hilfe geeigneter Rechenprogramme, die senkrecht zu einer Folge axialer Schichten liegenden Querschnitte rekonstruiert werden (sog. *multiplanare Bildgebung*) [72].

Eine spezielle Applikationssoftware zur Rekonstruktion von Schichtaufnahmen in beliebigen Ebenen anhand der axialen Aufnahmen wird für den Kieferbereich als *Dental-Computertomographie* (Dental-CT) angeboten (Abb. 3). Derartige Dental-Computertomographieaufnahmen werden u.a. in der präimplantologischen Diagnostik in Ergänzung zu den konventionellen Aufnahmen eingesetzt. Vorteilhaft bei ihnen ist die *maßstabsgetreue Abbildung des Kiefers in allen Ebenen* bei sehr geringem Meßfehler. So ergab die Ermittlung der Meßgenauigkeit an Leichenschädeln beim Dental-CT mit 2–4% einen geringeren durchschnittlichen Meßfehler als bei der Panoramaschichtaufnahme mit 12% [64]. Die heute zur Verfügung stehende Software ermöglicht nach Einsenden der CT-Rohdaten und Transformation in ein PC-lesbares Format quantitative Vermessungen von Strecken, Winkeln und Knochendichte sowie die Möglichkeit der Simulation von Implantattyp, Implantatposition und Insertionswinkel. Trotz der hohen Meßgenauigkeit ist zu berücksichtigen, daß die Übertragung auf den Operationssitus auch bei hohem technischen Aufwand nicht in jedem Falle hundertprozentig sicher gewährleistet werden kann [78]. Beim Vergleich von Dental-CT und Panoramaschichtaufnahme zeigte sich, daß das Dental-CT für die Diagnostik von Dentitionsstörungen, die Beurteilung der Ausdehnung der Kieferhöhle, die Ermittlung der Relation der Zahnwurzeln zur Kieferhöhle sowie zur metrischen Erfassung dentoskelettaler Strukturen der Panoramaschichtaufnahme deutlich überlegen ist [25]. Bei der Diagnostik von Unterkieferzysten war mit den Dental-Aufnahmen und konventionellen CT-Aufnahmen eine bessere Darstellung sämtlicher anatomischer Strukturen als mit der Panoramaschichtaufnahme möglich [38]. Bei der Indikationsstellung für ein Dental-CT müssen jedoch die Faktoren wie Strahlenexposition, zeitlicher Aufwand (ca. 30 min) und Kosten berücksichtigt werden. Die Strahlenexposition der Augenlinse ist für ein Unterkiefer-Dental-CT ca. zweimal so hoch, für ein Oberkiefer-Dental-CT ca. sechsmal so hoch wie bei der Panoramaschichtaufnahme. Die Strahlenexposition der Mundschleimhaut ist ca. zwanzigmal höher als bei der Panoramaschichtaufnahme [78]. Ein weiterer Nachteil der Dental-CT-Aufnahmen besteht in der eingeschränkten Gesamtübersicht von Ober- und Unterkiefer. Kiefergelenke und Kieferwinkel werden auf Dental-CT-Aufnahmen im Gegensatz zu Panoramaschichtaufnahmen nicht routinemäßig abgebildet [25].

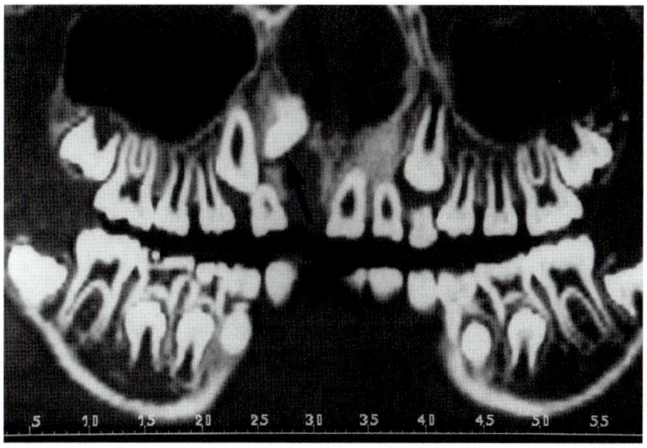

Abb. 3 Dental-CT-Aufnahme mit Nachweis des verlagerten und retinierten Zahnes 11 (Pfeil). Der Zahn 11 liegt direkt unterhalb des Nasenbodens.

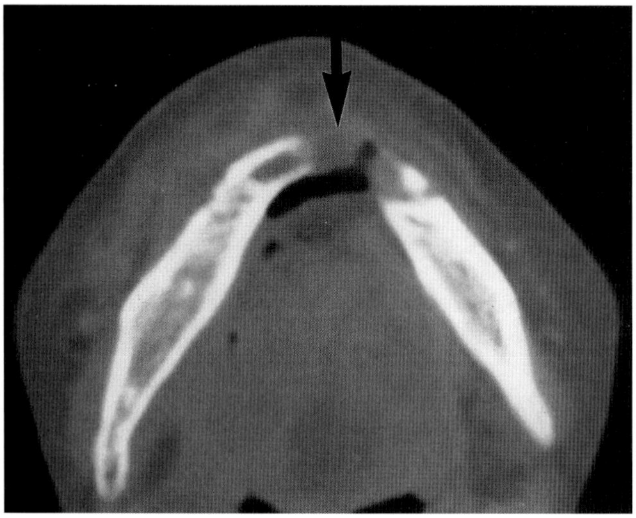

Abb. 4 Axiales Computertomogramm mit Nachweis einer Arrosion (Pfeil) des anterioren Unterkieferknochens infolge eines Plattenepithelkarzinoms der Mundhöhlenschleimhaut.

Tumoren

Ein wichtiger Anwendungsbereich der Computertomographie ist der Nachweis von Tumoren im Mund-, Kiefer- und Gesichtsbereich [4, 30, 67, 69, 72]. Durch die Computertomographie ist ein relativ treffsicheres Staging der Tumoren möglich (Abb. 4) [54]. Bei klinischem Verdacht auf eine Infiltration des Unterkiefers oder harten Gaumens liefert die koronare Schichtführung den besten Überblick. Eine beginnende Infiltration des Unterkieferknochens durch einen malignen Tumor der Schleimhaut und sich oberflächlich auf der Schleimhaut ausdehnende Prozesse sind nicht immer nachweisbar. Auch werden Verlaufsbeobachtungen durch die mangelnde Unterscheidbarkeit von Narbe und Tumorgewebe erschwert. Eine klare Abbildung gelingt jedoch bei intraossär lokalisierten Raumforderungen, die mittels Computertomogrammen in mehreren Ebenen in ihrer Ausdehnung vollständig nachgewiesen werden können (Abb. 5 und 6) [6].

Speicheldrüsen

Auch bei der Abklärung tumoröser Raumforderungen im Bereich der Speicheldrüsen kann die Computertomographie die Diagnostik erweitern [44, 60, 72]. Die Kombination der Computertomographie mit der Sialographie (CT-Sialographie) ist bei Tumoren der Glandula parotis dazu geeignet, intraglanduläre Tumoren topographisch eindeutig und übersichtlich zu lokalisieren [29]. Daneben kann man mit diesem Verfahren noch besser zwischen glandulären und paraglandulären Strukturen unterscheiden.

a
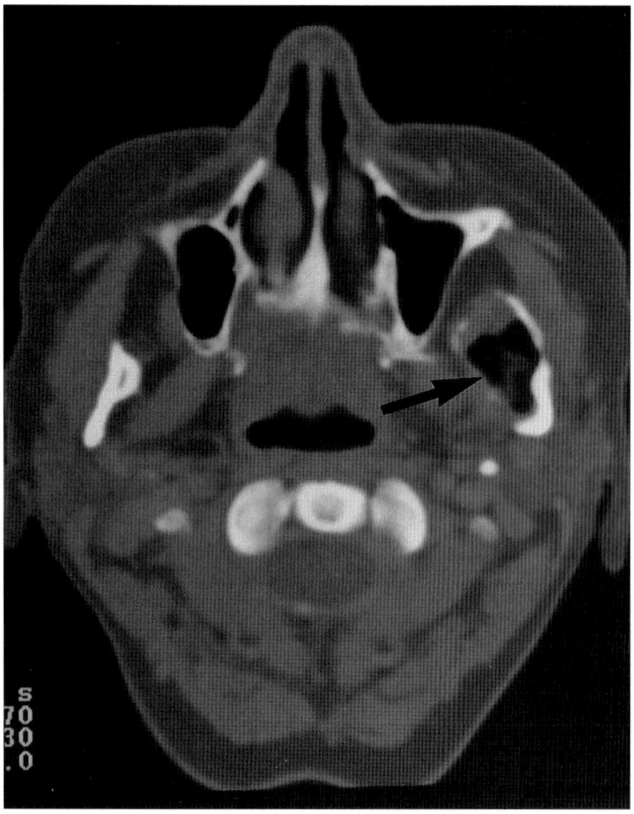

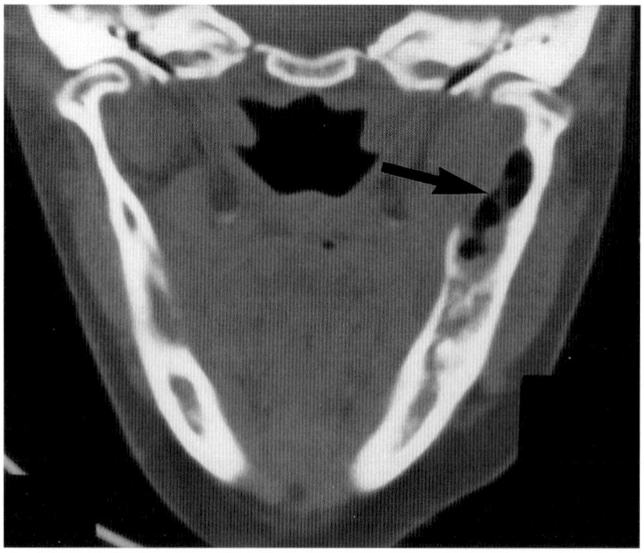
b

Abb. 5 a und b Axiales (a) und koronares (b) Computertomogramm mit zystischer Destruktion des rechten Ramus ascendens. Die Auflösung des Kieferknochens ist vor allem lingual lokalisiert (Pfeil), lediglich die bukkale Kortikalis ist noch intakt. Histologischer Befund: Keratozyste.

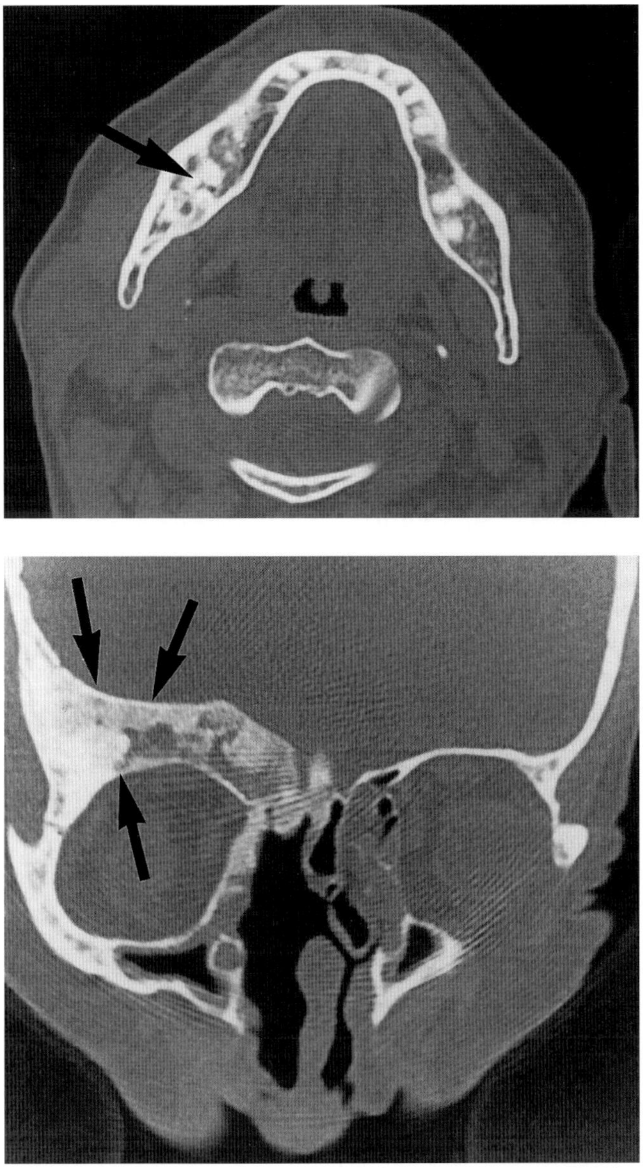

a

b

Abb. 6 a und b Computertomogramme bei fibröser Dysplasie. Das axiale Computertomogramm (a) zeigt im linken Unterkieferkörper eine vermehrte Ossifikation (Pfeil). Auf dem koronaren Computertomogramm (b) ist eine deutliche Knochenneubildung im Bereich des linken Orbitadaches bzw. der linken vorderen Schädelbasis zu erkennen (Pfeile).

Lymphknoten

Vergrößerte Halslymphknoten können mittels der Computertomographie mit großer Sicherheit nachgewiesen werden, wobei auch die tiefer gelegenen Halslymphknoten zur Darstellung kommen [7, 11]. Die Computertomographie kann jedoch bis zum heutigen Zeitpunkt keineswegs alle metastatisch befallenen, nicht tastbaren Lymphknoten zuverlässig nachweisen. Insgesamt gelingt in etwa 69% der Fälle eine richtig positive Vorhersage des pathologischen Befundes [22].

Traumatologie

Die Computertomographie ermöglicht eine rasche und übersichtliche Beurteilung sämtlicher *Frakturen* der Kiefer- und Gesichtsknochen. Dadurch ist eine Abklärung ohne zusätzliche Röntgenaufnahmen insbesondere bei polytraumatisierten Patienten möglich. Die Computertomographie erlaubt eine präzise Diagnose des vorliegenden Frakturtyps und gibt zusätzlich Auskunft über den Zustand der Weichteile (Abb. 7 bis 11) [8, 31, 79]. Mittels semi-

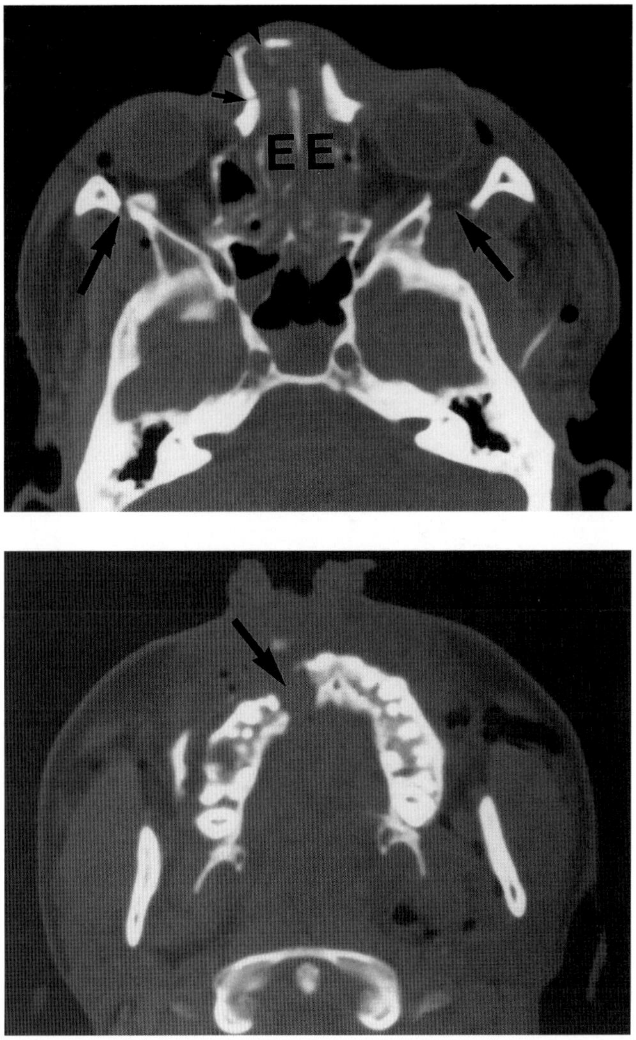

a

b

Abb. 7 a und b Computertomogramme bei zentrolateraler Mittelgesichtsfraktur. Das axiale Computertomogramm in Höhe der Augenhöhlen (a) zeigt Frakturen in der rechten und linken lateralen Orbitawand (Pfeil). Es besteht eine deutliche Dislokation der Knochenfragmente. Weiterhin ist das knöcherne Nasengerüst frakturiert (Pfeile klein) und nach dorsal imprimiert. Die Ethmoidalzellen (E) sind verschattet.

Auf dem axialen Computertomogramm in Höhe des Oberkieferalveolarfortsatzes (b) ist eine Parasagittalfraktur (Pfeil) zu erkennen. Auch hier besteht eine deutliche Dislokation der Knochenfragmente.

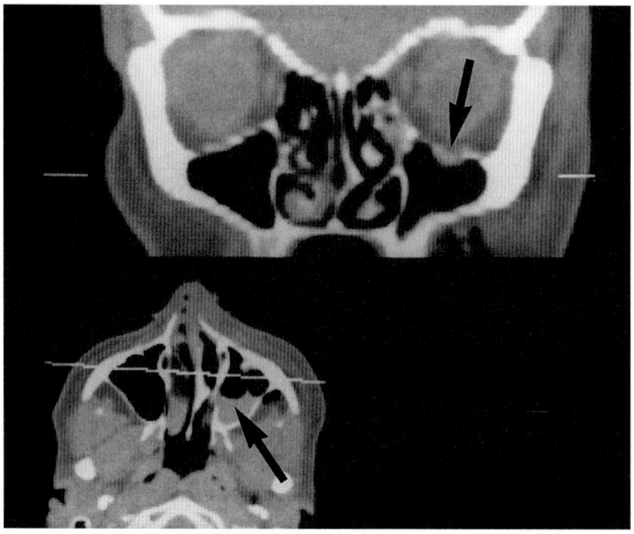

Abb. 8 Koronares Computertomogramm (oben) mit rechtsseitiger Orbitabodenfraktur (Pfeil). Die koronare Aufnahme wurde anhand der axialen Aufnahme (unten) sekundär rekonstruiert. Auf der axialen CT-Aufnahme ist eine teilweise Verschattung der rechten Kieferhöhle (Pfeil) zu erkennen.

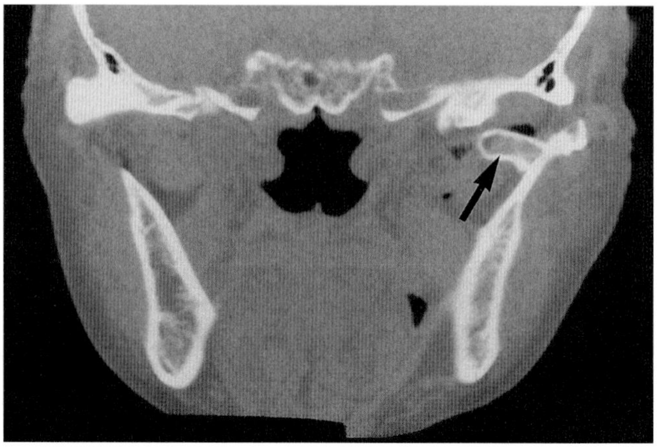

Abb. 10 Koronares Computertomogramm mit Nachweis einer Kieferköpfchenfraktur. Das Kieferköpfchen (Pfeil) ist aus der Gelenkgrube luxiert und nach medial verlagert.

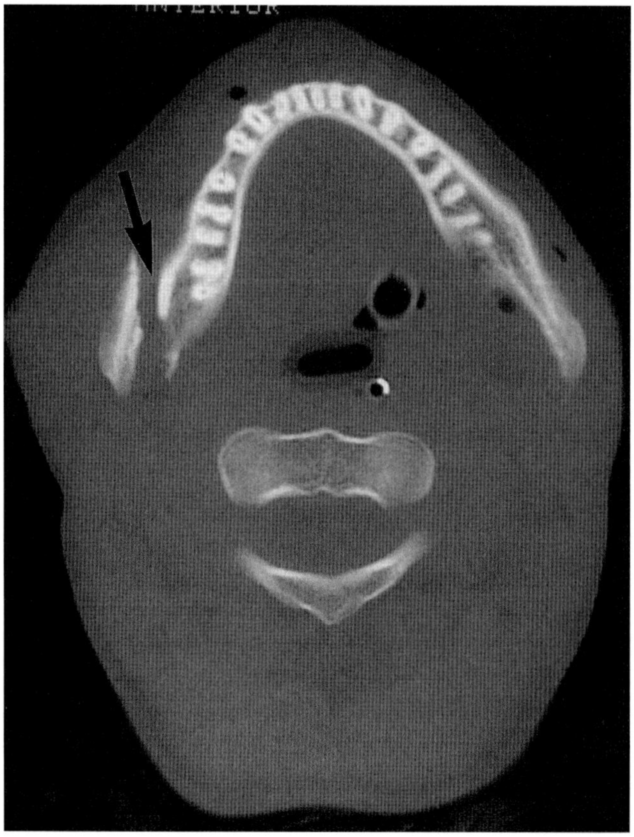

Abb. 9 Axiales Computertomogramm mit Nachweis einer linksseitigen Kieferwinkelfraktur (Pfeil). Es besteht eine deutliche Dislokation der Knochenfragmente.

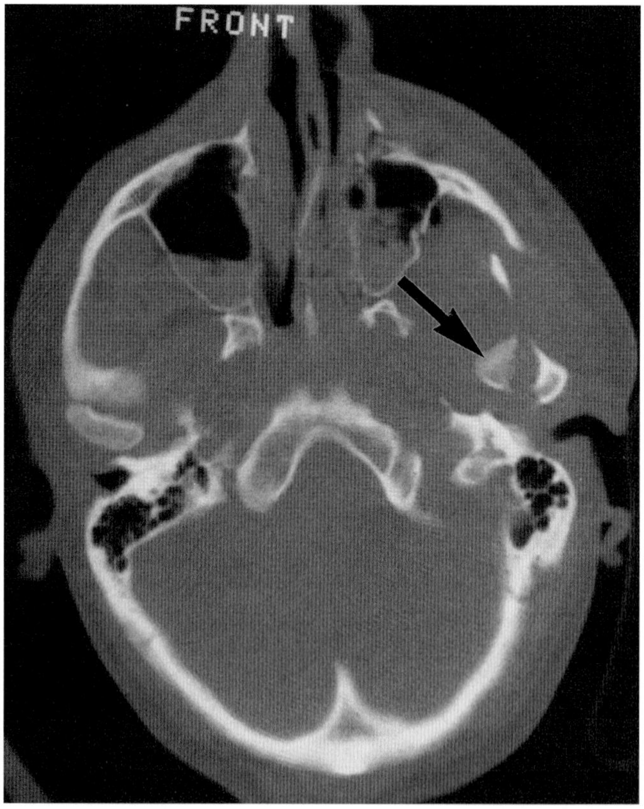

Abb. 11 Axiales Computertomogramm mit diakapitulärer Fraktur rechts. Der mediale Anteil (Pfeil) des Kieferköpfchens ist nach medial disloziert, es besteht eine Diastase zwischen den beiden Knochenfragmenten.

koronarer oder koronarer Schnittbilder sind sämtliche Le-Fort- und Orbitawandfrakturen direkt darstellbar [30, 31]. Bei Orbitawandfrakturen kann wegen des guten Weichteilkontrastes auch die Verlagerung des Orbitainhaltes nachgewiesen werden.

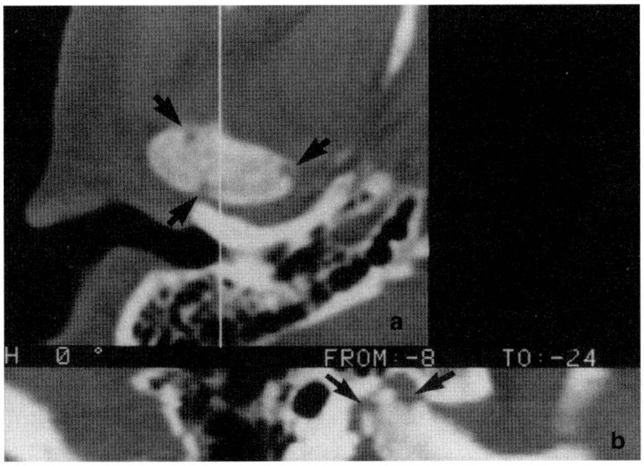

Abb. 12a und b Axiales (a) und sekundär rekonstruiertes laterales (b) Computertomogramm mit Nachweis multipler Osteolysen (Pfeile) im Kieferköpfchen bei deformierender Arthropathie.

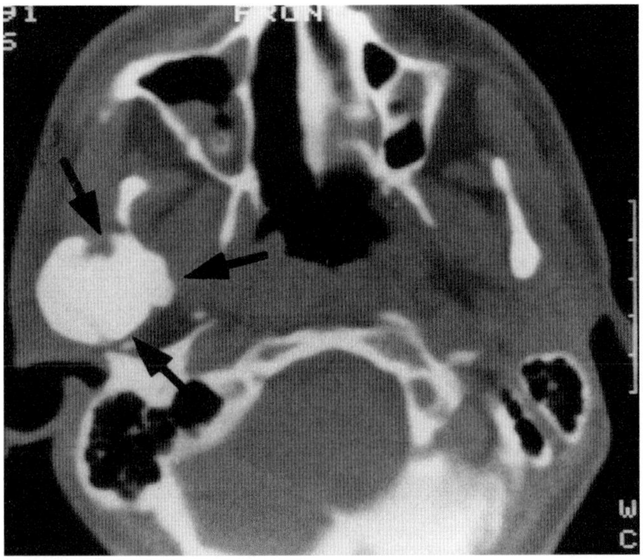

Abb. 13 Axiales Computertomogramm mit ausgeprägter Knochenneubildung (Pfeile) im Bereich des linken Kiefergelenkes im Rahmen einer posttraumatischen Ankylose.

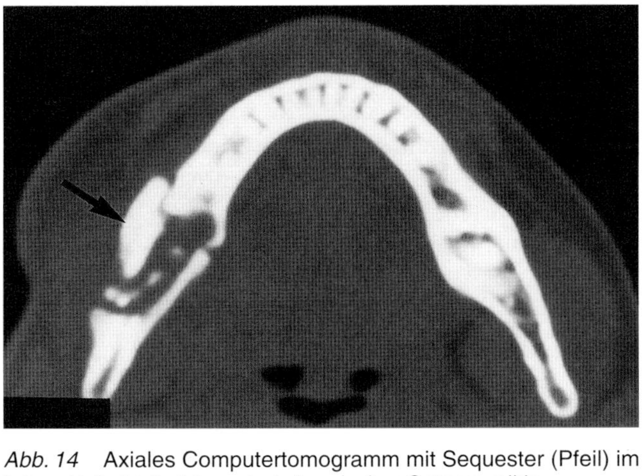

Abb. 14 Axiales Computertomogramm mit Sequester (Pfeil) im linken Unterkieferkörper bei chronischer Osteomyelitis.

Kiefergelenk

Der Einsatz der *hochauflösenden Dünnschichttechnik* und die Möglichkeit der Anfertigung von Schnittbildern in mehreren Ebenen erlaubt eine überlagerungsfreie Darstellung der knöchernen Kiefergelenkanteile und deren Lagebeziehungen zueinander (Abb. 12). Bereits kleine knöcherne Veränderungen können frühzeitig nachgewiesen werden, und die räumliche Ausdehnung von pathologischen Prozessen wie Tumoren, Ankylosen und Formanomalien infolge von Trauma, Entzündung und Entwicklungsstörung kann umfassend abgeklärt werden (Abb. 13) [23, 24, 31, 65]. Weiterhin ist die Dislokation des Gelenkköpfchens bzw. dessen Teile bei Kiefergelenkfortsatzfrakturen sicher nachweisbar. Bei Patienten mit dysfunktionell bedingten Kiefergelenkerkrankungen konnte mittels axialer Computertomogramme häufig eine Vergrößerung des zur Schlifffächendominanzseite kontralateral gelegenen Kondylenwinkels nachgewiesen werden [26, 72]. Der Discus articularis kann jedoch mittels der Computertomographie nicht eindeutig nachgewiesen werden [27]. Dies ist eine Domäne der Kernspintomographie [28, 71].

Entzündungen

Bei Entzündungsprozessen kommt die Computertomographie vor allem bei fortgeschrittenen Stadien, wie z.B. beim Para- oder Retropharyngealabszeß, bei Phlegmonen oder der Mediastinitis, zum Einsatz [17, 72]. Die Suche nach einem Sequester bei der Kieferosteomyelitis ist eine Indikation für die Computertomographie (Abb. 14). Sie besitzt eine höhere Sensitivität als die konventionelle Tomographie [68].

Zähne

Bei der computertomographischen Untersuchung von Patienten mit retinierten Zähnen konnten bei fast der Hälfte der Patienten Schäden an den bleibenden Zähnen infolge der retinierten Zähne nachgewiesen werden. Mit intraoralen Röntgenaufnahmen wurde lediglich eine Komplikationsrate von weniger als 6% gefunden, während der Einsatz der konventionellen Tomographie die Komplikationsrate auf 12% steigerte [66]. Während der interdentale Knochenabbau durch intraorale Röntgenaufnahmen und Panoramaschichtaufnahmen gut zu erfassen ist, sind Veränderungen im Furkationsbereich der Wurzeln sowie oral und bukkal der Wurzeln aufgrund der Überlagerungen durch den Alveolarkamm schwieriger nachweisbar. Die Computertomographie erlaubt dagegen eine überlagerungsfreie Darstellung dieser Problemzonen und zeigt, daß vielfach der tatsächliche Knochenabbau größer ist, als es die klinische Untersuchung mit Sondierung erwarten läßt [66].

Kernspintomographie

Die Kernspintomographie (Kernspinresonanztomographie, Magnetresonanztomographie, MRT) benutzt zur Bildgebung den Kernspin-Resonanzeffekt [72]. Die Vielfalt an Möglichkeiten, Information über das Gewebe zu erhalten, steckt einerseits in der Vielfalt der meßbaren Größen und andererseits in der Variabilität der sogenannten Pulssequenzen. Die Analyse der Änderung der Abbildung bei verschiedenen Meßsequenzen bietet die Möglichkeit, mehr Information über die *Zusammensetzung des untersuchten Gewebes* zu erhalten. *Pathologische Prozesse* sind häufig durch geänderte Relaxationszeiten gekennzeichnet [72].

Für die Interpretation von kernspintomographischen Aufnahmen gilt prinzipiell, daß protonenreiches Gewebe (z.B. Fettgewebe) hell und protonenarmes Gewebe (z.B. Schmelz oder Kortikalis) dunkel abgebildet werden. Dunkel erscheinen auch lufthaltige Räume (z.B. Stirnhöhle, Kieferhöhle, Keilbeinhöhle, Pharynx und Trachea). Das normale Muskelgewebe liegt in seinem Signalverhalten zwischen den lufthaltigen Räumen und dem Fettgewebe. Es erscheint grau. Der Nachweis von Blutgefäßen ist auch ohne Kontrastmittel möglich [3, 72].

Die Domäne der Kernspintomographie liegt in der Abbildung von Weichteilen und deren pathologischen Veränderungen.

Sie ermöglicht aber auch die frühzeitige Diagnose von Markraumveränderungen des Knochens anhand entsprechender Signaländerungen. Bei malignen Prozessen erfaßt sie Veränderungen in der Zusammensetzung des Knochenmarks bei hohem Kontrast wesentlich früher, als radiologisch nachweisbare Destruktionen des trabekulären Knochens vorhanden sind oder als sich ein vermehrter Stoffwechsel im Skelettszintigramm zeigt. Durch Verkürzung der Meßzeiten ist zunehmend auch ein Nachweis von Kortikalisveränderungen möglich. Mit der Entwicklung offener Kernspintomographen eröffnen sich neben nicht invasiven diagnostischen auch völlig neue interventionell diagnostische und therapeutische Anwendungen unter MR-Bildkontrolle [42]. So kann die Resektion eines malignen Tumors direkt intraoperativ kernspintomographisch kontrolliert werden.

Als *Kontraindikationen* für eine kernspintomographische Untersuchung gelten Personen mit Herzschrittmacher, die einer größeren magnetischen Flußdichte als 0,5 mTesla nicht ausgesetzt werden dürfen, da dies beim Schrittmachergerät abnorme Funktionen auslösen kann [72].

Tumoren

Die Darstellung von tumorösen Raumforderungen ist mittlerweile zu einer wesentlichen Indikation der Kernspintomographie geworden. Durch die Vielzahl der heute zur Verfügung stehenden Meßsequenzen gelingt es, eine bessere Information über das untersuchte Gewebe zu erhalten (Abb. 15). Pathologische Prozesse sind häufig durch geänderte Relaxationszeiten gekennzeichnet. Ein weiterer Vorteil ist die Möglichkeit zur direkten Abbildung des pathologischen Befundes in allen drei Raumebenen, auch in anatomisch komplizierten Regionen (Abb. 16 und 17) [15, 45, 62, 72]. Durch die zusätzliche intravenöse Injektion der paramagnetischen Substanz Gadolinium-DTPA kann der Weichteilkontrast weiter verbessert werden, wodurch eine Abgrenzung der tumorösen Raumforderung häufig besser gelingt. Tumoren der Zunge sind vor allem auf frontalen und sagittalen Aufnahmen in ihrer räumlichen Ausdehnung vollständig erfaßbar. Auch können Schleimhautveränderungen im Gegensatz zur Computertomographie dargestellt werden, wenn sie eine ausreichend große Oberflächenausdehnung besitzen [55]. Beim Nachweis tumoröser Veränderungen im Bereich der Orbita ist die freie Wahl der Schnittebenen und die Variabilität des kernspintomographischen Bildes durch Veränderungen der Aufnahmeparameter von Vorteil [77]. Aufgrund des guten Weichteilkontrastes ist eine genaue Unterscheidung zwischen Sehnerv und Tumorgewebe möglich [46]. Der frühzeitige Nachweis einer Tumorinvasion nach intrakraniell ist ebenfalls möglich (Abb. 18).

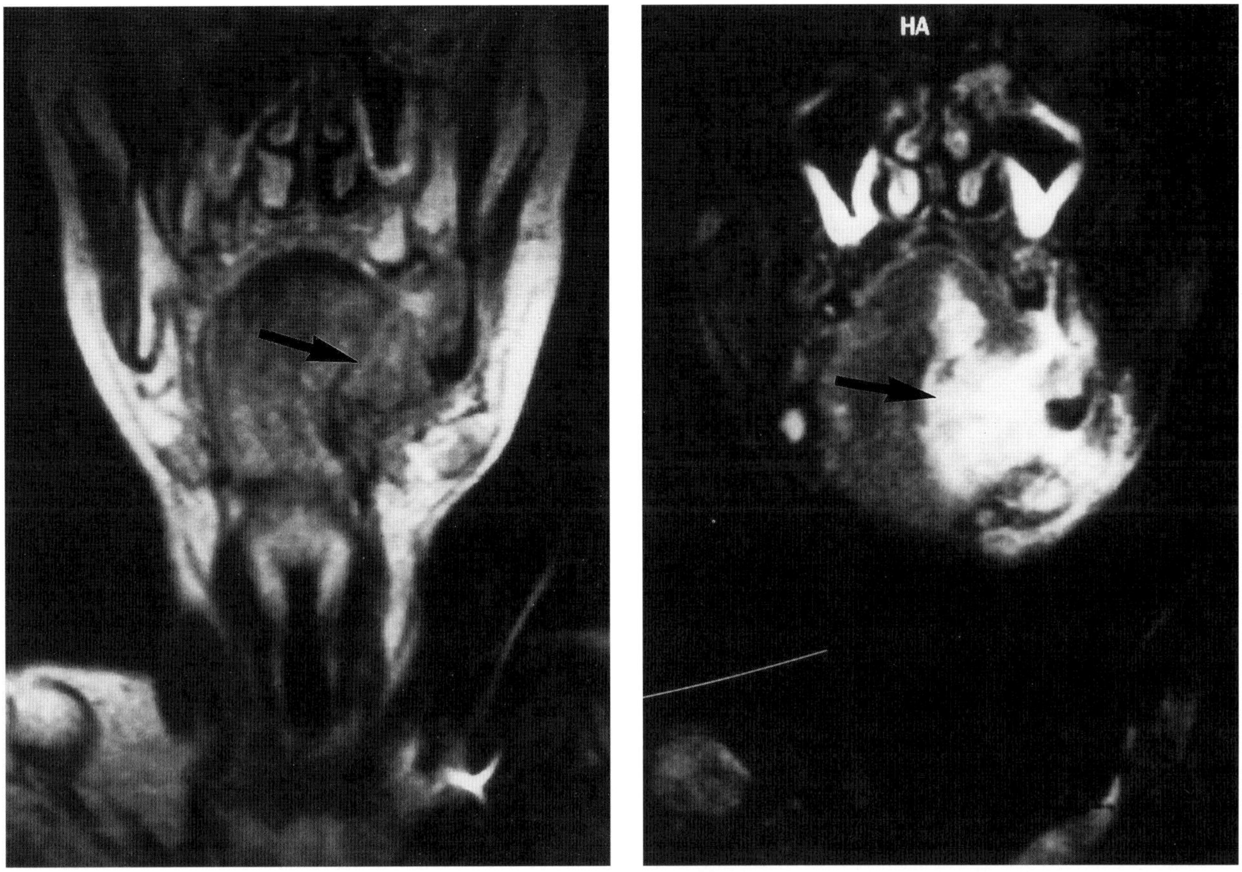

a b

Abb. 15 a und b Kernspintomographische Aufnahmen bei Plattenepithelkarzinom der rechten Zungenhälfte und des Mundbodens. Auf dem koronaren Kernspintomogramm (a) ist eine signalintensive Raumforderung in der rechten Zungenhälfte (Pfeil) und im rechten Mundboden zu erkennen (Aufnahmeparameter: TR 3500.0, TE 85.0/1). Auf dem koronaren Kernspintomogramm (b) mit den Aufnahmeparametern TR 5000.0, TE 60.0/1 ist die pathologische Veränderung signalintensiver und kann dadurch in ihrer Ausdehnung besser beurteilt werden. Histologischer Befund: Plattenepithelkarzinom.

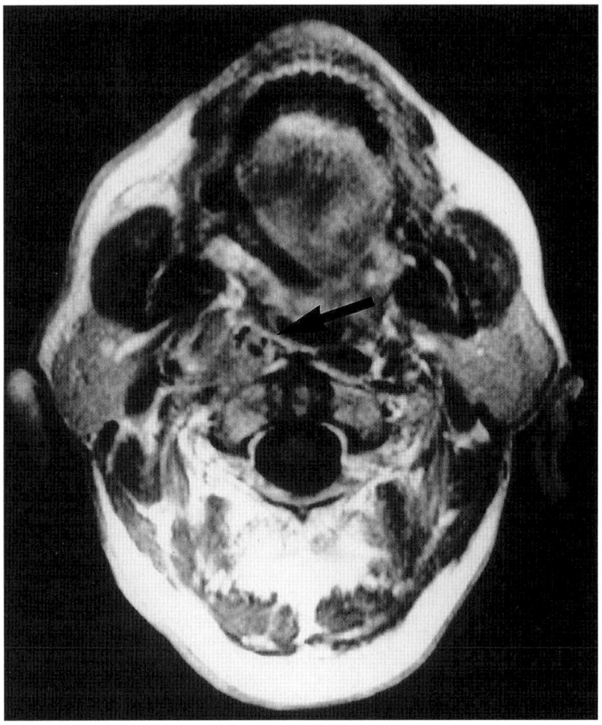

Abb. 16 Axiales Kernspintomogramm mit Nachweis eines Karzinomrezidives im linken Retropharyngeal- und Prävertebralbereich (Pfeil).

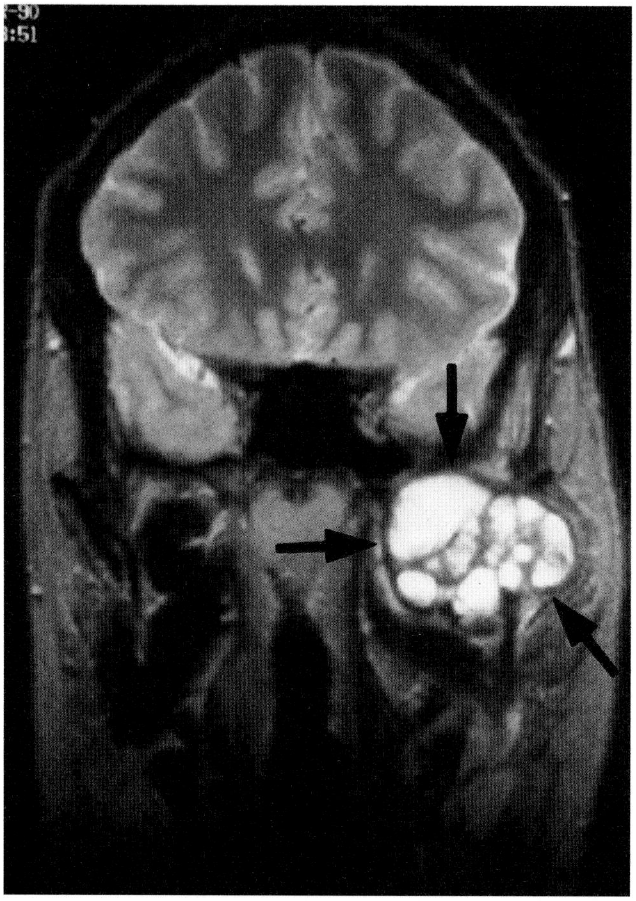

a

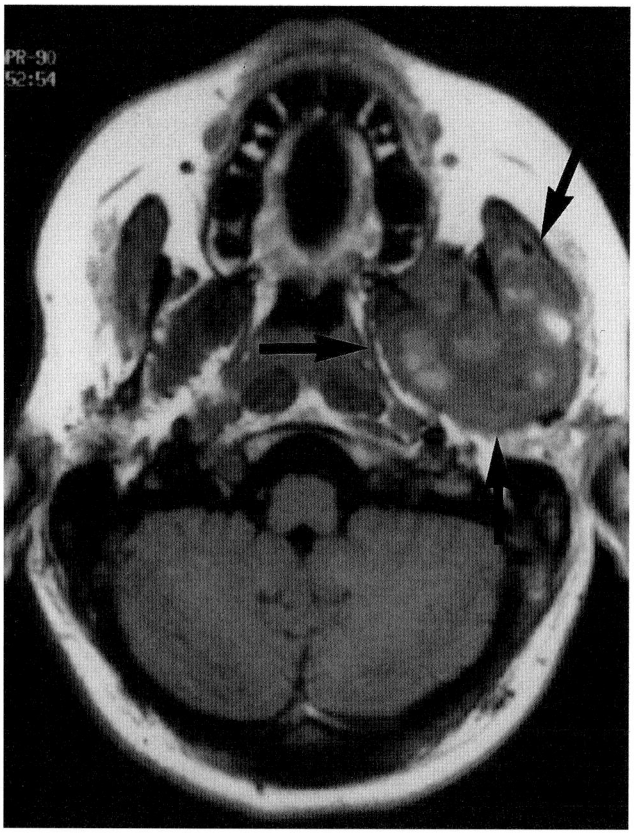

b

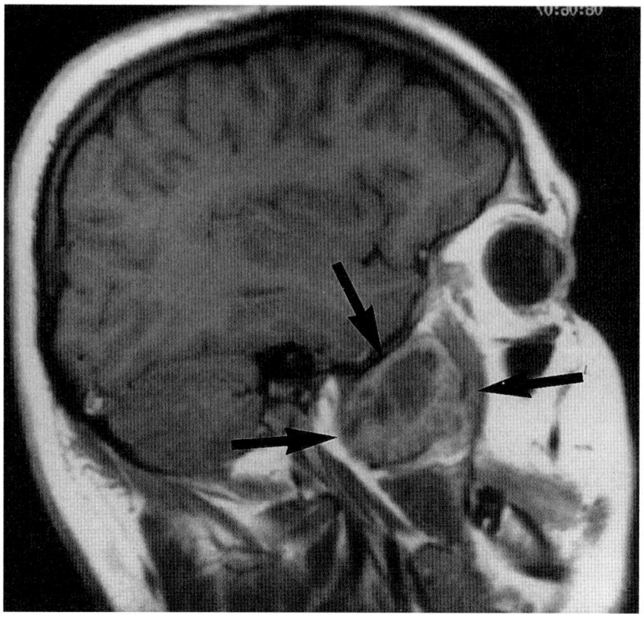

c

Abb. 17 a, b und c Kernspintomogramme bei Osteosarkom des rechten Kiefergelenkes. Das koronare Kernspintomogramm (a) zeigt eine signalintensive Raumforderung (Pfeile) im rechten Kiefergelenkbereich. Diese Raumforderung ist sowohl auf dem axialen Kernspintomogramm (b) als auch auf dem lateralen Kernspintomogramm (c) in ihrer gesamten Ausdehnung ebenso zu erkennen. Durch die direkte Abbildung des pathologischen Prozesses in allen drei Raumebenen ist eine sichere Beurteilung der Ausdehnung des Befundes möglich.

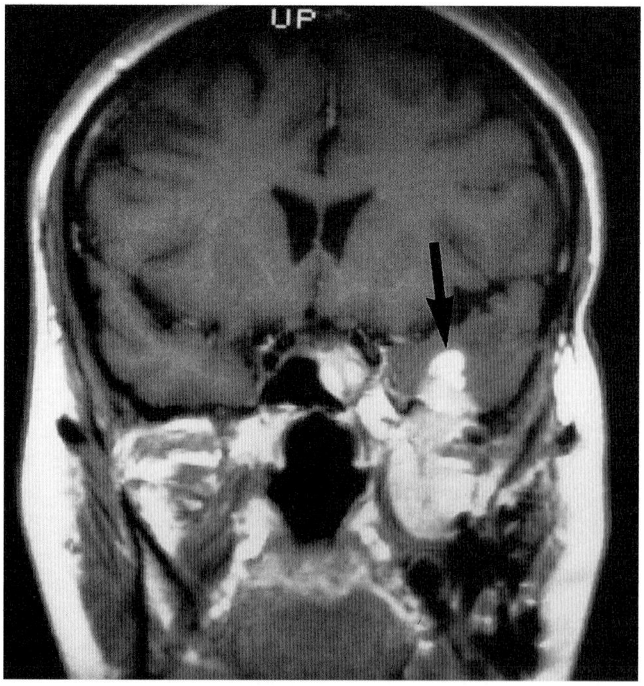

Abb. 18 Koronares Kernspintomogramm mit Nachweis einer Tumorinvasion nach intrakraniell (Pfeil) bei Rezidiv eines malignen Synovialoms des rechten Kiefergelenkes.

Speicheldrüsen

Die Kernspintomographie bringt im Bereich der Speicheldrüsendiagnostik durch ihren überlegenen Weichteilkontrast und wegen der Möglichkeit zur direkten Darstellung des Nervus facialis diagnostische Vorteile [15, 72].

Lymphknoten

Obgleich Lymphknoten mittels der Sonographie, der Computertomographie und der Kernspintomographie mit annähernd gleicher Treffsicherheit nachgewiesen werden können, wird es als Vorteil der Kernspintomographie angesehen, daß mit ihr im Halsbereich auf den frontalen Aufnahmen der Gesamtzusammenhang und die topographischen Beziehungen zur Umgebung auf einer Aufnahme von der Submandibularregion bis zum Sternum abgebildet werden können [13, 15]. Pathologisch veränderte Lymphknoten sind aufgrund der Zunahme ihrer Signalintensität besonders auf T1-gewichteten Aufnahmen erkennbar. Bezüglich des Nachweises des Lymphknotenbefalles beim Mundhöhlenkarzinom wird für die Kernspintomographie eine etwas höhere Treffsicherheit als für die Computertomographie angegeben [76]. Eine Differenzierung zwischen entzündlich veränderten und tumorös befallenen Lymphknoten ist jedoch nicht mit vollständiger Sicherheit möglich (Abb. 19).

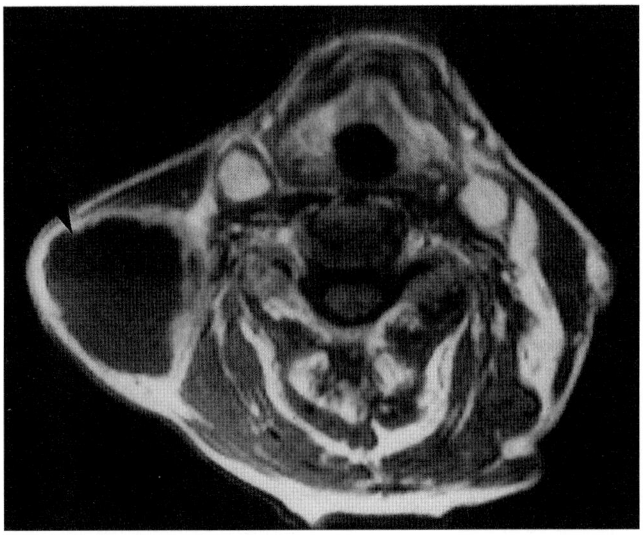

Abb. 19 Axiales Kernspintomogramm mit großer signalarmer Raumforderung (Pfeil) unterhalb des M. sternocleidomastoideus. Histologischer Befund: Lymphknotenmetastase mit Infiltration des perinodulären Gewebes.

Weichteilzysten

Größe und Ausdehnung von Weichteilzysten einschließlich ihrer Beziehungen zu den großen Halsgefäßen sind kernspintomographisch sehr gut nachweisbar [72].

Nasennebenhöhlen

Mittels der Kernspintomographie gelingt es bereits, randständige Veränderungen der Nasennebenhöhlenschleimhaut nachzuweisen. Vor allem bei Befall sämtlicher Nasennebenhöhlen im Sinne einer Pansinusitis kann eine kernspintomographische Untersuchung indiziert sein [46, 72].

Angiome

In der Diagnostik von Angiomen stellt die Kernspintomographie eine wertvolle Ergänzung dar, die i.d.R. vor einer angiographischen Untersuchung durchgeführt wird (Abb. 20) [72].

Osteomyelitis

Bei der Diagnostik der Unterkieferosteomyelitis ist die Kernspintomographie bei der Beurteilung einer Weichteilbeteiligung allen anderen Verfahren überlegen [57]. Zusätzlich erlaubt sie die Darstellung der entzündlichen Veränderung in allen Raumebenen (Abb. 21). Bei der akuten Osteomyelitis weist die Kernspintomographie eine Treffsicherheit von 94% auf. Sie erlaubt eine für die Therapie wesentliche Differenzierung der Infektionsausbreitung in Knochen und Weichteile. Bei der chronischen Osteomyelitis wird für die Kernspintomographie eine Sensitivität von 85 bis 100%, eine Spezifität von 86 bis 100% und eine Treffsicherheit von 89 bis 94% angegeben. Bei der chronisch sklerosierenden Osteomyelitis nach Garré werden in der Kernspintomographie die Sklerosierungszonen meist unterbewertet. Der Signalanstieg in der T2-Wichtung und in der Gadolinium-verstärkten T1-Wichtung ist weniger ausgeprägt als bei anderen Osteomyelitisformen [68].

Kiefergelenk

Mit Hilfe der Kernspintomographie wurde es erstmals möglich, den Discus articularis im Kiefergelenk direkt darzustellen [21, 28, 35, 71, 72]. Neben der Beurteilung der normalen *disko-kondylären Relation* [53] erlaubt die Kernspintomographie auf la-

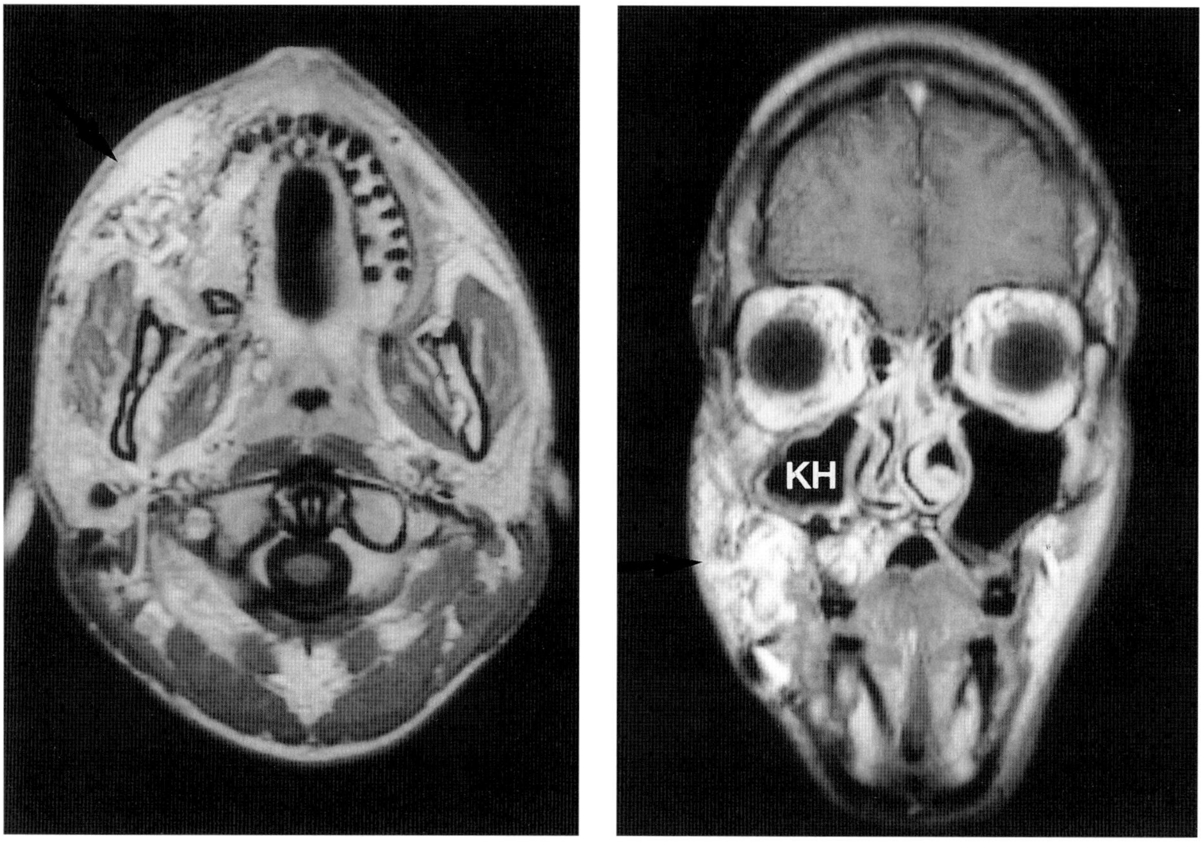

a b

Abb. 20 a und b Kernspintomographische Befunde bei einem arteriovenösen Hämangiom in der linken Gesichtshälfte. Das axiale Kernspintomogramm (a) zeigt eine signalintensive Raumforderung (Pfeil) in den Weichteilen der linken Wange und im linken Oberkieferalveolarfortsatz. Auf dem koronaren Kernspintomogramm (b) ist ebenfalls die signalintensive Raumforderung (Pfeil) in der linken Gesichtshälfte zu erkennen. Die linke Kieferhöhle (KH) ist im Vergleich zur rechten infolge des Hämangioms verkleinert.

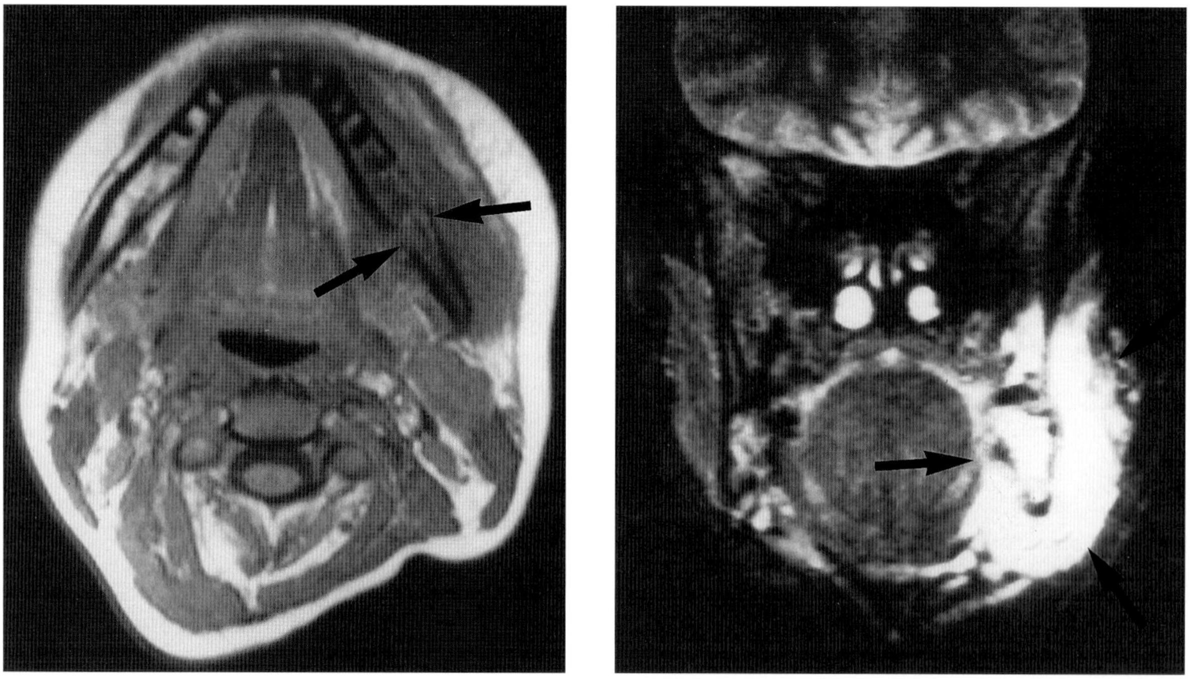

a b

Abb. 21 a und b Kernspintomographische Befunde bei einer chronischen Osteomyelitis im rechten Unterkieferkörper. Auf dem axialen Kernspintomogramm (a) sind die knöcherne Destruktion (Pfeile) und die begleitende Weichteilschwellung zu erkennen (Aufnahmeparameter: TR 588.0, TE 17.0/1). Auf dem koronaren Kernspintomogramm (b) ist infolge der geänderten Aufnahmeparameter (TR 5000.0, TE 60.0/1) die Weichteilbeteiligung (Pfeile) infolge der Zunahme der Signalintensität besser beurteilbar.

teralen Aufnahmen auch den Nachweis einer gestörten disko-kondylären Relation infolge Lageveränderungen des Discus articularis [72]. Die Kernspintomographie ist bei der Differenzierung der Weichteilstrukturen der Kiefergelenke der Arthrographie meist überlegen. Auch ist sie empfindlicher als die klinische Funktionsanalyse und die elektronische Axiographie beim Nachweis einer Diskusverlagerung ohne Reposition [1].

Diskusverlagerungen jedoch im Bereich der Grenzbewegungen (maximale Mundöffnung und Mundschluß) und kleine Diskusperforationen können sich dem kernspintomographischen Nachweis entziehen [43, 65].

Der pathologisch veränderte Discus articularis besitzt meist eine geringere Signalintensität als der normale Diskus [35]. Neben dem Nachweis von Veränderungen der Weichteile erlaubt die Kernspintomographie auch den frühzeitigen Nachweis von Veränderungen des Knochenmarks im Kiefergelenk, und durch Verkürzung der Meßzeiten ist es auch möglich, Veränderungen der Kortikalis abzubilden (Abb. 22).

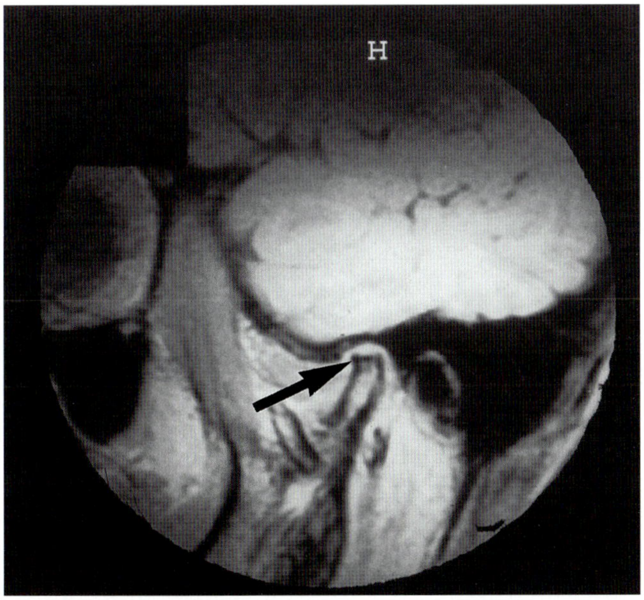

Abb. 22 Laterales Kernspintomogramm bei deformierender Arthropathie. Der Discus articularis gibt kein erkennbares Signal mehr und kann nicht nachgewiesen werden. Das Kieferköpfchen ist kranial abgeflacht und ventral ist eine knöcherne Randzacke (Pfeil), welche signalarm ist, zu erkennen.

Nuklearmedizinische Verfahren

Nuklearmedizinische Verfahren verwenden radioaktive Isotopen, die gebunden an Pharmaka auf metabolischem Wege an einen gewünschten Ort im menschlichen Körper gebracht werden [72]. Neben der planaren *Szintigraphie* haben in der nuklearmedizinischen In-vivo-Diagnostik die quantitative *Photonenabsorptionsmessung,* die *Single-Photonenemissions-Computertomographie (SPECT)* und die *Positronen-Emissions-Tomographie (PET)* zunehmend an Bedeutung gewonnen [51, 72]. Bei Anwendung der SPECT im Kiefergelenkbereich kann im Vergleich zur planaren Szintigraphie eine deutlich höhere Empfindlichkeit aufgrund der überlagerungsfreien Darstellung und der besseren räumlichen Auflösung erreicht werden (Abb. 23) [32, 56]. So ist es möglich, zwischen einer aktiven und einer inaktiven Form einer kondylären Hyperplasie zu unterscheiden [49] und quantitative Aussagen über die knöchernen Reaktionen des einzelnen Kiefergelenkes zu machen.

Der Einsatz markierter Zytostatika bei der Positronen-Emissions-Tomographie verspricht eine prätherapeutische Selektion von Therapierespondern und damit eine Individualisierung der Chemotherapie.

Entzündung

In der Regel kann die sequentielle Szintigraphie den Verdacht einer akuten *Osteomyelitis* erhärten. Das Skelettszintigramm ist sehr sensitiv und zeigt eine

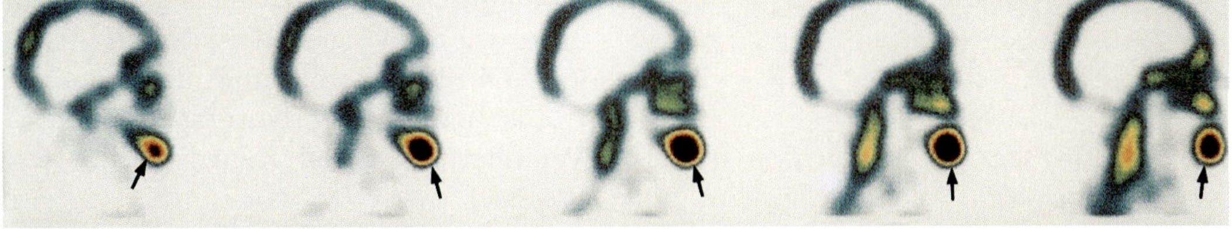

Abb. 23 Seitliche Single-Photonen-Emissions-Computertomographieaufnahmen mit vermehrter Aktivität im rechten Unterkieferkörper (Pfeile). Infolge der Schichtaufnahmen ist eine überlagerungsfreie Darstellung der Knochenaktivität möglich. Histologischer Befund: chronisch-granulierende Osteomyelitis.

entzündliche Knochenreaktion etwa fünf bis zehn Tage früher als das Röntgenbild an [72]. Die Sensitivität der Leukozytenszintigraphie erreicht bei akuten Infektionen nahezu 100%. Sie sinkt mit der Chronizität bzw. der Abnahme der entzündlichen Aktivität. Bei der chronischen Osteomyelitis zeigt die Dreiphasenskelettszintigraphie fast immer einen gesteigerten Knochenstoffwechsel. Das normale Skelettszintigramm schließt eine chronische Osteomyelitis mit hoher Wahrscheinlichkeit aus. Andererseits ist die erhöhte Mineralisation unspezifisch und kann nach einem Trauma oder einer Operation über Monate bis Jahre auch ohne Infektion persistieren. Analog zur akuten Osteomyelitis zeigt die *Leukozytenszintigraphie* auch bei chronischen Infektionen in Skelettabschnitten mit Fettmark eine lokale Mehranreicherung bei einer Sensitivität von 60–94% und einer Spezifität von 87–100%. Die quantifizierbare Intensität der Mehranreicherung korreliert mit der Floridität der Infektion. Nur selten kann es zu falsch positiven Befunden kommen (z.B. bei Tumoren, Hämatomen oder post operationem) [68].

Die Leukozytenszintigraphie bedeutet eine zusätzliche differentialdiagnostische Möglichkeit bei der *Unterscheidung zwischen florider Entzündung und Tumor.* Weiterhin erlaubt sie eine verbesserte Aussage über die tatsächliche Ausdehnung und Aktivität eines Knocheninfektes [47].

Tumoren

Bei Knochentumoren ermöglicht die Szintigraphie insbesondere eine Beurteilung der *Tumorausdehnung* [10, 18, 19, 20, 72]. Bei Tumoren der Weichteile kann die Szintigraphie eine mögliche össäre Infiltration nachweisen. Aufgrund ihres großen Abbildungsumfanges ist die Szintigraphie vor allem eine Methode, um Skelettmetastasen nachzuweisen [20]. Die Immunszintigraphie mittels Technetium-99m-markierter Anti-CEA-Antikörper kann in der postoperativen Tumornachsorge neben der Sonographie, Computertomographie und Kernspintomographie zur Rezidiverkennung eingesetzt werden [81].

Speicheldrüsen

Bei der Untersuchung der Speicheldrüsen ist das Funktionsszintigramm mit Technetium-99m zur Darstellung des sezernierenden Parenchyms und zur Beurteilung der Drüsenfunktion geeignet. Die szintigraphischen Befunde bei den unterschiedlichen Speicheldrüsenerkrankungen sind dabei zwar charakteristisch, jedoch nicht spezifisch [5, 72].

Andere Anwendungsbereiche

Bei der Diagnostik von Osteopathien besitzt die Szintigraphie eine große diagnostische Bedeutung. So erlaubt sie z.B. die Unterscheidung zwischen monostotischem und polyostotischem Befall bei der fibrösen Dysplasie [19]. Auch Störungen der Knochenheilung nach Frakturen oder Osteotomien können szintigraphisch nachgewiesen werden. So ist es möglich, eine avaskulär, areaktive von einer hypervaskulär, reaktiven Pseudarthrose zu unterscheiden [19, 20]. Bei Knochentransplantaten ermöglicht die Szintigraphie die Beurteilung der Einheilung des Transplantates und der Durchblutung nach mikrochirurgischer Reanastomosierung [19, 58].

Bildverarbeitung

Die Verarbeitung der Nativröntgenaufnahmen kann zum einen auf *chemischem Wege* unter Einsatz von Entwicklungsautomaten erfolgen, und zum anderen gibt es verschiedene Möglichkeiten der *Digitalisierung* der Röntgenaufnahmen [63]. Bei der indirekten Digitalisierung wird ein auf herkömmliche Art erhaltenes Röntgenbild über einen Laserscanner in den Computer eingelesen. Eine weitere Methode ist die Verwendung einer *Leuchtstoffspeicherfolie* anstelle des herkömmlichen Röntgenfilmes und das Auslesen der belichteten Speicherfolie über eine Laseroptik. Bei der direkten Digitalisierung wird ein Sensor benutzt, der das erhaltene Röntgenbild über eine CCD-Kamera direkt an den Computer weitergibt. Als Vorzüge der elektronischen Bildverarbeitung gegenüber der herkömmlichen Röntgenaufnahme werden die Steigerung der Aussagekraft des Röntgenbildes durch Möglichkeiten der elektronischen Nachbearbeitung, die platzsparende Archivierung auf digitalen Datenträgern, die Möglichkeit der Einbindung in ein Datennetz mit Austausch der Aufnahmen, die Verringerung der Strahlenexposition sowie der Wegfall der Filmentwicklung genannt [63]. Die Bildbearbeitungsfunktionen bei der elektronischen Bildverarbeitung erlauben nachträgliche Veränderungen von Kontrast und Helligkeit, den Wechsel zwischen positiv und negativ, die Vergrößerung einzelner Bildausschnitte und die Vermessung von Distanzen [39].

Schlußbemerkung

Bildgebende Verfahren können in Methoden zur Erfassung der Morphe (Zusammensetzung und Struktur) und in Methoden zur Erfassung der Funktion (Betätigungsweise und Leistung eines Organs oder seiner Kompartemente) eingeteilt werden. Nuklearmedizinische Verfahren ermöglichen eine abbildungsunterstützte Funktionsanalyse. Neben den etablierten Methoden der Positronen- und Single-Photonen-Emissionstomographie gewinnt die funktionelle Kernspintomographie zunehmend an Bedeutung für die Darstellung dynamischer, funktioneller und biochemischer Abläufe. Die einzelnen bildgebenden Systeme haben ihre Schwerpunkte in der Anwendung, bei vielen diagnostischen Fragestellungen wirken sie zusammen und ergänzen sich. Die Diagnostik gewinnt durch ihren Einsatz an Sicherheit, wobei stets das Verfahren einzusetzen ist, bei welchem der Befund möglichst rasch, sicher und kostengünstig abgeklärt werden kann.

Literatur

[1] Augthun, M., Müller-Leisse, C., Bauer, W., Spiekermann, H.: Klinische, axiographische und MRT-Untersuchungen bei Patienten mit Diskusverlagerung ohne Reposition. Dtsch Zahnärztl Z 49, 529 (1994).

[2] Barsekow, F., Bach-Diesing, H., Becker, H.: Superselektive Angiographie – Möglichkeiten und Grenzen bei der präoperativen Diagnostik von Angiomen. Fortschr Kiefer Gesichtschir 32, 60 (1987).

[3] Becker, J., Schuster, M., Reichart, P., Semmler, W., Felix, R.: Grundlagen der klinischen Anwendung der magnetischen Resonanz-Tomographie (MRT) in der Zahn-, Mund- und Kieferheilkunde. Dtsch Z Mund Kiefer GesichtsChir 10, 46 (1986).

[4] Bennemann, J., Westphal, D., Nabakowski, R.: Tomographische und computertomographische Darstellung von neoplastischen Prozessen im Kiefer- und Gesichtsbereich. Dtsch Z Mund Kiefer GesichtsChir 2, 18 (1978).

[5] Bihl, H., Maier, H.: Szintigraphie der großen Kopfspeicheldrüsen. In: Weidauer, H., Maier, H. (Hrsg.): Speicheldrüsenerkrankungen, S. 97. Springer, Berlin–Heidelberg–New York–London–Paris–Tokio 1988.

[6] Bohndorf, K., Beyer, D., Herzog, M., Zanella, F. E.: Tumoren der Kieferknochen. In: Beyer, D., Herzog, M., Zanella, F. E., Bohndorf, K., Walter, E., Hüls, A. (Hrsg.): Röntgendiagnostik von Zahn- und Kiefererkrankungen, S. 160. Springer, Berlin–Heidelberg–New York–London–Paris–Tokio 1987.

[7] Bonorden, St. W., Petermann, K.: Bedeutung computertomographischer Zusatzdiagnostik für das therapeutische Vorgehen bei malignen epithelialen, nicht epithelialen und sonstigen malignen Speicheldrüsentumoren. Fortschr Kiefer Gesichtschir 32, 83 (1987).

[8] Claussen, C., Lohkamp, F., Spenneberg, H., Glück, E.: Computertomographie bei frontobasalen Schädelhirnverletzungen. Laryngol Rhinol 57, 698 (1978).

[9] Clementschitsch, F.: Röntgendarstellung des Gesichtsschädels. Urban & Schwarzenberg, Wien 1948.

[10] Deitmer, Th., Habel, G.: Möglichkeiten und Grenzen der Knochenszintigraphie bei der Diagnose von Geschwülsten im Mittelgesichtsbereich. Fortschr Kiefer Gesichtschir 32, 182 (1987).

[11] Dumbach, J.: Beitrag zur Differentialdiagnose submandibulärer Lymphknotenmetastasen durch bildgebende Verfahren. Fortschr Kiefer Gesichtschir 32, 91 (1987).

[12] Ehrenfeld, M., Riediger, D., Wolburg, H., Thron, A.: Angiographische Darstellung und Morphologie von Anschlußgefäßen bei mikrochirurgischen Gewebetransplantationen. Fortschr Kiefer Gesichtschir 32, 71 (1987).

[13] Frey, K. W., Mees, K., Vogl, Th.: Bildgebende Verfahren in der HNO-Heilkunde. Enke, Stuttgart 1989.

[14] Fuhrmann, A.: Probleme und Fortschritte der Nativdiagnostik im dento-maxillofazialen Bereich. Fortschr Kiefer Gesichtschir 32, 11 (1987).

[15] Gademann, G., Haels, J., König, R., Mende, U., Lenarz, Th., Kober, B., Van Kaick, G.: Kernspintomographisches Staging von Tumoren der Mundhöhle, des Oro- und Hypopharynx sowie des Larynx. Fortschr Röntgenstr 145, 503 (1986).

[16] Gehrke, G., Schmelzle, R., Thron, A.: Indikation zur Angiographie in der Kiefer- und Gesichtschirurgie. Dtsch Zahnärztl Z 41, 43 (1986).

[17] Grevers, G.: Klinische Differentialdiagnostik von Erkrankungen der Mundhöhle und des Oropharynx. Der Radiologe 36, 181 (1996).

[18] Hardt, N., Rehefeldt, D.: Radioisotopen-Diagnostik mittels Gamma-Szintigraphie im Gesichtsschädelbereich. Zahnärztl Welt 85, 417 (1976).

[19] Hardt, N., Hofer, B.: Grenzen und Möglichkeiten der Knochenszintigraphie im Kiefer-Gesichts-Bereich. Fortschr Kiefer Gesichtschir 32, 161 (1987).

[20] Hardt, N., Hofer, B.: Szintigraphie der Kiefer- und Gesichtsschädel-Erkrankungen. Quintessenz, Berlin–Chicago–London–Sao Paulo–Tokio 1988.

[21] Harms, St. E., Wilk, R. M., Wolford, L. M., Chiles, D. G., Milam, St. B.: The temporomandibular joint: magnetic resonance imaging using surface coils. Radiology 157, 133 (1985).

[22] Helmberger, R., Jäger, L, Grevers, G., Reiser, M.: Computertomographie von Malignomen des Cavum oris, des Oro- und Hypopharynx und deren Ausbreitungswege. Radiologe 36, 193 (1996).

[23] Hirschfelder, U., Hirschfelder, H., Spitzer, W.: Kondyläre Hyperplasie – klinische und radiologische Befunde. Dtsch Zahnärztl Z 40, 315 (1985).

[24] Hirschfelder, U., Hirschfelder, H.: Das Kiefergelenk des Rheumatikers. Dtsch Zahnärztl Z 42, 719 (1987).

[25] Hirschfelder, U.: Radiologische Übersichtsdarstellung des Gebisses: Dental-CT versus Orthopantomographie. Fortschr Kieferorthop 55, 14 (1994).

[26] Hüls, A., Schulte, W., Voigt, K.: Neue Aspekte der Myoarthropathien durch die Computertomographie. Dtsch Zahnärztl Z 36, 776 (1981).

[27] Hüls, A., Walter, E., Süß, Ch.: Anwendungsbereiche

der computertomographischen Gelenkdiagnostik. Dtsch Zahnärztl Z 39, 933 (1984).

[28] Hüls, A., Küper, K., Water, E., Klose, U., Engel, E.: Kernspintomographie des Kiefergelenks. Dtsch Zahnärztl Z 41, 1053 (1986).

[29] Jend, H.-H., Jend-Rossmann, I., Gundlach, K. K. H.: Die CT-Sialographie der Glandula parotis. Dtsch Z Mund Kiefer GesichtsChir 6, 275 (1982).

[30] Jend-Rossmann, I., Jend, H.-H.: Anwendungsmöglichkeiten und Indikation moderner Computertomographie in der Mund-Kiefer-Gesichtschirurgie. Dtsch Z Mund Kiefer GesichtsChir 7, 346 (1983).

[31] Jend-Rossmann, I., Jend, H.-H.: Klinische Erfahrungen mit computertomographischer Diagnostik von Gesichtsschädeltraumen. Dtsch Zahnärztl Z 39, 847 (1984).

[32] Jend-Rossmann, J., Oesterreich, F.-U., Jend, H.-H.: Single photon emission computed tomography (SPECT) mit semiquantitativer Auswertung in der Diagnostik von Diskusdislokationen des Kiefergelenkes. Dtsch Z Mund Kiefer GesichtsChir 11, 258 (1987).

[33] Kaeppler, G., Meyle, J., Schulte, W.: Anwendung der Spiraltomographie in der zahnärztlichen Implantologie. Z Zahnärztl Implantol 11, 149 (1995).

[34] Kaeppler, G., Meyle, J., Wörner, H.: Darstellung der Beziehung von Mandibularkanal zu tief verlagerten Weisheitszähnen mit Hilfe der Spiraltomographie (Scanora®). Dtsch Zahnärztl Z 50, 613 (1995).

[35] Katzberg, R. W., Bessette, R. W., Tallents, R. H., Plewes, D. B., Manzione, J. V., Schenck, J. F., Foster, Th. H., Hart, H. R.: Normal and abnormal temporomandibular joint: MR imaging with surface coil. Radiology 158, 183 (1986).

[36] Keller, U.: Die Sialographie mit dem Orbix-Röntgengerät als differentialdiagnostisches Hilfsmittel bei Speicheldrüsenerkrankungen (II). Quintess 10, 1903 (1984).

[37] Kniha, H., Randzio, J., Huber, R., Stock, W.: Einsatz der arteriellen digitalen Subtraktionsangiographie (DSA) beim mikrovaskulär anastomosierten Gewebetransfer im Kopf-Hals-Bereich. Fortschr Kiefer Gesichtschir 32, 69 (1987).

[38] Krenmair, G., Lenglinger, F., Ulm, C. W., Muhr, T.: Anwendung moderner Computertomographie (Dental-CT) in der Diagnostik von Unterkieferzysten. DFZ 12, 24 (1995).

[39] Künzel, A., Benz, Ch.: Intraorale digitale Radiographie. ZWR 104, 554 (1995).

[40] Langlais, R. P., Langland, O. E., Nortjé, Ch. J.: Diagnostic Imaging of the Jaws. Williams & Williams, Baltimore–Philadelphia–Hongkong–London–Munich –Sydney–Tokyo 1995.

[41] Lenz, M.: Computertomographie und Kernspintomographie bei Kopf-Hals-Tumoren. Methoden, Leitkriterien, Differentialdiagnosen und klinische Ergebnisse. Thieme, Stuttgart–New York 1992.

[42] Lenz, G. W., Dewey, C.: Interventionelle Kernspintomographie. Electromedica 63, 41 (1995).

[43] Lin, Y., Friedrich, R., Fischbach, R.: Vergleichende Untersuchung von MRT und Kontrastmittelarthrographie bei Patienten mit Kiefergelenkgeräuschen. Dtsch Zahnärztl Z 48, 339 (1993).

[44] Lohkamp, F., Claussen, D.: Computertomographie der Parotis. Laryngol Rhinol 56, 104 (1977).

[45] Lufkin, R. B., Wortham, D. G., Dietrich, R. B., Hoover, L.A., Larsson, S.G., Kangarloo, H., Hanafee, W.N.: Tongue and Oropharnyx: Findings on MR imaging. Radiology 161, 69 (1986).

[46] Mohr, Ch., Schettler, D., Hartjes, H. J., Hunz, Z., Hornung, G.: Zur Darstellung intra- und periorbitaler Prozesse mit Hilfe der Kernspintomographie. Fortschr Kiefer Gesichtschir 32, 115 (1987).

[47] Neukam, F. W., Laue, A., Schwarzrock, R.: Stellenwert und Aussagekraft der Leukozytenszintigraphie bei osteomyelitischen Prozessen im Kieferbereich. Fortschr Kiefer Gesichtschir 32, 175 (1987).

[48] Pape, H.-D., Gerlach, K. L.: Indikation zur Orthopantomographie in der zahnärztlichen Chirurgie. In: Jung, T. (Hrsg.): Panorama-Röntgenographie, S. 116. Hüthig, Heidelberg 1984.

[49] Paulus, G. W., Hirschfelder, U., Feistel, H.: Computergestützte quantitative Skelettszintigraphie bei der Therapieplanung der kondylären Hyperplasie. Fortschr Kiefer Gesichtschir 32, 180 (1987).

[50] Peters, P. E., Bollmann, F.: Ergebnisse der Sialographie. Röntgenbl 34, 113 (1981).

[51] Pfannenstiel, P., Graul, E. H., Hör, G., Cordes, M.: Einige Zukunftsperspektiven der klinischen Nuklearmedizin. Dtsch Ärztebl 85, 1968 (1988).

[52] Pfeiffer, K.: Heutiger Stand und Stellenwert der Sialographie, ihre Möglichkeiten und Grenzen. Fortschr Kiefer Gesichtschir 32, 53 (1987).

[53] Pho Duc, J.-M., Rammelsberg, P., Böhm, A., May, H.-C., Pospiech, P., Gernet, W., Neumaier, U.: Mobilität und strukturelle Variabilität von Diskus und Kondylus im Magnetresonanztomogramm. Dtsch Zahnärztl Z 49, 484 (1994).

[54] Platz, H., Platz, A.: Der Einfluß der Computertomographie auf das klinische Staging von Tumoren des Mund-Kiefer-Gesichtsbereiches. Fortschr Kiefer Gesichtschir 32, 93 (1987).

[55] Radtke, J., Uhlenbrock, D.: Indikation und diagnostische Wertigkeit der Kernspintomographie (MR) in der präoperativen Diagnostik orofazialer Tumoren. Fortschr Kiefer Gesichtschir 32, 99 (1987).

[56] Reich, R. H.: Zur Indikation der Arthrographie des Kiefergelenks. Dtsch Zahnärztl Z 41, 36 (1986).

[57] Reinert, S., Fürst, G., Lentrodt, J., Mödder, K., Vosberg, H.: Die Wertigkeit der Kernspintomographie in der Diagnostik der Unterkieferosteomyelitis. Dtsch Z Mund Kiefer GesichtsChir 19, 15 (1995).

[58] Riediger, D., Ehrenfeld, M., Müller-Schauenburg, W.: Das Knochenszintigramm als Nachweis für die Durchblutung des mikrochirurgisch revaskularisierten Knochenspanes. Fortschr Kiefer Gesichtschir 32, 167 (1987).

[59] Ritter, W.: Das Schichtverfahren mit hypozykloidaler Verwischung als diagnostische Hilfe in der Kieferchirurgie. Dtsch Zahnärztl Z 25, 170 (1970).

[60] Roscic, Z., Platz, A., Engleder, R., Falkensammler, G.: Computertomographische Erkennung und Befund der Speicheldrüsenerkrankungen. Fortschr Kiefer Gesichtschir 32, 87 (1987).

[61] Rottke, B.: Die Bedeutung der Röntgenschichtuntersuchung für die Zahn-, Mund- und Kieferheilkunde.

In: Harndt, E. (Hrsg.): Deutscher Zahnärztekalender, S. 101. Hanser, München 1971.

[62] Schaefer, St. D., Maravilla, K. R., Suss, R. A., Burns, D. K., Nunally, R., Merkel, M. A., Close, L. G.: Magnetic resonance imaging versus computed tomography. Arch Otolaryngol 111, 730 (1985).

[63] Scheutzel, P.: Wilhelm-Conrad Röntgen – Unsichtbares wird sichtbar. Quintessenz, Berlin–Chicago –London–Sao Paulo–Tokio–Moskau–Prag–Warschau 1995.

[64] Schlegel, A., Egerer, R., Randelshofer, P., Marquardt, S., Donath, K., Benner, U., Sommer, B.: Enossale Implantatplanung mit Hilfe der Spiral-Tomographie und des Real-Time-CT-Verfahrens – Vorteile und Verläßlichkeit. Z Zahnärztl Implantol 9, 203 (1993).

[65] Schmelzle, R., Schwenzer, N., Freesmeyer, W., Hüls, A., Walter, E.: Bedeutung von Computer- und Kernspintomographie für die Chirurgie der Kiefergelenke. Fortschr Kiefer Gesichtschir 32, 110 (1987).

[66] Schüller, H.: Computertomographie des Alveolarkammes. Radiologe 36, 221 (1996).

[67] Schwenzer, N., Schmelzle, R., Voigt, K.: Der Wert der Computertomographie bei malignen Tumoren des Mittelgesichts. Dtsch Zahnärztl Z 36, 745 (1982).

[68] Sciuk, J., Erlemann, R., Schober, O., Peters, P. E.: Bildgebende Diagnostik der Osteomyelitis. Dtsch Ärztebl 89, 1525 (1992).

[69] Sitzmann, F., Huk, W.: Computertomographie zur Tumordiagnostik im Kiefer-Gesichtsbereich. Dtsch Z Mund Kiefer GesichtsChir 1, 245 (1977).

[70] Spitzer, W. J.: Beitrag zur röntgenologischen Diagnostik der Unterkiefer-Osteomyelitis. Fortschr Kiefer Gesichtschir 29, 3 (1984).

[71] Spitzer, W. J., König, H., Meissner, R.: Hochauflösende Kernspintomographie der Kiefergelenke mit besonderer Berücksichtigung der Weichgewebsdarstellung. Electromedica 54, 109 (1986).

[72] Spitzer, W. J.: Neue Möglichkeiten der Diagnostik durch bildgebende Verfahren. In: Horch, H.-H. (Hrsg.): Mund-Kiefer-Gesichtschirurgie I, S. 1. Urban & Schwarzenberg, München–Wien–Baltimore 1990.

[73] Streletz, E., Topoll, H. H., Hucke, H.-P., Lange, D. E.: Die diagnostische Sicherheit von OPG und Röntgenstatus in bezug auf den intraoperativen Befund. Dtsch Zahnärztl Z 44, 382 (1989).

[74] Taamisalo, E. H., Hallikainen, D., Kanerva, H., Tammisalo, T.: Comprehensive oral X-ray diagnosis: Scanora® multimodal radiography. Dentomaxillofac Radiol 21, 9 (1992).

[75] Tasaki, M. M., Westesson, P.-L., Kurita, K., Mohl, N.: Magnetic resonance imaging of the temporomandibular joint. Oral Surg 75, 528 (1993).

[76] Uhlenbrock, D., Radtke, J., Beyer, H.-K: Kernspintomographie bei Metastasierung im Kopf-Halsbereich. Fortschr Kiefer Gesichtschir 32, 105 (1987).

[77] Vogl, Th., Dielert, E., Hahn, D.: Wertigkeit der MR in der Diagnostik von zystischen und soliden tumorösen Prozessen in der Kieferchirurgie. Fortschr Kiefer Gesichtschir 32, 103 (1987).

[78] Widlitzek, H., König, S., Golin, U.: Die Bedeutung des Dental-CT für die Implantologie in der Mund-, Kiefer- und Gesichtschirurgie. Der Radiologe 36, 229 (1996).

[79] Zanella, F. E., Beyer, D., Herzog, M.: Traumatologie. In: Beyer, D., Herzog, M., Zanella, F. E., Bohndorf, K., Walter, E., Hüls, A. (Hrsg.): Röntgendiagnostik von Zahn- und Kiefererkrankungen, S. 339. Springer, Berlin–Heidelberg–New York–London–Paris–Tokio 1987.

[80] Zielinsky, D.: Die Bedeutung der Sialographie im Zeitalter moderner bildgebender Verfahren. In: Weidauer, H., Maier, H. (Hrsg.): Speicheldrüsenerkrankungen, S. 141. Springer, Berlin–Heidelberg–New York–London–Paris–Tokio 1988.

[81] Zöller, J., Hoffmann, R., Mende, U., Fiehn, W., Born, I. A.: Zur Wertigkeit der immunszintigraphischen Darstellung von Kopf-Hals-Tumoren mittels Technetium-99m-markierter Anti-CEA-Antikörper. Dtsch Z Mund Kiefer GesichtsChir 16, 13 (1992).

Sonographie im Mund-, Kiefer- und Gesichtsbereich

von ROBERT SADER

Inhaltsübersicht

Einleitung

Die Sonographie hat in den letzten Jahrzehnten große Bedeutung in der medizinischen bildgebenden Diagnostik erlangt. Sie ist die genaueste bildgebende Methode zur morphologischen Darstellung von Weichteilstrukturen.

Die relative Kostengünstigkeit, fehlende Strahlenbelastung, schnelle Verfügbarkeit und die bildgebende Darstellung in Echtzeit zeichnen die Sonographie besonders aus.

Die technische Weiterentwicklung hat zu einer deutlichen Verbesserung der Bildqualität und damit zu einer so exakten Gewebedarstellung geführt, daß die Sonographie zu einer unverzichtbaren diagnostischen Methode geworden ist. Unter Berücksichtigung steigender Kosten im Gesundheitswesen kann mit einer weiteren Zunahme sonographischer Untersuchungen anstelle kostenintensiverer Verfahren wie Computertomographie oder Kernspintomographie gerechnet werden.

Technisch-physikalische Grundlagen

Als Ultraschall bezeichnet man *Schallwellen*, die direkt jenseits der hörbaren Schallgrenze bei einer Frequenz von 16000 bis 10^{10} Hertz liegen. Physikalisch handelt es sich um mechanische Wellen, die sich longitudinal als Druckpulswellen fortpflanzen. Deshalb benötigen Ultraschallwellen, im Gegensatz zu den elektromagnetischen Wellen, für ihre Ausbreitung ein Transportmedium, wie z.B. Wasser. Für medizinische Anwendungen benötigter Ultraschall wird durch den piezoelektrischen Effekt erzeugt: Ein *Quarzkristall* sendet Ultraschallwellen aus, wenn er sich bei Anlegung elektrischer Spannung ausdehnt oder zusammenzieht; wirken Ultraschallwellen auf ihn ein, reagiert er entsprechend mit einer Formveränderung und induziert eine Spannung (Brüder Curie 1880). Deshalb kann ein Quarzkristall gleichermaßen als Sender und Empfänger dienen.

Für die Ultraschallwellen gelten die Gesetze der *geometrischen Optik* wie Reflexion, Absorption und Streuung. Reflektiert wird ein Ultraschallsignal am Übergang von Gewebeschichten mit einem unterschiedlichen Schallwellenwiderstand *(akustische Impedanz)*, sog. sonographischen Grenzflächen. Die Stärke des reflektierten Signals (Amplitude) und die Laufzeit zwischen Senden und Empfangen, die der Gewebetiefe der Grenzfläche entspricht, werden für die Bildentstehung herangezogen. Die durch Streuung und Absorption im Gewebe verlorengegangene Ultraschallenergie wird gerätetechnisch durch eine tiefenabhängige Verstärkung des registrierten Ultraschallsignals ausgeglichen.

Ultraschallverfahren

Zur Darstellung des reflektierten und gemessenen Ultraschallsignals im Mund-Kiefer-Gesichtsbereich werden verschiedene Methoden eingesetzt.

Dem sog. B-Bild-Verfahren kommt dabei die z. Zt. mit Abstand größte Bedeutung zu.

A-Bild

Aus dem reflektierten Ultraschallsignal eines Quarzkristalles wird ein Amplitudensignal dargestellt, dessen x-Achse der Schallaufzeit (Eindringtiefe) entspricht und dessen Amplitudenausschläge auf der y-Achse die Grenzflächen angeben. Dieses Signal wird als A-Bild bezeichnet und zeigt die Grenzflächen entlang einer Linie durch das Gewebe. Da hier nur eine *eindimensionale Information* dargestellt wird, verliert das A-Bild-Verfahren aufgrund der geringeren Aussagekraft im Vergleich zum sog. B-Bild-Verfahren zunehmend an Bedeutung für die medizinische Diagnostik.

B-Bild

Durch eine Vielzahl nebeneinanderliegender Quarzkristalle in einem Schallkopf können die einzelnen A-Linien angeordnet und die Echoamplitudensignale in Grauwertstufen umgerechnet werden. So entsteht ein zweidimensionales grauwertskaliertes Bild. Dieses sog. B-Bild stellt das mit Abstand gebräuchlichste Ultraschallverfahren dar. Es stellt ein *zweidimensionales morphologisches Schnittbild* durch das geschallte Gewebe dar, in dem Strukturen in ihrer Lage, ihrer Begrenzung und ihrem Echobinnenmuster beurteilt werden können.

M-Bild

Wird eine konstante A-Linie über die Zeit dargestellt, resultiert eine Verlaufskurve, die die Bewegungen der Grenzflächen abbildet. So können *funktionelle Bewegungen* wie der Zungenoberfläche dargestellt werden. Klinische Bedeutung erlangt dieses Verfahren z.B. bei der Kontrolle der Zungenfunktion nach ausgedehnten Tumorresektionen oder zur Kontrolle einer logopädischen Behandlung.

Gefäßdoppler

Mit Hilfe des Doppler-Effektes (Frequenzverschiebung bei Reflektion an sich bewegenden Objekten) können *Gefäßströmungen* detektiert und damit Gefäße exakt lokalisiert werden. Das reflektierte Signal kann über einen Lautsprecher hörbar gemacht werden, Stärke und Tonhöhe des Signals geben Aufschluß über die intravasalen Strömungsverhältnisse. Die Art der Frequenzverschiebung kann über eine bildliche Darstellung des empfangenen Frequenzspektrums diagnostische Informationen liefern.

Farbcodierte Verfahren

Die Amplitude eines Dopplersignals kann Farbstufen zugeordnet und in ein grauwertskaliertes B-Bild integriert werden, dies wird als farbcodierte Duplexsonographie bezeichnet. Durch dieses Verfahren lassen sich nicht nur Blutflüsse im B-Bild darstellen, es gibt auch Auskünfte über *Strömungsverhältnisse* mit einer *Genauigkeit,* die der Angiographie deutlich überlegen ist. Neben der angiologischen Gefäßdiagnostik (Plaques, Stenosen) liegt ihr besonderer Wert in der Darstellung von *Vaskularisationsmustern bei Raumforderungen.* In flüssigkeitsgefüllten Strukturen ist kein Blutstrom nachweisbar, Hämangiome stellen sich hervorragend dar und lassen sich exakt in Ausdehnung und Charakteristik beschreiben. Die Vaskularisation von tumorösen Raumforderungen kann Hinweise auf die Dignität geben.

Qualitätssicherung

Technische Qualitätssicherung

Sie beinhaltet die *apparative Sicherheit* nach der Medizinischen Geräteverordnung und dem Eichgesetz und die technischen Vorgaben der Kassenärztlichen Vereinigungen (z.B. vorgeschriebener Frequenzbereich für jeweiliges Untersuchungsgebiet). Neben der allgemeinen Funktionssicherheit besteht die Pflicht einer *regelmäßigen technischen Wartung.* Alle Untersuchungen müssen mit identischem technischen Standard durchgeführt werden und miteinander vergleichbar sein.

Fachliche Befähigung

Das entscheidende Qualitätskriterium der sonographischen Untersuchung ist die *Erfahrenheit des Untersuchers* in Untersuchungstechnik und Befundung.

Sie stellt den Hauptangriffspunkt der Kritik an der Sonographie dar. Deshalb müssen eine adäquate Ausbildung und ausreichende Erfahrung des Untersuchers sichergestellt sein. Die Weiterbildungskriterien sind in der Ultraschall-Vereinbarung mit den Kassenärztlichen Vereinigungen und in den Richtlinien der wissenschaftlichen Gesellschaften festgelegt. Sie beinhalten die Forderung einer genauen Kenntnis der normalen Anatomie und Topographie als auch pathologischer Veränderungen im Fachgebiet. Neben der Beherrschung der Geräte- und Untersuchungstechnik sind ein regelmäßiges Training und Weiterbildung gefordert.

Dokumentation

Sonographische Bilddaten müssen gemäß § 10 der Röntgenverordnung mindestens *zehn Jahre lang aufbewahrt* werden. Pathologische Befunde müssen in mindestens *zwei Ebenen* dokumentiert werden, dabei müssen Bild und Befund eindeutig zugeordnet werden können. Die Entwicklung digitaler Archivierungs- und Befundungssysteme hat einen großen Fortschritt erbracht. Sonographische Bilder können in Originalqualität platzsparend und datensicher archiviert werden, interaktive computergestützte Befundungssysteme erhöhen die Reliabilität und Genauigkeit der Befundung. Die Untersucherabhängigkeit der Sonographie konnte bisher jedoch nicht reduziert werden.

Biologische Wirkungen

Bei der Ausbreitung von Ultraschall im Gewebe wird Energie in Abhängigkeit von Art und Frequenz des Schallbündels freigesetzt. Als schädigende Grenze gilt der Wert von 2–3 Watt/cm^2. Bei diagnostisch eingesetztem Ultraschall liegen die freigesetzten Energien um den Faktor 1000 niedriger. Gesetzliche Grenzwerte sind eine Oberflächenleistung von < 20 mW/cm² bzw. < 100 mW/cm² im Gewebe. Bei diagnostisch eingesetzten Frequenzen äußert sich die Energiefreisetzung in einer kaum meßbaren Erwärmung des Gewebes, *Nebenwirkungen sind bislang nicht bekannt.* Bei Verwendung höherer Leistungen können diese Effekte therapeutisch genutzt werden, z.B. thermische Wechselwirkungen zur *Hyperthermiebehandlung* von entzündlichen oder malignen Prozessen. Durch die mechanischen Wechselwirkungen indizierter Molekülschwingungen lassen sich Speichelsteine zertrümmern. Über chemische Wechselwirkungen ist bei diagnostischem Ultraschall nichts bekannt.

Grundlagen der B-Bild-Diagnostik

Qualitätskriterien. Die Auflösung des Ultraschallbildes ist eines der wichtigsten Qualitätskriterien und wird an drei Parametern gemessen.

Axiale Auflösung. Sie beschreibt die Punktdiskrimination in Richtung des Schallstrahles. Sie ist frequenzabhängig, d.h., mit steigender Frequenz nimmt die Auflösung zu. Da aber Reflexion, Absorption und Brechung auch mit steigender Frequenz zunehmen, nimmt die Eindringtiefe des Ultraschallsignals ab. Eine höhere Auflösung bedeutet deshalb immer eine geringere Eindringtiefe. Abdomenschallköpfe mit 2 MHz bieten eine axiale Auflösung von 0,616 mm mit 30 cm Eindringtiefe, mit einer Frequenz von 13 MHz wird eine axiale Auflösung von 0,118 mm erreicht bei einer für die Halsbeurteilung ausreichenden Eindringtiefe von 4 cm.

Laterale Auflösung. Sie ist definiert als die Punktdiskrimination senkrecht zur Schallrichtung, also i.d.R. parallel zur Körperoberfläche. Sie ist abhängig von der Anzahl und Anordnung der einzelnen Quarzkristalle, d.h. Scan-Linien und der Fokussierung des Ultraschallbündels. Sie ist ein wichtiges Maß für die Qualität eines Schallkopfes.

Schichtdickenauflösung. Mit einem Ultraschallbündel wird immer ein dreidimensionaler Raum erfaßt. Das zweidimensionale Bild stellt dabei die Summation hintereinanderliegender Schichten dar. Je linearer das emittierte Schallbündel und je besser die akustische Linse des Schallkopfes (Fokus) ist, desto dünner ist die zweidimensional abgebildete Schichtdicke und desto schärfer ist das Bild.

Interpretation der Echostrukturen. Anatomische Strukturen werden durch die Reflektion an ihrer Oberfläche (Grenzfläche) in ihrer Begrenzung dargestellt. Interpretiert werden können die Größe, Ausdehnung und Form, die Art der Begrenzung und das Binnenechomuster. Voraussetzung für eine richtige Beurteilung ist die exakte Kenntnis der normalen Anatomie im Vergleich zur Sonoanatomie. Da das sonographische Bild nur eine Schnittebene angibt, ist immer eine *Untersuchung in mehreren Ebenen notwendig,* um das untersuchte Organ vollständig beurteilen zu können. Die Anwendung eines standardisierten Untersuchungsschemas mit vorgegebenen Schnittebenen hat sich dabei bewährt. Das Binnenechomuster ist von Gehalt und Verteilung an Bindegewebe geprägt. Während durch fehlende Reflektion dunkle echoleere Zonen entstehen, die fast beweisend sind für Flüssigkeiten, ist Gewebe mit zunehmendem Bindegewebegehalt von echoarm bis echoreich charakterisiert. Die Verteilung von echoarmen und echoreichen Zonen spiegelt anatomisch-morphologische, ggf. pathologische Strukturen wider (Texturanalyse). An Grenzflächen zu Knochen und Luft werden Ultraschallwellen im diagnostischen Frequenzbereich wegen des hohen Impedanzsprunges totalreflektiert. Diese Grenzflächen stellen sich zwar hervorragend dar (Knochenoberfläche), dahinterliegende Strukturen können jedoch nicht mehr erfaßt werden.

Ultraschallartefakte. Bedingt durch die physikalischen Wechselwirkungen zwischen Ultraschall und Körpergewebe entstehen sog. Bildartefakte, die den unerfahrenen Untersucher stark irritieren, aber aufgrund ihrer Gesetzmäßigkeiten auch diagnostische Informationen liefern können.

Physikalisches Rauschen. Durch eine frequenzabhängige Interferenzerscheinung der einzelnen Ultraschallwellen untereinander entsteht ein physikalisches Rauschen (sog. Speckle), das die Bildstruktur verwischt und die Interpretation erschwert. Typisch ist das verrauschte Binnenmuster der Speichel- oder Schilddrüsen.

Partial-Volume-Effekt. Er entsteht dadurch, daß im Ultraschall-Schichtbild immer ein dreidimensionaler Raum abgebildet wird (Schichtdickenartefakt). Durch Überlagerung kommt es im Randbereich von Strukturen durch Summationseffekte zu einer vorgetäuschten Saumbildung. Dies läßt sich durch geringe Verlagerung der Schallebene kontrollieren.

Shadow-Sign. Trifft eine Schallwelle tangential auf eine stark gekrümmte Grenzfläche mit einem *starken Impedanzsprung,* wird sie nicht reflektiert, sondern abgelenkt. Hierdurch entstehen hinter diesem Punkt zwickelartige Zonen mit einer Schallauslöschung. Typisch ist das Shadow-Sign am lateralen Rand von flüssigkeitsgefüllten Hohlräumen (Zysten, Gefäße).

Dorsale Schallverstärkung. Die tiefenabhängige Signalabschwächung durch Schallabsorption wird gerätetechnisch durch elektronische Verstärkung ausgeglichen. Die Absorption ist jedoch in unterschiedlichen Geweben verschieden (Gewebeanisotropie). Hinter Strukturen mit geringerer Absorption (Flüssigkeit) wird das Gewebe deshalb im Verhältnis zum übrigen Bild heller dargestellt. Die dorsale Schallverstärkung gibt damit Auskunft über die akustische Dichte von Gewebestrukturen.

Schallschatten. Hinter Grenzflächen mit sehr hohem Impedanzsprung (Knochen, Kalk, Luft) entsteht durch die Totalreflexion der sog. Schallschatten (Schallauslöschung). Dieses Phänomen ermöglicht z.B. die Erkennung von Speichelsteinen.

Wiederholungsechos. Zwischen Grenzflächen hoher Impedanz kann ein Ultraschallsignal öfter hin und her reflektiert werden, bevor es zurück zum Schallkopf läuft. Damit ist die Schallaufzeit deutlich verlängert, und das zugehörige Grenzflächenecho wird in einer tieferen Gewebeschicht abgebildet. Auf dem B-Bild erscheint dann eine oft mehrfache Wiederholung eines Grenzflächenechos in größerer Tiefe. Dieses Artefakt wird von einem unerfahrenen Untersucher oft nicht erkannt und diagnostisch falsch zugeordnet.

Spezielle B-Bild-Diagnostik

Lymphknoten

Der hohe Stellenwert der Ultraschalldiagnostik bei der Beurteilung von Halslymphknoten, speziell bei Patienten mit Mundhöhlenkarzinomen zur Frage einer Metastasierung, ist allgemein anerkannt.

> Mit der Sonographie lassen sich alle zervikalen Lymphknotenstationen mit Ausnahme der retropharyngealen Gruppe erfassen.

Mit modernen Schallköpfen werden Lymphknoten ab einer Größe von 2 mm dargestellt, damit ist die

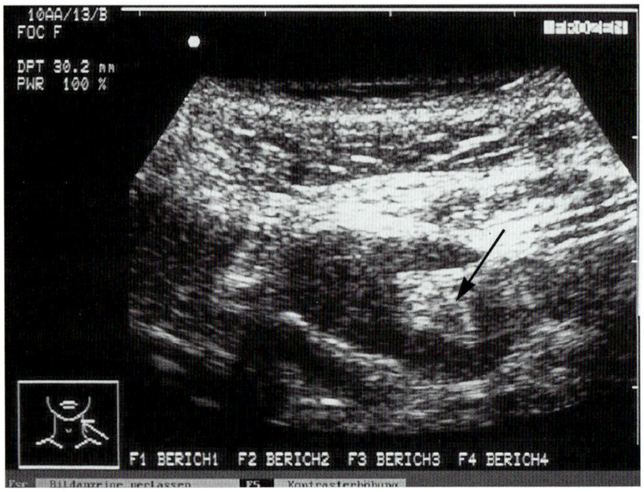

Abb. 1 Stark vergrößerter Lymphknoten 2 x 1 x 1 cm unterhalb des linken M. sternocleidomastoideus bei einem Tumorpatienten; ovaläre Form, echoarmes homogenes Binnenmuster; deutlicher echoreicher Hilus als Zeichen der Benignität, histologisch verifiziert (Pfeil).

Sonographie weit sensitiver als die Computer- oder Kernspintomographie. Sie kann als das genaueste Verfahren zur Halslymphknotendiagnostik bezeichnet werden.

Sonographisch stellt sich ein normaler Lymphknoten ovalär, glatt begrenzt dar mit homogenem echoarmen Binnenmuster, in das der bindegewebige Lymphknotenhilus echoreich hineinragt (Abb. 1). Sonopalpatorisch ist der Lymphknoten leicht kompressibel und verschieblich. Zur exakten Formbeurteilung ist immer eine dynamische Darstellung in mehreren Schnittebenen erforderlich.

Entzündete Lymphknoten zeichnen sich durch eine deutliche Vergrößerung, meistens über 1 cm aus, durch die ödematöse Wassereinlagerung ist die Schallreflektion und -absorption geringer. Im Ultraschallbild stellt sich der entzündete Lymphknoten deshalb echoärmer dar mit einer dorsalen Schallverstärkung als Zeichen der schnelleren Schallaufzeit. Die Abgrenzung von metastatischen Lymphknoten kann schwierig bis unmöglich sein.

Die sonographische Verdachtsdiagnose eines *malignen Lymphknotens* entsteht aus der Synopsis verschiedener Einzelkriterien, die vom Untersucher beurteilt werden. Zur Anwendung kommen Formparameter (sog. M/Q-Quotient = Verhältnis maximaler Längs- zu Querdurchmesser), die Echotextur (inhomogenes Binnenmuster mit echoleeren Zonen als Zeichen einer Einschmelzung), fehlende Hilusdarstellung aufgrund Zerstörung durch die vom Randsinus einwachsenden Tumorzellen (Abb. 2); entsprechend ist farbduplexsonographisch das im

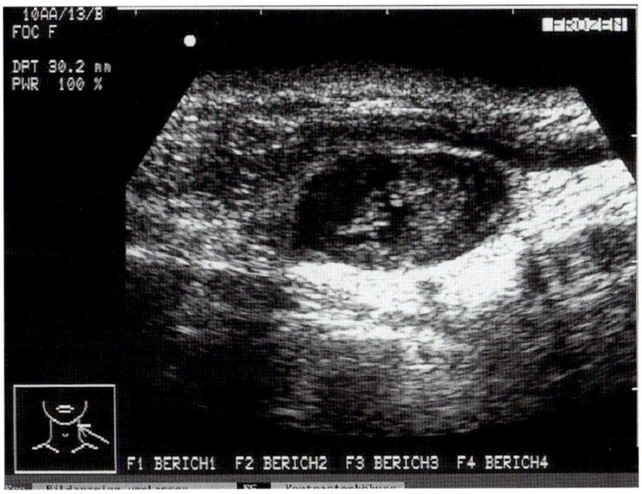

Abb. 2 Submandibuläre Lymphknotenmetastase; inhomogenes Binnenmuster mit randständigen echoleeren Zonen einer Einschmelzung. Dorsale Schallverstärkung durch die schnellere Schallaufzeit in den eingeschmolzenen Arealen.

Hilus liegende Zentralgefäß nicht darstellbar. Als treffsicherstes diagnostisches Kriterium gilt z.Zt. der M/Q-Quotient als Zeichen einer kugeligen Vergrößerung einer Lymphknotenmetastase.

Daneben gelten als weitere sehr sichere Zeichen die Darstellung einer Kapselruptur und eine Gefäßwand- oder Weichgewebsinfiltration.

Wegen der hohen Treffsicherheit bei der Metastasenfindung (> 90%) in der Tumornachsorge hat die Ultraschalldiagnostik bereits die übrigen bildgebenden Verfahren, wie CT oder MRT, verdrängt, der Palpation ist sie grundsätzlich überlegen.

Auch bei der *Lymphomdiagnostik* spielt die farbcodierte Duplexsonographie eine große Rolle. Neben der typischen Darstellung von vergrößerten Lymphknotenpaketen (Pflastersteinrelief) spricht z.B. eine hochgradige Vaskularisation (Kokardenmuster) eher gegen eine maligne Genese als vielmehr für einen Non-Hodgkin-Befall. (Randständige Hypervaskularisation zeigt sich bei tuberkulösen Lymphknoten.)

Tumoren der Mundhöhle und Gesichtsweichteile

Durch die hochauflösende Weichteildarstellung lassen sich sonographisch Raumforderungen, im besonderen maligne Prozesse, sehr genau abgrenzen. Das sonographische Tumorstaging ist dem klinischen Befund überlegen, gegenüber den anderen bildgebenden Verfahren kann sich jedoch die *mangelnde topographische Übersicht* in Abhängigkeit von der Erfahrenheit des Untersuchers erschwerend auswirken. *Maligne Raumforderungen* stellen sich meist als *echoarme Läsionen,* ggf. mit echoleeren Zonen einer Einschmelzung dar, die unscharf begrenzt sind und diffus das Nachbargewebe infiltrieren.

Einen deutlichen Vorteil hat die enorale Sonographie mit miniaturisierten Schallköpfen erbracht. Vor allem Fragen nach einer Gefäßinfiltration, einer Mittellinienüberschreitung oder Knocheninfiltration lassen sich sonographisch sehr oft beantworten. In der Rezidivdiagnostik, vor allem bei voroperierten und/oder vorbestrahlten, palpatorisch kaum beurteilbaren Halsweichteilen, stellen sich Rezidive als echoarme Raumforderungen dar, im Gegensatz zu den bindegewebigen und deshalb echoreichen Narbenplatten. Differentialdiagnostisch müssen hier jedoch immer entzündlich bedingte Veränderungen diskutiert werden. Es gilt, daß eine der Histologie vergleichbare sonographische Diagnose bislang nicht möglich ist.

Von großer Aussagekraft ist die Beurteilung von *benignen Tumoren.* Eine scharf begrenzte, ggf. verschiebliche Raumforderung gibt einen ersten Hinweis auf fehlende Invasivität. Das Binnenmuster ist meist regelmäßig (homogen gemustert oder zwiebelschalenartig beim Lipom).

Bei der Frage nach einer hämangiomatösen Entartung hat sich die Farbduplexsonographie einen festen Stellenwert erarbeitet.

Durch Darstellung der Vaskularisation läßt sich nicht nur die Diagnose Hämangiom mit an großer Sicherheit grenzender Wahrscheinlichkeit stellen, auch die Frage nach intratumoralen Strömungsverhältnissen (High-/Low-flow-Hämangiome) oder nach einer arteriovenösen Fistelung läßt sich beantworten. Angiographische Untersuchungen sind häufig nur zur topographischen Beurteilung des gesamten Stromgebietes und der zuführenden großen Gefäße nötig.

Speicheldrüsen

Die großen Speicheldrüsen lassen sich sonographisch sehr gut beurteilen. Die Glandulae parotes und submandibulares stellen sich sonomorphologisch mit einem typischen speckle-reichen Echomuster dar. Häufig sind kleine intraglanduläre Lymphknoten zu beobachten. Eine *akute oder chronische Sialoadenitis* läßt sich i.d.R. sonographisch nicht nachweisen. Unter einer Strahlentherapie

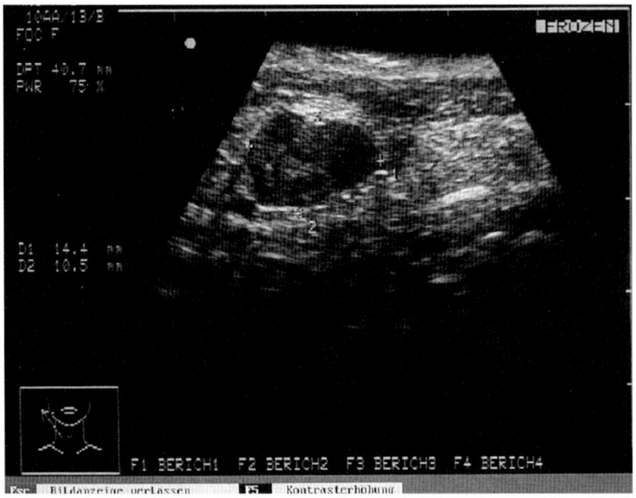

Abb. 3 Kugelige, glatt begrenzte Raumforderung in der rechten Gl. submandibularis mit angedeuteter Kapsel und inhomogenem Binnenmuster. Sonographische Verdachtsdiagnose histologisch bestätigt: pleomorphes Adenom.

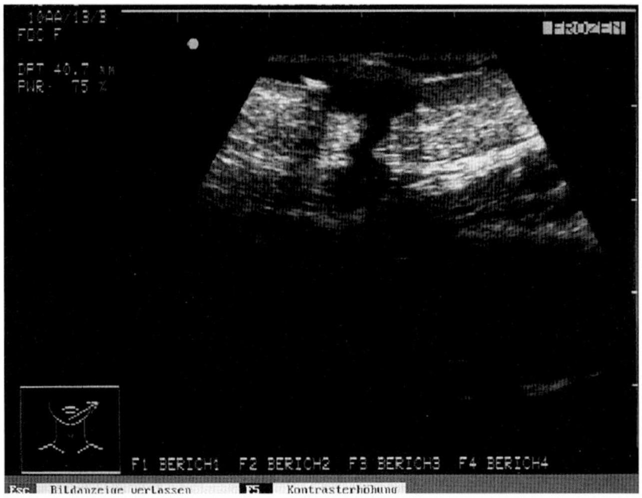

Abb. 4 Sonographischer Befund einer chronischen Fistel paramandibulär links: Darstellung einer echoleeren Gangverbindung bis zum Unterkiefer. Diagnose: Chronische Parodontitis apicalis nach PARTSCH.

zeigt sich zunächst eine Abnahme der Echogenität als Zeichen der Ödematisierung, nach einigen Wochen tritt dann eine Zunahme der Echogenität als Zeichen der zunehmenden Fibrosierung auf.

Zur Beurteilung von *Speicheldrüsentumoren* lassen sich sonographisch glatt begrenzte, häufig stark inhomogene, gefelderte pleomorphe Adenome von invasiven Karzinomen mit unscharfer Begrenzung und Zeichen der Invasivität deutlich unterscheiden (Abb. 3). Die sonographische Differenzierung ist hier der übrigen bildgebenden Diagnostik überlegen. Problematisch sind tief gelegene Parotistumoren, die bis in den Para- oder Retropharyngealraum reichen und sich hier der sonographischen Beurteilung entziehen.

Speichelsteine stellen sich als kräftiger Reflex mit einem ausgeprägten Schallschatten in allen Schnittebenen deutlich dar und lassen sich exakt lokalisieren. Der sonst nicht darstellbare Ausführungsgang zeigt sich im gestauten Zustand deutlich, auf diese Weise lassen sich intraduktale von intraglandulären Steinen sicher unterscheiden. Gegebenenfalls kann dies therapeutische Konsequenzen nach sich ziehen (Lithotrypsie, Glandulektomie). Da sich radiologisch Speichelsteine aufgrund wechselnden Kalkgehaltes nur in ca. 50% darstellen lassen, ist die Sonographie die genaueste Methode und hat die Sialographie verdrängt.

Speicheldrüsenzysten, wie z.B. die Ranula, imponieren aufgrund des sonographisch eindeutigen Zystenbefundes deutlich als echoleere, glatt begrenzte, kompressible Raumforderung.

Entzündungen

Lokale Entzündungsprozesse der Weichgewebe lassen sich sonographisch durch Abnahme der Echogenität als Zeichen des entzündlichen *Ödems* und Darstellen einer *Abszeßhöhle* beurteilen (Abb. 4). Die Abgrenzung von einem Infiltrat gegenüber einem Abszeß kann schwierig werden, wenn in der Abszeßhöhle schwimmende Gewebepartikel ein inhomogenes Echomuster und damit einen soliden Prozeß vortäuschen. In der Verlaufsbeurteilung eines bekannten Infiltrates kann jedoch eine Einschmelzung festgestellt und damit der Zeitpunkt für eine Inzision gewählt werden. Eine Logenausbreitung, die klinisch manchmal schwer zu beurteilen ist aufgrund einer stark eingeschränkten Mundöffnung, ist ebenso kontrollierbar, wie der phlegmonöse Charakter einer Entzündung.

Hier stellen sich die diffus ins Gewebe eindringenden Entzündungs- und Eiterstraßen deutlich dar, während sich der Abszeß als fast echoleere begrenzte Raumforderung darstellt.

Zystische Veränderungen

Blande Zysten stellen sich sonographisch i.d.R. eindeutig und beweisend als glattbegrenzte echoleere Raumforderungen dar (Abb. 5). Vereinzelte Binnenechos können durch in der Zystenflüssigkeit flotierende Gewebepartikel hervorgerufen werden. Als entscheidendes diagnostisches Kriterium gilt die deutliche Kompressibilität bei Sonopalpation. Ne-

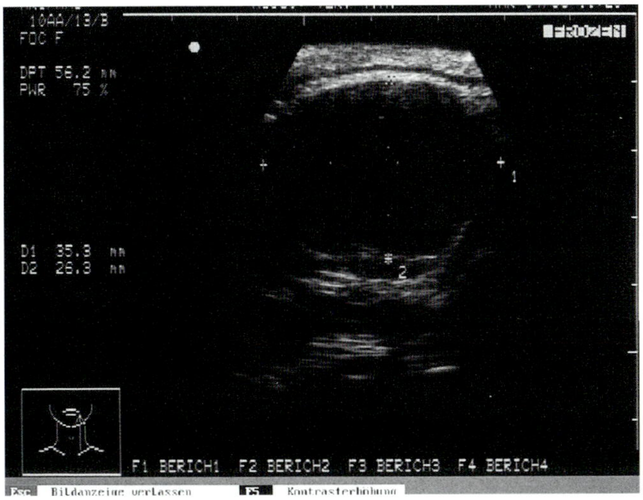

Abb. 5 Große, kugelige, glattbegrenzte echoleere Raumforderung im medianen Mundboden, deutlich kompressibel. Diagnose: mediane Halszyste.

ben *Speicheldrüsenzysten* steht die Diagnostik der *branchiogenen Zysten* (mediane und laterale Halszyste) an erster Stelle. Von Bedeutung ist neben der Darstellung der exakten Lagebeziehung zu den großen Halsgefäßen die präoperative Darstellung von Ausläufern zum Zungengrund oder in die Tonsillenloge, die dann intra operationem sicher mitentfernt werden können. Bei infizierten Zysten fällt neben vermehrten Binnenechos, die unschärfere Abgrenzbarkeit gegenüber den Nachbargeweben auf, die dem mit der Umgebung verwachsenen Zystenbalg entspricht.

Nasennebenhöhlen

Hier wirkt sich der Luftgehalt oft stark behindernd aus.

Zwar kann das Ultraschallsignal die dünne faziale Kieferhöhlenwand, ggf. auch die Stirnhöhlenwand penetrieren, der Luftgehalt der blanden Nasennebenhöhle stellt jedoch ein unüberwindliches Hindernis dar. *Schleimhautschwellungen* sind erst in fortgeschrittenen Stadien nachweisbar. Flüssigkeitsansammlungen bei *Sinusitiden* führen zwar zu einer Schallweiterleitung, so daß auch die Nebenhöhlenrückwand dargestellt wird, lassen sich jedoch ätiologisch wenig zuordnen und sind von einem Hämatosinus kaum unterscheidbar. Nur *Kieferhöhlentumoren,* die die faziale Wand erreichen, lassen sich sonographisch gut darstellen mit allen Zeichen eines invasiv inhomogenen Wachstums.

Knöcherne Läsionen

Durch die Totalreflexion an der Gewebe-Knochengrenze sind knöcherne Strukturen nur schwer beurteilbar.

Man erhält ein starkes Grenzflächenecho an der Knochenoberfläche, nicht beurteilbar sind innenliegende und untersichgehende Knochenstrukturen (dorsale Schallauslöschung). Die Beurteilung der Knochenoberfläche ermöglicht zwar eine einfache lokale Frakturdiagnostik, ein sonographischer Frakturausschluß ist jedoch aufgrund der fehlenden Übersicht über das gesamte knöcherne Skelett aus forensischen Gründen obsolet. Möglich ist die sonographisch kontrollierte Reposition einer isolierten Jochbogen- oder Nasenbeinfraktur. Gut darstellbar sind jedoch knöcherne Oberflächenveränderungen wie Exostosen oder auch eine knöcherne Tumorarrosion.

Orbitaweichteile

Die Sonographie der Orbita beinhaltet, neben der augenärztlichen Diagnostik des Bulbus und der Augenmuskeln, die Erkennung von raumfordernden intraorbitalen Weichteilprozessen (Tumoren, Hämatome) und die Beurteilung der knöchernen Orbitawände.

Dargestellt werden können *Raumforderungen in ihrer gesamten räumlichen Ausdehnung* unter

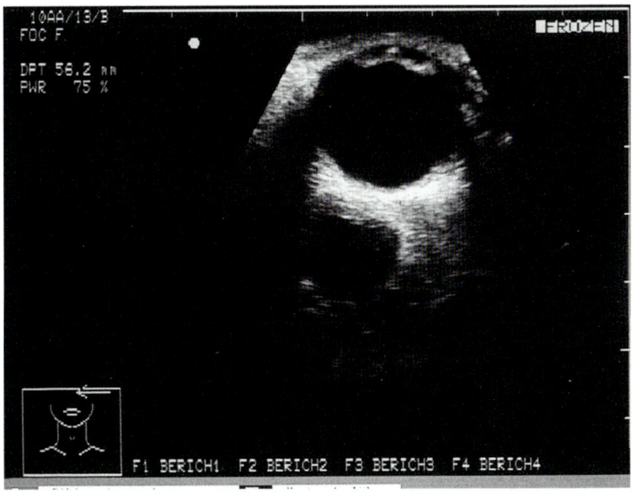

Abb. 6 Sonographischer Befund bei posttraumatischer Amaurose links: Hinter dem echoleeren Augenbulbus mit Darstellung der Vorderkammer zeigt sich eine kugelige echoleere Raumforderung im Sinne eines retrobulbären Hämatoms mit Kompression des N. opticus.

Berücksichtigung der bereits genannten Malignitätszeichen. Bei der posttraumatischen Hämatomdiagnostik spielt die exakte Lokalisierung zum Ausschluß einer möglichen Gefährdung des N. opticus durch Kompression eine große Rolle (Abb. 6).

Für die sonographische Diagnostik der *Orbitawände* haben sich miniaturisierte Schallköpfe, die steil unterhalb des Supraorbitalrandes auf den Bulbus aufgesetzt werden können, bewährt. So können Orbitabodenfrakturen in einem hohen Prozentsatz nachgewiesen werden. Mit größeren Schallköpfen läßt sich aufgrund der störenden Orbitaränder nur der Orbitaboden in den hinteren Abschnitten beurteilen. Ebenso beurteilt werden können die mediale Orbitawand und das Orbitadach.

Kiefergelenk

Durch hochauflösende Schallköpfe ist es möglich, die Oberfläche des lateralen Kondylenpoles, den Kiefergelenkspalt und den Discus articularis sonographisch darzustellen.

Zudem kann die Ultraschallbildsequenz bei der funktionellen Kondylusexkursion computergestützt ausgewertet und die aus den Einzelbildern errechnete Bewegungsbahn beurteilt und vermessen werden (Abb. 7). Die sonographische Untersuchung erreicht zwar qualitativ nicht die Aussagekraft der kernspintomographischen oder axiographischen Untersuchung, jedoch stellt sie eine Methode dar, die eine sehr schnell durchführbare und aussagekräftige bildgebende Beurteilung der Kiefergelenkfunktion zuläßt. An Bedeutung gewinnt die Kiefergelenksonographie für Diagnostik und Verlaufsbeurteilung bei der *Myoarthropathiebehandlung* und *nach Dysgnathie-Operationen.* Bei operativen Unterkieferverlagerungen ist es möglich, die Kondylen sonographisch kontrolliert zu positionieren. Vor ausgedehnten prothetischen Restaurationen empfiehlt sich diese schnelle und einfache Kontrolle der Gelenkfunktion.

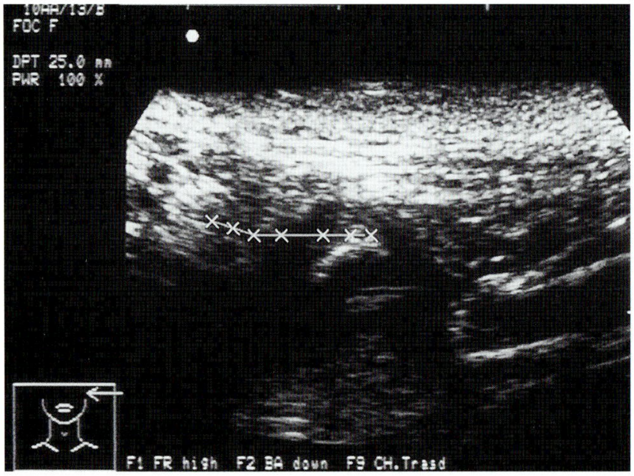

Abb. 7 Computergestützte sonographische Darstellung der Kiefergelenkbahn links bei Mundöffnung. Im Vergleich zur Axiographie muß die Darstellung, bedingt durch die Kippung des Schallkopfes im Verhältnis zur Frankfurter Horizontalen, geneigt werden.

Sonographisch gestützte Feinnadelpunktion

Die sonographisch kontrollierte Punktion kleiner malignitätsverdächtiger Raumforderungen ist nur in der Hand des Geübten empfehlenswert.

Aufgrund der hohen diagnostischen Unsicherheit bei möglicherweise falsch negativem histologischen Befund wird sie eher zurückhaltend betrachtet.

Zukunftstechnologien

Biomikroskopie

Der technologische Fortschritt hat inzwischen zu klinisch einsetzbaren Schallköpfen mit einer Schallfrequenz von bis zu 50 MHz geführt. Diese Schallköpfe gewährleisten bei einer Eindringtiefe von 5 mm eine fast mikroskopische Auflösung von 50 µm axial und lateral. In der Ophthalmologie werden diese Schallköpfe bereits routinemäßig eingesetzt zur Beurteilung der vorderen Augenabschnitte, in der Dermatologie zur Beurteilung der Invasion bei oberflächlichen Hauttumoren. Erste Ergebnisse bei der intraoralen Sonographie der Mundschleimhaut zeigen eine klare Darstellung histologischer Gewebeschichten, so konnten artdiagnostische Kriterien gefunden und z.B. frühzeitig bei oralen Leukoplakien eine lokale Invasivität dargestellt werden (Abb. 8). Obwohl eine histologische Diagnose immer noch nicht ersetzt werden kann, ist eine *„virtual biopsy"* technologisch in Sichtweite gerückt.

3-D-Sonographie

Die dreidimensionale Darstellungsweise bedeutet einen deutlichen Informationsgewinn gegenüber den einzelnen Schnittbildern, die vom Untersucher erst mental topographisch eingeordnet werden müs-

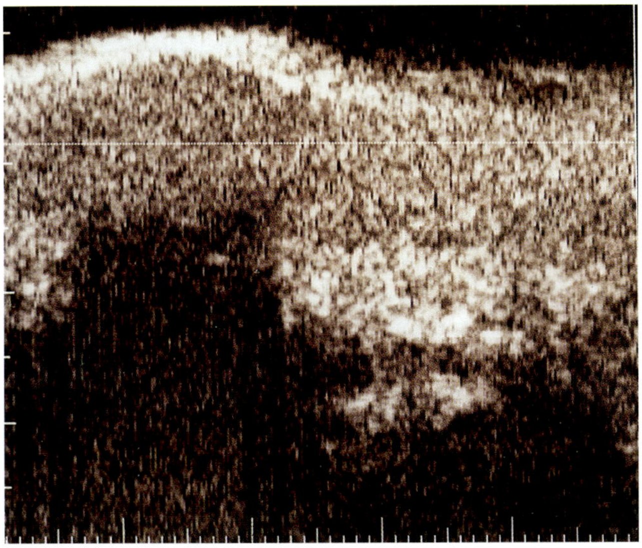

Abb. 8 Ultraschallbiomikroskopisches Bild einer intraoralen Leukoplakie (Bildausschnitt 5x5 mm). Im Verhältnis zum Normalbefund ist die Mukosa mit 2 mm deutlich verdickt mit erhöhtem Reflexmuster als Zeichen dysplastisch-parakeratotischer Zellen. Auf der rechten Bildseite zeigt sich ein diffus-infiltrierendes Wachstum in die Tiefe als Zeichen der Malignität. Histologischer Befund: Carcinoma in situ.

sen. Für eine 3-D-Rekonstruktion sonographischer Bilddaten mußten erst Positionsmeßsysteme entwickelt werden, um die Lage der einzelnen Schnittbilder zueinander zu erfassen. Gegenüber mechanischen 3-D-Schallköpfen zeichnen sich *elektromagnetische Positionsmeßsysteme* dadurch aus, daß sie an beliebige, in Form und Frequenz unterschiedliche Schallköpfe adaptierbar sind und eine unbehinderte Führung des Schallkopfes gewährleisten. Nach dreidimensionaler Erfassung eines geschallten Volumens lassen sich interessierende Strukturen über eine Oberflächendarstellung oder eine transparente Volumendarstellung betrachten. Neben *exakten Volumenvermessungen* ist auch die Betrachtung vom Computer errechneter *virtueller Schnittbilder* möglich (Abb. 9). Moderne Systeme garantieren dabei eine minutenschnelle Bildgenerierung.

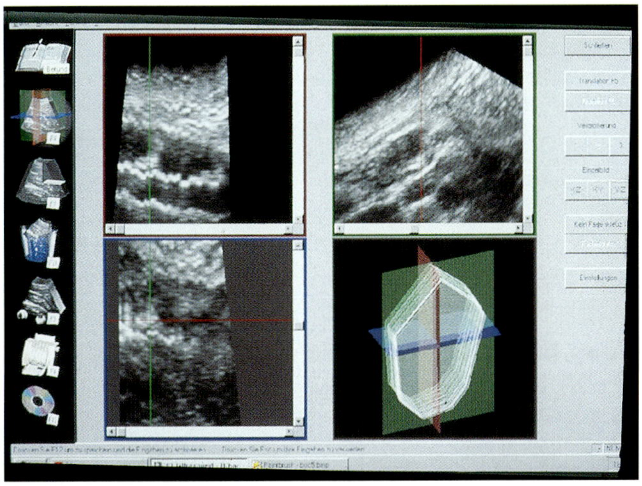

Abb. 9 3-D-sonographische Aufnahme eines submandibulären Lymphknotens bei einem Tumorpatienten. Schnittbilddarstellung, oben rechts das konventionelle 2-D-Bild, links daneben die dazu senkrecht stehenden aus dem 3-D-Volumen errechneten Schnittbilder. Die im Originalbild mit dem Fadenkreuz markierte echoreiche Struktur läßt sich in den anderen Ebenen mit Kontakt zur Lymphknotenkapsel darstellen im Sinne eines unauffälligen Hilus als Zeichen der Benignität.

Vorteile der 3-D-Sonographie sind eine bessere Beurteilbarkeit topographischer Zusammenhänge (Tumorstaging), eine objektive Volumenerfassung (Therapiekontrolle) und Formbeurteilung (Lymphknotendignität). Eine weitere sinnvolle Anwendung liegt im Rahmen der interventionellen Sonographie bei der sonographisch kontrollierten Plazierung von Punktionsnadeln oder Laseroptiken.

Ausblick

Der rasche technologische Fortschritt wird nicht nur zu einer weiteren Verbesserung der Bildqualität führen. Die Einbeziehung von mathematischen Verfahren in eine rechnergestützte Bildanalyse wird nicht nur zu einer Verbesserung, sondern auch zu einer Objektivierung der diagnostischen Aussagekraft führen. Die Sonographie darf, auch im Hinblick auf die anderen bildgebenden Verfahren, als *Zukunftstechnologie* bezeichnet werden.

Literatur

[1] Adler, U.-J.: HNO – Sonographische Diagnostik. Urban & Schwarzenberg, München–Wien–Baltimore 1994.

[2] Boland, G. W., Lee, M. J., Mueller, P. R., Mayo-Smith, W., Dawson, S. L., Simeone, J. F.: Efficacy of sonographically guided punction of the thyroid masses and cervical lymph nodes. Am J Roentgenol 161, 1053 (1993).

[3] Bruneton, J.-N.: Ultrasonography of the neck. Springer, Berlin–Heidelberg–New York–Tokyo 1987.

[4] Czembirek, H., Frühwald, F., Gritzmann, N.: Kopf-Hals-Sonographie. Springer, Berlin–Heidelberg–New York–Tokio 1988.

[5] el-Silimy, O., Corney, C.: The value of sonography in management of cystic lesions. J Laryngol Otol 107, 245 (1993).

[6] Eichhorn, T., Schroeder, H. G.: Ultrasound in metastatic neck disease. J Otorhinolaryngol Relat Spec 55, 258 (1993).

[7] Fleiner, B., Hoffmeister, B., Fröschl, Th.: Sonographische Diagnostik der Unterkieferfrakturen im Kindesalter. Dtsch Zahnärztl Z 45, 807 (1990).

[8] Forrest, C. R., Lata, A. C., Marcuzzi, D. W., Bailey, M. H.: The role of orbital ultrasound in the diagnosis

of orbital fractures. Plastic Reconstr Surg 92, 28 (1993).

[9] Friedrich, R. E., Volkenstein, R. J.: Diagnose und Repositionskontrolle von Jochbogenfrakturen. Ultraschall Med 15, 213 (1994).

[10] Gritzmann, N., Koischwitz, D.: Sonography of the neck. J Otolaryngol 22, 315 (1993).

[11] Gritzmann, N., Czembirek, H., Hajek, P., Karnel, F., Frühwald, F.: Sonographische Halsanatomie und ihre Bedeutung beim sonographischen Lymphknotenstaging. Röntg Fortschr 147, 1 (1987).

[12] Hausegger, K. W., Krasa, H., Pelzmann, W., Grasser, R. K., Frisch, C., Simon, H.: Sonography of the salivary glands. Ultraschall Med 14, 68 (1993).

[13] Hell, B.: Atlas der Ultraschalldiagnostik im Kopf-Hals-Bereich. Thieme, Stuttgart–New York 1990.

[14] Hell, B., Walter, F., Schreiber, St., Blase, H., Norer, B.: 3-D-Sonographie in der Mund-, Kiefer- und Gesichtschirurgie. Dtsch Z Mund Kiefer GesichtsChir 18, 264 (1994).

[15] Hessling, K.-H., Schmelzeisen, R., Reimer, P., Milbradt, H., Wittekind, Ch.: Die Bedeutung sonomorphologischer Kriterien in der Diagnostik von Halslymphknotenmetastasen. Dtsch Z Mund Kiefer GesichtsChir 18, 42 (1994).

[16] Hirai, T., Manders, E. K., Nagamoto, K., Saggers, G. C.: Ultrasonic observations of facial bone fractures. J Oral Maxillofac Surg 54, 776 (1996).

[17] Hochban, W.: Indikationen für die Sonographie der Kieferhöhle. Dtsch Z Mund Kiefer GesichtsChir 17, 246 (1993).

[18] Koischwitz, D.: Sonographie der Kopf-Hals-Region. Springer, Berlin–Heidelberg–New York–Tokio 1993.

[19] Kress, E., Schulz, H. G., Neumann, T.: Die Diagnostik der Erkrankungen der großen Kopfspeicheldrüsen durch Sonographie, Sialographie und CT-Sialographie. HNO 41, 345 (1993).

[20] Leicher-Düber, A., Bleier, R., Düber, C., Thelen, M.: Halslymphknotenmetastasen: Histologisch kontrollierter Vergleich von Palpation, Sonographie und Computertomographie. Röntg Fortschr 153, 575 (1990).

[21] Mann, W. J.: Ultraschall im Kopf-Hals-Bereich. Springer, Berlin–Heidelberg–New York–Tokio 1984.

[22] Mehra, R., Norer, B., zur Nedden, D.: Zur Treffsicherheit der Computertomographie und der B-Scan-Tomographie bei Frakturen der Orbitaränder und -wandungen. Dtsch Z Mund Kiefer GesichtsChir 19, 136 (1995).

[23] Neuerburg-Heusler, D., Henerici, M.: Gefäßdiagnostik mit Ultraschall. Kompendium und Atlas. Thieme, Stuttgart–New York 1995.

[24] Norer, B.: B-Scan-Sonographie des Mundbodens, der Wange und des oberen Halses. Thieme, Stuttgart–New York 1990.

[25] Pavlin, C. J., Harasiewicz, P., Sherar, M. D., Foster, F. S.: Clinical use of ultrasound biomicroscopy. Ophthalmology 98, 288 (1991).

[26] Reinert, S., Lentrodt, J.: Farbdoppler-Sonographie – ein neues bildgebendes Verfahren in der Kiefer- und Gesichtschirurgie. Dtsch Z Mund Kiefer Gesichts-Chir 15, 58 (1991).

[27] Reinert, S.: Sonographische Klassifikation vergrößerter Halslymphknoten durch rechnergestützte B-Scan-Texturanalyse und Farbdoppler-Bildanalyse. Med. Habil. Heinrich-Heine-Universität, Düsseldorf 1993.

[28] Sader, R., Zeilhofer, H.-F., Deppe, H., Kling, B., Wagner-Manslau, C.: Video- und computergestützte Hochfrequenzarthrosonographie des Kiefergelenks. Dtsch Z Mund Kiefer GesichtsChir 19, 12 (1995).

[29] Sader, R., Zeilhofer, H.-F., Deppe, H., Horch, H.-H., Nuber, B., Hornung, B.: Geräte- und transducer-unabhängige 3-D-Sonographie im MKG-Bereich. Ultraschall 16, 269 (1995).

[30] Sader, R., Zeilhofer, H.-F., Deppe, H., Horch, H.-H., Nuber, B., Hornung, B.: 3-D-sonography-transparent presentation of volumetric scans. SPIE Vols 2434, 318 (1995).

[31] Sader, R., Zeilhofer, H.-F., Deppe, H., Horch, H.-H., Nuber, B.: Neue Möglichkeiten computergestützter Bildverarbeitung für die Ultraschalldiagnostik in der Mund-Kiefer-Gesichtschirurgie. Bildgeb Imaging 62, 38 (1995).

[32] Schreiber, J., Mann, W., Lieb, W.: Farbduplexsonographische Messung der Lymphknotenperfusion. Ein Beitrag zur Diagnostik der zervikalen Metastasierung. Laryngol Rhino Otol 72, 187 (1993).

[33] Steinkamp, H.-J., Rausch, M., Maurer, J., Hosten, N., Schedel, H., Langer, R., Felix, R.: Farbcodierte Duplexsonographie in der Differentialdiagnostik zervikaler Lymphknotenvergrößerungen. Röntg Fortschr 161, 226 (1994).

[34] Steinkamp, H.-J., Teske, C., Knobber, E., Schedel, H., Felix, R.: Sonographie in der Tumornachsorge von Kopf-Hals-Tumorpatienten. Wertigkeit sonomorphologischer Kriterien und des sonographischen M/Q-Quotienten. Ultraschall Med 15, 81 (1994).

[35] Wolf, K.-J., Frobber, F.: Farbcodierte Duplexsonographie. Grundlagen und klinische Anwendung. Thieme, Stuttgart–New York 1993.

[36] Zeilhofer, H.-F., Sader, R., Deppe, H., Horch, H.-H., Nuber, B., Hornung, B.: Digitale Bild- und Befunddokumentation für die Ultraschalldiagnostik in der Mund-Kiefer-Gesichtschirurgie. Dtsch Z Mund Kiefer GesichtsChir 19, 8 (1995).

[37] Zeilhofer, H.-F., Sader, R., Deppe, H., Horch, H.-H.: Möglichkeiten der Halslymphknotendiagnostik mit der sehr hochauflösenden Sonographie. Dtsch Z Mund Kiefer GesichtsChir 20, 21 (1996).

Innovative dreidimensionale Techniken zur Schädelmodellherstellung und Operationsplanung

von HANS-FLORIAN ZEILHOFER

Inhaltsübersicht

Einleitung

Die Chirurgie des Gesichtsschädels erfordert hohe Präzision in der Diagnostik, der Operationsplanung und deren Umsetzung am Patienten.

Vor allem bei komplexen Defekten und Fehlbildungen hängt das funktionelle und ästhetische Ergebnis eines operativen Eingriffs entscheidend davon ab, daß der Chirurg nicht nur auf Erfahrung, Augenmaß und Intuition vertraut, sondern sich optimaler technischer Hilfsmittel im bildgebenden Bereich bedienen kann.

Mit der Entdeckung der Röntgenstrahlen 1896 wurden in der Medizin und Zahnmedizin die Weichen für revolutionäre technologische Neuerungen gestellt. Erstmals konnten Räume und Strukturen aus dem Inneren des menschlichen Körpers abgebildet werden, allerdings nur zweidimensional. Bis Anfang der 70er Jahre stützte sich die Diagnostik hauptsächlich auf Röntgenbilder und Tomographieaufnahmen in zwei Ebenen. Doch diese *Zweidimensionalität* ließ notwendige räumliche Befundungen in der Mund-Kiefer-Gesichtschirurgie nur sehr begrenzt zu. Mit der Weiterentwicklung der Computertomographie lieferten die CT-Schichtbilder zwar immer bessere Informationen, aber die Darstellung der dritten, der räumlichen Dimension blieb ein Problem.

Inzwischen sind längst andere bildgebende Verfahren mit und ohne Nutzung von *ionisierenden Strahlen* hinzugekommen: die Ultraschalltechnologie, die Kernspin- oder Magnet-Resonanz-Tomographie (MRT), die Szintigraphie und die Positronen-Emissions-Tomographie (PET). Parallel dazu hat sich durch die Entwicklung der Computertechnik die Bildqualität und die diagnostische und therapeutische Umsetzung bildgebender Verfahren entscheidend verändert. Denn *digitale Bilddaten* ermöglichen auch die *dreidimensionale Darstellung* von Oberflächen und räumlichen Strukturen.

Anfang der 80er Jahre wurden erstmals dreidimensionale Computerdarstellungen auf der Basis von CT-Daten erstellt [26, 30]. Seitdem hat die 3-D-Visualisierung die operativen Fächer weitgehend erobert. In der Mund-Kiefer-Gesichtschirurgie hat sich diese Technologie vor allem für die Diagnose und die Operationsplanung verschiedenster Eingriffe als entscheidende Verbesserung erwiesen.

Es war nur eine Frage der Zeit bis zur konsequenten Weiterentwicklung der 3-D-Visualisierung von CT- oder auch MRT-Daten am Bildschirm – die letztlich nur einen *3-D-Eindruck am 2-D-Monitor* vermitteln kann – zur Herstellung von räumlichen dreidimensionalen anatomischen Schädelmodellen.

3-D-Modelle bedeuten für den Chirurgen eine echte Alternative zur 3-D-Visualisierung am Bildschirm [23, 35, 43].

Zunächst wurden die anatomischen Schädelmodelle in Frästechnik produziert, seit Anfang der 90er Jahre entstanden dann mit Hilfe der Laser-Scan-Technologie Stereolithographie-Modelle aus Kunststoff, die auch feinste anatomische Strukturen wiedergeben, unter Einbeziehung von Hohlräumen und sich hinterschneidenden Strukturen.

Da diese Modelle manuell genau untersucht und vermessen werden können, wurden sie vom Chirurgen sofort akzeptiert. Denn die Modelle erfordern zur Herstellung zwar eine ausgefeilte Computertechnologie, sind dann aber für den Arzt auch nutzbar, wenn er kein Experte in interaktiver Computergraphik und computergestützter 3-D-Technologie ist. Die neue Technologie hat sich in der Chirurgie komplexer Schädelfehlbildungen inzwischen fest etabliert und bietet sich – bei sinkenden Herstellungskosten – bald für weitere Indikationsbereiche als optimales Hilfsinstrument an.

3-D-Visualisierung

Operative Eingriffe am Gesichts- und Hirnschädel stellen in der Planungsphase und bei der Durchführung besondere Anforderungen an das räumliche Vorstellungsvermögen des Chirurgen. Hierbei ist er entscheidend auf die Unterstützung durch bildgebende Verfahren angewiesen.

Zweidimensionale Bilder stellen einen anatomischen Zusammenhang dar, der von der dreidimensionalen Realität durch Reduktion der Bildinformation stark abweicht. Im konventionellen Röntgenbild ist die eindeutige Zuordnung einander überlagernder Schatten zur Tiefe der dargestellten Objekte nur entlang der Strahlrichtung möglich. Dies ist gerade in der morphologisch sehr komplexen Schädelstruktur auch durch ein zweites, in einer anderen Strahlrichtung bzw. Ebene aufgenommenes Bild nicht zu kompensieren. Diese Mängel der konventionellen Röntgentechnik führten zur Entwicklung der *Schnittbildtechnik*.

Erst Computertomographie und Kernspintomographie brachten detaillierte Informationen über die Staffelung der einzelnen anatomischen Strukturen in der Tiefe des Körpers.

Als *Nachteil* erweist sich bei diesen bildgebenden Verfahren jedoch, daß aus einem beliebigen Schnittbild durch den Körper nicht ohne weiteres auf die Inhalte der Nachbarschichten und damit auf den *räumlichen Kontext* geschlossen werden kann. Noch schwieriger sind die Verhältnisse bei der Beurteilung singulärer, vor allem krankhafter Veränderungen der Anatomie. Diese präsentieren sich im Schnittbild häufig als nicht mehr auf ihre tatsächliche Gestalt rückführbares Muster von Fragmenten oder Defekten. Die Korrelation der im Schnittbild gesehenen Strukturen mit dem Wissen über die normale, unbeschädigte Morphologie überschreitet jedoch i.d.R. das menschliche Vorstellungsvermögen.

Mit der Weiterentwicklung der bildgebenden Verfahren und der datenverarbeitenden Systeme zur räumlichen Darstellung am Bildschirm ist die dreidimensionale Visualisierung Wirklichkeit geworden. Anhand der dabei generierten Daten wurde auch die Herstellung von dreidimensionalen anatomischen Modellen möglich. Für die diagnostischen und therapeutischen Fortschritte in der Mund-Kiefer-Gesichtschirurgie haben beide Technologien entscheidende Weichen gestellt [25].

Datengewinnung

Eine in geringem Schichtabstand (z.B. 1–2 mm) aufgenommene Serie einer großen Zahl von parallelen Schnittbildern enthält die Information über den räumlichen Zusammenhang der in den Einzelbildern sichtbaren geschnittenen Strukturen.

Für die Erfassung der knöchernen Strukturen eignet sich besonders das *Computertomogramm (CT)*.

Bei der Untersuchung muß der Patient eine entspannte Haltung einnehmen, damit *Bewegungsartefakte* vermieden werden können. Eine Unterbrechung des Scan-Vorgangs und/oder Neupositionierung des Patienten während der Untersuchung führt zu einer Verfälschung der räumlichen Relationen. Der Einfluß metallischer Artefakte, verursacht durch zahnärztliche Füllungsmaterialien oder prothetische Konstruktionen, kann durch eine leichte Mundöffnung reduziert werden, da so eine Überlagerung verschiedener Artefakte vermieden wird und diese rechnerisch besser eliminiert werden können. Hierzu sollten jedoch die Kiefer in einem Bißsplint in definierter Stellung bei gesperrtem Biß ruhiggestellt werden.

Neuerdings werden für die 3-D-Modelle *Spiral-CT-Daten* bevorzugt.

Beim konventionellen CT wird der Körper des Patienten in regelmäßigen Intervallen in einzelne Schichten „zerschnitten". Beim Spiral-CT findet eine unterbrechungsfreie Datenerfassung während eines kontinuierlichen Tischvorschubs statt. Bei modernen Scannern liegen die Rotationszeiten der Röntgenröhre unter einer Sekunde. Aus dem so entstehenden spiralförmigen Datensatz lassen sich Einzelbilder in beliebiger Schichtdicke (Minimum 0,1 mm) errechnen. Bei den CT-Parametern ist eine möglichst kleine Schichtdicke und ein enger Schichtabstand zu wählen, bei Spiral-CT-Daten muß die Kombination aus Tischvorschub, Schichtdicke und Rekonstruktionsintervall exakt abgestimmt werden, um eine optimale Auflösung und Genauigkeit in allen drei Raumebenen zu erhalten.

Die *Strahlenbelastung* ist beim Spiral-CT gegenüber dem konventionellen CT geringer. Die Untersuchungszeiten können auf unter 80 s gesenkt werden, dadurch werden Bewegungsartefakte vermieden [15].

Die *Kernspintomographie* (Magnet-Resonanz-Tomographie, MRT) liefert eine besonders gute Darstellung der Weichgewebe.

MRT gibt dem Chirurgen wichtige Informationen über sensible Strukturen, die er möglichst während seines Eingriffs nicht verletzen möchte, wie Gefäße, periphere Nerven oder Gehirn. Die 3-D-Rekonstruktion von MRT-Schnittbildern wird auf ähnliche Weise wie das 3-D-CT durchgeführt. Zur Darstellung knöcherner Strukturen ist das MRT weniger empfehlenswert, da der mineralisierte Knochen kein geeignetes Echosignal abgibt.

Die Kombination von CT und MRT (multimodale Datensätze) allerdings liefert Bilder mit besonderer Informationsanreicherung, die durch Integration weiterer Modalitäten wie 3-D-Sonographie, SPECT (Single-Photonen-Emissions-Computer-Tomographie) oder PET (Positronen-Emissions-Tomographie) künftig völlig neue Perspektiven in Diagnostik und Therapie eröffnen werden (Abb. 1a und b) [26, 27, 41].

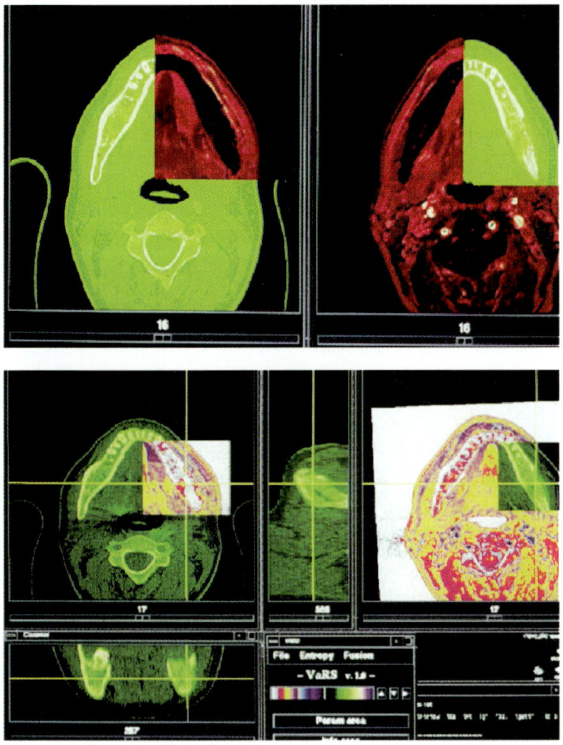

a b c d

Abb. 1 Multimodale Darstellung von CT und MRT eines Unterkiefers mit chronischer Osteomyelitis links.

a und c) CT mit Überlagerung des MRT im interaktiven Fenster.
b und d) MRT mit Überlagerung des CT im interaktiven Fenster.

Datenbearbeitung

Stapelt man die CT- oder MRT-Schichtbilder mit dem gleichen Abstand übereinander, mit dem sie aufgenommen wurden, liegen die zusammengehörigen Strukturen in diesem Datenstapel annähernd naturgetreu zusammen. Mit Hilfe eines Computerprogramms lassen sich nun einzelne Gewebeklassen, wie z.B. Knochen, aus diesem Schnittbildstapel isolieren und die Oberfläche der dabei hervortretenden Strukturen durch eine komplizierte Flächeninterpolation als synthetisches, dreidimensional wirkendes Objekt darstellen. Für die 3-D-Darstellung werden *gewünschte Strukturen* aus den einzelnen Schicht-CTs eines Patientendatensatzes *herausgefiltert (segmentiert)*. Dies geschieht an einzelnen repräsentativen CT-Schichten mit Hilfe von hohen und niedrigen Grautonwerten.

Die *Segmentation* wird je nach bildgebendem Verfahren und Bildqualität *voll- oder halbautomatisch* durchgeführt. Knöcherne Strukturdaten aus CT-Schichtaufnahmen werden i.d.R. vollautomatisch erfaßt. Da die Konturen nicht immer eindeutig zu erkennen sind, kann der Untersucher bei einem halbautomatischen Segmentierungsprogramm interaktiv eingreifen, indem er innerhalb der Schichtaufnahme auf die zu segmentierende Region zeigt oder den Konturverlauf von Hand verändert. Durch die Segmentation werden auf den einzelnen Schichtbildern die Konturen festgelegt. Die Menge der Konturen auf mehreren Schichtbildern ist die Basis für die 3-D-Rekonstruktion. Außerdem besteht die Möglichkeit, anatomische oder pathologische Strukturen durch Farbkodierung deutlich zu machen. Die Dokumentation der 3-D-Rekonstruktion kann dynamisch durch *Videosequenzen* aus verschiedenen *Blickwinkeln* oder statisch durch repräsentative einzelne Bilddateien oder Video-Farbdruckbilder gezeigt werden (Abb. 2a bis c).

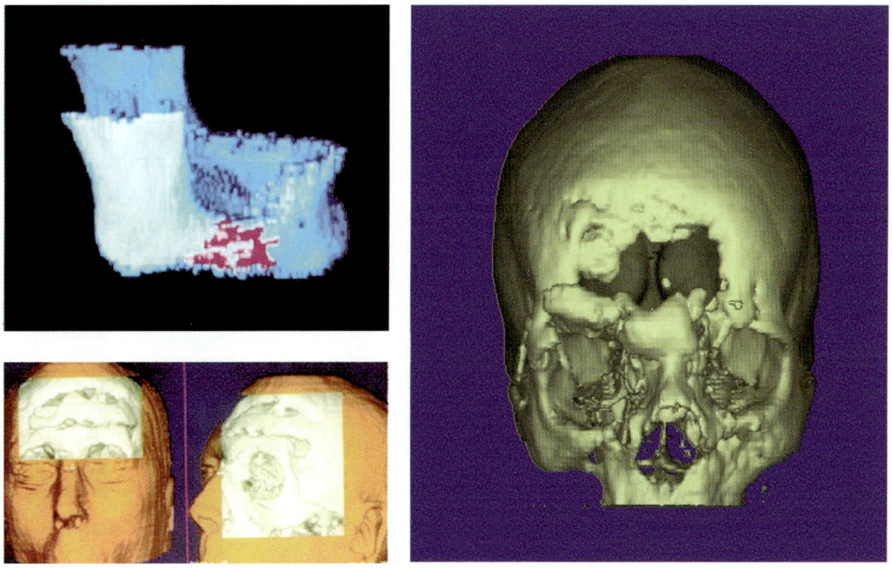

a b c

Abb. 2 3-D-Visualisierung.

a) 3-D-Visualisierung eines Unterkiefers mit Tumorbezirk im rechten Korpus (rot kodierter Bereich).
b) 3-D-Visualisierung eines Gesichtsschädels mit Sequestrierungen im Bereich des Os frontale (Z.n. Granatsplitterverletzung).
c) 3-D-Visualisierung eines Gesichtsschädels mit traumatischem Stirndefekt.

Planung und Simulation am Bildschirm

Die dreidimensionale CT-Visualisierung gibt eine hervorragende Darstellung komplexer Strukturen des Schädels, insbesondere zur orientierenden Übersicht bei kraniofazialen Fehlbildungen, destruierenden Tumoren, komplexen Frakturen oder generell schwierig zu beurteilenden anatomischen Strukturen [30, 32].

Der Chirurg agiert am Bildschirm mit dreidimensionalen Datensätzen, die die Anatomie des Patienten repräsentieren. Besondere Gewebeeigenschaften können ebenso wie funktionelle oder biomechanische Faktoren in die Datensätze implementiert werden. Der Chirurg kann jegliche Art von Interventionen durchführen und beliebig oft wiederholen, bis er zu einem optimierten, ihn zufriedenstellenden Ergebnis gelangt ist.

Leider sind solche Software-basierten Planungssysteme erst im Ansatz verwirklicht [10, 35]. Nicht nur bis zur Entwicklung realistischer Programme in echter 3-D-Präsentation sind dreidimensionale anatomische Planungsmodelle für die Durchführung bestimmter operativer Eingriffe dringend erforderlich, auch später werden sie als Instrument der Qualitätssicherung unverzichtbar sein [18].

Produktion von anatomischen 3-D-Modellen

Für eine exakte Planung komplizierter Operationen haben sich naturgetreue anatomische 3-D-CT-Schädelmodelle, hergestellt durch aus der Industrie entlehnte Rapid-Prototyping-Verfahren (RP), seit einigen Jahren bestens bewährt [1, 3, 5, 20, 39].

Mit den Modellen können selbst bei gravierenden *Gesichtsasymmetrien* oder bei kraniofazialen Syndromen ebenso wie in der plastisch-rekonstruktiven Chirurgie, präprothetischen Chirurgie und Implantologie Operationen mit hoher Präzision geplant und simuliert werden [6, 21, 41]. Dadurch sind auch Eingriffe in einer einzeitigen Operation durchführbar, die früher mehrere Schritte erforderten. Durch die Optimierungsmöglichkeit der Planung werden zudem Wiederholungseingriffe vermieden. Auch für die Patientenaufklärung sind die individuellen 3-D-Schädelmodelle eine wertvolle Hilfe. Die Modelle dienen nach durchgeführter Operation als Lehr- und Anschauungsmaterial. Außerdem stellen sie ein Dokument der präoperativen Situation und der Operationsplanung dar.

Insgesamt sind derzeit *fünf Verfahren des Modellbaus in klinischem Einsatz:*

- Fräsmodelle (aus Hartschaum oder Hydroxylapatit)
- LOM-Modelle (Laminated-Object-Manufacturing, aus Kunststoff- oder Papierfolien oder Wachsscheiben u.a.)
- Stereolithographie-Modelle (laserinduzierte Photopolymerisation aus monomeren Acrylaten oder Epoxidharzen)
- Laser-Sinter-Modelle (aus Nylonpulver, Polystyrol oder Polycarbonat)
- Modelle aus Wachs (Wax-Object-Manufacturing = WOM)

Die beiden zur Zeit gebräuchlichsten Verfahren sind die Frästechnik (Milling) und die Stereolithographie (STL). Die Frästechnik tritt im Vergleich zur Stereolithographie immer mehr in den Hintergrund, während das Selektive Laser-Sintering (SLS) zunehmend an Bedeutung gewinnt. Auch die Technologie des Wax-Object-Manufacturing könnte sich nach technischer Verbesserung auf dem Medizinsektor sehr schnell etablieren. Weitere industriell genutzte Verfahren sind noch in der Erprobung für den klinischen Einsatz.

Fräsmodelle

Anfangs wurden nur anatomische Schädelmodelle (aus Polyurethanschaum oder Hydroxylapatit) auf

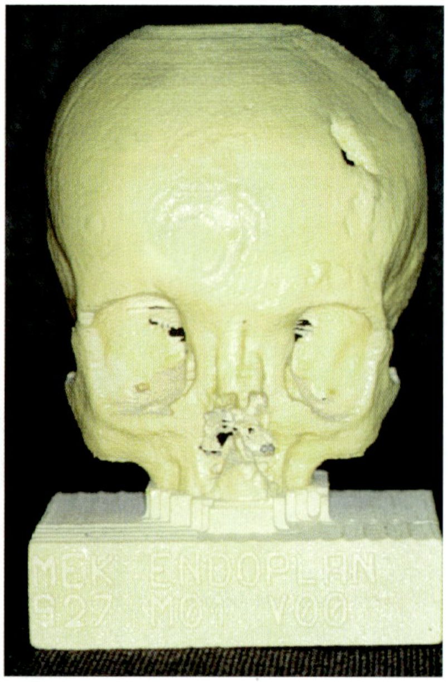

Abb. 3 Fräsmodell eines Patienten mit mehrfach voroperierter schräger Gesichtsspalte.

computergesteuerten mehrachsigen Fräsmaschinen hergestellt. Eine Kieler Arbeitsgruppe leistete dabei mit ENDOPLAN-Modellen ab Mitte der 80er Jahre Pionierarbeit und bewies die klinische Eignung von 3-D-Schädelmodellen zur Diagnose und Operationsvorbereitung bei Kieferfehlstellungsoperationen [14, 17, 23]. Bei der Frästechnik wird die äußere Schädelkontur aus einem Kunststoffblock mit einer Fräse herausgearbeitet, die in bis zu fünf Raumfreiheitsgraden arbeiten kann. Doch die Herstellung von Fräsmodellen – die eine gut gestaltete anatomische 3-D-Oberfläche aufweisen – ist dadurch begrenzt, daß mit dem Verfahren keine inneren Hohlräume und Strukturen dargestellt werden können. Ein mechanisches Gerät wie die Fräsmaschine kann nur die „erreichbare Oberfläche" reproduzieren. Mit dieser 3-D-Technik können daher *nur einfache Objekte* gebaut werden (Abb. 3) [28].

Rapid-Prototyping-Techniken

Solide 3-D-CT-Schädelmodelle, die über moderne Rapid-Prototyping-Techniken hergestellt werden, haben in den letzten Jahren einen hohen Stellenwert erhalten [1]. Rapid-Prototyping-Technik (RP) bedeutet generell die *schnelle maßstabsgetreue Produktion* dreidimensionaler Körper aus beliebigen 3-D-Datensätzen [2]. Es handelt sich hierbei um industriell eingesetzte Verfahren aus dem Maschinenbau. In der Industrie werden Konstruktionszeichnungen über CAD-(Computer Aided Design-)Systeme dreidimensional aufbereitet und können dann auf digitalem Wege in ein RP-System übertragen werden. Verschiedene Rapid-Prototyping-Techniken werden kommerziell angeboten. Vom Prinzip her arbeiten alle Verfahren nach dem Prinzip des Schichtbaus. Dreidimensionale Geometriedaten werden im Rechner in dünnste Schichten zerlegt und in einer Prozeßkammer Schicht für Schicht aus Kunststoff, Metall und Keramik (mit Hilfe eines Lasers) oder Wachs (über Spritzdüsen) aufgebaut. Grundsätzlich kann man die RP-Techniken in *lasergestützte* und *nicht-lasergestützte Verfahren* unterteilen. Außerdem gibt es, je nach Verfahren, Unterschiede in der Genauigkeit und im Aufwand. Einige Verfahren sind sogar für den Tischbetrieb geeignet (Abb. 4).

Lasergestützte Verfahren

Stereolithographie. Die (Laser-)Stereolithographie, auch STL-Technik genannt, wurde bereits 1982 von Charles Hull entwickelt, um in der Industrie originalgetreue 3-D-Gußmodelle und Prototypen computergesteuert automatisch und berührungslos über Lichtpolymerisation herzustellen. Zur Anwendung in der Medizin war die STL-Technik zunächst nicht

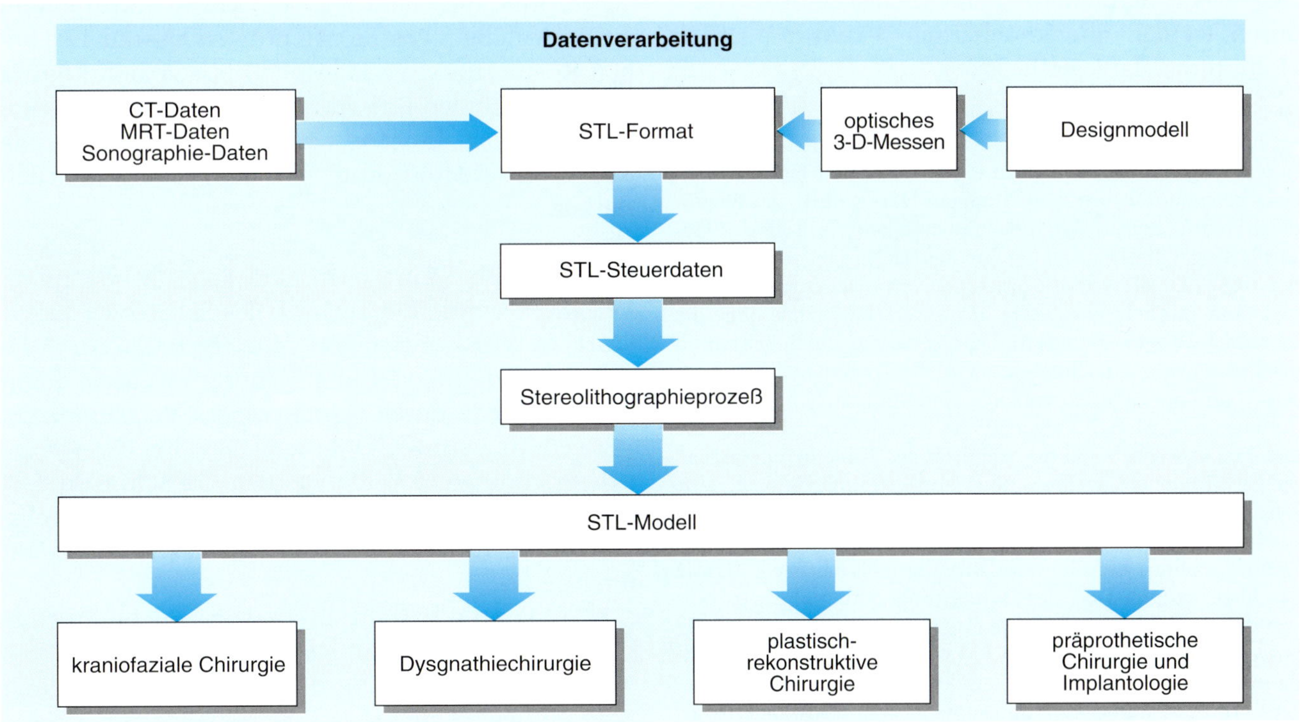

Abb. 4 Schema STL-Verfahren.

geeignet, weil das Auflösungsvermögen der Computertomographen und die Kapazitäten der datenverarbeitenden Systeme noch nicht ausreichten. Auch mußte erst die Kommunikation zwischen bilderzeugendem und modellherstellendem Gerät entwickelt werden [33]. Seit Beginn der 90er Jahre eroberte die STL-Technik jedoch die Medizin (Abb. 5a und b).

Am Anfang der Stereolithographie-Modelle stehen CT-Schnittbildsequenzen, die als digitalisierter Datensatz vorliegen; neuerdings vor allem Spiral-CT-Daten. Denn durch die Reduzierung des Risikos von Bewegungsartefakten beim Spiral-CT erhöht sich die Genauigkeit der STL-Modelle.

Nach der dreidimensionalen Aufbereitung und Segmentierung der CT-Daten in einer Workstation wird die im CAD-System beschriebene 3-D-Geometrie in ein für RP-Verfahren typisches Format, das STL-Format, umgewandelt. Danach werden die Daten für eine Stützkonstruktion zur notwendigen Abstützung des Modells während des Stereolithographievorgangs erstellt. Die STL-Daten des Modells und der Stützkonstruktion werden anschließend in einem gesonderten Rechenvorgang weiterverarbeitet, d.h., die 3-D-Geometrie wird in Querschnitte mit definierter Höhe (0,1–0,25 mm) zerlegt. Im Stereolithographen werden auf der Basis dieser Daten *flüssige Photooligomere* (lichtempfindliche flüssige Acryl-, Vinyl- oder Epoxidharze) mit einem UV-Laserstrahl Schicht für Schicht ausgehärtet. Hierdurch werden alle knöchernen Strukturen, auch Hohlräume, dargestellt.

Die Stereolithographie-Maschine arbeitet wie folgt (vgl. Abb. 5a, b) [41]: In der Prozeßkammer wird eine Wanne mit beweglicher Trägerplattform, die an einer vertikalen Hebevorrichtung befestigt ist, mit dem flüssigen Harz gefüllt. Zu Beginn der stereolithographischen Bearbeitung befindet sich die Trägerplattform direkt unter der Badoberfläche. Der auf der Basis der 3-D-STL-Daten für die einzelnen Schnittebenen über eine xy-Scannereinheit gesteuerte UV-Laserstrahl fährt über die Oberfläche des Harzbades und härtet die einzelnen Schichten punktgenau aus. Anschließend wird die Trägerplattform abgesenkt, und der Aushärtevorgang wiederholt sich, bis das dreidimensionale Modell aufgebaut ist. Die Stützstrukturen, die angebracht wurden, um die Stabilität des Modells im Harzbad zu gewährleisten, werden nach Fertigstellung des Modells wieder entfernt. Dann wird das Modell vom verbliebenen, nicht ausgehärteten Oligomer gereinigt und durch Nachbelichtung unter UV-Licht vollständig polymerisiert. Diese Nachbelichtung ist bei der Stereolithographie unbedingt notwendig, da die laserinduzierte Aushärtung allein nicht ganz ausreicht [9]. So entsteht ein festes dreidimensionales Schädelmodell, das alle anatomischen Strukturen naturgetreu präsentiert. Es ist transparent und kann bei Bedarf sterilisiert werden.

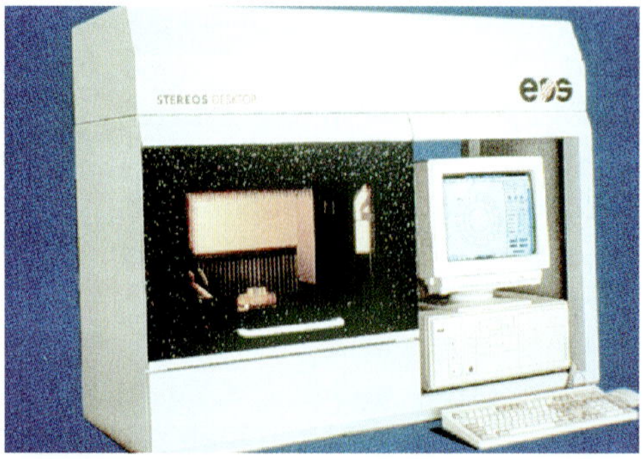

a

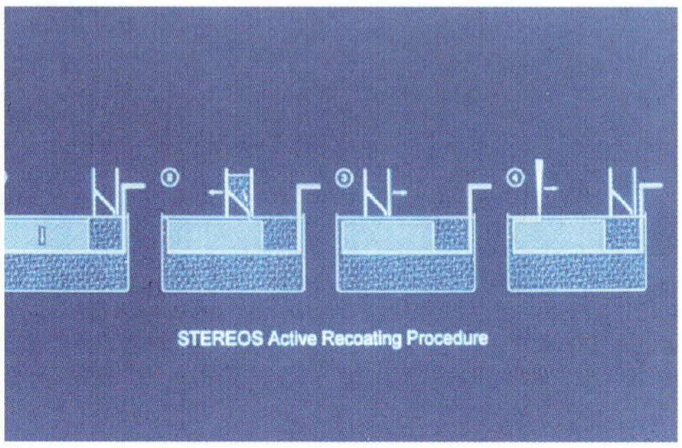

b

Abb. 5 Bauprozeß eines stereolithographischen Modells.
a) STL-Gerät STEREOS MAX 600.
b) Schematisierte Darstellung der schichtweisen Aushärtung.

Die *Vorteile* des STL-Verfahrens sind Genauigkeit, Eignung für komplizierte Strukturen, Oberflächenqualität und kontinuierliche Prozeßverbesserungen. Von *Nachteil* ist, daß dazu eine umfangreiche Anlagentechnik, die Erstellung von Stützstrukturen und ein aufwendiger Postprozeß notwendig sind. Die hohen Kosten für ein STL-Modell lassen sich künftig jedoch durch den Einsatz von *Festkörperlasern* (kostengünstiger, längere Laufzeit, höhere Leistung und damit Reduktion der Modellbauzeit) deutlich senken.

Laser-Sintern. Kurz nach dem Stereolithographie-Verfahren wurde die Technik des Selektiven Laser-Sinterns (SLS) entwickelt, die ebenfalls zur 3-D-Schädelmodellherstellung genutzt werden kann (Modellaufbau durch schichtweises Verschmelzen, Verwendung eines CO_2-Lasers). Wie bei der Stereolithographie werden die aus den CT-Schnittbildsequenzen aufbereiteten STL-Datensätze in Schichtdaten umgerechnet und dann vom Laser-Sintergerät umgesetzt.

Das Material besteht diesmal aber nicht aus flüssigen Photopolymeren, sondern aus *pulverisierten Werkstoffen*, die Schicht für Schicht mit Hilfe einer Nivellierwalze auf einer abwärts bewegten Trägerplattform aufgebracht werden.

Thermoplaste, PVC, Formwachse, Nylon- oder Polycarbonatpulver werden in einer abgeschlossenen Prozeßkammer mit Stickstoffatmosphäre bei hohem Druck bis knapp unter den Schmelzpunkt erhitzt. Schichtweise werden die Kunststoffpartikel mit einem CO_2-Laserstrahl zur gewünschten festen Form gesintert. Das umliegende Pulver übernimmt dabei die Aufgabe der Abstützung [41]. Das nicht verschmolzene Pulver kann für weitere Prozesse verwendet werden.

Als Material für die Schädelmodelle zur Operationsplanung wurde bisher häufig *Nylon* gewählt, doch das SLS-Modell ist sehr kompakt, und Nylon läßt sich nicht gut mit rotierenden oder oszillierenden Instrumenten bearbeiten [29]. Neue Materialien sind in der Entwicklung.

Vorteile gegenüber dem STL-Verfahren sind die etwas kürzere Herstellungszeit, da keine Stützkonstruktionen nötig sind und längere Nachbearbeitungszeiten entfallen. Auch die Herstellungskosten lassen sich reduzieren, da die Ausgangsmaterialien i.d.R. deutlich billiger sind als die Photopolymere. Als *Nachteile* sind zu nennen: eine gröbere Auflösung, eine rauhere Oberfläche und eine geringere Transparenz gegenüber den STL-Modellen.

LOM-Modelle. Erprobt werden für bestimmte Indikationen auch Modelle, die mit der Laminat-Technik (Laminated-Object-Manufacturing, LOM) entstehen: *Dünne Scheiben aus verschiedenen Materialien,* etwa Kunststoff-, Wachs- oder Papierfolien werden *aufeinandergeklebt* und die Konturen mit Hilfe eines Lasers ausgeschnitten.

Auf einer in vertikaler Richtung beweglichen Trägerplattform werden die einzelnen Folien abgelegt und durch eine beheizbare Walze angedrückt.

Auf der Basis der im STL-Format vorliegenden 3-D-CAD-Konstruktion werden für jede Schicht die Steuerdaten für den Laser berechnet, der danach die Struktur ausschneidet. Durch Fokussierung des Laserstrahls und durch die Steuerung der Laserleistung ist gewährleistet, daß nur die jeweils letzte Schicht ausgeschnitten wird. Das durch Übereinanderkleben der einzelnen Schnitte entstandene kompakte Modell wird an der Oberfläche mit Schleifpapier bearbeitet.

Der Herstellungsprozeß wirft jedoch eine Reihe von *Problemen* auf: Wenn eine Schicht aus mehreren nicht verbundenen Teilen besteht, ist die räumlich exakte Zuordnung der Teilschichten schwierig, weil alle Schichten getrennt entstehen und erst über definierte Bezugspunkte auf das entstehende Modell gelegt werden müssen [28]. Weitere Nachteile sind eine eingeschränkte Oberflächenqualität. In feuchter Atmosphäre verziehen sich die Modelle leicht, die Teilestabilität variiert in Abhängigkeit von Geometrie und Orientierung.

Von *Vorteil* ist, daß keine Stützkonstruktion wie bei der Stereolithographie benötigt wird, kein Nachhärten erforderlich ist, außerdem keine inneren Spannungen bestehen und die Wartungskosten gering sind [41]. Für die Zukunft werden LOM-Modelle wohl nur begrenzt als Alternative zum Fräsverfahren, bei dem es weniger auf die Detailgenauigkeit ankommt, interessant bleiben.

Nicht-lasergestützte Verfahren

WOM-Modelle aus Wachs. Inzwischen wird in Deutschland auch ein in den USA entwickeltes Verfahren, das *Wax-Object-Manufacturing* erprobt. Die WOM-Modelle sind für den Einsatz im Routinebetrieb in der klinischen Praxis (etwa bei skelettverlagernden Operationen) vielversprechend, weil das Verfahren einfach durchführbar und kostengünstig ist. Als Material wird *Kunstwachs* verwendet. Die 3-D-Wachsspritzmaschine ist sehr klein (ein Desktop-Gerät) und kann ähnlich wie ein Drucker an einen Rechner angeschlossen werden.

Weitere nicht lasergestützte Verfahren, die jetzt erprobt werden, sind das *3-D-Printing* (mit Keramik- oder Thermopolymerpulvern), das *Solid Ground Curing* (mit Photopolymeren) und das *Fused Deposition Modelling* (mit Nylon oder Wachs).

3-D-Printing/Multi-Jet-Modelling (MJM). Das Verfahrensprinzip des 3-D-Printing ähnelt dem des Laser-Sinterns. Die Pulverkörner verkleben jedoch mit Hilfe eines flüssigen Binders, der über einen rechnergesteuerten Ink-Jet-Düsenknopf aufgetragen wird. Das Multi-Jet-Modelling ist eine Weiterentwicklung des Verfahrens: Über einen Kopf mit 96 linear angeordneten Düsen werden Modelle in übereinanderliegenden Schichten gebaut. Ein *Nachteil* des einfachen, auch für den Büroeinsatz geeigneten Verfahrens ist seine eingeschränkte Genauigkeit [40].

Solid-Ground-Curing-Verfahren. Die Basis sind auch hier 3-D-STL-Daten, die im STL-Format in den Systemrechner eingegeben werden. Als Material verarbeitet werden *Photopolymere.* Belichtet werden sie jedoch statt mit einem Laser mit einer UV-Lampe.

Der *Produktionsprozeß* verläuft folgendermaßen: Die in 0,15 mm dünne Schichten geschnittenen CAD-Objekte werden an den Steuerrechner des Produktionsgerätes weitergegeben. Im Graphikgenerator des Gerätes wird jeder Schnitt als Negativmaske auf einer Glasplatte aufgebaut. Die Maske dient als lithographische Struktur im Belichtungsprozeß, sie wird nach der Belichtung gelöscht und eine neue, die nächste Schicht darstellende Maske erzeugt. Auf die Arbeitsfläche wird ein mit UV-Licht aushärtbares Harz dünn aufgetragen. Die Belichtung erfolgt mit einer leistungsstarken UV-Lampe. Die Strukturen unter den transparenten Bereichen der Maske härten aus, die unbelichteten Flächen bleiben flüssig, das überschüssige Harz wird abgesaugt. Nach der Aushärtung stellt die Oberfläche ein Relief dar, dessen Hohlräume mit heißem, flüssigen Wachs gefüllt werden, das anschließend gekühlt und dadurch hart wird. Über einen Fräser wird die Höhe der Schicht exakt festgelegt und eine ebene Bezugsfläche für die nächste Produktionsphase vorbereitet. Nach Abschluß des Herstellungsprozesses wird das Wachs in einem Reinigungsvorgang entfernt [42].

Fused Deposition Modelling (FDM). Schichtweise wird ein geschmolzener Thermoplast durch eine über einen Plottermechanismus geführte Heizdüse auf eine Trägerplattform aufgetragen. Nach jeder Schicht wird die Trägerplattform abgesenkt. Das im Tischbetrieb einsetzbare Verfahren eignet sich nicht für hohe Genauigkeit.

Vorteile der laserinduzierten 3-D-Kunststoffmodelle

Mit der Stereolithographie, d.h. der laserinduzierten Photopolymerisation von flüssigen Stoffen, und dem Laser-Sintern, d.h. dem Modellaufbau aus pulverisiertem, thermoplastischem Material, ist die *Darstellung aller Hohlräume und Strukturen im Schädel* möglich. Gegenüber den in Frästechnik aus Polyurethanschaum hergestellten, etwas kostengünstigeren Modellen zeichnen sich die Stereolithographie-Modelle aber durch *höhere anatomische Präzision* aus, und damit ist auch eine präzise Planung sehr komplexer Gesichtsschädeloperationen möglich [16]. Der solide Kunststoff läßt sich gut bearbeiten, so daß neben der Modelloperation auch Transplantate oder Implantate durch individuelles Design exakt geplant werden können. Mit der STL-Methode und dem Laser-Sintern können auch Implantatschablonen hergestellt werden, die dann in kohlenstoffaserverstärktem Kunststoff oder anderen biokompatiblen Materialien zu direkt einsetzbaren Implantaten dupliziert werden [38].

Vorteile der laserinduzierten 3-D-Kunststoffmodelle für die Mund-Kiefer-Gesichtschirurgie sind:

- genaue Definition der anatomischen Verhältnisse, bei Fehl- und/oder Defektbildungen Abgrenzung knöcherner von weichgewebigen Defiziten
- Transparenz und Darstellung von Hohlräumen
- gute Verarbeitungsmöglichkeit.
- genaue Simulation des OP-Vorgangs und dadurch eine Verkürzung der realen Operationszeit
- Dokumentation des Operationszieles und die Möglichkeit zum späteren Vergleich mit dem tatsächlich erreichten Ergebnis. Dadurch wird die RP-Technologie in der Chirurgie zu einem wichtigen Baustein eines umfassenden Qualitätsmanagements
- Sterilisierbarkeit des Modells und damit intraoperative Verfügbarkeit
- Optimierung des Ergebnisses und dadurch Vermeidung von Wiederholungsoperationen
- Anfertigung von Custom-Implantaten am Modell

Herstellung von Implantaten mit Rapid-Prototyping-Techniken am 3-D-Modell

Mit der 3-D-Visualisierung und den Rapid-Prototyping-Techniken ist auch die präoperative Herstellung von individuellen, sogenannten Custom-Implantaten möglich. Dies hat gegenüber intra operationem gefertigten Implantaten aus allogenem oder xenogenem Material erhebliche Vorteile. Da das Implantat aufgrund der vorliegenden CT-Daten paßgenau gefertigt werden kann, wird die Operationszeit verkürzt und der Patient weniger belastet [36, 37].

Implantate aus Titan

Herstellungstechniken und Implantatmaterialien unterscheiden sich je nach klinischer Arbeitsgruppe jedoch erheblich. So berechnet eine Arbeitsgruppe in Bochum nur den Defekt und läßt anhand der nicht betroffenen benachbarten Knochenkonturen im CAD-System die Implantatform rechnerintern generieren [4, 8]. Davon ausgehend wird die Implantatform auf der Basis einer Freiformflächengeometrie abgeleitet und durch eine computergesteuerte Fräsmaschine aus Titan gefertigt. Bei diesem Verfahren kann zwar auf die Fertigung eines anatomischen Modells grundsätzlich verzichtet werden, man vergibt sich damit aber auch die Möglichkeit einer präoperativen Kontrolle. Nachteile der Titanimplantate sind vor allem Störungen bei der Strahlentherapie und diagnostischen Radiologie.

Implantate aus kohlenstoffaserverstärkten Kunststoffen

Seit den 80er Jahren werden auch individuelle, anatomische Implantate aus einem Verbundwerkstoff,

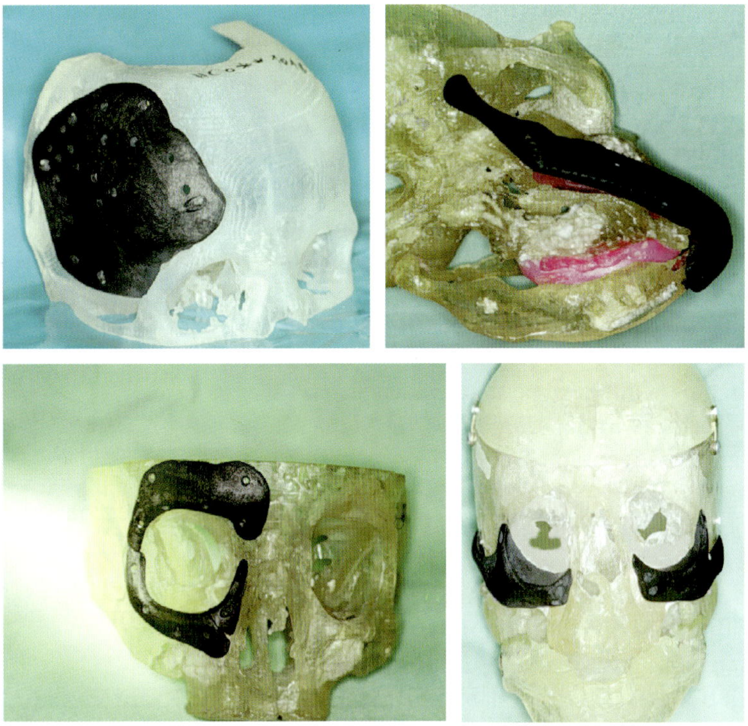

Abb. 6 Implantate aus kohlenstoffaserverstärktem Kunststoff.
a) Kalottenimplantat.
b) Unterkieferimplantat.
c) Orbitaimplantat.
d) Jochbeinimplantate.

dem kohlenstoffaserverstärkten Kunststoff angefertigt. Die individuelle Implantatform von zu rekonstruierenden Regionen des Gesichtsschädels wird direkt anhand der *Spiral-CT-Datensätze* ermittelt, die für das 3-D-Schädelmodell erstellt wurden. Danach wird ein paßgenaues Implantat aus dem Kohlenstoffaserverbundwerkstoff hergestellt, das bereits bei der OP-Simulation am Modell eingesetzt werden kann [38].

Auf ein *RP-Modell* sollte bei *großflächigen Implantaten* des Gesichts- oder Hirnschädels aus folgenden Gründen nicht verzichtet werden:

- Form und Symmetriekontrolle ist prae operationem möglich, und damit besteht auch eine Korrekturmöglichkeit.
- Bei mehrfach zu unterteilenden Implantaten (im Bereich der Orbita und des Mittelgesichts wegen der engen Zugangswege oft erforderlich) werden die Teilungsgrenzen besser am Modell geplant.
- Öffnungen für Befestigungselemente werden vom Chirurgen selbst am Modell definiert.
- Das Modell dient als Instrument der Qualitätskontrolle.
- Das Modell kann später für Lehrzwecke verwendet werden.

Verbundwerkstoffe auf der Basis von Kohlenstofffasern sind ausgesprochen *biokompatibel*. Auswahl und Anordnung der Fasern bestimmen die mechanischen Eigenschaften des Implantats, schließlich ist der Knochen selbst ein idealer Faserverbundwerkstoff aus Kollagenfibrillen (Typ I) und anorganischer Matrix (Hydroxylapatit) (Abb. 6a bis d).

Materialien wie die kohlenstoffaserverstärkten Kunststoffe sind auch deshalb von *Vorteil*, weil sie keine Metallionen freisetzen, erheblich bessere Kriecheigenschaften als Polyethylen besitzen und die störungsfreie Anwendung moderner bildgebender Untersuchungsverfahren erlauben. Das Material ist mehrfach hitzesterilisierbar und weist eine ideale Bauteilsteifigkeit mit geringsten Mikrobewegungen auf.

Genauigkeit von 3-D-Modellen

> Die Stereolithographie ist ein ausgezeichnetes Verfahren, um komplexe Operationen zu planen.

Voraussetzung dafür ist, daß die individuellen Modelle exakt der Anatomie des Patienten entsprechen. Die Genauigkeit der anatomischen Modelle wird von mehreren Faktoren beeinflußt. Sie hängt ab von der Qualität bestimmter Schritte bei der Datenerstellung und Datenverarbeitung, außerdem von der Qualität des eigentlichen Herstellungsprozesses, also des Modellbaus. Zudem muß der Chirurg auch einbezogen werden in die entscheidenden Schritte der Bildanalyse und Segmentation, wie Qualitätsstudien ergaben [39].

Drei Faktoren beeinträchtigen vor allem die Qualität der Daten: *Bewegungs- und Metallartefakte*, die während des Scan-Vorgangs entstehen, und nicht ausreichende CT-Parameter.

Eine ungenaue Segmentierung führt zu Darstellungsfehlern im Modell. Sog. *Pseudoforamina*, die bisweilen bei Modellen beobachtet werden – wie fehlende Orbitawände, Defekte in den Kieferhöhlenwänden oder an der Schädelbasis –, sind Artefakte, hervorgerufen durch Ungenauigkeiten bei der Segmentierung. Nicht durch ein Ingenieurbüro, sondern von einem Chirurgen oder Radiologen sollte die Segmentierung durchgeführt werden, da diese die individuellen anatomischen Gegebenheiten des Patienten genau kennen. Die anatomisch genauesten Modelle entstehen nach bisheriger Erfahrung, wenn Mediziner den visuellen Check des segmentierten Datensatzes übernehmen [28].

Bei unachtsamer Handhabung können bei der Beseitigung der Stützstrukturen bei STL-Modellen wichtige anatomische Details zerstört werden. Die Herstellungszeit pro Schädelmodell dauert 3–4 h.

Die dauerhafte *Dimensionsstabilität* der Modelle stellt ein gewisses Problem dar, da besonders die Acrylharze einem „Curl"-(Verzug-)Effekt unterliegen. Eine Studie an der Klinik für MKG-Chirurgie der TU München zeigte – sechs Monate nach Bauzeit an anatomischen Modellen –, daß, abhängig vom Kunststofftyp, Gewichtsabweichungen von 0,1–3% entstehen. Dies läßt sich jedoch durch längere Nachhärtung im UV-Ofen reduzieren. Nach der Laser-Auspolymerisation des Modells sind nur ca. 90% des Monomers ausgehärtet. Aus diesem Grunde sollte das Modell für mindestens 72 h in einem UV-Lichtschrank nachhärten. Nicht nachgehärtete Modelle setzen nicht zu vernachlässigende Mengen von toxischem Restmonomer und darin enthaltenen Fotoinitiatormolekülen frei [9].

Indikationen für 3-D-Modelle

Die Schädelmodelle eignen sich für die Diagnostik und eine präzise präoperative Simulation von komplizierten Eingriffen in vielen Bereichen der Mund-Kiefer-Gesichtschirurgie.

Im Grunde limitieren zur Zeit nur die Wartezeit auf das Modell und die noch relativ hohen Kosten den Modell-Einsatz.

In der Traumatologie ist die Therapie der Wahl eine frühe primäre Versorgung. Deshalb hat sich die Modellerstellung in der Akutversorgung nicht etablieren können, da ein STL-Modell, selbst im Crash-Verfahren hergestellt, immer noch mindestens 48 h Bauzeit erfordert. Mit vor Ort verfügbaren, leistungsfähigen Laser-Sintergeräten könnte man künftig den Bauprozeß eines Modells auf wenige Stunden reduzieren, so daß diese Technologie auch in der verzögerten Primärversorgung von Frakturen einsetzbar wird. Bei Sekundäroperationen im Sinne von Reosteotomien oder plastisch-rekonstruktiven Maßnahmen gewinnen anatomische Modelle zunehmend an Bedeutung.

Kraniofaziale Chirurgie

Zur Planung der extrem komplexen kraniofazialen Operationen eignet sich das STL-Verfahren am besten, weil es wegen der Transparenz des verwendeten Materials eine sehr gute Beurteilung der anatomischen Verformungen erlaubt. Am 3-D-Schädel des Patienten läßt sich zudem nicht nur der exakte Verlauf von geplanten Osteotomielinien festlegen. Viel entscheidender ist die Möglichkeit, einen kompletten und sehr genauen Überblick über die geplanten skelettalen Umformungen zu erhalten und exakt alle durchzuführenden Operationsschritte vorab zu simulieren sowie die Form und den Umfang der zu entnehmenden Knochensegmente oder der einzusetzenden autogenen oder alloplastischen Implantate abmessen und erproben zu können [24, 37, 38].

Fallbeispiel. Abbildung 7 zeigt ein achtjähriges Kind mit voroperierter kraniofazialer Dysostose (M. Crouzon). Das pathologische Wachstumsmuster syndromgebundener Faziokraniosynostosen wird auch durch einen bilateralen frontoorbitalen Vorschub im Säuglingsalter nur begrenzt beeinflußt. Die ausgeprägten Fehlbildungen des Hirn- und Gesichtsschädels verursachten bei diesem Patienten gravierende funktionelle Beeinträchtigungen wie Anfallsleiden, Bulbusluxationen und Einengung der oro- und nasopharyngealen Wege. Diese zwingen bereits frühzeitig (im Kindes- und Jugendalter) zu chirurgischen Interventionen, die wegen des erforderlichen Ausmaßes des Mittelgesichtsvorschubs, häu-

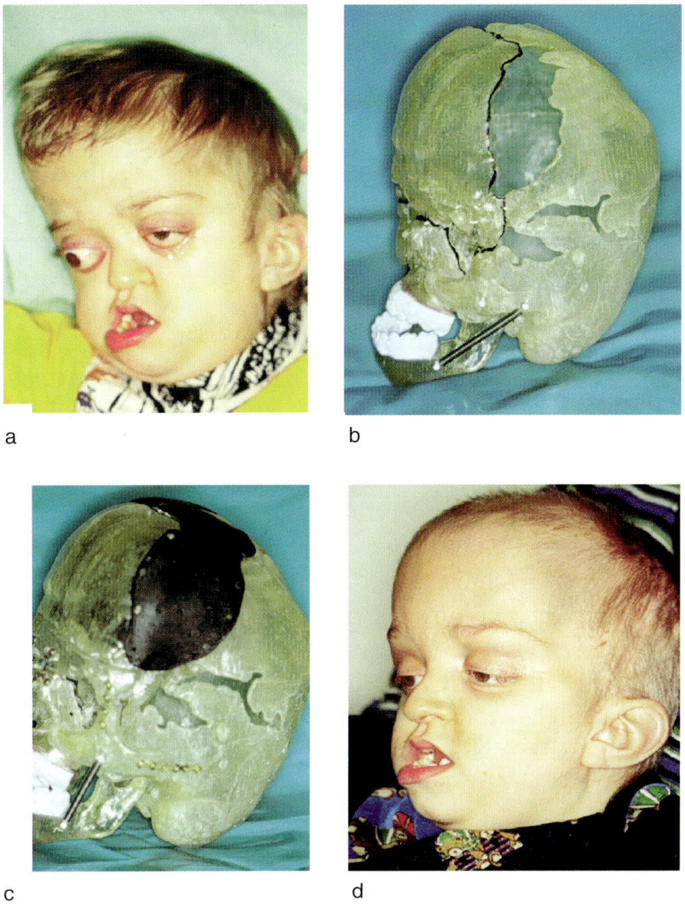

Abb. 7
Patient mit M. Crouzon.
a) Mehrfach voroperierter Patient.
b) STL-Modell desselben Patienten.
c) STL-Planungsmodell.
d) Patient drei Monate postoperativ.

fig kombiniert mit bilateralem frontoorbitalen Vorschub und einer totalen Kraniektomie, mit aktiver Remodellierung des Schädels an die Grenzen des chirurgisch Machbaren führen. Im vorliegenden Fall wurde eine Le-Fort-III-Osteotomie mit bilateralem frontoorbitalen Vorschub durchgeführt. Die zum Behandlungszeitpunkt bereits manifesten Asymmetrien komplizierten die Operationstechnik zusätzlich. Für die Rekonstruktion größerer Defekte im Kalottenbereich und die damit verbundene Stabilisierung des Hirnschädels war nicht ausreichend autogenes Material vorhanden, so daß der Einsatz von kohlenstoffaserverstärktem Kunststoff die Therapie der Wahl war.

Distraktionsosteogenese

Zur Behandlung von mandibulären Hypoplasien gewinnt eine neue Methode, die *schrittweise Kallusdistraktion* nach ILIZAROV (siehe Bd. 10/II), zunehmend an Bedeutung. Abhängig vom Schweregrad der Fehlbildung, den Platzverhältnissen und vom Alter des Patienten werden mono- oder bidirektionale Distraktoren von intra- oder extraoral eingesetzt. Zur Planung und Simulation der Distraktionsosteogenese sind anatomische Modelle eine wertvolle Hilfe. Die Osteotomielinie am Unterkiefer, die Positionierung des Distraktors und damit die Achsenrichtung der Distraktion, können am Modell exakt überprüft werden [7].

Dysgnathie-Chirurgie

Bei der Operationsplanung von asymmetrischen Dysgnathien hat die 3-D-Stereolithographie heute eine wesentliche Aufgabe. Die Aussagekraft arbiträr einartikulierter Gipsmodelle oder die alleinige virtuelle 3-D-Rekonstruktion am Computerbildschirm reicht bei *schwierig zu behandelnden skelettalen Fehlbildungen*, wie z.B. Franceschetti-Syndrom, Goldenhar-Syndrom, Hemiatrophia faciei oder Laterognathien, nicht aus.

Zur exakten Differenzierung von hart- und weichgewebigen Komponenten bei Gesichtsasymmetrien ist eine dreidimensionale Darstellung des Gesichtsschädels wünschenswert [32, 33]. Durch das dreidimensionale reale anatomisch exakte Abbild des Gesichtsschädels mit den innenliegenden Hohlräumen kann der für die Asymmetrie verantwortliche Anteil an Hart- oder Weichgewebe genau ermittelt werden. Morphologische Defekte sind genau definierbar.

Die zahntragenden Kieferabschnitte werden jedoch wegen metallbedingter Artefakte und nicht ausreichend genauer Auflösung der Okklusalflächen im CT nicht exakt genug wiedergegeben. Daher werden die dentoalveolären Kieferabschnitte entsprechend einer individuellen Abformung aus Präzisions-Hartgips erstellt und schädelbezüglich in das Stereolithographiemodell eingebaut; an der Klinik für MKG-Chirurgie der TU München [37] beispielsweise seit 1990 mit einem eigens dafür entwickelten 3-D-Cranioplanner (Kalteis-Dental). Die skelettale und dentoalveoläre Behandlungsaufgabe kann dadurch in einem frühen Planungsstadium von Kieferorthopäden und Mund-Kiefer-Gesichtschirurgen gemeinsam am realen soliden Schädelmodell simuliert werden.

Der Kunststoff läßt sich gut bearbeiten, so daß neben der Modelloperation auch Transplantate oder Implantate durch individuelles Design exakt geplant werden können [36, 37].

Fallbeispiel. Bei dem 24jährigen Patienten in Abbildung 8 mit einer Dysostosis otomandibularis wurde nach kieferorthopädischer Vorbehandlung eine operative Korrektur gemäß der Planung und Simulation am STL-Modell durchgeführt.

Es erfolgte eine Oberkiefervorverlagerung durch seitenverschieden hohe Le-Fort-I-Osteotomien, Rotation der Maxilla in die Mittellinie und Kranialverlagerung links. Der Unterkiefer wurde linksseitig sagittal gespalten. Auf der rechten Seite wurde über einen submandibulären Zugang der dysmorphe Unterkiefer aus der Muskelschlinge gelöst. Nach Vorverlagerung und Einstellung der gewünschten Okklusion wurde die Rekonstruktion des gelenktragenden Unterkieferabschnittes rechts mit einem individuell designten Beckenkammtransplantat durchgeführt. Aus kaltpolymerisierendem Kunststoff war ein Modell des erforderlichen autogenen Transplantats direkt vorgeformt worden (Abb. 8e und f). Diese Schablone diente nach Sterilisation während der Operation als Vorlage für das zu entnehmende autogene Knochentransplantat (Abb. 8d). Abbildung 8c zeigt den Patienten sechs Monate nach dem Eingriff.

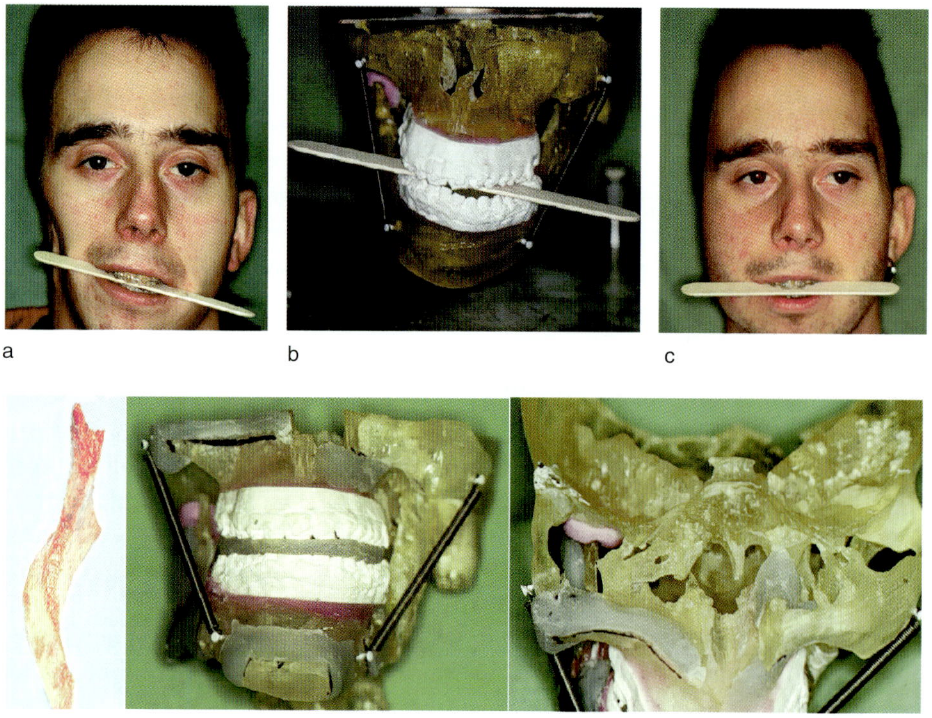
a b c
d e f

Abb. 8 Patient mit Goldenhar-Syndrom.
a) Präoperativer Zustand.
b) STL-Modell.
c) Zustand sechs Monate postoperativ, Ohrprothese rechts ist in Vorbereitung.
d) Autogenes Transplantat vom Beckenkamm.
e) und f) OP-Simulation am Planungsmodell.

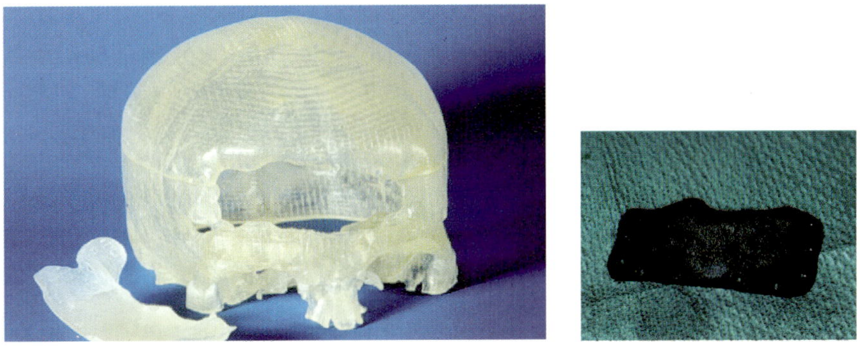

Abb. 9 STL-Modell eines Patienten mit Stirndefekt nach Schußverletzung (a). Vorgefertigtes Implantat aus kohlenstoffaserverstärktem Kunststoff (b).

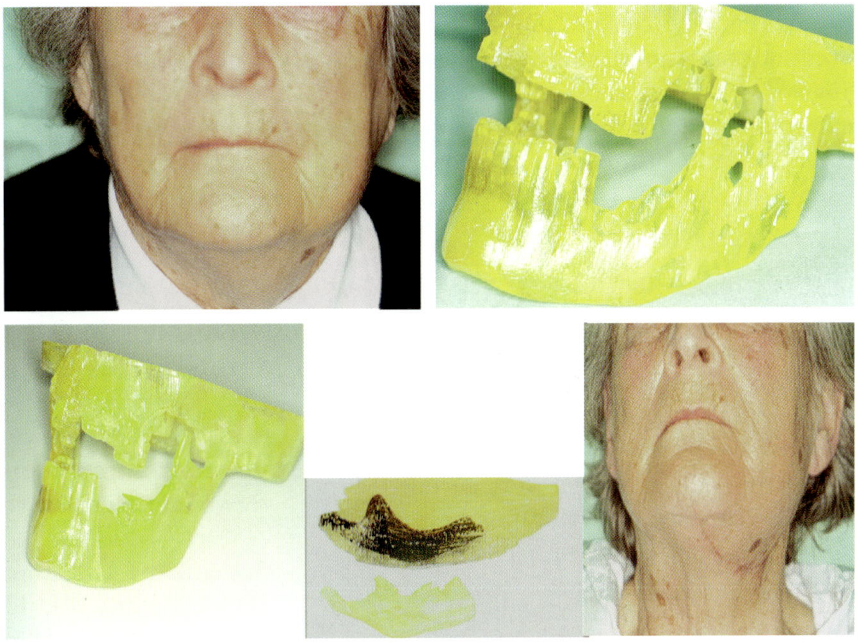

Abb. 10
Destruierender Tumor.
a) Patient mit von einem Plasmozytom zerstörten rechten Unterkiefer.
b) STL-Modell.
c) und d) Am Modell resezierter Tumor und Transplantatschablone aus der gespiegelten kontralateralen Seite.
e) Zwei Monate nach dem Eingriff.

Plastisch-rekonstruktive Chirurgie im Mund-Kiefer-Gesichtsbereich

Die sekundäre Wiederherstellung der Form und Kontinuität des Gesichtsschädels nach Traumen oder Tumoroperationen ist i.d.R. aus funktionellen und/oder ästhetischen Gründen angezeigt. Dabei sind in Fehlstellung verheilte Knochenfragmente zu reosteotomieren und in anatomisch korrekter Lage neu zu fixieren; größere Defekte müssen durch autogene Transplantate oder, falls nicht geeignetes körpereigenes Material vorhanden ist, durch körperfremde Implantate ersetzt werden. Nach einer Unterkieferteilresektion kommt es durch Muskel- und Narbenzug zur Dislokation der noch vorhandenen Knochenstümpfe mit daraus resultierender ästhetischer Entstellung und funktioneller Beeinträchtigung. Eine exakte Wiederherstellung *symmetrischer Verhältnisse* ist ohne Verwendung eines anatomischen Modells für die Operationsplanung kaum zu realisieren [37].

Im Bereich des Mittelgesichts, insbesondere der Orbita, ist aufgrund der komplexen Formgebung die Rekonstruktion häufig besonders schwierig.

Fallbeispiele. Abbildung 9 zeigt einen fronto-orbitalen Defekt mit vorgefertigtem Implantat aus kohlenstoffaserverstärktem Kunststoff.

In Fällen, in denen ein destruierender Tumor umfangreiche konturgebende Knochenareale bereits zerstört hat, ist auch die Planung des Primäreingriffs mit sofortiger Rekonstruktion anhand von anatomischen Modellen hilfreich (Abb. 10a bis e). Nicht nur die Tumorresektion, auch das Design des zu entnehmenden Transplantats kann durch Spiegelung und Modellbau der kontralateralen gesunden Seite genau vorausgeplant werden.

Präprothetische Chirurgie und dentale Implantologie

Die Diagnostik des Knochenangebotes und der Kieferrelation erfolgt i.d.R. durch entsprechende Röntgendiagnostik und anhand von schädelbezüglich in einen Artikulator montierten Studienmodellen aus Gips. Wegen der bekannten Nachteile dieser Verfahren, wie Fehlpositionierung des Patienten im Röntgengerät (Dislokation der Bißschablone mit nachfolgenden Verzerrungen oder mangelhafter Abformtechnik aufgrund der schwierigen anatomischen Verhältnisse), werden den behandelnden Ärzten mehr und mehr auf tomographischen Bilddaten basierende Planungssysteme angeboten.

In komplizierten Planungsfällen, insbesondere bei Eingriffen, bei denen die Implantation mit bimaxillären Umstellungsosteotomien kombiniert wird, ist das anatomisch maßstabsgetreue STL-Modell besonders zu empfehlen [22].

Das Modell dient als *optimierter Artikulator,* in dem nach Simulation des operativen Eingriffs chirurgische Führungsschablonen für die Implantatinsertion hergestellt werden. Die Methode gestattet die optimale Plazierung der Implantate, unter Berücksichtigung einer harmonischen Suprastruktur und des Ausmaßes des skelettverlagernden Eingriffs. Weitere Vorteile des Verfahrens liegen in der *Darstellung gefährdeter anatomischer Strukturen* und in einer anschaulicheren *Patientenaufklärung* [6].

Vorteile von 3-D-Modellen

Für die oben genannten klinischen Anwendungen kann man folgende Vorteile feststellen, die sich aus der Verwendung von in Rapid-Prototyping-Technologie gefertigter Schädelmodelle ergeben:

- In der *Planungsphase:* Genaue Definition der anatomischen Verhältnisse, bei Fehl- und/oder Defektbildungen Abgrenzung knöcherner von weichgewebigen Defiziten; Erleichterung der Indikationsstellung und der Wahl des Zeitpunkts für die Operation; Auswahl des besten Zugangsweges unter Berücksichtigung kritischer anatomischer Strukturen; individuelles Design von Transplantaten oder Implantaten; submillimetergenaue Festlegung der einzelnen Behandlungsschritte; anschauliche Aufklärung des Patienten.
- In der *Simulationsphase*: Festlegung der Osteotomielinien und Durchführung des Eingriffs am Modell, Überprüfung der Machbarkeit des geplanten Eingriffs und Möglichkeit zu Korrekturen; Auswahl und Adaption geeigneter Platten und Schrauben.
- In der *Durchführungsphase*: Verkürzung der Operationszeit aufgrund der Ergebnisse aus der Planungs- und Simulationsphase; geringere Invasivität durch optimierte Zugangswege.
- In der *postoperativen Phase:* Verbesserte ästhetische und funktionelle Ergebnisse; kürzere Liegezeiten, da die Durchführungsphase reduziert werden kann; Reduzierung von Sekundäroperationen, weil in einem einzigen Eingriff Ergebnisse erzielt werden, die früher nur durch mehrere Korrekturen zu erreichen waren; verbesserte Qualitätskontrolle, da das geplante Ziel mit dem tatsächlich erreichten Ergebnis verglichen werden kann.

Dreidimensionale Modelle und computerunterstütztes Operieren

Auch in der Navigation können zur intraoperativen Übertragung auf den Situs anatomische Modelle verwendet werden, wie erste Erfahrungen mit dem *VISONAV-Videomatching-Verfahren* zeigen.

Wenn die Übertragung komplexer chirurgischer Eingriffe vom 3-D-Planungsmodell auf den Situs nach traditionellem Muster erfolgt, ist das Ergebnis nach wie vor abhängig von Augenmaß und Erfahrung des Operateurs. Der Chirurg muß dabei mental zwischen zwei Ebenen wechseln, nämlich dem zu operierenden Patienten, der synthetischen Welt von zweidimensionalen Bildern und der Operationssimulation am Modell [13]. Vereinzelt wurden deshalb auch Übertragungsschablonen eingesetzt. Doch das Problem für den Operateur besteht vor allem darin, daß er zuerst entlang der geplanten Osteotomielinien den knöchernen Bereich durchtrennt, dann aber die einzelnen Knochensegmente in einem Situs neu zusammenfügen muß, in dem nicht nur Knochengewebe existiert, sondern hoch empfindliche Strukturen wie Nerven, Blutgefäße und Muskelgewebe. Die 3-D-gestützten Planungsverfahren haben außerdem eine derartige Genauigkeit (Submillimeterbereich) erreicht, daß selbst ein erfahrener Chirurg die hohe planerische Genauigkeit nur unvollkommen während der Operation umsetzen kann. Diese Situation führte zur Entwicklung von *intraoperativen Navigationssystemen* [11].

Videomatching mit RP-Modellen als intraoperative Navigationshilfe

Das derzeit einzige Navigationsverfahren, das mit Rapid-Prototyping-Modellen arbeitet, ist VISONAV, eine Methode, die sich der *Videofusion von anatomischen Modellen mit dem realen Operationssitus* bedient [40, 41].

Es ermöglicht durch kongruente Videoüberlagerung von Modell- und Situsansicht eine präzise Übertragung der in einem dreidimensionalen Datensatz oder am anatomischen Modell simulierten Operationsschritte in die intraoperative Situation. Die Anwendung des Verfahrens erfolgt zunächst nur in der Mund-Kiefer-Gesichtschirurgie, doch ist das System auch in anderen Disziplinen anwendbar [18].

Während der Operation wird eine Videoüberlagerung des Simulationsmodells auf den Operationssitus durchgeführt. Eine Videokamera, eingebaut in die OP-Lampe, nimmt aus stationärer Position das Operationsfeld auf. Eine zweite Videokamera stellt das 3-D-Planungsmodell aus identischer Perspektive dar. Ein Monitor zeigt dem Operateur ein präzise überlagertes Kompositbild beider Ansichten. Die paßgenaue Übereinstimmung beider Ansichten erlaubt es, die Position und den Verlauf der simulierten Osteotomielinien berührungsfrei auf den Operationssitus zu übertragen. Anatomische und graphische Marker verschmelzen dabei in dem Kompositbild (Abb. 11). Die präzise Registrierung dieses Videomatching dauert nicht länger als einige Minuten und behindert nicht den Ablauf des chirurgischen Eingriffs. Selbst sehr komplizierte chirurgische Eingriffe, die am 3-D-Modell im Zehntelmillimeterbereich geplant werden, können präzise Schritt für Schritt vom simulierten Planungskonzept in den Operationssitus übertragen werden. Die Abweichung beträgt weniger als 1 mm.

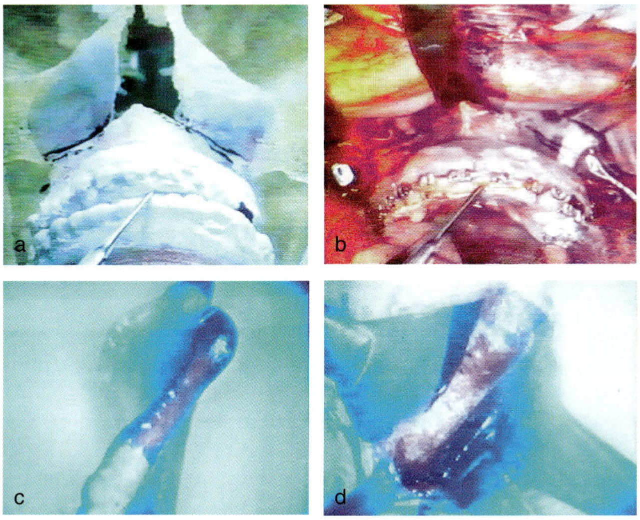

Abb. 11

a) Kunststoffmodell mit markierten Osteotomielinien.
b) Videoüberlagerung des Operationssitus mit der präoperativen Simulation.
c) Kunststoffmodell der Crista illiaca mit markierten Transplantatlinien.
d) Videoüberlagerung des Modells mit der intraoperativen Ansicht.

> Die Methode des Videomatching mit RP-Modellen kann bei der Festlegung von Osteotomielinien, der Gestaltung von Implantatlagern, der Bestimmung von Implantat- und Transplantatpositionen und bei der Entnahme und Aufbereitung von autogenen Transplantaten angewendet werden.

Für die Entnahme von autogenen Transplantaten kann die Entnahmeregion (etwa die Beckenschaufel) vor der Operation rechnergestützt optimiert und selektiert werden, so daß nur das tatsächlich benötigte Knochenstück entnommen wird und so viel wie möglich von der Knochenstruktur in der Entnahmeregion intakt bleibt.

Auf komplizierte mechanische Hilfsmittel zur Lokalisation wie Roboterarme oder andere Techniken kann bei dieser Methode verzichtet werden.

Der Hauptvorteil für den Chirurgen ist bei dieser Methode das *direkte visuelle Feedback* als zusätzliche intraoperative Orientierungs- und Navigationshilfe. Alternative Planungen können zwischen mehreren Chirurgen prae operationem diskutiert und verschiedene Konzepte, ausgeführt an Simulationsmodellen, während der Operation ausgewählt werden. Das Verfahren erlaubt außerdem eine Kombination mit anderen computerassistierten Subsystemen, wie optisch geführten Instrumenten.

Die Methode engt die *Bewegungsfreiheit* des Chirurgen im Operationsfeld nicht ein. Die Sicht wird nicht blockiert, wenn die OP-Kamera in die OP-Lampe eingebaut ist.

Um eine bessere räumliche Information zu erhalten, können zwei oder mehr Kamerapaare installiert werden.

Hervorzuheben ist besonders die *Kostenersparnis* bei dieser Methode gegenüber anderen intraoperativen 3-D-Navigationshilfen.

RP-Modelle als Instrumente der Qualitätssicherung

Mit der Einführung neuer Technologien im Krankenhaus werden, ähnlich wie in der Industrie, umfassende Qualitätsmanagementsysteme erforderlich und machbar.

Durch die Therapieplanung mit RP-Modellen ist es erstmals möglich, das chirurgische Ziel sowie die dahin führenden Arbeitsschritte objektiv meßbar zu dokumentieren. Das tatsächlich erreichte Operationsergebnis kann später erneut ermittelt und mit dem Planungsmodell verglichen werden. Abweichungen von der Zielvorgabe können exakt bestimmt und analysiert werden. So bietet sich computerassistiertes Therapiedesign unter Verwendung von RP-Modellen als ein Baustein eines sog. umfassenden *Qualitätsmanagementsystems* (QMS) im Krankenhaus an [19].

Die Einführung eines QMS in den operativen Fächern wird den Bedarf für neue, bessere Methoden und Instrumente erhöhen und damit auch zu einer intensiveren Forschungs- und Entwicklungstätigkeit führen.

Ausblick

Mehrfarbendarstellung

Wie in Abbildung 2a gezeigt, können bestimmte Strukturen im 3-D-CT farblich markiert werden, z.B. ein Tumor im Bereich des Unterkiefers oder an der Schädelbasis. Nun ist es möglich, diese Farbkodierung auch im 3-D-Modell durch einen farbigen Kunststoff zu übernehmen. Diese Technik eröffnet weitere Möglichkeiten in Diagnostik, Therapie und Ausbildung. Die Begrenzungen eines Tumors können innerhalb einer Bildmodalität (z.B. CT) genau festgelegt werden, bei multimodalen Datensätzen (s. S. 36f. und Abb. 1) können die verschiedenen Bildmodalitäten durch unterschiedlich gefärbte Kunststoffe hervorgehoben werden. Besonders 3-D-modellbasierte *CAS*-(Computer Assisted Surgery-) Verfahren wie das *Videomatching* (VISONAV, s. S. 48) gewinnen dabei an Bedeutung und Qualität.

Modellherstellung aus 3-D-Sonographie-Daten

Da die Herstellung von dreidimensionalen anatomischen Modellen grundsätzlich aufgrund unterschiedlich generierter 3-D-Datensätze möglich ist, wird mit fortschreitender Entwicklung der 3-D-Sonographie der Bau von Modellen nach Ultraschalldaten möglich werden. Erste Machbarkeitsversuche mit Modellen nach Ultraschalldaten zielten auf die Nachbildung knöcherner Oberflächenstrukturen [12]. Die Darstellung von Knochen ist aber systemspezifisch nicht eine Domäne des Ultraschalls, so daß die Ergebnisse noch nicht zufriedenstellend sind. Der *Modellbau von pathologischen Weichgewebestrukturen* ist hingegen in sehr guter Qualität realisierbar. Die automatische oder halbautomatische Segmentierung ist derzeit noch ein Problem, an dessen Lösung mit Hilfe mathematischer Methoden gearbeitet wird [27].

Implantate aus biokompatiblen Materialien

Für die Herstellung individueller Implantate zur Rekonstruktion von Knochenstrukturen des Gesichtsschädels haben sich RP-Modelle hervorragend bewährt. Die Implantate werden am RP-Modell aufmodelliert und dann über ein indirektes Verfahren aus einem biokompatiblen Werkstoff gefertigt. Es ist zu erwarten, daß in naher Zukunft biokompatible Ausgangsmaterialien sowohl für die Stereolithographietechnik wie auch für das selektive Laser-Sintern zur Verfügung stehen. Custom-Implantate können dann noch kostengünstiger hergestellt werden. Konfektionierte Implantate, wie z.B. dentale Implantate oder Hüftendoprothesen, könnten mit dieser Technologie nach den individuellen anatomischen Verhältnissen des Patienten entworfen werden.

Literatur

[1] Arvier, J. F., Barker, T. M., Yau, Y. Y., D'Urso, P. S., Atkinson, R. L., McDermant, G. R.: Maxillofacial biomodelling. Br J Oral Maxillofac Surg 32, 276 (1994).

[2] Barker, T. M., Earwaker, W. J., Frost, N., Wakeley, G.: Integration of 3D medical imaging and rapid prototyping to create stereolithographic models. Australas Phys Eng Sci Med 16/2, 79 (1993).

[3] Bill, J. S., Reuther, J. F., Dittmann, W., Kübler, N., Meier, J. L., Pistner, H., Wittenberg, G.: Stereolithography in oral and maxillofacial operation planning. Int J Oral Maxillofac Surg 24, 98 (1995).

[4] Blake, G. B., MacFarlane, M. R., Hinton, J. W.: Titanium in reconstruction of the skull and face. Br J Plast Surg 43, 528 (1990).

[5] Brix, F., Lambrecht, J. Th.: Individuelle Schädelmodellherstellung auf der Grundlage computertomographischer Informationen. Fortschr Kiefer Gesichtschir 32, 74 (1987).

[6] Deppe, H., Zeilhofer, H.-F., Sader, R., Horch, H.-H.,

Lenz, M.: Die 3D-CT-Stereolithographie in der dentalen Implantologie. Z Zahnärztl Implantol (im Druck 1997).
[7] Diner, P. A., Kollar, E., Vazquez, M.-P., Accart, G., Pirollo, G.: La distraction osseuse par fixateur externe. Une nouvelle technique d'allongement mandibulaire. Rev Stomatol Chir Maxillofac 95, 411 (1994).
[8] Eufinger, H., Wehmöller, M., Machtens, E., Heuser, L., Harders, A., Kruse, D.: Reconstruction of craniofacial bone defects with individual alloplastic implants based on CAD/CAM-manipulated CT-data. J Cranio Maxillofac Surg 23, 175 (1995).
[9] Fendt, L.: Optimierung von Belichtungsparametern eines UV-Lasers zur Aushärtung von Photopolymeren in der Stereolithographie, S. 7. FH München 1993.
[10] Girod, S., Keeve, E., Girod, B.: Advances in interactive caniofacial surgery planning by 3D simulation and visualization. Int J Oral Maxillofac Surg 24, 120 (1995).
[11] Haßfeld, S., Mühling, J., Zöller, J.: Navigation in oral and maxillofacial surgery. Int J Oral Maxillofac Surg 24, 120 (1995).
[12] Hell, B.: Modellbau auf der Basis einer 3D-Sonographie. Biomed Tech 40 (Suppl. 3), 19 (1995).
[13] Henri, C. J., Colchester, A. C. F., Zhao, J., Hawkes, D. J., Hill, D. G. L., Evans, R. L.: Registration of 3-D surface data for intraoperative guidance and visualisation in frameless stereotactic neurosurgery. First International Conference, CVRMED'95, Ayache, N. (ed.) p. 47. Springer, Berlin– Heidelberg–New York 1995.
[14] Kärcher, H.: Three-dimensional cranio-facial surgery, transfer from a three-dimensional model (ENDOPLAN) to clinical surgery; a new technique. J Cranio Maxillofac Surg 20, 125 (1992).
[15] Kalender, W. A., Seissler, W., Klotz, E., Vock, P.: Spiral-CT: Eine neue Technik für Volumenaufnahmen. I. Grundlagen und Methodik. Röntgenpraxis 43, 323 (1990).
[16] Klein, H. M., Schneider, W., Alzen, G., Voy, E. D., Günther, R. W.: Pediatric craniofacial surgery: comparison of milling and stereolithography for 3D-model manufacturing. Pediatr Radiol 22, 458 (1992).
[17] Kliegis, U. G., Schwesig, W., Weigel, H., Mittelstädt, R., Korthmann, Th., Zenker, W.: Organ models for surgery planning. In: Neugebauer, H., Windischbauer, N. (eds.): Surface topography and body deformity, p. 169. Fischer, Stuttgart 1990.
[18] Kliegis, U. G., Ascherl, R., Zeilhofer, H. F., Kärcher, H.: Individual anatomical models and a new way of their applications in intraoperative guidance. In: Lemke, H. U., Inamura, K., Jaffe, C. C., Vannier, M. W. (eds.): Computer assisted radiology, p. 1309. Springer, Berlin–Heidelberg–New York 1995.
[19] Kliegis, U. G., Vitt, K. D., Zeilhofer, H.-F.: Computergestützte Chirurgie und Therapiedesign als Instrumente der Qualitätssicherung. In: Pinter, E., Vitt, K. D. (Hrsg.): Umfassendes Qualitätsmanagement für das Krankenhaus, S. 216. pmi Verlagsgruppe, Frankfurt a.M. 1996.
[20] Kliegis, U. G., Zeilhofer, H.-F., Sader, R., Horch, H.-H.: Model based surgery simulation and intraoperational guidance. Proc. SPIE Medical Imaging '97, vol. 3031, Newport Beach, 176 (1997).
[21] Klimek, L., Klein, H. M., Mosges, R., Schmelzer, B., Schneider, W., Voy, E. D.: Methods for simulation and surgical interventions in head and neck surgery. HNO 40 (11), 446 (1992).
[22] Kreusch, Th., Lambrecht, J. Th.: Die Planung präprothetisch-chirurgischer Eingriffe mit Hilfe individueller Modellherstellung. Dtsch Z Mund Kiefer GesichtsChir 16, 44 (1992).
[23] Lambrecht, J. Th., Brix, F.: Planning orthognatic surgery with three-dimensional models. Int J Adult Orthodont Orthognat Surg 4, 141 (1989).
[24] Lambrecht, J. Th.: 3-D-Modeling Technology in Oral and Maxillofacial Surgery. Quintessence, Chicago–Berlin–London–Tokyo–Sao Paulo–Moskau–Prag–Sofia–Warschau 1995.
[25] Lambrecht, J. Th., Brix, F.: Individual skull model fabrication for craniofacial surgery. Cleft Palate J 27, 382 (1990).
[26] Marsh, J. L., Vannier, M. W.: The „third" dimension in craniofacial surgery. Plast Reconstr Surg 71, 759 (1983).
[27] Sader, R., Zeilhofer, H.-F., Deppe, H., Horch, H.-H., Nuber, B., Hornung, B.: 3D-sonography in maxillofacial surgery. In: Kärcher, H.: Functional surgery of the head and neck, p.75. RM-Druck und Verlag, Graz 1995.
[28] Sader, R., Zeilhofer, H.-F., Kliegis, U., Deppe, H., Horch, H.-H.: Über die Genauigkeit von 3-D-gestützten Operationsplanungen mit Rapid-prototyping-Techniken. Mund Kiefer GesichtsChir 1 [Suppl. 1], 61 (1997).
[29] Schmidt, G. G.: Verarbeitung von Bilddaten und Modellbauprozeß. Biomed Tech 40 (Suppl. 3), 7 (1995).
[30] Vannier, M. W., Marsh, J. L., Gado, M. H., Totty, W. G., Gilula, L. A., Evens, R. G.: Klinische Anwendungen der dreidimensionalen Oberflächenrekonstruktion aus CT-Scans-Erfahrungen bei 250 Untersuchungen. Electromedica 51, 122 (1983).
[31] Vannier, M. W., Marsh, J. L., Warren, J. W.: Three-dimensional CT reconstruction images for craniofacial surgical planning and evaluation. Radiology 150, 197 (1984).
[32] Vannier, M. W., Pilgram, T. K., Bhatia, G., Brunsden, B., Nemecek, J. R., Young, V. L.: Quantitative three-dimensional assessment of face-lift with an optical facial surface scanner. Ann Plast Surg 30, 204 (1993).
[33] Witte, G., Hoeltje, W., Tiede, U., Riener, M.: Die dreidimensionale Darstellung, CT-Untersuchungen kraniofacialer Anomalien. RöFo 144, 400 (1986).
[34] Wittenberg, G., Jenett, M., Kenn, W.: Datenakquisition für die Stereolithographische Modellfertigung mit der Computertomographie. Biomed Tech 40 (Suppl. 3), 3 (1995).
[35] Wolf, H. P., Millesi, W., Knabl, J., Watzke, I.: Technik und Anwendungsmöglichkeiten der stereolithographischen Schädelmodellherstellung. Fortschr Kiefer Gesichtschir 39, 19 (1994).
[36] Zeilhofer, H.-F., Sader, R., Kirsten, R., Lenz, M.: Computer-aided individual transplant design for reconstruction of the mandible. In: Lemke, H. U., Inamura, K., Jaffe, C. C., Vannier, M. W. (eds.): Computer assisted radiology, p. 1353. Springer, Berlin–Heidelberg–New York 1995.

[37] Zeilhofer, H.-F., Sader, R., Deppe, H., Horch, H.-H.: Treatment planning of craniofacial deformities with asymmetry using solid models (stereolithography, milling) from 3D CT Datas. In: Lemke, H. U., Inamura, K., Jaffe, C. C., Vannier, M. W (eds.): Computer assisted radiology, p. 1329. Springer, Berlin–Heidelberg–New York 1995.

[38] Zeilhofer, H.-F., Sader, R., Lenz, M., Siebels, W., Horch, H.-H.: Rekonstruktion der knöchernen Orbita mit Hilfe von 3D-Visualisierung, Rapid-Prototyping-Techniken und individuell modellierten Kohlefaserverbundimplantaten. Klin Monatsbl Augenheilkd 209, 8 (1996).

[39] Zeilhofer, H.-F., Sader, R., Kirsten, R., Deppe, H., Horch, H.-H.: An empirical study on quality control in clinically used anatomical models. In: Lemke, H. U., Vannier, M. W., Inamura, K., Farman, A. G.: Computer assisted radiology, p. 776. Elsevier, Amsterdam–Lausanne–New York–Oxford–Shannon–Tokyo 1996.

[40] Zeilhofer, H.-F., Kliegis, U., Sader, R., Horch, H.-H.: Augmented reality and individual anatomical models: Clinical experience in the use of videomatching as a navigational aid in orthognatic and craniofacial surgery. J Cranio Maxillofacial Surg 24 (Suppl. 1), 11, 75 (1996).

[41] Zeilhofer, H.-F., Kliegis, U., Sader, R., Horch, H.-H.: Videomatching als intraoperative Navigationshilfe bei profilverbessernden Operationen. Mund Kiefer GesichtsChir 1 [Suppl. 1], 68 (1997).

[42] Ziegert, G.: Untersuchung zum Einsatz neuer Technologien im Modell- und Formenbau für die Anforderungen im Unternehmen, S. 7. Weißensee Druckguß GmbH, FH f. Technik und Wirtschaft, Berlin 1996.

[43] Zonneveld, F. W., van der Dussen, M. F. N.: Three-dimensional imaging and model fabrication in oral and craniofacial surgery. Oral Maxillofac Surg Clin North Am 4, 19 (1992).

Traumatologie des Gesichtsschädels

von Hans-Henning Horch und Michael Herzog

Inhaltsübersicht

Einleitung

Die Behandlung von Verletzungen im Mund-Kiefer-Gesichtsbereich erschöpft sich keinesfalls in der chirurgischen Versorgung von Weichteil- und Knochenverletzungen. Selbst bei isolierten, scheinbar problemlosen Kiefer-Gesichtsverletzungen können andere Organe, wie das Zentralnervensystem, die Augen, die Halswirbelsäule oder Halsweichteile, mitbetroffen sein. Daher ist bei diesen Patienten ebenso wie bei der Versorgung Polytraumatisierter zu berücksichtigen, daß die Behandlung im Rahmen einer Gesamtbehandlung durchzuführen ist und sich in den allgemeinen Therapieplan einfügt. Eine enge Zusammenarbeit mit den Fachgebieten der Anästhesie, Chirurgie, Neurochirurgie, Neurologie, Augen- und Hals-Nasen-Ohren-Heilkunde ist daher angezeigt, um nach Möglichkeit alle operativen Maßnahmen entweder in einer oder in zwei Sitzungen durchführen zu können.

Allgemeine Traumatologie

Verletzungen entstehen in erster Linie durch Gewalteinwirkung (mechanische Verletzung). Man unterscheidet *stumpfe Verletzungen*, bei denen Knochenbrüche und Zerreißungen von Geweben und inneren Organen auftreten, die Körperoberfläche jedoch intakt bleibt, und *perforierende Verletzungen*, die mit einer Zerstörung äußerer und innerer Körperoberflächen einhergehen und daher in hohem Maße infektionsgefährdet sind. Weiter können Verletzungen durch *thermische Schäden* (Erfrierungen, Verbrennungen), durch *Chemikalien* oder *elektrischen Strom* entstehen. Bei *Kombinationsverletzungen* (polytraumatisierte Patienten) sind regelmäßig mehrere Körperabschnitte gleichzeitig betroffen (Schädel-Hirn-Trauma, Lungenkontusion, Extremitätenverletzungen, Rippen-, Wirbelsäulen-, Beckenfrakturen, Organzerreißungen).

Tetanusprophylaxe

Da eine Tetanuserkrankung prinzipiell auch bei einer banalen Wunde möglich und immer lebensbedrohend ist, muß der Tetanusschutz des Patienten stets überprüft werden. Grundvoraussetzung zur Tetanusprophylaxe ist die sofortige chirurgische Wundversorgung mit gründlicher Reinigung und sorgfältigem Débridement.

Eine besondere Gefahr geht von kontaminierten Wunden aus. Aber auch ausgedehnte tiefe Verletzungen, insbesondere in schlecht durchblutetem Gewebe, Brandverletzungen [372], veraltete sowie infizierte Wunden sind gefährdet. Von jeder Bißverletzung kann eine Tetanusinfektion ausgehen, gleiches gilt auch bei der Entfernung von bislang reizlos eingeheilten Fremdkörpern [54]. Ebenso können Schleimhautwunden und Zahnluxationen Eintrittspforten der Tetanusinfektion sein.

Um das Risiko einer Tetanusinfektion gering zu halten, ist eine aktive Grundimmunisierung der gesamten Bevölkerung mit drei Tetanustoxoidinjektionen anzustreben. Das Intervall zwischen erster und zweiter Impfung sollte vier Wochen und das zwischen zweiter und dritter Impfung sechs bis zwölf Monate betragen. Um die Boosterung sicherzustellen, sollten die Intervalle nicht verkürzt werden. Nach korrekt abgeschlossener vollständiger Grundimmunisierung ist alle zehn Jahre eine Auffrischimpfung mit Tetanustoxoid zum Erhalt der Immunität notwendig. Eine überlebte Tetanuserkrankung hinterläßt keine Immunität. Schwangere können jederzeit geimpft werden [436].

Im Verletzungsfall wird bei bewußtlosen, bei unvollständig oder nicht zeitgerecht immunisierten Patienten oder auch bei lückenhafter Impfdokumentation eine Simultanprophylaxe mit 0,5 ml Tetanustoxoid und 250 IE Tetanusimmunglobulin (Tetanusantitoxin) notwendig [24]. Die intramuskulären Injektionen erfolgen in kontralaterale Körperstellen. Bei ausgedehnten, veralteten Wunden sowie bei großflächigen Verbrennungen ist eine Dosis von 500 IE Tetanusimmunglobulin angezeigt. Bei dieser Dosierung ist trotz gleichzeitiger Gabe weder die Antitoxinwirkung noch die Antitoxinbildung nach Toxoidgabe behindert [227].

Korrekt grundimmunisierte Patienten mit gefährdeten oder veralteten Wunden erhalten eine Tetanustoxoid-Auffrischungsinjektion, wenn zwischen letzter Injektion und Verletzungsfall mehr als fünf Jahre vergangen sind [79].

Jede Art der Tetanusprophylaxe muß dokumentiert werden (Impfausweis). Der Patient muß über die gegebenenfalls erforderliche Komplettierung der Immunisierung aufgeklärt werden.

Antibiotikaprophylaxe

Jede Wunde mit Eröffnung des oro- bzw. nasopharyngealen Raumes wird durch die Wundsetzung selbst oder durch sekundäre Keimeinwanderung kontaminiert. Es ist von verschiedenen Faktoren und den therapeutischen Maßnahmen abhängig, ob der Organismus mit den eingedrungenen Keimen fertig wird oder ob sich eine Infektion manifestiert. Die Wundinfektion wird außer vom Allgemeinzustand des Patienten durch die lokalen Wundverhältnisse, wie Lokalisation, Größe und Form der Wunde, das Vorhandensein von Fremdkörpern, die lokale Zirkulation sowie durch die Anzahl und die Virulenz pathogener Keime entscheidend bestimmt.

In mehreren Studien konnte der Wert einer perioperativen Antibiotikagabe bei Kiefer-Gesichtsverletzungen nachgewiesen werden [4, 8, 135, 146, 308, 460].

Bei der *Auswahl des Antibiotikums* ist die Kenntnis des möglichen Erregerspektrums von besonderer Bedeutung. Bei der vielfach vorherrschenden Mischflora [370] erscheinen *Breitspektrum-Penicilline,* eventuell in Kombination mit Oxacillin, die Kombination Amoxicillin/Clavulansäure (Augmentan®) bzw. Ampicillin/Sulbactam (Unacid®) oder Cephalosporine (Spizef®) besonders geeignet. Kein Antibiotikum kann aber die körpereigene Abwehr oder die Einhaltung chirurgischer Grundprinzipien (Asepsis, Antisepsis, atraumatisches Operieren) ersetzen.

Mittelgesichtsfrakturen mit Beteiligung der Schädelbasis werden für zehn Tage bzw. bis zum Abschluß der fachchirurgischen Intervention antibiotisch behandelt.

Infizierte Verletzungen sollten nach Erstellung eines *Antibiogramms* gezielt antibiotisch therapiert werden.

Verletzungen der Gesichtsweichteile

Primärversorgung

Gesichtsschädelfrakturen sind häufig mit Verletzungen der Gesichtsweichteile kombiniert, seltener handelt es sich um isolierte Schürf-, Riß-, Schnitt-, Quetsch-, Riß-Quetsch- oder Platzwunden. Defektwunden werden außer bei Kriegsverletzungen nur selten beobachtet (Hundebiß). Das Besondere der Versorgung von Gesichtsverletzungen ist der enge Zusammenhang von Funktion und Ästhetik. Von zwei Ergebnissen gleich guter Funktion gilt dasjenige als das bessere, das den geringeren Entstellungsgrad aufweist.

Da eine genaue Übersicht über das Ausmaß des Weichteilschadens und des Gewebeverlustes bei der frischen Verletzung eher möglich ist als nach späteren narbigen Verziehungen, ist die richtige Einschätzung des Verletzungsausmaßes durch den Erstbehandler von entscheidender Bedeutung: *Die Primärversorgung sollte zugleich die definitive sein.* Das gilt auch für (Hunde-)Bißverletzungen [150, 184, 269, 355].

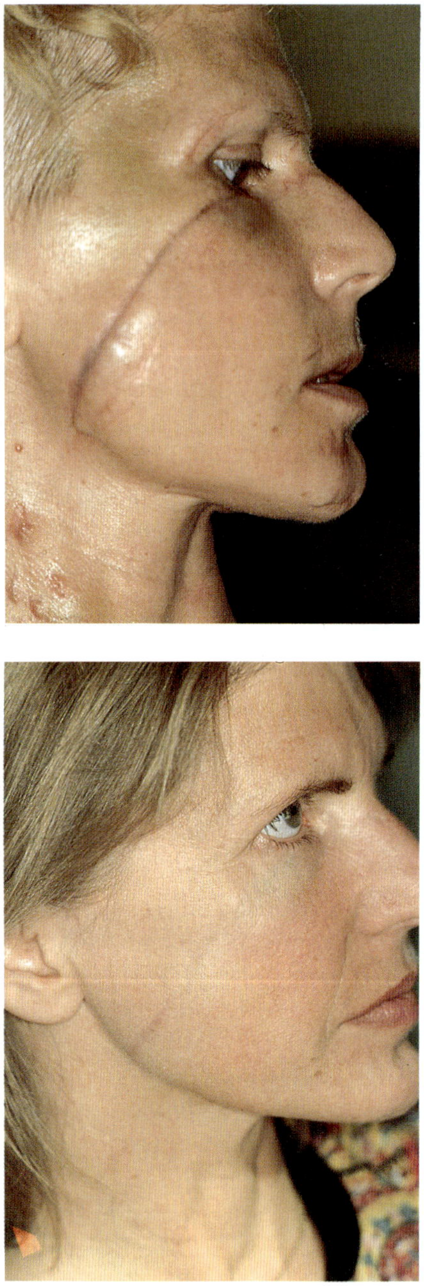

a

b

Abb. 1 Ausgedehnte perforierende Rißwunde der rechten Wange.

a) Klinisches Bild etwa drei Wochen nach der Versorgung.
b) Ästhetische Verbesserung nach Narbenkorrektur.

Für die Versorgung von Gesichtsverletzungen gilt als oberstes Prinzip: Operatives Vorgehen von innen nach außen.

Zuerst muß bei allen Weichteilverletzungen des Gesichtes eine sorgfältige Wundinspektion mit exakter Diagnostik eventuell vorhandener Frakturen erfolgen. Die Versorgung erfolgt dann so, daß zunächst die Reposition und Stabilisierung der die Gesichtsweichteile stützenden und die Ästhetik des Gesichtes bestimmenden Gesichtsschädelknochen vorgenommen werden, nachfolgend müssen die intraoralen Schleimhautwunden und zuletzt die äußeren Weichteilwunden versorgt werden [134, 169, 413, 459, 521].

Diese Reihenfolge ist unbedingt einzuhalten, da nur so eine funktionelle und ästhetisch befriedigende Wiederherstellung des Gesichtes möglich ist und nur so die für den physiologischen Ablauf der Heilungsvorgänge erforderliche Ruhigstellung garantiert werden kann (Abb. 1). Ausnahmen sind bei lebensbedrohlich verletzten, polytraumatisierten Patienten zulässig, bei denen der für eine definitive Versorgung der Gesichtsverletzungen notwendige Zeitaufwand nicht zu rechtfertigen ist.

Für den erstbehandelnden Allgemeinchirurgen können diese Forderungen bedeuten, daß er auf eine definitive Wundversorgung verzichten sollte und den Patienten einer mund-kiefer-gesichtschirurgischen Fachklinik zuweist, die in der Lage ist, sowohl den Gesichtsschädel als auch die Weichteilverletzungen adäquat zu versorgen. Der Erstbehandler muß wissen, daß es in seiner Hand liegt, ob eine Gesichtsweichteilverletzung mit einer unauffälligen Narbenbildung und damit tolerabel für den Patienten abheilt oder ob eine Entstellung des Gesichtes durch auffällige Narben mit Verziehung ästhetisch imponierender Strukturen wie der Augenlider, der Lippen oder des Nasenflügels resultiert.

Obwohl Gesichtswunden in einem hohen Prozentsatz kontaminiert sind, hat hier das Prinzip der FRIEDRICH-Wundexzision wegen der guten Durchblutung keine Geltung. In der Regel kann zur Vermeidung von Gewebeverlusten auf eine Wundexzision verzichtet werden, sie hat im Einzelfall nur zur Entfernung nekrotischer oder schmutztätowierter Gewebeabschnitte sparsam zu erfolgen. Insbesondere im Bereich der Augenlider, der Nase oder der Lippenrotweißgrenze sind auch kleinste, nur durch schmale Brücken ernährte Haut- oder Schleimhautanteile zu erhalten, da sie für die normale Form unverzichtbar sind.

Lediglich bei ausgedehnten Quetschwunden, Explosionsverletzungen und mit Einschränkung bei Bißwunden ist die Schaffung glatter, unversehrter Wundränder über den Weg eines radikaleren Débridements erforderlich. Der daraus resultierende Gewebeverlust zieht die Notwendigkeit plastisch-chirurgischer Maßnahmen nach sich.

Kennzeichnend für die Gesichtsweichteile ist die *Dreischichtung* in Schleimhaut, Muskulatur und Haut im Wangen-, Lippen-, Nasen- und Lidbereich. Spezifische Strukturen sind (neben Knorpel im Nasen- und Tarsus im Lidbereich) im präaurikulären Wangenanteil der Nervus facialis mit seinen Aufzweigungen und der Ductus parotideus, die bei Verletzungen einer primären mikrochirurgischen Rekonstruktion bedürfen.

Ästhetisch relevante anatomische Gegebenheiten sind:

- septale Verbindungen zwischen Gesichtshaut und mimischer Muskulatur, durch die die Mimik und dadurch der individuelle Gesichtsausdruck ermöglicht werden
- die hohe Durchblutung der Gesichtshaut und die ihr eigene Textur sowie die Steuerung der Durchblutung über das vegetative Nervensystem

Beide Eigenschaften, Mimik und Variabilität der Durchblutung, sind unersetzlich und gehen bei Defektdeckung mit Fernlappenplastiken verloren. Daher hat die lokale Hautverschiebung auch bei größeren Defektverletzungen Vorrang.

Bedeutsam bei der Versorgung von Gesichtsverletzungen ist die Strukturierung des Gesichtes in

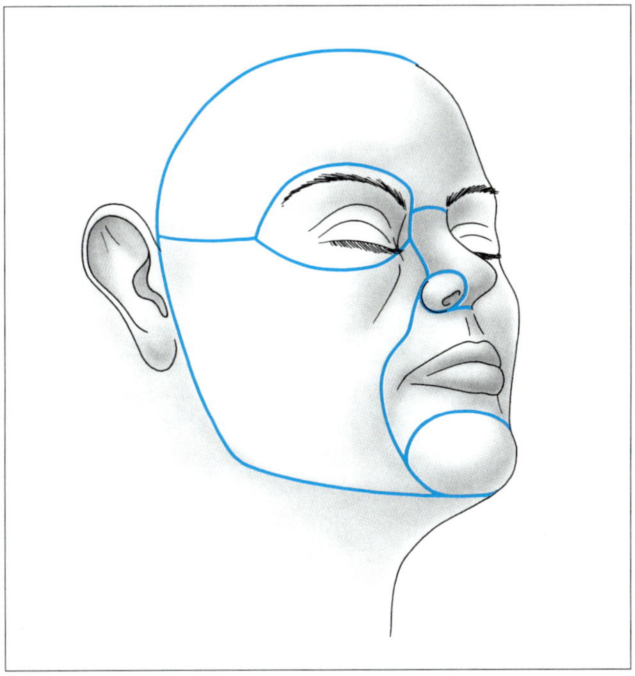

Abb. 2 Gliederung des Gesichtes in Felder. In den Grenzlinien zwischen den Arealen verlaufende Narben sind unauffällig.

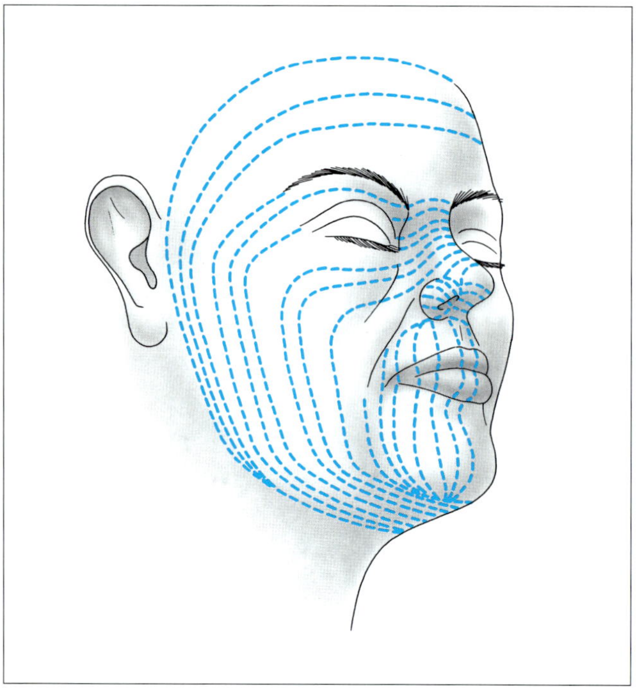

Abb. 3 Relaxed skin tension lines (RST-Linien). Schmale Narben bei parallelem Verlauf, breite Narben bei Abweichung.

Gesichtsfelder oder Areale (Abb. 2), weil Narben auffällig sind, wenn sie die Gesichtsfelder kreuzen; sie sind dagegen weitgehend unauffällig, wenn sie in den Grenzen zwischen den Arealen verlaufen.

Die *Spannungslinien der Haut* (RST-Linien, relaxed skin tension lines) (Abb. 3), die im wesentlichen im rechten Winkel zur Zugrichtung der Muskulatur verlaufen und mit zunehmendem Alter den Gesichtsfalten entsprechen, zeigen die Verlaufsrichtung zarter, unauffälliger Narbenbildungen an. Verlaufen Narben senkrecht zu diesen Linien, so kann eine breite Narbenbildung nicht ausgeschlossen werden, da die elastischen Kräfte der Haut die Wundränder distrahieren.

Mit Ausnahme von Bagatellverletzungen sollte die Versorgung von Gesichtsweichteilverletzungen in *Allgemeinnarkose* erfolgen. Die Infiltration durch Lokalanästhetika kann die exakte Adaptation der einzelnen Gewebeschichten erschweren, bei ausgedehnten Weichteilverletzungen ist infolge der langen Operationsdauer nur so die erforderliche Relaxation des Operationsgebietes gewährleistet.

Voraussetzung für die Versorgung von Gesichtsverletzungen ist das Vorhandensein eines Feininstrumentariums. Hilfreich ist eine Lupenbrille. Bei durchgreifenden Verletzungen müssen Schleimhaut, Muskulatur und Haut gesondert adaptiert werden.

Für die *intraorale Naht* zur Versorgung von *Schleimhautverletzungen* sollte die vielfach geübte Technik mit resorbierbaren Fäden aufgegeben werden. Durch die enzymatische Wirkung des Speichels kommt es bereits nach zwei bis vier Tagen zur Auflösung, z. B. von Catgut-Fäden, und damit leicht zu einer Wunddehiszenz. Resorbierbare Fäden aus Polyglycolsäure (Dexon®) oder Polyglactin (Vicryl®) sind nach acht bis zehn Tagen noch nicht vollständig aufgelöst, so daß auch sie entfernt werden sollten. Es ist daher nicht resorbierbares Nahtmaterial aus Kunststoff oder gewachster Seide (3 × 0) vorzuziehen.

Für die Naht der Muskulatur empfiehlt sich feines resorbierbares Material (4 × 0 bzw. 3 × 0), für subkutane Nähte 4 × 0 oder 5 × 0.

Die *Hautränder* werden entweder mit 4 × 0 Intrakutannähten oder mit 6 × 0 monophilem Nahtmaterial in Einzelknopftechnik adaptiert. Die Einzelfäden werden am fünften postoperativen Tag entfernt, um ein Einwachsen des Epithels entlang den Fäden und damit störende Narbenbildungen zu vermeiden. Intrakutane Fäden können zehn bis vierzehn Tage belassen werden.

In Abhängigkeit von Ausdehnung und Tiefe der Verletzung ist eine *Redon-Saugdrainage* angezeigt, infektgefährdete Wunden werden für 24–48 Stunden mit Kunststoffröhrchen oder Penrose-Drainagen drainiert.

Besonders entstellende Narben entstehen, wenn es zum Einheilen von *Schmutzeinsprengungen* kommt, die zu kaum korrigierbaren Schmutztätowierungen führen. Daher sollten alle flächenhaften Schürfwunden des Gesichtes mit Schmutzeinsprengungen ausgebürstet werden, um so die Schmutzpartikel mechanisch aus der Wunde zu entfernen. Als Spülflüssigkeit während der Bürstenbehandlung kann 3%ige Wasserstoffsuperoxid-, Polyvidonjod- oder physiologische Kochsalzlösung verwendet werden. Anschließend werden die Wunden mit Fettgaze-Verbänden abgedeckt. Schmutzeinsprengungen im subkutanen Bereich sind sparsam zu exzidieren.

Bei tiefen glatten Schnittwunden ist zu prüfen, ob der Verlauf der resultierenden Narbe mit den RST-Linien übereinstimmt. Beträgt die Abweichung mehr als 30°, sollte schon primär die Verlaufsrichtung der Schnittwunde durch plastisch-chirurgische Techniken geändert werden. Es gibt hierzu drei Möglichkeiten (Abb. 4):

- W Plastik
- Y-V-Plastik
- Z-Plastik

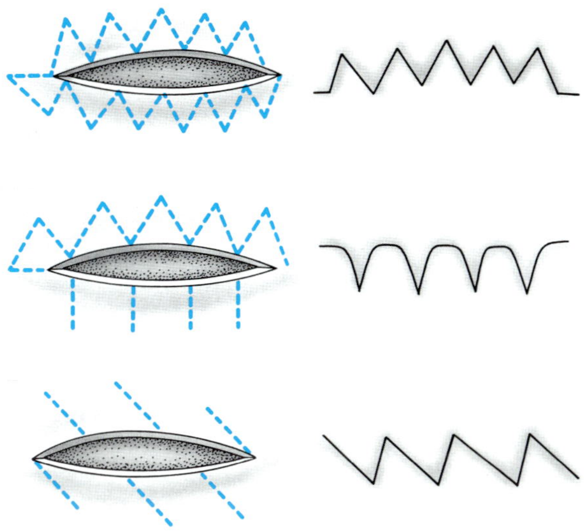
a
b
c

Abb. 4 Primäre Richtungsänderung von Narben durch plastisch-chirurgische Techniken.

a) W-Plastik.
b) Y-V-Plastik.
c) Z-Plastik.

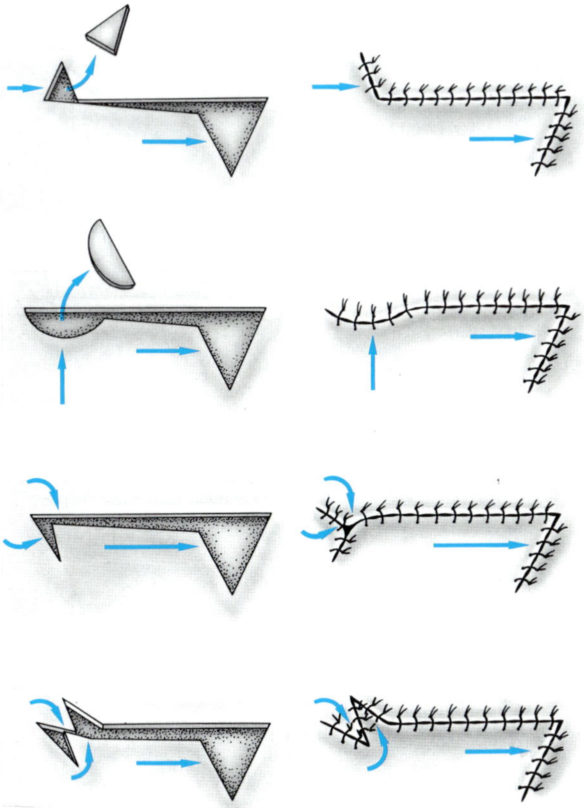
a
b
c
d

Abb. 5 Prinzipien der lokalen Hautverschiebung.

a) und b) Ausgleich der Seiteninkongruenz durch Hautexzision der Gegenseite (a) bzw. der gleichen Seite (b).
c) und d) Zusätzliche Mobilisierung durch Rückschnitt mit einfachem Wundverschluß (c) bzw. mit Wundverschluß durch Z-Plastik (d).

Ausgedehnte Riß-Quetsch-Wunden, insbesondere Bißverletzungen, erfordern gelegentlich ein Débridement bis ins gesunde Gewebe. Taschenbildungen sollten bis in die entlegensten Winkel sauber dargestellt werden. Die aus einem solchen Vorgehen resultierenden Gewebedefekte werden durch *lokale Hautverschiebungen* gedeckt. Dabei gelten folgende Grundsätze (Abb. 5):

- Umwandlung des Defektes in eine dreieckige Form
- Erweiterungsschnitt einer Dreiecksbasis entlang den RST-Linien oder den Grenzlinien zwischen den Gesichtsarealen mit Mobilisierung des zugehörigen Hautlappens vom Wundgrund (cave Nervus facialis)
- Ausgleich der Längsdifferenz im Bereich des Erweiterungsschnitts entweder durch gegenseitige Exzision eines Hautdreiecks oder gleichseitige bogenförmige Exzision (Abb. 5 a und b)

Bei straffer, jugendlicher Haut kann die Mobilität des Hautlappens durch Rückschnitt erhöht werden. Die dadurch entstehenden Defekte werden entweder durch rechtwinklige Wundrandadaptation oder durch Z-Plastik verschlossen (Abb. 5 c und d).

Größere Gewebedefekte sind durch *Nah- oder Fernlappenplastiken* zu versorgen.

Nahlappenplastik

Nahlappen sind Lappen aus der Defektumgebung, die nach Ablösung unter Erhaltung eines Stiels in den Defekt eingelagert werden. Sie haben den Vorteil, hinsichtlich Kolorit, Behaarung und Dicke dem zu ersetzenden Gesichtsabschnitt weitgehend zu entsprechen. Die Entnahmestelle des Lappens wird i. d. R. primär geschlossen, es besteht aber auch die Möglichkeit, den Entnahmedefekt mit freien Hauttransplantaten, Vollhaut oder Spalthaut zu decken.

Je nach dem Vorgehen, das bei der Verlagerung eines Lappens angewandt wird, spricht man von einer Verschiebe-, Dreh- oder Umklapplappenplastik.

Werden bei den Nahlappenplastiken bestimmte Regeln der Lappengestaltung (Längen-Breiten-Verhältnis, Hämatombildung, Einnähen unter zu großer Spannung) mißachtet, kommt es zu Ernährungsstörungen mit anschließender Nekrose, die zu einem partiellen oder totalen Verlust des Lappens führen können.

Besonders bewährt hat sich der *Insellappen,* ein Haut-Fettlappen, der mit seiner Entnahmestelle durch einen subkutanen Stiel verbunden bleibt. Besitzt dieser Stiel eine Arterie und eine Vene, so erlaubt dieses Gefäßbündel auch Drehungen und Überbrückung größerer Distanzen, wobei zur Verlagerung des Lappens eine subkutane Tunnelbildung zwischen Stiel und Defekt erforderlich ist. Typische derartige Lappen sind der Insellappen mit der Arteria temporalis sowie der Arteria supratrochlearis.

Fernlappenplastik

Die älteste Fernlappenplastik ist die *Rundstiellappenplastik*. Der Rundstiellappen ist ein aus einem zweiseitig gestielten Haut-Fettlappen durch Vereinigung der Wundränder gebildeter Lappen ohne offene Wundflächen. Dieser von SCHUCHARDT für die Mund-Kiefer-Gesichtschirurgie nutzbar gemachte Lappen [455] ist jedoch in letzter Zeit weitgehend durch die gefäßgestielten myokutanen Lappen (z. B. Pectoralis-major-, Latissimus-dorsi-Lappen) bzw. durch freie, mikrovaskulär gestielte Haut-, myokutane oder Haut-Muskel-Knochenlappen ersetzt worden (z. B. Radialis-, Scapula-, Fibula-, Rectus-abdominis-, Dorsalis-pedis-Lappen).

Bei tiefreichenden Verletzungen der Wange kann es zu einer Durchtrennung des Ausführungsganges der Ohrspeicheldrüse (Stenon-Gang) oder zu einer Läsion des Nervus facialis kommen. Besteht der Verdacht auf eine Verletzung des Ductus parotideus, so müssen die Gangenden im Rahmen der Primärversorgung dargestellt und der Gang rekonstruiert werden. Andernfalls ist mit schwer korrigierbaren Speichelfisteln zu rechnen. Die Naht erfolgt über einen von der Mundhöhle in den zentralen und peripheren Anteil des Ausführungsganges eingelegten Plastikkatheter, der etwa 14 Tage in situ verbleiben sollte.

Fazialis-Verletzungen sollten nur von einem mikrochirurgisch geübten Operateur versorgt werden. Die Nervenwiederherstellung kann entweder primär oder sekundär vorgenommen werden. Ist eine sekundäre Versorgung geplant, so müssen bei der Erstversorgung in jedem Fall die durchtrennten Fazialis-Äste aufgesucht und mit nicht resorbierbaren Fäden markiert werden. Nur so sind bei der Zweitoperation ein Auffinden der Nervenstümpfe und die Wiederherstellung unter Einpflanzung eines autogenen Transplantates möglich (s. S. 356)

Sekundärversorgung

Komplexe Gesichtsverletzungen im Zusammenhang mit einem Polytrauma, schwere Verbrennungen, Weichteilverluste oder Nervenverletzungen können bei der Primärversorgung häufig nicht endgültig versorgt werden, so daß eine Restitutio ad integrum nicht erreicht wird. Gelegentlich wird man mit Patienten konfrontiert, bei denen nach Gesichtsverletzungen keine oder nur eine unzureichende Therapie durchgeführt wurde. In diesen Fällen sind sekundäre Maßnahmen indiziert, um Funktion und Ästhetik des Gesichtes wiederherzustellen.

Sind nach einer Gesichtsverletzung kontrakte oder auffällige Narben verblieben, kann nach Ausnutzung der konservativen Möglichkeiten mit Kompressionsverbänden und Massagen die *operative Narbenkorrektur* einen wesentlichen Gewinn an Funktion und Ästhetik bedeuten. Sie sollte frühestens sechs Monate nach der Verletzung durchgeführt werden, wenn die Narbenschrumpfung weitgehend abgeschlossen ist. Diese operative Korrektur erfordert ein hohes Maß an chirurgischer Erfahrung. Erfolg oder Mißerfolg ist für den Patienten klarer erkennbar als nach jeder anderen operativen Maßnahme. Die Erwartungshaltung ist hoch. Viele Patienten hoffen auf eine völlige Beseitigung der Narben. Es ist daher empfehlenswert, rechtzeitig darauf hinzuweisen, daß dies nicht möglich ist und das Ziel einer Narbenkorrektur nur darin bestehen kann, die ästhetisch störenden Narben unauffälliger zu gestalten (Abb. 6).

Heilung und Narbenbildung werden durch mehrere Faktoren beeinflußt. Außer den Hautspannungslinien zählen dazu die Art der Verletzung (Verbrennung), das Alter und der Allgemeinzustand des Patienten sowie eine floride Acne vulgaris. In letzterem Fall ist das Risiko der Infektion stark erhöht, so daß von einer Narbenkorrektur Abstand genommen werden sollte. Gleiches gilt auch für einen nicht korrekt eingestellten Diabetes mellitus.

Eventuell verbliebene Fremdkörper im Narbenbereich sind zu entfernen. Geringgradige Verbesserungen der endgültigen Narbe können durch Dermabrasion erreicht werden. Kollagenunterspritzungen bewirken nur eine vorübergehende Besserung und sind daher wenig empfehlenswert.

Verbrennungen oder Ablederungsverletzungen hinterlassen flächige, höckrige Narben, die im Gesicht neben Funktionsstörungen auch Entstellungen verursachen. Der erforderliche Hautersatz kann mit freien autogenen Transplantaten erfolgen. Textur und Kolorit des Spenderareals differieren jedoch meist so stark von der Gesichtshaut, daß der Hautersatz mit lokalen gestielten Lappen zu bevorzugen ist. Der Entnahmebereich kann durch einen Gewea 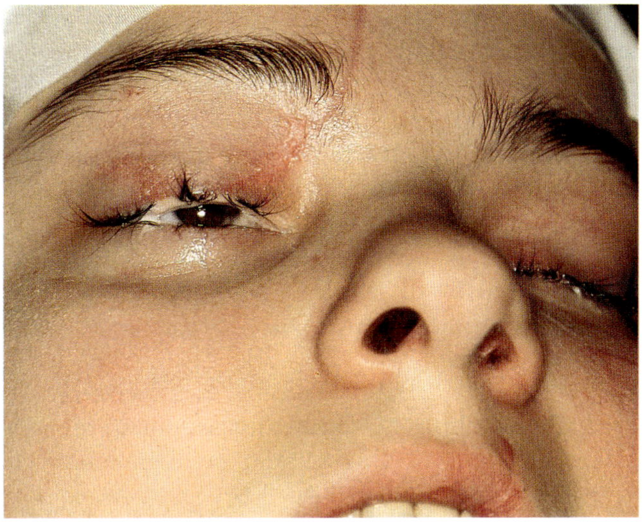 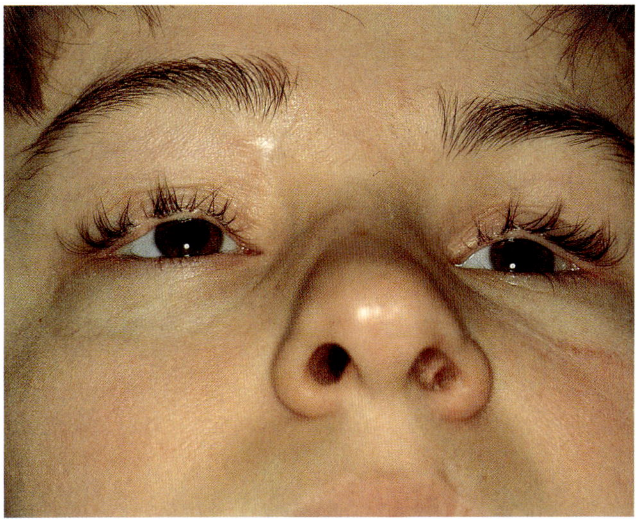 b

Abb. 6 Operative Narbenkorrektur.

a) Korrekturbedürftige Narbe im Bereich der rechten Stirn, bis zum medialen Oberlid ziehend.
b) Sechs Monate nach der Korrektur reizlose, wenig auffällige Narbe.

beexpander vorgedehnt werden, so daß ein primärer Verschluß des Entnahmebezirkes möglich ist und trotzdem genügend Gewebe zur Defektdeckung zur Verfügung steht. Das Gewebe entspricht in seinen Eigenschaften bezüglich Farbe, Dicke, Textur, Hautanhangsgebilden und Sensibilität weitgehend dem Empfängerareal [48, 341, 395]. Dieses Verfahren hat sich besonders an der behaarten Kopfhaut zur Vorbereitung großer Skalplappen bewährt.

Jede Narbenkorrektur ist sorgfältig zu planen. Die Schnittführung ist noch vor der Lokalanästhesie auf die desinfizierte Haut mit feiner Feder und chirurgischer Tinte aufzuzeichnen. Man beginnt dabei mit der Umzeichnung der zu exzidierenden Narbe und versucht dann, zunächst ebenfalls nur zeichnend, ihren Verlauf so abzuwandeln, daß sie sich möglichst optimal in die mimischen Faltenbildungen einfügt. Die *Z-Plastik,* der Austausch von an den Wundrändern gestielten, mehr oder weniger spitzwinkligen Dreiecken, ist dafür meist die geeignetste Maßnahme. Zugleich wirkt eine Z-Plastik der bei jeder Heilung auftretenden Verkürzung der Narbenstrecke entgegen.

Bei der Planung ist zu entscheiden, ob wenige große Dreiecke oder besser viele kleine das angestrebte Ziel einer unauffälligen Narbe ermöglichen. Der Austausch größerer Dreiecke bietet sich immer dann an, wenn mit ihnen der neue Narbenverlauf in langgestreckte mimische Falten, wie z. B. in die Nasolabialfalten, verlagert werden kann. Dagegen eignen sich zahlreiche kleine Dreiecke besser zur Einebnung von gratförmigen Erhebungen oder rinnenförmigen Einkerbungen in sonst glatten Flächen, wie z. B. im Bereich der Wangen.

Der Winkel der auszutauschenden Dreiecke bei der Z-Plastik entscheidet über das Ausmaß der erreichbaren Streckung in Längsrichtung. Zur Entspannung einer kontrahierten Narbe ist daher der optimale Winkel der Dreiecke bei 60° zu suchen. Größere Winkel erschweren die Rotation, so daß durch Stauchung an der Basis Unebenheiten entstehen. Kleinere Winkel vermindern die erreichbare Streckung.

Neben der Z-Plastik stehen die bereits erwähnte Y-V-Plastik, W-Plastik und verschiedene Schwenklappenplastiken zur Verfügung.

Die *Nahttechnik* entspricht der der Primärversorgung. Da die subkutan und intrakutan geführten Nähte die Hautspannung auffangen, können die Hautnähte bereits nach vier bis fünf Tagen entfernt werden. Zusätzlich ist eine Entlastung der Narbe durch nicht reizende, luftdurchlässige Pflasterstreifen (Steri-Strips) angezeigt, die dachziegelartig angebracht werden sollten und so eine *Ruhigstellung* des Operationsgebietes bewirken.

Nervenverletzungen

Die Wiederherstellung des Nervus facialis ist von besonderer Bedeutung. Selbst Ausfälle peripherer Äste wie des Ramus marginalis hinterlassen entstellende Funktionsstörungen, so daß die rechtzeitige Wiederherstellung der Kontinuität angestrebt werden muß (s. S. 355 ff.). Irreversible Paresen sind nur noch partiell durch Ersatzoperationen zu beheben. In diesen Fällen können mit einer dynamischen Muskelersatzplastik Mimik und Lidschluß willkürlich imitiert werden. Als Motor wird der Musculus temporalis verwandt, der über Fascia-lata-Streifen mit dem Musculus orbicularis oris bzw. dem medialen Lidbändchen verbunden wird.

In Fehlstellung verheilte Frakturen

Ist nach schweren kombinierten Verletzungen eine exakte Reposition der Frakturen unterblieben oder durch Resorption, Infektion oder Fettgewebsinvolution eine sekundäre Asymmetrie entstanden, so ist zu entscheiden, ob die Fehlstellung durch eine Reosteotomie des betroffenen Skelettanteiles oder durch Auflagerung von autogenem oder xenogenem Material zu korrigieren ist. Bei ausgeprägten Fehlstellungen ist die Operationsplanung anhand eines 3-D-Stereolithographiemodells, das aus den Datensätzen einer 3-D-Computertomographie erstellt wird, hilfreich [422, 532, 538, 539]. Die höhere Wertigkeit des autogenen Materials (z. B. Beckenkamm, Fibula, Rippe) ist dabei gegen den Entnahmedefekt abzuwägen. Daneben finden alloplastische Materialien wie Silastik®, Aluminiumoxid-Keramik oder auch Kohlefaserverbundwerkstoffe Verwendung (538, 539). Paraffin oder Silikonöle gelten als obsolet, da sie noch nach Jahren dislozieren und Granulome verursachen können [114].

Primär- und Sekundärversorgung von Verbrennungen im Gesichtsbereich

Der Gesichtsbereich stellt neben den Händen das bei Verbrennungen am häufigsten betroffene Körperareal dar [365]. Prominente Strukturen wie Nase oder Ohren sind besonders gefährdet.

Die Einteilung der *Verbrennungstiefe* erfolgt in oberflächlich oder erstgradig, die Epidermis betreffend (Grad I). Löst sich die Epidermis blasig ab, wird dies als oberflächlich dermale Verbrennung Grad IIa bezeichnet. Eine tief dermale Verbrennung Grad IIb entsteht bei fortschreitender Schädigung des Koriums. Ist die gesamte Dermis betroffen, handelt es sich um eine Verbrennung III. Grades. Bei Beteiligung tieferer Strukturen (Subkutis-Faszie-Muskulatur) wird von einer Verbrennung IV. Grades gesprochen.

Im Gesichtsbereich imponiert besonders das verbrennungsinduzierte Ödem, das zur Verlegung der äußeren Atemwege und in Kombination mit einer Schädigung der oberen Luftwege (Glottisödem) zu einer lebensbedrohlichen Situation führen kann.

Die Feststellung der Verbrennungstiefe erfolgt klinisch und kann gegebenenfalls durch eine Stanzbiopsie gesichert werden. Als Hilfsmittel dienen die Feststellung des vorhandenen Kapillarpulses, die Schmerzempfindung und die feste Verankerung der Behaarung. Die Schmerzempfindung verliert sich mit zunehmender Tiefe der Verbrennung. Bei drittgradigen Verbrennungen ist die Oberflächensensibilität aufgehoben.

Bereits am Unfallort sollte die fachgerechte Primärbehandlung einsetzen. Insbesondere die *Applikation kalten Wassers* kann bei Verbrühungen und Verbrennungen, aber auch bei Säure- oder Laugenverletzungen die Tiefe der Läsion vermindern und wesentlich zur Schmerzlinderung beitragen.

Eine während der Behandlung nicht infizierte Brandverletzung ist nahezu undenkbar, eine keimarme Wunde ist möglich. Bei Verbrennungen I. Grades und oberflächlich II. Grades ist die Epithelisierung nach zehn bis vierzehn Tagen abgeschlossen. Die epitheliale Barriere ist der wesentliche Schutz vor einer Infektion. Im Gesicht und in der behaarten Kopfhaut droht eine solche aber auch noch nach Epithelisierung von den Hautanhangsgebilden, insbesondere von den Haarfollikeln her.

Tiefere Verbrennungen erfordern die frühzeitige *tangentiale Nekrotomie* mit anschließender Dekkung durch Spalthauttransplantate. Allerdings ist noch bei tief zweitgradigen Verbrennungen ein Regenerationsprozeß der Epithelisierung, ausgehend von den Ausführungsgängen der erhaltenen Hautanhangsgebilde, möglich. Bei zunehmender Schädigung der Dermis zeigt sich jedoch eine hypertrophe Narbenbildung mit Keloid- und Schrumpfungstendenz, die beim Kind am stärksten ausgeprägt ist und mit zunehmendem Alter abnimmt.

Die ausgeprägte Narbenschrumpfung sowie verbrennungsbedingte Knorpeldestruktionen führen zu erheblichen *Deformationen,* die eine sekundäre Rekonstruktion erforderlich machen. Im einzelnen betrifft dies Narbenkontrakturen, Teilverlust der Behaarung (Kopfhaare, Augenbrauen), Deformationen mit Substanzverlust der Nase und der Ohren, Ober- und Unterlidschrumpfung mit Ektropium und mangelndem Lidschluß sowie eine narbenbedingte Mikrootie und insbesondere ausgeprägte Halskontrakturen mit Flügelfellbildung. Bei Kindern können ausgedehnte Verbrennungsnarben das Wachstum des Kiefer-Gesichtsskeletts beeinträchtigen [335].

Allgemeine Frakturenlehre

Eine Fraktur ist eine durch direkte oder indirekte Gewalteinwirkung verursachte, plötzliche Zusammenhangstrennung des Knochens. Ein kurzer, mit ausreichender Kraft einwirkender Insult führt zur *traumatischen Fraktur.* Dagegen können vorgeschädigte Knochen (Osteomyelitis, Osteoradionekrose, Osteoporose, Tumoren, Metastasen, Zysten, Implantate) schon bei physiologischer Beanspruchung frakturieren *(pathologische oder Spontanfraktur).*

Die durch ständige geringfügige Gewalteinwirkung auftretenden Ermüdungserscheinungen des Knochengefüges, die eine allmähliche Zusammenhangstrennung bewirken *(Ermüdungsbrüche, schleichende Frakturen),* werden im Mund-Kiefer-Gesichtsbereich außerordentlich selten gesehen.

Frakturmechanik

Die Belastung des Knochengewebes kann statisch in Form einer Schwerewirkung oder dynamisch in Form einer Massenbeschleunigung oder Massenabbremsung erfolgen. Am häufigsten tritt das Aufpralltrauma auf (Massenabbremsung), bei welchem infolge der Geschwindigkeitsdifferenz zwischen den kollidierenden Objekten kinetische Energie absorbiert werden muß. Bis zu einem gewissen Grad kann das menschliche Skelett derartige Energien ohne Fraktur tolerieren, die Energieaufnahme erfolgt dann über:

- Zurückweichen des Kollisionsobjektes
- Verformung der bedeckenden Weichteile
- elastische Verformung von Knorpel und Knochen

Sobald diese Absorptionskapazitäten überschritten werden, kommt es zum Bruch. Die Bruchtoleranz wird bestimmt durch:

- absorbierte Energie
- Dauer der Krafteinwirkung
- Lastverteilung

Nach der Formel $E_{kin} = {}^1/_2\, mv^2$ hängt das Ausmaß der zu *absorbierenden Energie* von der Masse m der beiden kollidierenden Objekte und von dem Quadrat der Aufprallgeschwindigkeit v ab. Infolgedessen geht die Geschwindigkeit überproportional in diese Gleichung ein und erklärt das Ausmaß der Gewebezerstörung bei Verkehrsunfällen oder Schußverletzungen.

Das Bruchgeschehen wird von der *Dauer der Krafteinwirkung* beeinflußt, da bei kurzer Einwirkungsdauer eine höhere Energie vom Knochen aufgenommen werden kann als bei längerer. Bei Belastung erfährt die Knochenstruktur initial eine Verfestigung, die sogenannte Dehnungsvorspannung. Erst wenn die Beanspruchung weiter andauert, kommt es zum Bruch, ohne daß die einwirkende Kraft zunehmen muß.

Die *Lastverteilung* spielt nicht nur bei der Bruchentstehung, sondern auch bei der Bruchform und Lokalisation eine wesentliche Rolle. Größe, Form und Deformationsvermögen des traumatisierenden Objektes sind dabei ebenso zu berücksichtigen wie die Weichteilbedeckung, die Form und Struktur des belasteten Knochens in der traumatisierten Körperregion.

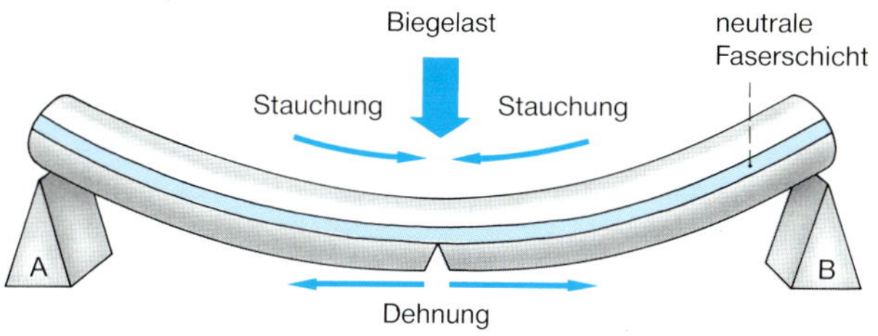

Abb. 7 Mechanik eines Biegungsbruches. Die Fraktur beginnt auf der Dehnungsseite. A und B entsprechen den Lagerkräften.

Schließlich ist die Richtung der einwirkenden Kraft zu berücksichtigen.

Die letztlich auf den Knochen einwirkende Kraft führt zu einer Verformung, der der Knochen einen Widerstand entgegensetzt. Diese wird als *Spannung* bezeichnet und kann in Form einer Druck-, Zug-, Schub- oder Biegespannung auftreten. Wird die Elastizitätsgrenze überschritten, erzeugt die Zugspannung eine Bruchfläche senkrecht zur Zugrichtung, die Schubspannung eine Bruchfläche parallel zur Schubrichtung, während die Druckspannung sekundär durch Aufstauchung Zugspannung erzeugt und so indirekt eine Fraktur zur Folge hat.

Die Biegespannung ist ein Sonderfall von gleichzeitiger Zug- und Druckbeanspruchung. Auf der Seite der Konkavität wird der Knochen auf Druck und auf der Seite der Konvexität auf Zug beansprucht. In einer bestimmten Schichttiefe wechseln Druck- und Zugbeanspruchung, d. h., die Spannung in dieser Schicht ist gleich Null (neutrale Faserschicht). Da die Zugfestigkeit des Knochens erheblich geringer ist als die Druckfestigkeit, wird der Bruch bei Biegebeanspruchung immer auf der konvexen Seite eintreten (Abb. 7), wobei an der gegenüberliegenden Seite auch eine dreieckige Aussprengung auftreten kann (Biegungskeil).

Die akzidentellen Gewalteinwirkungen führen meist zu einer Kombination der verschiedenen Spannungsformen, wobei im allgemeinen fünf typische Bruchmechanismen unterschieden werden: Biegungs-, Stauchungs-, Abscher-, Abriß- und Torsionsfrakturen.

Biegungsbrüche kommen als direkte und indirekte Frakturen vor. Sie entstehen, wenn der betroffene Knochen durchgebogen wird und dabei bricht. Die Fraktur beginnt stets auf der durch Zug belasteten Seite des Knochens, bei direkten Frakturen auf der Seite, die der einwirkenden Gewalt gegenüberliegt. Die meisten Frakturen des Unterkiefers und des Jochbogens sind Biegungsbrüche (Abb. 8a).

Stauchungsbrüche entstehen, wenn ein Knochen in Längsrichtung gestaucht wird. Es handelt sich dabei stets um indirekte Frakturen. Die Frakturart wird im Oberkiefer und im Unterkieferast einschließlich des Gelenkfortsatzes beobachtet (Abb. 8b).

Abscherbrüche sind ebenfalls indirekte Frakturen, die durch zwei gleich große entgegengesetzte

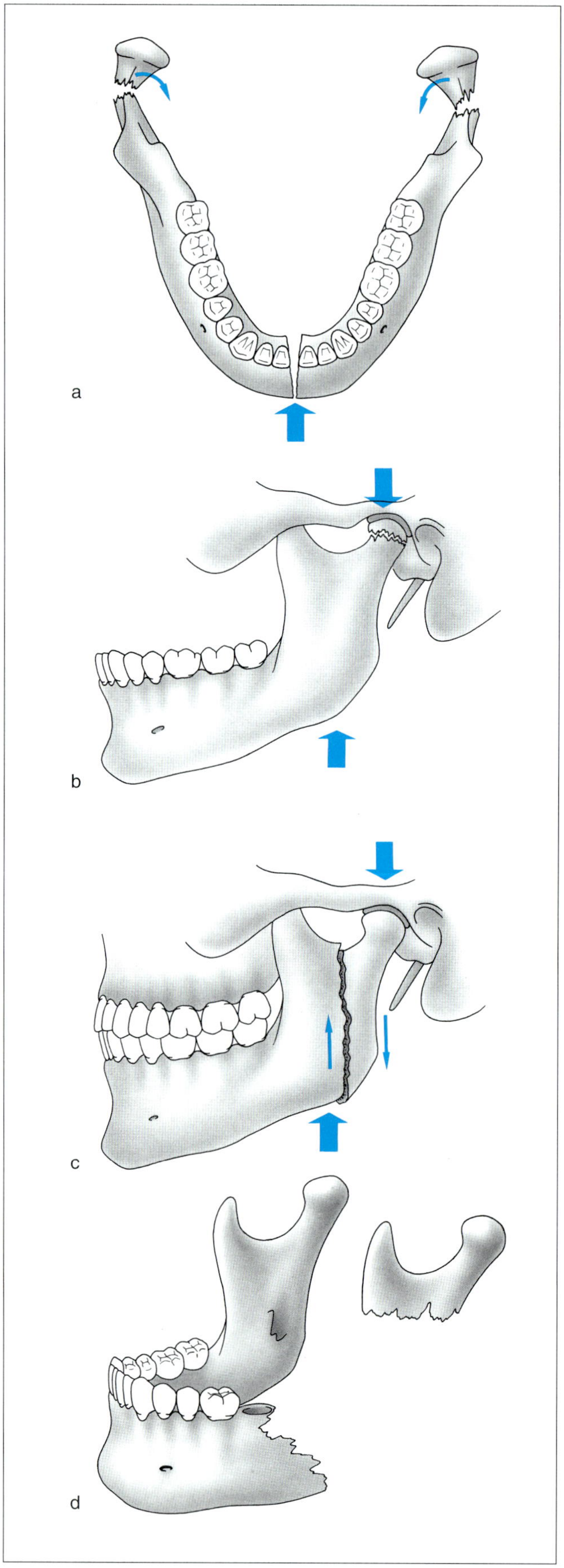

Kräfte verursacht werden. Bei dieser Frakturart verschieben sich die Fragmente gegeneinander. Abscherbrüche treten im Bereich des Ramus mandibulae (tiefe Gelenkfortsatzfrakturen mit vertikalem Bruchspalt) und gelegentlich im Kinnbereich auf (Abb. 8 c).

Abrißfrakturen entstehen durch Muskel- oder Bänderzug, wobei der knöcherne Muskel- bzw. Bandansatz aus dem Knochen ausreißt. Derartige Frakturen sind im Mund-Kiefer-Gesichtsbereich äußerst selten. Die gelegentlich als Abrißbrüche bezeichneten Frakturen des Processus muscularis dürften in der Mehrzahl der Fälle Biegungs- oder Abscherfrakturen sein.

Torsionsbrüche werden durch Drehung eines Röhrenknochens um seine Längsachse hervorgerufen, z. B. durch Drehung des Körpers bei fixiertem Fuß. Im Mund-Kiefer-Gesichtsbereich werden sie in ihrer reinen Form nicht beobachtet, weil die doppelseitige Aufhängung des Unterkiefers im Gelenk eine schraubenförmige Verdrehung des Knochens in den allermeisten Fällen verhindert.

Die *Knochenkontusion* (Knochenquetschung) ist die geringfügigste Folge einer traumatischen Einwirkung auf den Knochen. Sie tritt vor allem an Stellen auf, die nur durch dünnes subkutanes Gewebe geschützt sind. Es kommt zu Blutungen unter das Periost (subperiostales Hämatom). Schwellung und Schmerzen treten hinzu, weitere Frakturzeichen fehlen.

Fissuren oder *Infrakturen* finden sich nur auf einer Seite der Kortikalis bei erhaltener Kontinuität des Knochens.

Eine Sonderform stellt die *Grünholzfraktur* im Kindesalter dar, bei der der dicke, elastische Periostschlauch eine Verschiebung der Fragmente verhindert.

Deskriptiv werden die Frakturen in Quer-, Schräg-, Längs-, Trümmer-(Splitter-) und Defektbrüche eingeteilt.

Als Sonderformen sind *Schußbrüche* anzusehen. Am Ort der einwirkenden Kraft kommt es oft zu Zersplitterungen und Defektbildungen (Abb. 8 d), wobei Knochensplitter und Geschoßteile in die angrenzenden Weichteile eindringen, so daß ausge-

◁ *Abb. 8* Frakturmechanik am Beispiel des Unterkiefers.

a) Direkter Biegungsbruch an der Symphyse und indirekter Biegungsbruch an beiden Gelenkfortsätzen.
b) Stauchungsbruch des Gelenkköpfchens.
c) Abscherfraktur des Unterkieferastes.
d) Defektfraktur des Unterkiefers.

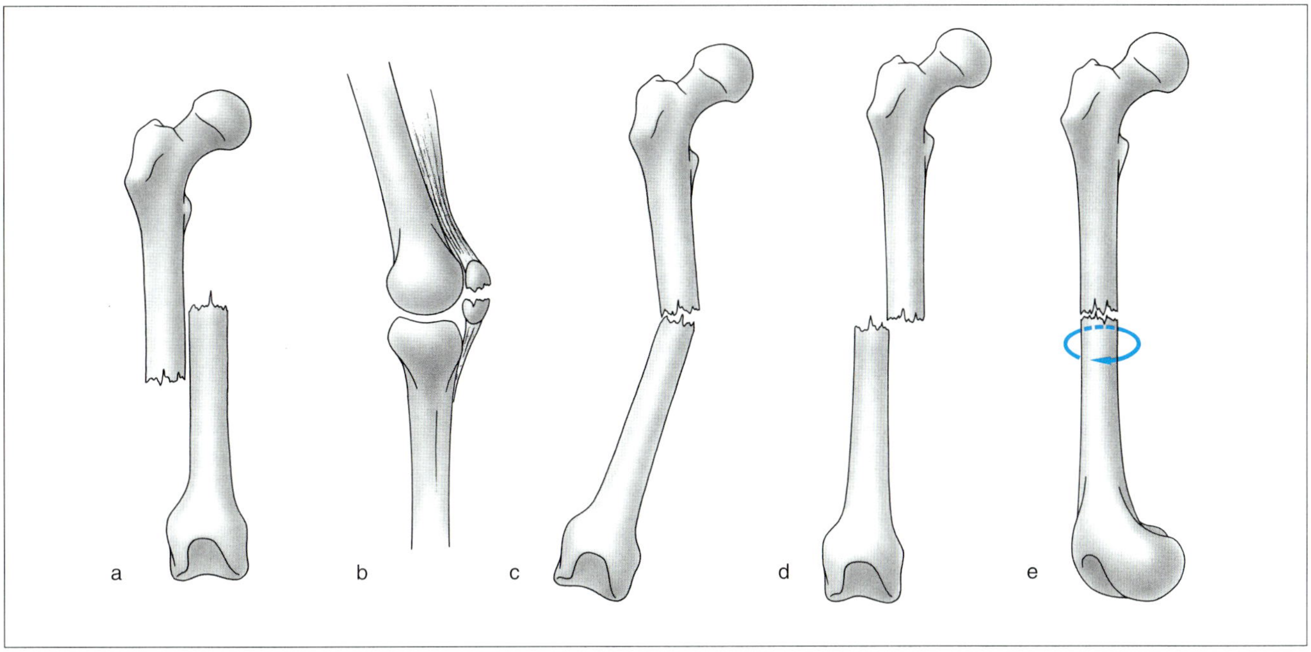

Abb. 9 Schematische Darstellung der Dislokationsmöglichkeiten.

a) Dislocatio ad longitudinem cum contractione.
b) Dislocatio ad longitudinem cum distractione.
c) Dislocatio ad axim.
d) Dislocatio ad latus.
e) Dislocatio ad peripheriam.

dehnte zerfetzte Wunden entstehen (Ausschuß). Zusätzlich sind in den übrigen Gebieten des verletzten Knochens alle weiteren Frakturarten möglich. Die meisten Defektfrakturen werden durch Geschosse oder andere, mit hoher Geschwindigkeit auftreffende Fremdkörper (Granatsplitter) verursacht.

Von den vollständigen Frakturen mit und ohne Dislokation der Fragmente können partielle Zusammenhangstrennungen der Knochen abgegrenzt werden *(unvollständige Knochenbrüche)*.

Bricht der Knochen am Ort der einwirkenden Gewalt, so spricht man von *direkten Frakturen,* liegt der Frakturspalt an anderer Stelle, von *indirekten Frakturen* (s. Abb. 8 a und b).

Relativ häufig kommt es bei einer Fraktur zu einer Verschiebung der Bruchenden gegeneinander (Dislokation). Diese kann Folge der einwirkenden Kraft *(direkte Dislokation)* oder des Muskelzuges sein *(indirekte Dislokation)*. Es tritt auch eine Kombination von direkter und indirekter Dislokation auf. Ein Ausbleiben der Verschiebung wird nur bei erhaltenem Periostschlauch (Grünholzfraktur) oder bei unvollständigen Frakturen beobachtet. Es werden folgende Formen der Dislokation unterschieden (Abb. 9 und 10):

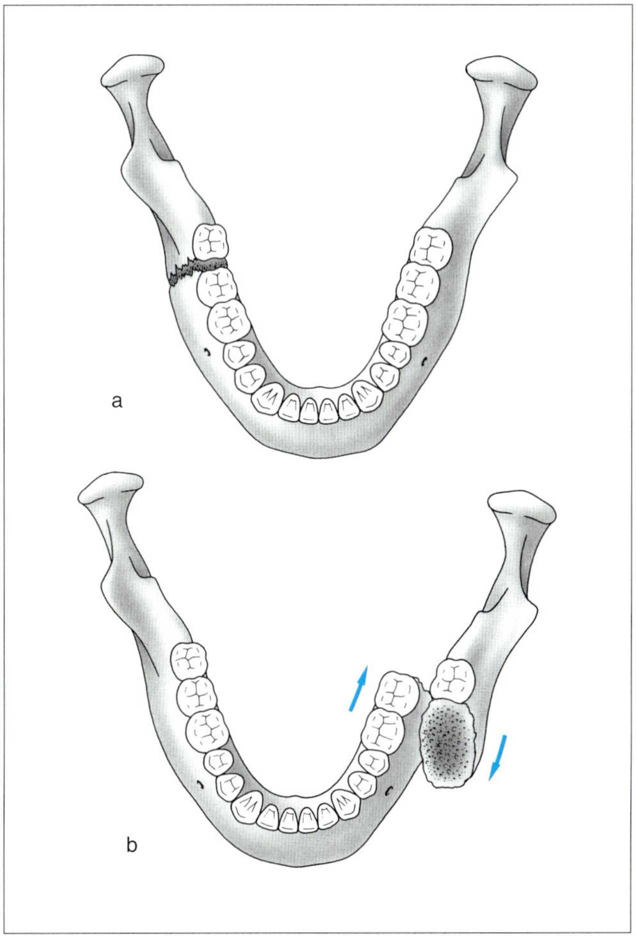

Abb. 10 Dislokationsformen des Unterkiefers.

a) Fraktur des Unterkieferkörpers ohne wesentliche Dislokation.
b) Fraktur des Unterkieferkörpers, Dislocatio ad longitudinem cum contractione.
c–f) Siehe folgende Seite ▷

- Dislocatio ad longitudinem = Verschiebung in der Längsachse
  cum contractione = mit Verkürzung und Übereinanderschieben der Fragmente (Abb. 9 a)
  cum distractione = mit Auseinanderklaffen der Fragmentenden (Abb. 9 b)
- Dislocatio ad axim = Achsenabknickung (Abb. 9 c)
- Dislocatio ad latus = Verschiebung zur Seite (Abb. 9 d)
- Dislocatio ad peripheriam = Rotation um die Längsachse (Abb. 9 e)

Beim *geschlossenen Bruch* ist die Haut oder Schleimhaut intakt, höchstens kontusioniert oder geschürft. Besteht dagegen eine mit dem Bruch kommunizierende Wunde, so handelt es sich um eine *offene Fraktur.* Bei Hautverletzungen werden drei Schweregrade unterschieden:

Grad I:	kleine Hautwunden durch Fragmentdurchspießung von innen
Grad II:	ausgedehntere Hautverletzungen durch Gewalteinwirkung von außen
Grad III	ausgedehnte Weichteilverletzungen (Haut- und Muskeldefekte)

Brüche innerhalb der Zahnreihe sind immer offene Frakturen, da die Bruchfläche über dem Desmodontalspalt mit der Mundhöhle in Verbindung steht.

Jede offene Fraktur ist kontaminiert. Die Gefahr einer Knocheninfektion ist daher erhöht.

Allgemeine klinische Symptomatik

Eine Fraktur ist auszuschließen, sobald ein Trauma stattgefunden hat und sich bestimmte klinische Hinweise finden. Die endgültige Diagnose ist nur unter Berücksichtigung der klinischen und der röntgenologischen Befunde zu stellen. Bei den Symptomen, die für eine Fraktur typisch sind, kann zwischen sogenannten sicheren und unsicheren Frakturzeichen unterschieden werden.

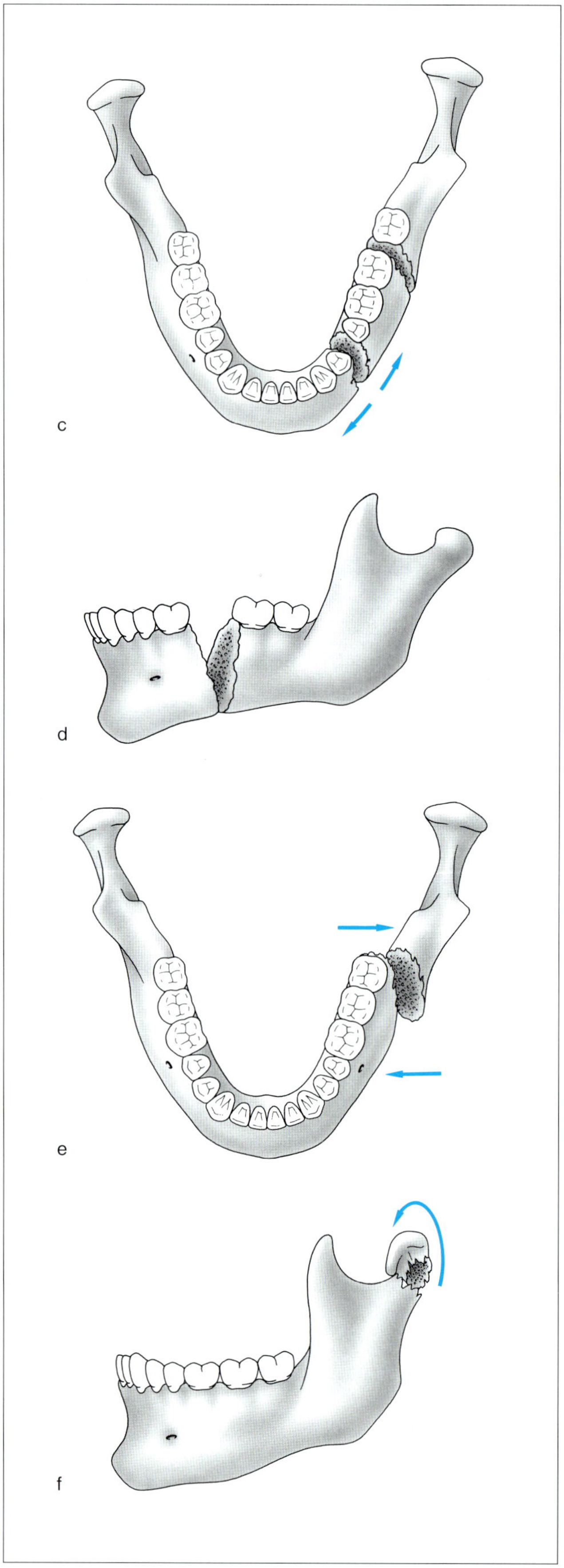

◁ *Abb. 10* (Fortsetzung)

c) Stückfraktur des Unterkieferkörpers, Dislocatio ad longitudinem cum distractione.
d) Fraktur des Unterkieferkörpers, Dislocatio ad axim.
e) Fraktur des Kieferwinkels, Dislocatio ad latus.
f) Luxationsfraktur des Kiefergelenkes, Dislocatio ad peripheriam.

Sichere Frakturzeichen sind:

- Die *Deformierung* des frakturierten Knochens, sie wird an den Extremitäten vor allem in Form einer Abknickung sichtbar. Im Bereich des Mittelgesichtes ist sie an einer Dorsal- oder Seitwärtsverlagerung, häufig auch an einer Kaudalverlagerung (Verlängerung des Mittelgesichtes) erkennbar. Bei Jochbeinimpressionsfrakturen imponiert die durch die Jochbeinabflachung hervorgerufene Gesichtsasymmetrie, die allerdings in den ersten Tagen durch das Weichteilödem verdeckt sein kann. Zusätzlich kann das Auge durch Zerstörung des Orbitabodens oder durch Absinken des Jochbeins nach kaudal im Vergleich mit der Gegenseite tiefertreten. Dislozierte Nasenbeinbrüche sind an Stufen im Nasenrücken oder der Ausbildung einer Sattelnase erkennbar. Bei Unterkieferbrüchen sind Verschiebungen und Stufenbildungen meistens durch Schwellung der bedeckenden Weichteile maskiert, so daß eine Verschiebung der Bruchenden zunächst nur bei starker Deformierung äußerlich wahrnehmbar ist. Intraoral finden sich dagegen schon bei geringer Verschiebung der Fragmente eine Okklusionsstörung und eine Stufenbildung innerhalb der Zahnreihe mit Einriß der angrenzenden Gingiva.
- Die *abnorme Beweglichkeit* der Fragmente ist als weiteres sicheres Frakturzeichen anzusehen. Sie ist bei Alveolarfortsatzfrakturen, im Unterkiefer bei Brüchen innerhalb der Zahnreihe und im Bereich des Kieferwinkels sowie bei den meisten Mittelgesichtsfrakturen regelmäßig nachweisbar. Sie ist bei Frakturen des Ramus mandibulae, bei Orbitaboden-, Jochbein- und Jochbogenfrakturen sowie bei verkeilten Mittelgesichtsfrakturen nur mit Schwierigkeiten oder gar nicht nachprüfbar.
- Als *Krepitation* wird ein Reibegeräusch bezeichnet, das beim Aufeinanderreiben der Bruchflächen auftritt, wenn der Untersucher die beiden Frakturenden gegeneinander verschiebt. Bei den oft glatten Frakturflächen des Unterkiefers ist dieses Symptom häufig nur schwach ausgeprägt. Es fehlt weiterhin, wenn zwischen die Frakturenden Weichteile interponiert sind. Da die Auslösung der Krepitation heftige Schmerzen verursacht, sollte auf die Überprüfung dieses Symptoms verzichtet werden.

Die unsicheren Frakturzeichen kommen regelmäßig bei Frakturen, aber auch bei anderen Erkrankungen vor:

- *Hämatom* und *Schwellung* im Frakturbereich entstehen durch Gewebeeinblutungen als Folge der Periost- und Gewebezerreißung. Zusätzlich tritt ein *posttraumatisches Ödem* auf. Diese Symptome können jedoch auch auftreten, wenn die einwirkende Gewalt nicht zu einer Zerstörung der knöchernen Strukturen geführt hat. Dagegen weist ein Hämatom an einer Stelle, die keiner direkten Gewalt ausgesetzt war, mit höherer Wahrscheinlichkeit auf eine (indirekte) Fraktur hin. Bei Blutgerinnungsstörungen (Antikoagulanzien) kann das posttraumatische Hämatom bedrohliche Ausmaße annehmen. Schwellungen können außer durch eine Fraktur aber auch entzündlich oder durch einen Tumor verursacht sein.
- *Druckschmerz* ist zwar an jeder Fraktur auslösbar, er findet sich jedoch auch bei Kontusionen des Knochens und der Weichteile sowie bei Entzündungen und selten bei Tumoren. Allerdings spricht fehlender Druckschmerz in hohem Maße gegen das Vorliegen einer Fraktur.
- *Stauchungsschmerz* wird durch Zusammendrücken oder durch leichten Stoß in der Längsachse des Knochens ausgelöst. Der Patient gibt dabei einen Schmerz an der Frakturstelle an. Allerdings kann Stauchungsschmerz auch von einem durch Distorsion oder Kontusion geschädigten Gelenk ausgehen. Der Stauchungsschmerz ist ein wichtiger Hinweis zum Auffinden einer Fraktur des Ramus mandibulae oder des Kiefergelenkes.
- Die *Störung der Funktion* (Functio laesa) entsteht durch die mechanische Instabilität aus dem Bemühen des Patienten, schmerzhafte Bewegungen der gebrochenen Knochen zu vermeiden. So sind bei Kieferbrüchen Kauen, Sprechen und Schlucken behindert.

Der klinische Befund muß in jedem Fall, insbesondere bei Fehlen sicherer Frakturzeichen, durch einen *Röntgenbefund* ergänzt werden. Die Röntgenuntersuchung ist gezielt anhand des klinischen Befundes durchzuführen, wobei immer eine *Untersuchung in zwei Ebenen* zu fordern ist. Genauere Aussagen über die Ausdehnung der knöchernen Verletzung, insbesondere der Kiefergelenke und des Mittelgesichtes, ermöglicht die Computertomographie [224, 329, 511, 536].

Erst nach Auswertung des klinischen und röntgenologischen Befundes darf die Diagnose gestellt werden. Dabei ist zu bedenken, daß wenig verschobene, eingestauchte Frakturen unter Umständen zunächst auf dem Röntgenbild unsichtbar bleiben. Eine Kontrolluntersuchung zwei bis drei Wochen nach dem Trauma gibt aufgrund der zwischenzeitlich eingetretenen Umbauvorgänge letzte Klarheit.

Frakturheilung

Die komplikationslose Knochenheilung ist bei jeder Frakturbehandlung das zentrale Problem, wobei eine möglichst rasche, anatomisch und funktionell einwandfreie Wiederherstellung des Knochens angestrebt wird.

An der Frakturheilung sind alle Bestandteile des Knochens, die zellulären Elemente (Osteoblasten und Osteoklasten), das organische Stroma und die Mineralien beteiligt. Die Frakturheilung, d. h. die anatomische und funktionelle Durchbauung des Bruchspaltes mit Knochengewebe, kann direkt *(primäre Frakturheilung)* durch Proliferation der Havers-Kanäle quer zum Frakturspalt oder indirekt *(sekundäre Frakturheilung)* durch Kallusbildung erfolgen (Abb. 11 und 12). Verlauf und Dauer der Frakturheilung sind außer von der Art und Schwere der Verletzung und der bedeckenden Weichteile sowie den therapeutischen Maßnahmen von verschiedenen individuellen Faktoren abhängig. So beeinflußt z. B. das Alter den Heilungsverlauf: Bei Kindern mit ihrer im allgemeinen höheren Stoffwechselaktivität heilen Frakturen schneller als bei alten Menschen. Stoffwechselstörungen und konsumierende Erkrankungen vermögen die Knochenregeneration ebenso zu verzögern wie mangelnde Durchblutung. Bei strahlenbelastetem Knochen kann die Regenerationsfähigkeit praktisch aufgehoben sein.

Der Begriff der primären Frakturheilung wurde bereits 1914 von LANE für dieses erstmals von ihm beobachtete Phänomen der kallusarmen oder kallusfreien Knochenbruchheilung frakturierter und durch stabile Osteosynthese fixierter Fragmente vorgeschlagen. Entsprechend den Beobachtungen bei der Heilung von Hautwunden ist es in der Folgezeit auch bei der Frakturheilung zu der Begriffsbildung der primären und sekundären Knochenheilung gekommen, je nachdem, ob die Heilung ohne oder mit Kallusbildung einhergeht [11, 12, 13, 23, 375, 396, 437].

Primäre Frakturheilung

Eine primäre Knochenbruchheilung ist nur möglich, wenn die Frakturenden nach exakter Reposition unter axialem Druck miteinander vereinigt und absolut ruhiggestellt sind. Dieses Prinzip ist bei der Kompressionsosteosynthese verwirklicht. Das Resultat einer mit Vorspannung applizierten Osteo-

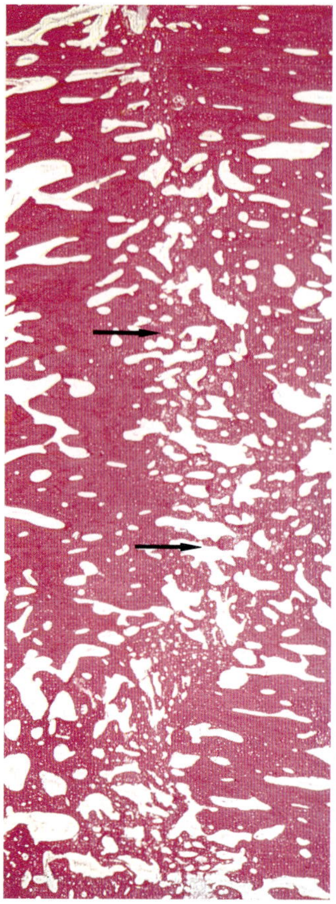

11

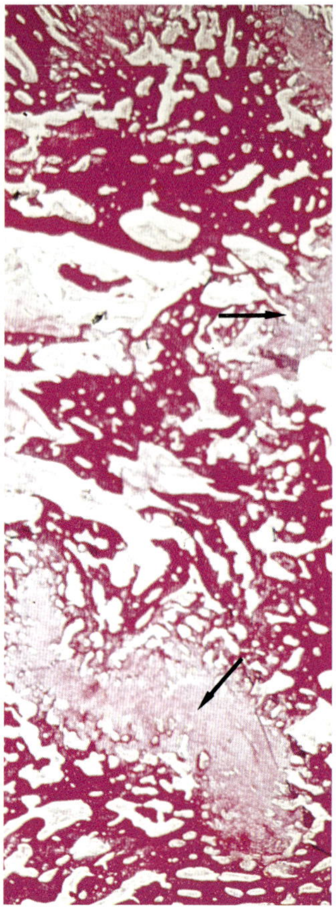

12

Abb. 11 Primäre Frakturheilung nach stabiler Kompressionsosteosynthese (Hunde-Tibia). Bruchspalt mit lamellärem Knochen überbrückt (Pfeile).

Abb. 12 Sekundäre Frakturheilung nach instabiler Osteosynthese über enchondrale Ossifikation (Kallus) an der Hunde-Tibia. Bildung hyalinen Knorpelgewebes im Bruchspaltbereich (Pfeile).

syntheseplatte ist plattennah ein kleiner und plattenfern ein breiterer Bruchspalt. In beiden Spaltbereichen zeigt sich je eine typische Histomorphologie der Knochenheilung. Begrifflich wird sie als Kontakt- und Spaltheilung unterschieden.

Die sich im engsten Kontakt befindenden Frakturenden (plattennah) werden durch Proliferation der Havers-Kanäle quer zum Bruchspalt primär verbunden [398]. Der plattenfern zwischen den Fragmentenden liegende, mikroskopisch breite Spalt ist mit Blutgefäßen durchzogen. Diese sind von Osteoblasten begleitet, die laminären Knochen bilden, solange die Stabilität der Fragmente erhalten bleibt.

In einer zweiten Phase findet sich ein direktes Durchwachsen von neuen Osteonen durch die aufgefüllten Spalten (s. Abb. 11) [399].

Klinische und experimentelle Untersuchungen bestätigen, daß es trotz Fehlens einer Kallusschwiele zur festen und belastungsfähigen Verbindung der Frakturfragmente kommt [14, 292, 293, 316, 330, 347, 378, 389, 397, 417].

Sekundäre Frakturheilung

Die sekundäre Knochenbruchheilung ist durch die Ausbildung eines Geflechtknochens *(Kallus)* im Bruchspalt und als periostale Auflagerung auf die Kortikalis der Bruchenden gekennzeichnet (s. Abb. 12). Die pathophysiologischen Vorgänge bei der ungestörten Knochenbruchheilung sind weitgehend bekannt [39, 70, 165, 318]. Sie laufen in mehreren Phasen ab [266]:

- In der ersten Phase (1.–6. Tag) kommt es im Bereich des Bruchspaltes zur Ausbildung eines Hämatoms. Das Gefäßbindegewebe reagiert mit einer aktiven Hyperämie (aseptische Entzündung).
- In der zweiten Phase (7.–12. Tag) wächst in das Blutkoagulum aus den eröffneten Markräumen und vom Periost Granulationsgewebe ein. Durch die Entzündungsazidose kommt es zur Demineralisierung im Bruchspaltbereich, doch verbleiben die Mineralsalze an Ort und Stelle und werden bei der späteren Remineralisierung des Knochens wieder eingebaut. Die Frakturenden sind zu diesem Zeitpunkt noch gegeneinander verschieblich.
- Die dritte Phase ist durch die Bildung von Osteoidgewebe gekennzeichnet, das später nach Einlagerung von Kalksalzen in einen unregelmäßig angeordneten Geflechtknochen übergeht (Kallus). Dabei ist die periostale Kallusbildung mächtiger als die endostale.
- Ab der 4. Woche transformiert sich unter der funktionellen Beanspruchung (Zug- und Druckkräfte) der Geflechtknochen allmählich zum lamellären Knochen, wobei sich die Knochenbälkchen entsprechend ihrer funktionellen Beanspruchung zu den ursprünglichen, den Knochen tragenden, trajektoriellen Druck- und Zugsystemen der Spongiosa transformieren (Remodelling) [70, 165, 285, 331, 490, 530].

Der Kallus stellt die Gesamtheit der bindegewebigen, knorpeligen und knöchernen Verbindungsgewebe sowohl der periostalen und der endostalen Manschette als auch des interfragmentären Zwischengewebes dar [266, 331]. Die Kallusbildung ist um so ausgeprägter, je stärker die Dislokation und die reaktive posttraumatische Hyperämie sind. Durch mangelhafte Retention, d. h. durch Fehlen mechanischer Ruhe im Frakturgebiet, werden die physiologisch-chemischen Vorgänge infolge der Traumatisierung der umgebenden Weichteile ständig neu gestört. Während Druckkräfte im Spaltbereich die Bruchheilung fördern, wird sie durch Zug- und Scherkräfte gehemmt. Es kommt dann nicht zu einer knöchernen Verbindung, sondern zu einer bindegewebigen Überbrückung des Frakturspaltes *(Pseudarthrose)*, wobei sich über den eröffneten Spongiosaräumen der Bruchenden eine Kortikalisdecke bildet. Meistens wird der Knochen in derartigen Fällen zusätzlich durch Resorption an der Bruchfläche verkürzt. Neben den *schlaffen Pseudarthrosen*, bei denen die Fragmente stark gegeneinander beweglich sind, gibt es *straffe Pseudarthrosen*, in denen nur eine minimale Beweglichkeit möglich ist, weil der schmale Bruchspalt von einem straffen, wenig nachgiebigen Narbengewebe ausgefüllt wird.

Eine *Knochenbruchheilung in dislozierter Stellung* kommt vor, wenn dislozierte Frakturen ausreichend Kontakt miteinander haben, so daß eine knöcherne Überbrückung stattfinden kann (konservativ behandelte, dislozierte Kiefergelenkfrakturen).

Eine *Bruchspaltinfektion* verursacht fast regelmäßig eine Heilungsstörung. Sie wird vor allem bei offenen, nicht ruhiggestellten Frakturen beobachtet. Bei zur Mundhöhle offenen Unterkieferfrakturen werden bei der Bewegung der Bruchenden bakterienhaltiger Speichel und Detritus in den Frakturspalt einmassiert, so daß sich schließlich ein Bruchspaltabszeß und bei Ausbreitung der Erreger in die Markräume eine Bruchspaltosteomyelitis entwikkeln kann.

Der *Verlauf der Knochenbruchheilung* kann röntgenologisch, teilweise auch klinisch verfolgt werden. Bei der sekundären Bruchheilung erscheint der Bruchspalt im Röntgenbild durch den Abbau der nekrotischen Randzone und Demineralisierung des Frakturbereiches nach zwei bis drei Wochen verbreitert. Zunächst nicht sichtbare Kompressionsfrakturen können auf diese Weise erkennbar werden. Schließlich wird der Kallus vor allem am Unterkiefer röntgenologisch nachweisbar, wobei der periostale Kallus am Corpus mandibulae tastbar wird. Auch nach weitgehender Rückbildung des Kallus und offensichtlicher Demineralisierung des Knochens bleibt der Bruchspalt im Röntgenbild noch länger sichtbar. Nach drei bis vier Wochen besteht bei bimanueller Palpation eine federnde, schmerzhafte Beweglichkeit der Bruchenden, doch liegt zu diesem Zeitpunkt keine Dislokationsgefahr mehr vor.

Bei der primären Bruchheilung ist der Bruchspalt von Anfang an schmal und in kürzerer Zeit als bei der sekundären Bruchheilung vollständig knöchern durchbaut.

Gelenkverletzungen

Gelenke bestehen aus den gelenkbildenden Knochen, dem Knorpelüberzug der Gelenkflächen, der Gelenkkapsel und den Gelenkbändern; einige Gelenke, so das Kiefergelenk, weisen zudem eine Gelenkzwischenscheibe auf (Discus articularis). Bei Verletzungen eines Gelenkes sind diese Strukturen fast regelmäßig beteiligt. Je nach Ausmaß und Art der Gelenkverletzung wird unterschieden zwischen:

- Kontusion
- Distorsion
- Luxation
- Fraktur

Kontusion

Bei einer Kontusion prallen die beiden gelenkbildenden Flächen aufeinander, ohne daß eine Fraktur auftritt. Die Gelenkkapsel wird zunächst nicht geschädigt. Gelenkknorpel und, falls vorhanden, Gelenkzwischenscheibe werden gequetscht, Einrisse sind möglich. Es kommt zu Einblutungen in den Gelenkraum (Hämarthros) und die Gelenkkapsel.

Klinisch ist die Gelenkregion geschwollen und druckschmerzhaft, die Gelenkbewegung ist schmerzhaft eingeschränkt. Durch den intrakapsulären Erguß werden die gelenkbildenden Knochenteile auseinandergedrängt. Zusätzlich nimmt der Patient eine Schonhaltung ein, um das betroffene Gelenk möglichst zu entlasten. Im Röntgenbild stellt sich daher der Gelenkspalt verbreitert dar.

Bleibende Schäden nach Gelenkkontusionen sind selten. Ein ausgeprägter Erguß kann den Kapselapparat überdehnen (Schlottergelenk, Neigung zur habituellen Luxation). Bei bindegewebiger Organisation des Gelenkergusses besteht die Gefahr der *Ankylosierung*. Sind als Folge einer Kontusion Gelenkknorpel oder Diskus der normalen Belastung nicht mehr gewachsen und erleiden progrediente regressive Veränderungen, so kann sich im Verlauf von Jahren eine *Arthropathia deformans* ausbilden. Diese hochgradige Gelenkdeformierung führt zu schwerwiegenden Funktionsstörungen.

Distorsion

Eine Gelenkdistorsion ist durch eine kurz dauernde Verschiebung der gelenkbildenden Teile über die physiologische Bewegungsfreiheit hinaus gekennzeichnet.

Die Gelenkdistorsion führt zu einer Überdehnung der Gelenkkapsel und -bänder, wobei Einrisse in den Kapsel-Band-Apparat auftreten können. Einblutungen in den Gelenkraum und die Gelenkkapsel sowie das umgebende Gewebe sind obligat. Klinisch und röntgenologisch ist eine sichere Abgrenzung von Kontusion und Distorsion nicht möglich. Distorsionen heilen meistens folgenlos ab, bleibende Schäden treten jedoch häufiger auf als nach Kontusionen.

Luxation

Eine Luxation ist eine anhaltende Verschiebung der gelenkbildenden Elemente, die sich nicht spontan zurückbildet.

Bei einer *totalen Luxation* verläßt der Gelenkkopf die Gelenkpfanne, die Gelenkflächen haben keinen Kontakt miteinander. In der Regel erfolgt die Luxation nach ventral, das Kieferköpfchen befindet sich dann vor dem Tuberculum articulare. Eine Dislokation des Kieferköpfchens nach lateral ist ein sehr seltenes Ereignis und nur möglich, wenn der Unterkiefer an einer anderen Stelle, vor allem paramedian, gebrochen ist [10, 123]. Wie bei Distorsionen sind Kapselüberdehnung, Einrisse in den Kapsel-Bandapparat, Knorpelläsionen und Einblutungen zu erwarten. Klinisch ist eine Luxation nach ventral durch die federnde Fixierung in Fehlstellung von den anderen Gelenkverletzungen abzugrenzen.

Besteht noch ein partieller Kontakt zwischen Gelenkpfanne und Gelenkkopf, so spricht man von einer *unvollständigen Luxation* oder einer *Subluxation.*

Röntgenologisch imponiert neben der Fehlstellung vor allem die leere Gelenkpfanne.

Die Prognose eines traumatisch luxierten Gelenkes hängt von dem Ausmaß der Zerstörung des Bandapparates und vom Zeitpunkt der Reposition ab.

Von der traumatischen Luxation ist die *habituelle Luxation* abzugrenzen. Sie tritt auf, wenn der Bandapparat eines Gelenkes so erschlafft ist, daß bereits bei physiologischer Beanspruchung die regelrechte Beziehung von Gelenkkopf und Gelenkpfanne völlig aufgehoben wird.

Luxationsfraktur

Die schwerste Form einer Gelenkverletzung ist die Luxationsfraktur. Bei dieser Verletzung wird das kleine, gelenknahe Fragment abgesprengt und durchstößt häufig die Gelenkkapsel. Das ernährende Bindegewebe kann dabei völlig abreißen. Die gefürchtetste Komplikation einer Luxationsfraktur ist die *Ankylose,* die knöcherne Durchbauung der beiden gelenknahen Fragmente. Sie wird vor allem bei Kindern beobachtet.

Erstversorgung von Gesichtsverletzungen

Die Erstversorgung sollte gleichzeitig die endgültige Versorgung sein. Häufig läßt jedoch der Allgemeinzustand der Patienten (Polytrauma) eine sofortige definitive Primärversorgung nicht zu. In diesen Fällen ist eine provisorische Erstversorgung vorzunehmen und die definitive Versorgung nach Stabilisierung des Allgemeinzustandes einige Tage später anzuschließen.

Die dringliche Primärversorgung ist eine Notversorgung. Sie hat die Aufgabe, die vitalen Funktionen zu sichern, und stellt daher eine Fortsetzung der Erste-Hilfe-Maßnahmen dar. Sie beinhaltet die Sicherung der Atemwege, die Stabilisation des Kreislaufs und die Stillung fortbestehender Blutungen.

Hauptaugenmerk gilt dabei der *freien Atemwegspassage.* Sie kann meistens durch nasale endotracheale Intubation sichergestellt werden [487]. Gegebenenfalls ist eine fiberoptische Intubation zweckmäßig [42, 212, 222, 245, 325]. Gleichzeitig ist es hierdurch möglich, aspiriertes Material aus der Trachea und den Bronchien abzusaugen und weitere Aspiration durch Blockung des Tubus zu verhindern. Diese Form der Intubation behindert die anschließende Frakturversorgung einschließlich der gegebenenfalls erforderlichen intermaxillären Ruhigstellung in Regelokklusion nicht. Nur in seltenen Fällen kann die Intubation durch ausgeprägte Weichteilschwellung oder Gewebezerstörung im Mund-Nasen-Rachenbereich erschwert oder unmöglich sein, so daß eine Tracheotomie vorgenommen werden sollte. Eine primäre Tracheotomie ist zu erwägen, wenn eine Langzeitbeatmung absehbar ist [190].

Allerdings ist wegen der möglichen Komplikationen bei der Tracheotomie vor einer routinemäßigen und nicht streng indizierten Anwendung zu warnen [152, 319]. Bereits während des unter Zeitdruck ausgeführten Eingriffs können Blutungen aus den Thyreoidalgefäßen oder der Schilddrüse unangenehm werden, spätere Stenosen oder Knorpelnekrosen können als Folge einer Verletzung von Ring- oder Schildknorpel auftreten. Schließlich sind auch Verletzungen der Speiseröhre möglich. Als Zwischenfälle nach der Tracheotomie sind Arrosionsblutungen und Drucknekrosen bekannt, besonders gefürchtet ist die Entstehung eines Pneumothorax oder Mediastinalemphysems. Spätere Narbenstenosen und endotracheale Granulationen können das Décanulement erheblich erschweren [200, 319].

Bei Stückfrakturen des Kinns kann gelegentlich das ausgesprengte Knochenfragment nach kaudal und dorsal absinken, infolgedessen verlegt die ihres Widerlagers beraubte Zunge den Oropharynx (Abb. 13). Die sofortige Reposition und Stabilisation des Unterkieferfragments durch Osteosynthese oder Schienung sind als Therapie der Wahl anzusehen. Alternativ ist auch ein Anschlingen von Unterkiefer oder Zunge möglich [489].

Stumpfe Verletzungen der A. carotis communis im Zusammenhang mit Gesichtsschädelfrakturen sind selten. Es stehen dann neurologische Symptome, meist in Form einer Hemiparese, im Vordergrund [180].

Blutungen aus Weichteilgefäßen (Arteria facialis) werden durch Ligatur gestillt. Blutungen aus der Arteria mandibularis sind selten; sie sistieren i. d. R. nach Reposition und Ruhigstellung der Unterkieferfragmente. Die Unterbindung oder Koagulation dieses Gefäßes ist problematisch, da das Gefäßnervenbündel allenfalls bei ausgedehnten Knochenzertrümmerungen freiliegt und eine Schädigung des Nervus alveolaris inferior vermieden werden sollte.

Wesentlich bedrohlicher und schwieriger zu kontrollieren sind Blutungen im Mittelgesicht (Arteria maxillaris und ihre Endäste, Ethmoidalgefäße). Die Verletzung der Arteria maxillaris ist meist im Bereich der Kieferhöhlenhinterwand gelegen. Die Blutung ergießt sich in die Nase und den Epipharynx. Revision und Unterbindung erfordern erheblichen instrumentellen und personellen Aufwand, sind technisch schwierig und daher unter Notfallbedingungen kaum durchführbar. Wegen der zahlreichen Kollateralgefäße ist der Erfolg einer Unterbindung unsicher, sofern die eigentliche Blutungsquelle nicht dargestellt werden kann. Zudem erfordert der Operationszugang einen großen Knochendefekt.

Als Sofortmaßnahme bei derartigen Blutungen haben sich vordere und hintere *Nasentamponade*

(Bellocq-Tamponade) (Abb. 14) bei gleichzeitiger Kompression des abgerissenen Mittelgesichtes gegen die Schädelbasis bewährt. Die hintere Nasentamponade erfolgt zweckmäßig mit festen, walnußgroßen armierten Kompressen, wobei die Choane von dorsal verschlossen wird. Von vorne erfolgt dann die Tamponade der Nase mit Salbenstreifen, bei Frakturen der seitlichen Nasenwand einschließlich der Kieferhöhle. Aus diesem Grund haben sich vorgefertigte Nasentamponaden, die entweder aus aufblasbaren Gummimanschetten oder aus Schaumstoff bestehen, nicht bewährt. Zur Vermeidung von Drucknekrosen und Infektionen sollte insbesondere die hintere Nasentamponade nicht länger als zwei bis maximal fünf Tage belassen werden.

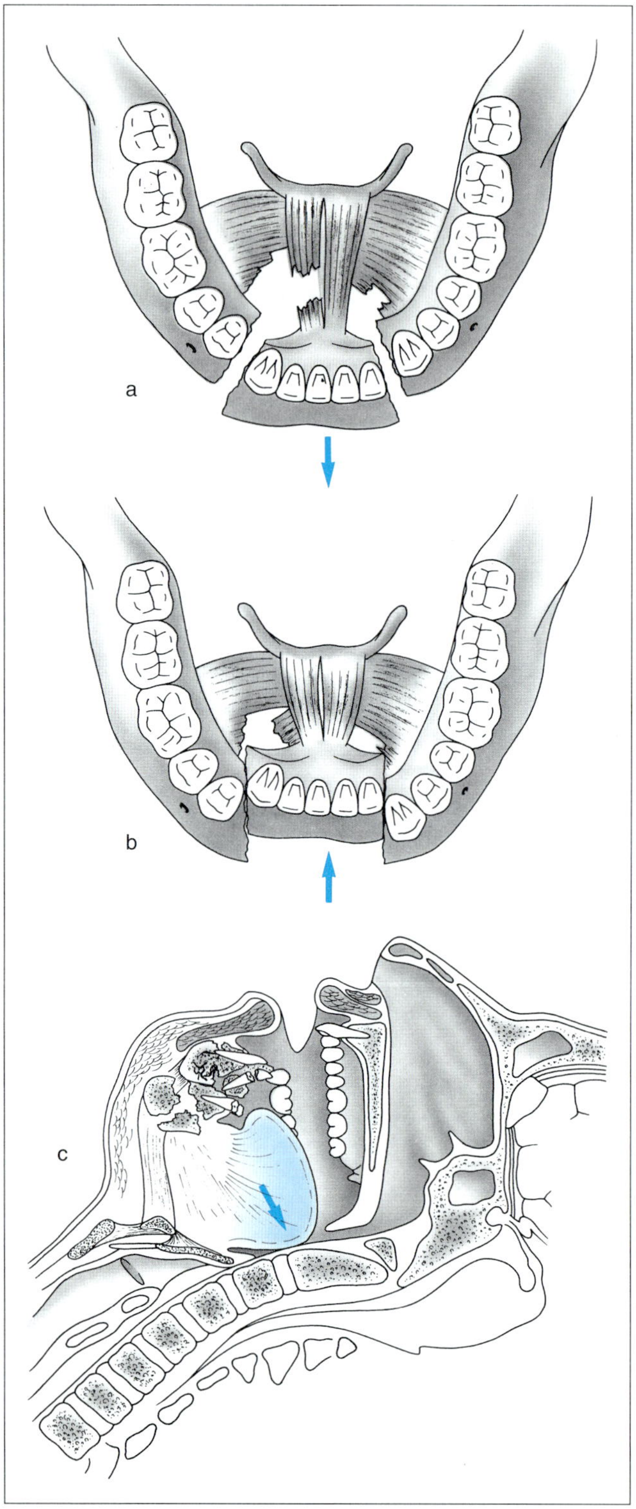

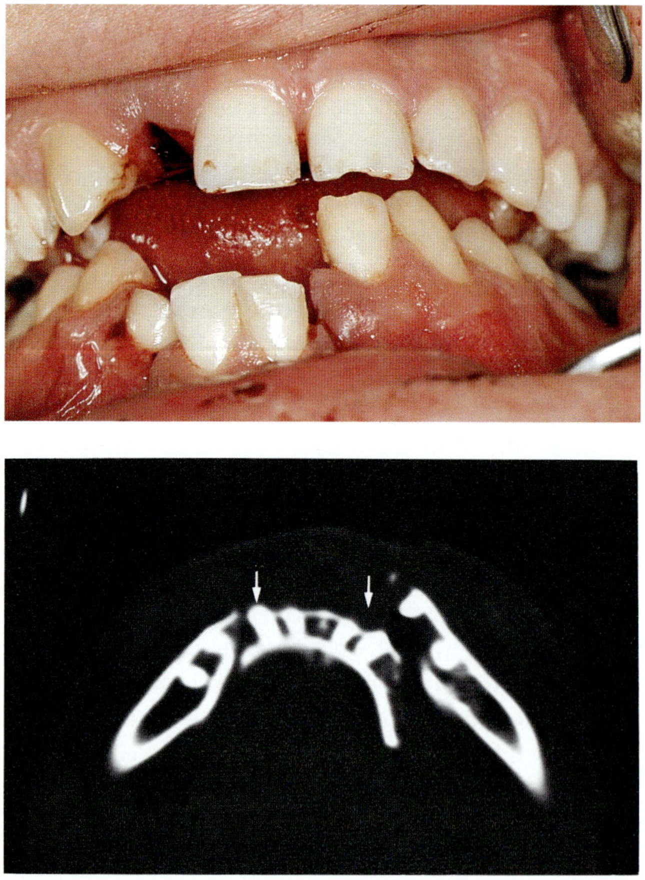

d

e

Abb. 13 Aussprengung bzw. Zertrümmerung des Unterkiefermittelstücks.

a) Verlagerung des Unterkiefermittelstücks nach rostral und Abriß der Mundboden- und Zungenmuskulatur. Die ihres Widerlagers beraubte Zunge kann nach dorsal zurückfallen.
b) Aussprengung des Unterkiefermittelstücks mit Verlagerung nach dorsal. Es wird der gleiche Mechanismus wie in Abbildung 13a wirksam, die Zunge sinkt nach dorsal ab.
c) Unterkiefertrümmerfraktur im Frontbereich und Absinken der Zunge nach dorsal. Dadurch legt sich die Zunge der Rachenhinterwand (Pfeil) an. Akute Erstickungsgefahr.
d) Aussprengung und Dorsalverlagerung des Kinns.
e) Ausgeprägte Dorsalverlagerung des Unterkiefermittelstücks im Computertomogramm.

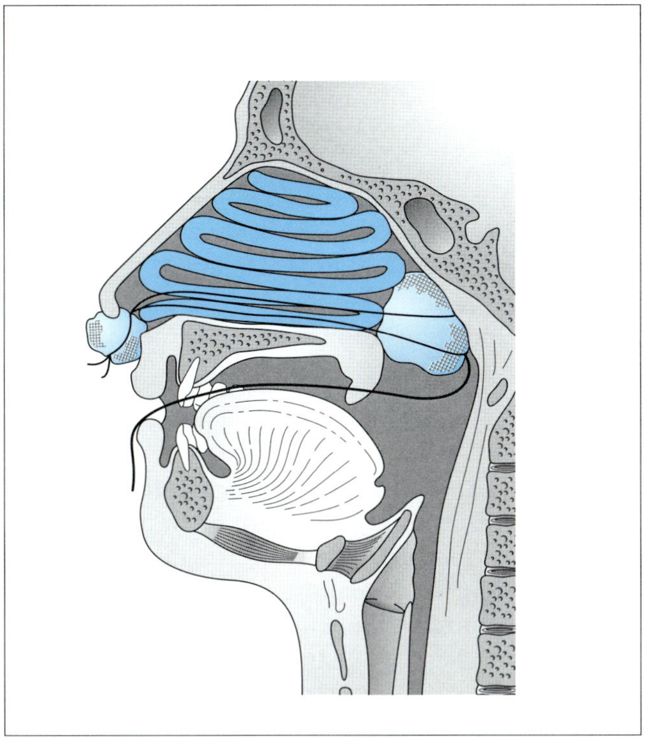

Abb. 14 Hintere und vordere Nasentamponade.
Die hintere Nasentamponade (Bellocq-Tamponade) besteht auf jeder Seite aus einem walnußgroßen festen Tupfer, der mit zwei kräftigen Fäden armiert ist. Das eine doppelte Fadenende wird an einem dünnen Katheter befestigt, der zuvor durch die Nase eingeführt und zum Mund herausgeleitet wird. Unter Zug am Katheter wird der Tupfer mit den Fingerspitzen oder einer geeigneten Klemme um den weichen Gaumen herum in den Epipharynx geschoben und verschließt eine Choane. Ein Einklemmen des weichen Gaumens, insbesondere der Uvula, ist zu vermeiden, Gefahr der Strangulation mit anschließender Nekrose. Zur festen Adaptation und Fixierung der Tamponade werden die beiden vorderen Fadenenden über einen Tupfer vor dem Naseneingang geknüpft. Die hinteren Fäden werden aus dem Mund herausgeführt und an der Wange fixiert; sie sind bei der Entfernung der Tamponade hilfreich.
Zur Tamponade der vorderen Nase wird ein ausreichend langer, 2–4 cm breiter Salbenstreifen schichtweise in die Nase eingebracht.

Blutungen aus den Ethmoidalgefäßen (Äste der Arteria carotis interna) können auf die gleiche Art und Weise versorgt werden.

Die *Stabilisation des Mittelgesichtes* erfolgt am schnellsten durch einen transversal unter die Zahnreihen des Oberkiefers geschobenen Holzspatel, der durch seitlich angelegte Binden straff gegen den Schädel fixiert wird. Zusätzlich kann der Spatel mit Kunststoff an den Zähnen fixiert werden. Wesentlich aufwendiger ist die notfallmäßige Stabilisierung des Mittelgesichtes durch Schienung und kraniomaxilläre Aufhängung.

Die Unterbindung der Arteria carotis externa bei Blutungen aus deren peripheren Ästen im Bereich des Mittelgesichtes ist wegen der zahlreichen Anastomosen mit der Gegenseite und mit Ästen der Arteria carotis interna unsicher. Dagegen erfordern fortbestehende Blutungen aus Gefäßen des Zungengrundes oder des Halses häufig ein gezieltes Aufsuchen und Unterbinden der Blutungsquelle, eventuell nach vorausgegangener Angiographie. In chirurgisch schwer zugänglichen Gebieten ist alternativ die Embolisation blutender Gefäße nach Darstellung der Blutungsquelle mittels superselektiver Angiographie möglich [5, 68, 88, 247].

Eine behelfsmäßige Ruhigstellung der Kiefer kann darüber hinaus erforderlich werden, wenn der Allgemeinzustand des Patienten eine definitive Sofortversorgung nicht zuläßt oder aus anderen Gründen eine aufgeschobene Sofortversorgung bevorzugt wird.

Zur *Stabilisierung des Oberkiefers* ist der bereits beschriebene Spatelverband zweckmäßig. Ein Kopf-Kinn-Verband (Funda maxillae) ist weniger zu empfehlen, da er bei dem erforderlichen straffen Sitz eine Kompression des Mundbodens und des Halses und damit eine Behinderung der Atmung und des Schluckens bewirkt.

Zur *Ruhigstellung des frakturierten Unterkiefers* am nicht verletzten Oberkiefer dienen Drahtligaturen nach Ernst [105] mit intermaxillärer Fixation (s. Abb. 15). Dabei sollen nach Möglichkeit dem Bruchspalt benachbarte Zähne nicht einligiert werden.

Bei zahnlosem Oberkiefer kann ein monomaxillärer Schienenverband im Unterkiefer als Notmaßnahme zweckmäßig sein. Kontraindiziert ist eine einzelne Ligatur an den beiden dem Bruchspalt benachbarten Zähnen, da der Zahnhalteapparat dieser Belastung nicht standhält.

Die *Notversorgung von Weichteilverletzungen* bei gleichzeitig bestehenden Frakturen ist nur selten zweckmäßig, da in diesen Fällen eine einphasige Sofortversorgung von Frakturen und Weichteilverletzungen anzustreben ist *(von innen nach außen).* Läßt der Allgemeinzustand eine derartige Sofortversorgung nicht zu, so kann häufig auf eine definitive Wundversorgung zunächst verzichtet werden, da im Zuge der endgültigen Versorgung diese Wunden wieder eröffnet werden müßten. In derartigen Fällen werden folgende *Not*maßnahmen erforderlich:

- Tetanusprophylaxe
- Wundtoilette mit Blutstillung, Entfernen von Fremdkörpern; Straßenschmutz, Erde, Sand wer-

den aus der Kutis ausgebürstet, aus der Subkutis und der Muskulatur durch sparsame Exzision entfernt
- Adaptation der Wundränder mit wenigen Situationsnähten
- feuchte Verbände mit einem Desinfektionsmittel (Braunol, PVP-Jod)
- hochdosierte antibiotische Behandlung

Bei jedem Kiefer-Gesichtsverletzten ist zu entscheiden, ob eine sofortige definitive Versorgung notwendig und durchführbar ist oder ob abgewartet werden kann *(verzögerte Versorgung)*. Kieferfrakturen im Bereich der Zahnreihe sind definitionsgemäß offene Frakturen. Die dünne, dem Knochen fest anliegende Gingiva des Alveolarfortsatzes reißt bei den meisten Frakturen ein, zudem haben die Bruchflächen über den Desmodontalspalt des im Bruchspalt stehenden Zahnes mit der Mundhöhle Verbindung, so daß kontaminierter Speichel in den Bruchspalt eindringen kann. Eine Bruchspaltinfektion ist aber weder durch die Notschienung noch durch die Gabe von Antibiotika sicher zu verhindern.

Wenn auch eine möglichst frühzeitige Versorgung von Gesichtsschädelfrakturen wünschenswert und zur Vermeidung von Bruchspaltinfektionen notwendig ist, so ist eine Sofortversorgung unmittelbar nach dem Unfall nur selten zwingend erforderlich. Ausnahmen sind Frakturen mit ausgedehnten, häufig perforierenden Weichteilverletzungen im Bereich der Lippen und Wangen sowie stärkere, mit den oben beschriebenen Maßnahmen nicht beherrschbare Blutungen aus Mundhöhle und Nase. In den meisten Fällen ist eine aufgeschobene Primärversorgung nach eingehender Diagnostik und nach Stabilisierung des Allgemeinzustandes zweckmäßig.

Die definitive Weichteilversorgung ohne vorausgehende Frakturversorgung ist nicht sinnvoll, da die Nähte im Zuge der später erforderlichen Schienungs- oder Osteosynthesemaßnahmen meist wieder aufreißen und dann nochmals gelegt werden müssen. Es gilt daher der Grundsatz der *Versorgung von innen nach außen* [134, 169, 413, 521]. Erst nach Abschluß von Schienung und Osteosynthese darf die endgültige Weichteilversorgung durchgeführt werden. Dieses Prinzip sollte nur in den seltenen Fällen durchbrochen werden, wenn abzusehen ist, daß eine primäre Frakturversorgung nicht innerhalb der ersten 24 Stunden, in Ausnahmefällen der ersten 48 Stunden – gelegentlich noch später – nach dem Trauma durchgeführt werden kann.

Grundsätze der Frakturbehandlung im Kiefer-Gesichtsbereich

> Behandlungsziel der Versorgung von Gesichtsschädelfrakturen ist die anatomisch und funktionell korrekte Wiederherstellung des gebrochenen Knochens in regelrechter Okklusion der Zahnreihen. Ästhetisches und funktionelles Ergebnis sind als gleichwertig anzusehen. Dabei sind die Funktionen des stomatognathen Systems, der Nasennebenhöhlen und der Augen gleichwertig.

Dieses Ziel kann häufig im Sinne einer Restitutio ad integrum erreicht werden, sofern nicht benachbarte Strukturen wie Zähne, Nerven, Augen und Weichteile geschädigt oder zerstört sind.

Voraussetzung für eine funktionelle und anatomische Wiederherstellung sind die *exakte Reposition* der dislozierten Fragmente und ihre anschließende *Ruhigstellung*. Die Reposition dislozierter Knochenfragmente kann entweder einzeitig (manuell) oder allmählich (apparativ) erfolgen, wobei vor allem mit intermaxillären Gummizügen, seltener Rollenextensionen oder anderen Hilfsmitteln (Halobügel) gearbeitet wird. Die Ruhigstellung kann indirekt über Schienen oder durch Osteosynthese erfolgen.

Bei der Frakturbehandlung ist zu unterscheiden zwischen konservativer und operativer Therapie. Häufig kommen beide Verfahren in Kombination zur Anwendung.

Die *konservative Frakturbehandlung* bedient sich verschiedener, vorwiegend an den Zähnen befestigter Schienen- und Drahtligaturen, seltener kommen Prothesenschienen oder der äußeren Haut anliegende Verbände, gegebenenfalls in Verbindung mit Tamponaden (Nasentamponade und Nasengips) zur Anwendung. Bei diesem Vorgehen dient die korrekte Verzahnung von Ober- und Unterkiefer als wesentlichstes Hilfsmittel zur genauen Einstellung der Fragmente. Behandlungsziel ist die intermaxilläre Fixation in regelrechter Okklusion.

Als alleiniges Behandlungsverfahren wird die konservative Frakturbehandlung vor allem bei Zahnluxationen, Alveolarfortsatzfrakturen, nicht dislozierten Frakturen des Ramus mandibulae einschließlich der Kiefergelenke sowie im kindlichen Kiefer angewandt. Die konservative Behandlung nicht dislozierter Frakturen des Corpus mandibulae ist weit verbreitet. Auch bei der Behandlung dislozierter Frakturen des Gelenkfortsatzes überwiegen konservative Verfahren.

Zahlreiche Kieferfrakturen können mit ausschließlich konservativen Methoden nicht befriedigend versorgt werden. Die exakte Reposition der Fragmente gelingt auch nach Einstellung einer regelrechten Okklusion nicht immer; selbst nach exakter Reposition sind Fixation und Retention der Fragmente nicht immer sicher gewährleistet. Die drei bis sechs Wochen dauernde, starre intermaxilläre Ruhigstellung, während der der Patient ausschließlich flüssige Kost zu sich nehmen kann, ist belastend.

Diese Nachteile entfallen bei der *operativen Frakturbehandlung* weitgehend. Besonders bei dislozierten Frakturen, Frakturen im teil- oder unbezahnten Kiefer, Stück- oder Trümmerfrakturen, Frakturen des zygomatikoorbitalen Komplexes und zahlreichen Mittelgesichtsfrakturen können Reposition und Fixation der Fragmente leichter und sicherer durch operative Verfahren erreicht werden. Die Belästigung des Patienten durch die intermaxilläre Ruhigstellung entfällt weitgehend, da sie bei ausschließlich operativer Frakturbehandlung lediglich in der Phase der Wundheilung zu empfehlen ist.

Konservative Frakturbehandlung

Schienenverbände

Schienen können entweder im Mund des Patienten (direkte Schienen) oder aber nach Herstellung eines Modells im zahntechnischen Labor (indirekte Schienen) angefertigt werden.

Bedeutsamster Vorteil der *direkten Schienenverbände* ist die sofortige Verfügbarkeit am Patienten, sie sind mit einfachsten Mitteln herzustellen, die Materialkosten sind gering. Als Nachteile der direkten Schienung sind der oft ungenaue Sitz und die damit verbundene orthodontische Wirkung auf einzelne Zähne sowie die Schädigung des marginalen Parodontiums zu nennen [279, 281, 344]. Der Zeitaufwand für die eigentliche Schienung am Patienten ist wesentlich höher als bei indirekten Verfahren.

Vorteil der *indirekten Schienen* sind der genaue Sitz am Äquator des Zahnes und die damit verbundene Schonung des marginalen Parodontiums. Ein beträchtlicher Teil der für die Schienenherstellung notwendigen Zeit kann ins Labor verlegt werden und belastet den Patienten nicht. Die Oberfläche dieser indirekten Schienen kann im Gegensatz zu der der direkten Schienen sorgfältig poliert werden und bietet daher wesentlich weniger Retentionsflächen für Plaque. Weiterhin kann anhand des Modelles die individuelle Okklusion des Patienten bereits präoperativ und häufig genauer als im Mund eingestellt werden. Gegebenenfalls ist eine Modelloperation erforderlich. Als Nachteil der indirekten Schiene ist die zeitliche Verzögerung zu nennen. Die Abdrucknahme kann sich gelegentlich schwierig gestalten. Durch die verkürzte Schienungszeit am Patienten werden diese Nachteile sowie die höheren Kosten der laborgefertigten Schiene mehr als aufgewogen.

Kariesprophylaxe

Zwischen Schiene und Zahnoberfläche besteht auch bei sorgfältiger Adaptation ein feiner kapillärer Spalt, der Speisereste und Bakterien aufnehmen kann und dessen Reinigung auch bei guter Mundhygiene nur unvollständig durchführbar ist. So werden häufig in diesem Bereich nach Abnahme des Schienenverbandes Demineralisationen beobachtet. Diese sind nicht auf Einflüsse des im Kunststoff enthaltenen Monomers zurückzuführen, sondern durch Schmutzretention und bakterielle Zersetzung unter Säurebildung entstanden. Die Entkalkungsvorgänge lassen sich durch Zahnreinigung und Fluoridprophylaxe vor der Schienung reduzieren (Elmex® fluorid, Elmex® Gel). Intensive Zahnreinigung mit fluoridhaltigen Zahnpasten nach jeder Mahlzeit ist zu fordern. Zusätzlich können die Patienten den Mund mit Natriumfluorid-Lösungen und Chlorhexidindigluconat umspülen. Wenigstens einmal täglich sollte eine Zahnreinigung mit dem Spray erfolgen [46, 47, 118, 261, 288, 360, 361, 362].

Direkte Schienenverbände

Der einfachste Schienenverband ist die *Ligaturenschiene*. Sie wird aus an den Zähnen befestigten Drahtligaturen hergestellt. Wegen ihrer mangelnden Stabilität kommen derartige Drahtligaturen für eine endgültige Frakturversorgung nicht in Frage. Sie werden hauptsächlich für Notschienungen sowie für die kurzfristige intermaxilläre Fixation bei Osteosynthesen, gelegentlich bei Kontusionen und Distorsionen des Kiefergelenkes eingesetzt. Als Ligaturendraht dient weicher, nichtrostender Stahldraht mit einem Durchmesser von 0,4 mm, seltener 0,5 mm.

Die Ligatur nach Ernst [105, 106] ist eine sich über zwei benachbarte Zähne erstreckende Achterligatur, wobei vorzugsweise Eckzähne, Prämolaren und der erste Molar Verwendung finden (Abb. 15). Wenn möglich, sollten dem Bruchspalt benachbarte Zähne nicht ligiert werden. Zur sicheren intermaxillären Ruhigstellung werden in jedem Quadranten eine, besser zwei Ligaturen angelegt und durch Gummizüge oder Draht miteinander verbunden. Außer der Ernst-Ligatur sind zahlreiche ähnliche Drahtverbände beschrieben [91, 149, 231, 238]. Als Weiterentwicklung werden derartige Drahtligaturen fortlaufend über den ganzen Kiefer angelegt und mit Kunststoff versteift [188, 356, 410].

Konfektionierte Drahtschienen, die mit Ligaturen an den Zähnen befestigt werden [168, 435, 444], sollten wegen ihrer unzureichenden Paßform und mangelnden Stabilität nicht mehr zur Anwendung kommen.

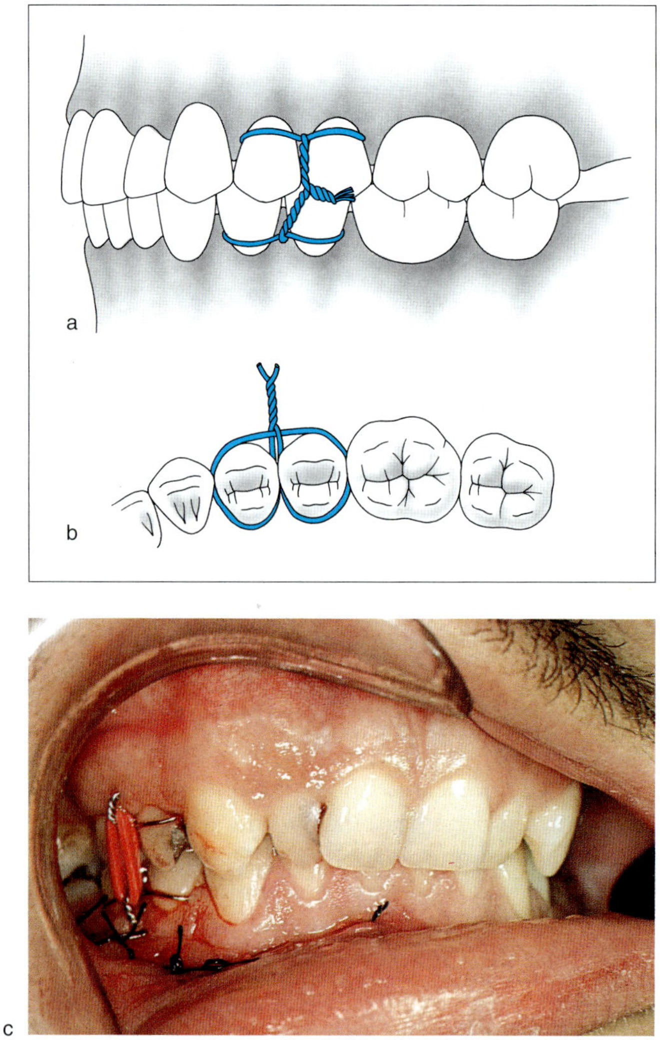

Abb. 15 Ernst-Ligaturen im Unter- und Oberkiefer.

a) Ansicht von lateral.
b) Aufsicht. Achterligatur um zwei benachbarte Zähne. Die Verbindung von Ober- und Unterkiefer kann entweder durch Verdrillen der Drahtenden, durch einen zusätzlichen Draht oder durch Gummizüge erfolgen.
c) Klinisches Bild von Ernst-Ligaturen.

Die Nachteile dieser Schienen können vermieden werden, wenn die Schienen exakt in Höhe des Zahnäquators angebracht und die Ligaturenden mit Kunststoff überzogen werden, der gleichzeitig die Zwischenräume zwischen Schiene und Zahn ausfüllt und zur Retention ausnutzt [326, 456, 457, 465] (Abb. 16). Die Schuchardt-*Schiene* wird aus einem halbrunden, weichen Stahldraht hergestellt, an den sprossenartige halbrunde Querstreben aufgelötet sind. Die Schiene wird den vestibulären Flächen der Zähne angebogen. Die okklusalen Enden der Querstreben werden so auf den Kauflächen adaptiert, daß die Schiene abgestützt ist und beim Anbringen der Ligaturen nicht zum Zahnfleisch abrutschen kann. Nach Adaptation der Ligaturenden auf der Schiene werden beide mit Kunststoff (Palladur®) überzogen, wobei der Gingivarand jedoch frei bleiben soll. Nach Abhärten des Kunststoffs werden die okklusalen Retentionen abgetrennt und die Schienenoberfläche geglättet und poliert. Eine Modifikation dieser Schiene ist der Göttinger Quick-Arch-Bar. Er wird mit einer Spannschraube befestigt, auf interdentale Drahtligaturen kann verzichtet werden [196].

Bei Oberkiefer-Alveolarfortsatz- oder -Sagittalfrakturen erfolgt eine zusätzliche palatinale Versteifung durch Einbringen einer Gaumenplatte [465]. Zwischen Prämolaren und Molaren werden transmaxilläre Drähte angelegt, die gleichzeitig zur Reposition einer Oberkiefersagittalfraktur dienen können. Nach Abdecken der Gaumenschleimhaut mit einer Salbentamponade wird dick angeteigter Kunststoff auf den Gaumen aufgetragen. Bei zahnlosen Kieferabschnitten können die Schienen durch Kunststoffsättel ergänzt werden.

Ist die Okklusion schwierig oder nur allmählich mit Gummizügen einstellbar, so kann die Schiene zunächst geteilt eingebunden werden. Die Teilungsstelle wird dann später mit Draht und Kunststoff starr verbunden. Bei extremem Deckbiß kann die Schiene im Frontbereich die regelrechte Okklusion stören. In derartigen Fällen werden im Unterkiefer-Seitenzahnbereich getrennte Schienen eingegliedert, und, falls erforderlich, durch eine linguale Schiene im Frontbereich miteinander verbunden.

Die Stabilisierung luxierter Zähne und begrenzter Alveolarfortsatzfrakturen durch Drahtbügel und orthodontische Brackets mit Hilfe der *Adhäsivtechnik* hat sich zunehmend bewährt (Abb. 17) [3, 82, 83]. Dieses Verfahren findet auch als zusätzliche Zuggurtung Verwendung (Silca-Draht-Klebeschiene)

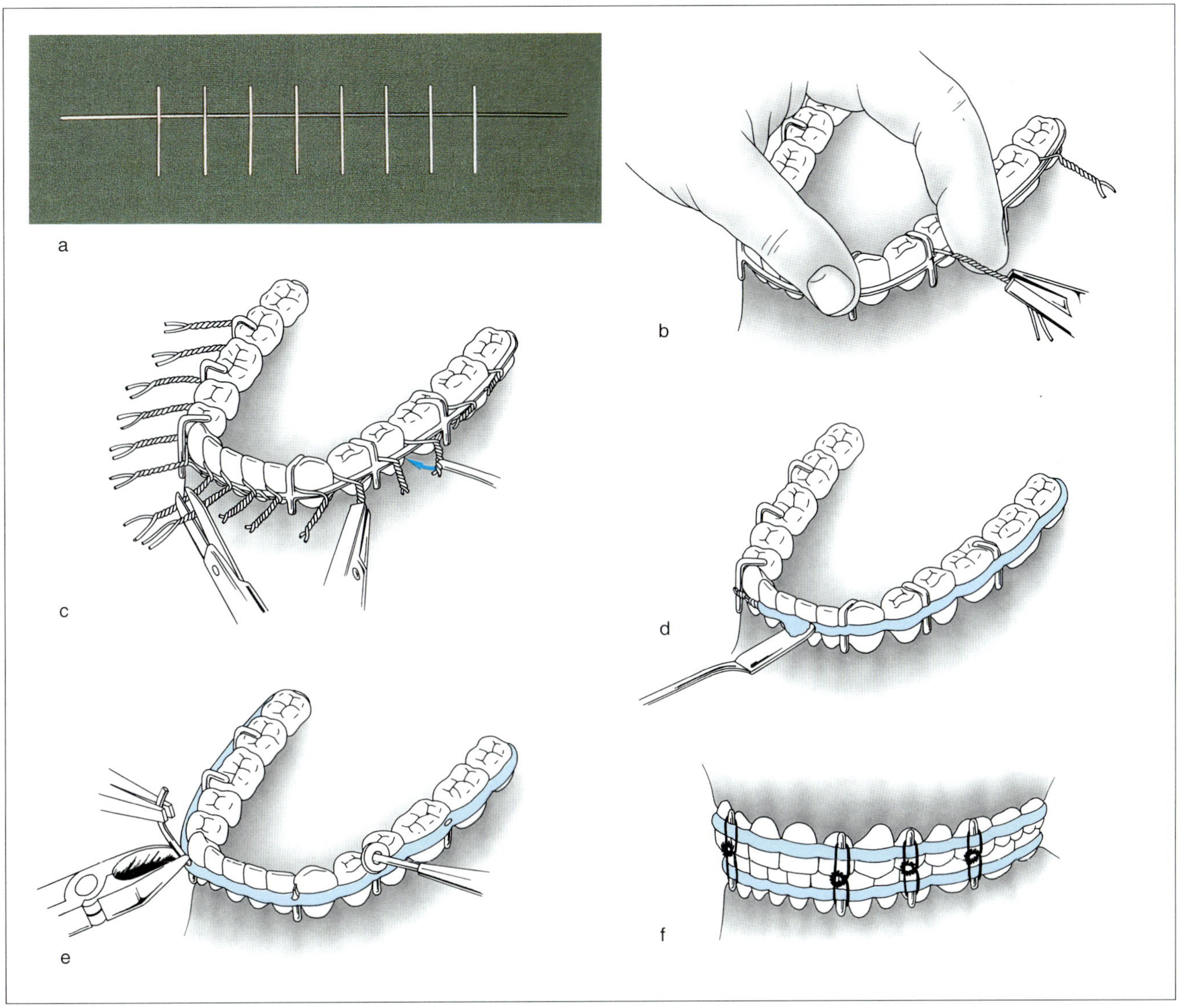

Abb. 16 Drahtbogen-Kunststoffschiene nach SCHUCHARDT.

a) Vorgefertigte weiche Stahldrahtschiene mit Quersprossen.
b) Angebogene Schiene. Die auf den Okklusalflächen liegenden Quersprossen verhindern das Abgleiten der Schiene zum Zahnhals.
c) Eingebundene Schiene. Die Ligaturendrähte werden auf eine Länge von 5–8 mm gekürzt und an die Schiene angebogen.
d) Mit einem Anrühr- oder Heidemann-Spatel wird dickflüssiger Kunststoff auf die Schiene und die angebogenen Drahtligaturen aufgetragen. Der Kunststoff muß den Spalt zwischen Schiene und Zahn vollständig ausfüllen, das marginale Parodontium aber freilassen.
e) Nach Aushärten des Kunststoffes werden die okklusalwärts gerichteten Querstreben abgeschnitten und geglättet. Politur der Schiene.
f) Die fertige Schiene in situ. Intermaxilläre Verdrahtung.

(s. Bd. 3) [252, 253]. Auch die intermaxilläre Ruhigstellung ist so möglich [476].

Die *Kunststoff-Kappenschiene nach* PFEIFER [378] und die *Miniplast-Schiene nach* DRUM [89] sind vor allem zur Behandlung von Zahnluxationen und Alveolarfortsatzfrakturen im Milch- und Wechselgebiß indiziert, wenn Drahtligaturen an den konisch geformten Zahnkronen keinen Halt finden [77, 104, 296].

Indirekte Schienenverbände

Indirekte Drahtbogen-Kunststoffschiene (Modell Münster): Die Vorteile dieses Schienentyps liegen in der schnellen und einfachen, für den Patienten schonenden Handhabung, der absolut genauen Anpassung an den Zahnbogen, der Schonung der marginalen Gingiva und in der schnellen und völlig komplikationslosen Entfernung des Schienenverbandes.

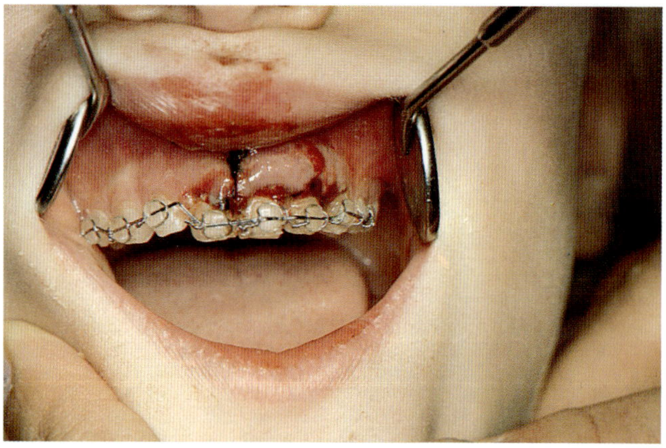

Abb. 17 Bracket-Schienung zur Fixation total luxierter Frontzähne 11 und 21.

Nach Abformung der verletzten Kiefer werden Modelle erstellt. Bei Frakturen innerhalb der Zahnreihe wird eine Modelloperation zur Einstellung der regelrechten Okklusion erforderlich. Die Schiene selbst ist eine Modifikation der Schuchardt-Schiene. Ein Drahtbogen wird den vestibulären Zahnflächen angebogen und mit Kunststoff den Zahnreihen exakt angepaßt und poliert (Abb. 18) [163]. Muß intraoperativ die Schiene durchtrennt werden, so ist dies problemlos möglich. Nach Einstellung der regelrechten Okklusion werden dann die Überbrückung und Versteifung der Durchtrennungsstelle mit Draht und Kunststoff vorgenommen.

Die auf dem Modell angefertigte Schiene sollte immer dann Verwendung finden, wenn eine definitive Sofortversorgung nicht innerhalb der ersten Stunden notwendig wird. Sie ist einfacher zu applizieren und zu entfernen als direkt im Mund angefertigte Schienen, ist eindeutig fixiert und schont das Parodontium. Zur weiteren Stabilisierung können Zahnlücken mit Kunststoff ausgefüllt werden. Freiendsättel lassen sich problemlos anbringen. Falls erforderlich, kann nach einer Modelloperation eine Gaumenplatte angefertigt werden.

Kappenschienen aus Kunststoff [41, 445] oder Metall [40, 194, 358] umgreifen die Zähne vollständig und sind so stabil, daß bei Unterkieferfrakturen innerhalb der Zahnreihe auf die intermaxilläre Verschnürung verzichtet werden kann. Die Kontrolle der Okklusion ist nicht möglich.

Weitere am Modell gefertigte Schienen sind die *Modellgußschiene* [189], die *Lingualschiene* aus Kunststoff oder Metall [199, 477], die *Scharnierschiene* [244], die *Ringbandschiene* [230] sowie zahlreiche Modifikationen. Aufgrund der Fortschritte der Osteosynthese sind diese Schienentypen für den Routinegebrauch überholt, sie können jedoch bei seltenen speziellen Indikationen hilfreich sein. Als *Gunning-Schienen* werden Prothesenschienen bezeichnet.

Da Frakturen im zahnlosen Kiefer heute durch Osteosynthesen versorgt werden, kommen derartige Schienen nur noch selten – insbesondere zur funktionellen Nachbehandlung – zur Anwendung.

Aktivator

Der Aktivator, erstmals von ANDRESEN und HÄUPL zur kieferorthopädischen Behandlung empfohlen [18], wird in abgeänderter Form auch zur primären Behandlung oder funktionellen Nachbehandlung von Kiefergelenkfrakturen verwendet. Das Gerät

a
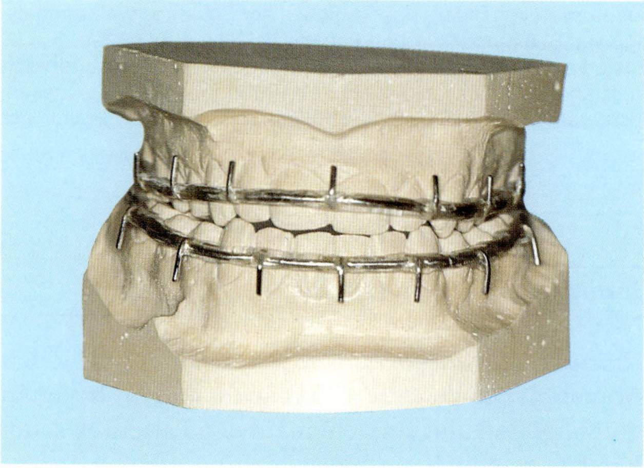

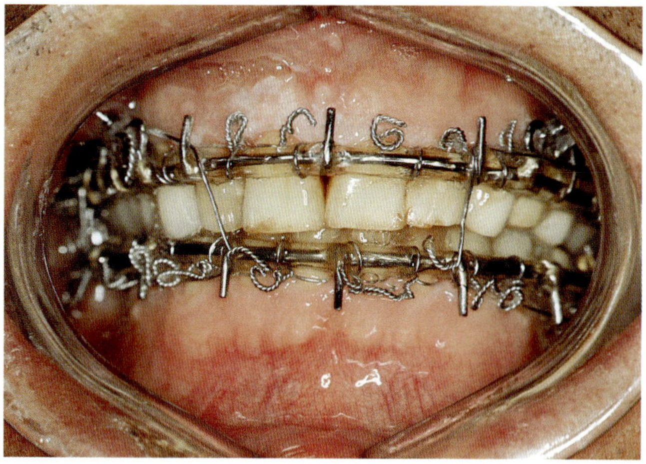
b

Abb. 18 Individuelle Drahtbogen-Kunststoffschiene (Modell Münster).

a) Fertiggestellte Schiene auf dem Meistermodell. Die Schiene liegt dem Zahnäquator an.
b) In situ mit intermaxillärer Verdrahtung.

soll den Unterkiefer beim Zusammenbiß in die Ruheschwebe bringen, um so einer Verkürzung im Bereich der Frakturstelle vorzubeugen. Zusätzlich ist beim Einsetzen des Gerätes in den Mund und beim Herausnehmen eine Mundöffnung von etwa 3 cm Schneidekantendistanz erforderlich, so daß auf diese Weise die Mundöffnungsbewegung gleichzeitig trainiert wird (s. Bd. 11).

Extraorale und kombinierte extra-intraorale Verbände

Die Fixierung und Retention eines gebrochenen Kiefers oder eines Kieferabschnittes können nur gegen festen Knochen erfolgen. Unterkieferfrakturen können so durch intermaxilläre Fixation gegen den unverletzten Oberkiefer immobilisiert werden. Bei Frakturen des Oberkiefers ist zwar die regelrechte Einstellung anhand des unverletzten Unterkiefers in Regelokklusion möglich, es muß jedoch eine stabile Verbindung zum unverletzten Schädel hergestellt werden. Dies kann zum einen durch extraorale Verbände, und zum anderen durch operative Maßnahmen geschehen. Letztere haben heute die den Patienten erheblich belastenden extraoralen Verbände verdrängt.

Der *Kopf-Kinn-Verband* zählt zu den ältesten Verbänden der Kieferbruchbehandlung [200, 273]. Wegen seiner mangelnden Stabilität ist er heute zur Ruhigstellung von Unterkiefer- und Mittelgesichtsfrakturen verlassen worden.

Die *Kopf-Gipskappe* ist das wesentliche Element aller extraoralen Verbände, an ihr greifen alle Fixierungseinrichtungen an. Nachteil der Kopf-Gipskappe ist die auch bei sorgfältiger Anfertigung verbleibende Beweglichkeit gegenüber dem knöchernen Schädel, die für Druck- und Scheuerstellen verantwortlich ist.

Die *Kinnkappe* besteht aus einer individuell dem Kinn angepaßten Kunststoffplatte, die mit kräftigen Gummizügen an der Kopf-Gipskappe fixiert wird und so den Unterkiefer an den Oberkiefer drückt.

Wesentlich stabiler als die Kopf-Gipskappe ist ein Metallkranz, der mit vier Schrauben an der Schädelkalotte befestigt wird *(„Halo-frame")* (s. Abb. 78). Er ist absolut stabil und eignet sich deshalb besonders zur apparativen Reposition und Fixation von Mittelgesichtsfrakturen, die operativ nicht zu behandeln sind. Auch Unterkieferextensionen im Sinne der Therapie des langen Zügels bei Luxationsfrakturen der Kiefergelenke [410] sind möglich [74, 141, 367, 449].

Die aus der Extremitätenchirurgie übernommene *Rollenextension* [348, 521, 523] fesselt den Patienten ans Bett und findet daher zur Behandlung von Luxationsfrakturen der Kiefergelenke oder zur Extension des eingesunkenen Mittelgesichtes nur in seltenen Fällen Anwendung. Bei der *perkutanen Schraubenschiene („Pin fixation")* werden die Fragmente durch perkutan in den Knochen eingedrehte Schrauben reponiert und fixiert. Die Schrauben („pins") werden mit speziellen Klemmschrauben und Stäben [17, 461, 462] oder mit Kunststoff verbunden [27, 126, 133, 315]. Abgesehen von der Notversorgung zahnloser Unterkiefer ist das Verfahren weitgehend durch die stabile Plattenosteosynthese ersetzt.

Nasengips

Der Nasengips dient zur Fixierung des knöchernen Nasengerüstes nach Reposition von Nasenbeinfrakturen (s. Abb. 85). Er wird erst nach Tamponade der Nase angelegt, so daß die frakturierten Nasenknochen von innen und außen geschient werden. Des besseren Haltes wegen wird der Nasengips mit Heftpflasterstreifen fixiert. Regelmäßige Kontrollen sind erforderlich, da durch Abschwellung der Weichteile der Nasengips bereits nach wenigen Tagen locker und damit unwirksam werden kann. Als Schienungsmaterial können außer Gipsbinden auch Metallfolien, Kunststoff oder Stents verwendet werden.

Operative Frakturbehandlung

Operative Verfahren

Kraniofaziale Aufhängung [207]

Die Stirnbeinaufhängung [267], die Jochbogen- oder zygomatikomaxilläre Aufhängung [1, 2], die Aufhängung an der Apertura piriformis und die frontomaxilläre Aufhängung fixieren den abgerissenen Oberkiefer am Schädelskelett. Sie sind zugunsten von Mini- und Mikroplattenosteosynthesen weitgehend verlassen worden.

Die perimandibuläre Drahtschlingung des Unterkiefers [238, 262, 505] (Abb. 19 und 20) findet noch Anwendung zur konservativen Frakturversorgung im Milch- bzw. Wechselgebiß und zur Adaptation von lingualen Knochenfragmenten, die mit Platten

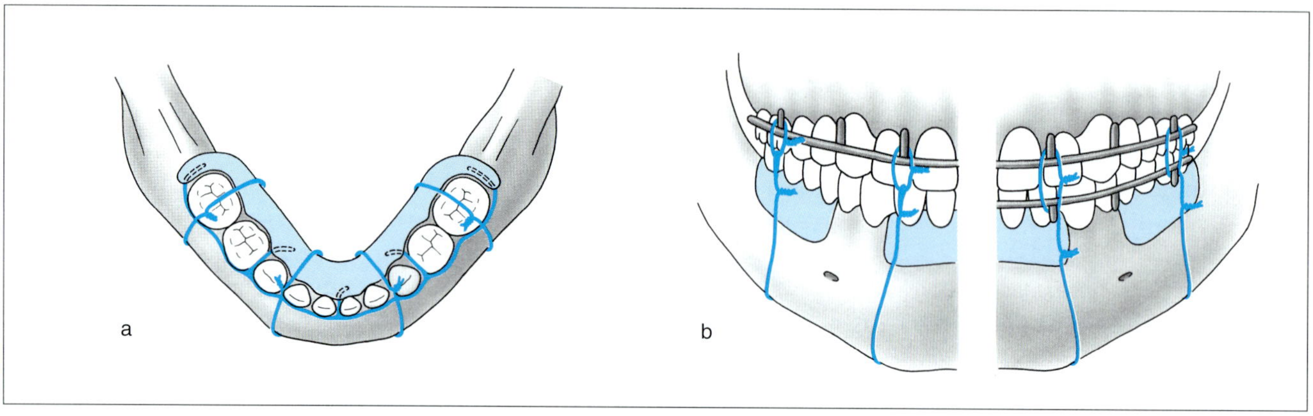

Abb. 19 Perimandibuläre Drahtumschlingung (circumferential wiring).

a) Fixation einer kombinierten Lingual-Drahtkunststoffschiene im Milchgebiß.
b) Fixation einer Drahtkunststoffschiene im Lückengebiß.
Unterkiefer links: An der vorhandenen partiellen Unterkieferprothese wird eine Schiene befestigt. Zur intermaxillären Fixation werden Drahtligaturen über die Häkchen in Ober- und Unterkiefer geführt.
Unterkiefer rechts: Eine vorhandene partielle Prothese wird durch die perimandibuläre Drahtumschlingung am Kiefer fixiert. Die Drähte zur intermaxillären Fixation werden direkt durch die Umschlingungsdrähte geführt.

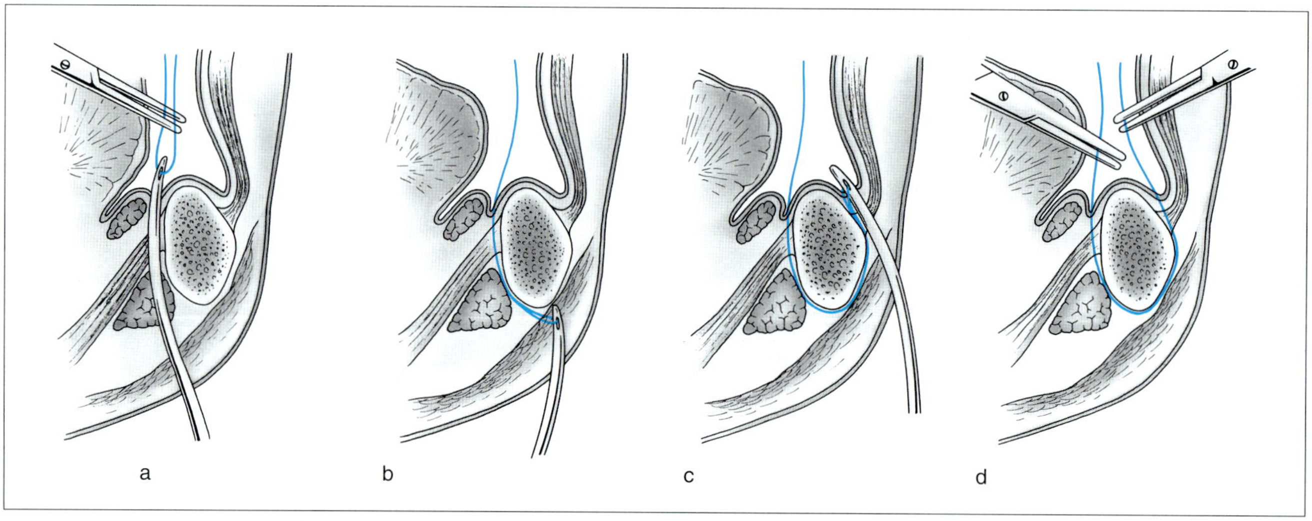

Abb. 20 Technik der perimandibulären Drahtumschlingung.

a) Einführen der Ahle unter Knochenkontakt in den Mundboden und Aufnahme des Drahtes.
b) und c) Unter Knochenkontakt wird die Ahle mit dem Draht um den Unterkiefer nach bukkal in das Vestibulum geführt.
d) Aufnahme der beiden Drahtenden, die über der Schiene oder Prothese verdrillt werden. Der Draht muß dem Knochen eng anliegen.

oder Schrauben von intraoral häufig nicht zu adaptieren und zu fixieren sind.

Drahtosteosynthese

Die Verwendung der Drahtosteosynthese zur Behandlung von Kieferfrakturen geht bis ins 19. Jahrhundert zurück. Durch falsche Indikationsstellung und ungeeignetes Osteosynthesematerial traten unverhältnismäßig viele Komplikationen auf, so daß das Verfahren wenigstens im deutschsprachigen Raum bis in die 50er Jahre keine Anwendung fand [172, 467].

Die Drahtnaht findet als einfaches und vielseitiges Osteosyntheseverfahren vielfache Anwendung. Sowohl Frakturen des Unterkiefers als auch des Mittelgesichtes können mit Drahtnähten versorgt werden, wobei die Bruchfragmente exakt aneinander adaptiert werden. Je nach zu erwartender Zugspannung wird weicher Ligaturendraht in den Stärken 0,2–0,4 mm verwendet [468]. Die Stabilität der Drahtnaht wird durch die Drahtstärke und die

Applikationsart entscheidend beeinflußt [342, 401, 466, 467]. Allerdings ist diese Art der Osteosynthese nicht ausreichend stabil, um bei Unterkiefer- und zahlreichen Mittelgesichtsfrakturen die auf den Bruchspalt einwirkenden Kräfte aufzufangen. Ein zusätzlicher Schienenverband, meist mit intermaxillärer Ruhigstellung, wird notwendig [467]. Bei bestimmten Mittelgesichtsfrakturen, beispielsweise des Infraorbitalrandes, kann die Drahtnaht als alleiniges Fixationsmittel ausreichen.

Die Drahtnaht ist daher im Regelfall keine selbständige, sondern eine unterstützende Maßnahme, die die Adaptation der Bruchenden erleichtert. Sie reicht aber nicht aus, um eine wirkungsvolle Ruhigstellung zu gewährleisten, und ist daher heute vielfach durch Platten- oder Schraubenosteosynthesen abgelöst.

Operatives Vorgehen. Der Operationszugang zum Bruchspalt erfolgt bei der Drahtosteosynthese vielfach von extraoral. Frakturen des Muskelfortsatzes, der Apertura piriformis und der Crista zygomaticoalveolaris einschließlich der fazialen Kieferhöhlenwand, gelegentlich die der Kinnregion und des Kieferwinkels, lassen sich von intraoral mit einer Drahtosteosynthese versorgen.

Nach operativer Darstellung des Bruchspaltes werden die Fragmente reponiert. Beidseits des Bruchspaltes werden in ausreichendem Abstand (mehr als 5 mm) die Bohrlöcher zur Aufnahme des Drahtes gelegt, die nach Möglichkeit nicht wesentlich größer als der Drahtdurchmesser sein sollen. Die Drahtstärke sollte im Unterkiefer 0,4 mm nicht überschreiten. Bei feinen Knochenfragmenten, insbesondere im Mittelgesicht, können dünnere Drähte bis zu 0,2 mm verwendet werden [468].

Die Drahtspickung mit Kirschner-Draht (0,8 bis 1,6 mm Durchmesser) kann als Notversorgung bei Unterkiefer-Stückfrakturen, vor allem im unbezahnten Kiefer, Verwendung finden. Ein perkutan durch das Kinn gebohrter Kirschner-Draht kann als Halterung für eine Extension bis zur definitiven Frakturversorgung dienen.

Die definitive Frakturversorgung von Paramedianfrakturen des Unterkiefers mit mindestens zwei Kirschner-Drähten [480] oder durch Zuggurtungsosteosynthese mit Kirschner-Draht und extraossaler Zuggurtungsschlinge [161] ist nicht verbreitet.

Marknagelung des Unterkiefers

Die offene axiale Markdrahtung des Unterkiefers [128, 129, 130, 273] ermöglicht funktionsstabile Osteosynthesen, vor allem im zahnlosen oder zahnarmen Kiefer. Sie wird nur selten angewandt. Dagegen wird die Marknagelung häufiger zur Behandlung von Gelenkhalsfrakturen angegeben [55, 56, 305, 378, 450, 451, 491, 496, 507, 513].

Funktionsstabile Osteosynthesen

Die funktionsstabile Verschraubung frakturierter Knochen ermöglicht eine primäre Knochenheilung ohne Kallusbildung [375, 376, 437]. Der Frakturspalt wird schneller durchbaut als bei sekundärer Knochenheilung. Auf Schienenverbände zur Ruhigstellung kann weitgehend verzichtet werden. Die Anwendung der Osteosyntheseverfahren zur Behandlung von Frakturen im Mund-Kiefer-Gesichtsbereich war daher geboten, um den Patienten nach Möglichkeit die intermaxilläre Fixation zu ersparen. Dabei haben sich verschiedene Plattensysteme durchgesetzt.

Aufbauend auf den Ergebnissen der Arbeitsgemeinschaft für Osteosynthese (AO) entwickelten Spiessl [480, 481] sowie Schilli und Niederdellmann [346, 347, 440, 441] spezielle Osteosynthesesysteme für den Kieferbereich, bei denen modifizierte AO-Platten verwendet wurden. Ähnliche Systeme wurden von Luhr [289, 290, 291, 293, 294, 447] sowie von Becker und Machtens [28, 29, 30, 87] entwickelt.

Die Platten bestehen aus korrosionsfestem Stahl, Reintitan oder Vitallium. Die Schrauben werden sowohl in der bukkalen als auch in der lingualen Kortikalis verankert. Um Zähne und das Gefäß-Nervenbündel nicht zu verletzen, müssen daher diese Platten auf der bukkalen Seite des Unterkiefers unterhalb der Wurzelspitzen und des Canalis mandibularis angebracht werden. Am Basalrand wird aber der Unterkiefer durch das Zusammenspiel der Mundöffner und Mundschließer auf Druck beansprucht, während der Alveolarkamm unter Zugspannung steht. Eine exzentrisch am Unterkieferrand angebrachte Kompressionsplatte ist daher nicht in der Lage, die im Bereich der Zahnreihe auftretenden Zugkräfte auszuschalten. Ebenso kann die Kompression auf der bukkalen Seite den Bruchspalt auf der lingualen Seite zum Klaffen bringen [243]. Zur Vermeidung dieser systembedingten Nachteile wurden verschiedene Verfahren und Modifikationen der Platten entwickelt.

AO-Plattensystem. Die AO (Arbeitsgemeinschaft für Osteosynthese) verwendet im Kieferbereich eine Spanngleitlochplatte mit 2,7 mm Durchmesser, die man wegen ihres Wirkungsmechanismus als *dynamische Kompressionsplatte* (DCP) bezeichnet [374]. Die Druckwirkung am Bruchspalt und die Zugwirkung in der Platte werden durch ein sphärisches Gleitprinzip der Schraubenköpfe in den Schraubenlöchern erzielt. Bei diesem Plattentyp wird bei Frakturen innerhalb der Zahnreihe eine Schienung als Zuggurtung erforderlich, bei Frakturen außerhalb der Zahnreihe eine Drahtnaht oder eine Platte ohne Druckwirkung im Bereich des Alveolarfortsatzes, um die dort auftretenden Zugkräfte aufzunehmen [480]. Durch Einführung der *exzentrischen Spanngleitlochplatte* (EDCP) [346, 448], die bruchspaltnahe Schraubenlöcher für die Druckwirkung im Plattenbereich und bruchspaltferne schrägstehende Schraubenlöcher für die Druckwirkung im Bereich des Alveolarfortsatzes aufweist, wird die zusätzliche Zuggurtung überflüssig. Das Zuggurtungsprinzip ist in die Platte eingearbeitet.

Bei den Kompressionsplatten zeichnet sich eine Miniaturisierung ab. Neuere Entwicklungen sind die 2,4 mm dicke LC-DCP-Platte (Limited Contact Dynamic Compression Plate) und die Mandibula-Mini-DCP-Platte mit 2 mm Durchmesser sowie von Leibinger eine 1,5 mm dicke Kompressionsplatte.

Plattensystem nach Luhr [302, 414]. Die Platten weisen bruchspaltnah exzentrische Löcher zum Aufbau einer Kompression und bruchspaltfern runde Löcher zur Stabilisation auf, wobei die Stabilisationsschrauben erst nach Anziehen der Kompressionsschrauben eingebracht werden dürfen. Weiterhin sind entsprechende kleinere Platten für das Mittelgesicht verfügbar (Mini- und Mikroplatten).

Die erhebliche Rigidität der Platten dieser Systeme erschwert ihre exakte Anpassung an die Knochenoberfläche: Beim Anschrauben einer nicht genau adaptierten Platte resultiert aber eine zusätzliche, exzentrische Anlenkung der Fragmente. Um die Feinadaptation der Platte an den Knochen zu gewährleisten, wurde die Unterfütterung mit Knochenzement (Palacos®) vorgeschlagen [440]. Nach neueren Untersuchungen ist dafür auch ein Hydroxylapatit-Zement (BoneSource®, Fa. Howmedica Leibinger, Freiburg) geeignet.

Zugschraubenosteosynthese. Bei der Zugschraubenosteosynthese werden aneinanderliegende Knochenflächen (Schrägfraktur) unter festem Druck miteinander verschraubt [49]. Zu diesem Zweck darf die Schraube nur das schraubenkopfferne Fragment erfassen (Gewindeloch), während sie im schraubenkopfnahen Fragment gleitet (Gleitloch). Auch zur Versorgung von Paramedian- und Kieferwinkelfrakturen wird dieses Verfahren angewandt [102, 349, 350, 351, 425, 516]. In geeigneten Fällen können auch Schrauben, die eine Platte fixieren, als Zugschrauben eingebracht werden und so eine zusätzliche Versteifung der Kompressionsosteosynthese bewirken [482].

Miniplattensystem. Die Miniplattenosteosynthese [57, 58, 121, 142, 143, 144, 327, 328] folgt bei der Ruhigstellung von Unterkieferfrakturen einem völlig anderen Prinzip als die verschiedenen Verfahren der Kompressionsosteosynthese. Diese Methode wurde vor allem von Champy entwickelt [57, 58, 59, 60, 61, 62, 63, 64, 65, 66, 287]. In neuerer Zeit wurden Osteosyntheseminiplatten aus Reintitan von verschiedenen Herstellern entwickelt [174, 175, 525].

Im Gegensatz zur Kompressionsosteosynthese werden die Miniplatten nicht am Unterkieferrand, sondern im basalen Bereich des Alveolarfortsatzes, dem Gebiet der höchsten Zugspannungen (Abb. 21), angebracht [463]. Diese Plattenlokalisation ist aus biomechanischen Gründen günstiger, weil die Zugspannung nicht durch Hebelkräfte vergrößert wird. Dieses System kommt so mit wesentlich kleineren Platten und monokortikalen Schrauben aus, für die der Raum zwischen den Wurzelspitzen und dem Nervenkanal ausreichend ist. Dort verläuft die ideale Osteosyntheselinie [59, 287] an der Basis des Alveolarfortsatzes. Im Kieferwinkel verläuft sie auf der Linea obliqua externa. In diesem Bereich reicht zur Stabilisierung einer Unterkieferfraktur eine Vier- bzw. Sechs-Loch-Miniplatte aus. Wegen der im Frontbereich zusätzlich auftretenden Torsionskräfte ist bei Frakturen im Kinnbogenbereich mesial der

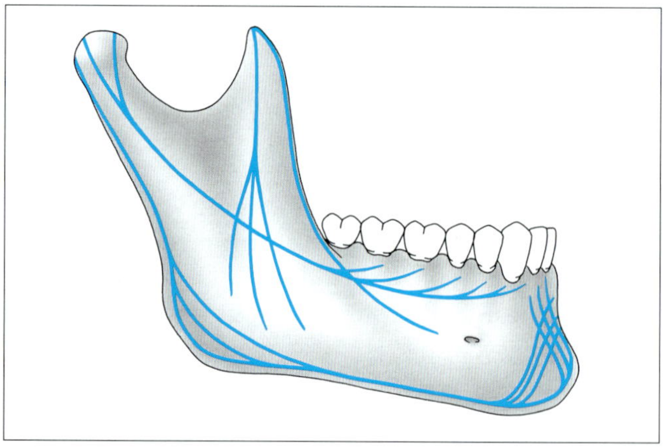

Abb. 21 Trajektoriensystem des Unterkiefers. Frakturen verlaufen meist senkrecht zu den Trajektorien.

Prämolaren die Anbringung von zwei übereinanderliegenden Miniplatten erforderlich (Abb. 22) [61, 62]. In zahlreichen Untersuchungen konnte die Gleichwertigkeit der Miniplattenosteosynthese zur Kompressionsosteosynthese, vielfach sogar ihre Überlegenheit nachgewiesen werden [96, 99, 190, 243, 352, 371, 446, 512].

Die monokortikalen Miniplatten finden ebenso bei der Versorgung von Mittelgesichtsfrakturen (Orbitaring, Crista zygomaticoalveolaris, Apertura piriformis), bei der Versorgung von Frakturen der Stirnhöhlenvorderwand und der Schädelkalotte sowie in der chirurgischen Kieferorthopädie und bei Unterkieferrekonstruktionen Verwendung.

Bei der Versorgung von Unterkieferfrakturen können die Miniplatten nahezu immer von einem *intraoralen Zugang* eingebracht werden. Nur bei der Versorgung von extraoral offenen Frakturen und bei Gelenkfortsatzfrakturen ist der extraorale Zugang zweckmäßig.

In Intubationsnarkose, bei einfachen, wenig dislozierten Frakturen in Leitungs- und Lokalanästhesie [518] wird zunächst die regelrechte Okklusion mit Ernst-Ligaturen eingestellt. Nach Darstellung und Säuberung des Bruchspaltes sowie Reposition der Fragmente erfolgt die Stabilisation mit der Miniplatte, wobei darauf zu achten ist, daß jedes Fragment von mindestens zwei Schrauben sicher fixiert wird. Nach Überprüfen der Okklusion erfolgen die Einlage einer Redon-Saugdrainage und die speicheldichte Naht. Bei einfachen Frakturen und glatten Wundverhältnissen können die Ernst-Ligaturen sofort entfernt werden, andernfalls nach Abschluß der Wundheilung.

3-D-Platten

Die 3-D-Platten unterscheiden sich von allen anderen Systemen vor allem durch ihre Form. Ein in sich geschlossenes Quadrat oder Rechteck gibt in Verbindung mit monokortikalen Schrauben eine dreidimensionale Stabilität in der Grundform eines Quaders. Die Form und nicht die Dicke der Platte, die in Stärken von 1 mm und 0,6 mm angeboten wird, ist für die Stabilität entscheidend. Verschiedene Plattenlängen werden durch eine Gitterform erreicht [116].

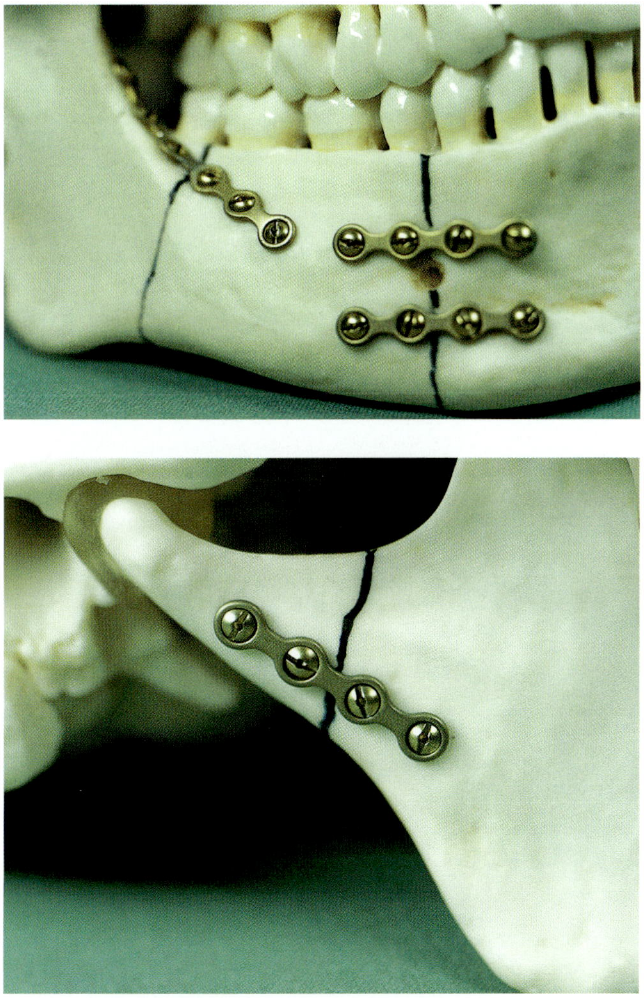

a

b

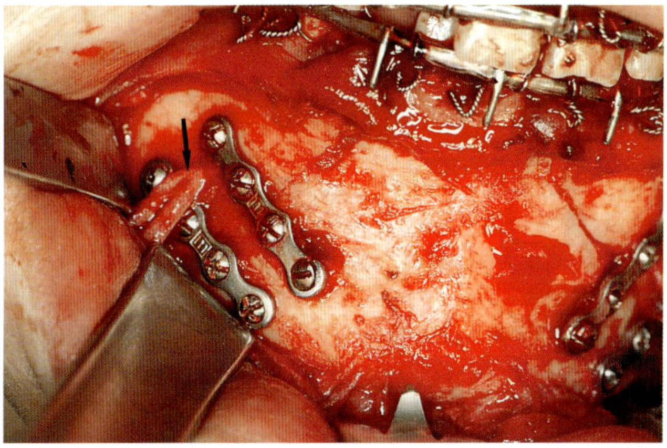

c

Abb. 22 Ideale Lage monokortikaler Miniplatten.

a) Im Seitenzahnbereich knapp oberhalb des Nervus alveolaris inferior und kaudal der Wurzelspitzen sind zum Auffangen der Torsionskräfte zwei Platten erforderlich. Die kraniale Platte liegt knapp unterhalb der Wurzelspitzen. Lage der Platte im Kieferwinkelbereich auf der Linea obliqua.

b) Lage der monokortikalen Miniplatte am dorsalen Rand des Collum mandibulae (extraoraler Zugang).

c) Unterkieferstückfraktur mesial des Foramen mentale beiderseits. Stabilisation der Frakturen durch vier Vier-Loch-Miniplatten, wobei je eine kranial und kaudal des Nervus mentalis zu liegen kommt (Pfeil).

Mikroplatten

Mikroplatten in unterschiedlichen Formen, auch als 3-D-Platten, kommen vor allem im Mittelgesichts- und im nasoethmoidalen Bereich einschließlich der Stirnhöhlenvorderwand zur Anwendung, daneben auch bei Alveolarfortsatzfrakturen. Mit Mikroplatten ist erstmals eine ausreichende Stabilisation dieser Strukturen in anatomisch korrekter Form möglich. Sie haben die Drahtnaht weitgehend verdrängt.

Bioabsorbierbare Osteosynthesematerialien

Bioabsorbierbare Osteosyntheseplatten und Schrauben, die den zur Entfernung des Osteosynthesematerials erforderlichen Zweiteingriff nach Abschluß der Knochenheilung überflüssig machen, befinden sich in Entwicklung. Als Werkstoffe werden Poly-L-Lactid (PLA), Polyglycolid (PGA) und Polydioxanon (PDS) verwendet. PDS-Stifte finden bereits bei der Versorgung von hohen, intrakapsulären und diakapitulären Kieferköpfchenfrakturen Verwendung [383, 406]. Ein weiterer Vorteil dieser Materialien könnte ihr im Vergleich mit herkömmlichen Platten geringerer Elastizitätsmodul sein, der eher dem des Knochens entspricht [43, 98, 110, 145, 148, 514].

Zahn im Bruchspalt

Über die Prognose im Bruchspalt stehender Zähne bei Patienten mit Unterkieferfrakturen bestehen unterschiedliche Auffassungen. Da der Zahn eine Infektion begünstigt, wurde früher vielfach die konsequente Entfernung aller im Bruchspalt befindlichen Zähne gefordert. Allerdings kann durch frühzeitige Ruhigstellung der Fraktur und Antibiotikaschutz eine Bruchspaltinfektion meist verhindert werden, so daß ein derartiger Zahn oder Zahnkeim belassen werden kann (Abb. 23) [154, 201, 426].

Allgemeine Übereinstimmung besteht aber, Zähne mit ausgeprägten Erkrankungen des marginalen und des apikalen Parodontiums zu entfernen. Während vollständig impaktierte Weisheitszähne, insbesondere bei nicht dislozierten Frakturen, belassen werden können, sind halb retinierte Weisheitszähne konsequent zu entfernen. Bildet sich während der Frakturbehandlung eine Bruchspaltinfektion aus, so ist jeder Erhaltungsversuch des betroffenen Zahnes kontraindiziert.

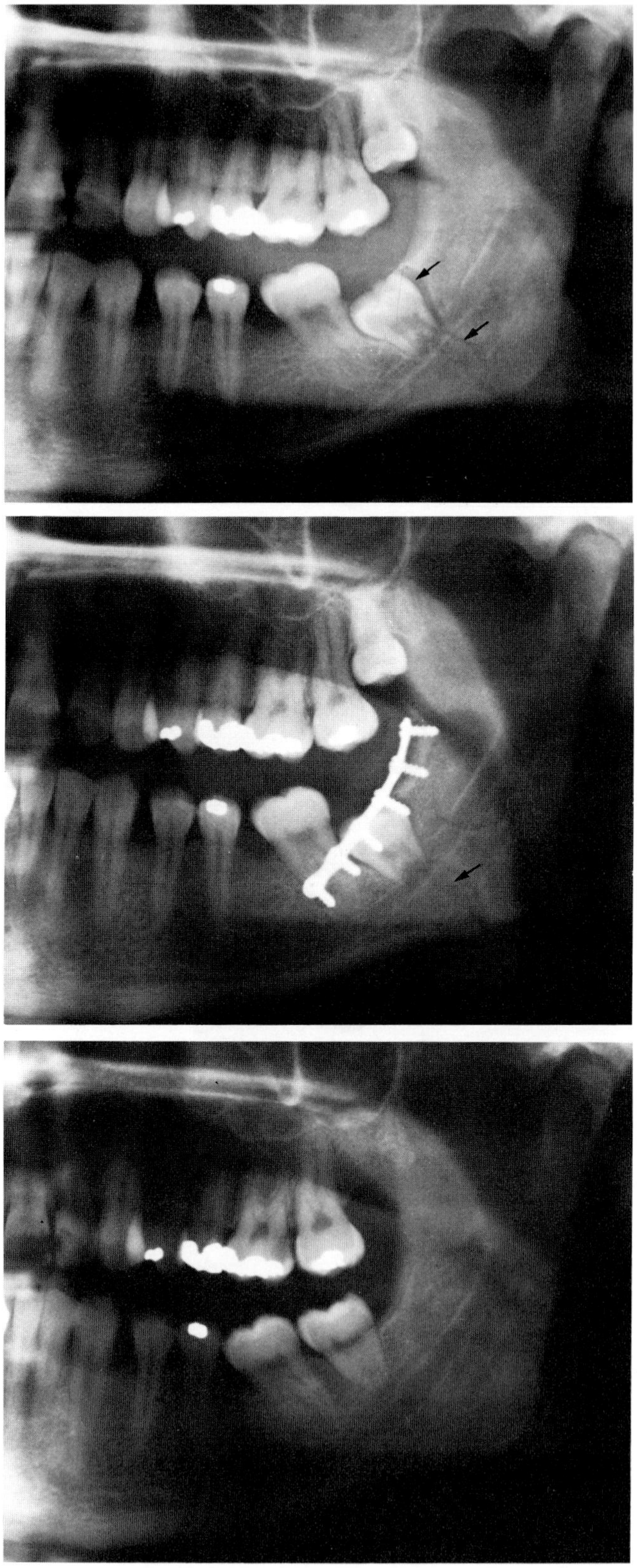

Abb. 23 Im Bruchspalt stehender Zahnkeim.

a) Zahnkeim 38 im Bruchspalt. Erweiterung des perikoronaren Raumes (Pfeile).
b) Fraktur mit Sechs-Loch-Miniplatte ruhiggestellt.
c) Nach 18 Monaten weitgehend regelrechte Einordnung von 38. Der ehemalige Frakturspalt ist nicht mehr erkennbar.

Unterkieferfrakturen

Als exponierter Knochen ist der Unterkiefer besonders häufig traumatischen Schädigungen ausgesetzt. Der Anteil der Unterkieferfrakturen an Gesichtsschädelverletzungen beträgt nach großen Statistiken 65–70%, wobei er in ca. 50% der Fälle allein betroffen ist [52, 80, 223, 369, 382].

Häufigste Ursache von Unterkieferfrakturen sind Verkehrsunfälle und Roheitsdelikte (Faustschlag), seltener werden Arbeitsunfälle, Stürze, Sport- und Spielverletzungen beobachtet [9, 223, 369]. Schuß- und Explosionsverletzungen treten als typische Kriegsverletzungen, aber auch in Ländern mit freizügigem Waffenrecht häufiger auf.

Unterkieferfrakturen entstehen fast ausschließlich an typischen Schwachstellen, an denen die Knochenstruktur graziler ist (Gelenkfortsatz) oder eine zusätzliche Schwächung der Knochenstabilität durch retinierte Zähne (Weisheitszahn), lange Zahnwurzeln (Eckzahn), Implantate oder pathologische Prozesse (Zysten) besteht. Mehrfachbrüche des Unterkiefers werden häufig beobachtet, wobei es sich meistens um die Kombination von direkten und indirekten Frakturen handelt.

Klassifikation

Es können drei Gruppen von Unterkieferfrakturen unterschieden werden:

- Frakturen im bezahnten Kiefer
- Frakturen im zahnlosen oder zahnarmen Kiefer
- Frakturen im Milch- oder Wechselgebiß

Für den bezahnten Kiefer hat sich folgende zusätzliche Einteilung als sinnvoll erwiesen:

- *Frakturen innerhalb der Zahnreihe*
  - *Median- oder Paramedianfraktur:* Dislokation insbesondere bei Kindern (Grünholzfraktur) oft gering bis fehlend. Bei Mehrfachfrakturen des Unterkiefers häufig Stufenbildung. Oft mit Kiefergelenkfrakturen vergesellschaftet.
  - *Eckzahnregion:* Prädilektionsstelle für Unterkieferfrakturen innerhalb der Zahnreihe. Dislokation häufig zu beobachten. Das kleine Fragment wird durch die Mundschließer nach kranial gezogen, durch Überwiegen des Musculus masseter zusätzlich nach lingual gekippt und nach bukkal verlagert. Das große Fragment wird durch die Mundöffner nach kaudal gezogen. Zusätzliche Verlagerung der Fragmente je nach Art der einwirkenden Kraft ist möglich.
  - *Seitenzahnbereich:* häufige Dislokation mit Stufenbildung. Bei Quer- und oft bei Schrägbrüchen wird das kleine Fragment durch die Mundschließer nach kranial und lingual gezogen, das große Fragment durch die Mundöffner nach kaudal.
    Je nach Gewalteinwirkung wird eine Dislocatio ad longitudinem cum contractione oder cum distractione beobachtet.
    Bei nach distal ansteigenden Schrägbrüchen ist keine Abweichung des kleinen Fragmentes nach oben möglich, solange die Bruchflächen ausreichend miteinander Kontakt haben.
- *Frakturen außerhalb der Zahnreihe*
  - *Kieferwinkelfrakturen:* Prädilektionsstelle für Unterkieferfrakturen, insbesondere bei retiniertem Weisheitszahn, gelegentlich follikuläre Zyste. Bei Frakturen vor der Muskelschlinge weicht das kleine Fragment nach kranial (Musculus temporalis) und bukkal (Musculus masseter) ab. Weiter proximal gelegene Frakturen sind häufig nicht wesentlich disloziert, solange Periost und Muskulatur intakt sind.
- *Frakturen des Unterkieferastes, ohne Gelenkfortsatzfrakturen*
  - *Längsbruch:* Dislokation bei intakter Muskelschlinge häufig gering bis fehlend.
  - *Querbruch:* Dislokation mit Drehpunkt im Kiefergelenk durch Zug des Musculus temporalis.
  - *Fraktur des Processus muscularis:* häufig als Abscherfraktur in Verbindung mit einer Jochbeinimpressionsfraktur.
- *Mehrfachbrüche*
- *Trümmer- und Defektbrüche*
- *Gelenkfortsatzfrakturen* (diese werden in einem gesonderten Kapitel abgehandelt)

Die Einteilung gilt sinngemäß auch für Frakturen im zahnlosen und zahnarmen Kiefer sowie im Wechselgebiß.

Diagnostik

Die meisten Unterkieferfrakturen lassen sich anhand klinischer Symptome diagnostizieren. Dementsprechend ist systematisch nach sicheren und unsicheren Frakturzeichen zu suchen. Bei Frakturen des Corpus mandibulae ruft das Bruchspalthämatom fast regelmäßig eine druckschmerzhafte *Schwellung* hervor. Der Unterkieferrand ist an dieser Stelle nicht mehr durchtastbar, so daß Dislokationen von extraoral nicht immer erkannt werden können. Verläuft die Fraktur durch den Mandibularkanal, können *Sensibilitätsstörungen* im Ausbreitungsbereich des Nervus alveolaris inferior bzw. des Nervus mentalis beobachtet werden. Die *Mundöffnung ist schmerzhaft eingeschränkt;* Druck auf das Kinn löst *Stauchungsschmerz* im Frakturbereich aus. Bereits bei geringer Dislokation der Fragmente liegt eine *Okklusionsstörung* vor (Abb. 24). Bei Brüchen innerhalb der Zahnreihe ist eine Stufenbildung sichtbar (Abb. 25). Die *Gingiva* im Bereich der Fraktur ist oft *eingerissen.* Bei nicht dislozierten oder unvollständigen Frakturen findet sich häufig nur ein kleines *submuköses Hämatom.*

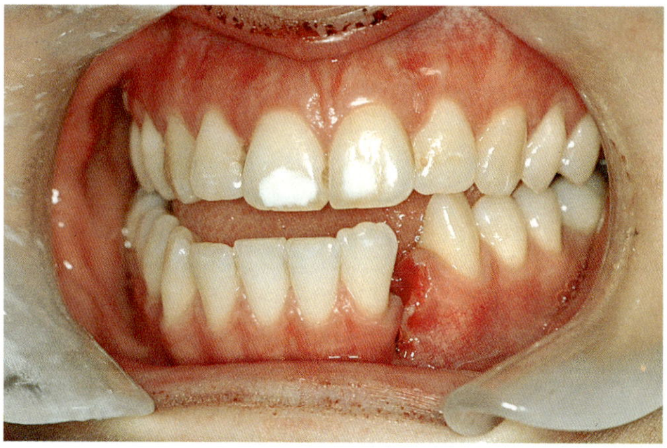

Abb. 24 Erhebliche Okklusionsstörung bei Fraktur zwischen 32 und 33. Einriß der Gingiva.

Der sichere klinische Nachweis einer Fraktur gelingt durch die Prüfung der abnormen Beweglichkeit. Sie wird bei Brüchen innerhalb der Zahnreihe geprüft, indem man die Zeigefinger beidseits des Bruchspaltes auf die Kauflächen bzw. die Schneidekanten der Nachbarzähne legt, den Unterkiefer mit dem Daumen faßt und die Fragmente gegeneinander verschiebt. Kieferwinkelfrakturen können nach dem gleichen Prinzip nachgewiesen werden, doch ist hier die Methode weniger zuverlässig, da der Knochen im Bereich des Unterkieferastes durch die oftmals angeschwollene Weichteilbedeckung getastet werden muß.

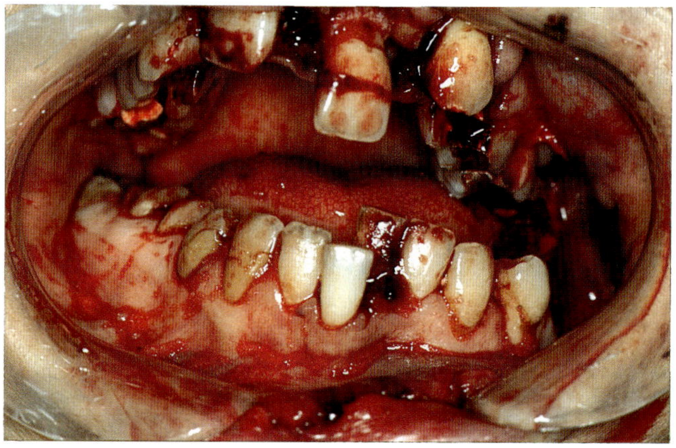

Abb. 25 Stufenbildung innerhalb der Zahnreihe bei Unterkieferstückfraktur Regio 31, 41 und 34, 35 sowie in der Oberkieferfront.

Sichere Frakturzeichen sind:

- *Dislokation:* Sie kann an der Zahnreihe direkt gesehen und am Alveolarfortsatz getastet werden.
- *Abnorme Beweglichkeit der Fragmente:* Sie ist bei Frakturen des Unterkieferkörpers leicht zu prüfen.
- *Krepitation:* Sie ist nur selten hörbar und für den Patienten äußerst schmerzhaft. Im Regelfall kann darauf verzichtet werden, Krepitation auszulösen.

Unsichere Frakturzeichen sind:

- Okklusionsstörungen mit Seitenabweichung des Unterkiefers
- Hämatome und Schwellungen
- Druck- und Stauchungsschmerz
- Sensibilitätsstörungen des Nervus alveolaris inferior bzw. des Nervus mentalis
- Gingivaeinrisse, submuköse Hämatome und gelockerte Zähne können Zeichen einer Zahnluxation bzw. Alveolarfortsatzfraktur bei erhaltener knöcherner Kontinuität des Unterkiefers sein
- Funktionsstörungen des Unterkiefers wie Kieferklemme, Kiefersperre oder Abweichungen bei der Mundöffnungsbewegung sind Hinweise für Frakturen im Bereich des Unterkieferastes einschließlich des Gelenkfortsatzes, treten aber auch bei anderen pathologischen Veränderungen auf (Luxation, Distorsion, Kontusion, Abszesse, Tumoren)

Bei fehlender klinischer Symptomatik, aber anamnestisch begründetem Frakturverdacht darf eine Fraktur erst nach Röntgendiagnostik ausgeschlossen werden.

Da am Unterkiefer typische Kombinationsfrakturen auftreten, muß grundsätzlich nach entsprechenden Bruchkombinationen gefahndet werden. *Typische Frakturkombinationen* sind:

- Kinnregion und (beide) Gelenkfortsätze. Außer Kinnplatzwunden weisen Abschürfungen, Prellmarken und Hämatome auf ein Kinntrauma hin. Insbesondere bei Kindern ist bei jedem Kinntrauma bis zum Beweis des Gegenteiles eine Gelenkverletzung anzunehmen (Abb. 26) [275, 276]
- Eckzahnregion und Kieferwinkelbereich der Gegenseite
- Eckzahnregion und Gelenkfortsatz der Gegenseite
- doppelseitiger Kinnbruch
- Fraktur beider Gelenkfortsätze

Die *Röntgenuntersuchung* sollte erst im Anschluß an eine gründliche klinische Untersuchung vorgenommen werden, weil dann gezielte Aufnahmen der verdächtigen Region den Frakturverdacht bestätigen oder ausschließen können. Häufig werden verdächtige Knochenstrukturen, wie sie bei Stauchungs-, unvollständigen oder nicht dislozierten Brüchen auftreten, nur in Kenntnis der klinischen Symptomatik richtig interpretiert.

Jede Frakturstelle muß in zwei aufeinander senkrecht stehenden Ebenen dargestellt werden, damit etwaige Dislokationen sicher erfaßt werden.

Der Seitenzahnbereich und der Unterkieferast einschließlich des Muskel- und Gelenkfortsatzes werden auf einer posterior-anterioren Schädelaufnahme (CLEMENTSCHITSCH) und einer Panoramaschichtaufnahme abgebildet. Auf diesen Aufnahmen sind die meisten Unterkieferfrakturen sichtbar; allerdings ergeben sich Fehlermöglichkeiten durch Überlagerungen mit der Halswirbelsäule im Frontbereich. Genauere Abklärung erfolgt durch Unterkiefer-Aufbiß-, seitliche Schädelaufnahmen oder die Computertomographie, die zusätzlich genaue Informationen über die Weichteilschwellung und Hämatome in Zunge, Mundboden und Hypopharynx liefert [499]. Allerdings besteht die Gefahr, nicht dislozierte Unterkieferkörperfrakturen zu übersehen [73]. Zahnfrakturen und die Beziehung eines Zahnes zum Bruchspalt sind im Zweifel am sichersten auf Zahnfilmen darzustellen: Verläuft die Bruchlinie durch den Parodontalspalt, steht der Zahn im Bruchspalt.

Erste Untersuchungen zur Ultraschalldiagnostik von Unterkieferfrakturen liegen ebenfalls vor [119, 120].

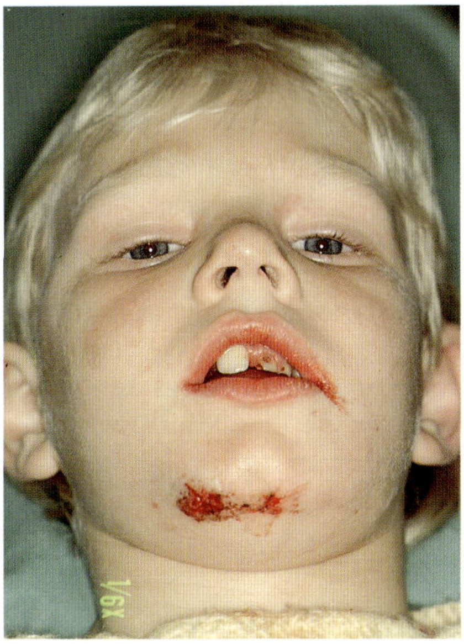

Abb. 26 Kinnplatzwunde bei gleichzeitig bestehender doppelseitiger Kollumfraktur und Paramedianfraktur, Luxation mit Dislokation von Zahn 21.

Therapie

Die Entscheidung über die Art der Therapie (konservativ, operativ, kombiniert) hängt von der Lokalisation der Fraktur, ihrem Typ, den Begleitverletzungen, dem Zustand des Gebisses, dem Allgemeinzustand und dem Alter des Patienten sowie von den zur Verfügung stehenden Behandlungsmöglichkeiten ab.

Da Frakturen innerhalb der Zahnreihe definitionsgemäß als offene Frakturen anzusehen sind, sollte die Frakturversorgung so früh wie möglich erfolgen [310].

Frakturen im Milch- oder Wechselgebiß werden im allgemeinen konservativ behandelt, um Verletzungen der Zahnkeime und Wachstumsbeeinflussungen zu vermeiden [506, 519]. Bei Mehrfachfrakturen mit Gelenkbeteiligung, bei weit dislozierten oder breit offenen Frakturen und bei Trümmerbrüchen ist die Indikation zur operativen Versorgung mit Miniplatten zu erwägen [185], um eine frühzeitige funktionelle Behandlung anschließen zu können.

Konservative Therapie

Unter dem Begriff konservative Therapie werden alle Behandlungsmaßnahmen zusammengefaßt, die eine Reposition und Fixierung der Fragmente ohne operative Maßnahmen anstreben. Die Entfernung eines Zahnes aus dem Bruchspalt oder die Wundversorgung sind dabei als eigenständige operative Maßnahmen anzusehen. Sie werden auch im Rahmen einer konservativen Kieferbruchbehandlung durchgeführt, ohne daß es sich dann um eine operative Versorgung handelt.

Kontrollierte Spontanheilung. Eine Spontanheilung von Knochenfrakturen ist möglich, wenn die Frakturenden weder disloziert noch gegeneinander beweglich sind. Dies trifft bei unvollständigen Frakturen und Fissuren sowie auf einen Teil der Grünholzfrakturen zu.

Eine Spontanheilung kann auch angestrebt werden bei nicht dislozierten, geschlossenen Unterkieferfrakturen, d. h. bei Frakturen des Ramus mandibulae einschließlich des Gelenkfortsatzes sowie bei Frakturen des zahnlosen Unterkiefers. Allerdings ist dieses Vorgehen – nicht zuletzt aus forensischen Gründen – nicht ganz unproblematisch.

Derartige Patienten sind streng zu beobachten, bis die knöcherne Konsolidierung eingetreten ist. Während der ersten zwei bis drei Wochen sollten die Patienten nur Flüssig- oder Breikost zu sich nehmen und auch danach nur langsam auf Normalkost übergehen. Treten während dieses Zeitraumes eine Verschiebung der Frakturenden, eine Okklusionsstörung oder Hinweise einer Bruchspaltinfektion auf, sind weitergehende Maßnahmen zu treffen. Dabei darf die Verbreiterung des Frakturspaltes im Röntgenbild, die durch die Knochenumbauvorgänge bei der sekundären Knochenbruchheilung hervorgerufen wird, nicht mit einer Verschiebung der Fragmente verwechselt werden.

Die Fraktur des Processus muscularis bedarf häufig keiner Therapie, da der Sehnenansatz des Musculus temporalis im Regelfall eine ausreichende Schienung darstellt. Lediglich erheblich dislozierte Muskelfortsätze, die ein Hindernis bei der Mundöffnungsbewegung darstellen, müssen reponiert und durch Draht- oder Plattenosteosynthese fixiert werden.

Frakturen des Alveolarfortsatzes. Alveolarfortsatzfrakturen des Unterkiefers sind Frakturen im Bereich des zahntragenden Alveolarfortsatzes ohne Fraktur des Unterkieferkörpers (Abb. 27), dessen Kontinuität stets erhalten ist. Im Oberkiefer-Seitenzahnbereich ist i. d. R. die Kieferhöhle, im Frontzahnbereich der Nasenboden nur ausnahmsweise betroffen. Zusätzliche Luxationen und Frakturen von Zähnen werden beobachtet.

Die Diagnose wird klinisch und röntgenologisch gestellt.

Die Therapie der Alveolarfortsatzfrakturen besteht in der Reposition und Fixation am nicht gebrochenen Kieferteil für etwa sechs bis acht Wochen, eine intermaxilläre Ruhigstellung wird nur in Ausnahmefällen notwendig. Frakturierte oder tief zerstörte Zähne sind nach Möglichkeit zu belassen, um den wertvollen Alveolarknochen zu erhalten.

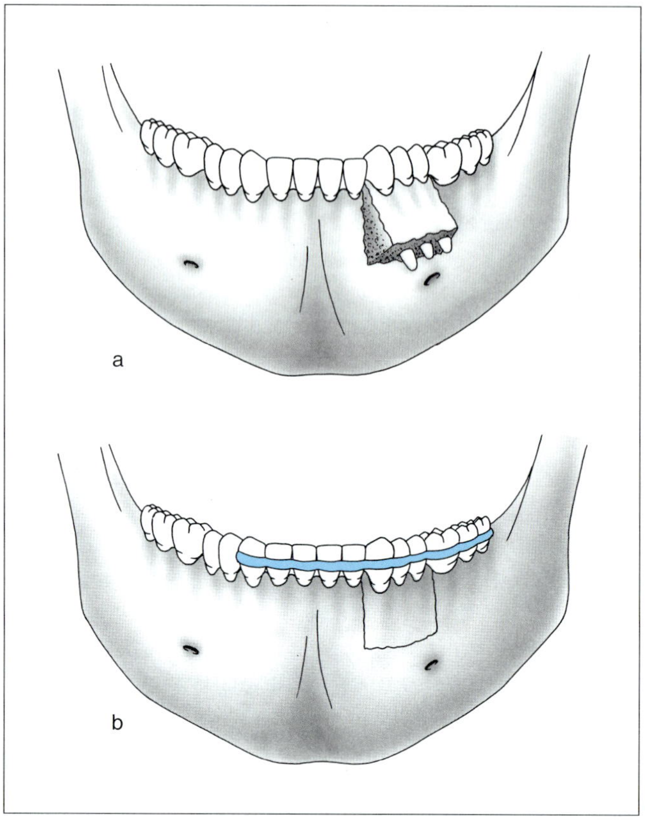

Abb. 27 Alveolarfortsatzfraktur. Der frakturierte Bereich ist durch feste Zähne begrenzt.

a) Nach lingual luxiertes Fragment.
b) Fragment nach Reposition und Schienung.

Zur Fixierung werden Schuchardt-Schienen, im Labor vorgefertigte Schienen oder bei wenig ausgedehnten Alveolarfortsatzfrakturen Bracket-Schienen verwendet.

Eine operative Reposition und Stabilisierung von Alveolarfortsatzfrakturen durch Mini- oder Mikroplattenosteosynthesen kann gelegentlich zweckmäßig sein. Allerdings darf durch die operative Versorgung die Durchblutung des frakturierten Alveolarfortsatzes nicht gefährdet werden.

Nach Alveolarfortsatzfrakturen ist eine laufende Überwachung der Zähne mit Vitalitätsprüfung und Röntgenkontrolle ebenso wichtig wie nach Frakturen und Luxationen der Zähne (s. Bd. 9). Falls erforderlich, müssen nach knöcherner Abheilung der Alveolarfortsatzfraktur Extraktionen, Wurzelfüllungen oder Wurzelspitzenresektionen vorgenommen werden.

Frakturen innerhalb der Zahnreihe. Bei ausreichender Bezahnung können Frakturen innerhalb der Zahnreihe konservativ durch Schienung von Ober- und Unterkiefer und intermaxilläre Fixation behandelt werden (Abb. 28). Die Reposition der Fragmente orientiert sich dabei im wesentlichen an der regelrechten Okklusion. Voraussetzung für die Schienenbehandlung ist eine ausreichende Bezahnung: In allen Kieferabschnitten müssen genügend Zähne zur Fixierung der Schiene zur Verfügung stehen. Bei unzureichender Bezahnung ist die Schiene in den Lücken durch Kunststoffaufbisse zu ergänzen und zusätzlich durch Drahtaufhängungen oder Drahtcerclagen zu fixieren.

Die Reposition der frakturierten und dislozierten Fragmente erfolgt meist manuell während der Schienung. Bei Repositionsschwierigkeiten können die Schiene geteilt und die Fragmente apparativ durch intermaxilläre Gummizüge eingestellt werden.

Nach Einstellung des Unterkiefers in zentraler Okklusion erfolgt die intermaxilläre Ruhigstellung mit Drahtligaturen für wenigstens drei, meistens für vier Wochen. Die Patienten können in dieser Zeit ausschließlich flüssig per os oder durch eine weiche nasogastrale Ernährungssonde versorgt werden.

Nach Lösen der starren intermaxillären Verdrahtung erfolgt eine Teilmobilisation für ein bis zwei Wochen mit Gummizügen, um den Unterkiefer sicher in die zentrale Okklusion zu führen. Nach Entfernung der Gummizüge sollten die Schienen für wenigstens eine weitere Woche belassen werden, bis feststeht, daß die Fraktur ausreichend fest und belastbar ist und keine Verschiebung der Fragmente mehr eintritt. Die regelrechte Okklusion muß zum Zeitpunkt der Schienenentfernung zwanglos eingenommen werden, eine maximale Mundöffnung von etwa 40 mm Schneidekantendistanz (SKD) und die Aufnahme normaler Nahrung sollten schmerzfrei möglich sein. Bei unzureichender Konsolidierung des Bruches ist die Zeit der intermaxillären Fixation zu verlängern.

Bei Kindern stößt die Befestigung von Schienenverbänden wegen der anatomischen Form der Milchzähne, insbesondere aber in den beiden ersten Lebensjahren und im Wechselgebiß, auf Schwierigkeiten. Es finden sich nicht genügend Zähne zur Fixation, so daß die Schienen zusätzlich durch Aufhängungsdrähte bzw. durch eine Unterkieferumschlingung befestigt werden müssen. Ähnliches gilt auch für den schwach bezahnten Kiefer.

Bei kindlichen Grünholzfrakturen ist die Schienung mit festsitzenden kieferorthopädischen Apparaten zu diskutieren [24, 84, 517].

Die monomaxilläre Fixation von Frakturen des Unterkieferkörpers mit stabilen Schienen [41, 159, 199, 445, 477], die eine frühe Mobilisation des Unterkiefers z. B. bei Gelenkfrakturen ermöglicht, ist zugunsten von Osteosyntheseverfahren weitgehend verlassen worden.

Frakturen außerhalb der Zahnreihe (Kieferwinkelfrakturen). Bei Frakturen außerhalb der Zahnreihe wird durch Schienung und intermaxilläre Immobilisation nur das große Fragment ruhiggestellt. Das kleine wird dagegen nicht erfaßt. Schienung und intermaxilläre Fixation reichen daher nur dann aus, wenn keine wesentliche Dislokation der Fragmente vorliegt. Liegt die Fraktur außerhalb der Muskelschlinge von Musculus masseter und Musculus pterygoideus medialis, wird das kleine Fragment häufig durch den Muskelzug nach kranial und lateral disloziert (Abb. 29). Muß zusätzlich ein im Bruchspalt befindlicher, ganz oder halb retinierter Weisheitszahn entfernt werden, sind eine exakte

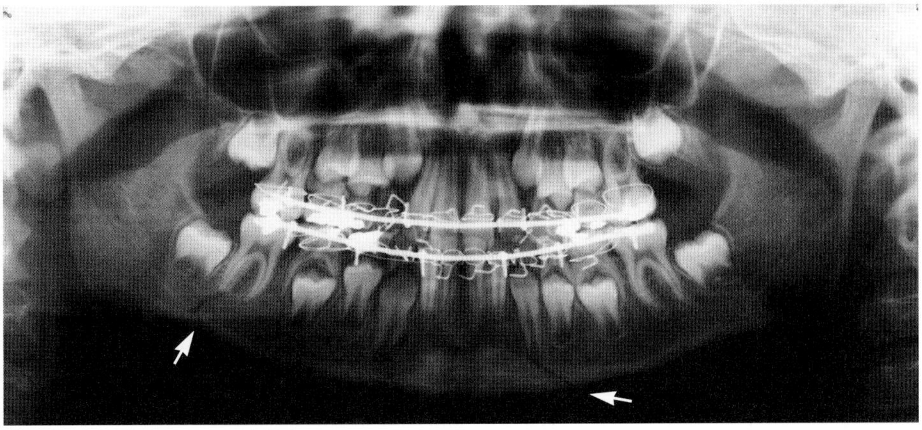

Abb. 28 Konservative Behandlung einer doppelten Unterkieferfraktur bei Zahn 33 und 46 (Pfeile) im Wechselgebiß. Schienung von Oberkiefer und Unterkiefer. Intermaxilläre Ruhigstellung in regelrechter Okklusion und Fragmentstellung.

Reposition und Fixation allein mit konservativen Mitteln nicht mehr möglich. In diesen Fällen ist eine übungsstabile Osteosynthese anzustreben.

Nach Schienung, Reposition und intermaxillärer Fixation ist umgehend eine Röntgenkontrolle in zwei Ebenen vorzunehmen. Sind hierbei trotz Einstellung einer Regelokklusion erhebliche Fehlstellungen oder Stufenbildungen der Fragmente erkennbar, so ist einer operativen Revision mit Osteosynthese der Vorzug vor lang dauernden konservativen Repositionsversuchen zu geben.

Längsbrüche des Ramus mandibulae können konservativ behandelt werden, sofern keine wesentliche Dislokation vorliegt. Die meist mit einer Dislokation des kleinen Fragmentes einhergehenden Querbrüche des Ramus mandibulae erfordern dagegen oft die operative Reposition und Osteosynthese (Abb. 30).

Bei Frakturen des schlecht bezahnten oder zahnlosen Kiefers und bei Trümmer- oder Defektfrakturen sind konservative Verfahren nur als unterstützende, die Osteosynthese ergänzende Maßnahmen anzusehen, während die eigentliche Behandlung durch Osteosynthesen erfolgt.

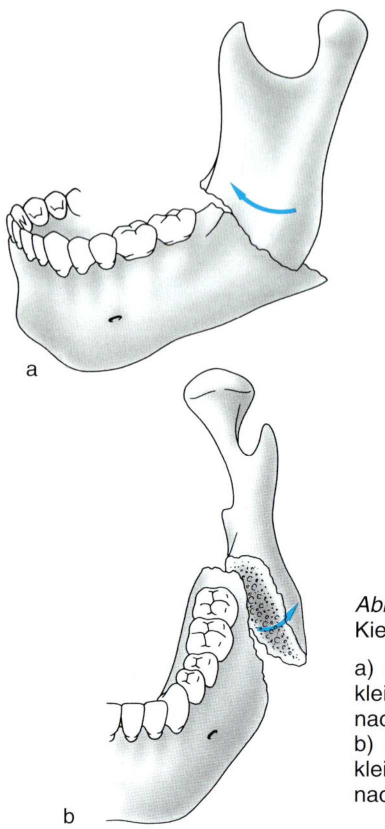

Abb. 29 Kieferwinkelfraktur.

a) Dislokation des kleinen Fragmentes nach kranial.
b) Dislokation des kleinen Fragmentes nach lateral.

Operative Therapie

Operative Maßnahmen ermöglichen die Reposition und Retention bzw. Fixation von frakturierten Knochenfragmenten (Osteosynthese) unter gleichzeitiger Okklusionskontrolle.

Die *Miniplattenosteosynthese* hat die Indikation zur primären Osteosynthese von Unterkieferfrakturen erweitert, weil sie auch im voll bezahnten Kiefer bei Frakturen innerhalb der Zahnreihe problemlos von einem intraoralen Zugang durchgeführt werden kann. Da die Miniplatten mit monokortikalen Schrauben ohne Gefährdung der Zahnwurzeln und des Nervus alveolaris inferior an der jeweils biomechanisch günstigsten Stelle des Unterkiefers fixiert werden, können nahezu alle Unterkieferfrakturen, mit Ausnahme hoher Kollumfrakturen, durch Miniplattenosteosynthesen versorgt werden. Dieses operative Behandlungsverfahren verfolgt nicht nur das Ziel, die knöcherne Reposition und damit die Knochenheilung zu verbessern, sondern beeinträchtigt auch das Wohlbefinden der Patienten weniger als das konservative Vorgehen.

Im Gegensatz zur konservativen oder zur kombinierten Behandlung mit Schienung und Drahtosteosynthese ermöglicht die Miniplattenosteosynthese die freie Mundöffnung und Übungsstabilität des Un-

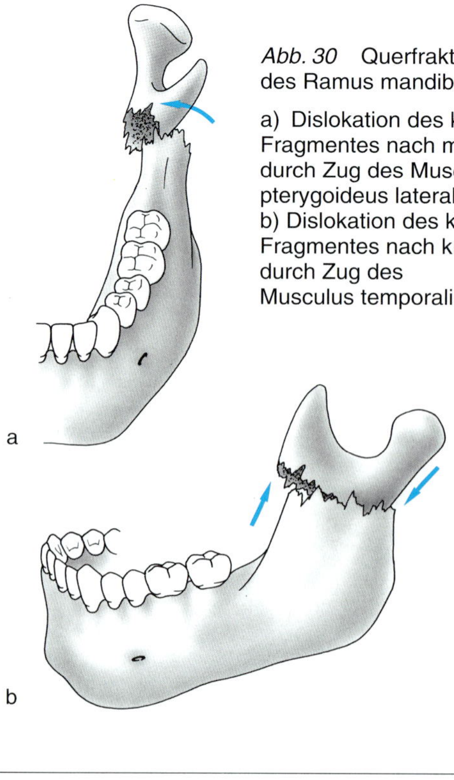

Abb. 30 Querfraktur des Ramus mandibulae.

a) Dislokation des kleinen Fragmentes nach medial durch Zug des Musculus pterygoideus lateralis.
b) Dislokation des kleinen Fragmentes nach kranial durch Zug des Musculus temporalis.

terkiefers. Als Vorteil gegenüber der Kompressionsosteosynthese ist, neben dem fast ausschließlich intraoralen Zugang, die Applikationsmöglichkeit der Miniplatten an der biomechanisch günstigsten Stelle anzusehen [369].

Die Osteosynthese wird i. d. R. in *Allgemeinnarkose* bei nasotrachealer Intubation vorgenommen. Bei wenig dislozierten oder einfach zu reponierenden Frakturen, vor allem im Kieferwinkel- und Frontbereich, kann der Eingriff auch in Lokalanästhesie durchgeführt werden. Die regelrechte Okklusion wird intraoperativ durch Ernst-Ligaturen, bei ausgedehnten Frakturen durch Schienung und intermaxilläre Fixation eingestellt. Liegen ungünstige Wundverhältnisse vor, empfiehlt sich für die Dauer der Weichteilwundheilung die Teilimmobilisation des Unterkiefers mit Gummizügen (Abb. 31).

Die *Ernährung* kann grundsätzlich mit weicher, passierter Kost per os erfolgen. Für die Dauer der Wundheilung kann aus pflegerischen Gründen die Ernährung über eine nasogastrale Dauersonde zweckmäßig sein. Zwei bis drei Wochen nach der Osteosynthese können sich die Patienten allmählich wieder an Normalkost gewöhnen.

Die Versorgung von Frakturen innerhalb der Zahnreihe mit Kompressionsosteosynthese-Platten oder mit Zugschrauben wird kontrovers diskutiert.

Frakturen des nicht oder schlecht bezahnten Kiefers. Bei Kieferfrakturen scheinen die Bezahnung und

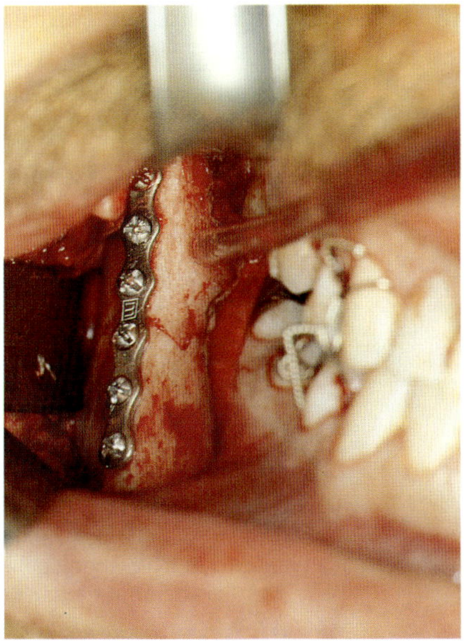

Abb. 31 Kieferwinkelfraktur rechts. Stabilisierung in regelrechter Okklusion und Fragmentstellung durch Sechs-Loch-Miniplatte in Höhe der Linea obliqua.

insbesondere eine gesicherte Okklusion einen stabilisierenden Einfluß auf die Fragmente darzustellen [124]. Bedingt durch reduzierte Kontaktflächen im Frakturbereich und den schlecht vaskularisierten, sklerotischen Knochen ist bei zahnlosen, atrophierten Unterkiefern mit einer protrahierten Frakturheilung und einer erhöhten Komplikationsrate (Pseudarthrosen) zu rechnen. Frakturen des nicht oder unzureichend bezahnten Kiefers sind daher ohne Einschränkung durch Miniplatten- oder Kompressionsplattenosteosynthese zu versorgen. Bei extremer Atrophie ist allerdings die Kompressionsosteosynthese überlegen, sie sollte dann bevorzugt von extraoral durchgeführt werden [300]. Um das ernährende periostale Gefäßsystem zu erhalten, sind eine epiperiostale Präparation und Plattenplazierung möglich, gegebenenfalls in Verbindung mit modifizierten, nur punktförmig anliegenden Platten [45, 197, 198, 301, 324]. Nur in Ausnahmefällen sollten bei den oft älteren, polymorbiden Patienten ausgedehnte Eingriffe wie die Auflagerung von autogenem Knochen [359] oder das Einbringen von mikrovaskulär gestielter Fibula [51] angestrebt werden. Besonders bei älteren Patienten hat sich die Plattenosteosynthese durch den Wegfall der intermaxillären Fixation klinisch sehr bewährt, da wegen des oft unzureichenden Zahnbestandes Schienen nur mittels Drahtaufhängungen und Drahtumschlingungen fixiert werden können. Die verwendeten Prothesen oder Monoblock-Schienen gewährleisten keine sichere Ruhigstellung; sie können über Druckstellen zu Bruchspaltinfektionen und damit zur verzögerten Bruchheilung oder Pseudarthrose führen.

Mehrfachfrakturen des Unterkiefers. Mehrfachfrakturen des Unterkiefers können bei ausreichender Bezahnung konservativ durch Schienung versorgt werden. Die bereits aufgezählten Nachteile der konservativen Frakturversorgung treten verstärkt auf. Es kann allerdings bei ausgedehnten Dislokationen und Stückfrakturen zweckmäßig sein, zumindest temporär Ober- und Unterkiefer zu schienen, um so eine bessere Reposition und Fixation der Fragmente sicherzustellen.

Bei Mehrfachfrakturen treten häufig Kombinationen von Unterkieferkörper- mit Kiefergelenkfrakturen auf. Auch wenn letztere konservativ versorgt werden, ist eine Osteosynthese der Unterkieferkörperfraktur sinnvoll, da so eine frühzeitige Übungsbehandlung problemlos möglich wird (Abb. 32).

Trümmer- und Defektbrüche. Trümmer- und Defektbrüche entstehen fast immer durch umschriebene Gewalteinwirkung sehr hoher Energie (Schuß- und Explosionsverletzungen). Ihre Versorgung ist durch die Kombination mit Weichteilverletzungen oder Weichteildefekten erschwert. Es müssen zahlreiche kleine und kleinste Knochenfragmente reponiert werden. Im Extremfall ist für die Rekonstruktion des Unterkiefers nicht mehr ausreichend Knochenmaterial vorhanden (Defektbruch), so daß entweder der fehlende Kieferbereich mit einer Überbrückungsplatte offengehalten oder aber durch ein autogenes, mikrovaskulär gestieltes Knochentransplantat frühzeitig rekonstruiert wird. Da bei derartigen Verletzungen Frakturen des Alveolarfortsatzes in Ober- und Unterkiefer und Mittelgesichtsfrakturen oft zusätzlich auftreten, ist i. d. R. ein kombiniertes chirurgisches und konservatives Vorgehen erforderlich.

Trümmerfrakturen werden konsequent von innen nach außen versorgt. Die Bruchstelle muß übersichtlich freigelegt werden, wobei kleine, am Periost hängende Knochenfragmente ebenso zu erhalten sind wie ausreichend durchblutete Schleimhautzipfel und -brücken. Die knöchernen Fragmente werden durch Miniplatten stabilisiert. Gegebenenfalls ist die Kombination verschiedener Osteosyntheseverfahren (Überbrückungsplatte, Miniplatten, Mikroplatten, 3-D-Miniplatten, PDS-Stifte, Zugschrauben, Drahtnaht) sinnvoll, wenn nur so die Wiederherstellung der Unterkieferkontinuität gelingt.

Bei *Defektbrüchen* ist es zum Verlust eines Teiles des Unterkiefers gekommen. Das Vorgehen hängt davon ab, ob eine knöcherne Kontinuität wiederhergestellt werden kann (partieller Defektbruch) oder ob ein totaler Defektbruch vorliegt. Beim *partiellen Defektbruch* wird die knöcherne Kontinuität durch Osteosynthesen wiederhergestellt.

Bei ausgedehnten Abrissen von Weichteilen und Knochen mit Verlust der Blutversorgung sollte versucht werden, durch Mikrogefäßanschlüsse das Gewebe zu erhalten [416].

Beim totalen Defektbruch (Schußverletzung) ist zu diskutieren, ob der Unterkiefer primär durch ein autogenes, ggf. mikrovaskulär versorgtes Knochen-, Knochen-Muskel- oder Knochen-Muskel-Hauttransplantat (Fibula, Skapula, Beckenkamm) rekonstruiert oder zunächst nur durch eine Überbrückungsplatte stabilisiert werden soll, um irreversible narbige Verziehungen zu vermeiden [385, 391]. Diese Frage kann nur nach individueller Prüfung, insbesondere des Allgemeinzustandes des Patienten und des Weichteillagers, beantwortet werden, da die Knochenentnahme und die gegebenenfalls zur Weichteilbeschaffung erforderlichen Maßnahmen (gestielte oder freie osteomyokutane, myokutane

a
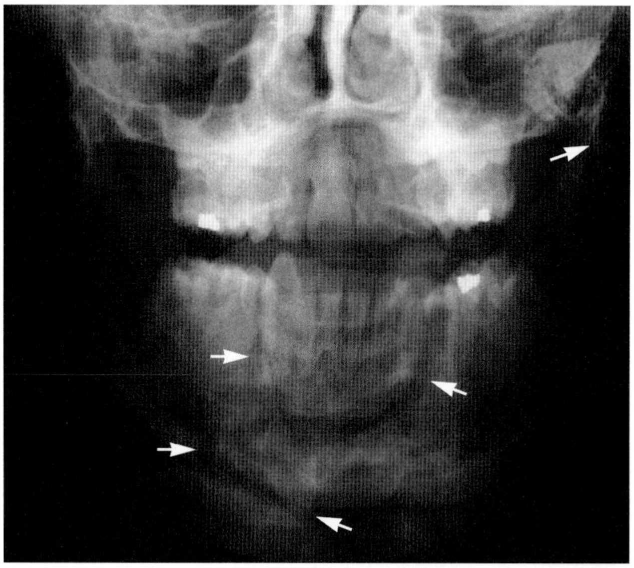

b
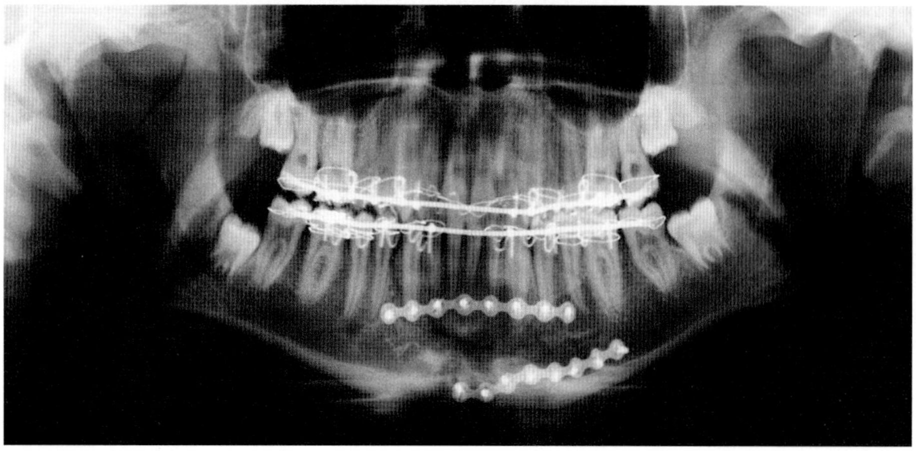

Abb. 32 Kombiniert konservativ-operative Versorgung einer Unterkieferstückfraktur.

a) Unterkieferstückfraktur im Kinnbereich mit gleichzeitig bestehender nicht dislozierter tiefer Kollumfraktur links.

b) Schienung von Ober- und Unterkiefer, intermaxilläre Verdrahtung. Miniplattenosteosynthesen im Kinnbereich.

oder Hautlappen) die Operationsdauer erheblich verlängern. Außerdem ist gerade bei derartigen Verletzungen zum Zeitpunkt der Primärversorgung nur schwer abzuschätzen, in welchem Ausmaß das geschädigte Gewebe regenerationsfähig ist. Daher ist bei Defektfrakturen in der Mehrzahl der Fälle die knöcherne Rekonstruktion erst in einem zweiten Eingriff frühsekundär nach ein bis drei Monaten vorzunehmen. Durch den Einsatz von Distraktoren kann vielleicht in Zukunft die Knochentransplantation überflüssig werden [19].

Infizierte Unterkieferfrakturen. Die mandibulomaxilläre Verdrahtung nach Schienung von Ober- und Unterkiefer und der Fixateur externe sind traditionelle Methoden der Wahl, um infizierte Unterkieferfrakturen zu immobilisieren [32]. Neuere Untersuchungen haben gezeigt, daß Infektionen sich zurückbilden und infizierte Frakturen trotz Fremdmaterials (Platten und Schrauben) ausheilen, wenn es gelingt, eine zuverlässige Stabilisierung herbeizuführen [251]. Entsteht eine Infektion nach Frakturstabilisation, sollen Platten und Schrauben nur dann entfernt werden, wenn sich diese gelockert haben [219, 389]. Bei zuverlässiger Stabilisation durch die Osteosynthese läßt sich die Infektion durch Inzision, Drainage und Antibiotikatherapie behandeln [33, 227]. Die infizierte unversorgte Fraktur ist als Defektfraktur anzusehen und mit einer rigiden Platte zu überbrücken. Gegebenenfalls ist eine sofortige Knochentransplantation angezeigt. Von entscheidender Bedeutung ist die Fixation der Osteosyntheseplatten mit Schrauben im gesunden Knochen außerhalb des entzündlich veränderten Gewebes [439].

Frakturen des Kiefergelenkfortsatzes

Obwohl das Kiefergelenk gut geschützt in der Fossa glenoidalis liegt, sind Kiefergelenkverletzungen verhältnismäßig häufig. Etwa 25–30% aller Unterkieferfrakturen sind Kiefergelenkfrakturen [223, 369, 530].

Nach dem Mechanismus ihrer Entstehung sind Gelenkfortsatzfrakturen überwiegend indirekte Biegungsbrüche, die durch Gewalteinwirkung auf das Kinn und den seitlichen Unterkiefer hervorgerufen werden. Von unten auf den Kieferwinkel kranial gerichtete Gewalt ruft dagegen eine Abscherfraktur hervor (Abb. 33) [20, 278].

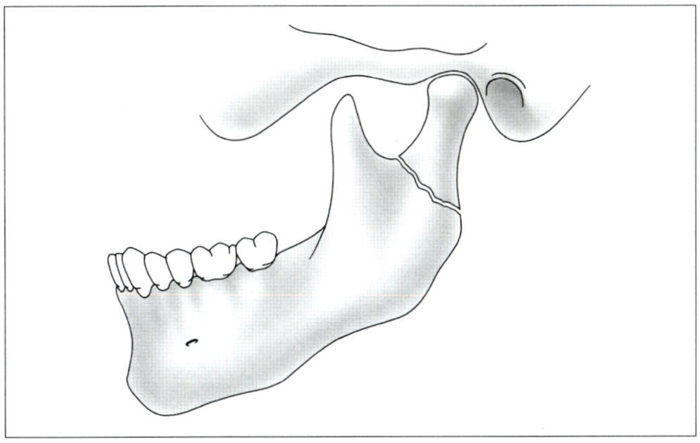

Abb. 33 Abscherfraktur des Gelenkfortsatzes an der Kollumbasis.

Klassifikation

Zur Klassifizierung der Gelenkfortsatzfrakturen wurden zahlreiche Vorschläge gemacht [250, 427, 480, 504, 521]. Die meisten dieser Klassifizierungen richten sich nach der Lokalisation der Fraktur und der jeweiligen Dislokationsform. Unter Berücksichtigung anatomischer Strukturen und des therapeutischen Vorgehens hat sich bei *Frakturen ohne Luxation* des Gelenkkopfes folgende Einteilung bewährt [86, 332, 343, 379]. Unterschieden werden (Abb. 34):

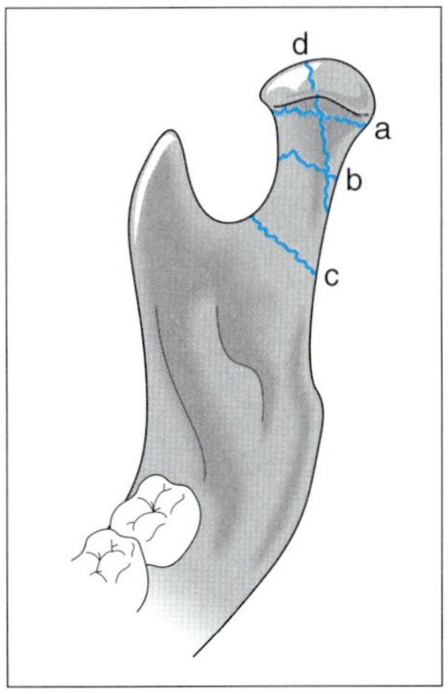

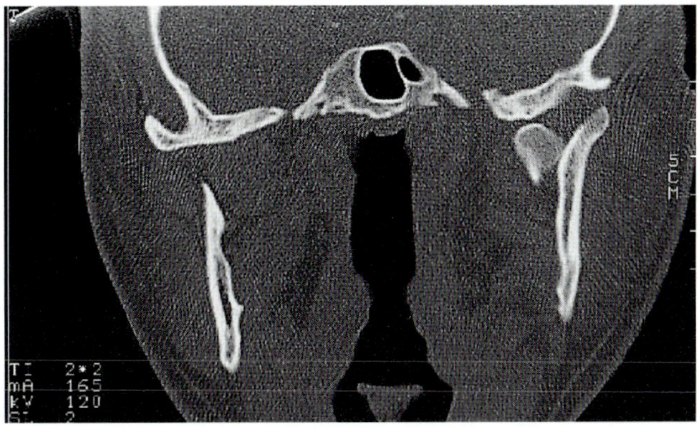

Abb. 34 Frakturen des Gelenkfortsatzes.

a) Abbruch der Gelenkwalze.
b) Gelenkhalsfraktur im mittleren Bereich.
c) Fraktur der Gelenkfortsatzbasis.
d) Abscherfraktur der Gelenkwalze (diakapituläre Fraktur).
e) Diakapituläre Fraktur rechts mit Abscherung des kleinen Fragments im koronaren CT.

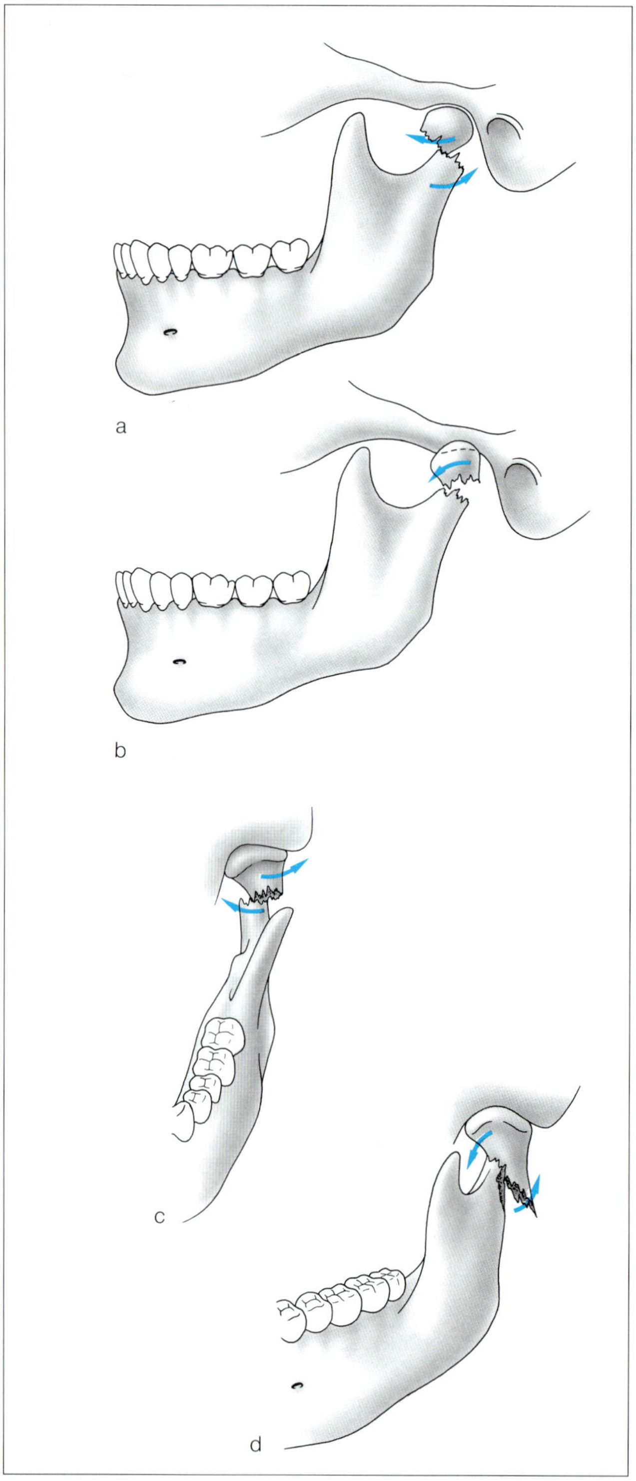

Abb. 35 Kollumquerfrakturen unterhalb der Ansatzlinie des Musculus pterygoideus lateralis.

a) Dislokation nach vorn.
b) Dislokation nach hinten.
c) Dislokation nach lateral.
d) Kollumschrägfraktur, durch gleichzeitige Biegung und Abscherung entstanden. Der Bruchspalt verläuft sagittal von medial oben nach lateral unten. Das kleine Fragment ist unten spitz und liegt lateral des großen.
e) Das koronare Computertomogramm zeigt die Verlagerung des kleinen Fragments nach medial und kaudal.

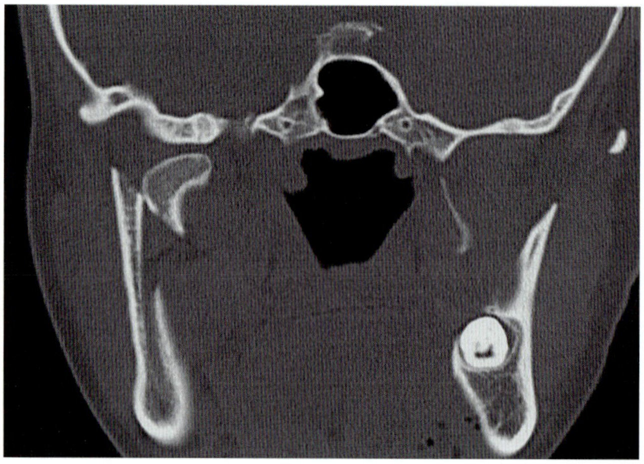

- Abbruch der Gelenkwalze (hohe Gelenkfortsatzfraktur): Die Fraktur kann oberhalb der Ansatzlinie des Musculus pterygoideus lateralis liegen. Sie verläuft intra- und extrakapsulär.
- Diakapituläre Fraktur: Die Fraktur verläuft intra- und extrakapsulär. Das kleine Fragment ist häufig am M. pterygoideus lateralis gestielt. Die Darstellung des Frakturverlaufs der Gelenkwalze gelingt häufig nur mit koronaren CT-Schichtaufnahmen.
- Gelenkhalsfrakturen im mittleren Bereich (mittlere Gelenkfortsatzfraktur): Die Fraktur liegt unterhalb der Ansatzlinie des Musculus pterygoideus lateralis *(extrakapsuläre Fraktur)* (Abb. 35).
- Frakturen der Gelenkfortsatzbasis: Die Fraktur verläuft von der Incisura semilunaris zur Hinterkante des Ramus mandibulae (Abb. 36).

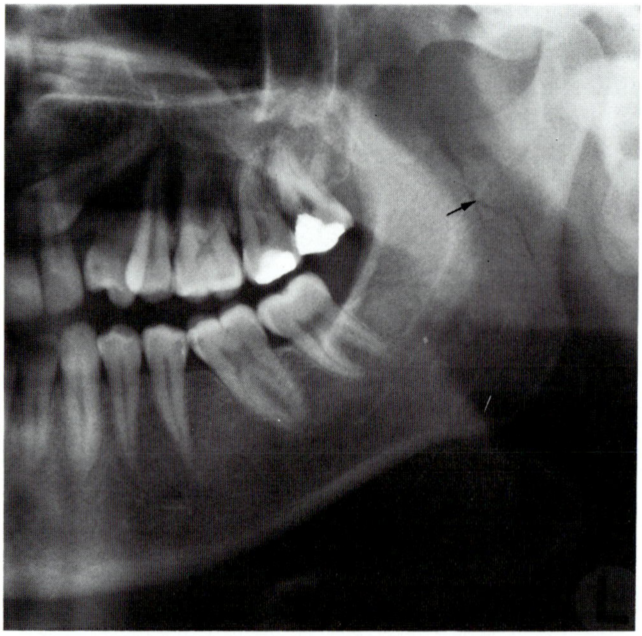

Abb. 36 Fraktur der Gelenkfortsatzbasis (Pfeil) ohne wesentliche Dislokation. Nebenbefund: Zahn 23 retiniert und verlagert.

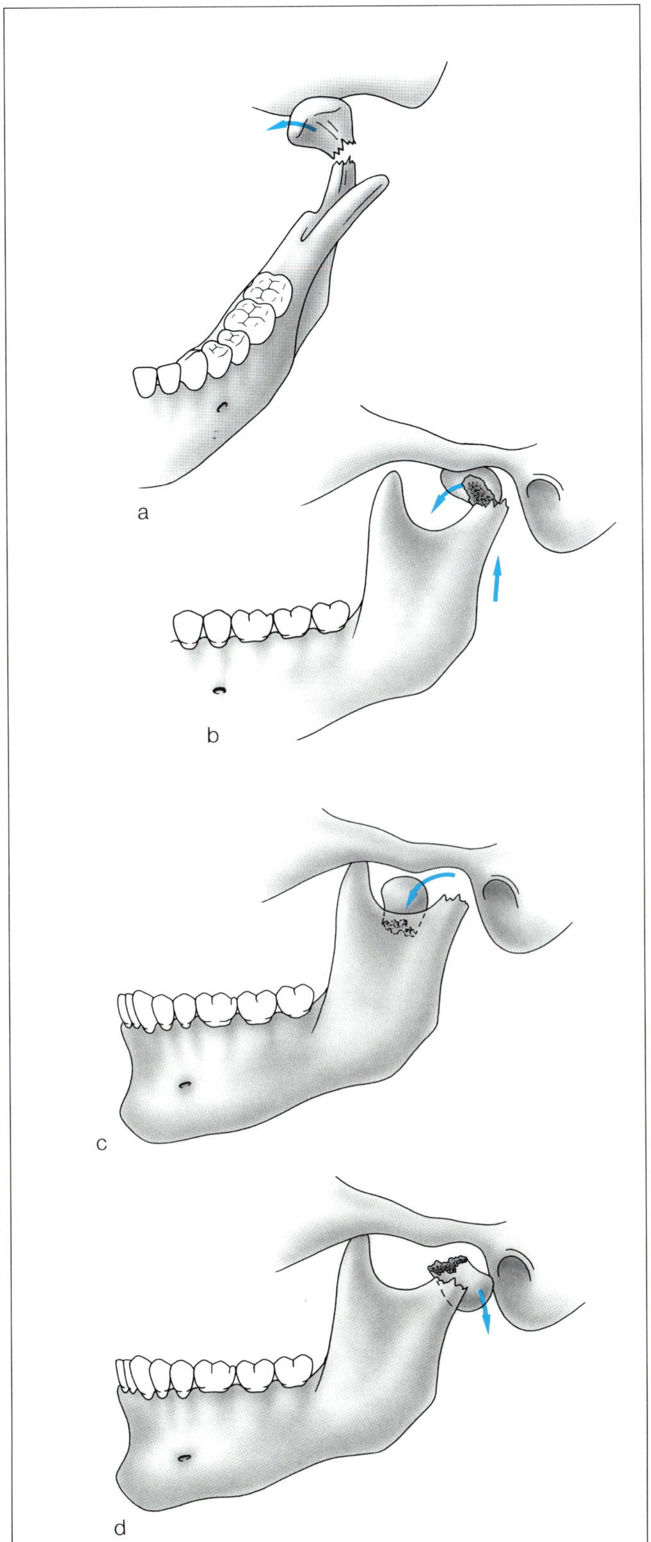

Abb. 37 Luxationsfrakturen mit Austritt des Gelenkkopfes aus der Gelenkpfanne unter Zerreißung der Gelenkkapsel.

a) und b) Luxation nach medial (häufigste Form der Luxationsfraktur).
c) Luxation nach vorn.
d) Luxation nach hinten.

Als Sonderform ist die Fraktur der Gelenkpfanne anzusehen. Sie ist selten und zudem in konventioneller Röntgentechnik oft nur schwer nachweisbar.

Bei *Luxationsfrakturen* verläßt der Gelenkkopf unter Zerreißung der Gelenkkapsel völlig die Gelenkpfanne. Folgende Formen können unterschieden werden (Abb. 37):

- Luxation nach medial (häufigste Form der Luxationsfraktur) (Abb. 37a und b)
- Luxation nach vorn (Abb. 37c)
- Luxation nach hinten (Abb. 37d)
- Luxation nach lateral (sehr selten)

Bei Frakturen des Gelenkhalses und der Gelenkfortsatzbasis weicht das kleine Fragment durch Zug des Musculus pterygoideus lateralis häufig nach vorn und oben, mitunter auch nach medial ab. Bei allen Gelenkfortsatzfrakturen, die mit Dislokation oder Luxation einhergehen, wird das große Fragment nach kranial und dorsal verlagert, da die Abstützung im Gelenk verlorengeht (Abb. 38).

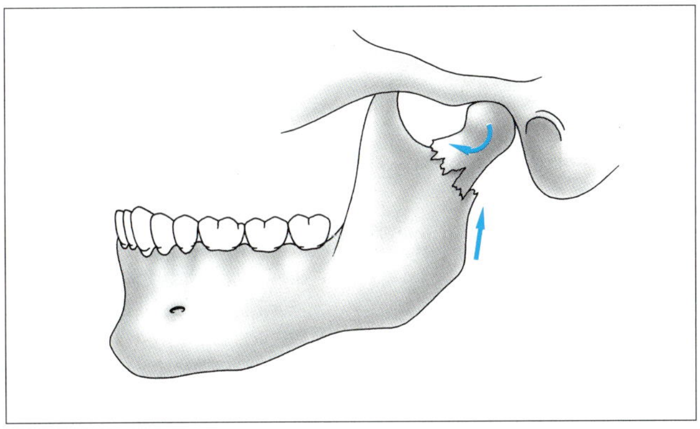

Abb. 38 Fraktur der Gelenkfortsatzbasis mit Dislokation des kleinen Fragmentes nach kranial und Verlust der knöchernen Abstützung.

Diagnostik

Die Diagnose einer Gelenkfortsatzfraktur wird in den meisten Fällen klinisch vermutet und röntgenologisch gesichert.

Eine äußere *Schwellung* über dem betroffenen Gelenk infolge des Bruchspalthämatoms wird nur bei ausgedehnten Gelenkverletzungen sichtbar, dagegen ist der Gelenkbereich i. d. R. *druckschmerzhaft*. Ein wichtiger Hinweis ist der *Stauchungsschmerz*, der bei Druck auf das Kinn bei leicht geöffnetem Mund ausgelöst werden kann. Ein Stauchungsschmerz tritt allerdings auch bei Kontusion und Distorsion auf. Bei vollständiger Unterbrechung der knöchernen Kontinuität und nicht zu stark ausge-

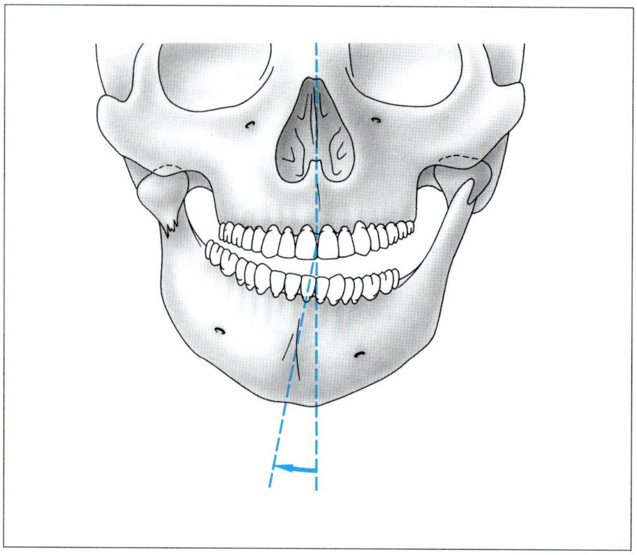

a

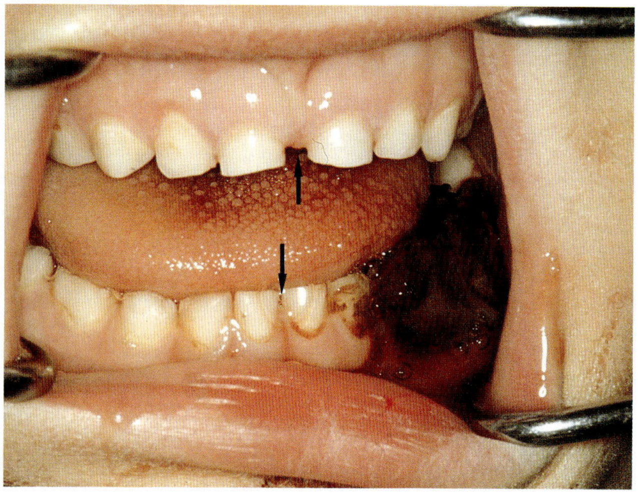

b

Abb. 39 Klinische Hinweise auf eine einseitige Gelenkfortsatzfraktur.

a) Okklusionsstörung rechts. Abweichung der Mittellinie, offener Biß links.
b) Fehlstellung des Unterkiefers in Schonhaltung bei Kollumfraktur rechts und Unterkieferkörperfraktur links.

prägter Schwellung über dem Gelenkbereich ist entweder die fehlende Beweglichkeit des Kieferköpfchens bei der Mundöffnung oder sogar die leere Gelenkpfanne tastbar. Die *Mundöffnung ist schmerzhaft eingeschränkt.*

Durch die Verlagerung des großen Fragmentes nach dorsal und kranial und die damit einhergehende Verkürzung des Ramus mandibulae entsteht ein *Frühkontakt* im Molarenbereich der kranken Seite. Es resultieren daraus ein offener Biß im Frontbereich und auf der gesunden Seite sowie eine Mittellinienabweichung zur kranken Seite hin, die sich bei Mundöffnungsbewegungen noch verstärkt (Abb. 39). Bei doppelseitigen Frakturen resultiert eine symme-

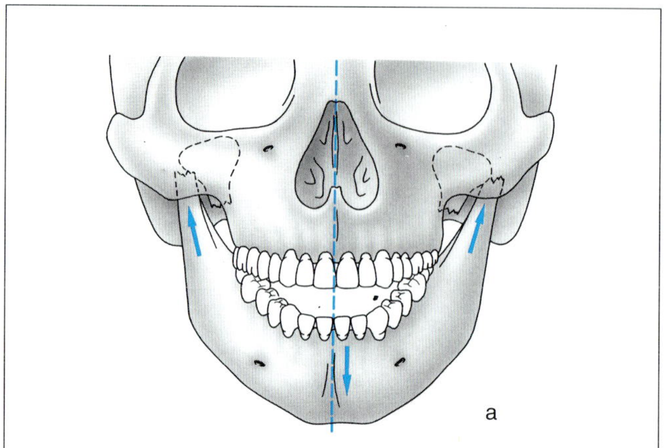

a

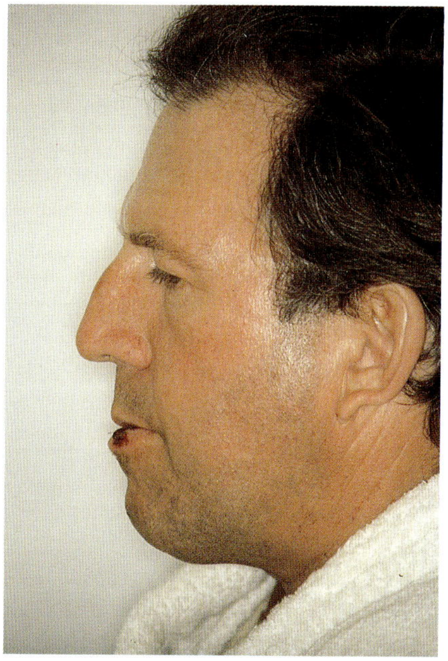

b

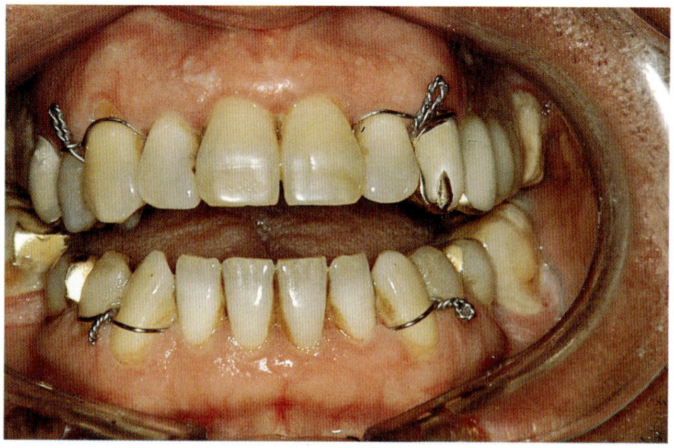

c

Abb. 40 Klinische Hinweise auf eine doppelseitige Gelenkfortsatzfraktur.

a) Offener Biß mit fehlender Abstützung im Gelenkbereich.
b) Auffällig verlängertes Untergesicht.
c) Offener Biß, Zahnkontakt nur im Molarenbereich, Ernst-Ligaturen bereits gelegt.

trische *Rückverlagerung des Unterkiefers* mit offenem Biß in der Schneidezahn- und Prämolarenregion; die Kinnpartie ist nach dorsal verlagert, das Untergesicht ist verlängert, der Lippenschluß oft nur mit Mühe möglich (Abb. 40). Bei ausreichender Abstützung im Molarenbereich ist die Okklusionsstörung oft nur gering ausgeprägt.

Bei Frakturen, die unterhalb des Ansatzes des Musculus pterygoideus lateralis liegen, weicht der Unterkiefer bei Vorschubbewegung und Mundöffnung nach der verletzten Seite ab. Gleichzeitig ist der Patient nicht mehr in der Lage, den Kiefer nach der gesunden Seite zu bewegen. Diese Bewegungseinschränkung ist Ausdruck der fehlenden Funktion des Musculus pterygoideus lateralis auf der erkrankten Seite. Ungehinderte Lateral- und Vorschubbewegungen des Unterkiefers sind nur bei Gelenkbrüchen möglich, die oberhalb und dorsal des Muskelansatzes liegen. Frakturschmerz, intrakapsuläres Ödem und Hämatom bedingen jedoch eine Bonnet-Schonstellung, so daß auch in diesen Fällen Okklusionsstörung und Bewegungseinschränkung auf die Fraktur hinweisen.

Als minimale *Röntgendiagnostik* ist die Darstellung des Kiefergelenkes in zwei Ebenen anzusehen (Abb. 41). Hierzu eignen sich eine Panorama-Schichtaufnahme und die posterior-anteriore Unterkieferaufnahme nach CLEMENTSCHITSCH [69], deren Aussagewert durch Verwendung unterschiedlich verstärkender Ausgleichsfolien verbessert werden kann [132]. Als ergänzende Aufnahmetechnik hat die Computertomographie im axialen und vor allem im koronaren Strahlengang, ggfs. als Rekonstruktion, die Kiefergelenkaufnahmen nach SCHÜLLER und HOFRATH ebenso wie die Filmtomographie abgelöst [25, 101, 195, 213, 214, 255, 268, 536].

Diskusverletzungen und Diskusdislokationen lassen sich mit Hilfe der Magnetresonanztomographie (MRT) nachweisen [94, 216, 363, 402, 403, 484, 495, 500, 527].

Erste Mitteilungen zur Sonographie bei Gelenkfrakturen liegen ebenso vor wie Untersuchungen, die die Arthroskopie zur Beurteilung von Diskus und Gelenkoberfläche frühzeitig nach Trauma empfehlen [151, 228].

Therapie

Allgemeine Behandlungsgrundsätze

Nicht dislozierte Unterkieferkollumfrakturen bei bezahnten Kiefern können erfolgreich konservativ

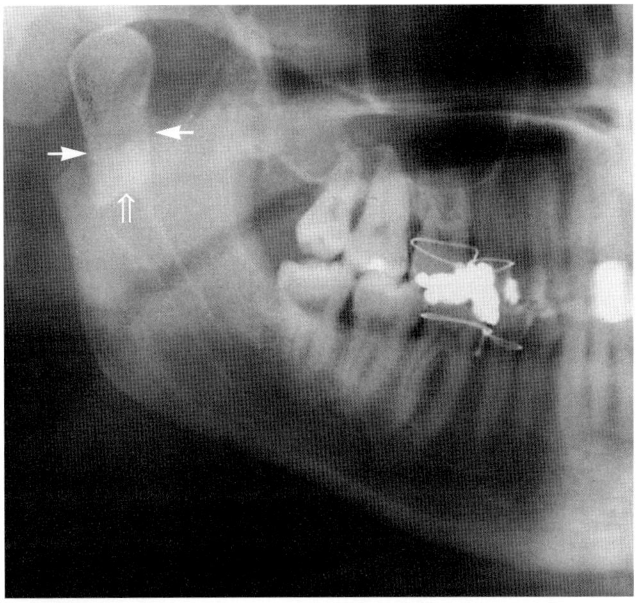

a

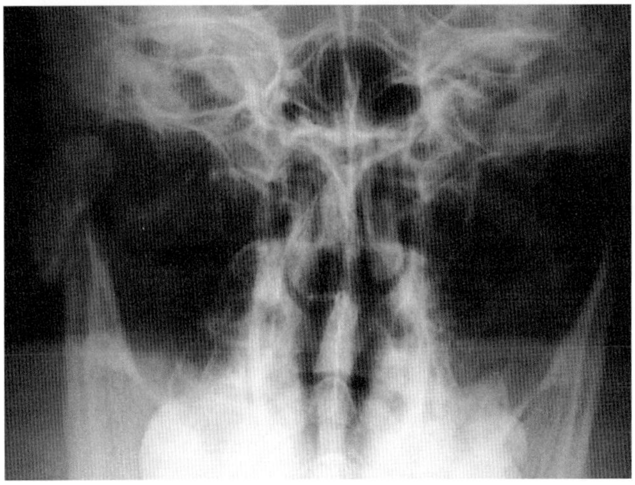

b

Abb. 41 Tiefe Kollumfraktur mit Luxation des kleinen Fragmentes nach medial und Verkürzung des Unterkieferastes.

a) Orthopantomogramm.
b) Aufnahme nach CLEMENTSCHITSCH.

behandelt werden. Eine chirurgische Therapie ist zu diskutieren, wenn die Patienten die intermaxilläre Ruhigstellung ablehnen oder nicht tolerieren und eine funktionelle Nachbehandlung nicht durchführen können.

Auch bei der Versorgung von dislozierten Gelenkfortsatzfrakturen überwiegen bisher konservative Behandlungsmaßnahmen. Die positiven Behandlungsergebnisse nach konservativer Therapie haben immer wieder den Aufwand und die Risiken der operativen Reposition in Frage gestellt [117, 233, 234, 260, 400], zumal für einige Frakturformen bis Anfang der neunziger Jahre kein geeignetes Osteosynthesematerial zur Verfügung stand. Werden jedoch nach Beendigung der Therapie alle funktionell und morphologisch faßbaren Abweichungen in die Beurteilung der konservativen Behandlungsmaßnahmen einbezogen, dann kann nur in einer Minderheit der Fälle das Resultat als wirklich befriedigend bezeichnet werden [507]. In jüngerer Zeit wurde daher zur Behandlung dislozierter Gelenkfortsatzfrakturen nach Wachstumsabschluß zunehmend die operative Therapie vorgeschlagen, um so eine anatomisch korrekte Fragmentstellung sicherzustellen [92, 93, 131, 160, 162, 192, 209, 257, 336, 493].

Von der Lokalisation der Fraktur, dem Ausmaß der Dislokation bzw. Luxation und dem Alter des Patienten hängt es ab, welche Therapieform zu wählen ist. Es können daher folgende Therapiearten zur Behandlung von Frakturen des Gelenkfortsatzes unterschieden werden:

- konservative Therapie
- funktionelle Therapie
- operative Therapie

Konservative Therapie

Bei der konservativen Therapie werden Ober- und Unterkiefer geschient. Der Unterkiefer wird für drei bis vier (zwei bis sechs) Wochen durch intermaxilläre Verdrahtung ruhiggestellt. Die Behandlung entspricht somit annähernd der konservativen Behandlung anderer Unterkieferfrakturen, wobei die Zeitdauer der starren intermaxillären Fixation reduziert werden kann.

Nach diesen Grundsätzen können *extrakapsuläre Kollum- und Basisfrakturen ohne oder mit nur geringer Dislokation* behandelt werden. Das gilt auch für die Fälle, in denen das kleine Fragment durch Extension des Unterkiefers oder chirurgisch von intraoral – ohne daß eine Osteosynthese stattfindet – reponiert werden kann. In diesen Fällen ist eine Heilung in anatomisch weitgehend korrekter Position zu erwarten. Bei unvollständigen oder nicht dislozierten Frakturen ohne funktionelle Störungen und mit ausreichender okklusaler Abstützung kann, unter strenger Kontrolle, die Dauer der starren intermaxillären Fixation reduziert werden. Gegebenenfalls ist eine Teilruhigstellung des Unterkiefers mittels Ernst-Ligaturen und Gummizügen für acht bis zehn Tage zu erwägen.

Frakturen der Gelenkwalze, intrakapsuläre Frakturen, stärker dislozierte Kollum- sowie Luxationsfrakturen, die nicht zu reponieren sind, werden in der Anfangsphase bis zur Resorption des Bruchspalthämatoms und bis zum Abklingen der posttraumatischen Schmerzen und Schwellungen zunächst ebenfalls durch Schienung und intermaxilläre Fixation ruhiggestellt. Die bei diesen Frakturen regelmäßig vorliegende Okklusionsstörung erfordert das Einstellen der habituellen Okklusion, zunächst durch Gummizüge. Daran schließt sich eine starre intermaxilläre Verdrahtung für acht bis zehn Tage an. Anschließend erfolgt eine Übungsbehandlung zur Wiederherstellung der regelrechten Mundöffnung, wobei die Bewegungen des Unterkiefers in die regelrechte Okklusion entweder bei verbleibenden Schienen mit lockeren Führungsgummizügen oder durch einen Aktivator gesteuert werden.

Bei dislozierten Gelenkfortsatzfrakturen oder bei Luxationsfrakturen tritt regelmäßig eine Verkürzung des Ramus mandibulae auf. Um ihr entgegenzuwirken, erfolgt vielfach eine Extension mit Hilfe eines sogenannten *Hypomochlions* oder anderen Aufbißbehelfen (Abb. 42 und 43). Die Frage, ob unter diesen Bedingungen eine teilweise Aufrichtung des abgeknickten Gelenkköpfchens möglich ist, wird kontrovers diskutiert [15, 117, 157, 235, 248, 260, 423, 484]. Nach Anlegen des Schienenverbandes wird zunächst die regelrechte Okklusion durch intermaxilläre Gummizüge eingestellt. Dann wird auf die Kaufläche des letzten Molaren der frakturierten Seite fest angeteigter, schnell härtender Kunststoff dünn (1–2 mm) aufgetragen und eine Bißerhöhung hergestellt. Das Hypomochlion wird mit einem dünnen Draht (0,2– 0,3 mm) an der Schiene befestigt, um ein Verschlucken oder Aspirieren zu verhindern. Durch straffe Gummizüge wird dann der Kiefer so eingestellt, daß Front- und Seitenzähne der Gegenseite in regelrechter Okklusion in Kontakt kommen. Bei beidseitigen Kollumfrakturen wird das Hypomochlion auf beiden Seiten eingegliedert. Nach Einstellen dieser Position erfolgt die starre intermaxilläre Verdrahtung für acht bis zehn Tage. Daran schließt sich die bereits oben beschriebene Übungsbehandlung, ggfs. mit Aktivator, an. Auch bei nicht oder nur wenig dislozierten Gelenkfrakturen, evtl. bei erheblichen Kontusionen und Distorsionen, kann das Eingliedern eines Hypomochlions bis zur Resorption des Gelenkergusses zweckmäßig sein.

Es ist bekannt, daß bei *Kindern* mit konservativer Therapie der *Unterkieferkollumfrakturen* gute funktionelle Resultate erzielt werden können [16, 147, 156, 202, 229, 234, 240, 248, 260, 270, 309, 323, 353, 381, 432]. Derartige Frakturen werden daher überwiegend konservativ und funktionell behandelt (Abb. 44). Bei Luxationsfrakturen und erheblicher

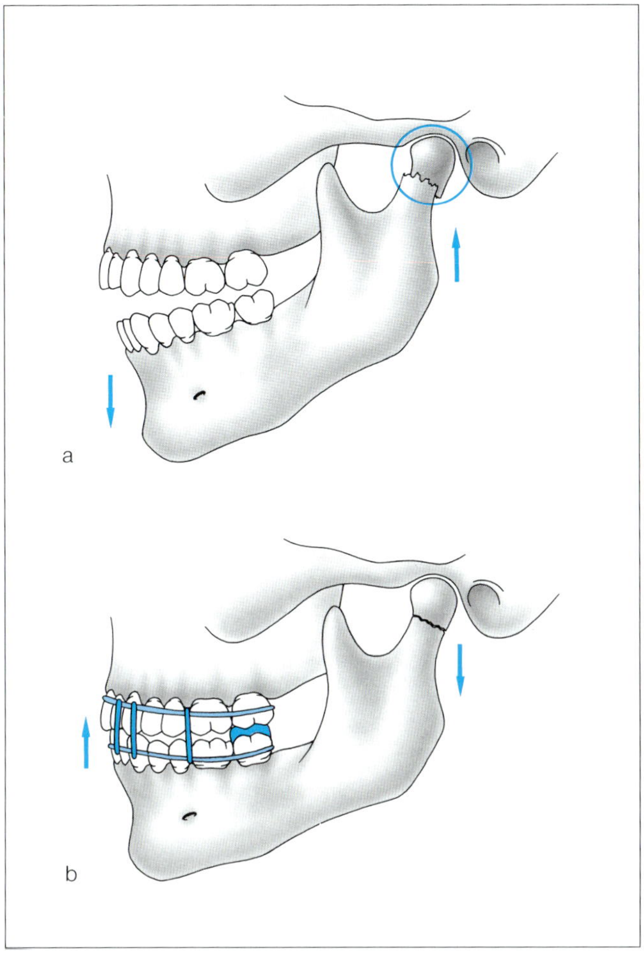

Abb. 42 Mittlere Kollumfraktur.

a) Verkürzung des Unterkieferastes, offener Biß und Frühkontakt im Molarenbereich.

b) Nach Schienung, Einbringen eines Hypomochlions und intermaxillärer Ruhigstellung in regelrechter Okklusion Entlastung des Gelenkfortsatzes.

Dislokation der Fragmente kann die Phase der intermaxillären Fixation verkürzt werden oder bei nur gering ausgeprägten Beschwerden zugunsten einer frühzeitigen funktionellen Therapie entfallen. Allerdings treten häufig pathologische Gelenkveränderungen als Spätfolgen auf [72, 218, 233]. Eine Wiederaufrichtung des abgeknickten, dislozierten Gelenkfortsatzes gelingt nicht immer [15, 157, 423]. Unterbleibt die funktionelle Therapie bei hohen, diakapitulären Frakturen, droht infolge der starken osteogenetischen Potenz die Ausbildung einer Ankylose. Es finden sich daher zunehmend Hinwei-

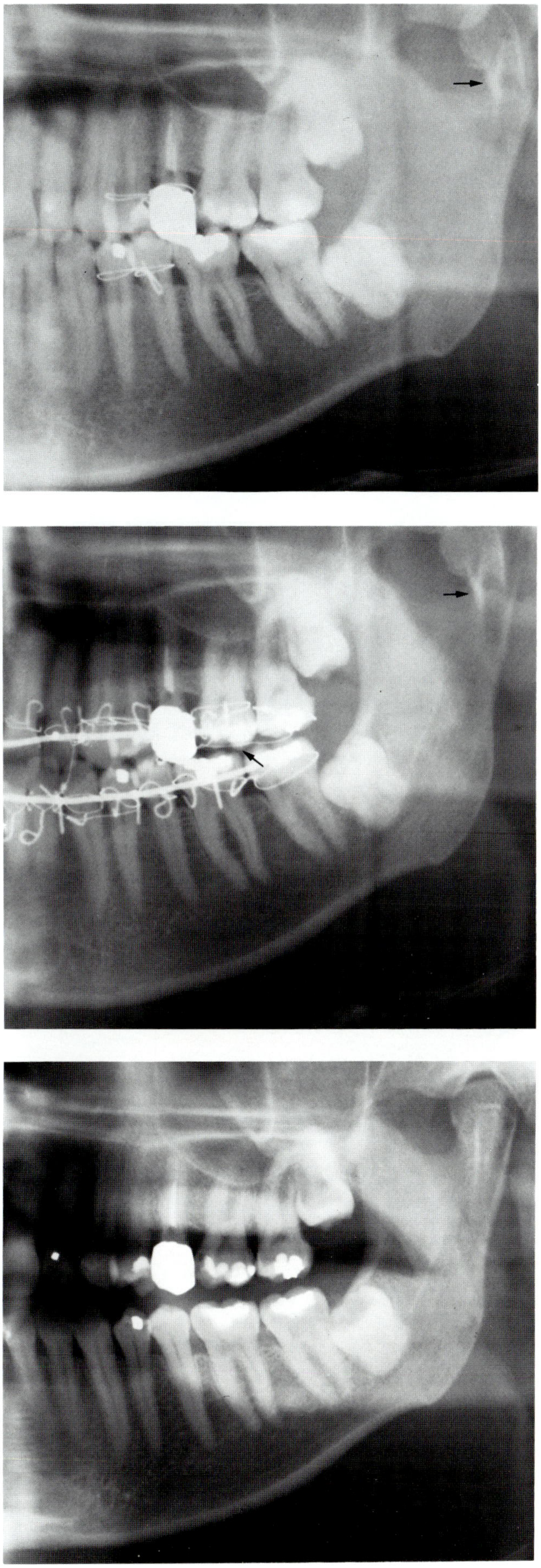

Abb. 43 Kollumfraktur links mit Luxation des kleinen Fragmentes nach medial.

a) Der Unterkiefer ist bereits durch Ernst-Ligaturen ruhiggestellt.

b) Schienung von Ober- und Unterkiefer. Geringe Bißsperrung durch Eingliedern eines Hypomochlions links (Pfeile).

c) Nach zwölf Monaten knöcherner Umbau des linken Kiefergelenkfortsatzes mit geringer Verkürzung.

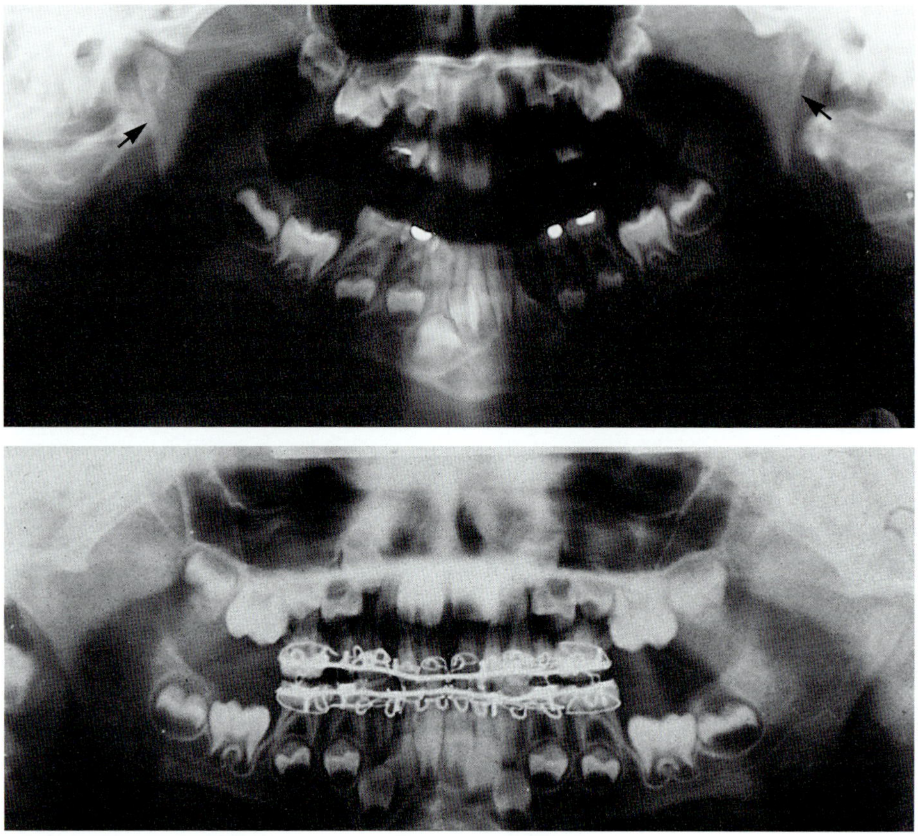

a

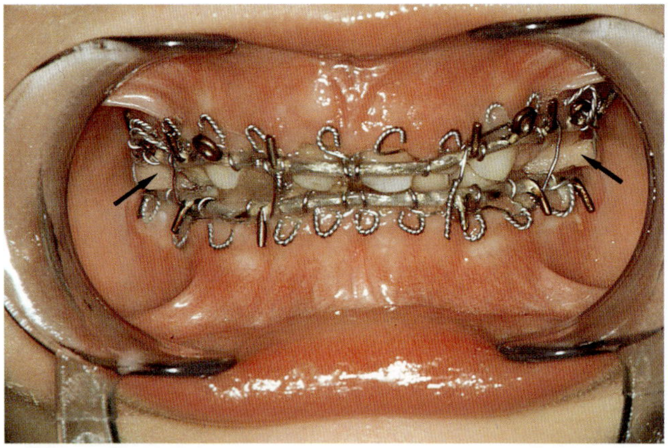

b

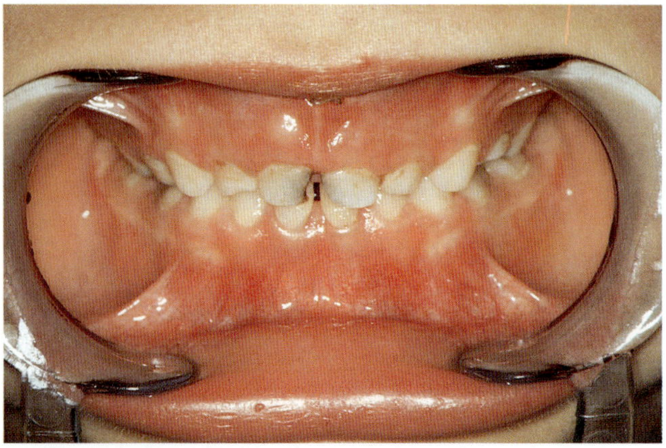

c

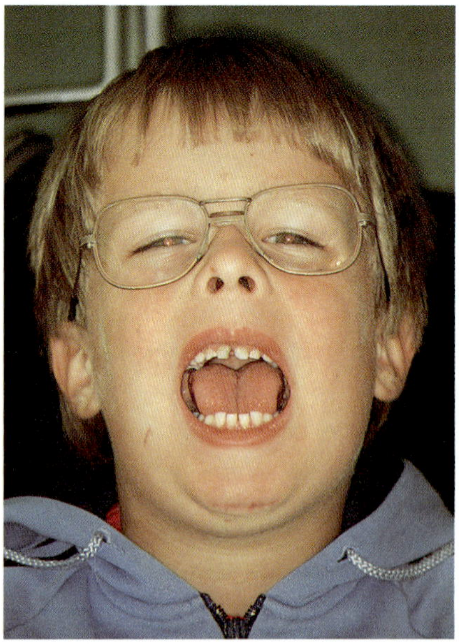

d

Abb. 44 Doppelseitige Kollumfraktur.

a) Orthopantomogramm vor und nach Schienung.
b) Schienung von Ober- und Unterkiefer mit individuellen Draht-Kunststoffschienen, intermaxillärer Ruhigstellung, beidseitigem Einbringen eines Hypomochlions (Pfeile).
c) Fünf Monate nach dem Trauma regelrechte Okklusion.
d) Mundöffnung nicht eingeschränkt, nur minimale Unterkiefer-Seitabweichung nach links.

se, die ein chirurgisches Vorgehen zur Behandlung von stark dislozierten Kollumfrakturen und Luxationsfrakturen auch im Kindesalter befürworten [157, 404, 421].

Ebenso ist auch beim *zahnlosen Kiefer* bei geringer Dislokation der Fragmente oder aber bei Brüchen der Gelenkwalze eine frühzeitige funktionelle Behandlung unter Verzicht auf die intermaxilläre Ruhigstellung zu erwägen.

Funktionelle Therapie

Bei der funktionellen Behandlung wird das Gelenk durch eine Bißerhöhung entlastet. Gleichzeitig wird die Funktion durch gezielte, dosierte Bewegungsübungen wiedergewonnen und erhalten. Diese Behandlungsform unterscheidet sich damit grundsätzlich von jeder anderen Form der Frakturbehandlung, weil bewußt auf eine anatomische Reposition verzichtet wird. Die funktionelle Therapie beginnt entweder sofort – vor allem bei Kindern – oder aber im Anschluß an die konservative oder operative Therapie, sobald die Beschwerden eine Übungsbehandlung zulassen.

Durch die Osteosynthese begleitender Frakturen des Unterkiefers und des Mittelgesichts wird eine frühzeitige Übungstherapie auch in den Fällen möglich, die bei konservativer Behandlung mit Rücksicht auf weitere Frakturen eine länger andauernde intermaxilläre Fixation erforderten.

Die funktionelle Behandlung wird vor allem mit einem Aktivator nach Andresen und Häupl [18] durchgeführt. Der Unterkiefer erhält durch dieses Gerät eine Führung, so daß eine Seitabweichung beim Zusammenbiß verhindert und der Unterkiefer in die regelrechte Okklusion geführt wird. Die Seitabweichung bei der Mundöffnung wird dagegen weniger beeinflußt. Zur Entlastung des Gelenkes wird mit dem Aktivator eine geringe Bißsperre vorgenommen, die auf der Seite des frakturierten Gelenkes im Sinne eines Hypomochlions erhöht werden kann. Durch die Mundschließer wird dann der Unterkiefer um diesen Hebelpunkt bewegt und eine Extension im frakturierten Gelenk herbeigeführt. Die Muskelbewegung wird durch die Sperrung des Bisses zusätzlich gefördert. Weiterhin muß der Patient jeweils beim Einsetzen und Herausnehmen des Gerätes den Mund maximal weit öffnen. Der Aktivator sollte nach sorgfältiger Bißnahme im Artikulator hergestellt werden. Korrekturen am Patienten sind mühsam und belasten ihn in der Anfangsphase der Kieferbruchbehandlung. In einfachen Fällen ohne wesentliche Dislokation der Fragmente, bei denen der Schmerz im Vordergrund steht, kann auch eine Aufbißschiene zur Entlastung des Gelenkes eingegliedert werden.

Die Aktivatorbehandlung als alleinige Therapie dauert bei Frakturen des Kieferköpfchens in der Regel drei bis sechs Monate, längere Verläufe sind möglich. Die lange Behandlungsdauer wird durch die Gewebezerstörung bei Kondylusfrakturen verständlich. Das kleine abgesprengte Fragment verhält sich wie ein Knochentransplantat; Diskus und Knorpelüberzug der Gelenkpfanne sind häufig geschädigt. Beim Umbau der abgebrochenen Gelenkwalze kann daher so viel neuer Knochen gebildet werden, so daß eine breite knöcherne Verbindung mit der Schädelbasis entsteht (Ankylose). Die Verknöcherung und Versteifung des Kiefergelenkes werden durch Ruhigstellung begünstigt, bei vorzeitiger Beendigung der Übungstherapie kann auch ein Verlust der zwischenzeitlich erreichten Unterkieferbeweglichkeit eintreten.

Eine *Extensionsbehandlung* ist angezeigt, wenn bei doppelseitigen Gelenkfortsatzfrakturen eine Rücklage des Unterkiefers zu beheben ist und ein Aktivator nicht die gewünschten Ergebnisse erzielen kann. Ein solcher Fall liegt vor, wenn die Frakturstelle auf beiden Seiten unterhalb des Ansatzes des Musculus pterygoideus lateralis liegt. In solchen Fällen muß der Unterkiefer aktiv mit Gummizügen, Extensionsstreben, langem Zügel [237] oder einer Rollenextension nach vorne gezogen werden, sofern nicht der operativen Behandlung der Vorzug gegeben wird.

Operative Therapie

Ziel der operativen Gelenkfortsatzbehandlung ist daher die exakte anatomische Reposition und funktionsstabile Osteosynthese der Frakturfragmente durch ausreichenden, kraftschlüssigen Verbund, die zu einem guten morphologischen und funktionellen Behandlungsergebnis führen sollen. Sie ermöglicht gerade bei Gelenkfrakturen neben der für die Knochenheilung erforderlichen Ruhigstellung der Fragmente die zur Aufrechterhaltung der Gelenkfunktion notwendige Übungstherapie. Durch die Entwicklung von Mikroplatten und resorbierbaren Stiften aus Poly-p-dioxanon (Ethipins®) wurde es möglich, auch kleine Knochenfragmente nach Reposition sicher zu stabilisieren. Dadurch wird die Ernährung dieser Fragmente durch Diffusion auch in den Fällen weitgehend sichergestellt, in denen die ernährenden Weichteile entweder durch das Trauma oder anläßlich der Reposition entfernt wurden.

Da aber die operative Therapie mit erheblichem Aufwand verbunden und nicht frei von Risiken ist, ist ihre *Indikation* begrenzt. Sie ist gegeben bei Gelenkfortsatzfrakturen:

- mit erheblicher Luxation
- mit erheblicher Dislokation
- bei dislozierten diakapitulären Frakturen
- mit erheblicher Diastase der Bruchflächen und Interposition von Weichgewebe
- bei Vorliegen weiterer Frakturen, besonders des unbezahnten oder mangelhaft bezahnten Unterkiefers [167, 205, 247, 282, 368, 379]
- bei gleichzeitigem Vorliegen von Mittelgesichtsfrakturen, wenn die vertikale Abstützung über die Kiefergelenke nicht sichergestellt ist

Darstellung und Reposition des frakturierten Gelenkfortsatzes sind anspruchsvoll. Der extraorale Zugang ist durch die Nachbarschaft des Nervus facialis, der Glandula parotis und des äußeren Gehörganges eingeengt, bei intraoralem Zugang ist die Übersicht eingeschränkt. In Abhängigkeit von der Lokalisation der Fraktur und dem gewählten Osteosyntheseverfahren werden zahlreiche Modifikationen des Zugangsweges beschrieben [534]. Operative Zugänge zum Kiefergelenk bei mittelhohen, hohen und diakapitulären Frakturen sind:

- präaurikulär [376, 522]
- präaurikulär retrotragal [85]
- endoaural [76, 210, 424]
- retroaurikulär [21, 37]
- perimeatal [95]

Der Zugang zu tiefen Kollumfrakturen erfolgt von submandibulär [209, 247, 305, 310]. Der Hautschnitt liegt fingerbreit unterhalb des Kieferwinkels parallel zu den Spannungslinien der Haut mit einer durchschnittlichen Länge von 7 cm. Neben dem klassischen Vorgehen, wobei die Präparation kaudal des Ramus marginalis des N. facialis auf den Unterkiefer zu erfolgt, bietet sich die folgende Vorgehensweise an: Nach Abpräparation von Haut und Subkutis oberhalb des Platymas nach kranial wird dieses dann entsprechend seinem Faserverlauf von kranio-ventral nach dorso-kaudal durchtrennt. Die Rami buccales des N. facialis liegen dann, nochmals von einer Faszie gedeckt, auf dem M. masseter, der in seinem Faserverlauf durchtrennt wird. Die Dissektion der Muskulatur kranial des Hautschnittes erlaubt den direkten Zugang zum Unterkieferast und Unterkieferkollum. Da Ramus colli und Ramus marginalis des N. facialis kaudal dieses Zugangs liegen, kann die Funktion des Platysma und der Muskulatur im Bereich des Mundwinkels geschont werden, bleibende Fazialisschäden treten nicht auf [209, 431]. Zur Versorgung mittelhoher Kollumfrakturen werden gelegentlich beide Zugänge erforderlich.

Der intraorale Zugang [471, 485] bietet nur geringe Übersicht, die Reposition des kleinen Fragmentes ist äußerst schwierig, eine genaue Kontrolle der Fragmentstellung ist allenfalls endoskopisch möglich, das Anbringen der Bohrlöcher und die Applikation der Schrauben erfolgen transbukkal. Der Zugang kann daher nur eingeschränkt empfohlen werden.

Zur Stabilisation der Kollumfrakturen werden vor allem Miniplattenosteosynthesen angegeben [160, 205, 209, 317, 334, 368], aber auch Zugschrauben [160, 256, 379] und Druckplattenosteosynthesen (Abb. 45). Drahtosteosynthesen [35, 187, 373, 522, 533] und die Marknagelung mit Kirschner-Drähten [55, 305, 378] haben an Bedeutung verloren.

Zur Stabilisation von Brüchen der Gelenkwalze eignen sich neben Zugschrauben, Mini- und Mikroplatten vor allem resorbierbare Stifte aus Poly-p-Dioxanon (Ethipins®) [405, 406]. Die Stifte sind 40 mm lang und 1,3 mm dick. Sie werden in einem Set, bestehend aus Applikator, Stempel, Meßsonde und Bohrdraht, geliefert (Abb. 46a und b).

Örtliche Komplikationen und Spätschäden

Bleibende *Zahnschäden* werden vor allem nach Zahnfrakturen, Zahnluxationen sowie nach Alveolarfortsatzfrakturen beobachtet. Es kommt häufig zur Nekrose der Pulpa. An derartigen Zähnen können dann apikale entzündliche Prozesse auftreten, die saniert werden müssen.

Parodontopathien sowie kariöse Läsionen werden durch Schienen begünstigt. Diese Folgeschäden sind später schwer von unfallabhängigen Ursachen zu trennen.

Bruchspaltinfektionen treten vor allem bei Unterkieferfrakturen innerhalb der Zahnreihe auf, wenn keine ausreichende Ruhigstellung erfolgt ist und Zähne mit apikal oder marginal entzündlichen Prozessen im Bruchspalt belassen wurden. Die Bruchspaltinfektion tritt meist als Bruchspaltabszeß auf, entweder als submuköser oder perimandibulärer, seltener als submandibulärer Abszeß.

Die Therapie eines Bruchspaltabszesses besteht in der Abszeßinzision (s. Bd. 9) sowie nach Abklingen

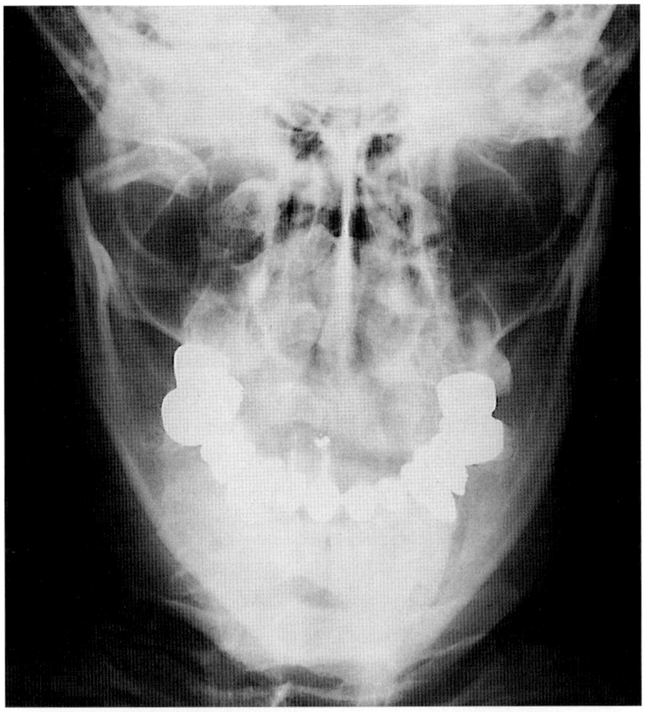

a

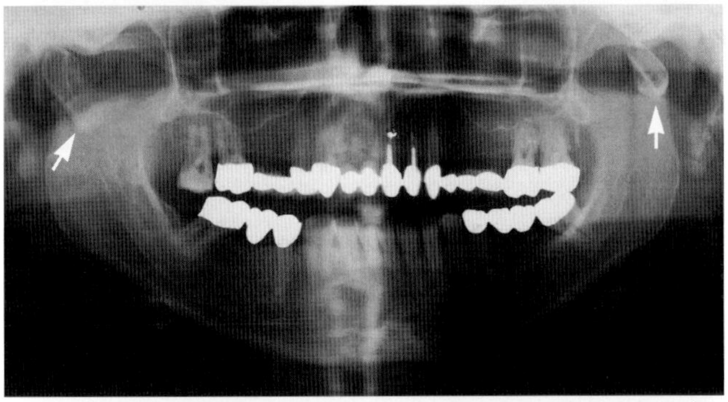

b

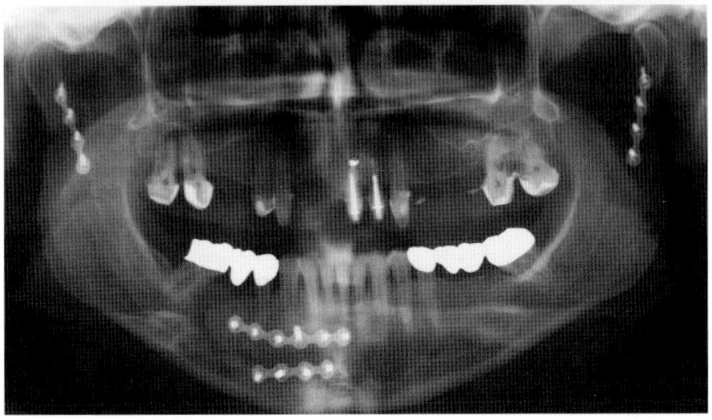

c

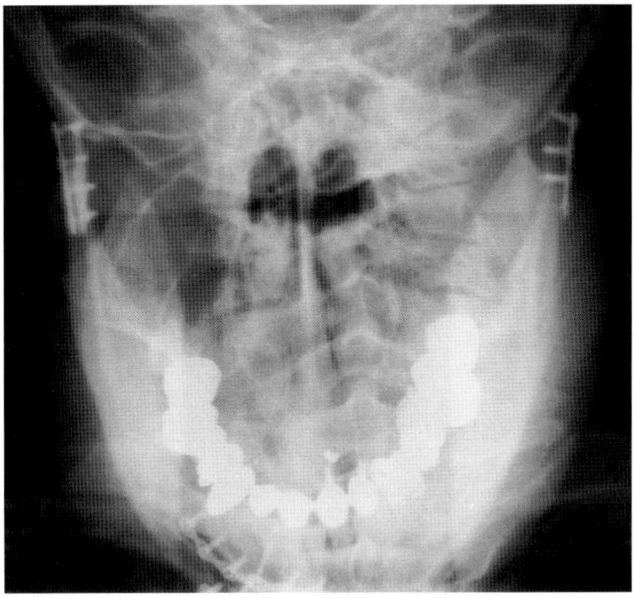

d

Abb. 45 Miniplattenosteosynthese einer tiefen Kollumfraktur von extraoral und einer Unterkieferfraktur paramedian rechts von intraoral.

a) Luxation des rechten Gelenkkopfs nach medial und kaudal, rechtwinklige Dislokation des linken Gelenkkopfs nach medial.
b) Das Orthopantomogramm zeigt die Dislokation des Gelenkkopfs und einen verbreiterten Parodontalspalt distal des Zahns 43 als Hinweis auf die erlittene Unterkieferparamedianfraktur.
c) Nach Reposition der Frakturenden Fixierung durch Miniplattenosteosynthesen (Orthopantomogramm).
d) Postoperative Unterkieferaufnahme nach Clementschitsch.

der akuten entzündlichen Erscheinungen in der Ruhigstellung durch Schienung oder Kompressionsosteosynthese. Eine Miniplattenosteosynthese zur Ruhigstellung eines infizierten Bruchspaltes ist nicht angezeigt; eine unterstützende Antibiotikatherapie ist empfehlenswert. Eine ausgedehnte Bruchspaltosteomyelitis kann außer den bereits beschriebenen Maßnahmen die Transplantation von autogener Beckenkammspongiosa erforderlich machen. Sie entspricht im übrigen der Therapie der nicht frakturbedingten Osteomyelitis.

Pseudarthrosen können nach Abheilung einer Bruchspaltinfektion, nach ungenügender Reposition oder Ruhigstellung einer Fraktur zurückbleiben (Abb. 47). Als Folge können neben Okklusionsstörungen ein offener Biß, eine Veränderung des Profils und langfristig Störungen des stomatognathen Systems entstehen. Im Bereich des Unterkieferkörpers behindern sie wegen der mangelhaften Stabilität den Patienten, so daß ihre operative Beseitigung erforderlich wird. Nach Entfernung des Bindegewebes werden die Knochenstümpfe angefrischt, anschließend wird ein autogenes Beckenkammtransplantat eingebracht und der Kiefer durch Kompressions- oder Miniplattenosteosynthesen stabilisiert. Im Bereich des Kieferwinkels ist auch eine Korrektur in Form einer modifizierten sagittalen Spaltung möglich.

Spätschäden nach in Dislokationsstellung verheilten Gelenkfortsatzfrakturen werden häufig beobachtet. Es kommt dann meist zu einem unterschiedlich ausgeprägten *Umbau des Gelenkkopfes* mit Deformierung. Bei einem Teil dieser Patienten treten in der Folge Bewegungseinschränkungen des Unterkiefers, insbesondere Seitabweichungen bei der Mundöffnungsbewegung auf (Abb. 48).

Als schwerwiegendste Komplikation nach einer Gelenkfortsatzfraktur ist die *Ankylose* anzusehen [410]. Sie tritt bei Kindern häufiger auf als bei Erwachsenen. Infolge der hohen osteogenetischen Potenz der beteiligten Gewebe kann es zur knöchernen Durchbauung von Kiefergelenkfortsatz, Jochbogen und Schädelbasis kommen (Abb. 49). In diesen Fällen muß die Ankylose reseziert und der Gelenkfortsatz sekundär durch ein kostochondrales oder ein Crista-iliaca-Transplantat ersetzt werden [412].

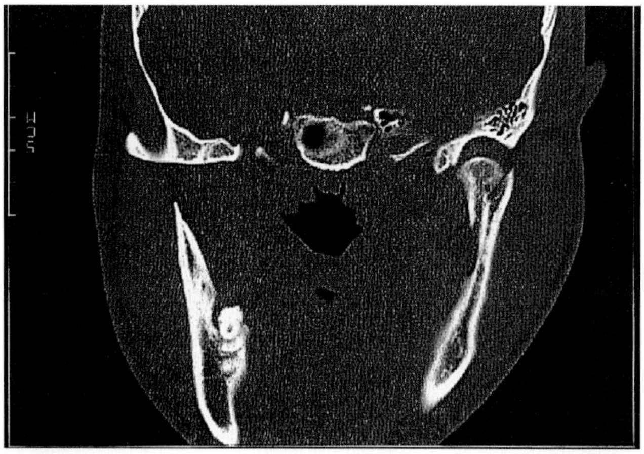

a

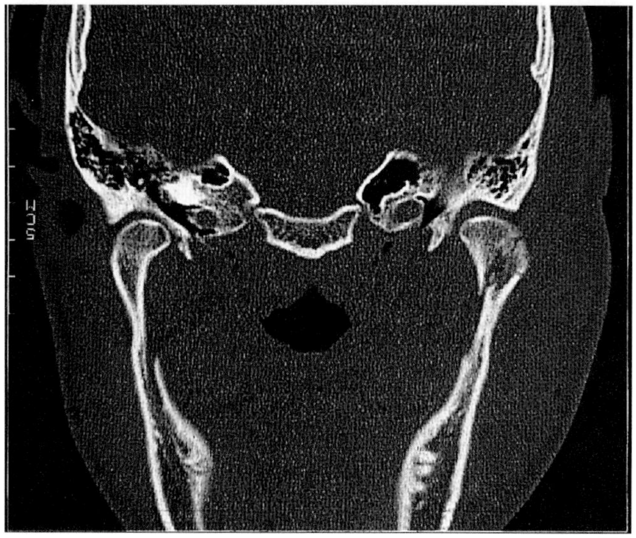

b

Abb. 46

a) Diakapituläre Fraktur des rechten Kiefergelenkes mit Dislokation des kleinen Fragmentes nach medial und kaudal.
b) Nach Reposition und Osteosynthese mit Poly-p-Dioxanon-Stiften (PDS-Stiften) korrekte Stellung des kleinen Fragmentes.

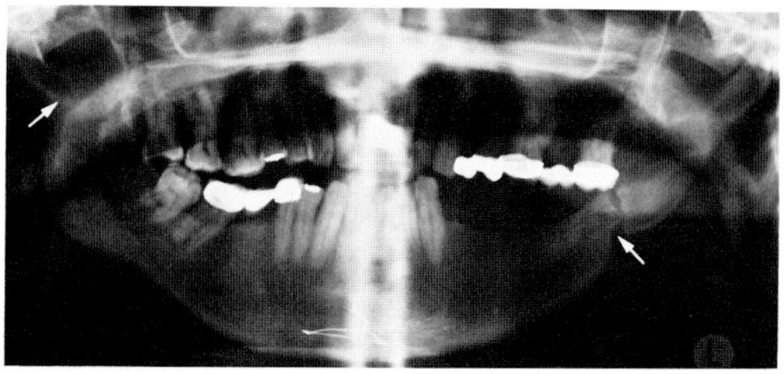

Abb. 47 Pseudarthrose im Bereich des linken Unterkiefers als Folge ungenügender Reposition und Ruhigstellung der Frakturenden. Daneben in Dislokation verheilte tiefe Unterkieferkollumfraktur rechts.

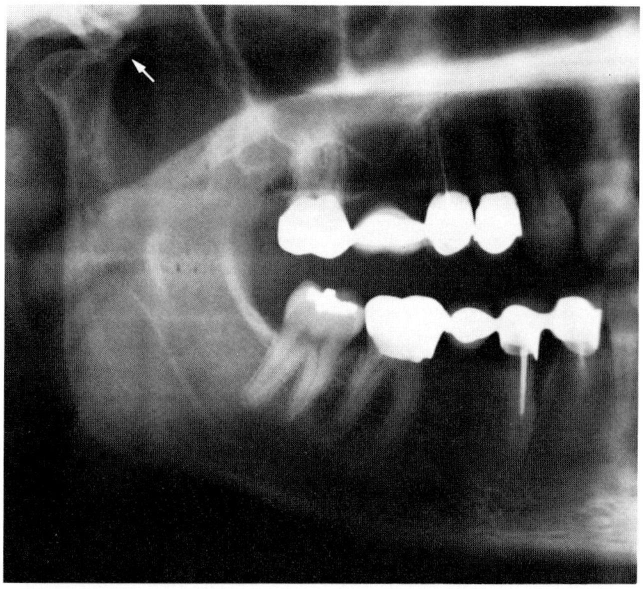

a

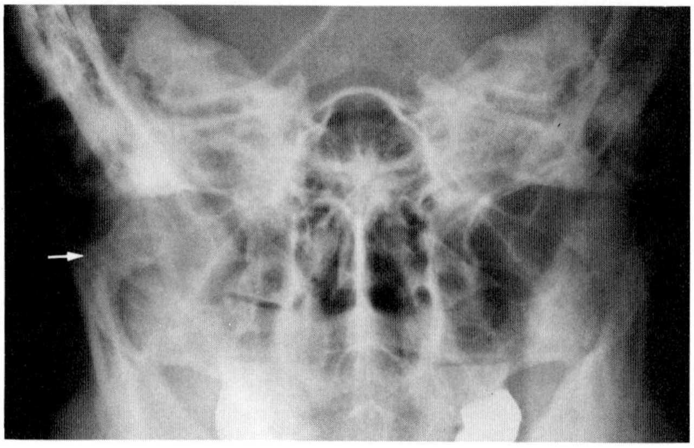

b

Abb. 48 In Fehlstellung verheilte Kiefergelenkfortsatzfraktur rechts.

a) Verkürzung des Gelenkhalses, Abflachung des Gelenkköpfchens mit schnabelartiger Knochenleiste rostral. Der Gelenkspalt ist im Vergleich zur Gegenseite verbreitert.
b) Deutliche Dislokation des Kieferköpfchens nach medial.

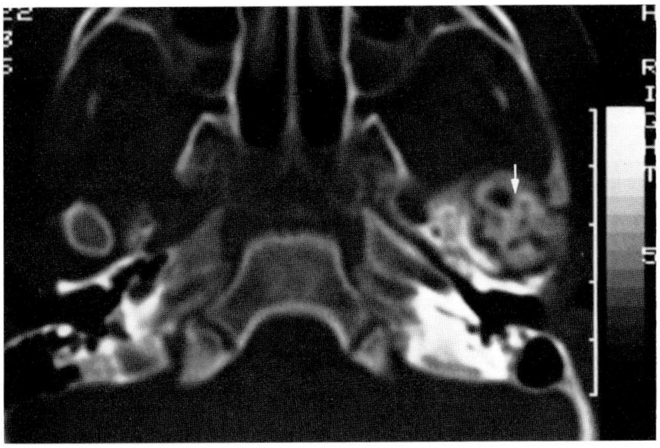

Abb. 49 Breitbasige Ankylosierung des rechten Kieferköpfchens mit Schädelbasis und Jochbogen beim Kleinkind nach unversorgter Fraktur des Gelenkköpfchens.

Nervenschädigungen werden vor allem im Bereich des Nervus alveolaris inferior, seltener des Nervus lingualis beobachtet. Überwiegend wird der Nervus alveolaris inferior bei Unterkieferbrüchen zwischen Foramen mentale und Foramen mandibulae gezerrt und gequetscht. Kontinuitätstrennungen sind selten. Die Folge sind Anästhesien, Parästhesien und neuralgiforme Schmerzen, die von einem Neurom, aber auch von einem nicht durchtrennten, jedoch durch Quetschung narbig eingeengten Nerven ausgehen können (s. S. 357 ff.).

Mittelgesichtsfrakturen

Das Mittelgesicht reicht von den Zähnen des Oberkiefers bis zum oberen Augenhöhlenrand und zur Nasenwurzel. Es umfaßt den Oberkiefer, die Siebbeine, Jochbeine, Nasenbeine, Tränenbeine, Keilbeine und den Vomer, wobei für seinen Aufbau ein kompliziertes Hohlraumsystem (Augenhöhlen, Nasenhöhlen, Nasennebenhöhlen) kennzeichnend ist. Dieses Hohlraumsystem wird durch ein Rahmenwerk aus kräftigen Knochenpfeilern mit dazwischengeschalteten dünnen Knochenlamellen begrenzt. Die knöchernen Elemente bilden eine architektonische Einheit aus morphologisch und funktionell ungleichen Teilen, die für die Widerstandskraft und den wahrscheinlichen Bruchlinienverlauf bestimmend sind. Dadurch wird eine Klassifizierung nach immer wiederkehrenden Bruchlinien möglich.

Mittelgesichtsfrakturen werden vor allem durch Verkehrs- und Arbeitsunfälle sowie Roheitsdelikte, weniger durch Sturz oder Fall verursacht [393, 463]. Größere statistische Erhebungen zeigen, daß in den vergangenen Jahrzehnten ein starker Anstieg der Mittelgesichtsfrakturen zu verzeichnen war, wobei vor 30 Jahren das Verhältnis von isolierten Frakturen des Mittelgesichts zu denen des Unterkiefers bei 1 : 3 lag, während es heute in den Industriestaaten bereits einem Verhältnis von 1,7 : 1 entspricht [366]. Der Anteil von kombinierten Mittelgesichts- und Unterkieferfrakturen liegt bei 7–8% [283, 366]. Bei Verkehrsunfällen und bei Roheitsdelikten ist zwischen einem Viertel und der Hälfte der Fälle zum Zeitpunkt der Krankenhausaufnahme Alkoholeinfluß feststellbar. Entsprechende übereinstimmende Hinweise ergeben sich sowohl für Deutschland als auch für England, so daß hierin ein nicht nur regionaler Sachverhalt zu erkennen ist [217, 366]. Neuere statistische Erhebungen belegen die steigende Bedeutung des Fahrradunfalls als Unfallursache, die teilweise sogar die Anzahl der PKW-Unfälle übersteigt [217, 286, 366]. Mit dem Anstieg der Verkehrsunfälle wird auch eine Zunahme des Schweregrades der Verletzungen beobachtet. So ist eine Häufung der Trümmerfrakturen (21,7%) zu verzeichnen, die nicht in die bekannten Klassifikationsschemata eingeordnet werden können [495].

Die Einführung der Gurtanlegepflicht im PKW hat dazu geführt, daß die Zahl getöteter PKW-Insassen erheblich abgenommen hat [127], wobei von einer Verringerung der Zahl schwerer Gesichtsverletzungen um bis zu 75% ausgegangen werden kann [337, 408]. Anhand der Daten von insgesamt 7670 Verkehrsunfallverletzten aus den Jahren 1973 bis 1988 wurde festgestellt, daß der Anteil von Personen mit Mittelgesichtsverletzungen an allen Verkehrsunfallverletzten als repräsentativer Wert für den Straßenverkehr 2,4% beträgt [411]. Aufgrund der Unfallkinematik ist zukünftig insbesondere vom Airbag-System eine wirkungsvolle Reduzierung der Mittelgesichtsverletzungen bei PKW-Insassen zu erwarten.

Demgegenüber hat die soziale Umstrukturierung der Gesellschaft mit ihrem erhöhten Sport- und Freizeitangebot dazu geführt, daß die Quote der Sport- und Freizeitunfälle deutlich gestiegen ist. Während in der Literatur für den Zeitraum bis 1986 durch Sportunfälle bedingte Frakturen des Gesichtsschädels zwischen 2,5% [459] und 9,1% [427] angegeben wurden, zeigen neuere Studien, daß bis zu 24,1% der Mittelgesichtsfrakturen auf Sport- und Freizeitunfälle zurückzuführen sind [463]. In Abhängigkeit regionaler und nationaler Eigenheiten sind die Sportarten wie Rugby, Skifahren, Baseball und Fußball am ehesten ätiologisch an Gesichtsschädelfrakturen beteiligt [125, 193, 394, 497].

Häufig sind die Frakturen des Mittelgesichts mit Verletzungen der umgebenden Weichgewebe (34%) und mit einem Schädel-Hirn-Trauma (57%) kombiniert [443]. Dabei ist der Übergang vom Frakturbereich des Mittelgesichts zum frontobasalen Bereich oft fließend, so daß diese Frakturen als eine Einheit zu betrachten sind. Ein Viertel der Patienten mit sogenannten panfazialen Frakturen hat zusätzlich Verletzungen anderer Körperteile, wobei damit Gesichtsschädelfrakturen gemeint sind, bei denen mindestens zwei der sechs zu unterscheidenden Regionen (frontal, frontobasal, periorbital/orbital, nasal, maxillär, mandibulär) bei einem Unfall betroffen sind [439].

Großflächige, zentrale Gewalteinwirkungen können zu direkten oder indirekten Frakturen mit Abriß großer Mittelgesichtsfragmente an typischen Stellen führen (Abb. 50). Bei Autounfällen bricht nicht selten beim Aufschlagen des Kopfes gegen die Windschutzscheibe, das Lenkrad oder das Armaturenbrett der erste oder zweite Halswirbel (Abb. 51). Die meisten dieser Gesichtsverletzungen sind Trümmerfrakturen, da es sich fast immer um „High-impact"-Frakturen handelt [429]. Verletzungen des Larynx, Thorax, Beckens, Abdomens oder der Extremitäten sind häufig mit Mittelgesichtsfrakturen vergesellschaftet. So finden sich bei immerhin 9% aller polytraumatisierten Patienten stumpfe Bauch- oder Thoraxtraumen [443]. Wegen dieser Mitbeteiligung anderer Körperregionen ist für die Beurteilung und Behandlung dieser mehr oder weniger komplexen Verletzungen die enge Zusammenarbeit mit den Spezialisten der Nachbardisziplinen, wie Hals-Nasen-Ohren-Ärzten, Augenärzten, Neurologen, Neurochirurgen, Allgemein- und Unfallchirurgen erforderlich.

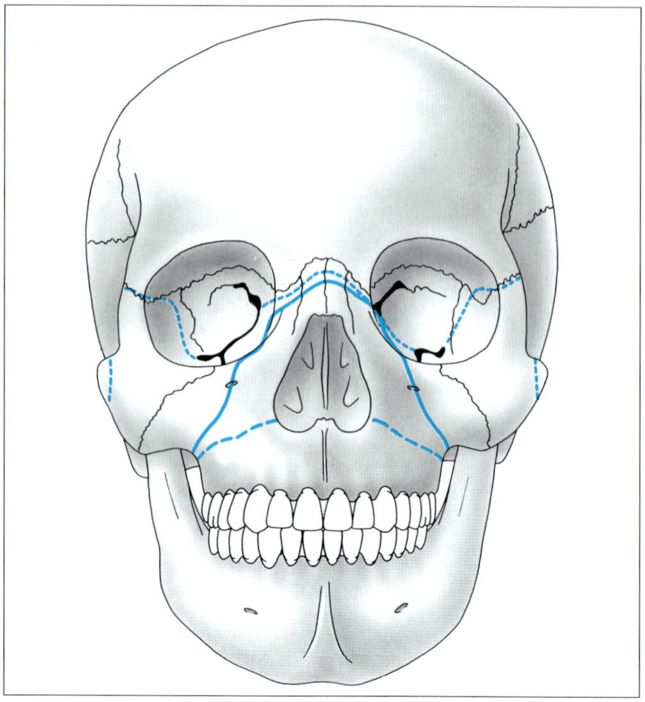

Abb. 50 Häufige Bruchlinienverläufe beim Abriß großer Mittelgesichtsfragmente (Le Fort).

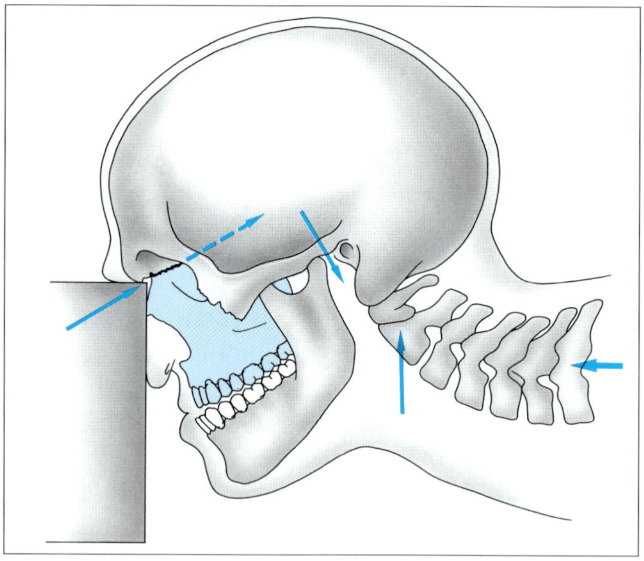

Abb. 51 Aufprall der Nasoethmoidalregion gegen die vordere Armaturenkante. Die Folgen sind transversaler Abriß des Mittelgesichtes vom Hirnschädel sowie Stauchung und Fraktur im Bereich der Halswirbelsäule.

Klassifikation

Da der Zustand der Zähne (bezahnter oder zahnloser Kiefer, Milch- und Wechselgebiß) bei Mittelgesichtsfrakturen in therapeutischer Hinsicht keine so bedeutende Rolle wie bei den Unterkieferfrakturen spielt, wird die Einteilung der Mittelgesichtsfrakturen allein aufgrund der Lokalisation vorgenommen. Unter Berücksichtigung der traditionellen Begriffe von Guérin [155], Le Fort [277] Wassmund [521], Thoma [505] sowie Spiessl und Schroll [480] lassen sich so Frakturen des zentralen von den Frakturen des lateralen Mittelgesichtes unterscheiden. Beide Formen können kombiniert auftreten, in der Mehrzahl jedoch beobachtet man entweder die eine oder die andere Form. Nach Stärke und Richtung der direkten oder indirekten Gewalteinwirkung und nach verschiedenen biomechanischen Bedingungen entstehen wiederholt zu beobachtende Frakturformen, die sich weitgehend exakt definieren lassen (Tab. 1).

Tabelle 1 Einteilung der Mittelgesichtsfrakturen.

Lokalisation	Frakturformen
zentrales Mittelgesicht	infrazygomatikale Frakturen (Alveolarfortsatzfrakturen, dentoalveolärer Komplex) Typ Le-Fort-I- oder Guérin-Fraktur mit und ohne Sagittalfraktur zentrale oder pyramidale Frakturen (Typ Le-Fort-II-Fraktur mit und ohne Sagittalfraktur) Nasenskelettfrakturen (nasomaxillärer und nasoethmoidaler Komplex) irreguläre Frakturen, Teil- und Defektfrakturen
laterales Mittelgesicht	laterale Frakturen (zygomatikoorbitaler Komplex) isolierte Jochbeinfrakturen zygomatikomaxilläre Frakturen isolierte Jochbogenfrakturen komplexe Jochbein-Jochbogenfrakturen Orbitarandfrakturen Orbitawandfrakturen („Blow-out"-Fraktur) zygomatikomandibuläre Frakturen
kombiniertes zentrales und laterales Mittelgesicht	zentrolaterale Frakturen (Abrißfraktur des gesamten Mittelgesichtes von der Schädelbasis, Typ Le-Fort-III-Fraktur)
vordere und laterale Schädelbasis	Abriß von Mittelgesicht und vorderer Schädelbasis (frontobasale Fraktur) Fraktur des Schläfenbeins und der Felsenbeinpyramide (laterobasale Fraktur)

Sind die Belastungsflächen kleiner, entstehen mehr lokalisierte Frakturen, wie die des zygomatikoorbitalen Komplexes, des nasomaxillären Komplexes, des nasoethmoidalen Komplexes oder des dentoalveolären Komplexes, die sich ebenfalls an anatomischen „Schwachlinien" orientieren (Abb. 52).

Neben diesen typischen Prädilektionsstellen können besonders durch starke Gewalteinwirkungen auch Frakturen an atypischen Stellen sowie sogenannte Trümmerfrakturen des Mittelgesichts auftreten.

Zentrale Mittelgesichtsfrakturen

Das zentrale Mittelgesicht, d. h. im wesentlichen der Block des Oberkiefers, wird bei einer starken traumatisierenden Gewalteinwirkung aus dem Knochenverband im Verlauf bestimmter, zu Linien verbundener Schwachpunkte herausgelöst und je nach Wucht oder Stärke der Gewalteinwirkung verlagert und verkeilt oder einfach gelöst. Für die Dislokation des herausgebrochenen Mittelgesichtes sind dabei der Muskelzug der Flügelmuskulatur sowie die Richtung und Stärke der traumatisierenden Gewalt entscheidend. Die Eigenschwere des Knochenverbandes ist nur von geringer Bedeutung.

Bei den Oberkieferfrakturen (Typ Le-Fort-I- oder Guérin-Fraktur) sind es in erster Linie Richtung und Stärke der traumatisierenden Gewalt, die zur Verlagerung führen. Bei Aussprengung des gesamten Mittelgesichtes führt die posttraumatische Kontraktion der Musculi pterygoidei gemeinsam mit der traumatisierenden Gewalt zu einer Distalverlagerung und Rotation um eine horizontale Achse, die etwa durch die Gegend oberhalb der zweiten Molaren verläuft. Bei vollkommener Auslösung des Mittelgesichtes ziehen beide Flügelmuskelpaare das mobile Mittelgesicht nach dorsal und kaudal. Daraus resultiert nicht nur die Distalverlagerung, sondern auch der offene Biß. Bei der Sagittalfraktur des Oberkiefers, also bei der traumatischen Trennung beider Oberkieferhälften, entsteht zwischen den beiden oberen Schneidezähnen ein Diastema.

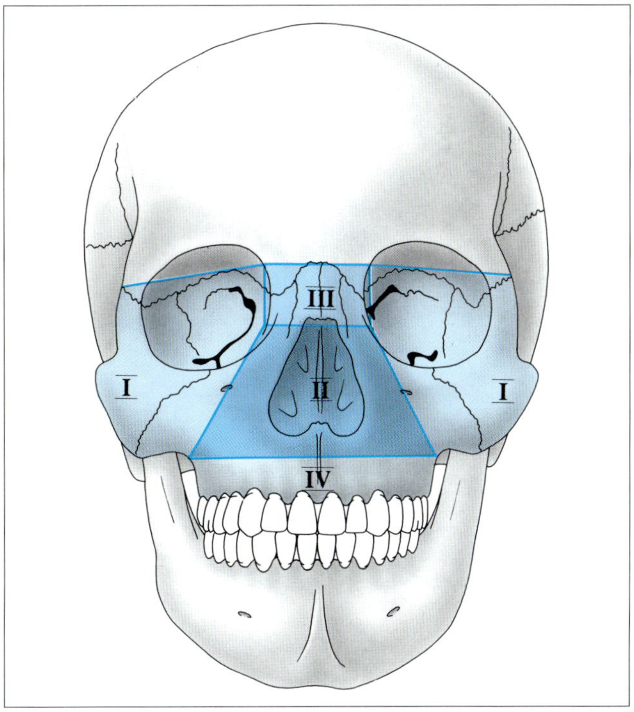

Abb. 52 Schematische Aufteilung des Mittelgesichtes zur Klassifizierung der lokalisierten Mittelgesichtsfrakturen:

I = zygomatikoorbitaler Komplex,
II = nasomaxillärer Komplex,
III = nasoethmoidaler Komplex,
IV = dentoalveolärer Komplex.

Frakturen des Oberkiefer-Alveolarfortsatzes (dentoalveolärer Komplex) (Abb. 53 a). Es finden sich ähnlich wie bei den Frakturen des Unterkiefer-Alveolarfortsatzes Blutungen aus der Gingiva und dem Knochen. Fragmentdislokationen führen zu *Okklusionsstörungen,* unter Umständen zur Unmöglichkeit, eine regelrechte Schlußbißstellung einzunehmen. Die im frakturierten Alveolarknochen stehenden Zähne können fest oder auch zusätzlich durch das Trauma gelockert, luxiert oder frakturiert sein (s. Bd. 9). Die einzelnen Zähne müssen daher sorgfältig untersucht werden, im Hinblick auf eine evtl. spätere Begutachtung ist stets ein Zahnschema mit Angabe der verletzten einzelnen Zähne anzulegen.

Frakturen vom Typ Le Fort I (Abb. 53 b). Es handelt sich um den Abbruch des zahntragenden Teils des Oberkiefers oberhalb des harten Gaumens. Die Frakturlinie verläuft von der Apertura piriformis oberhalb der Spina nasalis anterior durch die faziale Kieferhöhlenwand, die Crista zygomaticoalveolaris, durch das Tuber maxillae auf die Hinterfläche der Kieferhöhle, trennt dann die kaudale Spitze des Flügelfortsatzes ab, biegt nach vorn zur Nasenhöhle um, durchzieht die laterale Nasenwand in ihrem basalen Anteil und erreicht von dort wieder die Apertura piriformis. In der Regel bricht der Vomer zusätzlich, das knorpelige Nasenseptum wird häufig nur aus seiner basalen Verankerung luxiert. Gelegentlich wird der Flügelfortsatz nicht in die Fraktur einbezogen, sondern an seinem Verbund zur hinteren Kieferhöhlenwand gelöst.

Die Le-Fort-I-Fraktur wird durch stumpfe Traumen hervorgerufen, die mit ausreichender Energie den Alveolarfortsatz in horizontaler Richtung von vorn oder von der Seite treffen. Je nach Richtung und Intensität der Gewalteinwirkung wird das Fragment nach dorsal oder lateral verlagert, oder es rotiert um eine vertikale Achse. Indirekte Dislokationen durch Zug der Pterygoideus-Muskulatur oder der kranialen Schlundschnürer sind von untergeordneter Bedeutung.

Bei der Palpation ist die *abnorme Beweglichkeit des Oberkiefers* auffallend, die bimanuell geprüft wird. Während die linke Hand intakte Knochenteile, z. B. Nasenskelett, Jochbeine oder die Stirn, anoder umfaßt, wird mit der rechten Hand der Oberkiefer gering bewegt. Mitunter ist die Schleimhaut in der Umschlagfalte des Seitenzahngebietes eingerissen. Bei einer begleitenden Sagittalfraktur lassen sich beide Oberkieferhälften gegeneinander verschieben. Die palatinale Schleimhaut kann dann in der Medianlinie zerrissen sein. Bei verkeilten Brüchen fehlt die abnorme Beweglichkeit. Bei einer Lösung des Oberkiefers aus dem Gesichtsskelett ergibt die Perkussion, z. B. mit dem Stiel eines zahnärztlichen Instruments, einen *Schachtelton.* Durch die Dislokation des Oberkiefers nach dorsal resultiert eine *Okklusionsstörung* im Sinne einer Pseudoprogenie mit frontal offenem Biß und einer typischen Gesichtskonturveränderung mit Abflachung und Verlängerung des Mittelgesichtes.

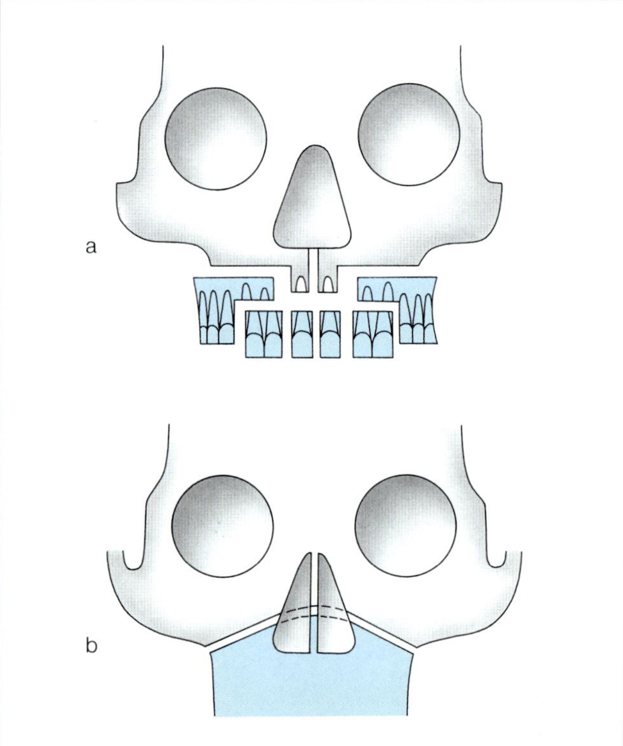

Abb. 53 Infrazygomatikale Frakturen nach Spiessl und Schroll [480]. Alle Bruchlinien verlaufen unterhalb des Jochbeinansatzes.

a) Alveolarfortsatzfrakturen. Sagittalfrakturen mit oder ohne Beteiligung der Zähne.
b) Le-Fort-I-Fraktur oder Guérin-Fraktur. Der Bruchspalt verläuft in Höhe des Nasen- und Kieferhöhlenbodens mit oder ohne Beteiligung des Nasenseptums.

Frakturen vom Typ Le Fort II (Abb. 54 a). Bei diesen brechen Oberkiefer, Nasenskelett und Siebbeine, ferner Tränen- und Keilbein wie eine Pyramide aus der mittleren Etage des Gesichtes heraus. Es können sowohl lateral die Kieferhöhlen bei intakter Haut eröffnet als auch die Siebbeinzellen mitbeteiligt sein. Bricht das zentrale Mittelgesicht über der Nasenwurzel aus, ist eine Beteiligung der Lamina cribrosa möglich. Der Untersucher hat stets auf eine Liquorrhö zu achten, da sich daraus therapeuti-

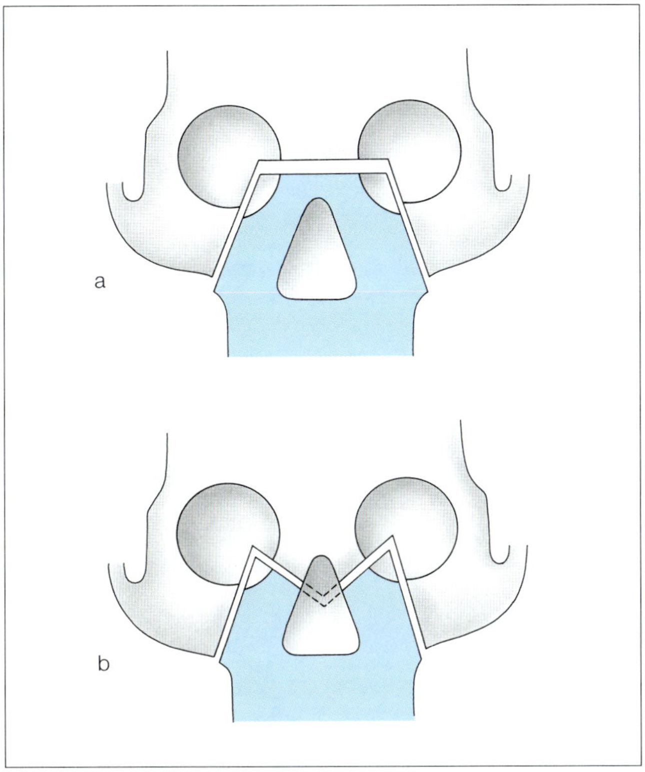

Abb. 54 Zentrale oder pyramidale Frakturen nach Spiessl und Schroll [480]. Der Oberkiefer ist mit oder ohne Nasenbein vom Gesichtsskelett getrennt.

a) Le-Fort-II-Fraktur, Wassmund-II-Fraktur.
b) Wassmund-I-Fraktur.

sche Konsequenzen ergeben. Die Frakturlinie verläuft oberhalb oder innerhalb der Nasenbeine, der medialen Orbitawand, entlang der Fissura orbitalis inferior, durch das Foramen infraorbitale, entlang der oberen lateralen Kieferhöhlenwand und durchtrennt die Flügelfortsätze im mittleren Drittel. Abweichungen der Frakturlinie innerhalb der Orbita nach medial oder lateral sind möglich, insbesondere unter Umgehung der Fissura orbitalis inferior vom Foramen infraorbitale über das vordere Siebbein zum Nasenbein. Die Bruchlinie geht i. d. R. nicht durch die Sutura zygomaticomaxillaris, so daß ein kleiner Teil des Oberkieferknochens an den Jochbeinen verbleibt. Nicht selten ist das knöcherne Nasengerüst zertrümmert. Zusätzlich brechen die knöcherne Nasenscheidewand, der Vomer und die Lamina perpendicularis des Os ethmoidale.

Wesentliche klinische Symptome der Le-Fort-II-Fraktur sind neben der *abnormen Beweglichkeit* vor allem die durch die *Dorsal- und Kaudalverlagerung* des ausgesprengten Mittelgesichtes hervorgerufene *Okklusionsstörung* der Zahnreihen mit offenem Biß, eine Pseudoprogenie sowie die Abflachung und Verlängerung des Mittelgesichtes („dish face"). *Nasenblutungen* unterschiedlichen Ausmaßes durch Einrisse der Nasenschleimhaut sind obligatorisch. Bei zeitweisem Überdruck bildet sich ein *Hautemphysem,* wenn die anliegenden Nasennebenhöhlenwände frakturiert sind. Außerdem finden sich beid- oder einseitige periorbitale *Hämatome* (Brillen- oder Monokelhämatome).

In der Einteilung von Wassmund wird noch ein weiterer Frakturtyp erfaßt:

- Typ Wassmund I: Abbruch des Oberkiefers ohne das Nasenskelett. Die Frakturlinie verläuft vom lateralen Rand der Apertura piriformis zum Orbitarand und kreuzt den Tränenweg. Im lateralen Bereich entspricht sie dem Verlauf der Fraktur vom Typ Le Fort II (Abb. 54b).
- Typ Wassmund II entspricht Typ Le Fort II.

Nasenskelettfrakturen (nasomaxillärer Komplex). Sie treten bei etwa 50% der Patienten entweder isoliert als Folge einer umschriebenen Gewalteinwirkung, wie Stoß und Schlag, oder begleitend bei Mittelgesichtsfrakturen auf [80]. Je nach Richtung der einwirkenden Gewalt bricht das Nasengerüst ein (Abb. 55). Es entsteht dann eine traumatische *Schiefnase.* Die Nasenskelettfraktur betrifft nicht allein die Nasenbeine, sondern zusätzlich die Stirnfortsätze des Oberkiefers, die seitlichen Ränder der Apertura piriformis, das knorpelige Nasengerüst und das Septum. Biegungs- und Berstungsbrüche kommen etwa gleich häufig vor, wobei offene Frakturen seltener sind als geschlossene. Meist handelt es sich um glatte, Quer- und Stückbrüche mit und ohne Dislokation der Fragmente. Stärkere Traumatisierung führt zu Trümmerbrüchen mit multipler Infraktion des knöchernen und knorpeligen Stützgerüstes sowie besonders im Kindesalter zu einem Abriß der Nasenbeine von der Spina nasalis des Stirnbeins mit gleichzeitigem Einbruch des knorpeligen Septums und daraus resultierendem Absinken des gesamten Nasenrückens (Abb. 55b und c). Als Besonderheit des Kindesalters ist die *Grünholzfraktur,* d. h. der Einbruch des Knochens bei intaktem Periost, zu erwähnen. Bei der Nasenverletzung ist eine Mitbeteiligung der Rhinobasis möglich, beispielsweise durch Einstauchung der Crista galli zusammen mit der Siebplatte in die vordere Schädelgrube.

Klinisch findet man als Hauptsymptome mit erheblichen Schmerzen einhergehende *Schwellung* und *Hämatome* der Nasenweichteile und der Umgebung. Nicht selten treten Brillenhämatome und

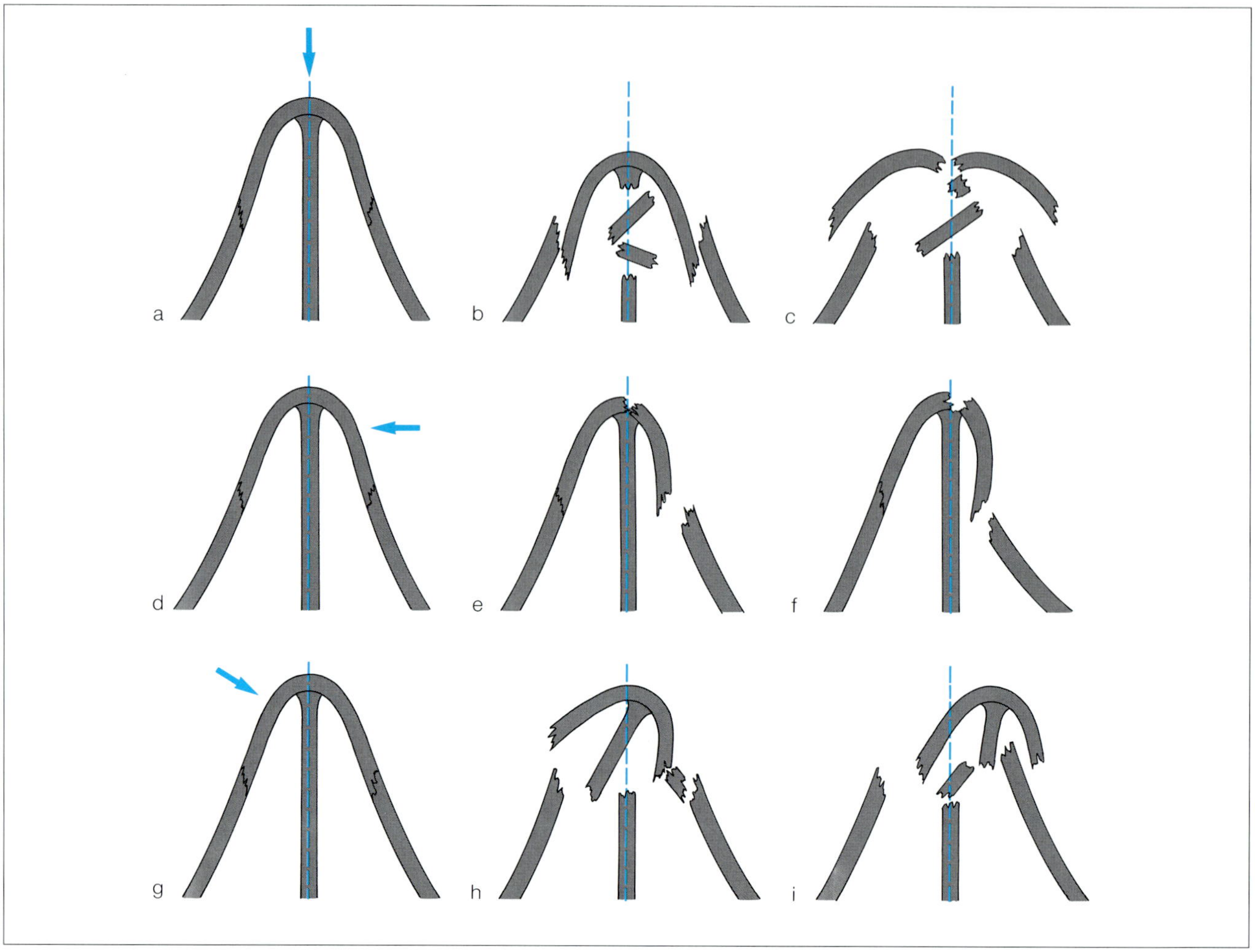

Abb. 55 Nasenskelettfrakturen nach Beck und Münker [26].

a–c) Bei frontalem Trauma (a) im Erwachsenenalter (b) und Kindesalter (c).
d–f) Bei seitlichem Trauma (d) im Erwachsenenalter (e) und Kindesalter (f).
g–i) Bei schrägem Trauma (g) mit stärkerer Gewalteinwirkung im Erwachsenenalter (h) und Kindesalter (i).

Nasenbluten auf. Auch *Hautemphyseme* kommen vor. Bei der vorsichtigen Palpation erweist sich das knöcherne Nasengerüst als eingesunken und beweglich. Daneben kann als untrügliches klinisches Zeichen für eine Nasenskelettfraktur die *Krepitation* gelten. Besondere Aufmerksamkeit muß dem Nasenseptum gewidmet werden, da sich dort mitunter Hämatome ansammeln, die in wenigen Tagen zum Abszeß und dann zur Nekrose des Knorpels führen können. Aber auch ohne Abszedierung kann das Septumhämatom, wenn es nicht rechtzeitig erkannt wird, entweder zu einem fibrotischen Umbau mit entsprechender Ventilationsstörung oder zum Einbruch der Nasenscheidewand und damit klinisch zur Sattelnase führen (Abb. 56). Ein Hämatom muß infolgedessen sofort ausgeräumt werden, was jedoch Erfahrung und technische Ausstattung eines Zahnarztes überschreitet und daher in der Fachpraxis oder Fachklinik erfolgen soll.

Die *Nasenatmungsbehinderung* kann ein weiteres Zeichen für ein abgelaufenes Nasentrauma sein. Steht sie in unmittelbarem zeitlichen Zusammenhang mit dem Unfall, ist eine Fraktur mit stärkerer Verlagerung der Fragmente, insbesondere eine Trümmerfraktur wahrscheinlich. Einseitigkeit der Ventilationsstörung spricht für einen Bruch des Nasenseptums mit horizontaler oder vertikaler Fragmentverschiebung. Entwickelt sich die Atmungsbehinderung hingegen erst allmählich, muß an ein Septumhämatom oder auch an eine traumatisch bedingte vasomotorische Schleimhautreaktion gedacht werden. Bei deutlich eingeschränkter Nasenluftpassage klagen die Patienten i. d. R. auch über eine Herabsetzung des Riechvermögens, wobei

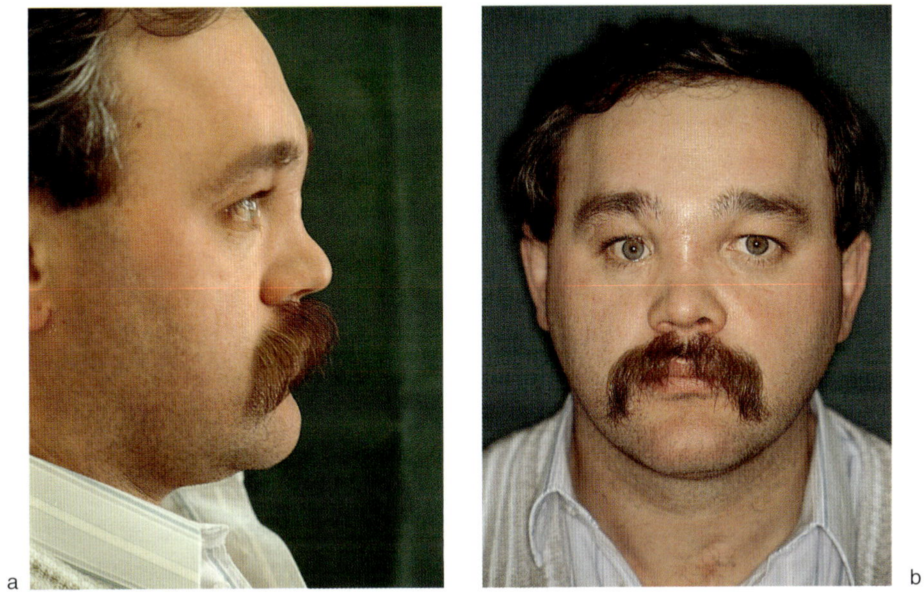

Abb. 56a und b Traumatisch bedingte Sattelnase (a) mit Ausbildung eines Dish face (b).

diese Hyposmie eine Folge der mechanischen Einengung des Riechspalts und daher oft nur auf eine Seite beschränkt ist.

Neben diesen Frühkomplikationen sind als Spätkomplikation die *sekundären Formveränderungen der äußeren und inneren Nase* zu nennen. Sie verursachen regelmäßig eine ästhetische Beeinträchtigung, i. d. R. eine Behinderung der Nasenatmung und oft eine Einschränkung des Riechvermögens. In Fehlstellung eingeheilte knöcherne und knorpelige Bruchstücke sowie eine narbige Schrumpfung der Flügelknorpel und des Nasensteges sind ihre Ursache. Dadurch kommt es zur knöchernen oder knorpeligen Schief- und Sattelnase, zur Höcker- und Breitnase, zur Verunstaltung der Nasenspitze und zu Stenosen des Naseneinganges. Daneben sind Wachstumsstörungen nach Traumatisierung der kindlichen Nase und der sekundäre Hypertelorismus (Telekanthus) bei Ausriß der Lidbändchen im Gefolge einer Trümmerfraktur mit Beteiligung des Mittelgesichtes zu nennen.

Frakturen des nasoethmoidalen Komplexes. Sie sind im Bereich des interorbitalen Knochengerüstes lokalisiert, das aus einem kräftigen vorderen Anteil (Nasenbein, Stirnfortsatz der Maxilla) und einem leicht zerbrechlichen hinteren Anteil (Tränenbein, Siebbein) besteht. Bei frontaler Gewalteinwirkung bricht zunächst der vordere kräftige Anteil an typischen Stellen, wodurch meist Nasenbeine und Stirnfortsätze isoliert werden. Einer verbleibenden Belastungsenergie setzen die hinteren dünnen Strukturen des Tränen- und Siebbeins nur noch geringen Widerstand entgegen, so daß die kompakten Fragmente der knöchernen Nase teleskopartig in den interorbitalen Raum gestaucht werden. Je nach Intensität der Gewalteinwirkung kann dies zu einer Zertrümmerung der dünnen Lamellen der Siebbeinzellen, der Tränenbeine und der Lamina cribrosa führen. Von den Strukturen der unmittelbaren Umgebung sind der Lidapparat regelmäßig und die Tränenwege, der Orbitainhalt sowie die vordere Schädelbasis häufig in Mitleidenschaft gezogen. Nach Art und Ausmaß der Fraktur unterscheidet man drei Typen:

- laterale Aussprengung des knöchernen Ansatzes des inneren Lidbändchens ohne wesentliche Dislokation des übrigen Skelettes
- interorbitale Einstauchung des knöchernen Nasengerüstes unter Zertrümmerung der dünnen hinteren Strukturen und Aussprengung des Stirnfortsatzes nach lateral
- Zertrümmerung des gesamten nasoorbitalen Knochengerüstes

Irreguläre Frakturen, Teil- und Defektfrakturen. Sie lassen sich nicht klassifizieren; häufig sind es komplizierte, d. h. offene Verletzungen mit tiefen Weichteilwunden und zertrümmerten Knochenabschnitten bei direkter starker Gewalteinwirkung. Auch bei Betriebs- und Verkehrsunfällen werden Verletzungen beobachtet, bei denen ganze Gesichtsteile, wie Nase, Augen, Jochbeine oder Wangenweichteile, herausgerissen oder zertrümmert werden.

Laterale Mittelgesichtsfrakturen

Es hat sich klinisch als günstig erwiesen, von den Frakturen des lateralen Mittelgesichtes (zygomatikoorbitaler Komplex) zu sprechen und damit jene Teile des Gesichtsschädels zu definieren, in deren Mittelpunkt sich das Jochbein befindet. Es gehören aber auch dazu der kranial angrenzende Processus zygomaticus des Stirnbeines und die gesamte laterale Orbita, ebenso wie der Processus zygomaticus des Schläfenbeines und die kranialen Anteile des Unterkieferastes. Mit 45–49% aller Mittelgesichtsfrakturen stellen die lateralen Mittelgesichtsfrakturen die größte Gruppe dar [81, 312]. Die exponierte Lage der Gesichtsprominenz sowie das reflektorische Abdrehen des Kopfes bei drohender Gefahr von vorn erklären die besondere Gefährdung der Jochbeinregionen. Die häufigsten Ursachen sind Verkehrsunfälle (40%) und Sportunfälle (20%), es folgen mit jeweils 10%igem Anteil Roheitsdelikte, Arbeitsunfälle und Stürze.

Isolierte Jochbeinfrakturen (Abb. 57). Das Jochbein, Os zygomaticum, bildet eine Brücke zwischen dem Gesichtsschädel und der seitlichen Schädelwand. Es ist ein ungefähr viereckiger Knochen, der aus dem Jochbeinkörper und mehreren Fortsätzen besteht. Der eigentliche Jochbogen setzt sich aus dem Processus temporalis des Jochbeins und dem Processus zygomaticus des Schläfenbeins zusammen, die beide durch die Sutura zygomaticotemporalis verbunden sind. Bei umschriebenen Gewalteinwirkungen auf das Jochbein oder den Jochbogen können diese isoliert und direkt frakturieren. Die isolierte Jochbeinfraktur mit Dislokation stellt mit ca. 78% die häufigste Form lateraler Mittelgesichtsfrakturen dar. Die *Frakturlinien* verlaufen durch die Sutura zygomaticofrontalis entlang dem lateralen Orbitarand abwärts durch den lateralen und vorderen Orbitaboden zum Infraorbitalrand, über die faziale Kieferhöhlenwand und unter Umständen durch das Foramen infraorbitale zur Crista zygomaticoalveolaris, über die dorsolaterale Kieferhöhlenwand zurück zur unteren Fissura orbitalis. Zusätzlich bricht der Jochbogen im Bereich der Sutura zygomaticotemporalis; bei etwa jeder fünften Jochbeinfraktur findet man außerdem Bruchlinien durch den Jochbeinkörper.

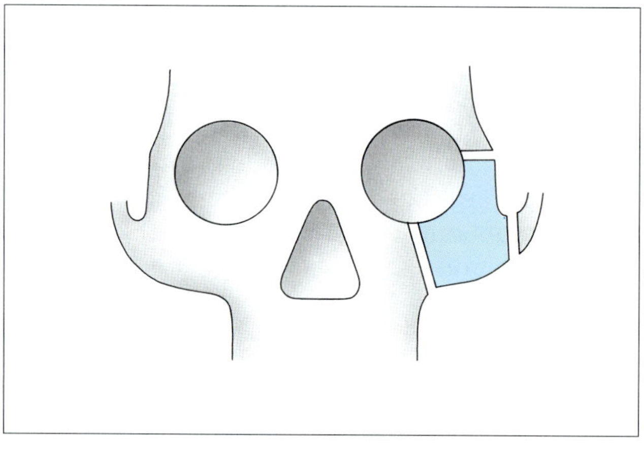

Abb. 57 Laterale Mittelgesichtsfraktur nach Spiessl und Schroll [480]. Jochbein- und Jochbogenfraktur. Das Jochbein ist mit oder ohne Jochbogen vom Mittelgesicht abgetrennt.

Als initiale klinische Symptome findet man neben *Blutungen aus der Nase und Unterlidhämatomen eine Anästhesie im Ausbreitungsgebiet des betroffenen Nervus infraorbitalis.* Die Mundöffnung ist im allgemeinen normal, sie kann jedoch bei Impression des Jochbeinkörpers auch eingeschränkt sein. In kaudaler Fortsetzung können Frakturlinien in die faziale Wand der Kieferhöhle hinein verlaufen, woraus auch Schleimhautverletzungen und ein Hämatosinus resultieren. Auffällig ist neben dem immer vorhandenen Hämatom der Lider die teilweise erhebliche *Weichteilschwellung* über dem lateralen Mittelgesicht. Da sich dieses Ödem erst nach ungefähr acht Tagen zurückbildet, werden Jochbeinfrakturen unmittelbar nach dem Unfall von den erstbehandelnden Ärzten häufig nicht erkannt, weil die klassischen Zeichen, die Abflachung der Jochbeinprominenz und gegebenenfalls ein Tiefstand des Bulbus, durch das Ödem überdeckt werden. Auch die obligatorische Stufe am Infraorbitalrand kann übersehen werden, da das Lidödem eine genaue Inspektion und Palpation erschwert. Gleichseitiges Nasenbluten und *Sensibilitätsstörungen,* wie Anästhesie, Hypästhesie oder Parästhesie im Ausbreitungsgebiet des Nervus infraorbitalis, gehören ebenso zu den stets wiederkehrenden klinischen Zeichen wie die Mundöffnungsbehinderung *(Kieferklemme).* Die Sensibilitätsstörungen entstehen durch die traumatische Beeinträchtigung des Nervus infraorbitalis in seinem knöchernen Kanal im Bereich des Augenhöhlenbodens, die Kieferklemme entsteht durch die Verlagerung des Jochbeinkörpers nach distal. Dadurch ist der Processus muscularis des Unterkiefers in seinen Bewegungen eingeschränkt, außerdem bestehen auch immer Blutungen und teilweise Abrisse von kranialen Faserzügen im Bereich des Musculus masseter mit der Folge der

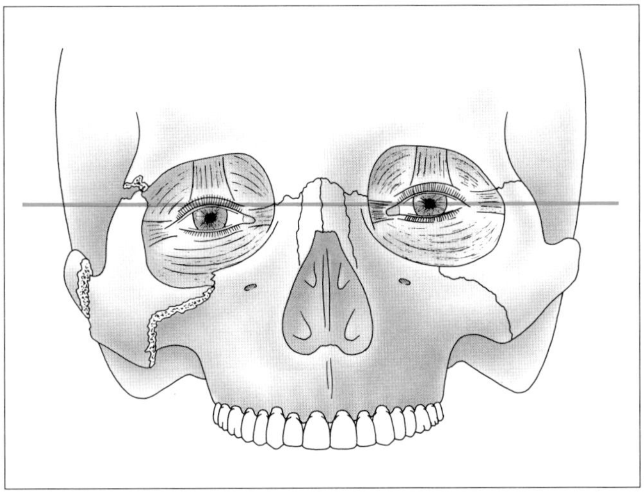

Abb. 58 Dislokation des Orbitabodens nach Jochbeinfraktur, rechts mit Absinken des Orbitainhaltes und des Bulbus nach kaudal, wodurch Doppelbilder entstehen können.

Kontraktion und der Öffnungsbehinderung des Unterkiefers. Die Kaudalverlagerung des orbitalen Jochbeinanteils und anderer Teile des knöchernen Orbitalbodens führt zum Tiefstand des Bulbus oculi und zur Diplopie (Abb. 58).

Frakturen des zygomatikomaxillären Komplexes. Starke direkte Gewalteinwirkungen führen zu Trümmerfrakturen des Jochbeinkörpers oder auch, je nach Richtung der traumatisierenden Gewalt, zur Verlagerung des Jochbeinkörpers in die Kieferhöhle als relativ häufiges und in die Orbita als selteneres Ereignis. Die Frakturlinien sind dann nicht nur auf das Jochbein beschränkt, sondern erstrecken sich auch auf die faziale und distale Kieferhöhlenwand, so daß man in solchen Fällen von Frakturen des zygomatikomaxillären Komplexes spricht.

Aus dem *Frakturlinienverlauf* geht eindeutig hervor, daß der Orbitaboden bei einer Jochbeinfraktur stets beteiligt ist, zumindest im Sinne einer linearen Orbitabodenfraktur. Klinische Symptome von seiten der Orbitabeteiligung sind jedoch nur bei dislozierten Frakturen, Trümmerfrakturen oder Defektfrakturen zu erwarten.

Isolierte Jochbogenfrakturen. Sie sind deutlich seltenere Verletzungsfolgen (etwa 6%); auch bei ihnen kann das Ödem in den ersten Tagen nach dem Trauma die klinische Diagnose verhindern, wenn nicht eine erhebliche *Kieferklemme* darauf schließen läßt. Die typische Jochbogenfraktur zeigt sich im *doppelten Knickbruch* des Hochbogens, wobei es sich meist um Quer- oder Schrägfrakturen handelt, die durch von der Seite her einwirkende Kräfte verursacht werden. Ein einfacher Bruch führt nicht zur Dislokation, sondern erst ein mehrfacher Bruch im Sinne einer Impression. Der Musculus masseter leistet, reflektorisch oder entzündlich gehemmt, einer Dehnung Widerstand. Eine weitere Ursache der Kieferklemme ist die Bewegungseinschränkung des Processus muscularis bzw. die mechanische Einklemmung des Musculus temporalis. Die isolierten Jochbogenfrakturen betreffen nicht nur den Processus temporalis des Jochbeins, sondern auch den Processus zygomaticus des Schläfenbeins, der in seiner distalen Fortsetzung die Kiefergelenkpfanne bildet. So ist die unbedingte Schonstellung des Unterkiefers bei Verletzungen oder Kontusion der Gelenkpfanne eine weitere Ursache der Kieferklemme. Daneben imponiert klinisch nach Abschwellen der umgebenden Weichteile die Abflachung der Jochbogenprominenz.

Komplexe Jochbein-Jochbogenfrakturen. Sie sind seltener als isolierte Jochbeinfrakturen und treten etwa zu 11% auf. Mitunter sind sie an kombinierten Mittelgesichtsfrakturen beteiligt. Die Frakturlinien verlaufen kranial durch die Sutura zygomaticofrontalis und durch die untere Orbita, lateral durch die Sutura zygomaticotemporalis und kaudal durch den Processus zygomaticus des Oberkiefers. Die Symptomatologie der komplexen Jochbein-Jochbogenfrakturen gleicht im wesentlichen der der isolierten Jochbeinfrakturen.

Frakturen des lateralen Orbitarandes. Sie treten vorwiegend nur bei direkter Gewalteinwirkung auf und betreffen den Processus frontalis des Jochbeins, den Processus zygomaticus des Stirnbeins und die orbitalen Anteile des Jochbeinkörpers. Es sind seltene Frakturen (2–3%), im allgemeinen bricht jedoch nur der Stirnbeinfortsatz des Jochbeins aus dem Verband heraus. Je nach Richtung der einwirkenden traumatisierenden Gewalt erfolgt die Aussprengung des lateralen Orbitarandes mit Verlagerung nach dorsal oder medial in die Orbita, in seltenen Fällen nach lateral in die Fossa infratemporalis. Die klinische Symptomatik wird durch die „Leere" des lateralen Orbitarandes beherrscht; bei starker Gewalteinwirkung und Verlagerung in die Orbita kann es zu einer Verletzung des Bulbus oculi kommen. Direkte Verletzungen des Bulbus oculi erfolgen nur bei direkter Gewalteinwirkung auf den Bulbus, begleitende Verletzungen des Bulbus bei lateralen Mittelgesichtsfrakturen sind außerordentlich selten.

Orbitawandfrakturen. Neben den mit Mittelgesichtsfrakturen kombinierten Orbitabodenfrakturen sind auch isolierte Frakturen der Orbitawand möglich, bei denen der umgebende Orbitarand intakt bleibt. Je nachdem, ob sich Frakturfragmente aus der Orbita heraus oder in die Orbita hinein verlegen, spricht man von einer *Blow-out-* bzw. *Blow-in-Fraktur.* Sie können neben dem Orbitaboden insbesondere auch die mediale Orbitawand (Lamina orbitalis) betreffen, wobei es sich meist um großflächige Einbrüche oder um die Aussprengung größerer Knochenanteile handelt.

Die knöcherne Orbita kann mit einer vierseitigen Pyramide verglichen werden, deren Basis als Augenhöhleneingang nach vorn lateral und deren Spitze nach hinten medial gerichtet ist. Die Frakturen der Orbita treten i. d. R. als indirekte Frakturen der sehr dünnen Orbitawände auf. Diese isolierten Orbitawandfrakturen werden nach Richtung und Intensität der stumpfen Gewalteinwirkung auf den Bulbus in vier Gruppen eingeteilt [259]:

- Gruppe 1: bei Gewalteinwirkung von vorn: die klassischen isolierten Orbitabodenfrakturen (Typ I), die des mittleren (Typ II) und die des hinteren Anteils der Lamina orbitalis (Typ III)
- Gruppe 2: bei Gewalteinwirkung von seitwärts: isolierte Frakturen der Lamina orbitalis und lakrimoethmoidale Frakturen (Typ IV)
- Gruppe 3: die seltenen Orbitadach-Platzfrakturen
- Gruppe 4: die Frakturen der seitlichen Orbitawand, eine absolute Rarität

Sie entstehen durch einen kurz dauernden Überdruck in der Orbita bei Gewalteinwirkung auf den Bulbus („Blow-out-Mechanismus") oder durch direkte Kraftübertragung im Knochen bei Gewalteinwirkung, z. B. auf den unteren Orbitarand (direkte Knochentransmission). Der frakturierte Orbitaboden weicht so in die Kieferhöhle aus, gleichzeitig quillt orbitales Fettgewebe hernienartig in die Kieferhöhle ein. Gelegentlich werden auch Anteile des Musculus rectus inferior und des Musculus obliquus inferior zwischen den Knochenfragmenten eingeklemmt. Der Orbitainhalt kann in seltenen Fällen auch nach kranial ausweichen mit Durchbruch des Orbitadaches und Vorfall von Orbitainhalt in die vordere Schädelgrube.

Zygomatikomandibuläre Frakturen. Dies sind Verletzungsformen, die zwischen den lateralen Mittelgesichtsfrakturen und den Frakturen des Unterkiefers einzuordnen sind. Durch direkte Gewalteinwirkung werden das Jochbein oder der Jochbogen gebrochen, die verlagerten Fragmente führen dann durch direkte Einwirkung zu einer Fraktur des Processus muscularis und (oder) Processus articularis mandibulae. Eine weitere Möglichkeit der Frakturentstehung wird darin gesehen, daß die traumatisierende Gewalt bei direkter und umschriebener Einwirkung durch den Einbruch des Jochbogens nicht erschöpft wird, sondern weiter wirkt und bei geschlossenem Mund auf den Processus muscularis trifft, der über die Fläche bricht. Ähnlich verhält es sich bei Jochbeinfrakturen mit distokaudaler Verlagerung.

Bei der zygomatikomandibulären Fraktur sollte man stets auf gleichzeitig entstandene laterobasale Frakturen achten, da die Gewalteinwirkung die Grenze zwischen dem lateralen Mittelgesicht und der lateralen Schädelbasis trifft.

Die zygomatikomandibulären Frakturen zeigen als wesentliche klinische Symptome die *Kieferklemme* und *Seitenabweichung des Unterkiefers,* daneben treten *Ödeme* und *Lidhämatome* auf. *Dislokationen* treten wie bei den Einzelfrakturen auf. Unbehandelte zygomatikomandibuläre Frakturen können zur *Kiefergelenkankylose* führen.

Kombinierte Mittelgesichtsfrakturen

Bei dieser Frakturform handelt es sich meist um eine Le-Fort-II-Fraktur mit *Jochbeinfraktur,* zusätzlich sind eine *Sagittalfraktur* und Le-Fort-I-Fraktur möglich. Einseitige Frakturen und die Kombination doppelseitiger Le-Fort-II-Frakturen mit einseitiger Jochbeinfraktur treten auf. Am seltensten kommt es zum Frakturtyp Le Fort III, bei dem Oberkiefer, Jochbeine und Nasengerüst in einem Block herausgesprengt sind und somit ein Abriß des gesamten Mittelgesichtes von der Schädelbasis vorliegt (Abb. 59).

Die *Frakturlinien* bei der Le-Fort-III-Fraktur (Wassmund-IV-Fraktur) (Abb. 59a) verlaufen durch die frontonasale und frontomaxilläre Sutur über das Tränenbein und die mediale Orbitawand unter Umgehung des Foramen opticum zum hinteren Anteil der Orbitafissur. Hier teilen sich die Frakturlinien; die eine zieht durch die Flügelgaumengrube zur Basis des Flügelfortsatzes, der an dieser Stelle durchtrennt wird; die andere nimmt einen Verlauf vom

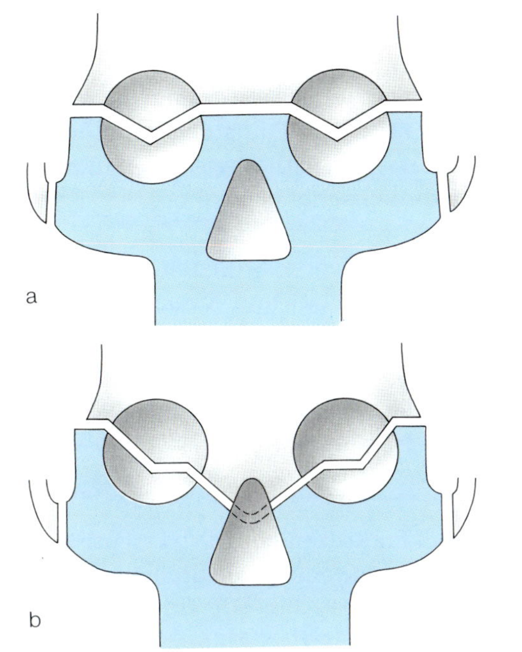

Abb. 59 Zentrolaterale Frakturen nach SPIESSL und SCHROLL [480]. Gesichts- und Hirnschädel sind voneinander getrennt und beide Jochbeinpfeiler gebrochen.

a) Le-Fort-III-Fraktur (Wassmund-IV-Fraktur).

b) Wassmund-III-Fraktur. Die Nasenbeine sind nicht frakturiert. Ebenso ist die Stirnhöhle i. d. R. nicht beteiligt.

vorderen Ende der unteren Orbitafissur entlang der Sutura zygomaticosphenoidalis nach kranial, um in Höhe der Sutura zygomaticofrontalis den lateralen Orbitarand zu durchtrennen. Der Abriß des gesamten Mittelgesichtes wird komplettiert durch eine Fraktur des Jochbogens und des knöchernen Nasenseptums. Dieser Frakturtyp wird durch großflächige Traumen, die die gesamte Vorderfläche des Gesichtes, einschließlich Jochbein, Oberkiefer und Nase, treffen, verursacht. Erfolgt der Abbruch des Oberkiefers und der Jochbeine ohne eine Fraktur im Bereich des Nasenskeletts, entspricht dies der Wassmund-III-Fraktur (Abb. 59b).

Bei den klinischen Symptomen stehen neben der *abnormen Beweglichkeit* wiederum die durch die Dislokation nach dorsal und kaudal bedingte *Okklusionsstörung* mit Pseudoprogenie sowie das verlängerte und abgeflachte Mittelgesicht im Vordergrund. *Blutungen aus der Nase, Hautemphyseme* und periorbitale *Hämatome* gehören ebenso dazu. Nicht selten kommt es zu retrobulbären Blutungen mit daraus resultierender *Protrusio bulbi* und gelegentlich auch progredienter Visusverschlechterung, die sogar bis zur totalen Amaurose infolge traumatischer Optikusneuropathie führen kann. Einrisse der Arteria und Vena maxillaris mit vital bedrohender Blutung sind gelegentlich anzutreffen. Die Mittelgesichtsfrakturen verlaufen häufig nicht symmetrisch, sondern sind seitenungleich in verschiedenen Ebenen miteinander kombiniert. So geht eine Le-Fort-II-Fraktur der einen Seite häufig mit einer Le-Fort-III-Fraktur der anderen Seite einher. Bei der manuellen Untersuchung des Mittelgesichtes zeigt sich dann, daß Orbitaboden und sogar die Bulbi den manuellen Bewegungen folgen.

Bei den Absprengungen des gesamten Mittelgesichtes von der *Schädelbasis* ist stets damit zu rechnen, daß diese an der Verletzung beteiligt ist. So kann auch die Lamina cribrosa der vorderen Schädelbasis betroffen sein, woraus eine Mitfrakturierung der Riechplatte sowie die Eröffnung der vorderen Schädelbasis und nach Einriß der Dura eine Liquorrhö resultieren können. In diesen Fällen besteht wegen des Abrisses der Fila olfactoria immer eine Anosmie.

Neben der Schädelbasis können besonders auch die kranialen *Nasennebenhöhlen* mit einer Duraverletzung beteiligt sein, so insbesondere die Stirnhöhle, Siebbeine und Keilbeinhöhle. Klinisch zeigt sich dann eine Liquorentleerung durch die Wunde, durch die Nase oder über den Nasen-Rachenraum. Hieraus können endokranielle Komplikationen wie Meningitis, Hirnabszeß und Pneumatozele entstehen, die der baldigen und möglichst kombinierten neurochirurgischen, kieferchirurgischen und rhinologischen Behandlung bedürfen.

Frakturen der vorderen und lateralen Schädelbasis

Frontobasale (rhinobasale) Frakturen. Bei den komplexen frontobasalen Frakturen findet sich stets eine Beteiligung der vorderen Schädelbasis. Es handelt sich um Aussprengungen des gesamten Mittelgesichtes mit Einbeziehung der Frontobasis. Die Frakturlinien verlaufen kranial-horizontal durch das Stirnbein, die Stirnhöhle, die Orbitadächer, den hinteren Teil des Orbitabodens sowie durch das Keilbein. Das Mittelgesicht und die vordere Schädelbasis werden so als Ganzes aus dem Verband der Schädelknochen herausgelöst.

Die stark traumatisierenden Gewalten besonders des Straßenverkehrs, aber auch bei Arbeitsunfällen rufen diese Formen der Mittelgesichtsfrakturen hervor, die z. T. einmalig sind, sich aber auch wiederholen können. Man beobachtet sie am häufigsten bei Motorradfahrern beim direkten Auffahrunfall, z. B. auf einen stehenden LKW ober bei anderen direkten Rammverletzungen. Ferner bei Verletzungen des Beifahrers im PKW, der mit dem Mittelgesicht und der vorderen Schädelbasis auf das Armaturenbrett aufschlägt, mitunter auch bei Arbeitsunfällen und in einigen wenigen Fällen beim Pferdehufschlag. Es handelt sich in jedem Fall um Schwerstverletzte, deren Leben i. d. R. nur mit Hilfe der Intensivmedizin zu erhalten ist.

Die klinische Symptomatik gleicht der einer Le-Fort-II- und -III-Fraktur mit Beteiligung der vorderen Schädelbasis. Blutungen aus der Nase, Rhinoliquorrhö, periorbitale Hämatome sowie retrobulbäre Blutungen finden sich ebenso wie eine abnorme Beweglichkeit und Verlagerung des Gesichtsschädels mit entsprechender Deformierung der Gesichtskontur und den beschriebenen Okklusionsstörungen.

Laterobasale Frakturen. Bei dieser Bruchform, die deutlich seltener als die frontobasale Verletzung vorkommt, ist in erster Linie das Schläfenbein mit der Felsenbeinpyramide betroffen. Meist liegt gleichzeitig eine Hirnkontusion vor. Klinisch findet man Blutungen und eine Liquorrhö aus dem Gehörgang, Störungen des Hörvermögens und der Gleichgewichtsempfindung sowie Nervus-facialis-Paresen infolge intratemporaler Läsionen. Im weiteren Verlauf können sich Mittelohrentzündungen sowie Meningitiden ausbilden. Zur radiologischen Darstellung der Frakturlinien sind neben Übersichtsaufnahmen des Schädels Spezialaufnahmen des Schläfenbeins und der Felsenbeinpyramide, Schichtaufnahmen sowie ein Hochauflösungs-CT notwendig.

Diagnostik

Prinzipiell lassen sich die meisten Mittelgesichtsfrakturen bei genauer Untersuchung bereits klinisch erfassen, auf eine bestätigende Diagnostik mit bildgebenden Verfahren darf jedoch auch aus forensischen Gründen nicht verzichtet werden.

Klinische Diagnostik

Bei der extraoralen Inspektion geben Schwellungen, Hämatome, vor allem der periorbitalen Region, und Blutungen aus der Nase und Mundhöhle sowie unterschiedlich stark ausgeprägte Weichteilwunden erste Hinweise für das Vorliegen von Mittelgesichtsfrakturen. Deutliche Gesichtsabflachungen durch dislozierte Gesichtsschädelknochen können durch Weichteilschwellungen zunächst verdeckt werden.

Der Untersuchungsgang erfolgt stets von extra- nach intraoral. Palpatorisch sichere Frakturzeichen sind pathologische Stufenbildungen, pathologische Beweglichkeit, Knochendiastasen und Abknickungen im Bereich des Gesichtsschädels; als unsichere Frakturzeichen gelten Druck- und Stauchungsschmerz. Sensibilitätsstörungen durch Verletzungen der in Knochenkanälchen verlaufenden Nervi infraorbitales sowie seltener der Nervi supraorbitales müssen bedacht und dokumentiert werden.

Während bei Frakturen vom Typ Le Fort II und kombinierten Mittelgesichtsfrakturen meist *Brillenhämatome* auftreten (Abb. 60), findet man bei Jochbeinfrakturen einseitige Hämatome *(Monokelhämatom)* (Abb. 61). Das Mittelgesicht ist bei Frakturen vom Typ Le Fort II und III verlängert, weil durch den Muskelzug der Musculi pterygoidei große Mittelgesichtsfragmente nach dorsal und kaudal disloziert werden (Abb. 62).

Neben den Lidhämatomen findet man bei den durch die Orbita verlaufenden Frakturen *subkonjunktivale Blutungen* (Sklerahämatom, Hyposphagma) und bei *retrobulbären Blutungen* eine Protrusio bulbi. Bei Jochbeinfrakturen, Blow-out-Frakturen und kombinierten Mittelgesichtsfrakturen kann es zu einer Kaudalverlagerung des Orbitabodens und des Augapfels kommen, wodurch Doppelbilder entstehen (Abb. 63). Die Diagnose einer Diplopie ist anfangs schwierig, wenn noch stärkere Orbita- und Lidödeme vorhanden sind. Nach Abklingen der

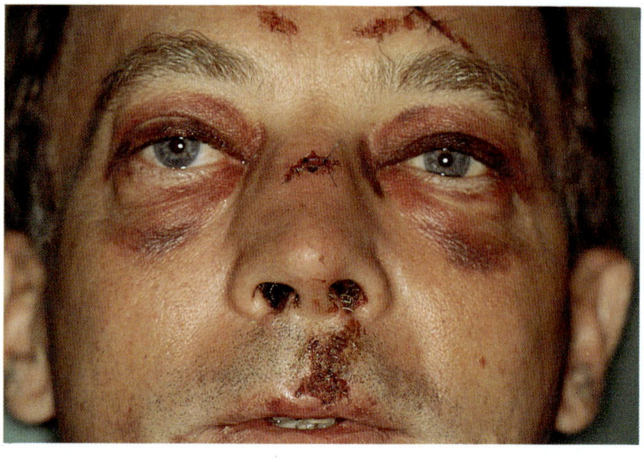

Abb. 60 Brillenhämatom bei Mittelgesichtsfraktur vom Typ Le Fort II und III.

Ödeme findet man bei Jochbeinfrakturen das laterale Mittelgesicht eingesunken. Dann ist auch bei Dislokation des Orbitabodens und des Bulbus der Tiefstand des Auges erkennbar. Ein Enophthalmus kann die Folge einer absoluten Vergrößerung der knöchernen Orbita oder einer Verlagerung von Orbitafett in die Kieferhöhle sein. Ein Exophthalmus kann aus einer Einengung der knöchernen Orbita oder aus einem retroseptalen Orbitahämatom resultieren.

Motilitätsstörungen des Auges mit Diplopie in verschiedenen Blickrichtungen werden durch Traumatisierung der äußeren Augenmuskeln oder deren Nerven verursacht. Betroffen sind meist der Musculus rectus inferior und der Musculus obliquus inferior, seltener der Musculus rectus lateralis. Die Störung der Muskelfunktion kann sowohl durch einspießende Knochenfragmente als auch durch Einklemmen der Muskeln in Knochenlücken (Inkarzeration) hervorgerufen werden. Auch die Einklemmung von Bindegewebssepten und Fett kann Bulbusmotilitätsstörungen hervorrufen. Zur Kontrolle der passiven Bulbusbeweglichkeit wird daher intra operationem ein *Traktionstest (forced duction test)* mit einer feinen chirurgischen Pinzette am Limbus corneae durchgeführt [428]. Ein temporäres Doppelbildsehen wird durch Ödeme und Hämatombildung innerhalb der Orbita verursacht.

Hautemphyseme sind relativ selten, sie treten bei Le-Fort-II- und -III-Frakturen auf, wenn über die Nasennebenhöhlen Luft in die Weichteile eingepreßt wird.

Die durch die Orbita verlaufenden Frakturen hinterlassen meist *Stufen im Orbitarand,* die bei der Palpation am unteren Orbitarand (Le Fort II) und im

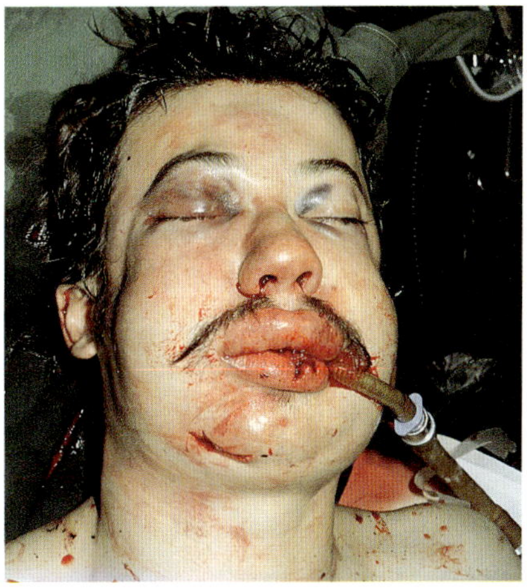

Abb. 62 Mittelgesichtstrümmerfraktur vom Typ Le Fort II und III beiderseits.

a) Klinische Verlängerung des Mittelgesichtes.

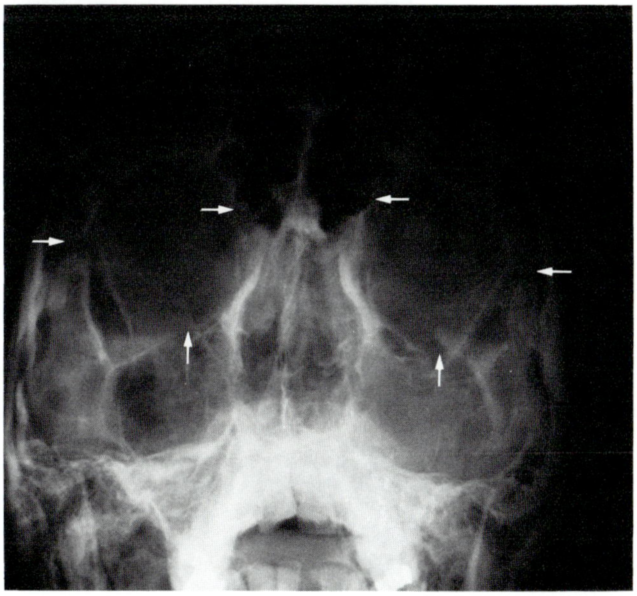

b) Die Nasennebenhöhlen-Aufnahme zeigt die kombinierten Frakturen.

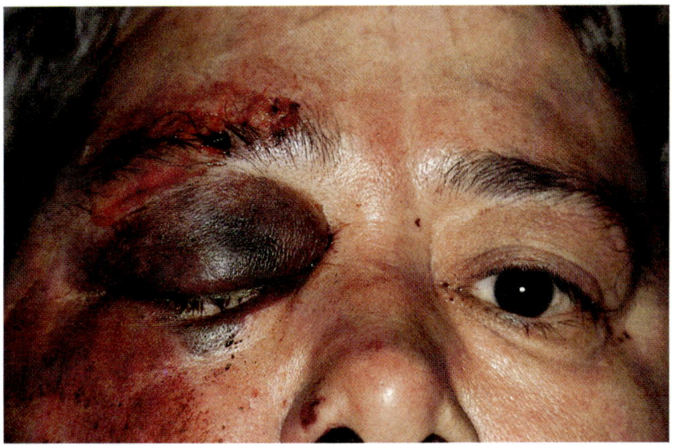

Abb. 61 Monokelhämatom und Protrusio bulbi bei isolierter Jochbeinfraktur rechts mit Orbitabodenbeteiligung und retrobulbärer Blutung.

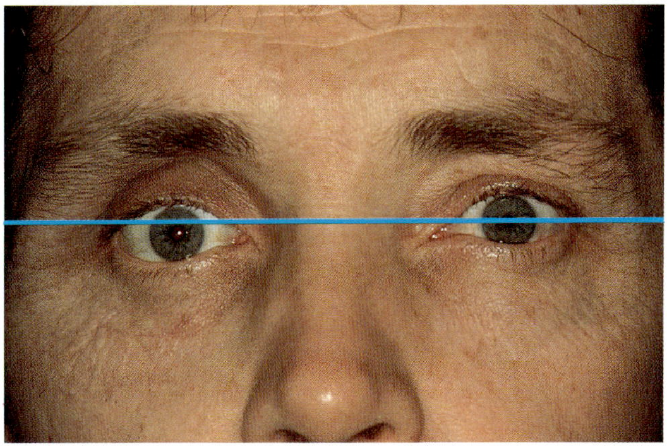

Abb. 63 Enophthalmus und Tiefstand des rechten Auges bei in kaudaler Dislokation verheilter Orbitabodenfraktur.

Bereich der Sutura zygomaticofrontalis (Le Fort III) oder an beiden Stellen (kombinierte Mittelgesichtsfraktur, Jochbeinfraktur) festgestellt werden können. *Stufen im Jochbogen* findet man bei Jochbein- und kombinierten Mittelgesichtsfrakturen. *Stufen im Bereich der Crista zygomaticoalveolaris* sind bei Oberkiefer- und Jochbeinfrakturen vestibulär tastbar. Im Bereich der Frakturstellen besteht gleichzeitig ein Druckschmerz und bei Quetschung oder Abriß des Nervus infraorbitalis ein Taubheitsgefühl im entsprechenden Ausbreitungsgebiet der Wangen. Die Palpation wird am unteren Orbitarand mit den beiden Zeigefingern, am lateralen Orbitarand mit Daumen und Zeigefingern, im Jochbeinbereich mit den drei mittleren Fingern und im Bereich der Crista zygomaticoalveolaris mit den Zeigefingern vorgenommen.

Intraoral fällt bei Le-Fort-Frakturen eine *Okklusionsstörung* mit Pseudoprogenie und frontal oder lateral offenem Biß auf (Abb. 64). Derartige grobe Okklusionsstörungen, verbunden mit deutlicher abnormer Beweglichkeit des gesamten Mittelgesichtes, lassen sich leicht diagnostizieren. Feine Okklusionsstörungen entziehen sich jedoch nicht selten

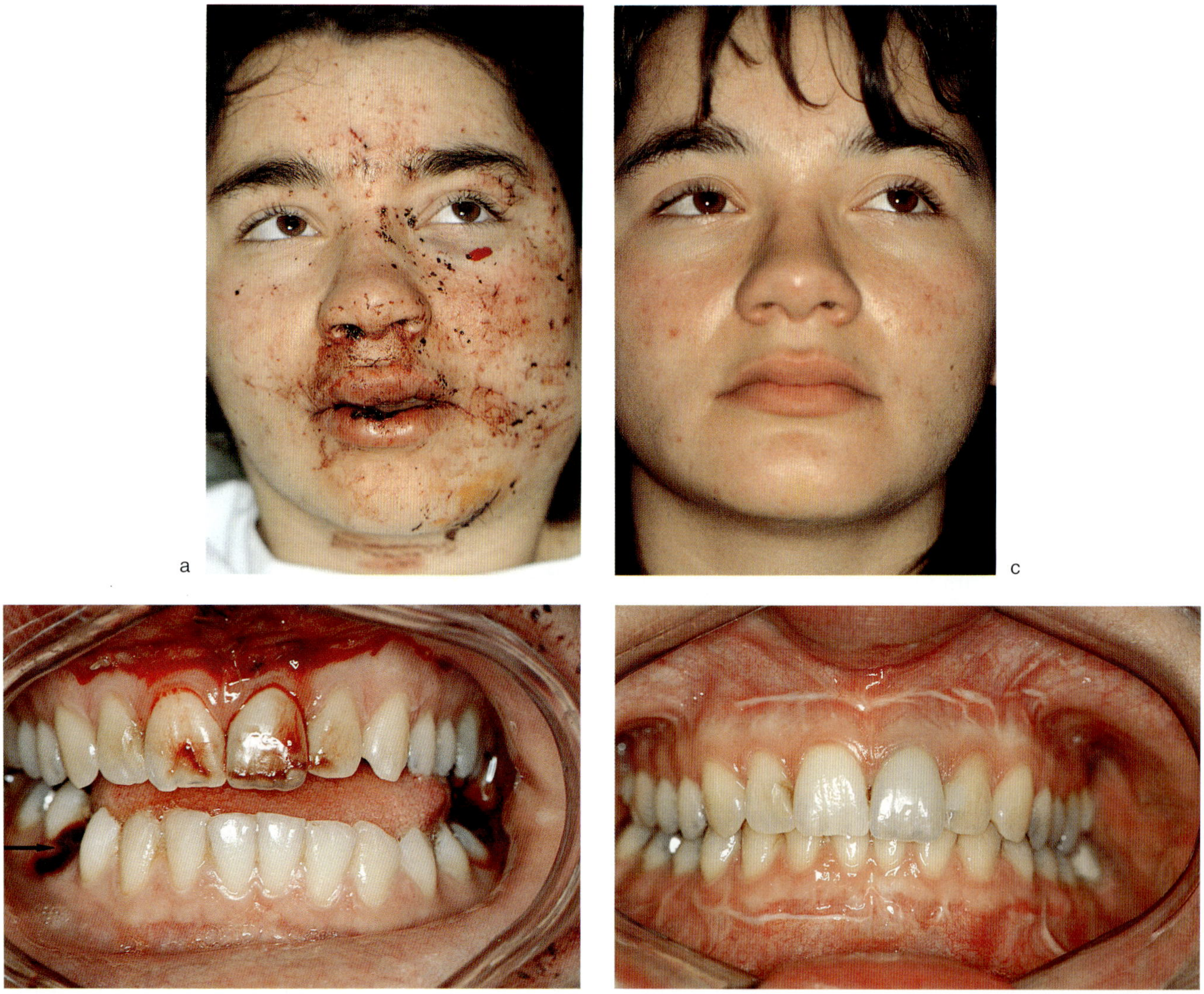

Abb. 64 Kombinierte Mittelgesichtsfrakturen vom Typ Le Fort II und III.

a) Patientin nach Primärversorgung der Gesichtsweichteilverletzungen.

b) Okklusionsstörung mit lateral offenem Biß, gleichzeitig bestehende Unterkieferfraktur im rechten Prämolaren- und linken Kieferwinkelbereich.

c) Sechs Monate nach der Primärversorgung en face.

d) Regelrechte Okklusion nach operativer Versorgung der Mittelgesichts- und Unterkieferfrakturen, Operationsnarbenbildungen im oberen und unteren Vestibulum.

auch bei einer Funktionsprüfung dem Nachweis. In diesen Fällen ist eine Befragung des Patienten hilfreich, da auch sehr feine, traumatisch bedingte Okklusionsveränderungen als störend bemerkt und auf Befragen angegeben werden.

Die *abnorme Beweglichkeit* ist nach Frakturen vom Typ Le Fort I am stärksten. Bei der Le-Fort-II-Fraktur und den kombinierten Mittelgesichtsfrakturen bewegt sich die Nase mit, wenn man die Zahnreihe nach oben oder lateral drückt. Zur Prüfung der abnormen Beweglichkeit faßt man den vorderen Alveolarfortsatzbereich des Oberkiefers mit Daumen und Zeigefinger der rechten Hand und versucht, den Oberkiefer zu bewegen. Mit Daumen und Zeigefinger der linken Hand palpiert man dabei zunächst an den unteren und dann an den seitlichen Orbitarändern und schließlich an der Nasenwurzel.

Sagittalfrakturen erkennt man an der *Aufsprengung der Raphe palatina,* dem meist vorhandenen Diastema sowie an der Stufenbildung und der abnormen Beweglichkeit der beiden Oberkieferteile. Am harten Gaumen finden sich zusätzlich Schleimhauteinrisse und häufig eine median oder paramedian tastbare Knochenstufe (Abb. 65).

Eine Behinderung der Mundöffnung *(Kieferklemme)* kann bei Jochbeinfrakturen vorhanden sein, wenn der Processus muscularis des Unterkiefers bei der Öffnungsbewegung auf den imprimierten Jochbogen stößt. Die zygomatikomaxilläre Fraktur hat zu den Symptomen einer Jochbeinfraktur zusätzlich eine Stufe im Bereich der Prämolaren und eine Dislokation des Oberkiefer-Seitenzahnbereichs nach medial. Bei der zygomatikomandibulären Fraktur kommen zu den Symptomen der Jochbeinfraktur die Zeichen einer Gelenkfortsatzfraktur.

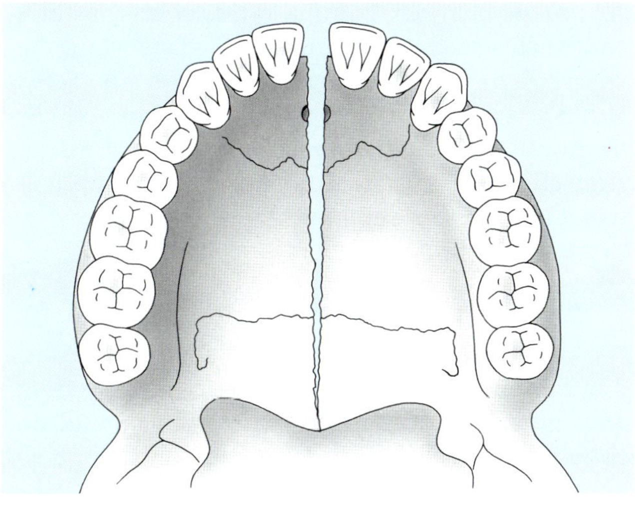

Abb. 65 Oberkiefer-Sagittalfraktur.

Eine *Krepitation* zwischen den Frakturfragmenten läßt sich bei Mittelgesichtsfrakturen häufig nachweisen, sie hat jedoch gegenüber Dislokationen und einer abnormen Beweglichkeit eine untergeordnete diagnostische Bedeutung. Ein zuverlässiges Zeichen für eine En-bloc-Fraktur des Mittelgesichtes ist der *gedämpfte Klopfschall* sämtlicher Oberkieferzähne („Schachtelton"). Der dumpfe Klopfschall einzelner Zahngruppen spricht eher für eine dentoalveoläre Verletzung. Die Krepitations- sowie die Klopfschallprüfung der Zähne sollten wegen der Schmerzhaftigkeit für den Patienten allerdings nur in Ausnahmefällen vorgenommen werden.

Bei *Frakturen des zygomatikoorbitalen Komplexes* kann auch eine Verlagerung des lateralen Lidbändchens bei ausgeprägter Dislokation des Processus zygomaticofrontalis auftreten. Meist resultiert hieraus eine antimongoloide Schrägstellung der Lidachse infolge Kaudalverlagerung des lateralen Lidbandansatzes. Eine Pseudoptosis begleitet regelmäßig einen ausgeprägten Enophthalmus, kann aber auch durch ein Absinken der Lidheberaponeurose am lateralen Orbitarand bedingt sein. Eine begleitende Mydriasis der verletzten Seite kann auf einer Verletzung sowohl der pupillomotorischen Fasern als auch des Ganglion ciliare beruhen.

Bei isolierten und kombinierten *Orbitawandfrakturen* (insbesondere bei Orbitabodenfrakturen) gehören die Analyse der Bewegungsbehinderung des Bulbus und die Identifizierung der verletzten Strukturen in die Hand des Ophthalmologen. Eine wichtige Untersuchung, um eine mechanische Arretierung eines Augenmuskels festzustellen, ist der bereits beschriebene *Traktionstest.* Nach Oberflächenanästhesie der Konjunktiva wird der Ansatz des Musculus rectus inferior mit einer atraumatischen Pinzette gefaßt, wobei versucht wird, den Bulbus nach oben zu rotieren. Bei Inkarzeration des Musculus rectus inferior ist dieser Bewegung ein mechanischer Widerstand entgegengesetzt. Ein *Orbitaemphysem* kann gelegentlich durch Palpieren der Lider klinisch erfaßt werden, die Luft kann über die Kieferhöhle oder Siebbeinzellen in die Weichgewebe der Orbita und Lider, insbesondere beim Naseschneuzen, gelangen.

Bei *Nasenskelettfrakturen* sind Schwellung, Brillenhämatom, Nasenbluten und nasales Hyposphagma regelmäßig zu sehen. Deformierungen der Nase (Sattel-, Breit- oder Schiefnase) können durch die Weichteilschwellung maskiert werden. Zuverlässige Auskunft über die Verletzung gibt der vorsichtige Palpationsbefund, abnorme Beweglichkeit des

Nasengerüstes, Stufenbildungen und eine gelegentlich nachweisbare Krepitation sichern die klinische Diagnose. Durch die anteriore Rhinoskopie können Septumhämatome, Septumdislokationen, Schleimhauteinrisse und durch die Schleimhaut spießende Knochenfragmente erkannt werden.

Bei *Frakturen des nasoethmoidalen Komplexes* ist die Nasenwurzel eingesunken und der interkanthale Abstand verbreitert *(Telekanthus).* Dieser Telekanthus wird bei kaum einer Nasoethmoidalfraktur vermißt und gilt daher als wichtigstes Symptom (Abb. 66). Neben einem Brillenhämatom führen

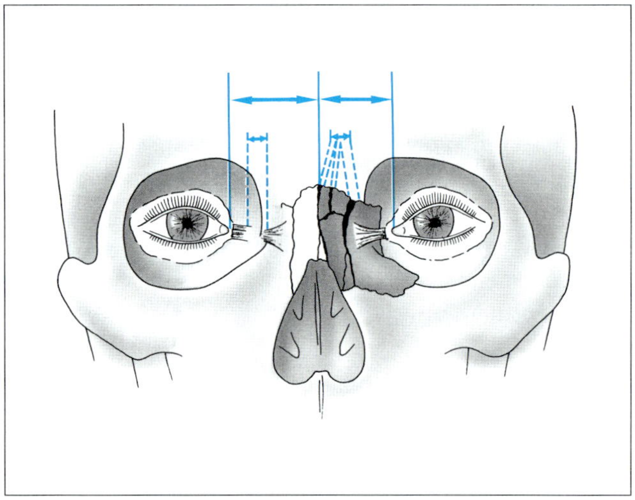

a

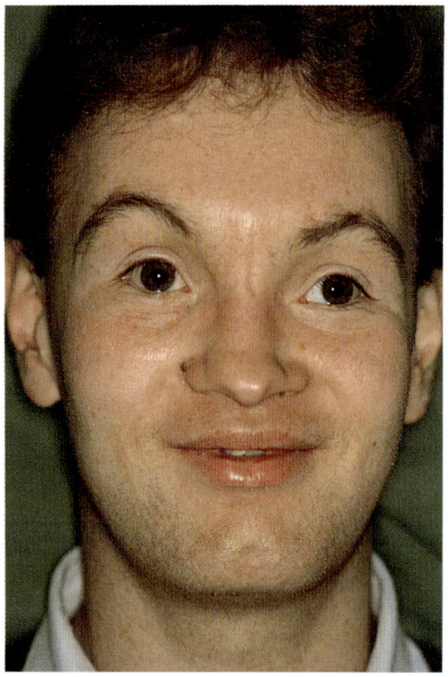

b

Abb. 66 Typus einer nasoethmoidalen Trümmerfraktur links sowie Abriß des inneren Lidbandes rechts mit Verbreiterung der interkanthalen Distanz (IKD). Folge: Hypertelorismus.

a) Graphische Darstellung.
b) Klinisches Bild mit Hypertelorismus und Bulbustiefstand links.

subkonjunktivale Blutungen regelmäßig zum nasalen Hyposphagma. Intranasal läßt sich häufig eine Fraktur des Nasenseptums mit Zerreißung der Nasenschleimhaut erkennen. Orbitale Komplikationen sind häufig anzutreffen [99, 173], durch Hämatombildung kann ein Exophthalmus, durch Austritt von intraorbitalem Fettgewebe in Richtung der eröffneten Siebbeinzellen ein Enophthalmus resultieren. Starke, nicht selten bedrohliche Blutungen aus der Nase beruhen auf Verletzungen der Ethmoidalgefäße. Verletzungen der abführenden Tränenwege sind primär nur durch gezielte Untersuchungen zu erkennen; Sondieren, Probespülungen und eventuell Kontrastdarstellungen der Tränenwege gehören deshalb zur Routinediagnostik.

Sehr sorgfältig ist bei jeder Le-Fort-II- und -III-Fraktur sowie bei den komplexen nasomaxillären, nasoethmoidalen und frontobasalen Frakturen nach einer *Rhinoliquorrhö* zu suchen. In neueren Statistiken ließ sich bei den revidierten frontobasalen Frakturen bei 43,4% [153] und bei sogar 64% [454] der Patienten intra operationem eine Duraläsion sichern. Abtropfender Liquor cerebrospinalis ist nahezu beweisend für ein frontobasales Trauma mit Verletzung der Dura mater. Eine besondere Bedeutung kommt dabei der unterschiedlichen Lage und Ausbildung der Lamina cribrosa zu (Abb. 67), die im medianen Bereich dem Os ethmoidale, in der vorderen und medialen Bodenregion der Fossa cranialis anterior angehört [272]. Bei klinischem Verdacht ermöglichen neben bildgebenden Verfahren auch laborchemische (Nachweis des pathognomonischen β_2-Transferrins, Fluorescein-Test) oder nuklearmedizinische Methoden eine Differenzierung zwischen Liquor cerebrospinalis und Nasensekret.

Wegen der nicht seltenen Zerreißung der Riechfasern im Bereich der Lamina cribrosa mit nachfolgender beidseitiger Anosmie (26%) ist stets eine *Geruchsprüfung* vorzunehmen [78]. Ebenso sind *Sensibilitätsprüfungen* der ersten beiden Äste des Nervus trigeminus und eine *Untersuchung der Motorik* der mimischen Muskulatur zum Ausschluß einer Nervus-facialis-Läsion durchzuführen.

Diagnostik mit bildgebenden Verfahren

Der klinischen Diagnostik muß sich zur Bestätigung oder zum Ausschluß von Mittelgesichtsfrakturen eine konventionelle *Röntgendiagnostik* anschließen [90]. Die beste Übersicht über die Knochenstrukturen des Mittelgesichtes verschafft dabei die *Nasennebenhöhlen-Aufnahme,* die als Über-

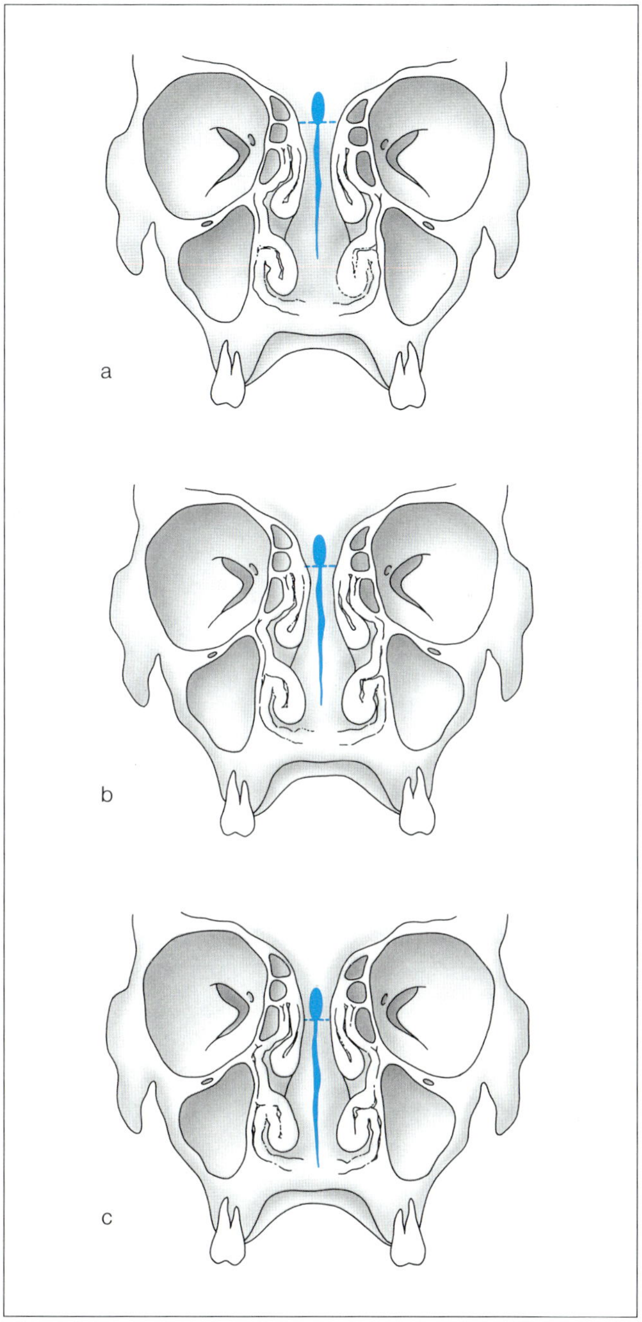

Abb. 67 Unterschiedliche Höhe der Lamina cribrosa im Bereich der oberen (a), mittleren (b) und unteren (c) Siebbeinzellen.

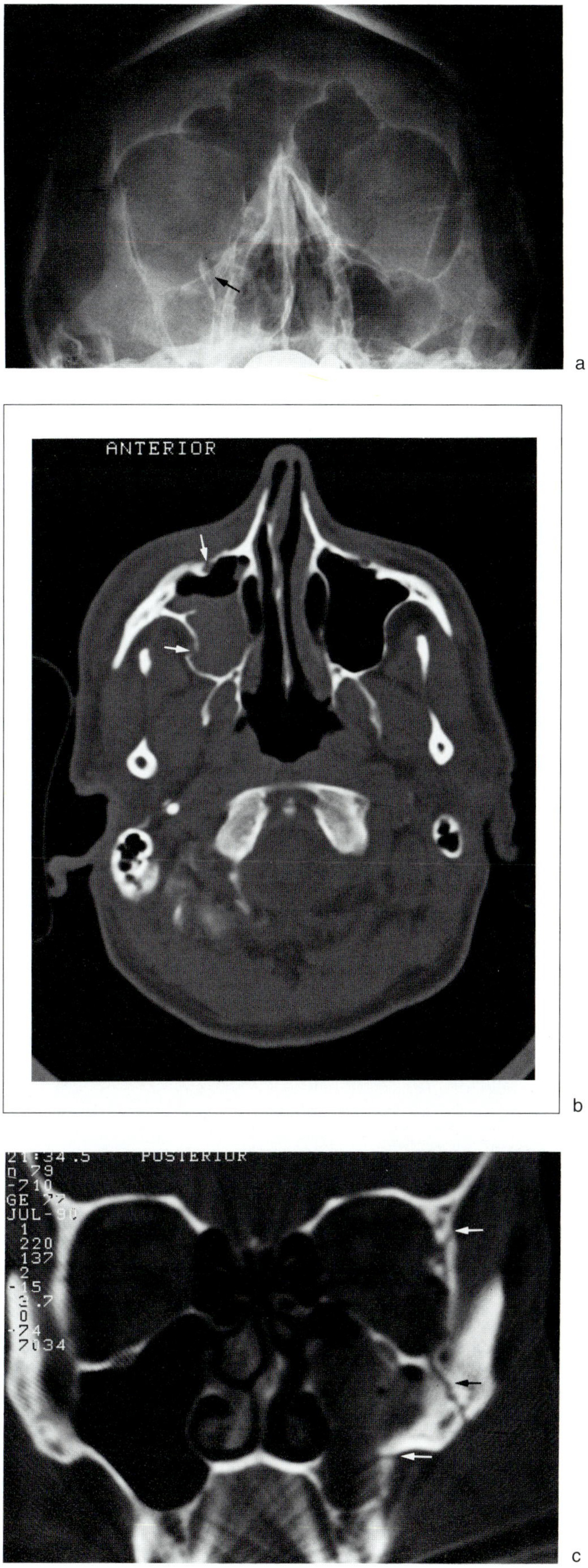

Abb. 68 Laterale Mittelgesichtsfrakturen.

a) Nasennebenhöhlen-Aufnahme einer nach kaudal dislozierten Jochbeinimpressionsfraktur rechts mit Hämatosinus.
b) Axiales Computertomogramm einer gering dislozierten Jochbeinfraktur rechts mit Hämatosinus.
c) Koronares Computertomogramm einer dislozierten Jochbeinfraktur rechts mit deutlichen Frakturlinien in Höhe des lateralen Orbitarandes, Jochbeinkörpers und der lateralen Kieferhöhlenwand, Hämatosinus.

sichtsaufnahme bei jedem Gesichtsschädeltrauma zu fordern ist. Auf ihr sind ohne Überlagerung durch die Schädelbasis Bruchlinien sowie Dislokationen an der Nasenapertur, Nasenwurzel, Orbitaumrandung, am Jochbogen und an der Crista zygomaticoalveolaris nachweisbar (Abb. 68). Eine Verschattung der Kieferhöhle und Siebbeinzellen findet man bei Frakturen durch den vorliegenden Hämatosinus nahezu immer. Ein etwaiger Prolaps von orbitalem Weichgewebe in die Kieferhöhle bei begleitenden dislozierten Orbitabodenfrakturen ist meist auf der Orbita-Spezialaufnahme gut erkennbar *(„hängender Tropfen")* (Abb. 69). Bei Jochbeinimpressionsfrakturen ist das Lumen der Kieferhöhle eingeengt. Zur besseren Beurteilung der Orbita, insbesondere bei Dislokation des Orbitabodens, sollten ergänzend Schichtaufnahmen angefertigt werden. Die posteroanteriore und die seitliche Schädelaufnahme können zusätzlich zur Beurteilung der Situation herangezogen werden. Sie ersetzen allerdings nicht die Nasennebenhöhlen-Aufnahme. Zur Beurteilung von isolierten Jochbogenfrakturen eignet sich besonders gut die axiale Schädelaufnahme (sogenannte *Henkeltopf-Aufnahme)* (Abb. 70).

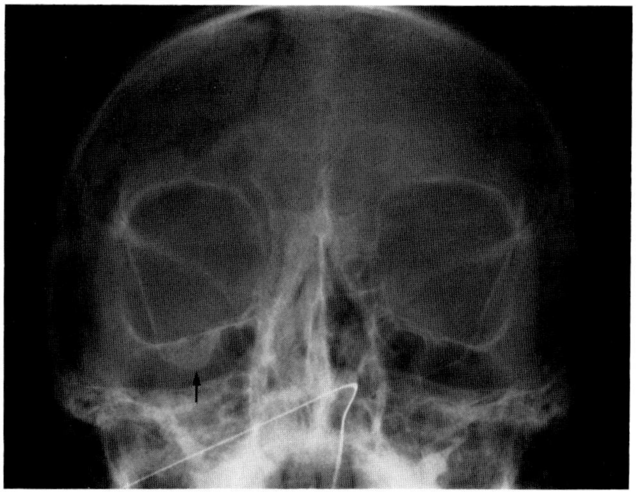

Abb. 69 Orbita-Spezialaufnahme einer dislozierten Orbitabodenfraktur rechts mit Weichteilprolaps in die Kieferhöhle („hängender Tropfen").

Eine Übersichtsaufnahme des Ober- und Unterkiefers durch ein *Orthopantomogramm* ist eine sinnvolle röntgenologische Ergänzung. Zum Nachweis von Sagittalfrakturen des Oberkiefers sowie Alveolarfortsatzfrakturen sind Status-X-Aufnahmen, Aufbiß- sowie Zahnfilm-Aufnahmen erforderlich. Bei komplexen Mittelgesichtsfrakturen ist zur exakten Beurteilung der Orbitawandungen sowie der gesamten Rhinobasis vor einer definitiven Versorgung stets eine Tomographie in zwei Ebenen notwendig.

Die konventionelle Röntgendiagnostik bei schweren Mittelgesichtsverletzungen ist jedoch zeitaufwendig, wobei die Spezialeinstellungen und konventionellen Schichten sich zu einer relativ hohen Strahlendosis summieren. Demgegenüber eignet sich die *kraniale Computertomographie* (CCT) besonders zum Nachweis oder Ausschluß intrakranieller Verletzungen sowie zur Beurteilung von Gesichtsschädelfrakturen (Abb. 71). Obwohl mit einigen Ausnahmen die Computertomographie des traumatisierten Gesichtsschädels keine primärdiagnostische Maßnahme darstellt, werden im Rah-

a
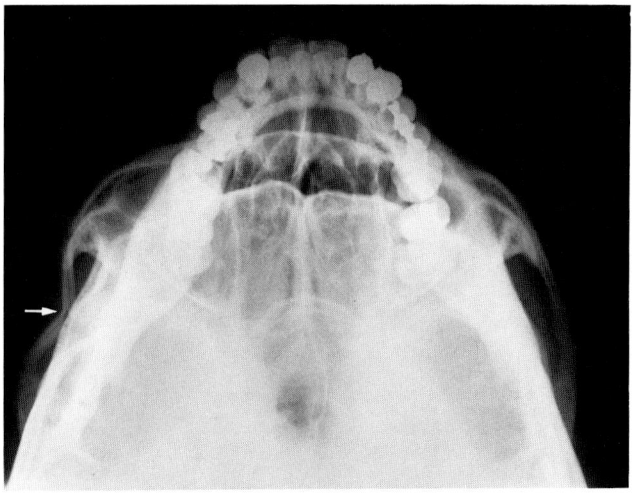

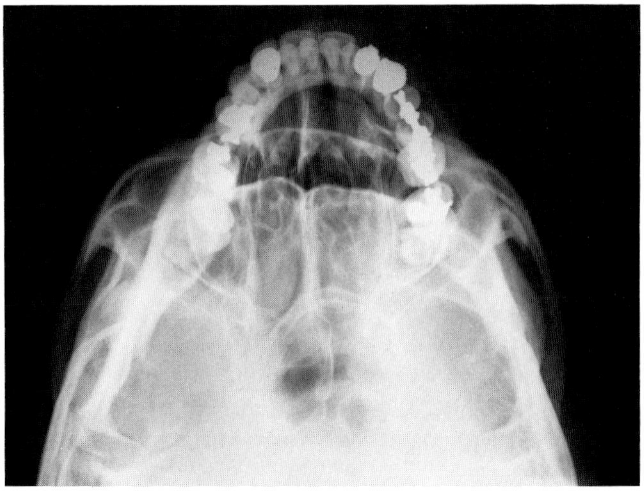
b

Abb. 70 Axiale Schädelaufnahme („Henkeltopf-Aufnahme") einer isolierten Jochbogenfraktur rechts.

a) Vor der Reposition.
b) Nach perkutaner Hakenreposition. Jochbogen in regelrechter Stellung.

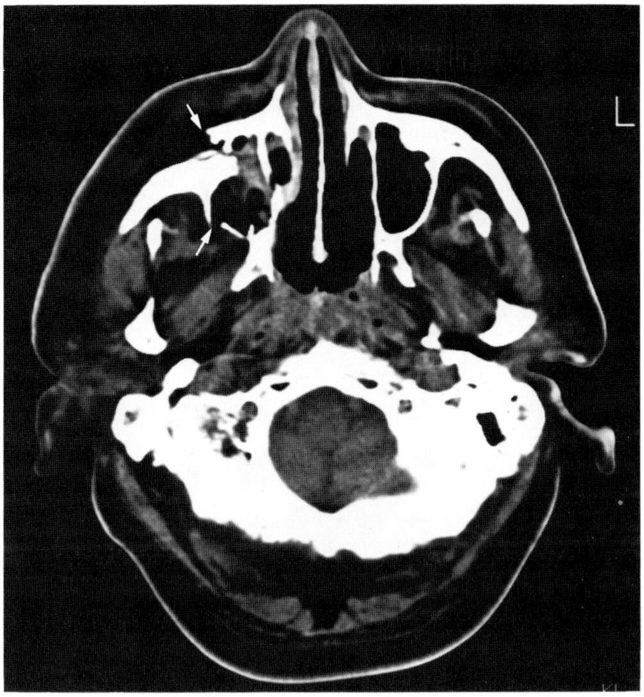

Abb. 71 Axiales Computertomogramm einer Jochbeinimpressionsfraktur rechts mit Hämatosinus und Knochenfragmenten in der rechten Kieferhöhle („Knochenfenster“).

men eines kranialen Computertomogramms bei geringem Zeitaufwand zusätzliche Informationen gewonnen, da zerebrale Verletzungen und Gesichtsschädelverletzungen in hohem Maße miteinander verbunden sind. Selbst bei ausführlicher Untersuchung übersteigt die Strahlenbelastung nicht die einer gleichwertigen konventionellen Untersuchung. Die hervorragendste Eigenschaft der Computertomographie ist dabei die gleichzeitige Darstellung von Knochen und Weichteilen, so daß neben Frakturen Läsionen des Bulbus und des Nervus opticus, Hämatome oder Muskelverlagerungen gesehen werden können (Abb. 72). Nach Jend gibt es für die Computertomographie schwerer Gesichtsverletzungen somit zwei hauptsächliche Indikationen [221]:

- Im Rahmen einer kranialen Computertomographie muß der Radiologe darauf vorbereitet sein, aus einer wenig zeitaufwendigen Erweiterung der Untersuchung Mittelgesichtsfrakturen, Orbitaverletzungen und Schädelbasisfrakturen präzise zu diagnostizieren, um dem Patienten weitere zeit- und kostenintensive Untersuchungen mit z. T. riskanten Lagerungsmanövern zu ersparen.
- Hohe Le-Fort-II- und -III-Frakturen sowie ausgedehnte Sagittalfrakturen, die eine Beteiligung der Wände des Sinus frontalis, der Keilbeinflügel oder des Keilbeinkörpers vermuten lassen, Orbitaverletzungen, wie Blow-out-Frakturen, Hämatome und intraorbitale Fremdkörper sowie der Verdacht auf eine Arteria-carotis – Sinus-cavernosus-Fistel stellen eine absolute Indikation zur Computertomographie dar, weil sie für diese Fälle

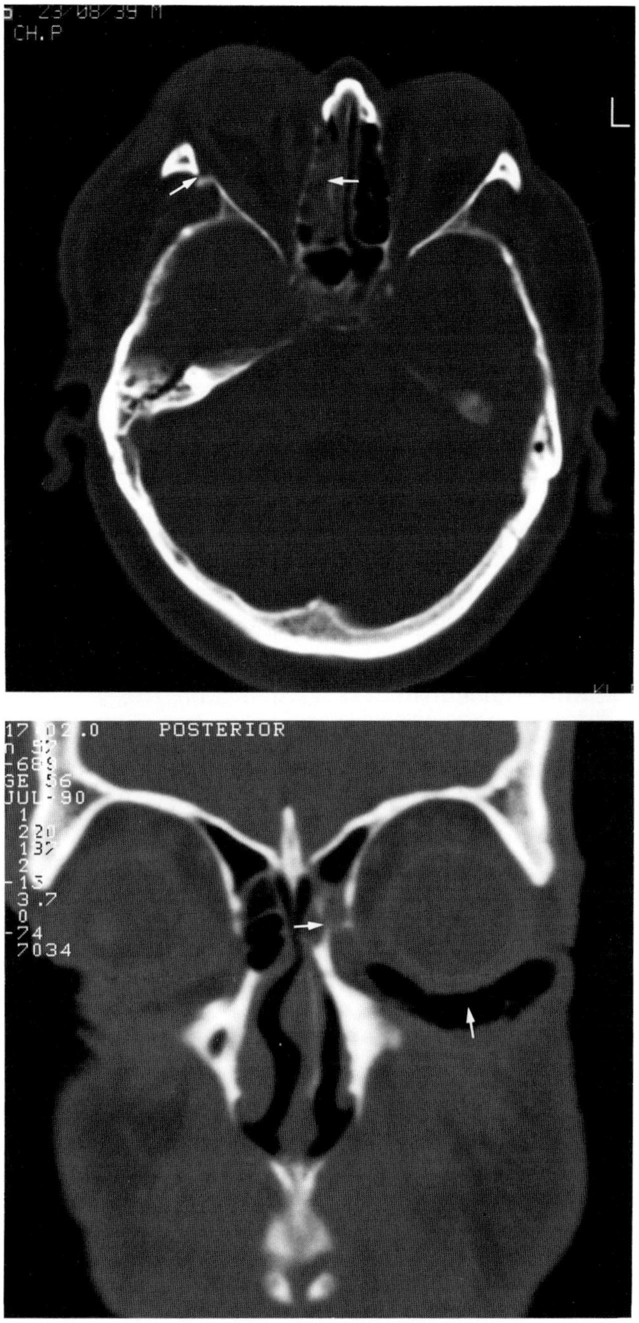

a

b

Abb. 72 Axiales bzw. koronares Computertomogramm einer Jochbeinimpressionsfraktur rechts mit Orbitabeteiligung.

a) Darstellung der Augenmuskulatur sowie des Nervus opticus („Weichteilfenster“). Exophthalmus mit Verdacht auf retrobulbäres Hämatom. Einblutung in die Siebbeinzellen.
b) Darstellung des begleitenden Unterlidemphysems bei medialer Orbitafraktur.

durch das Spektrum ihrer Darstellungsmöglichkeiten allen anderen Methoden überlegen ist.

In die diagnostischen Überlegungen ist einzubeziehen, daß im Vordergrund der Bewertung einer diagnostischen Variante die Bewußtseinslage des Patienten entscheidend ist. Ein bewußtseinsgetrübter oder bewußtloser Patient verlangt in der Mittelgesichts- und Hirnschädeldiagnostik immer ein CCT oder sogar eine Kernspintomographie [303]. In diesem Fall sollte man auf eine konventionelle Röntgendiagnostik sogar verzichten.

Fortschritte sind durch die *3-D-Rekonstruktion* der knöchernen Struktur des Schädels bei gezielten Fragestellungen zu erwarten, wenn entsprechende rechentechnische Voraussetzungen gegeben sind, die eine subtile, rasche und kostengünstige bildliche Darstellung der Strukturen gestatten (s. S. 35 ff.).

Nasenskelettfrakturen können durch weich geschossene Aufnahmen im seitlichen Strahlengang detailliert diagnostiziert werden (Abb. 73).

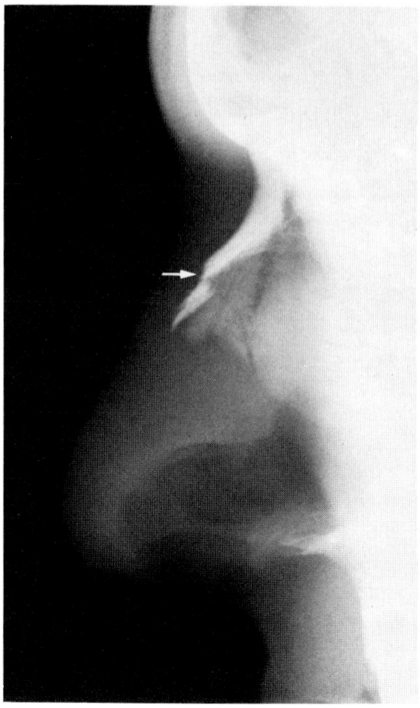

Abb. 73 Nasenbeinfraktur im seitlichen Strahlengang.

Zur orientierenden Untersuchung bei Verdacht auf Verletzungen im Orbitabereich wird in zunehmendem Maße auch die *Sonographie* (A- und B-Bild-Echographie) eingesetzt [177]. Die Vorteile dieser Ultraschalldiagnostik sind vor allem in der Schmerzfreiheit der Untersuchung, der fehlenden Strahlenbelastung, der nicht notwendigen Speziallagerung des Patienten, dem geringen Zeitaufwand und darin zu sehen, daß diese mit kleinen, transportablen Geräten durchführbar ist (s. S. 29 ff.). Frakturspalten und Fragmentdislokationen lassen sich mit hoher Treffsicherheit erkennen; dies ist vor allem bei Impressionsfrakturen der medialen Orbitawand bzw. des Orbitabodens der Fall (Abb. 74). Darüber hinaus lassen sich Begleitverletzungen der Orbita wie Inkarzeration perimuskulären Gewebes und orbitales oder subperiostales Hämatom sowie traumatisch entstandene Veränderungen der Nasennebenhöhlen bzw. der Schädelbasis sonographisch darstellen. A- und und B-Bild-Echographie sollten deshalb bei allen Schädelverletzungen mit Verdacht auf Orbitabeteiligung in die Primärdiagnostik als Screeningverfahren miteinbezogen werden; post operationem liefern Ultraschallkontrollen Zusatzkriterien zur Beurteilung des Heilungsverlaufes [419]. Die Sonographie ist in ihrer Aussagekraft dann limitiert, wenn nur diskrete Knochenfissuren ohne Fragmentdislokation bestehen oder wenn Frakturen im hinteren Ethmoid bzw. der Orbitaspitze vorliegen. Hier kann der Schallstrahl nicht mehr senkrecht auf die Knochenwand auftreffen, so daß die dadurch be-

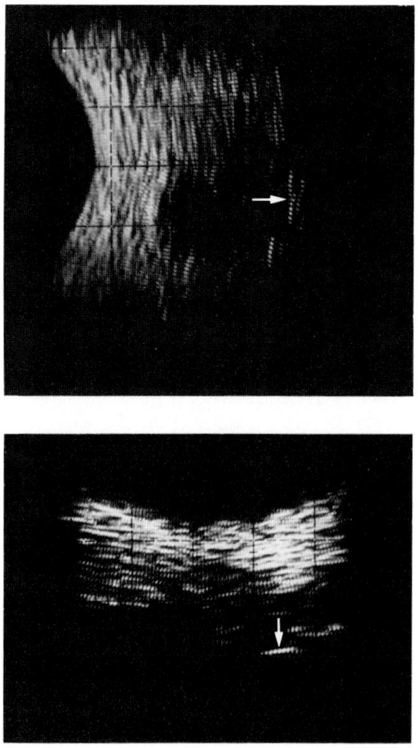

a

b

Abb. 74 Ultraschall-B-Bilder von Orbitawandfrakturen.

a) Mediale Orbitawandfraktur mit Fragmentdislokation in die Siebbeinzellen.
b) Orbitabodenfraktur mit Fragmentdislokation in die Kieferhöhle.

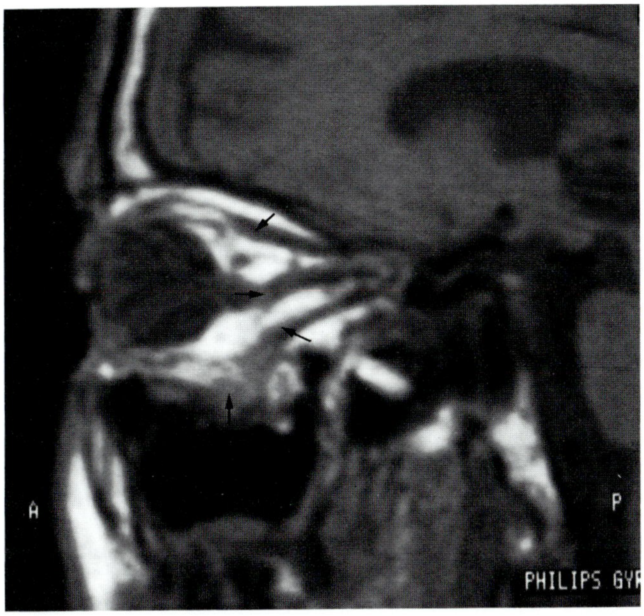

Abb. 75 Laterales Kernspintomogramm einer Orbitaboden-Defektfraktur mit Verlagerung von Orbitaweichteilen in die Kieferhöhle. Gute Darstellung der äußeren Augenmuskeln sowie des Nervus opticus.

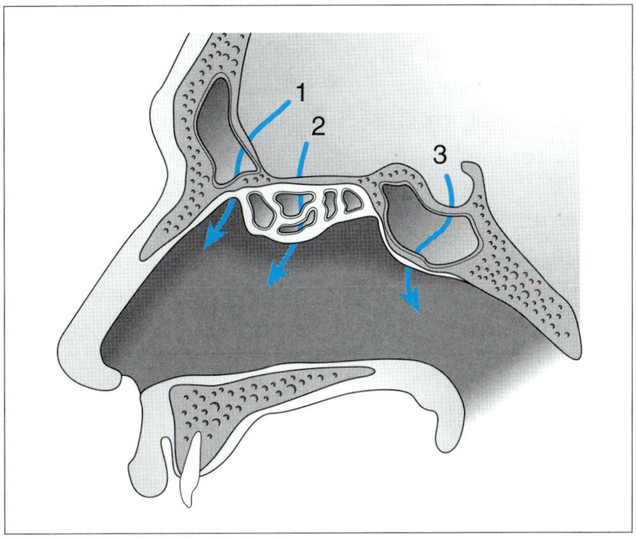

Abb. 76 Lokalisation einer Liquorfistel bei Rhinoliquorrhö nach Oberascher [356].

Region 1 – Stirnhöhlenhinterwand
Region 2a – Lamina cribrosa
Region 2b – Siebbeindach
Region 3a – Keilbeinhöhlendach
Region 3b – Keilbeinhöhlenseitenwand und angrenzende Felsenpyramide

dingte diffuse Schallstreuung keine verläßliche Aussage mehr erlaubt.

Die *Magnetresonanztomographie* (MRT, Kernspintomographie) ist wegen ihrer hervorragenden Weichteildifferenzierung besonders auch für die Darstellung der äußeren Augenmuskeln geeignet (Abb. 75) [178].

Für Nachweis, Lokalisation und Ausschluß einer Liquorfistel nach frontobasalem Trauma eigneten sich bisher die *Liquorraum-Szintigraphie* nach lumbaler Nuklidapplikation (^{111}In- bzw. ^{99}Tc-DTPA) sowie die *Liquorraum-Computertomographie* nach lumbaler Gabe eines Myelographie-Kontrastmittels (Iopamidol bzw. Metrizamid). Die kombinierte, simultane Anwendung beider Untersuchungsverfahren hat sich zur Fistellokalisation bei komplexen Mittelgesichtsverletzungen bei

- persistierender und rezidivierender Liquorrhö,
- bei Verdacht auf Liquorrhö und
- bei Fällen, bei denen aufgrund einer spezifischen Frakturlokalisation eine Liquorfistel vorliegen bzw. entstehen könnte [383] (Abb. 76),

bewährt. Als klinisch anerkanntes Verfahren gilt die intrathekale Gabe von Na-Fluorescein, welches entweder durch die endoskopische Fluorescein-Diagnostik nach Messerklinger (1972) oder mit der laborchemischen Fluorescein-Identifikation nachgewiesen werden kann [354, 430]. Ebenso ist als Screeningverfahren der immunologische Nachweis des β_2-Transferrins im Liquor anerkannt [38]. Beide Methoden haben sich jedoch nicht endgültig durchsetzen können, da bei dem Nachweis mit Na-Fluorescein bei relativ hoher Dosierung vereinzelt Krampfanfälle gesehen wurden [320], während die β_2-Transferrin-Bestimmung sehr zeitaufwendig und bei Blut- sowie Nasensekret ungenau ist [38, 356]. Obwohl die radiologische Diagnostik bei frontobasalen Verletzungen mit der Röntgennativdiagnostik beginnt, wobei Röntgenübersichtsaufnahmen des Hirn- und Gesichtsschädels zur Orientierung über den zu erwartenden Befund sowie zur Klärung der anatomischen Situation dienen, sollte im Hinblick auf die Vermeidung einer Frühmeningitis die Liquorraum-Computertomographie so früh wie möglich durchgeführt werden. Diese Untersuchung kann jedoch erst vorgenommen werden, wenn die akuten Verletzungsfolgen abgeklungen sind und der Patient so weit stabilisiert ist, daß er transport- und lagerungsfähig ist. Eine deutliche Verbesserung der Liquorfisteldiagnostik wird nach neueren Untersuchungen durch die *Iotrolan-CT-Zisternographie* erreicht [206, 208]. Diese Methode hat den Vorteil, daß Infraktionen der Frontobasis exakt lokalisiert werden können und somit dem Operateur die Möglichkeit zur gezielten Intervention gegeben wird.

Gleichzeitig wird die Abflußbahn des neural gut verträglichen Kontrastmittels Iotrolan (Isovist®-300) über die verletzten Sinus in die Nase sichtbar gemacht. Die Iotrolan-CT-Zisternographie kann somit heute als die Methode der Wahl bezeichnet werden. Als Vorteile können die Zuverlässigkeit positiver Befunde, die Klarheit der Darstellung, die leichte Durchführbarkeit und Wiederholbarkeit sowie die Geringfügigkeit der Nebenwirkungen gelten (Abb. 77).

Therapie

In der Behandlung der Mittelgesichtsfrakturen hat sich im letzten Jahrzehnt eine wesentliche Wende vollzogen. Die bis dahin ausschließlich auf die Wiederherstellung der Okklusion ausgerichtete Betrachtungsweise ist angesichts der immer häufiger werdenden komplexen Mittelgesichtsverletzungen nicht mehr haltbar. Die anatomisch exakte Einstellung der Fraktur und die stabile Fixierung einzelner ausgesprengter Knochenfragmente gegeneinander sowie des gesamten Frakturkomplexes gegen einen Fixpunkt sind Voraussetzungen für die Wiederherstellung normaler Skelettbeziehungen. Dies ist nicht nur für eine einwandfreie ästhetische Rehabilitation von grundlegender Wichtigkeit, sondern auch zur Vermeidung von schwerwiegenden Funktionsstörungen wie Diplopie, Motilitätsbehinderung des Auges und Enophthalmus nach disloziert verheilten Orbitabodenfrakturen sowie zur Vermeidung von Behinderungen der Nasenatmung und Mundöffnungsbehinderungen nach ungenügend reponierten Jochbein- oder Jochbogenfrakturen.

Das Behandlungsprinzip der Mittelgesichtsfrakturen besteht, wie bei jeder anderen Fraktur, somit in der anatomisch regelrechten Reposition der Knochenfragmente und Fixation für die Zeit der Heilung. Gradmesser für eine anatomisch korrekte Reposition muß dabei neben der Lage bzw. Stellung der Knochenteile die regelrechte Okklusion sein. Außerdem müssen die Knochenrahmen und Pfeiler des Mittelgesichts wieder reponiert bzw. rekonstruiert und fixiert werden. Eine auf diese Weise durchgeführte Wiederherstellung der Form schafft die Voraussetzung für die Wiederherstellung der Funktion des Kauapparats, der Atmung bei Beteiligung der Nase und der Nasennebenhöhlen und des Auges bei Beteiligung der Orbita.

Die früher übliche konservative Frakturversorgung mit intra-extraoralen Schienenverbänden, extraoralen Bügeln und Kopf-Gipsverbänden zur Ruhigstellung des Oberkiefers waren für die Patienten lästige, langwierige und letztlich wegen der ungenügenden Stabilität unsichere Therapieverfahren, die heute fast ausschließlich zugunsten operativer Methoden verlassen wurden.

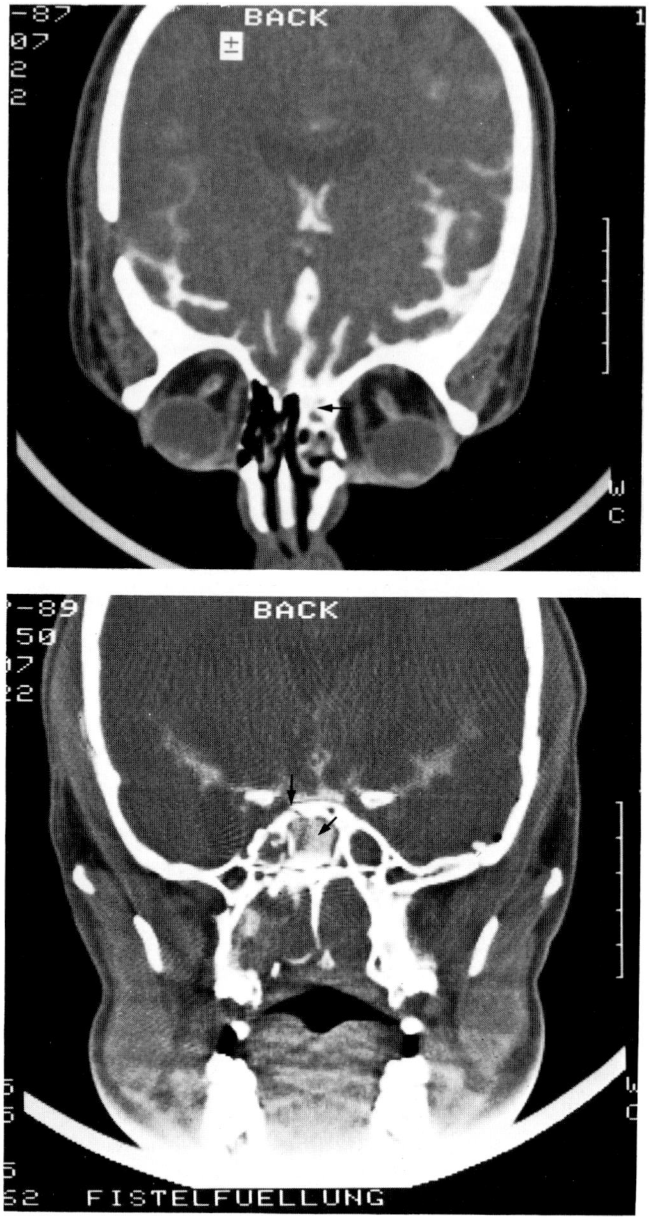

Abb. 77 Iotrolan-CT-Zisternogramm zum Liquorfistelnachweis bei frontobasalen Frakturen.

a) Komplexes Schädel-Hirn-Trauma bei einem 40jährigen Patienten mit Abriß des Mittelgesichtes von der Frontobasis. Im axialen CT-Zisternogramm knöcherner Defekt im Bereich der rechten Lamina cribrosa und Austritt von kontrastmittelhaltigem Liquor über die linken Ethmoidalzellen.

b) Komplexes Schädel-Hirn-Trauma bei einem 15jährigen Patienten mit Impression des Mittelgesichtes nach Abriß von der Frontobasis. Im koronaren CT-Zisternogramm Frakturlinie im Dach der Keilbeinhöhle links und Austritt von kontrastmittelhaltigem Liquor in die Keilbeinhöhle.

Grundsätzlich muß man daher zwischen notfallmäßiger Erstversorgung, definitiver chirurgischer Versorgung der zentralen und zentrolateralen Mittelgesichtsfrakturen sowie Versorgung der lateralen Mittelgesichts- und Alveolarfortsatzfrakturen unterscheiden.

Notfallmäßige Erstversorgung

Bei dislozierten zentralen, zentrolateralen und frontomaxillären Frakturen können durch massive Blutungen aus inneren und äußeren Wunden Sofortmaßnahmen erforderlich sein. Nach den selbstverständlichen Maßnahmen zur Sicherung des Kreislaufes und der Atmung muß insbesondere der *Aspiration* von Blut, Zähnen, Zahnteilen, Knochenteilen oder Zahnprothesen vorgebeugt werden. Besteht infolge begleitender Hirnverletzungen Somnolenz oder Bewußtlosigkeit, ist die Gefahr einer Aspiration um so höher einzustufen. In diesen Fällen muß daher eine notärztliche Intubation am Unfallort nach Säuberung der Mundhöhle durchgeführt werden.

Da auch bei ansprechbaren Patienten mit Mittelgesichtsfrakturen massive Aspirationen auf dem Weg vom Unfallort in die Klinik auftreten können, die durch nicht erkannte oder in ihrem Ausmaß verkannte Blutungen hervorgerufen werden, ist eine großzügige Indikationsstellung für die endotracheale Intubation zu fordern [53].

Im Zeitalter einer nahezu flächendeckenden notärztlichen Versorgung sollte es deshalb nicht mehr vorkommen, daß ein notärztlich versorgter Patient mit Mittelgesichtsfrakturen während des Transportes in eine Klinik aspiriert. Auf die Notwendigkeit des Anlegens temporärer Notverbände und Nasentamponaden sei in diesem Zusammenhang nochmals hingewiesen.

Behandlung zentraler, zentrolateraler und frontomaxillärer Mittelgesichtsfrakturen

Die Indikation für eine sofortige definitive, primäre chirurgische Versorgung ist nur bei stark blutenden Mittelgesichtsfrakturen mit ausgedehnten intra- und extraoralen Weichteilwunden gegeben [296], sofern nicht Begleitverletzungen, insbesondere Hirnverletzungen, eine Kontraindikation darstellen. Verbietet sich wegen der Begleitverletzungen die definitive primäre Frakturversorgung, so ist selbst in einer entsprechenden Fachklinik lediglich eine vorläufige Notversorgung durchzuführen. Da eine sichere Blutstillung aus den diffusen Knochenwunden nur erreicht werden kann, wenn die frakturierten Knochenfragmente stabilisiert werden, muß auch für die Notversorgung stark blutender Frakturen, wenn irgend möglich, entweder eine kraniofaziale Aufhängung des frakturierten Mittelgesichtes oder bereits die Plattenosteosynthese nach Schienung des Ober- und Unterkiefers mit Drahtbogen-Kunststoffschienen und intermaxillärer Immobilisierung durch Drahtligaturen gefordert werden. Hierfür ist allerdings die nasale Intubation Voraussetzung. Bei begleitenden frontobasalen Frakturen mit Durazerreißungen und Liquorrhö kann bei diesem Vorgehen bereits ein Sistieren des Liquorflusses erreicht werden.

Nach dem grundsätzlichen Prinzip „von innen nach außen" [134] folgt erst dann die chirurgische Versorgung der Weichteilverletzungen von intra- nach extraoral in Abhängigkeit von der Schwere der Begleitverletzungen zunächst ebenfalls notfallmäßig. Massive Blutungen aus der Nasenhöhle können i. d. R. mit beidseitigen Bellocq-Tamponaden beherrscht werden (s. Abb. 14). Bei Verletzung der Arteria maxillaris kann in seltenen Fällen die transantrale Unterbindung des Gefäßes nach Abtragen der Kieferhöhlenhinterwand notwendig werden.

Komplizierte, dislozierte Mittelgesichtsfrakturen mit begleitenden Hirnverletzungen stellen trotz möglicher Langzeitintubation mit gewebeschonenden Endotrachealtuben immer wieder eine Indikation zur Tracheotomie dar, falls ausgeprägte Ventilationsstörungen unter unzureichenden Pflegebedingungen vorliegen oder eine Langzeitbeatmung von mehr als zehn bis vierzehn Tagen zu erwarten ist [190]. Einerseits ist bei bereits erfolgter alleiniger kraniofazialer Aufhängung mit intermaxillärer Drahtfixation die orale Intubation unmöglich, andererseits ist die nasale Intubation bei intranasalen Verletzungen schwierig und muß im Fall der Langzeitintubation zurückhaltend beurteilt werden, da bei begleitenden frontobasalen Frakturen mit Durazerreißung die Gefahr einer aszendierenden Infektion bis zur Meningitis gegeben ist. In diesen Fällen sollte ein nasaler Tubus oder eine Nasentamponade nicht länger als drei Tage liegen. Eine antibiotische Infektionsprophylaxe, z. B. mit einem Cephalosporin oder Breitspektrumpenizillin bzw. Clindamycin, ist dabei obligat. Daneben ist zu berücksichtigen, daß unter starkem Druck gelegte Bellocq-Tamponaden zu Nekrosen der Nasenschleimhaut führen können.

Verzögerte Primärversorgungen sollten möglichst innerhalb von 24–48 Stunden, jedoch nicht später als 14 Tage nach dem Trauma angestrebt werden, da danach die Reposition deutlich erschwert ist und bereits die Gefahr einer knöchernen Konsolidierung in Fehlstellung besteht. Bei polytraumatisierten Patienten ist selbst eine verzögerte Primärversorgung nicht immer erreichbar; in diesen Fällen muß mit ästhetischen und funktionellen Spätschäden gerechnet werden.

Das Prinzip der **definitiven** chirurgischen Versorgung der zentralen, zentrolateralen und frontobasalen Frakturen besteht darin, das Mittelgesicht nach Reposition in anatomisch regelrechter Stellung an den nächsthöheren, nicht frakturierten Schädelstrukturen stabil zu fixieren.

Die Wiederherstellung der habituellen Okklusion, der unbehinderten Nasenatmung sowie der Bulbusmotilität und des Visus neben einer ästhetisch suffizienten Versorgung der Gesichtsweichteilläsionen müssen die gleichberechtigten Ziele einer zufriedenstellenden Versorgung von Mittelgesichtsfrakturen sein.

Reposition. Die Reposition des Mittelgesichtes gelingt bei der Primär- und verzögerten Primärbehandlung bimanuell i. d. R. einfach, in Einzelfällen und bei bereits bindegewebig fixierten, dislozierten Mittelgesichtsbrüchen sind sogenannte Repositions- oder Rüttelzangen ein notwendiges Hilfsmittel [427]. Gelegentlich muß eine unblutige, länger dauernde Reposition über einen sogenannten *Stenzel-Bügel* erzwungen werden, der an einem Haloframe befestigt wird (Abb. 78). Grundsätzlich erfolgt dann die intermaxilläre Fixation in Regelokklusion durch Drahtligaturen, nachdem zuvor im Ober- und Unterkiefer individuelle Drahtbogen-Kunststoffschienen eingebunden wurden, wobei die Oberkieferschiene seitlich Ösen zur Aufnahme von Metallbügeln oder Drähten aufweist, die aus dem Mund herausgeführt und an dem Stenzel-Bügel befestigt werden. Der nach vorn gerichtete Zug setzt bei En-bloc-Frakturen an der Oberkieferschiene an und wirkt somit der dorsokaudalen Dislokation des Mittelgesichtes entgegen. Das Repositionsergebnis wird anschließend mit Plattenosteosynthesen an den kranial angrenzenden Knochenstrukturen gesichert.

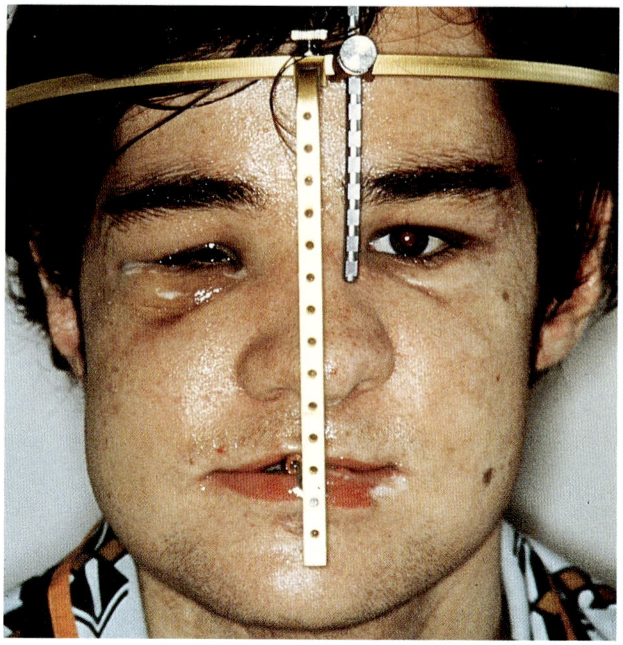
a

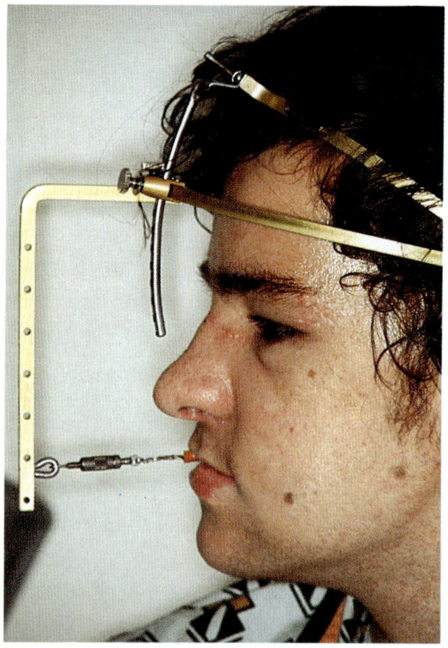
b

Abb. 78 Patient mit schwer reponierbarer zentrolateraler Mittelgesichtsfraktur beiderseits. Extension des Oberkiefers über einen Stenzel-Bügel und Halo-frame.

a) En face.
b) Seitlich.

Fixation. Die auf Adams zurückgehenden *kraniofazialen Drahtaufhängungen* [1, 2] (intrafaziale oder interne Drahtaufhängung wurden bei komplexen Mittelgesichtsfrakturen je nach Vorliegen der verschiedenen Frakturkombinationen zur Stabilisierung des Mittelgesichts üblicherweise in der Zeit vor Einführung der Plattenosteosynthese verwendet. Die Oberkieferschiene wurde dabei mit Aufhängedrähten (0,4–0,5 mm starker, weicher Stahldraht), die in den Weichteilen verliefen, an Fixpunkten des Schädels oberhalb des frakturierten Fragments befestigt. Folgende Verfahren wurden angewandt:

- frontomaxilläre Aufhängung
- Aufhängung an der Schädelkalotte
- mediane Stirnbeinaufhängung nach KUFNER [267]
- zygomatikomaxilläre Aufhängung
- maxillomaxilläre Aufhängung, einschließlich der Aufhängung an der Apertura piriformis.

Die Liegedauer der Aufhängungsdrähte betrug i. d. R. sechs Wochen, wobei die Okklusion in den ersten drei Wochen durch intermaxilläre Fixation (IMF) gesichert wurde. Diese Immobilisierungsmethoden und ihre operative Durchführung wurden von HORCH und HERZOG [207] sowie EWERS u. Mitarb. [113] ausführlich dargestellt, so daß sich hier eine nochmalige Beschreibung erübrigt.

Diese kraniofazialen Drahtaufhängungen wurden in neuerer Zeit zugunsten der *Mini- und Mikroplattenosteosynthese* in der Mittelgesichtstraumatologie weitgehend verlassen. Aufgrund mechanischer und anatomischer Untersuchungen der Knochenstrukturen des Mittelgesichtes kann man trotz der feinsten, grazilen Strukturen davon ausgehen, daß Mini- und Mikroplatten sowie 3-D-Platten am Mittelgesicht an fast jeder Stelle mit ausreichender Stabilität fixiert werden können [108, 109, 115, 295, 298, 299, 525]. Der Vorteil dieser Versorgung liegt darin, daß auf eine langwierige, u. U. bis zu sechs bis acht Wochen betragende und den Patienten nicht unerheblich belastende intermaxilläre Immobilisierung verzichtet werden kann. Ein weiterer wesentlicher Fortschritt der Plattenosteosynthese bei der Versorgung von Mittelgesichtsfrakturen besteht in der stabilen dreidimensionalen Rekonstruktion des Mittelgesichtsskeletts. Postoperative Ödeme nach stabiler Verplattung treten gegenüber den alten Verfahren reduziert auf, ebenso wie der gesamte Krankheitsverlauf nach stabiler Fixation abgekürzt wird. Das Infektionsrisiko nach Plattenosteosynthese ist extrem gering und im Vergleich zur Drahtosteosynthese keinesfalls erhöht [300]. Als mögliche Nachteile müssen die Implantatkosten, schwierige Operationstechnik, verlängerte Operationszeiten, spätere Implantatentfernung in einem Zweiteingriff und das Risiko einer Okklusionsstörung genannt werden. Die im Vergleich zur Drahtosteosynthese höheren Implantatkosten werden allerdings durch verkürzte Liegezeiten und insgesamt einen verkürzten Krankheitsverlauf deutlich kompensiert. Vergleicht man den Schwierigkeitsgrad und die Operationsdauer der Plattenosteosynthese mit direkten Knochendrahtnähten, sind beide Verfahren gleichermaßen schwierig und zeitaufwendig. Die Entfernung von Implantaten und der damit erforderliche Zweiteingriff sollten bei Verwendung der heutigen korrosionsbeständigen Materialien, wie Vitallium oder Reintitan, auf die wenigen Fälle beschränkt bleiben, bei denen Platten störend vom Patienten tastbar sind oder Kälte- bzw. Wärmesensationen bei extremen Temperaturen bedingen [300]. Als wesentliches Problem der Plattenosteosynthese bei Mittelgesichtsfrakturen verbleibt somit das Risiko einer Okklusionsstörung, das bis heute nicht in jedem Einzelfall vollständig auszuschließen ist. In kritischer Abwägung der Vor- und Nachteile haben Langzeituntersuchungen mit Hilfe der kephalometrischen Analyse gezeigt, daß dem erfahrenen Operateur mit der Plattenosteosynthese bei Mittelgesichtsfrakturen ein Therapieprinzip zur Verfügung steht, mit dem wesentlich bessere Ergebnisse im Vergleich zur kraniofazialen Drahtaufhängung erreichbar sind [529].

Für die Osteosynthese stehen mehrere Mini-, 3-D- oder Mikroplattensysteme mit verschiedenen Plattenformen zur Verfügung, wobei die Plattendicke zwischen 2 mm und 0,5 mm variiert. Die selbstschneidenden monokortikalen Schrauben haben einen Durchmesser von 2,0 bzw. 0,5 mm bei unterschiedlicher Länge. In histologischen funktionsanalytischen Versuchen konnte gezeigt werden, daß die alleinige Adaption der Frakturenden mit Mikroplatten ausreicht, um eine Frakturheilung zu erreichen [258]. Sie werden bei Frakturen der dünnen, nicht krafttragenden Knochenabschnitte der Nasoethmoidal-, Infraorbital- und Frontalregion, bei Trümmerfrakturen im Bereich der fazialen Kieferhöhlenwände sowie bei der Mittelgesichtsfrakturversorgung im Kindesalter angewendet. Die stärkeren Muskel- und Kaukräften ausgesetzten Regionen des Jochbeins und der Maxilla werden mit den größeren Miniplatten stabilisiert. Bei der operativen Versorgung mit Mini- bzw. Mikroplattenosteosynthesen und selbstschneidenden Schrauben ist vor allem darauf zu achten, daß die den Kaudruck aufnehmenden Stützpfeiler des Mittelgesichtes und damit auch das Trajektoriensystem wiederhergestellt werden (Abb. 79). Die Platten sollen daher so positioniert werden, daß sie möglichst parallel zum Trajektoriensystem in Längsrichtung der Stützpfeiler

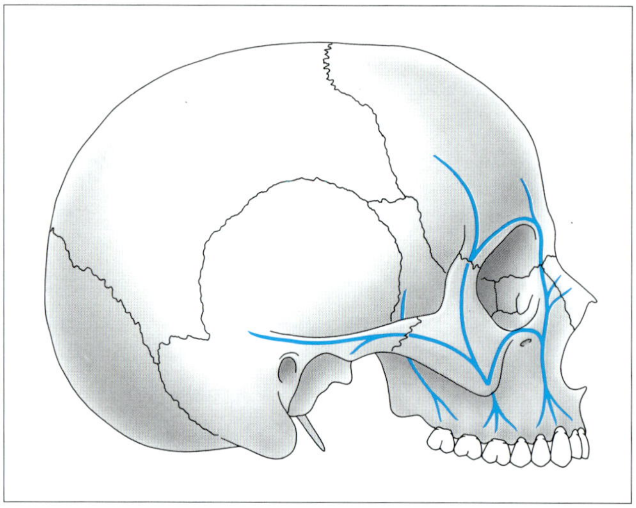

Abb. 79 Trajektoriensystem des Oberkiefers.

zu liegen kommen (Abb. 80, 81 und 82). Das Ziel dieser Plattenosteosynthesen besteht in der anatomisch exakten Reposition der verlagerten Skelettanteile und ihrer stabilen Fixation in der korrekten Position. Dies ist die Grundvoraussetzung für eine Wiederherstellung der ursprünglichen Gesichts-

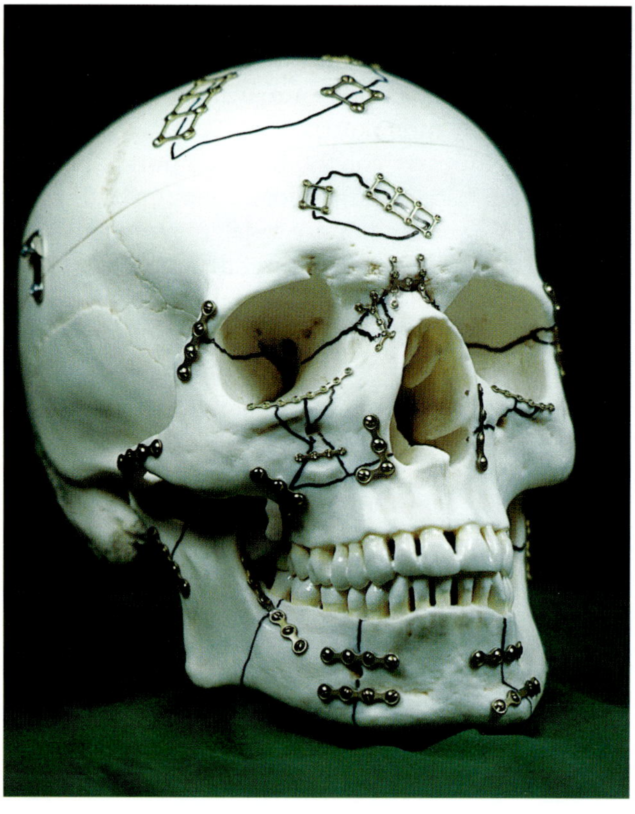

Abb. 80 System der Mini- und Mikroplattenosteosynthese im Bereich des Gesichtsschädels und der frontalen Schädelkalotte entsprechend dem Trajektorienverlauf.

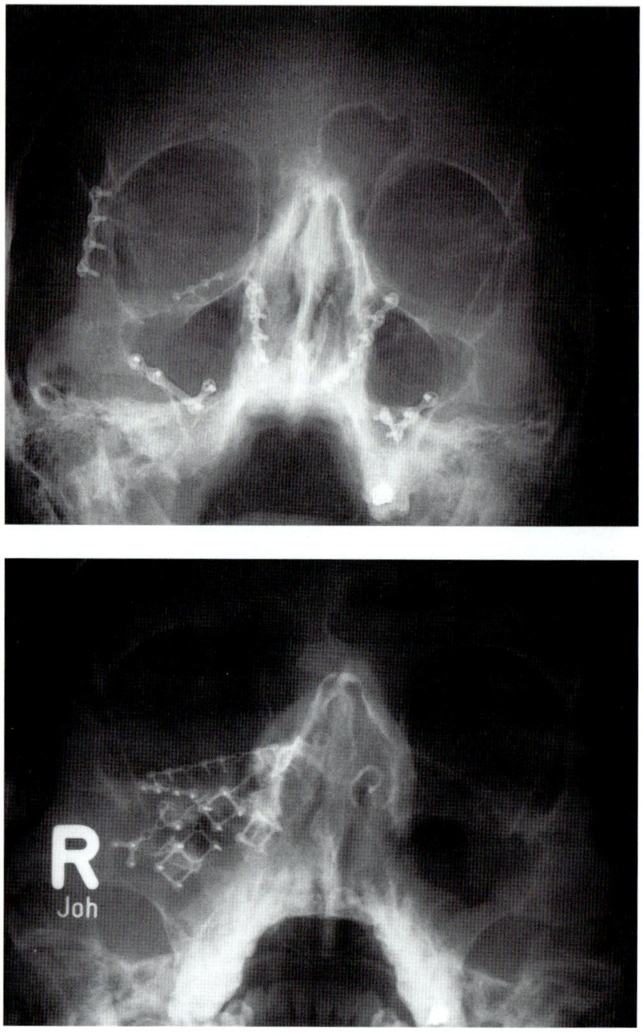

a

b

Abb. 81 Möglichkeiten der Mini- und Mikroplattenosteosynthese bei Mittelgesichtsfrakturen.

a) Bei zentraler Mittelgesichtsfraktur links und zentrolateraler Mittelgesichtsfraktur rechts.
b) Mikroplattenosteosynthesen bei Trümmerfraktur des zentralen Mittelgesichts rechts.

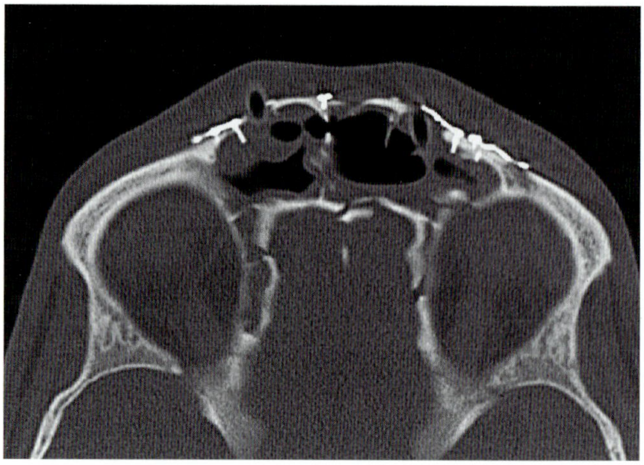

Abb. 82 Operativ versorgte Stirnhöhlenvorderwandfraktur mit Mikroplattenosteosynthesen.

dimensionen, d.h. der Vorwärtsprojektion (Profil), der transversalen Dimension (Gesichtsbreite), der vertikalen Dimension (Mittelgesichtshöhe) und der Okklusion, wenn der Oberkiefer beteiligt ist. Bei Le-Fort-I-Frakturen ist die Wiederherstellung der tragenden Pfeiler der Maxilla beiderseits der Apertura piriformis und der Crista zygomaticoalveolaris essentiell. Hier gelingt es anders als bei den kraniofazialen Drahtaufhängungen, die Vertikaldimension des Mittelgesichts zu erhalten, d. h., die früher nicht selten beobachtete Verkürzung des Mittelgesichts zu vermeiden [529]. Die Frakturen nach Le Fort I können danach im Bereich der Stützpfeiler an der Apertura piriformis sowie an der Crista zygomaticoalveolaris mit Miniplatten stabilisiert werden. Bei Le-Fort-II-Frakturen sind Mini- und Mikroplattenosteosynthesen angezeigt. Bei Le-Fort-III-Frakturen erfolgen Miniplattenosteosynthesen am lateralen Orbitarand beiderseits bzw. bei Bedarf auch median an der Nasenwurzel eine Osteosynthese mit Mini- oder Mikroplatten. In vielen Fällen sind auch die Revision und Rekonstruktion des Orbitabodens notwendig. Bei kombinierten Frakturen des Typs Le Fort II und III sind nach Beteiligung des Nasengerüstes zur Erhaltung des interkanthalen Abstandes Mini- bzw. Mikroplattenosteosynthesen im Bereich des Nasenrückens vorzunehmen, wobei dafür spezielle Nasenplatten zur Verfügung stehen. Im Infraorbitalrandbereich sollten i. d. R. lediglich Mikroplattenosteosynthesen durchgeführt werden, die eine ausreichende Stabilisierung garantieren. Ebenso ist bei infraorbitalen Trümmerfrakturen mit Beteiligung des Orbitabodens eine ausschließliche Fixierung durch Mikroplattenosteosynthesen zu empfehlen.

Nach ausschließlicher Mini- bzw. Mikroplattenosteosynthese im Mittelgesichtsbereich kann die Fixation der Okklusion durch intermaxilläre Ligaturen entfallen. Während der operativen Versorgung ist eine temporäre intermaxilläre Fixation im voll- oder teilbezahnten Gebiß durch Drahtligaturenpaare angezeigt. Nach Beendigung der Operation sind diese Ligaturen jedoch wieder zu entfernen.

In seltenen Fällen ist es auch im Mittelgesichtsbereich möglich, *Zugschraubenosteosynthesen* anzulegen, so z. B. bei manchen Frakturen am Orbitarand oder im Jochbeinkörper. Die Technik ist dabei die gleiche wie am Unterkiefer. Eine funktionsstabile Fixation von Mittelgesichtsfrakturen ohne Extension und ohne intermaxilläre Fixation ermöglicht bei seltenen Indikationen auch der *Craniofixateur externe* [449].

Erst nach erfolgter Reposition und Fixation des Mittelgesichtes werden evtl. notwendige weitere chirurgische Maßnahmen der begleitenden Verletzungen durchgeführt, wie Reposition und Rekonstruktion der Jochbeine, der Orbitaböden, des knöchernen und knorpeligen Nasenskelettes und der Frontobasis.

Revision der vorderen Schädelbasis (Frontobasis). Bei komplexen Mittelgesichtsfrakturen, die häufig eine interdisziplinäre chirurgische Zusammenarbeit erfordern, hat sich bei gleichzeitig notwendiger Revision und Rekonstruktion der Frontobasis der operative Zugang über den sogenannten bikoronaren *Bügelschnitt* [501, 510] als besonders geeignet erwiesen (s. Abb. 86). Von diesem Bügelschnitt aus gelingt es bei subtiler Technik, große Teile der knöchernen Orbita darzustellen und zu revidieren. Zur Osteosynthese der Fragmente werden Mikro- oder Miniplatten verwendet. Der Vorteil des Bügelschnitts liegt darin, daß später keine sichtbaren, im Glabellabereich häufig entstellenden Narben zurückbleiben. Verletzungen des Nervus supraorbitalis müssen bei diesem Zugang allerdings sorgfältig vermieden werden.

Die mediale Orbitawand wird, so gut es geht, aufgebaut und durch Mikroplattenosteosynthesen fixiert. Wenn möglich, sollten auch die Tränenwege revidiert und, falls erforderlich, mit Silikonröhrchen rekonstruiert werden. Die Nasenbeine werden am besten ebenfalls durch Mikroplattenosteosynthesen fixiert. Nicht selten sind jedoch Spätkorrekturen erforderlich.

Revision der Stirnhöhlen. In Abhängigkeit von der einwirkenden Gewalt können im Bereich der Stirnhöhle unterschiedliche Verletzungsmuster auftreten. So hat sich bei der Versorgung von Frakturen der Stirnhöhlenwände und der Frontobasis folgende Behandlungsstrategie bewährt [96, 179]: Primäres Behandlungsziel ist die Rekonstruktion der Stirnhöhlenwände unter Erhalt der Schleimhaut. Isolierte, nicht dislozierte Frakturen der Stirnhöhlenvorderwand bleiben unbehandelt. Bei Dislokation erfolgen die Reposition und Fixierung der Knochenfragmente durch Mini- bzw. Mikroplattenosteosynthese. Frakturen der Stirnhöhlenvorderwand und des Stirnhöhlenbodens erfordern bei Beteiligung der Infundibulumregion mit dem Ductus nasofrontalis eine ergänzende breite nasofrontale Drainage der Stirnhöhle für mindestens sechs Wochen oder die nasofrontale Schachtung nach UFFENORDE [509].

Bei Mitbeteiligung der Stirnhöhlenhinterwand bestimmt das Ausmaß der intrakraniellen Verletzungen das Behandlungsvorgehen. Ausgedehnte Durazerreißungen und Verletzungen der Schädelbasis sowie subdurale Begleitverletzungen machen eine neurochirurgische Intervention notwendig. Bei Zertrümmerung oder Verlust der Stirnhöhlenhinterwand kann die *Kranialisation* oder *Obliteration* notwendig werden, wobei die Stirnhöhle zu einem Teil der vorderen Schädelgrube umgewandelt wird. Vor der Stirnhöhlenobliteration und einer Kranialisation müssen alle Reste der Stirnhöhlenmukosa unter dem Operationsmikroskop entfernt werden. Der Ductus nasofrontalis wird ebenfalls von seiner Schleimhaut befreit und obliteriert. Als Obliterationsmaterial wird beim akuten Trauma ausschließlich autogene Beckenkammspongiosa eingesetzt. Bei Defektfrakturen können Kalottentransplantate verwendet werden. Jeder Patient sollte nach Stirnhöhlenfrakturen langfristig beobachtet werden, um sich ankündigende Komplikationen frühzeitig erkennen zu können [221].

Therapie der Liquorrhö. Die Therapie der Liquorrhö bei frontobasalen Frakturen, die länger als 36 Stunden anhält, besteht in der operativen Revision des Kontusionsherdes und der Duraplastik [431]. Zusätzlich müssen die betroffenen Siebbeinzellen, ggf. auch die Keilbein- und Stirnhöhle, revidiert und zur Nase hin drainiert werden (s. Abb. 76 und 77). Wird die Liquorfistel nicht beseitigt, so besteht die Gefahr, daß sich im späteren Verlauf, manchmal sogar noch nach über zehn Jahren, eine Meningitis oder ein Hirnabszeß ausbildet (Abb. 83). Ferner kommen Muko- und Pyozelen der betroffenen Nasennebenhöhlen als Folgen einer Verlegung der Ausführungsgänge vor. Eine weitere Komplikation kann die Pneumatozele sein, die durch Einpressen von Luft in die Hirnsubstanz entsteht.

Die Defekte der Frontobasis können je nach Ausdehnung mit einem Galea-Periostlappen, autogener Fascia lata, Muskelperiost vom Musculus frontalis, Faszie vom Musculus temporalis, Nasenseptumknorpel oder mit frontal oder temporal gestielten Muskelperiostlappen gedeckt werden, wobei sich die Fixation der Transplantate mit Humanfibrinkleber bewährt hat. An alloplastischen Materialien wird heute vorwiegend Glasionomerzement [242], nur sehr selten noch Palacos, eingesetzt. Intra operationem ist allerdings darauf zu achten, daß der Zement keinen Kontakt zum Gehirngewebe erhält, da sonst toxische Schäden auftreten können [415].

a

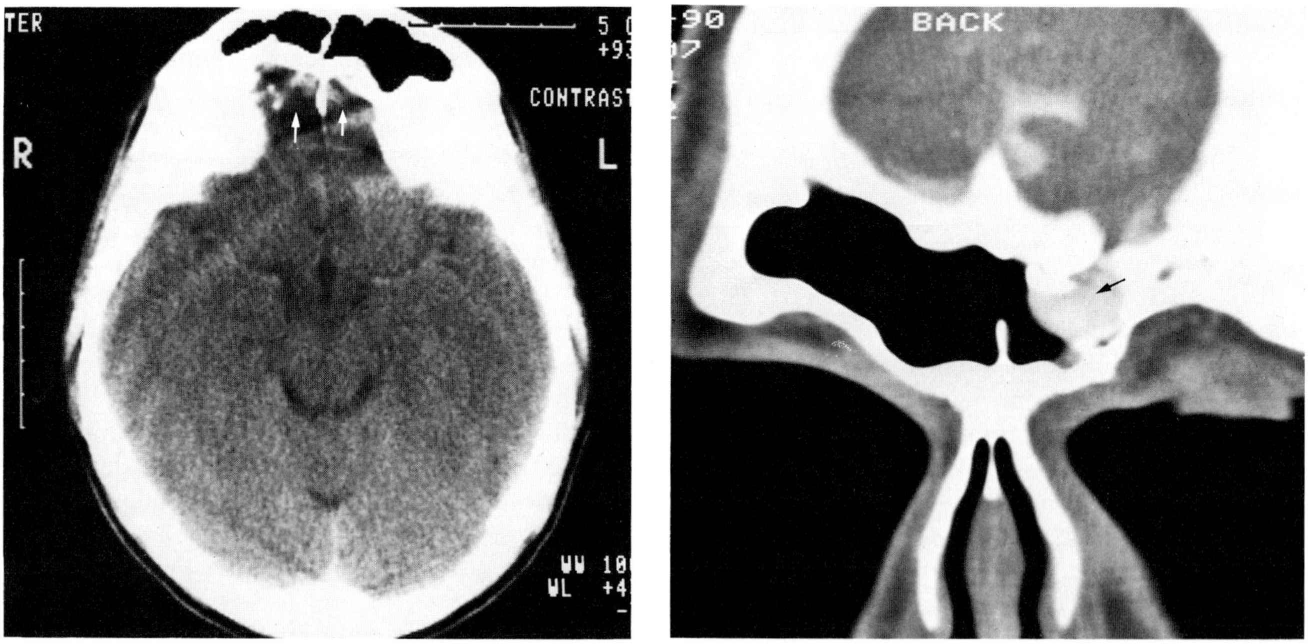

b

Abb. 83 Computertomogramme eines 39jährigen Patienten, der im Alter von 20 Jahren ein komplexes Schädel-Hirn-Trauma mit Abriß des Mittelgesichtes von der Frontobasis erlitt. 19 Jahre nach dem Trauma Auftreten einer Spätmeningitis ohne klinischen Verdacht auf Liquorrhö.

a) Das axiale Nativ-Computertomogramm zeigt rechts betonte hypodense Areale in den basalen Frontallappen als Hinweis auf einen postkontusionellen Residualschaden.

b) Das koronare Iotrolan-CT-Zisternogramm zeigt eine Weichteilveränderung in der rechten Stirnhöhle, die sich mit Kontrastmittel füllt und so die meningozelenartige Ausstülpung der Dura beweist.

Während die Aufdeckung und Abdichtung von Frontobasisfrakturen früher häufig osteoklastisch erfolgten, was nicht selten für den Patienten sichtbare und störende Substanzdefekte mit sich brachte, wird heute die osteoplastische Versorgung dieser Frakturen angestrebt. Dabei kann durch Mikro- und Miniplattenosteosynthesen eine stabile mediane Abstützung des Mittelgesichts am Stirnbein erreicht werden, wodurch nicht nur das völlige Sistieren des Liquorflusses [191], sondern auch eine knöcherne Sattel- und Breitnase verhindert werden können. Zur Vermeidung einer späteren Mukozelenbildung und damit auch späterer entzündlicher Komplikationen ist die Anlage eines epithelisierten weiten Zuganges zur Stirnhöhle und zu den Siebbeinzellen erforderlich. Hierfür eignet sich die Einlage von Silikonröhrchen in die Nasenhöhle beiderseits, die komplikationslose Abheilung dieser neu geschaffenen Drainagekanäle kann durch Einbringen von Salbentamponaden zusätzlich unterstützt werden. Bei Keilbeinhöhlenfrakturen ist der endonasale, mikro-endoskopische Zugang die Methode der Wahl [438]. Da bei Keilbeinhöhlenfrakturen mit einer möglichen Verletzung der A. carotis interna sowie auch mit der Ausbildung eines Aneurysmas der A. carotis interna gerechnet werden muß, sollte i. d. R. auch eine angiographische Diagnostik vorgenommen werden.

Obwohl die primäre Rekonstruktion der Frontobasis bei der Verwendung moderner Osteosyntheseverfahren in über 90% zu einem befriedigenden funktionellen und ästhetischen Ergebnis führt, sind bei schwereren Traumata Hypertelorismus, Narbenbildungen sowie Schief- und Sattelbildungen der Nase nicht immer zu vermeiden.

Revision der Nasennebenhöhlen. Die Frage, ob bei der definitiven Versorgung von Mittelgesichtsfrakturen die angrenzenden Nasennebenhöhlen revidiert werden müssen, sollte im Einzelfall entschieden werden. Bei schweren Gesichtsschädelverletzungen mit Zertrümmerung und Eröffnung der Kieferhöhlen nach außen ist vor der Versorgung der Weichteilwunden eine Revision in der Tiefe erforderlich. Dies ist bei Verdacht auf Fremdkörper immer angezeigt, starke Blutungen aus der Kieferhöhle, losgelöste freiliegende Knochensplitter und nekrotische Schleimhautstücke sind ebenfalls ein Anlaß, die Kieferhöhle zu revidieren. Erst dann können die Weichteilverletzungen entsprechend versorgt und unter Umständen intraoral eine plastische Deckung der Kieferhöhle vorgenommen werden. Eine Drainage zur Vorbeugung gegen Sekretstauung sollte nicht durch die offene Wunde, sondern immer durch den unteren Nasengang erfolgen. Bei der weichteilgedeckten Mittelgesichtsfraktur muß dem Hämatosinus keine wesentliche Bedeutung zugeschrieben werden, da sich in der Mehrzahl der Fälle aus einem Hämatosinus weder eine Kieferhöhlenentzündung noch ein Empyem entwickelt [387]. Es ist lediglich eine konservative Kieferhöhlenbehandlung oder die transnasale Drainage zum unteren Nasengang angezeigt; nur bei primär offenen Kieferhöhlenfrakturen ist die perioperative Antibiose empfehlenswert.

Therapie der Nasenskelettfrakturen. Für die Behandlung von Nasenskelettfrakturen stehen offene und geschlossene, blutige und unblutige Operationstechniken zur Verfügung. Das Vorgehen richtet sich nach dem Ausgangsbefund. Bei *offenen Frakturen* wird die Reposition des Stützgerüstes bereits im Rahmen der Wundversorgung vorgenommen. Knochenfragmente und lose Knochenstückchen werden dabei nicht entfernt, sondern unter Sicht in ihre ursprüngliche Stellung gebracht und mit PDS-Nähten oder Mikroplatten fixiert. Die Revision muß von innen nach außen unter Beachtung der anatomischen Gegebenheiten erfolgen. Bei geschlossenen Trümmerbrüchen, insbesondere im Kindesalter, bei Ablösung der Nasenbeine von der Spina frontalis, bei stärkerer Dorsalverlagerung des gesamten Nasengerüstes und bei Vorliegen einer größeren Zerstörung des knorpeligen Septums empfiehlt sich die blutige, offene Reposition. Diese Maßnahme, die beispielsweise von einem Brillen- oder bikoronaren Bügelschnitt (s. Abb. 86) sowie nach Aufklappung der Nase von ihrem Eingang her möglich ist, bietet den Vorteil, die Fragmente unter Sicht reponieren und gegen die angrenzenden festen Strukturen fixieren zu können. Nasoorbitoethmoidale Frakturen sind am besten ebenfalls über einen bikoronaren Bügelschnitt darzustellen. Der Vorteil dieses Zuganges liegt im simultan möglichen Zugang zur Frontobasis, zur medialen Orbitawand und zur Schädelkalotte, falls die Entnahme von Kalvariaknochen für die Osteoplastik bei einem stark zertrümmerten nasoorbitalen Komplex notwendig wird [113, 503]. Die routinemäßige Inspektion der medialen Orbitawand dient dabei zum Ausschluß einer Weichteilherniation oder einer Verlagerung von Knochenfragmenten nach infraorbital. Die dislozierten Knochenfragmente werden wiederum durch Mikroplattenosteosynthese in anatomisch korrekter Position fixiert.

Insbesondere muß dabei dem medialen Lidbändchenansatz Aufmerksamkeit geschenkt werden. Das Lidbändchen bleibt meist am Knochen gestielt und sollte bei der operativen Versorgung mit diesem reponiert werden. Dabei wird zusätzlich zur Mikroplattenosteosynthese am Stirnbein auch eine anterior und insbesondere posterior des Ligamentes fixierte transnasale Drahtligatur zur Annäherung der beiden Knochenfragmente erforderlich, um eine Abflachung der Nase und eine Vergrößerung des medialen Augenlidabstandes (Telekanthus) zu vermeiden. Wegen der bekannten Rückstelltendenz sollte die Reposition immer mit einer gewissen Überkorrektur erfolgen. Beim Vorliegen zusätzlicher Frakturen sollte dieser offenen Reposition des medialen Lidbändchens gegenüber der geschlossenen Reposition mit perkutaner, transnasaler Drahtführung unter Verwendung von externen Bleiplättchen der Vorzug gegeben werden. Ein Abriß des medialen Lidbändchens oder seine Lateralisation mit einem ausgesprengten Knochenfragment erfordert zur Vermeidung eines Telekanthus die möglichst frühzeitige anatomisch korrekte Wiederherstellung [170].

Meist kommt man jedoch mit einer geschlossenen, unblutigen Reposition, der sogenannten *Nasenbeinaufrichtung,* aus (Abb. 84). Mit einem ent-

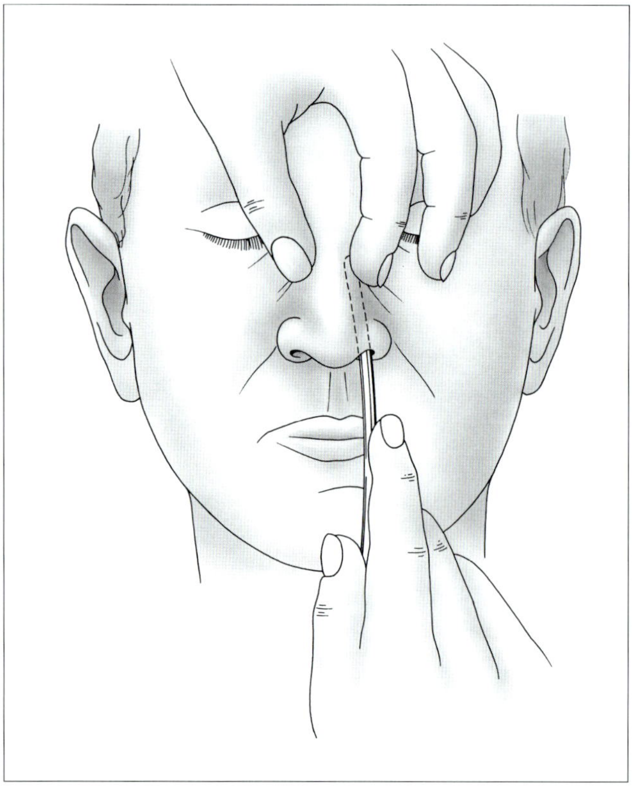

Abb. 84 Unblutige Reposition des Nasenbeins vom Naseninneren her.

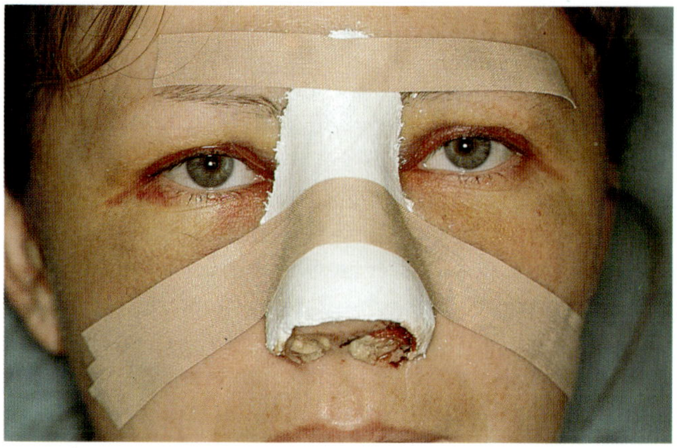

Abb. 85 Nasengipsverband zur Ruhigstellung der Nasenskelettfraktur.

sprechenden Elevatorium werden die Nasenbeine reponiert und vom Naseninnern her nach vorn luxiert. Die innere Abstützung wird durch eine Nasentamponade erreicht, die etwa zehn bis vierzehn Tage in situ verbleiben sollte. Die äußere Fixation erfolgt durch einen Gipsverband, der die frakturierten Knochenteile an der seitlichen Basis zusammendrückt (Abb. 85) und i. d. R. am fünften postoperativen Tag erneuerungsbedürftig ist. Anstelle eines Nasengipses kann auch eine Aluminiumschiene, die speziell für Nasenverbände hergestellt wird, verwandt werden. Bei schweren Trümmerfrakturen (z. B. Schußverletzungen) können zur inneren Nasenabstützung speziell geformte Portex®-Tracheotomie-Kunststoffkanülen verwendet werden, die eine Nasenatmung weiterhin zulassen [475]. Die geschlossene unblutige Technik ist nur dann durchführbar, wenn die Schwellung der Nasenweichteile nicht allzu stark ausgeprägt ist. Im Zweifelsfall verordnet man zunächst abschwellende Medikamente und führt die Nasenbeinaufrichtung einige, maximal sieben Tage später durch. Ergibt die Reposition nicht das gewünschte Ergebnis oder läßt sie sich bei älteren Frakturen nicht mehr durchführen, müssen die Traumafolgen nach den Grundsätzen der Septo-Rhinoplastik versorgt werden.

Als Komplikationen ausgedehnter Nasenskelettfrakturen sind neben einem möglichen Totalverschluß der Nasenatmung primär nicht erkannte Verletzungen der Tränenwege zu nennen.

Therapie dislozierter Oberkiefer-Alveolarfortsatzfrakturen. Dislozierte Oberkiefer-Alveolarfortsatzfrakturen werden sorgfältig reponiert, kleinere periostgestielte Knochensplitter belassen und nur völlig denudierte Knochenteile entfernt. Im frakturierten

Alveolarfortsatz enthaltene Zähne werden zunächst grundsätzlich belassen, um eine weitere Traumatisierung des frakturierten zahntragenden Knochenabschnittes, die zum Verlust führen könnte, zu vermeiden. Nach Reposition des Fragmentes erfolgt eine Fixation an den angrenzenden Alveolarfortsatzabschnitten durch Einbinden möglichst einer individuellen Drahtbogen-Kunststoffschiene für etwa sechs bis acht Wochen oder durch Mini- bzw. Mikroplattenosteosynthesen. Gelegentlich kann eine palatinale Verbandsplatte aus selbsthärtendem Kunststoff notwendig werden, die auch bei der Versorgung von Oberkiefer-Sagittalfrakturen benutzt wird. Eine intermaxilläre Fixation ist bei isolierten Frakturen des Oberkiefer-Alveolarfortsatzes i. d. R. entbehrlich. Die Vitalität der im frakturierten Alveolarfortsatz stehenden Zähne muß regelmäßig kontrolliert werden, da die Zähne häufig durch Abriß des Gefäßnervenbündels devitalisiert werden und somit später Wurzelkanalbehandlungen, endodontisch oder chirurgisch, indiziert sind.

Extraorale Schnittführungen. Die operativen Zugänge zu den Orbitarändern sind einmal der Augenbrauenschnitt für den lateralen und oberen Rand [86], der Infraorbitalschnitt bzw. der mittlere Unterlidschnitt werden zur Darstellung des unteren Randes verwendet [6, 505]. Seltener wird ein Schnitt am medialen Orbitarand benötigt, das gilt ebenso für die vertikale Inzision im Bereich der Glabella. Da die ästhetischen Ergebnisse dieser paranasalen Zugangswege zur medialen Orbita sowie zur Frontobasis häufig unbefriedigend sind, hat sich der bereits erwähnte bikoronale Bügelschnitt zur Versorgung dieser Frakturen sowie ausgedehnter Mittelgesichtsverletzungen mit Stirnhöhlenbeteiligung immer mehr durchgesetzt. In Abbildung 86 werden die verschiedenen extraoralen Schnittführungen zur Darstellung des Mittelgesichtsskeletts dargestellt. Den Zugang zur Le-Fort-I-Ebene verschafft man sich über einen Schnitt im oberen Vestibulum, von dem aus die Crista zygomaticoalveolaris und die Apertura piriformis erreicht werden können.

Entfernung von Osteosynthesematerial. Die intermaxilläre Immobilisation bei Frakturen, die durch Drahtosteosynthesen oder kraniofaziale Aufhängungen versorgt wurden, muß etwa sechs bis acht Wochen bestehenbleiben. Ist nach dieser Zeit das Mittelgesicht knöchern in regelrechter Stellung konsolidiert, kann die Mundöffnung freigegeben werden. Die intraoralen Schienenverbände sowie die Osteosynthesedrähte werden anschließend entfernt. Nach Mini- bzw. Mikroplattenosteosynthese des Mittelgesichtes können die Platten in Ausnahmefällen belassen werden, wenn korrosionsbeständige, bioinerte Vitallium®- oder Titanplatten verwendet wurden. Unserer Ansicht nach sollten die Platten jedoch nach etwa drei Monaten wieder entfernt werden, da diese ästhetisch auffallend sein und eine evtl. später notwendige Diagnostik mit bildgebenden Verfahren (Computertomographie, Kernspintomographie) durch Artefaktbildung stören könnten.

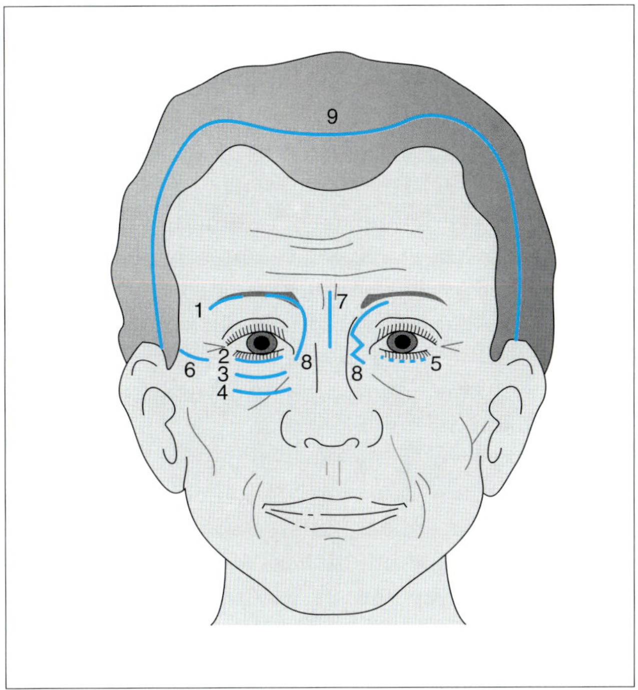

Abb. 86 Verschiedene Schnittführungen zur Darstellung des Mittelgesichtsskeletts von extraoral.
1 = lateraler Augenbrauenschnitt
2 = Subziliarschnitt
3 = mittlerer Unterlidschnitt
4 = Infraorbitalschnitt
5 = transkonjunktivaler Schnitt
6 = Jochbogenschnitt
7 = nasaler Medianschnitt (Glabellaschnitt)
8 = geradliniger (Brillen- oder Bogenschnitt) und W-förmiger medialer Orbitaschnitt
9 = bikoronaler Bügelschnitt

Therapie nicht dislozierter Mittelgesichtsfrakturen. Nicht dislozierte Mittelgesichtsfrakturen, vor allem bei zahnlosen älteren Patienten ohne auffällige klinische Symptomatik, bedürfen in Einzelfällen keiner chirurgischen Therapie. Eine solche Entscheidung sollte jedoch nur ein entsprechend erfahrener Fachchirurg treffen.

Therapie der Mittelgesichtsfrakturen im Kindesalter. Mittelgesichts- und Alveolarfortsatzfrakturen im Kindesalter sind im Vergleich zu Erwachsenen mit etwa 4% deutlich seltener [340], sie sind jedoch, bedingt durch die kindlichen Kopfproportionen, vielfach mit Schädel-Hirn-Traumata vergesellschaftet. Bei Mehrfachverletzungen bei Kindern unter 14 Jahren können begleitende Gesichtsschädelfrakturen als typisches Verletzungsmuster angesehen werden [321]. Grundsätzlich entspricht die Versorgung derartiger Frakturen der des Erwachsenen [232, 388], wobei die konservative Frakturversorgung noch nicht vollständig verlassen wurde. Bei einer operativen Frakturversorgung müssen die noch nicht voll pneumatisierten Nasennebenhöhlen und die im Oberkiefer liegenden Zahnkeime berücksichtigt werden. Als Folge kindlicher Mittelgesichtsfrakturen sowie ihrer operativen Revision sind in Einzelfällen Wachstumsstörungen beschrieben worden [226, 520].

Trotz dieser möglichen Störungen im Gesichtsschädelwachstum sollten erheblich dislozierte Mittelgesichts- und Jochbeinfrakturen einer operativen Versorgung zugeführt werden [340]. Neben Drahtnähten und Drahtaufhängungen werden an den Mittelgesichtsstützpfeilern Mikroplatten zur Stabilisierung angebracht. Eine weitere Indikation zur operativen Therapie liegt bei dislozierten Fragmenten vor, die sich auf konservativem Weg nicht sicher reponieren und stabilisieren lassen, oder in den Fällen, bei denen eine Okklusionseinstellung über Drahtschienenverbände im Wechselgebiß nicht zu erzielen ist. Sensibilitätsstörungen im Ausbreitungsgebiet des N. infraorbitalis sind in vergleichbarer Häufigkeit (30–40%) wie im Erwachsenenalter zu erwarten.

Behandlung lateraler Mittelgesichtsfrakturen

Therapie der Jochbein- und Jochbogenfrakturen. Während isolierte Jochbein-Jochbogenfrakturen mit fehlender oder geringer Dislokation und fehlender klinischer Symptomatik keiner Reposition bedürfen und spontan verheilen, müssen in Fehlstellung befindliche Frakturen reponiert und fixiert werden. Bei diesen *dislozierten Jochbeinfrakturen* ist heute ein operatives Vorgehen zur Vermeidung von Spätschäden selbstverständlich (Abb. 87). Dabei haben die Osteosyntheseverfahren mit Mini- und Mikroplatten sämtliche anderen Techniken ersetzt, insbesondere hat die sogenannte perkutane Jochbeinbehandlung mit transkutanen Drahtextensionen und Kopf-Gipsverbänden keine Berechtigung mehr. Ziel der Behandlung ist die anatomisch regelrechte Reposition und Fixation des Jochbeins und damit die Wiederherstellung der Gesichtssymmetrie sowie die Beseitigung funktioneller Störungen. Handelt es sich um isolierte Jochbeinfrakturen, wäre die sofortige Primärversorgung zwar ideal, sie ist aber nicht

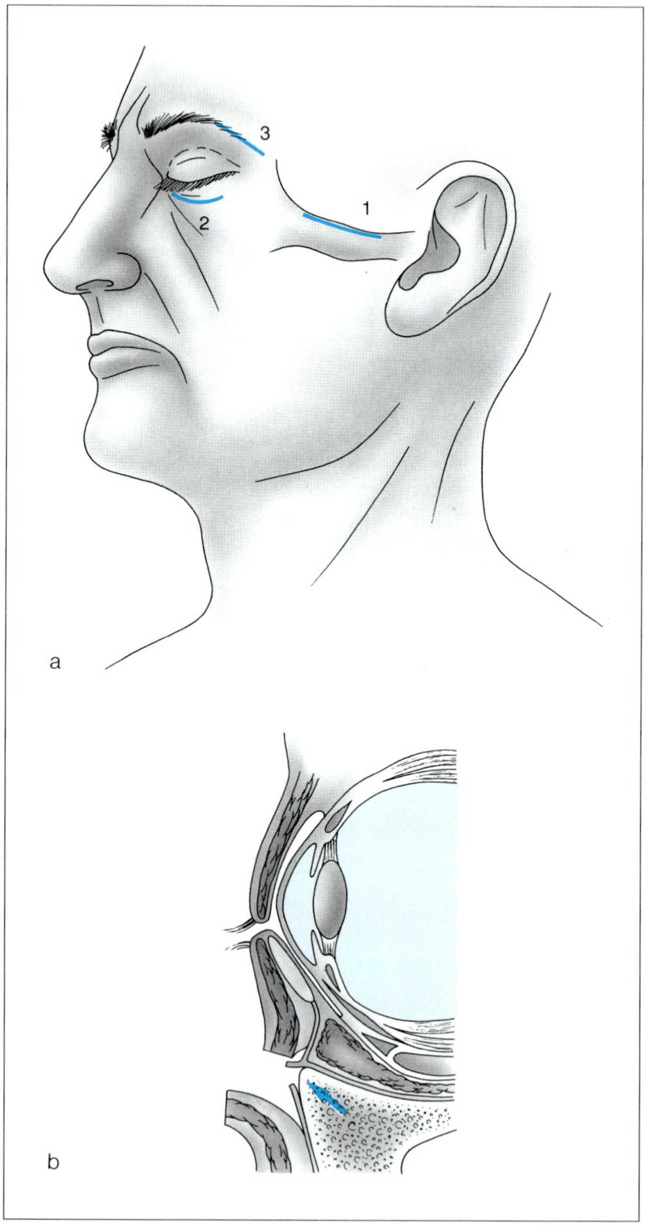

Abb. 87 Schnittführungen zur operativen Behandlung einer stark dislozierten Jochbeinfraktur von extraoral.

a) Inzision unmittelbar oberhalb des Jochbogens (1), Infraorbitalschnitt (2), lateraler Augenbrauenschnitt (3).

b) Beim Infraorbitalschnitt wird das Periost einige Millimeter unterhalb der Infraorbitalkante durchtrennt, wodurch ein direkter, kurzer Weg zum Infraorbitalrand unter Umgehung des Septum orbitale möglich wird.

immer realisierbar. Eine verzögerte Primärversorgung sollte jedoch möglichst innerhalb von ein bis zwei Tagen nach dem Trauma angestrebt werden.

Nach Darstellung der frakturierten Sutura zygomaticofrontalis von einem lateralen Augenbrauenschnitt aus wird das Jochbein mit einem Einzinkerhaken, der durch eine kleine Stichinzision im Bereich der Wange (perkutan) etwa 4 cm kaudal des lateralen Augenwinkels unter den Jochbeinkörper geführt wird, reponiert (Abb. 88). Bei der Reposition ist darauf zu achten, daß die Symmetrie des Gesichtsschädels wiederhergestellt wird. Das Repositionsergebnis wird dann im Bereich des lateralen Orbitarandes unter ständigem Hakenzug obligat mit einer Miniplattenosteosynthese fixiert, durch die eine solche Stabilität erreicht wird, daß i. d. R. auf eine zusätzliche Osteosynthese am Infraorbitalrand verzichtet werden kann. Ist dies nicht möglich, so muß von einem Infraorbitalschnitt aus der untere Orbitarand dargestellt und durch eine zusätzliche Mikroplattenosteosynthese rekonstruiert werden. Ist bei Trümmer- oder Defektfrakturen keine stabile Situation an der Crista zygomaticomaxillaris erreichbar, wird auch dort eine Miniplattenosteosynthese angebracht und gegebenenfalls eine primäre Rekonstruktion vorgenommen. Kleine Knochenfragmente im Bereich der fazialen Kieferhöhlenwand werden zusätzlich mit Mikroplatten fixiert. Die Reposition und Fixation des dislozierten Jochbeins sind vollständig, wenn die Stufe am Infraorbitalrand verschwunden ist, der Jochbogen eine normale Wölbung aufweist und die durch Anstoßen des Processus muscularis an das imprimierte Jochbein bedingte Kieferklemme beseitigt ist (Abb. 89). Bei der Versorgung von kombinierten Mittelgesichtsfrakturen wird die Reposition eines dislozierten Jochbeins ebenfalls mit dem perkutan eingestochenen Einzinkerhaken vorgenommen.

Isolierte *Jochbogenfrakturen* werden ebenfalls durch perkutane Hakenreposition etwa 3 cm vor dem Kiefergelenk und 4 cm dorsokaudal des lateralen Augenwinkels behandelt, ein deutlich hörbares „Knacken" zeigt die erfolgreiche Rückverlagerung der typischen Jochbogenstückfraktur an (s. Abb. 70). Nur in Einzelfällen, wenn auf diesem Weg kein befriedigendes Ergebnis erreicht werden konnte, ist eine Mikro- oder Miniplattenosteosynthese der imprimierten Jochbogenfragmente angezeigt (Abb. 90).

Die Stellung des Jochbeins sowie des Jochbogens ist stets röntgenologisch durch eine Nasennebenhöhlen- bzw. Henkeltopf-Aufnahme oder isolierte Jochbogen-Aufnahme zu dokumentieren.

Lediglich bei ausgedehnten Trümmerfrakturen des Jochbeins sollte, ebenso wie bei dislozierten Defektfrakturen des Orbitabodens, eine zusätzliche Reposition über die Kieferhöhle erfolgen. Nur in diesen Fällen sind Kieferhöhlenstütztamponaden oder antrale Ballonkatheter für etwa zehn bis zwölf Tage erforderlich. An die Revision des Canalis infraorbitalis und die gegebenenfalls erforderliche Dekompression des in ihm verlaufenden Nervus infraorbitalis sollte bei dislozierten und Trümmerfrakturen des Jochbeins sowie bei suspektem radiologischen Befund stets gedacht werden.

Revision der Orbita. Eine Revision der Orbita wird bei isolierten Jochbein- und kombinierten Mittelgesichtsfrakturen notwendig, die mit Dislokation des Orbitabodens sowie sekundären Veränderungen, wie Diplopie oder Motilitätsstörungen des Bulbus, einhergehen. Die Therapie der Orbitafrakturen besteht fast immer in einer chirurgischen Revision, nur in

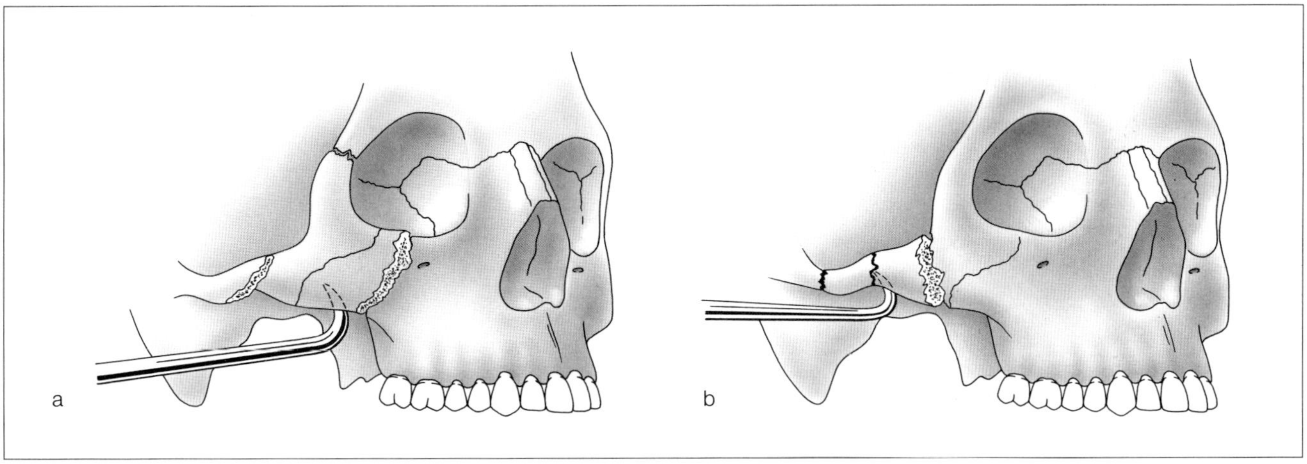

Abb. 88a und b Perkutane Hakenreposition des Jochbeins (a) und Jochbogens (b).

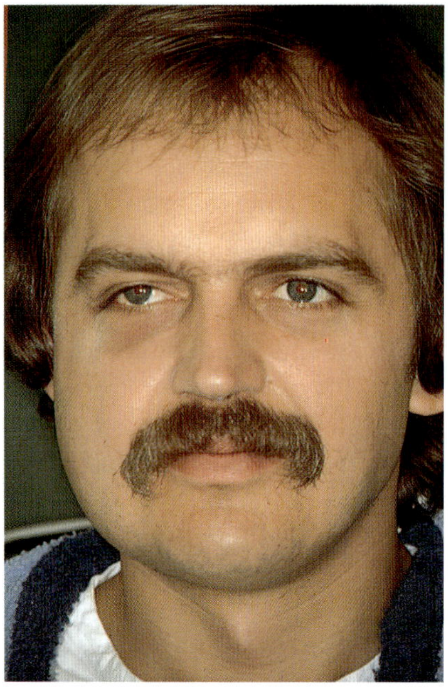
a

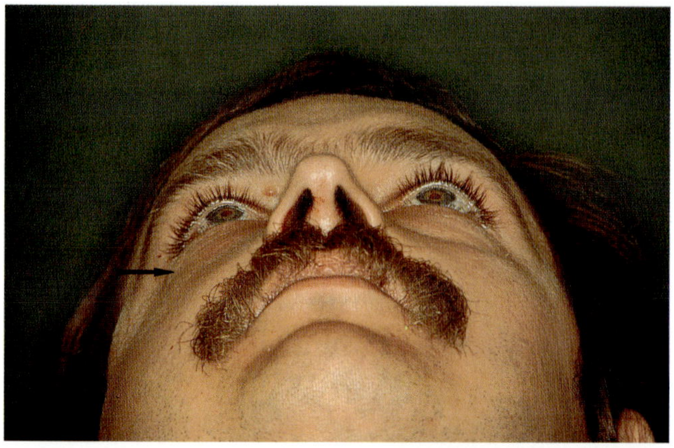
b

Abb. 89 33jähriger Patient mit einer Jochbeinimpressionsfraktur rechts.

a) Angedeutetes Monokelhämatom und deutliche Wangenschwellung rechts.
b) Erhebliche Abflachung der rechten Jochbeinprominenz.
c) Extraorale Schnittführung im Bereich der lateralen Augenbraue und infraorbital.
d) Nach Reposition Fixierung des dislozierten Jochbeins durch Miniplatten osteosynthese im Bereich des rechten lateralen Orbitarandes.
e) Symmetrische Jochbeinregionen und ästhetisch unauffällige Operationsnarben drei Monate post operationem.
f) Symmetrische Jochbeinprominenz beiderseits von kaudal gesehen.
g und h) *Siehe gegenüberliegende Seite.* ▷

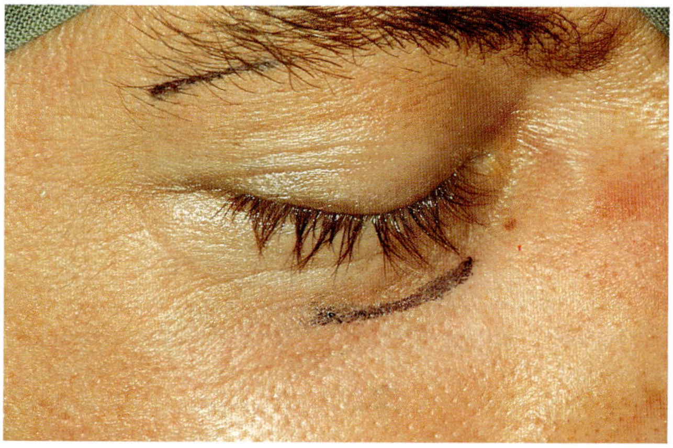
c

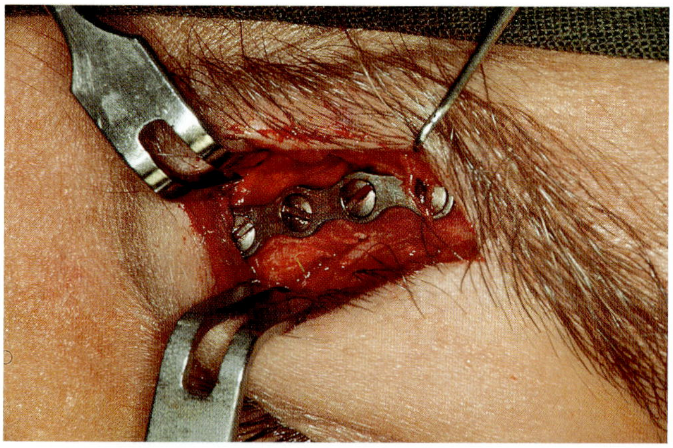
d

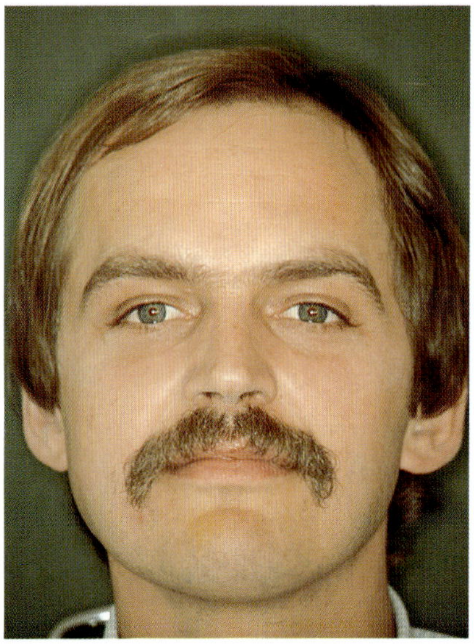
e

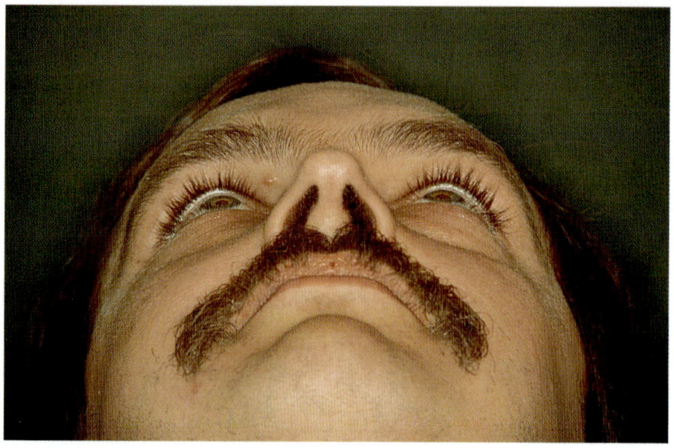
f

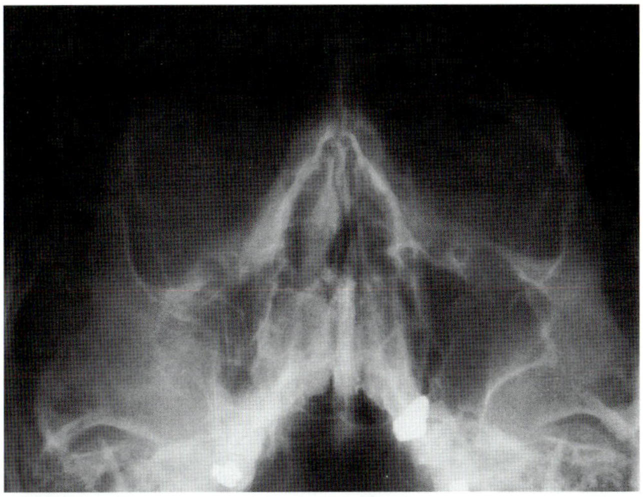

g

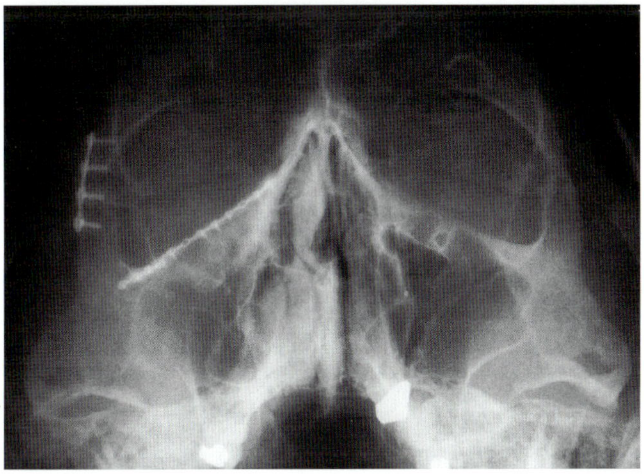

h

Abb. 89 (Fortsetzung)
g) Nasennebenhöhlen-Aufnahme einer Jochbeinimpressionsfraktur rechts mit Stückfraktur des Infraorbitalrandes.
h) Nasennebenhöhlen-Aufnahme nach Reposition und Fixierung durch Miniplattenosteosynthese am lateralen Orbitarand und Mikroplattenosteosynthese am Infraorbitalrand.

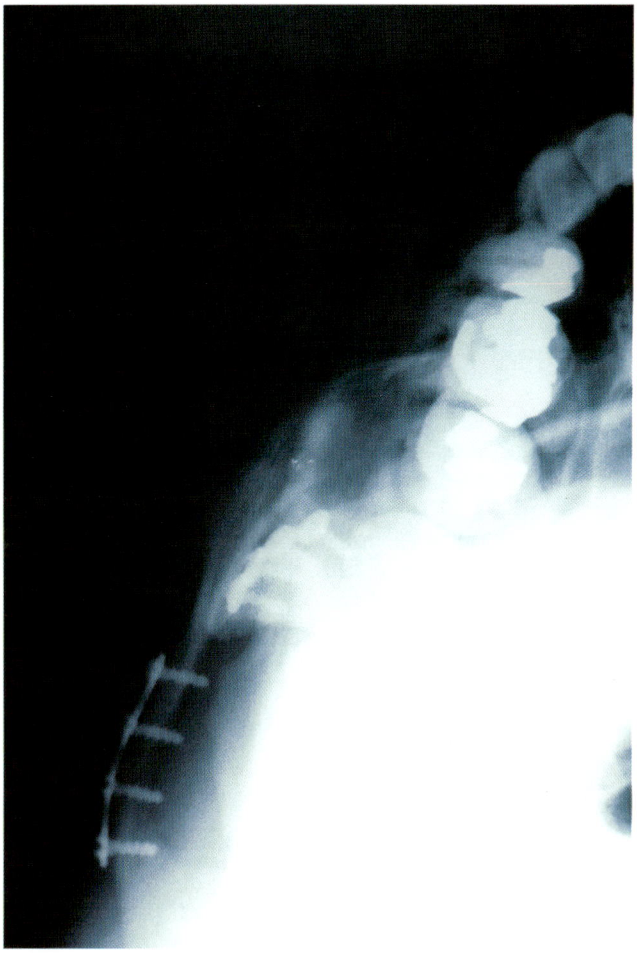

Abb. 90 Axiale Schädelaufnahme einer isolierten Jochbogenfraktur rechts nach Reposition und Fixierung durch Miniplattenosteosynthese.

begründeten Ausnahmefällen ist ein abwartendes Verhalten gerechtfertigt. Die chirurgische Intervention sollte i. d. R. möglichst früh nach dem Trauma, wenn möglich innerhalb von acht bis zehn Tagen, erfolgen, da inkarzeriertes Orbitafett atrophisch oder sogar nekrotisch werden kann und somit schwer korrigierbare Spätschäden vor allem ophthalmologischer Art wie Bulbustiefstand, Enophthalmus oder Motilitätsstörungen mit Diplopie die Folge sein können. Da trotz intensiver klinischer und bildgebender Diagnostik nicht selten prae operationem falsch negative Befunde erhoben werden und die Orbitarevision, fachgerecht durchgeführt, i. d. R. ein nur geringes Operationsrisiko darstellt, sollte die Indikation zu diesem Eingriff nicht zu eng gestellt werden. Eine vorherige Sinuskopie zur Beurteilung des Kieferhöhlendachs und zur differentialdiagnostischen Abklärung zwischen Hämatom und Weichteilprolaps kann eine sinnvolle Maßnahme sein. Fortschreitender Visus- und Gesichtsfeldverlust in unmittelbarem Zusammenhang mit dem Trauma sind klinische Anzeichen einer Optikusläsion im Canalis opticus, die eine sofortige Intervention erfordern.

Grundsätzlich ist die operative Frühversorgung innerhalb der ersten ein bis zwei Tage nach dem Trauma anzustreben. Derartige Frühbehandlungen weisen z. B. bei allen Formen von Orbitafrakturen signifikant bessere Spätergebnisse auf als Spätbehandlungen [183, 470, 528]. Für die Wiederherstellung der Bulbusmotilität, des binokularen Sehens und der Stereopsis sind der Behandlungszeitpunkt und die Schwere der Mittelgesichtsfraktur bedeutsamere Faktoren als die Art des operativen Vorge-

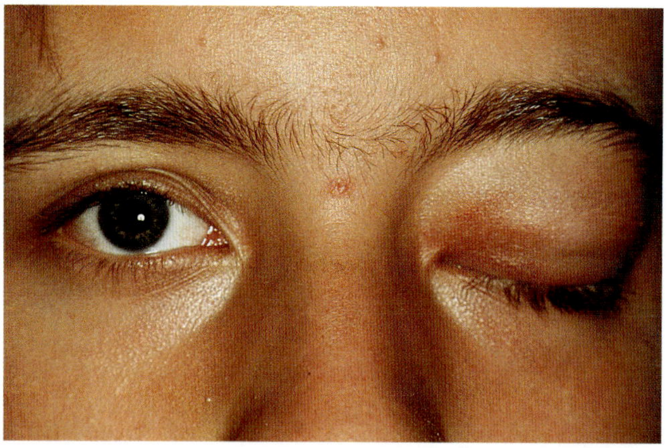
a

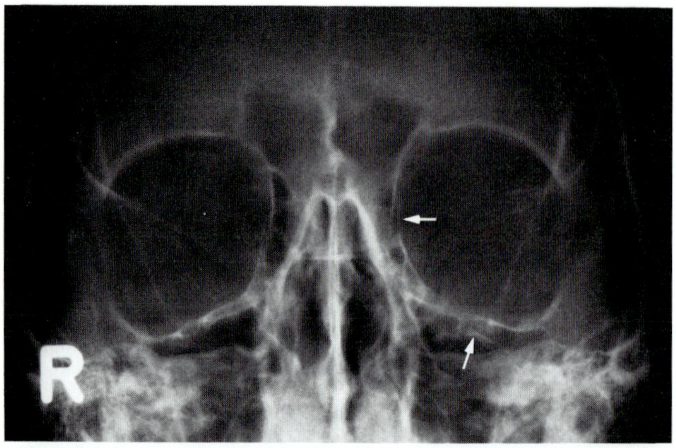

b

Abb. 91 Mediale Orbitafraktur links mit Einbruch von Orbitaweichteilen in die mittleren Siebbeinzellen und gleichzeitig bestehende Orbitabodenfraktur.

a) Klinisch deutliches Oberlidemphysem.
b) Die Orbita-Spezialaufnahme zeigt nur sehr diskret beide Orbitawandfrakturen.
c) Das axiale Computertomogramm zeigt den Einbruch von Orbitainhalt in die mittleren Siebbeinzellen sowie das Lidemphysem.
d) Auf dem koronaren Computertomogramm werden beide Orbitawandfrakturen deutlich dargestellt. Hämatosinus.

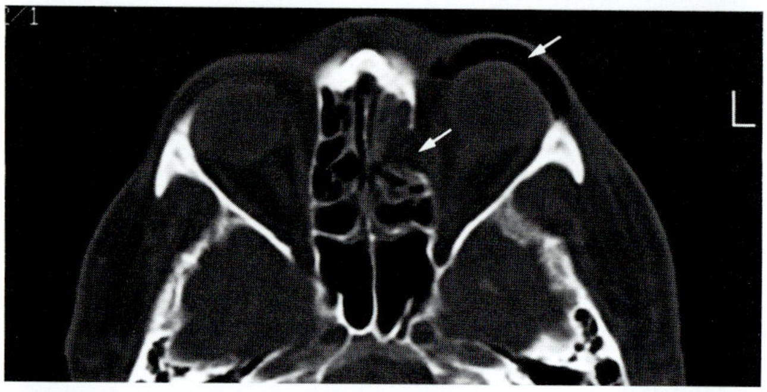

c

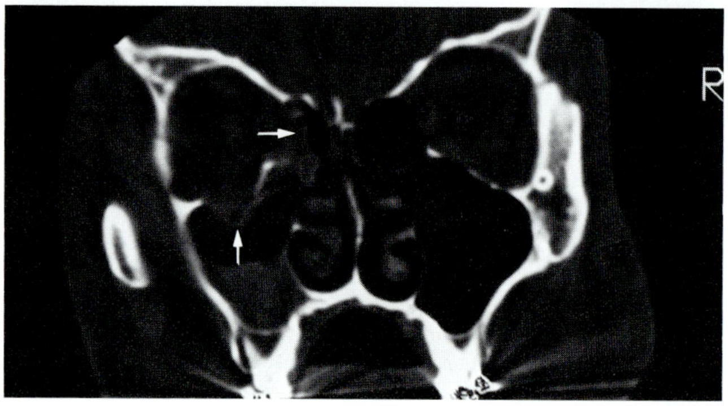

d

hens. Speziell bei Orbitabodenfrakturen mit unter Umständen eingeklemmten Anteilen des Musculus rectus inferior ist deshalb besonders auf eine frühzeitige Reposition des Bulbus und Lösen der Augenmuskelanteile Wert zu legen.

Die seltenen dislozierten isolierten *Orbitarandfrakturen* werden nach Reposition durch Zugschrauben-, Mini- oder Mikroplattenosteosynthesen stabilisiert. Handelt es sich um begleitende Verletzungen bei komplexen Mittelgesichtsfrakturen, erfolgt ihre Stabilisierung im Rahmen der Gesamtversorgung.

Frakturen des Orbitadaches, die in etwa 4% isoliert, häufiger begleitend bei Frakturen des Supraorbitalrandes oder fortgeleiteten Schädelbasisfrakturen, bei schweren Mittelgesichtsfrakturen in etwa 8% vorkommen, werden bei entsprechenden Dislokationen und Knochenaussprengungen in den Sinus frontalis über einen bikoronaren Bügelschnitt revidiert und bei Beteiligung der Frontobasis gegebenenfalls drainiert. Gleiches gilt für *Frakturen der medialen Orbita* mit dislozierter medialer Orbitawand, der Lamina orbitalis des Siebbeins (Abb. 91). Bei derartigen Frakturen mit Einbruch in die mittleren Siebbeinzellen ist i. d. R. auch eine Läsion des Musculus rectus medialis nachweisbar. Nach operativer Revision und Deckung des Defektes mit einer biokompatiblen Folie (PDS-Folie) oder einem autogenen Kalottentransplantat wird die Langzeitprognose der verbleibenden Paresen nicht nur durch die Wiederherstellung der medialen Orbitawand oder die Beseitigung der Muskeleinklemmung bestimmt, sondern insbesondere von der Kontusion des Orbitainhaltes mit den entsprechenden Läsionen von Muskeln und Nerven [322, 452]. Der Zugang zur medialen Orbitawand kann auch über einen W- oder Z-förmigen medialen Orbitaschnitt oder einen nasalen Medianschnitt erfolgen (s. Abb. 86).

Frakturen, die das *Siebbeinzellsystem* ohne die angrenzenden Wände betreffen und sich lediglich durch ein Lidemphysem zu erkennen geben, müssen meist nicht revidiert werden. Bei den *medialen Orbitafrakturen,* vor allem, wenn sie mit nasalen Frakturen vergesellschaftet sind, isoliert als nasoethmoidale oder als Begleitverletzung bei zentrolateralen Mittelgesichtsfrakturen, muß das innere

Lidbändchen, wie bereits beschrieben, sorgfältig revidiert und refixiert werden. Ein sonst verbleibender Telekanthus ist sekundär nur schwierig plastisch-chirurgisch zu beheben.

Auf die Wichtigkeit der Überprüfung und unter Umständen primären *Rekonstruktion der ableitenden Tränenwege,* die häufig bei nasoethmoidalen Frakturen verletzt werden, soll in diesem Zusammenhang nochmals hingewiesen werden. Die Sanierung derselben durch den Ophthalmologen kann meist ohne Schwierigkeiten in die Primärversorgung integriert werden [34, 487].

Von besonderer Bedeutung ist die häufigste Orbitafraktur, die *Orbitabodenfraktur,* die nach neueren Statistiken bei 26% der zentralen und/oder zentrolateralen sowie bei 61% der lateralen Mittelgesichtsfrakturen zusätzlich vorgefunden wird, während die isolierte Orbitabodenfraktur mit 13% deutlich seltener ist [433]. Die Therapie ist unabhängig davon, ob eine isolierte Orbitabodenfraktur oder eine Orbitabodenbeteiligung bei Mittelgesichtsfraktur vorliegt. Handelt es sich um eine Begleitverletzung, so muß allerdings Wert darauf gelegt werden, daß primär die Hauptfraktur reponiert und stabilisiert wird und erst anschließend die Orbitabodenfraktur. Revision und Reposition des frakturierten Orbitabodens erfolgen i. d. R. von extraoral. Abgesehen von offenen Frakturen, bei welchen der Zugang zur Orbita vorbestimmt ist, bleibt dieser der freien Wahl überlassen. Über einen subziliaren bzw. mittleren Unterlidschnitt etwa 5 mm unterhalb der Lidkante mit Präparation zwischen Septum orbitale und Musculus orbicularis oculi erreicht man eine ausreichende Übersicht im Bereich des Orbitabodens bei Vermeidung sekundärer funktioneller Schäden und äußerst zufriedenstellenden ästhetischen Ergebnissen (Abb. 92) [22]. Daneben sind auch der *Infraorbitalschnitt* sowie der *transkonjunktivale Zugang* [502] für eine übersichtliche Darstellung der Infraorbital- und Orbitabodenregion geeignet (Abb. 93). Während beim Infraorbitalschnitt gelegentlich unschöne Narbenbildungen und vor allem bei lateraler Lage des Schnittes hartnäckige Lidödeme infolge Durchtrennung der zu den Parotislymphknoten führenden Lymphgefäße nachteilig sind, ist der transkonjunktivale Zugang mit dem Nachteil behaftet, nicht erweiterbar zu sein, ohne das Unterlid durch eine laterale Kanthotomie zu traumatisieren.

Nach Darstellung des unteren Orbitarandes geht man dann subperiostal in die Orbita ein und reponiert vorsichtig zwischen den Frakturfragmenten

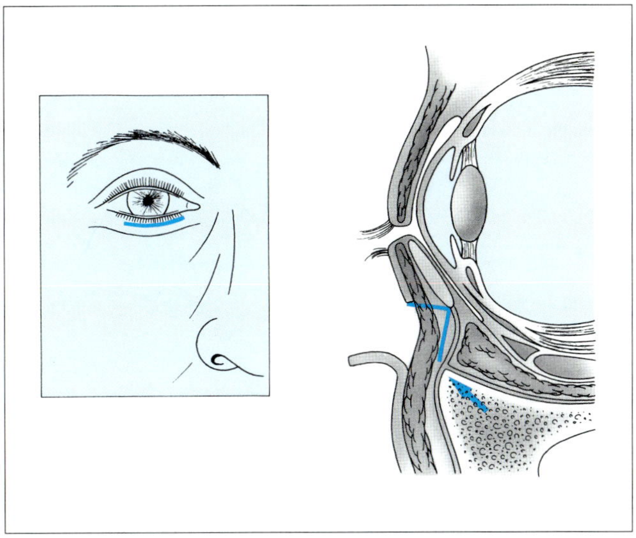

Abb. 92 Subziliarer bzw. mittlerer Unterlidschnitt mit Präparation zwischen Musculus orbicularis oculi und Septum orbitale bis zum Infraorbitalrand.

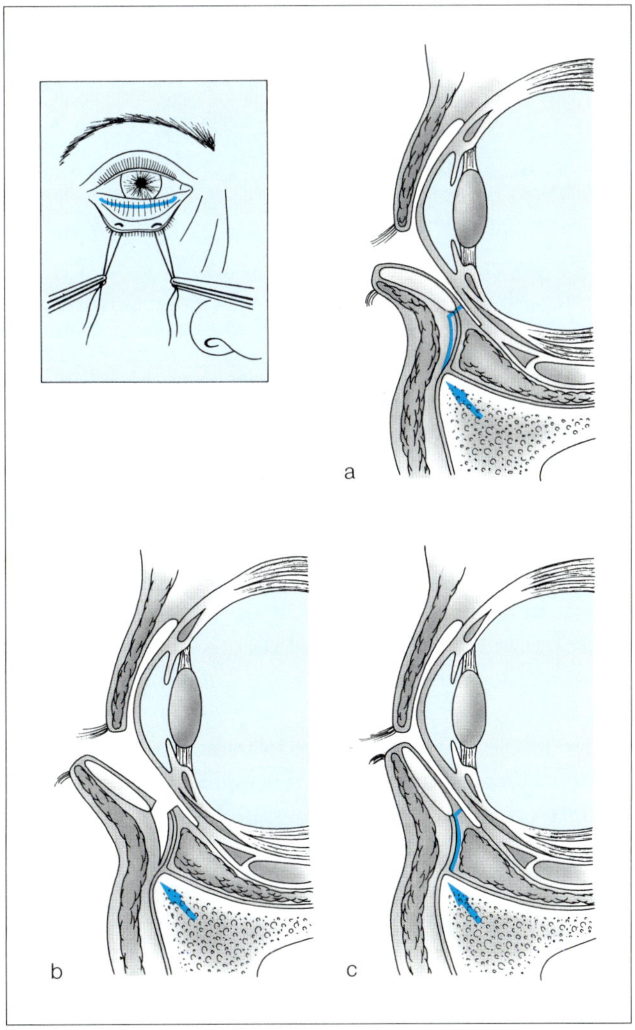

Abb. 93 Transkonjunktivaler Zugang mit präseptaler Präparation (a und b) oder retroseptalem Zugang (c) zum Orbitaboden.

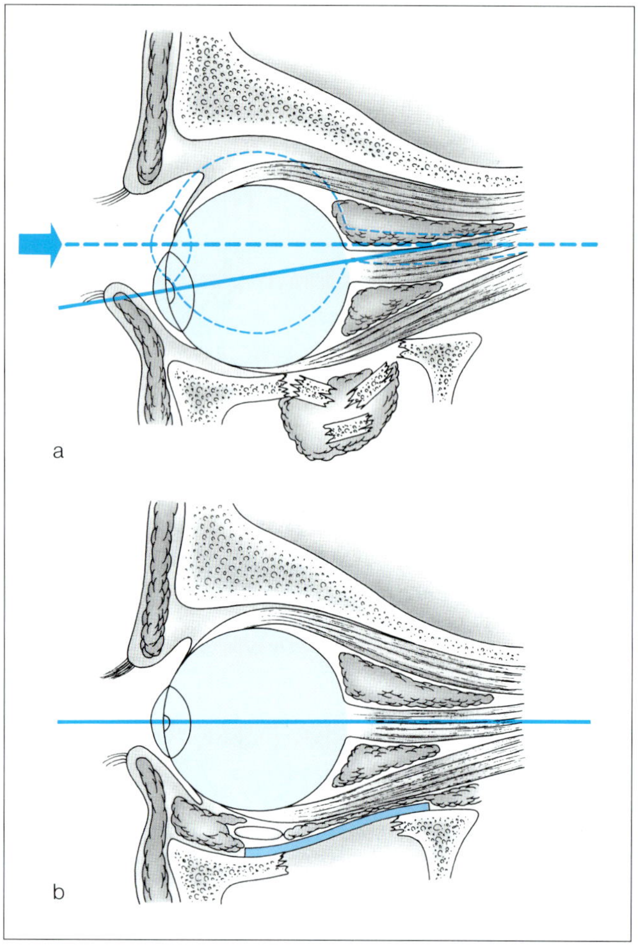

Abb. 94a und b Orbitabodendefektfraktur mit in die Kieferhöhle disloziertem Orbitagewebe einschließlich einzelner Frakturfragmente sowie Anteile des Musculus rectus inferior. Kaudalverlagerung des Bulbus mit Abweichung der optischen Achse (a). Orbitabodenrekonstruktion mit autogenem Knorpel nach Reposition des Orbitaweichgewebes sowie teilweiser Entfernung dislozierter Orbitabodenbruchstücke. Dadurch Erreichen der korrekten Bulbuslage (b).

eingeklemmtes oder in die Kieferhöhle disloziertes Orbitagewebe, einschließlich etwaiger Anteile des Musculus rectus inferior. Ob dislozierte Orbitabodenbruchstücke erhalten werden können oder entfernt werden müssen, muß im Einzelfall entschieden werden.

Für die *Rekonstruktion des Orbitabodens* bei einfachen Orbitabodenfrakturen oder geringfügigen Defektfrakturen hat sich die subperiostale Einlagerung von 0,25 bzw. 0,5 mm dicken, resorbierbaren Poly-p-Dioxanon-Folien (PDS-Folien) klinisch bewährt. Mit diesem Verfahren kann die weitaus größte Zahl der Orbitaböden, bei denen keine ausgedehnten Defektfrakturen vorliegen, in befriedigender Weise rekonstruiert werden. Auf die frühere Verwendung von allogenen oder xenogenen Implantaten (z. B. lyophilisierte Dura) sollte verzichtet werden, da hierbei das Vorkommen prionassoziierter Erkrankungen (Morbus Jakob-Creutzfeld) beschrieben wurde [392]. Bei den sogenannten Prionen handelt es sich um Proteine, die gegen die übliche Desinfektion resistent sind. Bei ausgedehnten Defekten, bis hin zum vollständigen knöchernen Orbitabodenverlust, empfiehlt sich eine Rekonstruktion mit autogenem Rippenknorpel oder einem temporoparietalen Kalottentransplantat aus der Tabula externa (Abb. 94, 95 und 96). Nach Möglichkeit kann auch auf alloplastische Materialien ausgewichen werden (Abb. 97). Bei Verwendung dieser biokompatiblen Materialien können Zweiteingriffe zur Materialentnahme, die die Operationszeit verlängern und unter Umständen störende Narben hinterlassen, vermieden werden. Daneben wurde die Rekonstruktion des Orbitabodens mit dem am Musculus temporalis gestielten Processus muscularis des Unterkiefers beschrieben [75], wobei dieses Verfahren ebenso wie das mittels am Musculus temporalis gestielter Lamina externa der Schädelkalotte [112] oder mittels Mikrogefäßanschluß gestielter autogener Knochentransplantate lediglich zur Rekonstruktion ausgedehnter Orbitazertrümmerungen geeignet ist. Als alloplastische Materialien kommen nichtresorbierbare Implantate aus dichter Aluminiumoxid- (Biolox®) oder Hydroxylapatit-Keramik und Teflon® bzw. resorbierbare Implantate aus Polydioxanon (PDS®-Schale) oder Polyglactin (Vicryl®) bei ausgedehnten Orbitabodendefektfrakturen zur Anwendung. Auch Mikro-Titangitter haben sich zur Deckung größerer Orbitabodendefekte bewährt.

Gelingt es über den infraorbitalen Zugang nicht, eingeklemmtes Orbitagewebe von orbital her zu reponieren, ist es erforderlich, einen zusätzlichen transantralen Zugang zu wählen. Dabei wird der

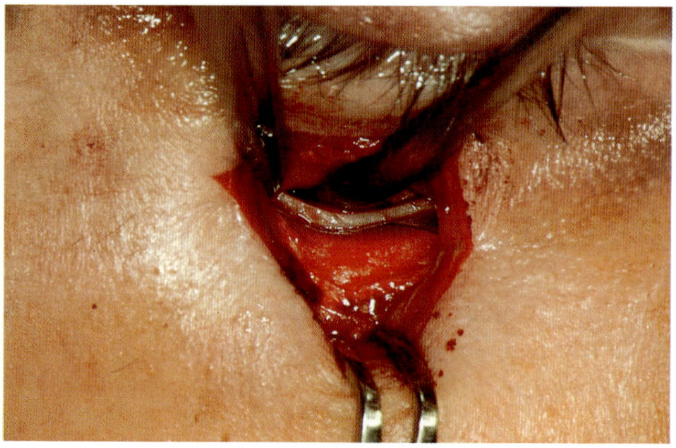

Abb. 95 Orbitabodenplastik mit subperiostaler Einlagerung eines autogenen Rippenknorpeltransplantates bei ausgedehnter Orbitabodendefektfraktur.

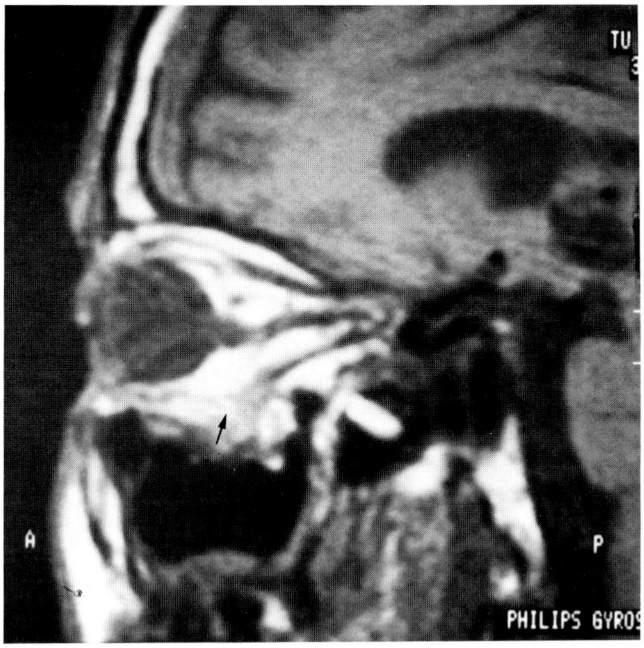

a

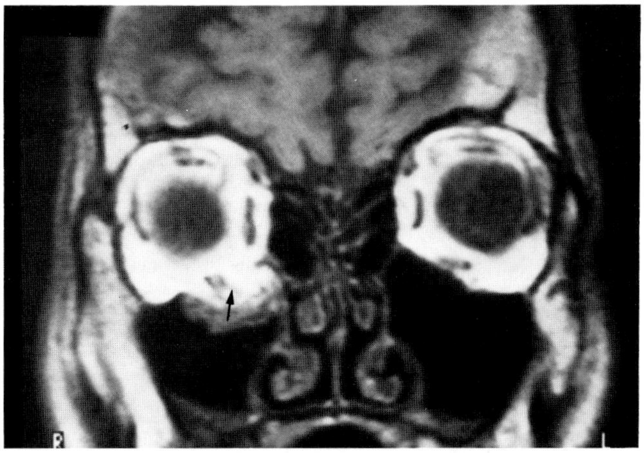

b

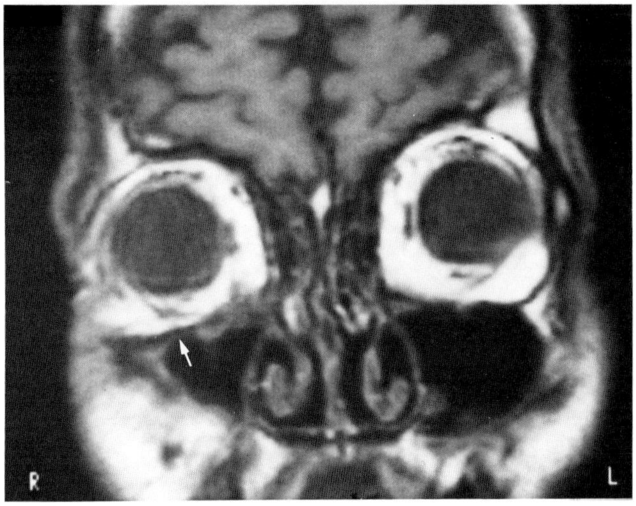

c

Abb. 96 Kernspintomogramme einer ausgedehnten Orbitabodendefektfraktur rechts.

a) Laterales Kernspintomogramm mit Verlagerung von Orbitainhalt einschließlich von Anteilen des Musculus rectus inferior in die Kieferhöhle.

b) Das koronare Kernspintomogramm prae operationem zeigt den Weichteilprolaps im Bereich der rechten Kieferhöhle sowie eine Kaudalverlagerung des Bulbus.

c) Koronares Kernspintomogramm nach Reposition des prolabierten Orbitainhaltes und Rekonstruktion des Orbitabodens mit einem autogenen Rippenknorpeltransplantat. Der Bulbus befindet sich jetzt in regelrechter Stellung.

übliche Kieferhöhlenzugang mit genügend großer Öffnung der fazialen Kieferhöhlenwand gewählt. So können sowohl von orbital als auch von antral Weichgewebe und Knochen reponiert werden. Gleichzeitig können ein Hämatosinus entfernt, die Kieferhöhlenschleimhaut inspiziert und evtl. vorhandene Knochensplitter ausgeräumt und ein nasales Fenster in üblicher Weise angelegt werden.

Nur in Ausnahmefällen muß der reponierte bzw. rekonstruierte Orbitaboden von der Kieferhöhle aus mit fester Jodoformstreifentamponade oder durch aufblasbare Ballons bzw. Kieferhöhlenendothesen abgestützt werden [203, 314, 522]. Der Nachteil dieser Verfahren liegt in der nicht auszuschließenden Schädigung der Kieferhöhlenschleimhaut durch die etwa zwei bis vier Wochen liegenden Tamponaden bzw. Ballons und in einer bei den meisten Ballonsystemen fehlenden gleichmäßigen Druckverteilung auf den Orbitaboden.

Nach Abklingen der operativ bedingten Schwellung müssen grundsätzlich eine *ophthalmologische Kontrolluntersuchung* zur Beurteilung von Bulbusmotilität, Tiefstand oder Enophthalmus sowie eine Kontrolle mit bildgebenden Verfahren (Ultraschalldiagnostik, Kernspintomographie) durchgeführt werden.

Die Behandlung begleitender *Nervenverletzungen* bei Orbitafrakturen, vor allem der Nervi supraorbitales bei Supraorbitalrand- und Orbitadachfrakturen und der Nervi infraorbitales (ca. 79%) [182] bei Orbitabodenfrakturen, die zu Anästhesie, Hypästhesie, Hyperästhesie oder Parästhesie in den entsprechenden Ausbreitungsgebieten führen, ist ebenfalls operativer Natur und besteht in der Dekompression, Entfernung einspießender Knochensplitter und eventueller Einscheidung in Silikonhülsen zur Vermeidung narbiger Verwachsungen.

Die Therapie der sehr seltenen Orbitafrakturen im *Kindesalter* ist grundsätzlich die gleiche wie beim Erwachsenen. Lediglich der Zugangsweg durch die Kieferhöhle bei dislozierten Frakturen verbietet sich, um Schädigungen der dort liegenden Zahnkeime zu vermeiden.

Bei der *Sekundär- bzw. Spätversorgung von Orbitafrakturen* sind besonders die disloziert verheilten

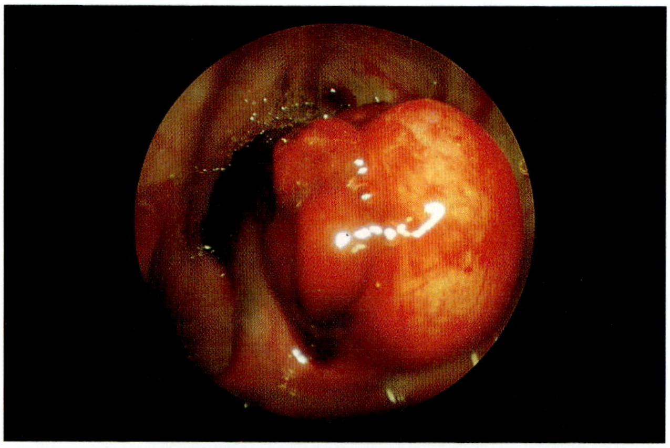
a

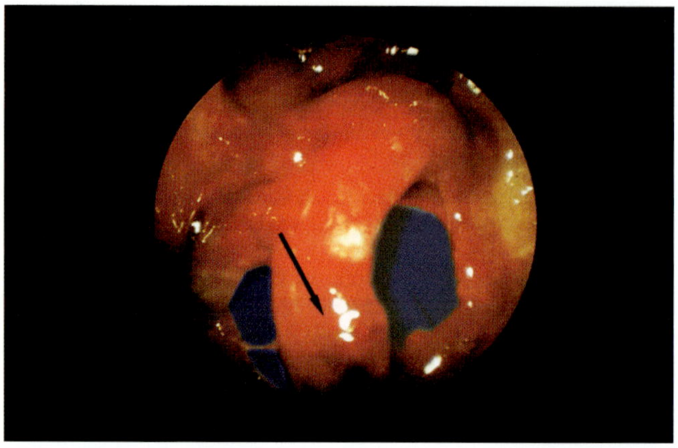
b

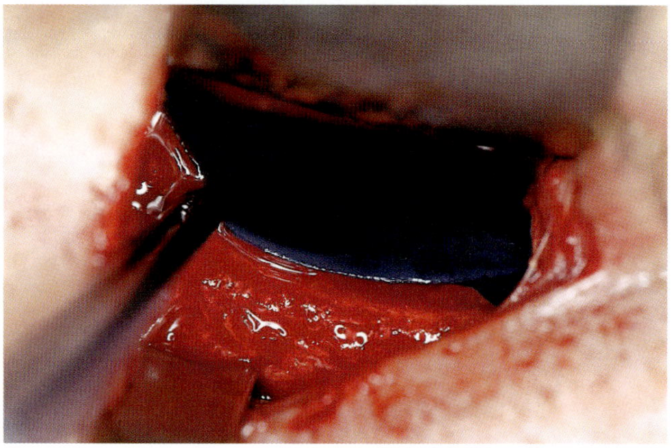
c

Abb. 97 Orbitabodendefektfraktur mit Weichteilprolaps in die Kieferhöhle.

a) Der sinuskopische Befund des Orbitabodens zeigt inkarzeriertes Orbitafett.
b) Sinuskopischer Befund des mit PDS®-Folie rekonstruierten Orbitabodens. Der Nervus infraorbitalis befindet sich dekomprimiert kaudal des alloplastischen Materials (Pfeil).
c) Orbitabodenrekonstruktion mit PDS®-Folie nach Reposition des dislozierten Orbitagewebes und Dekompression des Nervus infraorbitalis.

Orbitabodenfrakturen mit funktionellen ophthalmologischen Störungen von Wichtigkeit. Sowohl bei isolierten wie auch bei begleitenden Orbitabodenfrakturen muß in enger Absprache mit dem Augenarzt versucht werden, die Funktionsstörung zu beheben. Dies geschieht bei begleitender Orbitabodenfraktur, die ihre Ursache in einer disloziert verheilten Jochbein- oder anderen Mittelgesichtsfraktur hat, mit Hilfe der Osteotomie des Jochbeins und einer anatomisch regelrechten Wiederherstellung, wodurch z. B. der Bulbustiefstand ausgeglichen werden kann (Abb. 98). Ein evtl. noch vorhandener Orbitabodendefekt wird auch in diesen Fällen nach Lösen der Narbenbildungen i. d. R. durch PDS-Folien gedeckt, wodurch die Bulbusmotilität freigegeben wird. Dagegen ist ein bestehender posttraumatischer Enophthalmus auch durch die Rekonstruktion der Orbita mit autogenen Tabula-externa- bzw. Calvarium-split-Transplantaten äußerst schwierig. Der posttraumatische Enophthalmus entsteht i. d. R. als Folge einer Vergrößerung der Orbita insbesondere im dorsalen Anteil. Dort muß die Korrektur stattfinden, wobei die Transplantate zum einen zur Orbitarekonstruktion, zum anderen zum Ausgleich von fehlendem, durch Inkarzeration verlorenem orbitalen Fett dienen. Die Knochentransplantate sollen bis zur Spitze des Orbitatrichters reichen, da gerade dort die Rekonstruktion besonders wichtig ist, wenn ein Enophthalmus ausgeglichen werden soll. Die anatomische Lagebeziehung zum N. opticus, aber auch zu den Augenmuskeln birgt das Risiko postoperativer Komplikationen, wobei in erster Linie Einschränkungen des Visus oder des binokularen Sehens in Frage kommen. Bei der chirurgischen Korrektur des Enophthalmus darf daher nicht nur der ästhetische Aspekt im Vordergrund stehen, insbesondere dürfen die genannten funktionellen Aspekte nicht außer acht gelassen werden [211]. Befriedigende Ergebnisse sind nicht immer erreichbar, wodurch die Bedeutung der optimalen Frühversorgung nochmals betont werden soll.

Da intra- und retroorbitale Frakturen durch Mitverletzung der Hirnnerven II, III, IV, V_1 und VI zu spezifischen ophthalmologischen Syndromen (z. B. Orbitaspitzensyndrom) führen können, soll bei akut oder vollständig eingetretener Ophthalmoplegie und hämorrhagischer Kompression mit progressivem Exophthalmus die chirurgische Dekompression des retroorbitalen Raumes innerhalb von wenigen Stunden nach dem Trauma durchgeführt wer-

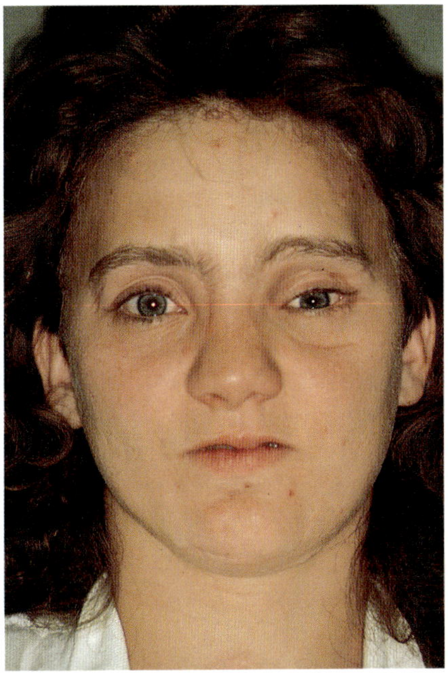
a

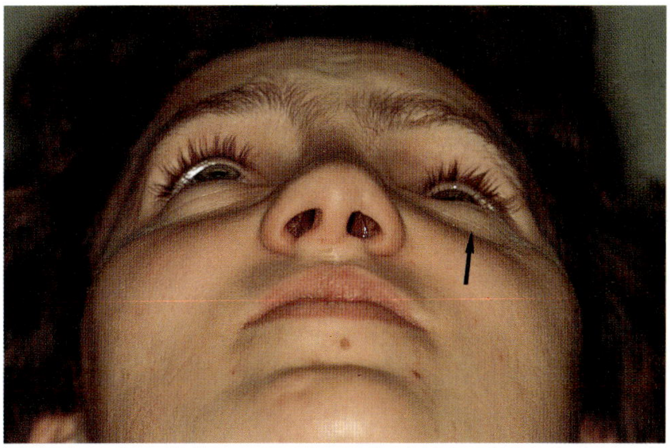
b

Abb. 98 Bulbustiefstand, Pseudoptosis und mongoloide Lidachsenstellung als Folge einer in erheblicher Dislokation verheilten begleitenden Orbitabodenfraktur bei zentraler Mittelgesichtsfraktur beiderseits.

a) En face.
b) Deutliche Abflachung der linken Jochbeinprominenz.

den [166]. Diese für die Augenfunktion weitgehend gefahrlose transfrontale Dekompression der Hirnnerven verbessert eindeutig die Prognose. Außerdem ist zu berücksichtigen, daß bei Orbitafrakturen in ca. 26% der Fälle begleitende Verletzungen des Auges oder der Augenanhangsgebilde beobachtet werden [220], die einer möglichst umgehenden ophthalmologischen Behandlung bedürfen [307]. Traumatische Sehnervverletzungen können direkt oder indirekt, isoliert oder kombiniert intraokulär, intraorbital, intrakanalikulär und intrakraniell prächiasmal auftreten [420, 488].

Pathogenetische Mechanismen sind dabei eine Durchtrennung, Zerrung, Kontusion, Kompression des Nervus opticus durch Hämatom bzw. Ödem oder eine Fraktur im Canalis opticus. Die Leitsymptome der *traumatischen Optikusneuropathie* bestehen in drastischer Visusminderung bis hin zur Erblindung und afferenter Pupillenstörung bzw. amaurotischer Pupillenstarre. Das Ausmaß der Schädigung ist bei den zumeist nicht ansprechbaren Patienten oft nur schwer abzuschätzen. Die koordinierte Bewertung klinischer und computertomographischer Befunde, die Ableitung Blitz-evozierter visueller Potentiale (Blitz-VEP) sowie eines Elektroretinogramms (ERG) gestatten es, einen Afferenzschaden früh zu diagnostizieren und zu lokalisieren [137, 138, 139]. Daraus ergibt sich dann unabhängig vom Schweregrad des Traumas die Möglichkeit zur frühen Indikationsstellung einer differenzierten Sehbahntherapie. Der Sehnervschaden ist eine Verletzung des Zentralnervensystems und erlaubt keinen therapeutischen „Wait-and-see"-Ansatz. In jedem Fall des Afferenzschadens wird daher unmittelbar die Urbason®-Hochdosis-Therapie über 48 Stunden eingeleitet [472]. Wegen der geringen Morbidität ist die frühzeitige Sehnervdekompression zusätzlich zur Kortikoidtherapie gerechtfertigt, wenn sich ein Afferenzschaden nachweisen läßt und beim bewußtlosen Patienten zusätzlich ein Trauma im posterioren Orbitadrittel bzw. Sehkanal dargestellt werden kann. Beim bewußtseinsklaren Patienten bedeutet die fehlende Lichtwahrnehmung oder ein progredienter Visusverlust eine Indikation zur Dekompression des kanalikulären Sehnervabschnitts, falls sich radiologisch ein Trauma im posterioren Orbitadrittel bzw. Sehkanal nachweisen läßt [138].

Tierexperimentell konnte gezeigt werden, daß man anhand der posttraumatischen Pupillomotorik auf einen Afferenzschaden schließen kann, doch die Auflösung derselben nicht die Aussage erlaubt, ob eine schwache oder starke Neuronenabnahme vorliegen wird [136, 139]. Nicht nur die Intensität, sondern auch die Dauer einer Sehnervschädigung ist für das Überleben der retinalen Ganglienzellen maßgeblich. Für die Klinik ergibt sich damit die Forderung nach frühestmöglicher Erkennung, Schweregraderfassung und Therapie von Sehnervschäden, um die Anzahl von Amaurosen zu senken [140]. Beim traumatischen Orbitahämatom als Ursache einer Optikuskompression kann auch die notfallmäßige Dekompression der Orbita über eine ausgedehnte horizontale und vertikale transkutane Spaltung des lateralen Lidbändchens *(laterale Kanthotomie und Kantholyse)* erzielt werden. Gegebenenfalls wird eine weitere Entlastung der Augenhöhle durch eine transkutane Eröffnung des Septum orbitale im temporalen Unterlidbereich in Höhe der knöchernen Orbitabegrenzung erreicht [420].

Eine Dekompression des Nervus opticus im Kanalbereich ist bei transethmoidalem Zugang erfolgversprechend, möglicherweise aber auch die Freilegung des Sehnervs von der vorderen Schädelgrube aus durch den Neurochirurgen. Bei der gleichzeitigen Versorgung von Mittelgesichtsfrakturen kann der Nervus opticus auch über einen transmaxillären Zugang nach passagerer Mobilisation des Oberkiefers in der „Down-fracture"-Methode dargestellt und dekomprimiert werden [44]. Die Operationsindikation ist i. d. R. dann gegeben, wenn der Sehverlust mit Verzögerung eintritt und eine Kompression des Kanals in der Spiral-CT-Technik bereits in der Primärdiagnostik, insbesondere bei polytraumatisierten Patienten, nachweisbar ist [304]. Damit wird die Indikation einer Dekompressionsoperation auf eine Minderheit der Fälle eingeengt. Wenn jedoch diese Voraussetzungen erfüllt sind, sollte die Dekompression des Nervus opticus sofort erfolgen [339]. So konnten bei operativen Dekompressionen innerhalb der ersten zwölf Stunden nach dem Unfall in 80% der Fälle Visusverbesserungen festgestellt werden [274]. Ein postoperativer Visus von 0,5–1,0 war ebenfalls nur im ersten Zwölf-Stunden-Intervall erreichbar. Nach zwölf Stunden, aber innerhalb des ersten 24-Stunden-Intervalls halbierte sich die Erfolgsquote auf 35% (maximaler postoperativer Visus 0,3). Bei operativer Dekompression nach mehr als 24 Stunden konnte keine Visusverbesserung erreicht werden.

Daneben gibt es auch radiologisch nicht begründbare Optikusschädigungen, die früher mit Optikusscheidenhämatomen erklärt wurden. Bei der operativen Freilegung des Nervs fiel jedoch auf, daß in Fällen plötzlicher Amaurose durch Schädelkontusion weder am Kanal noch am Nerv etwas nachzuweisen war. Histologische Untersuchungen in solchen Fällen zeigten dann häufig den Befund einer Dehnung des Nervs mit Einrissen der Achsenzylinder, wobei diese Schädigung exakt am rückwärtigen Kanalende lokalisiert war [473, 474]. Diese Unterbrechung der Nervenleitungen wird bisher damit erklärt, daß es bei frontookzipitalen Massenverschiebungen zu einem kurz dauernden Zug am Nervus opticus in Höhe des rückwärtigen Kanalendes kommen kann, da im Canalis opticus die Dura zugleich Periost ist. Die Folgen einer derartigen Unterbrechung der Nervenleitungen sind zunächst eine amaurotische Pupillenstarre; nach etwa zwei Wochen tritt die beginnende Optikusatrophie ein.

Neuere Statistiken über Komplikationen nach operativer Versorgung von Orbitabodenfrakturen zeigen, daß eine Amaurose in Extremfällen (0,04%) eine unvorhersehbare Komplikation auch nach operativer Orbitabodenrevision sein kann [284]. Bei einer Gesamtzahl von 20 500 operativ versorgten Orbitabodenfrakturen an deutschen Augen-, HNO- und Kieferkliniken in den Jahren 1985 bis 1989 wurden acht irreversible Erblindungen ohne ersichtliches intraoperatives Trauma mitgeteilt. Die Analyse dieser Erblindungen läßt den Schluß zu, daß für den Visusverlust mit nachfolgender Optikusatrophie mit hoher Wahrscheinlichkeit ein vasospastischer Gefäßverschluß im Stromgebiet der Zentralarterie oder der Ziliararterien verantwortlich zu machen ist. Da der zur Erblindung führende Pathomechanismus bisher nicht endgültig geklärt ist, sollte auf die präoperative lokale Injektion eines Vasokonstriktors möglichst verzichtet werden [176, 283]. Ebenso ist der perioperative Einsatz eines Kalziumantagonisten zur Verminderung der Tendenz zum Gefäßspasmus über einen Perfusor zu erwägen. Da auch eine druckbedingte Ischämie des Sehnervs und der Retina durch ein postoperatives retro- bzw. infrabulbäres Hämatom und sogar durch ein Orbitaemphysem in Betracht zu ziehen ist [176, 333, 364], ist die sofortige chirurgische Ausräumung des intraorbitalen Hämatoms mit breiter Drainage der Orbita zur Kieferhöhle und nach extraoral einzuleiten. Zusätzlich ist eine medikamentöse Therapie mit Glukokortikoiden zur Ödemausschwemmung, durchblutungsfördernden Mitteln (z. B. Trental®) sowie Carboanhydrasehemmern (z. B. Diamox®, Trusopt®-Augentropfen) oder Betarezeptorenblockern (z. B. Timolol®-Augentropfen) zur Ödem- und Glaukomprophylaxe dringend empfehlenswert. Aufgrund dieser schweren Komplikation muß gefordert werden, daß direkt nach jeder operativ versorgten Orbitafraktur die ophthalmologische Visuskontrolle durchzuführen ist. Im Rahmen der präoperativen Aufklärungspflicht sollte die Möglichkeit einer irreversiblen Erblindung erwähnt werden. Wegen dieser folgenschweren Problematik wird nochmals auf ein besonders schonendes und fachgerechtes Vorgehen bei jeder Orbitarevision hingewiesen.

Therapie der laterobasalen Schädelfrakturen. Trotz vielfacher Untersuchungen sind die Häufigkeitsverteilungen von traumatischen Nervus-facialis-

Paresen in Abhängigkeit von der Art der Felsenbeinfrakturen auch heute noch nicht restlos geklärt [490]. Deshalb ist zu fordern, daß zukünftigen Untersuchungen eine präzise Definition der Frakturtypen mit einheitlicher radiologischer Klassifikation (Hochauflösungs-CT) zugrunde liegt. Dabei scheint eine Einteilung in Längs-, Quer-, Komplex-, atypische und bilaterale Frakturen für die Subtypisierung adäquat. Zusätzlich müssen den Frakturtypen Komplikationen, wie geschlossene oder offene Frakturen, Blutungen, Liquorrhö, Läsionen des N. facialis und anderer Hirnnerven und intrakranielle Komplikationen zugeordnet werden.

Neben der traumatischen Fazialisparese stellt die Ertaubung durch eine beiderseitige Felsenbeinfraktur für den Betroffenen eine der gravierendsten Unfallfolgen dar. Die Ursache ist entweder eine Zerstörung der Cochlea durch eine quer- oder längsverlaufende Fraktur, eine stumpfe Gewalteinwirkung mit konsekutiver Einblutung oder seltener eine Zerstörung der Hörnerven. Für diese Patienten mit posttraumatischer Ertaubung stellt das sogenannte *Cochlear-Implant* eine wirksame Rehabilitationsmaßnahme dar [280]. Das Cochlear-Implant nimmt den Schall über ein Mikrofon auf und wandelt diesen im sogenannten Sprachprozessor in eine Folge elektrischer Impulse um, die über eine Induktionsspule auf das hinter dem Ohr gelegene Implantat transkutan übertragen werden.

Die weitere Therapie der laterobasalen Schädelfrakturen umfaßt die Maßnahmen zum Verschluß der Duraverletzung und zur Revision des Mittel- und ggf. des Innenohres. Kortikospongiöse Beckenknochentransplantate bieten für den sekundären Verschluß großer knöcherner Defekte im Bereich der lateralen Schädelbasis und der Kalotte die besten Voraussetzungen [181]. Die Fixierung der Transplantate mit Miniosteosyntheseplatten sichert die unproblematische Einheilung und knöcherne Durchbauung.

Behandlung in Dislokation konsolidierter Mittelgesichtsfrakturen

Mittelgesichtsfrakturen, die in Fehlstellung knöchern verheilt sind, werden, wenn funktionelle und ästhetische Störungen dies erfordern, osteotomiert, danach reponiert und in anatomisch regelrechter Stellung durch Mini- bzw. Mikroplattenosteosynthesen fixiert. Dies kann grundsätzlich bei sämtlichen zentralen und zentrolateralen Mittelgesichtsfrakturen in allen Ebenen sowie bei Jochbeinfrakturen erfolgen.

Literatur

[1] Adams, W. M.: Internal wiring fixation of the facial fractures. Am J Orthodont Oral Surg 29, 111 (1942).

[2] Adams, W. M.: Internal wire fixation of facial fractures. Surgery 12, 523 (1942).

[3] Aderhold, L.: Schienungsverfahren mit der Säureätztechnik. Zahnärztl Prax 30, 450 (1979).

[4] Aderhold, L., Jung, H., Frenkel, G.: Untersuchungen über den Wert einer Antibiotikaprophylaxe bei Kiefer-Gesichtsverletzungen – eine prospektive Studie. Dtsch Zahnärztl Z 38, 402 (1983).

[5] Akai, T., Kuwayama, N., Endo, S., Takatu, A.: Treatment of traumatical facial arteriovenous fistula with embolization and surgical excision – a case report. J Craniomaxillofac Surg 22, 147 (1994).

[6] Albright, C. R., McFarland, P. H.: Management of midfacial fractures. Oral Surg 34, 858 (1972).

[7] Alexander, R. W., James, R. B.: Postauricular approach for surgery of the temporomandibular articulation. J Oral Surg 33, 346 (1975).

[8] Alfter, G., Schwenzer, N., Friess, D., Möhrle, D.: Perioperative antibiotic prophylaxis with cefuroxime in oral-maxillofacial surgical procedures. J Craniomaxillofac Surg 23, 38 (1995).

[9] Allan, B. P., Daly, C. G.: Fractures of the mandible. A 35-year retrospective study. Int J Oral Maxillofac Surg 19, 268 (1990).

[10] Allen, J. F., Young, A. H.: Lateral displacement of the intact mandibular condyle. Br J Oral Surg 7, 24 (1969).

[11] Allgöwer, M., Müller, M. E., Schenk, R., Willenegger, H.: Biomechanische Prinzipien bei der Metallverwendung am Knochen. Langenbecks Arch Chir 305, 1 (1963).

[12] Allgöwer, M.: Osteosynthese und primäre Knochenheilung. Langenbecks Arch Chir 308, 423 (1964).

[13] Allgöwer, M.: Funktionelle Anpassung des Knochens auf physiologische und unphysiologische Beanspruchung. Langenbecks Arch Chir 318, 383 (1967).

[14] Allgöwer, M., Kinzl, L., Matter, P., Perren, S. M., Rüedi, T.: Die dynamische Kompressionsplatte DCP. Springer, Berlin 1973.

[15] Altmann, I. S., Gundlach, K. K. H.: Kiefergelenkfortsatzfrakturen im Kindesalter – eine klinisch-röntgenologische Nachuntersuchung. Dtsch Zahn Mund Kieferheilk 80, 69 (1992).

[16] Amaratunga, N. A.: Mandibular fractures in children: a study of clinical aspects, treatment needs and complications. J Oral Maxillofac Surg 46, 637 (1988).

[17] Anderson, R.: An ambulatory method of treating fractures of the shaft of femur. Surg Gynecol Obstet 5, 865 (1936).

[18] Andresen, V., Häupl, K.: Funktionskieferorthopädie – Die Grundlage des „Norwegischen Systems". Meusser, Leipzig 1936.

[19] Annino, D. J., Goguen, L. A., Karmody, C. S.: Distraction osteogenesis for reconstruction of mandibular symphyseal defects. Arch Otolaryngol Head Neck Surg 120, 911 (1994).

[20] Austermann, K. H., Lisiak, O.: Untersuchungen zur Biomechanik von Kiefergelenkbrüchen. Fortschr Kiefer GesichtsChir 25, 63 (1980).

[21] Axhausen, G.: Die operative Freilegung des Kiefergelenks. Chirurg 3, 713 (1931).

[22] Bähr, W., Bagambisa, F. B., Schlegel, G., Schilli, W.: Comparison of transcutaneous incisions used for exposure of the infraorbital rim and orbital floor: a retrospective study. Plast Reconstr Surg 90, 585 (1992).
[23] Bagby, G. W., Janes, J. M.: The effect of compression on the rate of fracture healing using a special plate. Am J Surg 95, 761 (1958).
[24] Balan, E. H.: Anspruch und Wirklichkeit. Kritische Anmerkung zum heutigen Stand der konservativen Frakturbehandlung mit Schienenverbänden. Dtsch Zahnärztl Z 38, 392 (1983).
[25] Balan, E. H., Stellmach, R.: Computertomographische und angiographische Untersuchungshilfen bei der Beurteilung einer schweren doppelseitigen Kiefergelenkzertrümmerung mit ausgedehnten arteriellen Hämatomen. Fortschr Kiefer GesichtsChir 32, 77 (1988).
[26] Beck, Ch., Münker, G.: Injuries und fractures in the region of the nose, the paranasal sinuses and the ear. In: Krüger, E., Schilli, W. (eds.): Oral and maxillofacial traumatology, vol. 2. Quintessenz, Chicago–London–Berlin–Rio de Janeiro–Tokyo 1986, p. 223.
[27] Becker, E.: Ein Instrumentarium zur extrakutanen Osteosynthese bei Unterkieferfrakturen unter Verwendung plastischer Kunststoffe. Chirurg 29, 63 (1958).
[28] Becker, R., Machtens, E.: Druckplattenosteosynthese zur Frakturbehandlung und bei orthopädisch-chirurgischen Maßnahmen am Gesichtsschädel. Osteo News (Schweiz) 19 (1973).
[29] Becker, R.: Stable compression plate fixation of mandibular fractures. Br J Oral Surg 12, 13 (1974).
[30] Becker, R., Machtens, E., Lenz, J.: Möglichkeiten und Grenzen der Kompressionsosteosynthese. Fortschr Kiefer GesichtsChir 19, 87 (1975).
[31] Becker, R., Austermann, K.-H.: Zur Wahl des Zugangweges bei operativer Versorgung von Orbitafrakturen. Fortschr Kiefer GesichtsChir 22, 33 (1977).
[32] Becker, R., Austermann, K. H.: Frakturen des Gesichtsschädels. Komplikationen und Spätbehandlung. In: Schwenzer, N., Grimm, G. (Hrsg.): Zahn-Mund-Kiefer-Heilkunde, Bd. 2, Spezielle Chirurgie. Thieme, Stuttgart 1981, S. 579.
[33] Beckers, H. L.: Treatment of initially infected mandible fractures with bone plates. J Oral Surg 37, 310 (1979).
[34] Bender, E., Spitzer, W. J., Ruprecht, K. W.: Modifizierte Intubationstechnik bei der Rekonstruktion traumatisch zerstörter Tränenwege. Fortschr Kiefer GesichtsChir 36, 242 (1991).
[35] Berenyi, B., Nitsche, H., Valyi, E.: Zur Behandlung der Luxationsfrakturen des Kiefergelenkes. Zahnmed Bild 1, 97 (1960).
[36] Bistoni, F., Pitzurra, M., Marconi, P.: Specific prophylaxis of tetanus in the injured. In: Nistico, G., Mastroeni, P., Pitzurra, M. (eds.): Seventh International Conference on Tetanus. Gangemi, Roma 1985, p. 433.
[37] Bockenheimer, Ph.: Eine neue Methode zur Freilegung der Kiefergelenke ohne sichtbare Narben und ohne Verletzung des Nervus faxialis. Zbl Chir 47, 1560 (1920).
[38] Bohner, J., Hesse, W.: Albumin/Präalbumin-Quotient zur Diagnostik der Liquorrhoe. Lab Med 13, 193 (1989).
[39] Bohr, H. H.: Studies on fracture healing. J Bone Surg 37A, 327 (1955).
[40] Bolle, R.: Über gegossene Kappenschienen zur Behandlung von Kieferbrüchen. Dtsch Zahnärztl Z 7, 815 (1952).
[41] Bollmann, F., Austermann K. H.: Konzept zur Behandlung von kombinierten Frakturen des Kiefergelenkfortsatzes und des Unterkieferkörpers. Fortschr Kiefer GesichtsChir 25, 95 (1980).
[42] Bonfils, P.: Neue Technik mit dem fiberoptischen Instrument: nasale kontralaterale Intubation. Anästhesist 31, 362 (1982).
[43] Bos, R. R. M., Rozema, F. R., Boering, G., Leenslag, J. W., Verwey, A. B., Pennings, A. J.: Bioabsorbierbare Osteosynthese-Platten und -Schrauben aus Poly (L-lactid) zur Fixierung von Jochbeinfrakturen. Dtsch Z Mund Kiefer GesichtsChir 13, 422 (1989).
[44] Brachvogel, P., Schmelzeisen, R., Schierle, A., Riekels, E.: Kriterien für die Auswahl des operativen Zuganges bei der Dekompression des N. opticus. In: Hausamen, J.-E., Schmelzeisen, R. (Hrsg.): Traumatologie der Schädelbasis. Einhorn-Presse, Reinbek 1996, S. 230.
[45] Bradley, J. C.: A radiological investigation into the age changes of inferior dental artery. Br J Oral Surg 13, 82 (1975).
[46] Brecx, M., Brownstone, E., MacDonald, L., Gelskey, S., Cheang, M.: Efficacy of Listerine, Meridol and chlorhexidine mouthrinses as supplements to regular tooth cleaning measures. J Clin Periodontol 19, 202 (1992).
[47] Brecx, M., Macdonald, L. L., Legary, K., Cheang, M., Forgay, M. G.: Long-term effects of Meridol and chlorhexidine mouthrinses on plaque, gingivitis, staining, and bacterial vitality. J Dent Res 72, 1194 (1993).
[48] Breier, Th., Becker, R.: Die kontrollierte Weichgewebedehnung im Kopf-Hals-Bereich. Dtsch Z Mund Kiefer GesichtsChir 16, 296 (1992).
[49] Brons, R., Boering, G.: Fractures of the mandibular body treated by stable internal fixation: a preliminary report. J Oral Surg 28, 407 (1970).
[50] Brunner, F. X., Foet, K., Dodenhöft, J.: Frakturen des zentralen Mittelgesichtes und der Rhinobasis: Entwicklung und derzeitiger Stand der operativen Versorgung aus der Sicht des Rhinologen. In: Pannike, A., Rudolph, H. (Hrsg.): Entwicklung und heutiger Stand der Plastischen und Wiederherstellungschirurgie. Sasse, Rotenburg (Wümme) 1987, S. 143.
[51] Bschorer, R., Schmelzle, R., Gehrke, G.: Die Verwendung des Fibulaspanes bei Frakturen des atrophischen Unterkiefers. Erste Ergebnisse eines neuen Verfahrens. 45. Kongreß der Deutschen Gesellschaft für Mund-Kiefer- und Gesichtschirurgie, Erfurt 1995.
[52] Bünger, B.: Ursachen, Häufigkeit und Lokalisation von Gesichtsschädelfrakturen. Frakturanalyse einer Region mit schwacher Infrastruktur. Dtsch Z Mund Kiefer GesichtsChir 4, 27 (1980).
[53] Bull, H.-G., Ganzer, U., Grüntzig, J., Schirmer, M.: Traumatologie des Hirn- und Gesichtsschädels. Urban & Schwarzenberg, München–Wien–Baltimore 1989.
[54] Bytchenko, B. D.: Risk factors in tetanus. In: Nistico, G., Mastroeni, P., Pitzurra, M. (eds.): Seventh International Conference on Tetanus. Gangemi, Roma 1985, p. 453.

[55] Cadenat, E., Cadenat, H.: Utilisation des broches de Kirschner dans les fractures des mâchoires et de la face. Rev Stomatol (Paris) 57, 230 (1956).
[56] Cadenat, H., Combelles, R., Boutault, F., Hemans, J.-D.: Osteosynthesis of subcondylar fractures in the adult. J Craniomaxillofac Surg 11, 20 (1983).
[57] Champy, M., Lodde, J. P., Wilk, A.: A propos des ostéosynthèses frontomaxillaires par plaques vissées. Rev Stomatol (Paris) 76, 483 (1975).
[58] Champy, M., Wilk, A., Schnebelen, J. M.: Die Behandlung der Mandibularfrakturen mittels Osteosynthese ohne intermaxilläre Ruhigstellung nach der Technik von F. X. Michelet. Dtsch Zahn Mund Kieferheilk 63, 339 (1975).
[59] Champy, M., Lodde, J. P., Jaeger, J. H., Wilk, A.: Ostéosynthèses mandibulaires selon la technique de Michelet. I: Bases biomécaniques. Rev Stomatol (Paris) 77, 569 (1976).
[60] Champy, M., Lodde, J. P., Jaeger, J. H., Wilk, A., Gerber, J. C.: Ostéosynthèses mandibulaires selon la technique de Michelet. II: Présentation d'un nouveau matériel. Résultats. Rev Stomatol (Paris) 77, 577 (1976).
[61] Champy, M., Lodde, J. P.: Synthèses mandibulaires. Localisation des synthèses en fonction des contraintes mandibulaires. Rev Stomatol (Paris) 77, 971 (1976).
[62] Champy, M., Lodde, J. P.: Etude des contraintes dans la mandibule fracturée chez l'homme. Mesures théoriques et vérification par jauges extensométriques in situ. Rev Stomatol (Paris) 78, 545 (1977).
[63] Champy, M., Lodde, J. P., Grasset, D., Muster, D., Mariano, A.: Ostéosynthèses mandibulaires et compression. Ann Chir Plast 22, 165 (1977).
[64] Champy, M., Lodde, J. P., Wilk, A., Grasset D.: Plattenosteosynthesen bei Mittelgesichtsfrakturen und Osteotomien. Dtsch Z Mund Kiefer GesichtsChir 2, 26 (1978).
[65] Champy, M., Lodde, J. P., Wilk, A., Schmitt, R., Muster, D.: Probleme und Resultate bei der Verwendung von Dehnungsmeßstreifen am präparierten Unterkiefer und bei Patienten mit Unterkieferfrakturen. Dtsch Z Mund Kiefer GesichtsChir 2, 41 (1978).
[66] Champy, M., Lodde, J. P., Schmitt, R., Jaeger, J. H., Muster, D.: Mandibular osteosynthesis by miniature screwed plates via a buccal approach. J Craniomaxillofac Surg 6, 14 (1978).
[67] Champy, M.: Biomechanische Grundlagen der Straßburger Miniplattenosteosynthese. Dtsch Zahnärztl Z 38, 358 (1983).
[68] Clark, S., Wood, N.: Traumatic aneurysms of the internal maxillary artery and their treatment by embolisation: a report of two cases. Br J Oral Maxillofac Surg 28, 302 (1990).
[69] Clementschitsch, F.: Mitteilung einer symmetrischen Aufnahme beider Kiefergelenke in posterior-anteriorer Richtung. Z Stomatol 23, 877 (1941).
[70] Collins, D. H.: Fracture repair and bone grafts; pathology of bone. Butterworth, London 1966.
[71] Converse, J. M., Smith, B., Obear, M. F., Wood-Smith, D.: Orbital blow-out fractures: a ten-year survey. Plast Reconstr Surg 39, 20 (1967).
[72] Cornelius, C. P., Ehrenfeld, M., Laubengeiger, M., Simonis, A., Kaltsounis, E.: Ergebnisse eines konservativ-funktionellen Therapiekonzepts bei kindlichen Kondylusfrakturen. Dtsch Zahnärztl Z 46, 46 (1991).
[73] Creasman, C. N., Markowitz, B. L., Kawamoto, H. K., Cohen, S., Kioumehr, F., Hanafee, W. N., Shaw, W. W.: Computed tomography versus standard radiography in the assessment of fractures of the mandible. Ann Plast Surg 29, 109 (1992).
[74] Crewe, T. C.: A halo frame for facial injuries. Br J Oral Surg 4, 147 (1966).
[75] Curioni, C., Toscano, P., Fioretti, C., Salerno, G.: Reconstruction of the orbital floor with the muscle bone flap (temporal muscle with coronoid process). J Craniomaxillofac Surg 11, 263 (1983).
[76] Davidson, A. S.: Endoaural condylectomy. Br J Plast Surg 8, 64 (1956).
[77] Dehen, M., Mrzilek, M., Paling, Th.: Modified acrylic cap splint for dento-alveolar fractures. Int J Oral Maxillofac Surg 18, 85 (1989).
[78] Delank, K.-W., Fechner, G.: Pathomorphologische und klinische Aspekte der traumatischen Riechstörung. In: Hausamen, J.-E., Schmelzeisen, R. (Hrsg.): Traumatologie der Schädelbasis. Einhorn-Presse, Reinbek 1996, S. 43.
[79] Deutsche Gesellschaft für Chirurgie: Empfehlungen zur Tetanus-Prophylaxe 3 (1983).
[80] Deutschländer-Wolff, J., Veigel, W., Castillejos, V.: Begleitverletzungen bei Gesichtsschädelfrakturen. Fortschr Kiefer GesichtsChir 21, 293 (1976).
[81] Deutschländer-Wolff, J., Riediger, D., Veigel, W.: Ursachen, Häufigkeit und Auftreten periorbitaler Frakturen. Fortschr Kiefer GesichtsChir 22, 10 (1977).
[82] Diedrich, P., Schwarze, C. W.: Probleme der Säureätztechnik bei der Schienung mit Komposit-Interdentalbrücken und der Bracket-Adhäsivtechnik. Dtsch Zahnärztl Z 35, 690 (1980).
[83] Diedrich, P.: Bracket-Adhäsivtechnik in der Zahnheilkunde. Hanser, München 1983.
[84] Di Gioia, E., Girone, C., Milano, V., Laforgia, P. D., Panzoni, E., Nardi, P.: Il bloccagio intermascellare. Riv Ital Stomatol 30, 5 (1975).
[85] Dingman, R. O.: Osteotomy for the correction of mandibular malrelation of developmental origin. J Oral Surg 2, 239 (1944).
[86] Dingman, R. O., Natvig, P.: Surgery of facial fractures. Saunders, Philadelphia–London 1964.
[87] Dirlewanger, A.: Osteosynthesemöglichkeiten bei Unterkieferfrakturen. Osteo News (Schweiz) 19 (1973).
[88] Dolin, J., Scalea, T., Mannor, L., Sclafani, S., Trooskin, S.: The management of gunshot wounds to the face. J Trauma 33, 508 (1992).
[89] Drum, W.: Die Drum-Minplast-Schiene. Dtsch Zahnärztl Z 21, 109 (1966).
[90] Düker, J.: Konventionelle Röntgendiagnostik beim Mittelgesichtstrauma. Fortschr Kiefer GesichtsChir 36, 18 (1991).
[91] Eby, J. D.: Principles of orthodontics in the treatment of maxillofacial injuries. Int J Orthod 6, 273 (1920).
[92] Eckelt, U.: Zugschraubenosteosynthese bei Unterkiefergelenkfortsatzfrakturen. Dtsch Z Mund Kiefer GesichtsChir 15, 51 (1991).
[93] Eckelt, U., Rasse, M.: Contrôle clinique, radiographique et axiographique après osteosynthèse par vis de traction des fractures de la région condylienne de la mandibule. Rev Stomatol Chir Maxilofac 96, 158 (1995).

[94] Eckelt, U., Klengel, St.: Kernspintomographische Untersuchungen zur Position des Discus articularis nach Luxationsfrakturen. Fortschr Kiefer GesichtsChir 41, 115 (1996).
[95] Egglestone, D. J.: The perimeatal exposure of the condyle. J Oral Surg 36, 369 (1978).
[96] Ehrenfeld, M., Mast, G., Keiner, S., Heiss, E.: Frakturen der Stirnhöhlenwände und der Frontobasis. Drainage, Obliteration, Kranialisation oder abwartendes Verhalten? In: Hausamen, J.-E., Schmelzeisen, R. (Hrsg.): Traumatologie der Schädelbasis. Einhorn-Presse, Reinbek 1996, S. 98.
[97] Ehrenfeld, M., Roser, M., Hagenmaier, C., Mast, G.: Behandlung von Unterkieferfrakturen mit unterschiedlichen Fixationstechniken – Ergebnisse einer prospektiven Frakturenstudie. Fortschr Kiefer GesichtsChir 41, 67 (1996).
[98] Eitenmüller, J., Gerlach, K. L., Schmickal, T., Krause, H. R.: Erste tierexperimentelle Erfahrungen bei der Verwendung von Platten und Schrauben aus vollständig resorbierbarem Polylactid zur Stabilisierung des osteotomierten Radius am Beagle. Unfallheilkunde 131, 303 (1986).
[99] Ellis, E.: Sequencing treatment for naso-orbito-ethmoidal fractures. J Oral Maxillofac Surg 51, 543 (1993).
[100] Ellis E., Walker, L. R.: Treatment of mandibular angle fractures using one none compression miniplate. J Oral Maxillofac Surg 54, 864 (1996).
[101] Engelke, W.: Verwendung von technischen Hilfsmitteln zur Qualitätssicherung in der maxillo-fazialen Radiologie. Dtsch Zahnärztl Z 42, 35 (1987).
[102] Enislidis, G., Glaser, Ch., Pichorner, S., Kunz, S., Finger, R., Wild, K., Ploder, O., Eglmeier, R., Millesi, W.: Erfahrungen und Ergebnisse bei der Versorgung von Unterkieferfrakturen mit der modifizierten Zugschraube nach Krenkel – eine retrospektive Studie. Fortschr Kiefer GesichtsChir 41, 96 (1996).
[103] Entzian, W.: Frontobasal fractures and their complications. In: Krüger, E., Schilli, W. (eds.): Oral and maxillofacial traumatology, vol 2. Quintessenz, Chicago–London–Berlin–Rio de Janeiro–Tokyo 1986, p. 247.
[104] Epstein, L. I.: Traumatic injuries to anterior teeth in children. Oral Surg 15, 334 (1971).
[105] Ernst, F.: Die zahnärztliche Behandlung der Unterkieferbrüche. In: Kirschner, M., Nordmann, O. (Hrsg.): Die Chirurgie, Bd. 4/1. Urban & Schwarzenberg, Berlin–Wien 1927, S. 842.
[106] Ernst, F.: Die Schienenverbände bei Ober- und Unterkieferbrüchen. In: Bruhn, C., Kantorowicz, A., Partsch, C. (Hrsg.): Handbuch der Zahnheilkunde, 4. Aufl., Bd. 1. Bergmann, München 1932, S. 115
[107] Ersek, R. A., Rothenberg, Ph. B., Denton, D. R.: Clinical use of an improved processed bovine cartilage for contour defects. Ann Plast Surg 13, 44 (1984).
[108] Ewers, R.: Periorbitale Knochenstrukturen und ihre Bedeutung für die Osteosynthese. Fortschr Kiefer GesichtsChir 22, 45 (1977).
[109] Ewers, R., Schilli, W.: Die Knochenstrukturen der Maxilla und ihre Bedeutung für die Methoden der Osteosynthese. Dtsch Z Mund Kiefer GesichtsChir 1, 148 (1977).
[110] Ewers, R., Förster, H.: Resorbierbare Osteosynthesematerialien. Eine tierexperimentelle Studie. Dtsch Z Mund Kiefer GesichtsChir 9, 196 (1985).
[111] Ewers, R.: Die Schraubenplatte für die Kiefer-Gesichts-Chirurgie. Dtsch Z Mund Kiefer GesichtsChir 10, 361 (1986).
[112] Ewers, R.: Reconstruction of the maxilla with a double musculoperiosteal flap in connection with a composite calvarial bone graft. Plast Reconstr Surg 81, 431 (1988).
[113] Ewers, R., Wild, K., Wild, M., Enislidis, G.: Traumatologie. In: Hausamen, J.-E., Machtens, E., Reuther, J. (Hrsg.): Kirschnersche allgemeine und spezielle Operationslehre, Bd. II. Mund-, Kiefer- und Gesichtschirurgie. Springer, Berlin–Heidelberg–New York 1995, S. 211.
[114] Exner, K.: Richtlinien zur sekundären Wiederherstellung nach Gesichtsverletzungen. Der Chirurg, BDC Akademie 28 (Nr. 3), 3 (1989).
[115] Farmand, M.: The 3-D-plating system in maxillofacial surgery. J Oral Maxillofac Surg 51, 166 (1993).
[116] Farmand, M.: Erfahrungen mit der 3-D-Miniplattenosteosynthese bei Unterkieferfrakturen. Fortschr Kiefer GesichtsChir 41, 85 (1996).
[117] Faupel, H., Schargus, G., Schröder, F.: Klinische und röntgenologische Nachuntersuchungen von Kollumfrakturen. Fortschr Kiefer GesichtsChir 21, 316 (1976).
[118] Fesseler, A.: Die Effektivität der medikamentösen Behandlung bei Parodontalerkrankungen. Dtsch Zahnärztl Z 38, 829 (1983).
[119] Fleiner, B., Hoffmeister, B., Fröschl, Th.: Sonographische Diagnostik der Kieferfrakturen im Kindesalter. Dtsch Zahnärztl Z 45, 807 (1990).
[120] Fleiner, B., Rittmeier, U.: Sonographische Darstellbarkeit von Unterkieferfrakturen – eine experimentelle Studie. Fortschr Kiefer GesichtsChir 41, 55 (1996).
[121] Franchebois, P., Souyris, F., Gelly, G.: Six années d'expérience de l'ostéosynthèse des fractures antérieures de la mandibule par voie endo-buccale. Rev Stomatol (Paris) 68, 658 (1967).
[122] Freitag, V.: Zur Therapie frontomaxillärer Frakturen. Dtsch Z Mund Kiefer GesichtsChir 6, 384 (1982).
[123] Freitag, V., Dumbach J.: Zur Diagnostik und Therapie der lateralen Luxation des Kiefergelenkfortsatzes. Dtsch Z Mund Kiefer GesichtsChir 19, 201 (1995).
[124] Freitag, V., Landau, H.: Healing of dentate or edentulous mandibular fractures treated with rigid or semirigid plate fixation – an experimental study in dogs. J Craniomaxillofac Surg 24, 83 (1996).
[125] Frenguelli, A., Ruscito, P., Bicciollo, G.: Head and neck trauma in sporting activities. J Craniomaxillofac Surg 19, 178 (1991).
[126] Frenkel, G.: Die perkutane Osteosynthese nach Becker und ihre Indikation nach 6jähriger Erfahrung in der Unterkieferbruchbehandlung. Dtsch Zahnärztl Z 16, 706 (1961).
[127] Friedel, B., Höh, H., Lund, O.-E., Marburger, E.-A., Otte, D., Tscherne, H., Wagner, H.-J.: Auswirkungen der Gurtanlegepflicht – ärztliche Aspekte. Dtsch Ärztebl 83 (Ausg. 3), 243 (1986).

[128] Fries, R.: Markdrahtung bei Unterkieferfrakturen. Fortschr Kiefer GesichtsChir 11, 225 (1966).
[129] Fries, R.: Die axiale Markdrahtung bei Unterkieferfrakturen. Österr Z Stomatol 5, 170 (1968).
[130] Fries, R.: Technik und Indikation der offenen axialen Markdrahtung bei Unterkieferfrakturen. Fortschr Kiefer GesichtsChir 19, 108 (1975).
[131] Fritzemeier, C. U., Bechtold, H.: Die Osteosynthese von Unterkiefergelenkfortsatzfrakturen mit alleinigem Zugang von intraoral. Dtsch Z Mund GesichtsChir 17, 66 (1993).
[132] Fuhrmann, A.: Verbesserte Darstellung von Collumfrakturen durch Vergleichsfolien. Dtsch Zahnärztl Z 38, 323 (1983).
[133] Gabka, J.: Indikation und Ergebnisse des extraoralen Schraubenschienenverbandes nach Becker. Fortschr Kiefer GesichtsChir 19, 117 (1975).
[134] Ganzer, H.: Die Kriegsverletzungen des Gesichts und Gesichtsschädels. Barth, Leipzig 1943.
[135] Geiger, S. A., Dumbach, J.: Postoperative Ergebnisse nach extra- und transoral durchgeführten Kompressionsosteosynthesen im Unterkiefer. Dtsch Zahnärztl Z 38, 379 (1983).
[136] Gellrich, N.-C., Gellrich, M.-M., Machtens, E.: Degeneration nach Sehnervschädigung. Eine quantitative Analyse der retinalen Ganglienzellschicht. Dtsch Z Mund Kiefer GesichtsChir 17, 286 (1993).
[137] Gellrich, N.-C., Greulich, W., Gellrich, M.-M., Eysel, U. T.: Flash visual evoked potentials (VEP) and electroretinograms (ERG) in the evaluation of optic nerve trauma. Dtsch Z Mund Kiefer GesichtsChir 19, 98 (1995).
[138] Gellrich, N.-C., Eysel, U. T., Gellrich, M.-M., Machtens, E.: Stellenwert der Pupillomotorik für die Funktionsbewertung der Sehbahn nach experimenteller Sehnervschädigung: ein Tiermodell. In: Hausamen, J.-E., Schmelzeisen, R. (Hrsg.): Traumatologie der Schädelbasis. Einhorn-Presse, Reinbek 1996, S. 224.
[139] Gellrich, N.-C., Eysel, U. T., Machtens, E.: Sehnervschädigung: ein Tiermodell. Fortschr Kiefer GesichtsChir 41, 1 (1996).
[140] Gellrich, N. C., Lochner, D., Luka, B., Eufinger, H., Schmieder, K., Eysel, U. T., Machtens, E.: Stufenplan und interdisziplinäres Vorgehen zur Früherkennung und Behandlung von traumatisch bedingten Sehnervschäden. In: Hausamen, J.-E., Schmelzeisen, R. (Hrsg.): Traumatologie der Schädelbasis. Einhorn-Presse, Reinbek 1996, S. 214.
[141] Georgiade, N., Nash, T.: An external cranial fixation apparature for severe maxillofacial injuries. Plast Reconstr Surg 38, 142 (1996).
[142] Gerlach, K. L., Pape, H.-D.: Prinzip und Indikation der Miniplattenosteosynthese. Dtsch Zahnärztl Z 35, 346 (1980).
[143] Gerlach, K. L., Pape, H.-D., Tuncer, M.: Funktionsanalytische Untersuchungen nach der Miniplattenosteosynthese von Unterkieferfrakturen. Dtsch Z Mund Kiefer GesichtsChir 6, 57 (1982).
[144] Gerlach, K. L., Khouri, M., Pape, H.-D., Champy, M.: Ergebnisse der Miniplattenosteosynthese bei 1000 Unterkieferfrakturen aus der Kölner und Straßburger Klinik. Dtsch Zahnärztl Z 38, 363 (1983).
[145] Gerlach, K. L., Krause, H. R., Eitenmüller, J.: Absorbierbare Osteosynthesematerialien zur Ruhigstellung von Unterkieferfrakturen. Eine tierexperimentelle Studie. Dtsch Z Mund Kiefer GesichtsChir 12, 418 (1988).
[146] Gerlach, K. L., Pape, H.-D.: Untersuchungen zur Antibiotikaprophylaxe bei der operativen Behandlung von Unterkieferfrakturen. Dtsch Z Mund Kiefer GesichtsChir 12, 497 (1988).
[147] Gerlach, K. L., Kahl, B., Berg, St.: Die Behandlung der Gelenkfortsatzfrakturen bei Kindern. Dtsch Zahnärztl Z 46, 43 (1991).
[148] Getter, L., Lutright, D. E., Bhaskar, S., Augsburg, K. J.: An biodegradable intraosseous appliance in the treatment of mandibular fractures. J Oral Surg 30, 344 (1972).
[149] Gilmer, T. L.: A case of fracture of the lower jaw with remarks on treatment. Arch Dent 4, 388 (1887).
[150] Gonnering, R. S.: Orbital and periorbital dog bites. Adv Ophthalmic Plast Reconstr Surg 7, 171 (1987).
[151] Goss, A. N., Bosanquet, A. G.: The arthroscopic appearance of acute temporomandibular joint trauma. J Oral Maxillofac Surg 48, 780 (1990).
[152] Grimm, G.: Allgemeine Grundsätze der Versorgung Kiefer-Gesichts-Verletzter. In: Reichenbach, E. (Hrsg.): Traumatologie im Kiefer-Gesichtsbereich. Barth, Leipzig 1969.
[153] Gudziol, H., Beleites, E.: Zur absoluten Indikation der Revision einer rhinobasalen Fraktur. In: Hausamen, J.-E., Schmelzeisen, R. (Hrsg.): Traumatologie der Schädelbasis. Einhorn-Presse, Reinbek 1996, S. 38.
[154] Günther, M., Gundlach, K. K. H., Schwipper, V.: Der Zahn im Bruchspalt. Dtsch Zahnärztl Z 38, 346 (1983).
[155] Guérin, A.: Les fractures du maxillaire supérieur. Arch Gén Méd 6, Série 8 (1866).
[156] Gundlach, K., Lammers, E., Schwipper, V.: Growth of the mandibular condyle: histological findings in rodents relevant to the treatment of fractures of the condyle. In: Hjørting-Hansen, E. (ed.): Oral and maxillofacial surgery. Quintessence, Chicago 1984, p. 200.
[157] Gundlach, K. K. H., Schwipper, V., Fuhrmann A.: Die Regenerationsfähigkeit des Processus condylaris mandibulae. Dtsch Zahnärztl Z 46, 36 (1991).
[158] Haase, St., Kamp, W., Bremerich, A.: Frakturen des Gesichtsschädels bei Sportverletzungen. Prakt Sporttr Sportmed 4, 34 (1988).
[159] Habel, G., Bollmann, F., Austermann, K.-H.: Erfahrungen mit der interokklusalen Kappenschiene als alternative Behandlungsmethode bei der kombinierten Unterkiefer- und Gelenkfraktur. Dtsch Zahnärztl Z 38, 395 (1983).
[160] Hachem, A. N., Hierl, T., Schmidt, S., Hemprich, A.: Vergleich der Miniplatten- und Zugschraubenosteosynthese bei der Behandlung von Kollumfrakturen. Fortschr Kiefer GesichtsChir 41, 131 (1996).
[161] Härtel, J., Petz, R.: Prinzipien und Methoden der konservativen und operativen Knochenbruchbehandlung. In: Andrä A., Bethmann, W., Heiner, H. (Hrsg.): Kieferchirurgie – Traumatologie. Barth, Leipzig 1981.

[162] Härtel, J., Janenz, S., Mielke, C.: Klinische Funktionsanalyse nach der Behandlung von Gelenkfortsatzfrakturen des Unterkiefers. Dtsch Z Mund Kiefer GesichtsChir 18, 224 (1994).

[163] Hahn, W.: Neue Erkenntnisse in der Behandlung von Kieferbrüchen. Fortschr Med 78, 17 (1960).

[164] Hall, R. K., Gywn, Th., Buzowski, G.: Ten-year survey of traumatic injuries to the face and jaws of children 1970–1979: a computer analysis. In: Hjørting-Hansen, E. (ed.): Oral and maxillofacial surgery. Quintessenz, Chicago–Berlin–London–Rio de Janeiro–Tokyo 1985, p. 143.

[165] Ham, A. W., Harris, W. R.: Repair and transplantation of bone. In: Bourne, G. H. (ed.): Biochemistry and physiology of bone. Academic Press, New York 1956, p. 475.

[166] Hardt, N., Steinhäuser, E. W.: Orbitale Syndrome bei Mittelgesichts-Orbita-Frakturen. Dtsch Z Mund Kiefer GesichtsChir 3, 71 (1979).

[167] Hauenstein, H.: Zur Indikation der Miniplattten-osteosynthese bei Kollumfrakturen. Dtsch Zahnärztl Z 38, 519 (1983).

[168] Hauptmeyer, F.: Die Behandlung der Brüche des Unter- und Oberkiefers mittels Zahnschienen. In: Partsch, C., Bruhn, C., Kantorowicz, A. (Hrsg.): Handbuch der Zahnheilkunde, Bd. 1. Bergmann, München 1924, S. 103.

[169] Hausamen, J.-E.: Weichteil- und Knochenverletzungen des Gesichtes. Orthopäde 17, 17 (1988).

[170] Hausamen, J.-E., Schmelzeisen, R.: Behandlungsrichtlinien bei frontobasalen und nasoethmoidalen Frakturen. OP-Journal 9/2, 15 (1993).

[171] Hausamen, J.-E., Schmelzeisen, R. (Hrsg.): Traumatologie der Schädelbasis. Einhorn-Presse, Reinbek 1996.

[172] Heidsieck, C.: Betrachtungen zum Wandel der Frakturbehandlung des Unterkiefers in den letzten drei Jahrzehnten. Dtsch Z Mund Kiefer GesichtsChir 7, 329 (1983).

[173] Heine, R. D., Catone, G. A., Bavitz, J. B., Grenadier, M. R.: Naso-orbital-ethmoid injury: report of a case and review of the literature. Oral Surg 69, 542 (1990).

[174] Heinl, Th., Neumayer, B.: Vorschlag für die analytisch begründete Konstruktion einer Osteosynthese-Miniplatte aus Titan. Biomed Tech (Berlin) 31, 303 (1986).

[175] Heinl, Th., Neumayer, B.: Vorgeformte Titan-Osteosyntheseplatte für Kieferwinkelfrakturen. Schweiz Monatsschr Zahnmed 97, 985 (1987).

[176] Heitsch, M., Mohr, Ch.: Erblindung als Komplikation nach operativer Orbitabodenrevision. Konsequenzen für das chirurgische Vorgehen. Fortschr Kiefer GesichtsChir 36, 152 (1991).

[177] Hell, B.: B-scan sonography in maxillo-facial surgery. J Craniomaxillofac Surg 17, 39 (1989).

[178] Hell, B., Woerner, H., Brill, G.: Kernspintomographie in der Diagnostik funktionell wirksamer Orbitafrakturen. Dtsch Z Mund Kiefer GesichtsChir 14, 154 (1990).

[179] Hell B., Hellmann, T.-N., Heissler, E., Mäurer, J., Lanksch, W. R., Bier, J.: Stirnhöhlenverletzung – wann Rekonstruktion, wann Embolisation, wann Kranialisierung. In: Hausamen, J.-E., Schmelzeisen, R. (Hrsg.): Traumatologie der Schädelbasis. Einhorn-Presse, Reinbek 1996, S. 93.

[180] Hellner, D., Thie, A., Lachenmayer, L., Janzen, R. W., Schmelzle, R.: Blunt trauma lesions of the extracranial internal carotid artery in patients with head injury. J Craniomaxillofac Surg 21, 234 (1993).

[181] Hellner, D., Gehrke, G., Christante, L., Schmelzle, R.: Knöcherne Rekonstruktion nach traumatischen Defekten der lateralen Schädelbasis und Kalotte. In: Hausamen, J.-E., Schmelzeisen, R. (Hrsg.): Traumatologie der Schädelbasis. Einhorn-Presse, Reinbek 1996, S. 191.

[182] Hemprich, A., Emmerich, K.-H., Prinz, M.: Neurologische und ophthalmologische Spätfolgen nach Frakturen des zygomatikoorbitalen Komplexes. Fortschr Kiefer GesichtsChir 36, 153 (1991).

[183] Hemprich, A., Breier, T.: Secondary correction of traumatogenic enophthalmus with auto- and alloplastic implants. Rev Stomatol Chir Maxillofac 94, 37 (1993).

[184] Herbert, I., Buenger, B.: Hundebißverletzungen im Kopf-Hals-Bereich. Laryngol Rhinol Otol (Stuttg) 65, 92 (1986).

[185] Herbert, Th., Mohr, Ch., Schettler, D.: Indikation und Technik der Plattenosteosynthese bei Unterkieferfrakturen im Milch- und Wechselgebiß. Dtsch Z Mund Kiefer GesichtsChir 16, 30 (1992).

[186] Herbert, Th., Schmit-Neuerburg, R. P.: Indikationen und Ergebnisse der Miniplattenosteosynthese bei Kieferwinkelfrakturen. Dtsch Z Mund Kiefer GesichtsChir 16, 191 (1992).

[187] Herfert, O.: Zur Indikation der chirurgischen Therapie der Kiefergelenkbrüche. Dtsch Zahnärztl Z 16, 1133 (1961).

[188] Hering, H. J.: Eine einfache Methode der Kieferbruchschienung mit Hilfe von schnell härtendem Kunststoff. Dtsch Zahnärztebl 14, 742 (1960).

[189] Hering, H. J.: Eine einfache Methode zur Befestigung von gegossenen Kieferbruchschienen. Zahnärztl Welt/Reform 66, 652 (1965).

[190] Herzog, M., Schneck, H. J., Rivinius, Ch.: Zur Frage des Blutverlustes und der Tracheotomie bei komplexen Mittelgesichtsfrakturen. Fortschr Kiefer GesichtsChir 36, 48 (1991).

[191] Herzog, M., Göbel, W. E., Sader, R., Horch, H.-H.: Ergebnisse der operativen Behandlung von Schädelbasisverletzungen bei Mittelgesichtsfrakturen. In: Hausamen, J.-E., Schmelzeisen, R. (Hrsg.): Traumatologie der Schädelbasis. Einhorn-Presse, Reinbek 1996, S. 128.

[192] Hidding, J., Wolf, R., Pingel, D.: Surgical versus nonsurgical treatment of fractures of the articular process of the mandible. J Craniomaxillofac Surg 20, 345 (1992).

[193] Hill, C. M., Crosher, R. F., Mason, D. A.: Dental and facial injuries following sports accidents. A study of 130 cases. Br J Oral Maxillofac Surg 23, 268 (1985).

[194] Hillerström, K.: Die Anwendung der Kappenschienen bei Kieferbrüchen. Dtsch Zahnärztl Z 17, 1191 (1962).

[195] Hirschfelder, U.: Zur röntgenologischen Beurteilung des Kiefergelenks. Dtsch Zahnärztl Z 42, 920 (1987).

[196] Hönig, J.-F.: The Göttingen Quick Arch-Bar. A new technique of arch-bar fixation without ligature wires. J Craniomaxillofac Surg 19, 366 (1991).
[197] Hönig, J.-F.: Osteosyntheseplatte mit sphärisch genoppter Unterseite zur punktförmigen „biologischen" Plattenlagerung. Dtsch Z Mund Kiefer GesichtsChir 16, 141 (1992).
[198] Hönig, J.-F., Merten, H.-A.: Die Bedeutung des Periostes bei der Plattenosteosynthese. Dtsch Z Mund Kiefer GesichtsChir 19, 85 (1995).
[199] Hofer, O.: Neuere Erkenntnisse in der Zahn-, Mund- und Kieferchirurgie. Über Frakturen des Kiefers. Zbl Zahn Mund Kieferheilk 4, 327 (1939).
[200] Hoffmann-Axthelm, W.: The treatment of maxillofacial fractures and dislocations, in historical perspective. In: Krüger, E., Schilli, W. (eds.): Oral and maxillofacial traumatology, vol. 1. Quintessenz, Chicago–Berlin–Rio de Janeiro–Tokyo 1982, p. 17.
[201] Hoffmeister, B.: Die parodontale Reaktion im Bruchspalt stehender Zähne bei Unterkieferfrakturen. Dtsch Zahnärztl Z 40, 32 (1985).
[202] Holtgrave, E., Rösli, A., Siessl, B.: Die Behandlung der Collumfrakturen im Kindesalter – klinische und röntgenologische Ergebnisse. Dtsch Zahnärztl Z 30, 213 (1975).
[203] Holzner, K., Krenkel, Ch., Matras, H.: Retention des frakturierten und reponierten Orbitabodens mit neu konzipiertem Kieferhöhlen-„Ballon". In: Watzek, G., Matejka, M. (Hrsg.): Erkrankungen der Kieferhöhle. Springer, Wien–New York 1985, S. 121.
[204] Hoopes, J. E., Wolfort, F. G., Jabaley, M. E.: Operative treatment of fractures of the mandibular condyle in children using the postauricular approach. Plast Reconstr Surg 46, 357 (1970).
[205] Horch, H.-H., Gerlach, K. L., Pape, H.-D.: Indikation und Grenzen der intraoralen Miniplattenosteosynthese bei Frakturen des aufsteigenden Unterkieferastes. Dtsch Zahnärztl Z 38, 447 (1983).
[206] Horch, H.-H., Gräfin v. Einsiedel, H., Göbel, W.-E.: Liquorfistelnachweis bei frontobasalen Frakturen mit der Iotrolan-CT-Zisternographie. Fortschr Kiefer GesichtsChir 36, 133 (1991).
[207] Horch, H.-H., Herzog, M.: Traumatologie im Mund-Kiefer-Gesichtsbereich. In: Horch, H.-H. (Hrsg.): Praxis der Zahnheilkunde, Bd. 10/I. 2. Aufl., Urban & Schwarzenberg, München–Wien–Baltimore 1990, S. 37.
[208] Horch, H.-H., Gräfin von Einsiedel, H., Göbel, W. E., Zeilhofer, H. F., Grosu, A. I., Herzog, M.: Erfahrungen mit der Iotrolan-CT-Zisternographie zum Nachweis frontobasaler Liquorfisteln. In: Hausamen, J.-E., Schmelzeisen, R. (Hrsg.): Traumatologie der Schädelbasis. Einhorn-Presse, Reinbek 1996, S. 32.
[209] Horch, H.-H., Herzog, M., Deppe, H., Zeilhofer H.-F., Sader, R., Kling, B.: Langzeiterfahrungen mit der operativen Therapie dislozierter Unterkieferkollumfrakturen. Mund Kiefer GesichtsChir 1 (im Druck 1997).
[210] Hosxe, G.: Une voie d'abord de l'articulation temporomandibulaire. Rev Stomatol (Paris) 73, 375 (1972).
[211] Howaldt, H.-P., Zubcov, A.: Orbitarekonstruktion mit Tabula externa zur Korrektur des posttraumatischen Enophthalmus. Fortschr Kiefer GesichtsChir 36, 64 (1991).
[212] Howaldt, H.-P., Kessler, P.: Die fiberoptische Intubation als sichere Methode bei der Behandlung odontogener Abszesse. Dtsch Zahnärztl Z 47, 46 (1992).
[213] Hüls, A., v. Ehrlich, V., Haase, S., Bähren, W.: Computertomographie des frakturierten Unterkiefergelenkfortsatzes. Dtsch Zahnärztl Z 38, 333 (1983).
[214] Hüls, A., Walter, E., Schulte, W.: Die Sekundärschnittrekonstruktion bei der computertomographischen Darstellung des Kiefergelenks. Dtsch Zahnärztl Z 39, 710 (1984).
[215] Hüls, A., Walter, E., Süß, Ch.: Anwendungsbereiche der computertomographischen Gelenkdiagnostik. Dtsch Zahnärztl Z 39, 933 (1984).
[216] Hüls, A., Küper, K., Walter, E., Klose, U., Engel, E.: Kernspintomographie des Kiefergelenks, Dtsch Zahnärztl Z 41, 1053 (1986).
[217] Hussain, K., Wijetunge, D. B., Jackson, I.: A comprehensive analysis of craniofacial trauma. J Trauma 36, 34 (1994).
[218] Hyckel, P., Erler, U., Müller, P.: Die unilaterale Hyperplasie des Kiefergelenkkopfes. Dtsch Z Mund Kiefer GesichtsChir 15, 42 (1991).
[219] Iizuka, T., Lindquist, C., Hallikainen, D., Mikkonen, P., Paukku, P.: Infection after rigid fixation of mandible fractures: a clinical and radiographic study. J Oral Maxillofac Surg 49, 585 (1991).
[220] Ioannides, Ch., Treffers, W., Rutten, M., Noverraz, P.: Ocular injuries associated with fractures involving the orbit. J Craniomaxillofac Surg 16, 157 (1988).
[221] Ioannides, Ch., Freihofer, P., Friens, J.: Fractures of the frontal sinus: a rationale of treatment. Br J Plast Surg 46, 208 (1993).
[222] Jantzen, J.-P., Kleemann, P. P., Hein, H. A. T.: Fiberoptische orotracheale Intubation. Anästh Intensivther Notfallmed 22, 14 (1987).
[223] Jeckel, N., Schwarz, U., Biggel, A., Niederdellmann, H., Schilli, W.: Ursachen, soziale Begleitumstände und Frakturverlauf bei Kieferfrakturen. Dtsch Zahnärztl Z 38, 304 (1983).
[224] Jend, H., Jend-Rossmann, J., Borchers, D., Heller, M.: Die Analyse der Gesichtsschädelfrakturen im CT. Fortschr Röntgenstr 137, 379 (1982).
[225] Jend, H.-H.: Mittelgesichtsverletzungen. In: Heller, M., Jend, H.-H. (Hrsg.): Computertomographie in der Traumatologie. Thieme, Stuttgart–New York 1984, S. 31.
[226] Jend-Rossmann, I.: Wachstumsstörungen des Gesichtsskeletts nach Blow-out-Frakturen des Orbitabodens und Jochbeinfrakturen im Kindesalter. Fortschr Kiefer GesichtsChir 36, 237 (1991).
[227] Johansson, B., Krekmanov, L., Thomasson, M.: Miniplate osteosynthesis of infected mandibular fractures. J Craniomaxillofac Surg 16, 22 (1988).
[228] Jones, J. K., Van Sickels, J. E.: A preliminary report of arthroscopic findings following acute condylar trauma. J Oral Maxillofac Surg 49, 55 (1991).
[229] Joos, U.: Die Entwicklung der Therapie kindlicher Kollumfrakturen. Dtsch Zahnärztl Z 46, 38 (1991).
[230] Jung, F.: Über die Bandschiene bei der Kieferbruchbehandlung. Stoma 6, 94 (1953).

[231] Jvy, R. H.: Observations of fractures of the mandible. JAMA 79, 295 (1922).
[232] Kaban, L. B.: Diagnosis and treatment of fractures of the facial bones in children 1943–1993. J Oral Maxillofac Surg 51, 722 (1993).
[233] Kahl, B., Gerlach K. L.: Funktionelle Behandlung von Gelenkfortsatzfrakturen mit und ohne Aktivator. Fortschr Kieferorthop 51, 352 (1990).
[234] Kahl-Nieke, B., Fischbach, R., Gerlach, K. L.: CT analysis of TMJ state in children 5 years after functional treatment of condylar fractures. Int J Oral Maxillofac Surg 23, 332 (1994).
[235] Kahl-Nieke, B., Fischbach, R.: Eine klinische Bewertung der funktionellen Behandlung von Kollumfrakturen bei Kindern. Fortschr Kieferorthop 56, 157 (1995).
[236] Kahnberg, K.-E., Göthberg, K. A. T.: Le Fort fractures. (I) A study of frequency, etiology and treatment. Int J Oral Maxillofac Surg 16, 154 (1987).
[237] Kakoschke, D., Mohr, C., Schettler, D.: Langzeitergebnisse nach intraoraler Miniplattenosteosynthese bei Kieferwinkelfrakturen. Fortschr Kiefer GesichtsChir 41, 91 (1996).
[238] Kazanjian, V. H.: Treatment of automobile injuries of the face and jaws. J Am Dent Assoc 20, 757 (1933).
[239] Kazanjian, V. H., Converse, J. M.: The surgical treatment of facial injuries, 3rd ed. Williams & Wilkins, Baltimore 1974.
[240] Kellenberger, M., von Arx, T., Hardt, N.: Kiefergelenkfrakturen bei Kindern. Schweiz Monatsschr Zahnmed 104, 1482 (1994).
[241] Kellenberger, M., von Arx, T., Hardt, N.: Ergebnisse der Nachuntersuchung von Kiefergelenkfrakturen bei 30 Kindern. Fortschr Kiefer GesichtsChir 41, 138 (1996).
[242] Kempf, H.-G., Lenarz, Th., Issing, P. R.: Rekonstruktion traumatischer Schädelbasisdefekte mit Glasionomerzement. In: Hausamen, J.-E., Schmelzeisen, R. (Hrsg.): Traumatologie der Schädelbasis. Einhorn-Presse, Reinbek 1996, S. 80.
[243] Kerscher, A., Vees-Höflsauer, B., Kreusch, T.: Ist die Miniplattenosteosynthese für die kombinierte Unterkieferkörper- und beidseitige Gelenkfortsatzfraktur ausreichend? Fortschr Kiefer GesichtsChir 41, 61 (1996).
[244] Kersting, G.: Behandlung von Unterkieferfrakturen. Dtsch Med Wochenschr 30, 390 (1904).
[245] Kleemann, P. P., Dick, W., Scheunemann, H.: Die Intubation mit dem flexiblen Fiberbronchoskop. Anästh Intensivmed 25, 287 (1980).
[246] Klein, S. R., Mehringer, C. M., Bongard, F. S.: Endovascular occlusive intervention in the management of trauma. Ann Vasc Surg 4, 424 (1990).
[247] Koberg, W., Momma, W. G., Treatment of fractures of the articular process by functional stable osteosynthesis using miniaturized dynamic compression plates. Int J Oral Surg 7, 1 (1978).
[248] Knobloch, E.: Spätergebnisse nach Kollumfrakturen bei Kindern. Fortschr Kiefer GesichtsChir 25, 101 (1980).
[249] Knox, B. E., Gates, G. A., Berry, S. M.: Optic nerve decompression via the lateral facial approach. Laryngoscope 100, 458 (1990).
[250] Köhler, J. A.: Diagnostik und Therapie der Kieferfrakturen. Hüthig, Heidelberg 1951.
[251] Koury, M. E., Perrot, D., Kaban, L.: The use of rigid internal fixation in mandibular fractures complicated by osteomyelitis. J Oral Maxillofac Surg 52, 1114 (1994).
[252] Krenkel, Ch., Richter, M., Röthler, G.: Die Silcadraht-Klebeschiene – eine neue Methode zur Behandlung luxierter Zähne. Dtsch Zahnärztl Z 34, 280 (1979).
[253] Krenkel, Ch., Gruner, I.: Alveolarfortsatz- und Kieferfrakturen – eine Indikation für Silcadraht-Klebeschienen. Dtsch Z Mund Kiefer GesichtsChir 10, 458 (1986).
[254] Krenkel, Ch.: Darstellbarkeit der Kiefergelenkregion in den verschiedenen Projektionsebenen. Fortschr Kiefer GesichtsChir 32, 16 (1987).
[255] Krenkel, Ch., Hachleitner, J., Thaller-Antlanger, H.: Erfahrungen mit der evakuierbaren anatomischen Kieferhöhlenendothese beim Orbita- und Oberkiefertrauma. Dtsch Z Mund Kiefer GesichtsChir 13, 252 (1989).
[256] Krenkel, Ch.: Die bikonkave Unterlegscheibe mit dynamischer axialer Zugschraube der Versorgung der Unterkiefer-Kollumfraktur. Hefte zur Unfallchirurgie, Plastischen und Wiederherstellungschirurgie. Sasse, Rotenburg an der Wümme 1991.
[257] Krenkel, Ch.: Axial „anchor" screw (lag screw with biconcave washer) or „slanted-screw" plate for osteosynthesis of fractures of the mandibular condylar process. J Craniomaxillofac Surg 20, 348 (1992).
[258] Kreusch, Th.: Die Haltekraft von Miniosteosyntheseschrauben mit und ohne Gewindevorschnitt im Tierexperiment. Med. Diss., Universität Kiel 1993.
[259] Kriens, O.: Klassifikation der Blow-out-Frakturen. In: Pfeifer, G. (Hrsg.): Die Rundstiellappenplastik und weitere Fortschritte der Mund-Kiefer-Gesichts-Chirurgie. Thieme, Stuttgart–New York 1982, S. 44.
[260] Kristen, K., Singer, R.: Therapie und Prognose bei Luxationsfrakturen des Kiefergelenks beim Jugendlichen. Fortschr Kiefer GesichtsChir 21, 314 (1976).
[261] Krüger, E., Chrissafis, S.: Kariesprophylaxe durch lokale Anwendung von Aminfluoriden bei der Versorgung von Kieferbruchpatienten mit der Drahtkunststoffschiene nach Schuchardt. Dtsch Zahnärztl Z 26, 1227 (1971).
[262] Krüger, E.: Circumferential wiring and zygomaticomaxillary wire suspension of the mandible. In: Krüger, E., Schilli, W. (eds.): Oral and maxillofacial traumatology, vol. 1. Quintessenz, Chicago–Berlin–Rio de Janeiro–Tokyo 1982, p. 298.
[263] Krüger, E., Schilli, W.: General principles of treatment in maxillofacial injuries. In: Krüger, E., Schilli, W. (eds.): Oral and maxillofacial traumatology, vol. 1. Quintessenz, Chicago–Berlin–Rio de Janeiro–Tokyo 1982, p. 95.
[264] Krüger, E.: Treatment of lateral midface fractures. In: Krüger, E., Schilli, W. (eds.): Oral and maxillofacial traumatology, vol. 2. Quintessenz, Chicago–London–Berlin–Rio de Janeiro–Tokyo 1986, p. 158.
[265] Krüger, E.: Fractures of the facial bones in children. In: Krüger, E., Schilli, W. (eds.): Oral and maxillofa-

cial traumatology, vol. 2. Quintessenz, Chicago–London–Berlin–Rio de Janeiro–Tokyo 1986, p. 259.

[266] Küntscher, G.: Das Kallus-Problem. Enke, Stuttgart 1970.

[267] Kufner, J.: A method of craniofacial suspension. J Oral Surg 28, 260 (1970).

[268] Kuhn, P., Mohr, Ch., Schettler, D.: Zur Indikation und Aussagekraft der höchstauflösenden Computertomographie der Kiefergelenke. Dtsch Zahnärztl Z 42, 928 (1987).

[269] Lackmann, G. M., Draf, W., Isselstein, G., Töllner, U.: Surgical treatment of facial dog bites injuries in children. J Craniomaxillofac Surg 20, 81 (1992).

[270] Lammers, E., Schwipper, V., Fuhrmann, A.: Spätergebnisse kindlicher Collumfrakturen nach konservativ-funktioneller Therapie. Dtsch Zahnärztl Z 38, 437 (1993).

[271] Lane, W. A.: The operative treatment of fractures. Medical Publ., London 1914.

[272] Lang, J.: Fossa cranialis anterior, mediale Bodenregion. Knochen, Dura mater und Gefäße. Fortschr Kiefer GesichtsChir 32, 210 (1987).

[273] Langer, H., Kotscher, E., Fries, R.: Zur Klinik der offenen axialen Markdrahtung nach Fries bei Unterkieferfrakturen. Fortschr Kiefer GesichtsChir 19, 109 (1975).

[274] Laubert, A., Dankert, H.: Rhinochirurgische Orbita-Nervus opticus-Dekompression nach traumatischem Visusverlust. In: Hausamen, J.-E., Schmelzeisen, R. (Hrsg.): Traumatologie der Schädelbasis. Einhorn-Presse, Reinbek 1996, S. 228.

[275] Lee, C. Y., McCullom, C., Blaustein D. I.: Pediatric chin injury: occult condylar fractures of the mandible. Pediatr Emerg Care 7, 160 (1991).

[276] Lee, C. Y., McCullon, C., Blaustein, D. I., Mohammadi, H.: Sequelae of unrecognized, untreated mandibular condylar fractures in the pediatric patient. Ann Dent 52, 5 (1993).

[277] Le Fort, R. L.: Etude expérimentale sur les fractures de la mâchoire supérieure. Jahresber Fortschr Chir 3, 441 (1901).

[278] Lehnert, S.: Traumatologie im Bereich der Kiefer und des Gesichtes. In: Haunfelder, D., Hupfauf, L., Ketterl, W., Schmuth, J. (Hrsg.): Praxis der Zahnheilkunde, Bd. I, B 9. Urban & Schwarzenberg, München–Wien–Baltimore 1971, S. 1.

[279] Lello, J. L., Lello, G. E.: The effect of interdental continuous loop wire splinting and intermaxillary fixation on the marginal gingiva. Int J Oral Maxillofac Surg 17, 249 (1988).

[280] Lenarz, Th., Battmer, R. D., Hartrampf, R.: Die Rehabilitation traumatisch erkrankter Patienten mit Hilfe eines Cochlear-Implants. In: Hausamen, J.-E., Schmelzeisen, R. (Hrsg.): Traumatologie der Schädelbasis. Einhorn-Presse, Reinbek 1996, S. 194.

[281] Lentrodt, J., Ahrens, G., Maerder, R., Liebe, H.: Über den Einfluß von Drahtbogen-Kunststoffschienen auf Zahnbeweglichkeit und Parodontium. Dtsch Zahnärztl Z 28, 276 (1973).

[282] Lentrodt, J., Höltje, W.-J.: Indikation zur operativen bez. konservativen Versorgung von Unterkieferfrakturen. Fortschr Kiefer GesichtsChir 19, 65 (1975).

[283] Lentrodt, J.: Maxillofacial injuries – statistics and causes of accidents. In: Krüger, E., Schilli, W. (eds.): Oral and maxillofacial traumatology, vol. 1. Quintessenz, Chicago–Berlin–Rio de Janeiro–Tokyo 1982, p. 43.

[284] Lentrodt, J., Unsöld, R., Bosche, J.: Amaurose nach operativer Versorgung von Orbitabodenfrakturen – eine unvorhersehbare Komplikation? Fortschr Kiefer GesichtsChir 36, 150 (1991).

[285] Lindholm, T. S.: Bone resorption and remodelling. Acta Chir Scand Suppl 449 (1974).

[286] Linquist, Ch., Sorsa, S., Hyrkäs, T., Santavirta, S.: Maxillofacial fractures sustained in bicycle accidents. Int J Oral Maxillofac Surg 15, 12 (1986).

[287] Lodde, J. P., Champy, M.: Justification biomécanique d'un nouveau matériel d'ostéosynthèse en chirurgie faciale. Ann Chir Plast 21, 115 (1976).

[288] Löe, H., Schiott, C. R.: The effect of mouthrinses and topical application of chlorhexidine on the development of dental plaque and gingivitis in man. J Periodont Res 5, 79 (1970).

[289] Luhr, H.-G.: Zur stabilen Osteosynthese bei Unterkieferfrakturen. Dtsch Zahnärztl Z 23, 754 (1968).

[290] Luhr, H.-G.: Die operative Behandlung von Unterkieferfrakturen unter besonderer Berücksichtigung der Kompressionsosteosynthese. Zbl Chir 94, 819 (1969).

[291] Luhr, H.-G.: Operative Behandlungsverfahren bei Frakturen des zahnlosen Unterkiefers unter besonderer Berücksichtigung der Kompressionsosteosynthese. Chir Plast Reconstr 7, 84 (1970).

[292] Luhr, H.-G.: Treatment of mandibular fractures and pseudarthroses by compression osteosynthesis. Trans. 5th Intern. Congr. Plast. Reconstr. Surg. Butterworth, Australia 1971, p. 109.

[293] Luhr, H.-G.: Kompressions-Osteosynthese bei Unterkieferfrakturen. Hanser, München 1972.

[294] Luhr, H.-G.: Die Kompressionsosteosynthese zur Behandlung von Unterkieferfrakturen. Experimentelle Grundlagen und klinische Erfahrungen. Dtsch Zahnärztl Z 27, 29 (1972).

[295] Luhr, H.-G.: Stabile Fixation von Oberkiefer-Mittelgesichtsfrakturen durch Mini-Kompressionsplatten. Dtsch Zahnärztl Z 34, 851 (1979).

[296] Luhr, H.-G.: Operative Versorgung von kombinierten Weichteil-Knochen-Verletzungen des Gesichtsschädels. In: Pfeifer, G. (Hrsg.): Die Rundstiellappenplastik und weitere Fortschritte der Mund-Kiefer-Gesichts-Chirurgie. Thieme, Stuttgart–New York 1982, S. 48.

[297] Luhr, H.-G.: Midface fractures involving the orbit and blow-out fractures. In: Krüger, E., Schilli, W. (eds.): Oral and maxillofacial traumatology, vol. 2. Quintessenz, Chicago–London–Berlin–Rio de Janeiro–Tokyo 1986, p. 197.

[298] Luhr, H.-G.: A micro-system for cranio-maxillofacial skeletal fixation: preliminary report. J Craniomaxillofac Surg 16, 312 (1988).

[299] Luhr, H.-G.: Indications for use of a microsystem for internal fixation in craniofacial surgery. J Craniofac Surg 1, 35 (1990).

[300] Luhr, H.-G.: Plattenosteosynthese in der Traumatologie des Mittelgesichtes – ein Fortschritt? Fortschr Kiefer GesichtsChir 36, 30 (1991).

[301] Luhr, H.-G.: Specifications, indications and clinical applications of the Luhr Vitallium Maxillofacial Systems. In: Yaremchuk, M. J., Gruss, J., Manson, P. (eds.): Rigid fixation of the craniomaxillofacial skeleton. Butterworth, Boston 1992, p. 79.

[302] Luhr, H.-G., Hausmann, D.-F.: Ergebnisse der Kompressionsosteosynthese mit intraoralem Zugang bei 922 Unterkieferfrakturen. Fortschr Kiefer GesichtsChir 41, 77 (1996).

[303] Luhr, H.-G., Reidick, T., Merten, H.-A.: Frakturen des atrophischen Unterkiefers – eine Herausforderung für die Therapie. Fortschr Kiefer GesichtsChir 41, 151 (1996).

[304] Luka, B., Brechtelsbauer, D., Gellrich, N., König, M., Zahn, W.: Stellenwert der Spiral-CT in der Primärdiagnostik der traumatisch bedingten Sehnervschäden. In: Hausamen, J.-E., Schmelzeisen, R. (Hrsg.): Traumatologie der Schädelbasis. Einhorn-Presse, Reinbek 1996, S. 210.

[305] Lund, K.: Unusual fracture localization of the mandibular condyle in a 6-year-old child. Int J Oral Surg 1, 53 (1972).

[306] Machtens, E., Heuser, L.: Prinzipielles und abgestuftes Vorgehen in der Röntgendiagnostik bei Mittelgesichtstrauma in Abhängigkeit vom Schweregrad und von der Lokalisation. Fortschr Kiefer GesichtsChir 36, 21 (1991).

[307] Mackensen, G., Faulborn, J., Schmidt, D., Röver, J., Unsöld, R.: Unjuries in the ocular region. In: Krüger, E., Schilli, W. (eds.): Oral maxillofacial traumatology, vol. 2. Quintessenz, Chicago–London–Berlin–Rio de Janeiro–Tokyo 1986, p. 389.

[308] Maier, W., Strutz, J.: Perioperative Ein-Dosis-Prophylaxe mit Cephalosporinen im HNO-Gebiet. Laryngol Rhinol Otol (Stuttg) 71, 365 (1992).

[309] Mairgünther, R., Nentwig, G.-H., Scheile I.: Vergleich der Behandlungsergebnisse nach Kollumfrakturen bei Kindern und Jugendlichen. Dtsch Zahnärztl Z 46, 51 (1991).

[310] Malkin, M., Kresberg, H., Mandel, L.: Submandibular approach for open reduction of condylar fracture. Oral Surg 17, 152 (1964).

[311] Maloney, P. L., Welch, T. B., Doku, H. C.: Early immobilization of mandibular fractures: a retrospective study. J Oral Maxillofac Surg 49, 698 (1991).

[312] Manson, P. N., Crawley, W. A., Yaremchuk, M. J., Rockmann, G. M., Hoopes, J. E., French, J. H.: Midface fractures: advantages of immediate extended open reduction and bone grafting. Plast Reconstr Surg 76, 1 (1985).

[313] Matras, H., Krenkel, Ch., Thaller-Antlanger, H.: Zur funktionellen und ästhetischen Bulbuspositionskorrektur nach schwerem Orbitatrauma mit Hilfe homologen Bankknorpels. In: Mittelmeier, H., Heisel, J. (Hrsg.): Komplikationen in der Plastischen und Wiederherstellungschirurgie. Homologe (Allogene) Transplantationen in der Plastischen und Wiederherstellungschirurgie. Sasse, Rotenburg (Wümme) 1988, S. 268.

[314] Matras, H., Hachleitner, J., Thaller-Antlanger, H.: Salzburger Kieferhöhlenendothese. Fortschr Kiefer GesichtsChir 36, 200 (1991).

[315] Matthis, H.: Die Behandlung der Frakturen der zahnlosen Kiefer. Fortschr Kiefer GesichtsChir 2, 92 (1956).

[316] Matter, P., Brennwald, J., Perren, S. M.: Biologische Reaktion des Knochens auf Osteosyntheseplatten. Helv Chir Acta Suppl 12 (1974).

[317] Mayot, D., Chassagne, J. F., Briche, D., Doan, G. D., Coffinet L., Al-Shlash, S.: L'ostéosynthèse par plaque vissée dans les fractures du condyle mandibulaire. Rev Stomatol Chir Maxillofac 91 (Suppl 1), 117 (1990).

[318] Mazorow, H. B.: Bone repair after experimentally produced defects. J Oral Surg 18, 107 (1960).

[319] Meade, J. W.: Tracheotomy – its complications and their treatment. A study of 212 cases. N Engl J Med 265, 519 (1961).

[320] Mees, K., Beyer, A.: Akute neurologische Komplikationen intrathekaler Fluoreszeininjektion. Laryngol Rhinol Otol (Stuttg) 61, 102 (1982).

[321] Meier, K., Barsekow, F.: Frakturen des Gesichtsschädels bei Mehrfachverletzungen im Kindesalter. Z Kinderchir 43, 11 (1988).

[322] Meier, K., Schmidt, T.: Diagnostische und therapeutische Aspekte bei medialen Orbitafrakturen. Fortschr Kiefer GesichtsChir 36, 220 (1991).

[323] Melsen, B., Bjerregaard, J., Bundgaard, M.: The effect of treatment with functional appliance and a pathological growth pattern of the condyle. Am J Orthod Dentofacial Orthop 90, 503 (1986).

[324] Merten, H.-A., Wiese, K. G.: Frakturen des zahnlosen atrophischen Unterkiefers. Dtsch Z Mund Kiefer GesichtsChir 16,144 (1992).

[325] Messeter, K. H., Pettersson, K. I.: Endotracheal intubation with the fiber-optic bronchoscope. Anaesthesia 35, 294 (1980).

[326] Metz, H. J.: Die Indikation und Technik der Drahtbogenkunststoffschiene nach Schuchardt. Fortschr Kiefer GesichtsChir 11, 124 (1966).

[327] Michelet, F. X., Moll, A.: Traitements chirurgicaux des fractures du corps mandibulaire sans blocage, par plaques vissées miniatures inserées par voie endobuccale. Rev Odontol Stomatol Midi France 29, 87 (1971).

[328] Michelet, F. X., Deymes, J., Dessus, B.: Osteosynthesis with miniaturized screwed plates in maxillofacial surgery. J Craniomaxillofac Surg 1, 79 (1973).

[329] Moilanen, A.: The role of primary head-CT-scans in facial fractures. Int J Oral Maxillofac Surg 16, 572 (1987).

[330] Müller, M. E., Allgöwer, M., Willenegger, H.: Manual der Osteosynthese. Springer, Berlin 1969.

[331] Müller, M. E., Perren, S. M.: Callus und primäre Knochenheilung. Monatsschr Unfallheilk 75, 442 (1972).

[332] Müller, W.: Die Therapie der Gelenkfortsatzfrakturen. Eine klinische Untersuchung zur Einschätzung verschiedener Behandlungsverfahren. Zahn Mund Kieferheilk 64, 496 (1976).

[333] Muhammad, J. K., Simpson, M. T.: Orbital emphysema and the medial orbital wall, a review of the literature with particular reference to that associated with indirect trauma and possible blindness. J Craniomaxillofac Surg 24, 245 (1996).

[334] Muska, K., Meyer, J., Müller, D.: Zur chirurgischen Versorgung der Gelenkfortsatzfrakturen des Unterkiefers. Dtsch Stomatol 23, 897 (1973).
[335] Nahlieli, O., Kelly, J. P., Baruchin, A. M., Ben-Meir, P., Shapira, Y.: Oro-maxillofacial skeletal deformities resulting from burn scar contractures of the face and neck. Burns 21, 65 (1995).
[336] Nehse, G., Maerker, R.: Indikationsstellung verschiedener Rekonstruktions- und Osteosyntheseverfahren bei der operativen Versorgung von subkondylären Frakturen des Unterkiefers. Fortschr Kiefer GesichtsChir 41, 120 (1996).
[337] Nerlich, M. L., Reich, R. H., Reilmann, H., Otte, D.: Verletzungsmuster und Mechanismen der Gesichtsschädelfrakturen bei Verkehrsteilnehmern. Unfall-Sicherheitsforsch Straßenverkehr 56, 107 (1986).
[338] Nerlich, M. L., Bosch, U.: Wunde und Wundbehandlung, Tetanusprophylaxe. Orthopäde 17, 11 (1988).
[339] Neubauer, H.: Das frontobasale Trauma – Diagnostik und Behandlungsablauf. Ophthalmologische Aspekte. Fortschr Kiefer GesichtsChir 32, 223 (1987).
[340] Neukam, F. W., Schliephake, H., Berten, H. L., Hausamen, J.-E.: Verletzungen des Mittelgesichtes im Kindesalter. Fortschr Kiefer GesichtsChir 36, 234 (1991).
[341] Neumann, C. A.: The expansion of an area of skin by progressive distension of a subcutaneous balloon. Plast Reconstr Surg 19, 124 (1957).
[342] Neuner, O.: Die Drahtosteosynthese im Unterkiefer als bewährte Methode zur funktionellen Kieferbruchbehandlung. Schweiz Monatsschr Zahnheilk 81, 328 (1971).
[343] Neuner, O.: Maxillofaziale Traumatologie. De Gruyter, Berlin 1976.
[344] Ngassapa, D. N. B., Freihofer, H. P., Maltha, J. C.: The reaction of the periodontium to different types of splints. I. Clinical aspects. Int J Oral Maxillofac Surg 15, 240 (1986).
[345] Ngassapa, D. N. B., Maltha, J. C., Freihofer, H. P.: The reaction of the periodontium to different types of splints. II. Histological aspects. Int J Oral Maxillofac Surg 15, 250 (1986).
[346] Niederdellmann, H., Schilli, W.: Zur Plattenosteosynthese bei Unterkieferfrakturen. Dtsch Zahnärztl Z 28, 638 (1973).
[347] Niederdellmann, H., Rahn, B. A.: Histologische Untersuchungen nach Osteosynthesen am Hundeunterkiefer mit der Freiburger Zuggurtungsplatte. Fortschr Kiefer GesichtsChir 21, 309 (1976).
[348] Niederdellmann, H., Schilli, W.: Extension mit Kirschner-Bügel zur Behandlung von Luxationen und Frakturen am Kiefergelenk. Fortschr Kiefer GesichtsChir 25, 74 (1980).
[349] Niederdellmann, H., Schilli, W.: Zugschraubenosteosynthese zur Behandlung der Kieferwinkelfraktur. Akt Traumatol 10, 105 (1980).
[350] Niederdellmann, H., Akuamoa-Boateng, E., Uhlig, G.: Lag screw osteosynthesis, a new procedure for treating fractures of the mandibular angle. J Oral Surg 39, 938 (1981).
[351] Niederdellmann, H., Shetty, V.: Solitary lag screw osteosynthesis in the treatment of the angle of the mandible. Plast Reconstr Surg 80, 68 (1987).
[352] Niederhagen, B., Anke, S., Hültenschmidt, D., Appel T.: AO- und Miniplattenosteosynthese des Unterkiefers im 8jährigen Vergleich. Fortschr Kiefer GesichtsChir 41, 58 (1996).
[353] Norholt, S. E., Krishnan, V., Sindet-Pedersen, S., Jensen, I.: Pediatric condylar fractures: a long term follow-up study of 55 patients. J Oral Maxillofac Surg 51, 1302 (1993).
[354] Oberascher, G., Muss, N., Gruber, W.: Tierbißverletzungen im Kopf-Hals-Bereich und ihre Versorgung. HNO 33, 443 (1985).
[355] Oberascher, G., Arrer, E.: A new method for using fluorescein to demonstrate oto- and rhinoliquorrhea. I. Sample preparation by electrophoresis and photometric identification of fluorescein. Arch Otorhinolaryngol 343, 117 (1986).
[356] Oberascher, G.: Diagnostik der Rhinoliquorrhoe. Eur Arch Oto Rhino Laryngol Suppl 1, 485 (1993).
[357] Obwegeser, H.: Über eine einfache Methode der freihändigen Drahtverschienung von Kieferbrüchen. Österr Z Stomatol 49, 652 (1952).
[358] Obwegeser, H.: Die gegossene Kappenschiene, eine Hilfe in der Kieferchirurgie und plastischen Chirurgie des Gesichtes. Dtsch Zahnärztebl 7, 725 (1953).
[359] Obwegeser, H. L., Sailer, H. F.: Another way of treating fractures of the atrophic edentulous mandible. J Craniomaxillofac Surg 1, 213 (1973).
[360] Ochsenbein, H.: Chlorhexidin in der Zahnheilkunde – eine Literaturübersicht. Schweiz Monatsschr Zahnheilk 83, 133 (1973).
[361] Ochsenbein, H.: Chlorhexidin in der Zahnheilkunde – eine Literaturübersicht. Schweiz Monatsschr Zahnheilk 83, 819 (1973).
[362] Ochsenbein, H.: Chlorhexidin in der Zahnheilkunde – eine Literaturübersicht. Schweiz Monatsschr Zahnheilk 84, 459 (1974).
[363] Özmen, Y., Fischbach, R., Lenzen, J.: Kerspintomographische Untersuchung der Diskusperforation nach konservativer und operativer Versorgung der Gelenkfortsatzfrakturen. Dtsch Z Mund Kiefer GesichtsChir 19, 277 (1995).
[364] Ord, R. A.: Post-operative retrobulbar haemorrhage and blindness complicating trauma surgery. Br J Oral Surg 19, 202 (1981).
[365] Osguthorpe, J. D.: Head and neck burns. Evaluation and current management. Arch Otolaryngol Head Neck Surg 117, 969 (1991).
[366] Otten, J.-E., Rose, E., Rückauer, K., Schilli, W.: Verletzungsmuster bei Patienten mit Gesichtsschädelfrakturen. Dtsch Z Mund Kiefer GesichtsChir 19, 204 (1995).
[367] Panuska, H. J., Dedolph, T. H.: Extraoral traction with halo head frame for complex facial fractures. J Oral Surg 23, 212 (1965).
[368] Pape, H.-D., Hauenstein, H., Gerlach, K. L.: Chirurgische Versorgung der Gelenkfortsatzfrakturen mit Miniplatten. Fortschr Kiefer GesichtsChir 25, 81 (1980).
[369] Pape, H.-D., Herzog, M., Gerlach, K. L.: Der Wandel der Unterkieferfrakturversorgung von 1950–1980

am Beispiel der Kölner Klinik. Dtsch Zahnärztl Z 38, 301 (1983).
[370] Pape, H.-D., Schaal, K.-P., Braun, J.: Erreger- und Resistenzspektrum bei odontogenen Infektionen im Kiefer-Gesichtsbereich. Fortschr Kiefer GesichtsChir 29, 86 (1984).
[371] Pape, H.-D., Schippers, C. G., Gerlach, K. L., Walz, C.: Die Funktionsstabilität der Miniplattenosteosynthese nach Champy bei Kieferwinkelfrakturen. Fortschr Kiefer GesichtsChir 41, 94 (1996).
[372] Pargger, H., Kaufmann, M. A., Scheidegger, D.: Akuttherapie von Verbrennungen. Ther Umsch 52, 193 (1995).
[373] Pereira, M. D., Marques, A., Ishizuka, M., Keira, S. M., Brenda, E., Wolosker, B.: Surgical treatment of the fractured and dislocated condylar process of the mandible. J Craniomaxillofac Surg 23, 369 (1995).
[374] Perren, S. M., Russenberger, M., Steinemann, S., Müller, M. E., Allgöwer, M.: A dynamic compression plate. Acta Orthop Scand (Suppl) 125, 29 (1969).
[375] Perren, S. M., Huggler, A., Russenberger, M., Straumann, F., Müller, M. E., Allgöwer, M.: The reaction of cortical bone to compression. Acta Orthop Scand (Suppl) 125, 3 (1969).
[376] Perren, S. M.: Biomechanik der Frakturheilung. Orthopäde 3, 135 (1974).
[377] Peters, R. A., Caldwell, J. B., Olsen, T. W.: A technique for open reduction of subcondylar fractures. Oral Surg 41, 273 (1976).
[378] Petz, R.: Zur Beurteilung der operativen Behandlung von Frakturen im Kiefergelenksbereich. Dtsch Stomatol 22, 411 (1972).
[379] Petzel, J. R.: Die chirurgische Behandlung des frakturierten Collum mandibulae durch funktionsstabile Zugschraubenosteosynthese. Fortschr Kiefer GesichtsChir 25, 84 (1980).
[380] Pfeifer, G.: Freihändige Kunststoffschienung bei Alveolarfortsatzfrakturen und Luxationen im Milchgebiß. Fortschr Kiefer GesichtsChir 5, 328 (1959).
[381] Pfeifer, G.: Kieferbrüche im Kindesalter und ihre Auswirkungen auf das Wachstum. Fortschr Kiefer GesichtsChir 11, 43 (1966).
[382] Pfeifer, G., Busch, W., Rottke, B.: Verlauf und Auswirkungen des Therapiewandels bei Frakturen des Gesichtsschädels. Fortschr Kiefer GesichtsChir 19, 62 (1975).
[383] Piepgras, U.: Neuroradiologie. Fortschr Kiefer GesichtsChir 32, 227 (1987).
[384] Pistner, H., Mühling, J., Reuther, J.: Resorbierbare Materialien zur Osteosynthese in der kraniofazialen Chirurgie. Fortschr Kiefer GesichtsChir 36, 77 (1991).
[385] Pistner, H., Michel, C., Kübler, N., Reinhart, E., Reuther, J. F.: Therapeutisches Konzept bei Trümmer- und Defektfrakturen des Unterkiefers. Fortschr Kiefer GesichtsChir 41, 157 (1996).
[386] Pontecorvo, M.: The prophylactic dose of TIG. In: Nistico, G., Mastroeni, P., Pitzurra, M. (eds.): Seventh International Conference on Tetanus. Gangemi, Roma 1985, p. 375.
[387] Porteder, H., Rausch, E.: Kieferhöhlenbefunde nach Mittelgesichtsfrakturen. In: Watzek, G., Matejka, M. (Hrsg.): Erkrankungen der Kieferhöhle. Springer, Wien–New York 1986, S. 111.
[388] Posnick, J. C., Wells, M., Pron, G. E.: Pediatric facial fractures: evolving patterns of treatment. J Oral Maxillofac Surg 51, 836 (1993).
[389] Prein, J., Spiessl, B., Rahn, B. A., Petten, S. M.: Frakturheilung am Unterkiefer nach operativer Versorgung. Fortschr Kiefer GesichtsChir 19, 17 (1975).
[390] Prein, J., Schmoker, R.: Treatment of infected fractures and pseudarthrosis of the mandible. In: Spiessl, B. (ed.): New concepts in maxillofacial bone surgery. Springer, New York 1989, p. 169.
[391] Prein, J., Schwenzer, N., Hammer, B., Ehrenfeld, M.: Schußverletzungen des Unterkiefers. Fortschr Kiefer GesichtsChir 41, 160 (1996).
[392] Prichard, J., Thadani, V., Kalb, R., Manuelidis, E.: Rapidly progressive dementia in a patient who received a cadavaric dura mater graft. JAMA 257, 1036 (1987).
[393] Prokop, D., Boeckler, H.-H.: Morbiditätsanalyse von 1484 Gesichtsknochenfrakturen des Zeitraumes von 1968 bis 1987. Dtsch Z Mund Kiefer GesichtsChir 14, 287 (1990).
[394] Puelacher, W., Röthler, G., Strobl, H., Toifl, R., Waldhart, E.: Mittelgesichtsfrakturen im traumatologischen Krankengut der Innsbrucker Abteilung für MKG-Chirurgie von 1982–1988 unter besonderer Berücksichtigung der Wintersportverletzungen. Fortschr Kiefer GesichtsChir 36, 15 (1991).
[395] Radovan, C.: Tissue expansion of soft-tissue reconstruction. Plast Reconstr Surg 74, 482 (1984).
[396] Rahn, B. A., Perren, S. M.: Calcein blue as a fluorescent label in bone. Experientia 26, 519 (1970).
[397] Rahn, B. A., Gallinaro, P., Baltensperger, A., Perren, S.M.: Primary bone healing. J Bone Joint Surg 53A, 783 (1971).
[398] Rahn, B. A.: Morphology of fracture healing and its relationship to biomechanics. In: Krüger, E., Schilli, W. (eds.): Oral and maxillofacial traumatology, vol. 1. Quintessenz, Chicago–Berlin–Rio de Janeiro–Tokyo 1982, p. 134.
[399] Rahn, B. A.: Knochenheilung unter Osteosynthesebedingungen. Dtsch Zahnärztl Z 38, 294 (1983).
[400] Rahn, R., Thomaidis, G., Frenkel, G., Frank, P., Kinner, U.: Spätergebnisse der konservativen Behandlung von Kiefergelenkfrakturen. Dtsch Z Mund Kiefer GesichtsChir 13, 197 (1989).
[401] Randzio, J.: Das Tölzer Drahtschloß – ein neuartiges Verbindungselement für die Drahtosteosynthese. Dtsch Zahnärztl Z 38, 407 (1983).
[402] Randzio, J., Kellermann, O., Vogl, Th., Kniha, H.: Ergebnisse der Magnet-Resonanz-Tomographie (MRT) bei 100 Kiefergelenken. Dtsch Z Mund Kiefer GesichtsChir 13, 454 (1989).
[403] Rao, V. M., Farole, A., Karasick, D.: Temporomandibular joint dysfunction: correlation of imaging, arthrography and arthroscopy. Radiology 174, 663 (1990).
[404] Rasse, M., Schober, Ch., Piehslinger, E., Scholz, R., Hollmann, K.: Intra- und extrakapsuläre Kondylusfrakturen im Wachstumsalter. Dtsch Zahnärztl Z 46, 49 (1991).

[405] Rasse, M., Koch, A., Trachsler, H., Mallek, R: Frakturverlauf von diakapitulären Frakturen der Mandibula. Stomatologie 90, 119 (1993).
[406] Rasse, M.: Diakapituläre Frakturen der Mandibula. Eine neue Operationsmethode und erste Ergebnisse. Stomatologie 90, 413 (1993).
[407] Raveh, J., Vuillemin, Th.: The surgical one-stage management of combined cranio-maxillo-facial and frontobasal fractures. J Craniomaxillofac Surg 16, 160 (1988).
[408] Reath, D. B., Kirby, D. M. J., Lynch, M., Maull, K. I.: Patterns of maxillofacial injuries in restrained and unrestrained motor vehicle crash victims. J Trauma 29, 806 (1989).
[409] Rehrmann, A.: Reposition und Retention des Unterkiefers bei Brüchen der Gelenkfortsätze und Gelenkköpfe durch extraoralen elastischen Zug im Kinnbereich. Dtsch Zahn Mund Kieferheilk 57, 379 (1971).
[410] Rehrmann, A., Horch, H.-H.: Vermeidung und operative Behandlung ein- und doppelseitiger Kiefergelenksankylosen. Acta Stomatol Belg 72, 545 (1975).
[411] Reich R. H., Otten, D.: Verletzungsmechanismen bei Mittelgesichtsfrakturen im Straßenverkehr. Fortschr Kiefer GesichtsChir 36, 11 (1991).
[412] Reich, R. H.: Zur Indikation der Kondylusrekonstruktion bei kindlichen Kiefergelenkfrakturen. Dtsch Zahnärztl Z 46, 60 (1991).
[413] Reichenbach, E.: Verletzungen der Kiefer- und Gesichtsknochen und der benachbarten Weichteile. In: Häupl, K., Meyer, W., Schuchardt, K. (Hrsg.): Handbuch der Zahn-, Mund- und Kieferheilkunde. Urban & Schwarzenberg, Berlin–München 1957.
[414] Reinert, S., Schwarz, M., Pourkermani, R., Lentrodt, J.: Spätergebnisse und Komplikationen der Unterkiefer-Kompressionsosteosynthese mit intraoralem Zugang – eine 10-Jahres-Studie. Fortschr Kiefer GesichtsChir 41, 74 (1996).
[415] Renard, J. L., Felten, D., Béquet, D.: Post-otoneurosurgery aluminium encephalopathy. Lancet 344, 64–65 (1994).
[416] Reuther, J. F., Steinau, U., Ehlert, O.: Mikrochirurgische Replantation im Kiefer-Gesichtsbereich – klinische Ergebnisse und experimentelle Untersuchungen. In: Kley, W., Naumann, C. (Hrsg.): Regionale plastische und rekonstruktive Chirurgie im Kindesalter. Springer, Berlin 1983, S. 127.
[417] Rittmann, W. W., Perren, S. M.: Corticale Knochenheilung nach Osteosynthese und Infektion. Springer, Berlin 1974.
[418] Robinson, R., Yoon, C.: New onlay-inlay metal splint for immobilisation of mandibular subcondylar fractures. Am J Surg 100, 845 (1960).
[419] Rochels, R.: Ultraschalldiagnostik bei Frakturen der knöchernen Orbita. Fortschr Kiefer GesichtsChir 32, 144 (1987).
[420] Rochels, R., Behrendt, St.: Die traumatische Optikusneuropathie. In: Hausamen, J.-E., Schmelzeisen, R. (Hrsg.): Traumatologie der Schädelbasis. Einhorn-Presse, Reinbek 1996, S. 220.
[421] Rodloff, C., Hartmann, N., Maerker, R.: Kollumluxationsfrakturen im Wachstumsalter – konservative versus operative Therapie. Dtsch Zahnärztl Z 46, 63 (1991).
[422] Rodloff, C., Nehse, G., Distelmaier, P., Maerker, R.: 3-D-Modelle bei schweren asymmetrischen Gesichtsdeformitäten. Fortschr Kiefer GesichtsChir 39, 17 (1994).
[423] Röthler, G., Strobl, H., Strobl, V., Norer, B., Waldhart, E.: Kiefergelenkfortsatzfrakturen im Kindesalter – eine Langzeitstudie im Orthopantomogramm. Fortschr Kiefer GesichtsChir 41, 146 (1996).
[424] Rongetti, J. R.: Meniscectomy: a new approach to the temporomandibular joint. Arch Otolaryngol 60, 566 (1954).
[425] Roser, M., Ehrenfeld, M., Ettlin, D.: Zugschraubenosteosynthese bei medianen Unterkieferfrakturen – Technik und Ergebnisse. Fortschr Kiefer GesichtsChir 41, 100 (1996).
[426] Rottke, B., Kark, M.: Zur Frage der Extraktion im Bruchspalt stehender Zähne. Österr Z Stomatol 62, 456 (1969).
[427] Rowe, N. L., Killey, H. C.: Fractures of the facial skeleton. Livingstone, London 1968.
[428] Rowe, N. L.: The diagnosis of periorbital injuries. Fortschr Kiefer GesichtsChir 22, 3 (1977).
[429] Rowe, N. L., Williams, J. Ll., Hobbs, J. A.: Aetiology of injury. In: Williams, J. Ll. (ed.): Rowe und Williams' maxillofacial injuries, vol. 1. Churchill Livingstone, Edinburgh–London–Madrid–Melbourne–New York–Tokyo 1994, p. 39.
[430] Ryall, R. G., Peacock, M. K., Simpson, D. A.: Usefulness of β_2-transferrin assay in the detection of cerebrospinal fluid leaks following head injury. J Neurosurg 77, 737 (1992).
[431] Sader, R., Meyer, B., Horch, H.-H., Zeilhofer, H.-F., Deppe, H., Herzog, M., Röhricht, S., Kling, B.: Neurologische Untersuchungen zur Nervus-facialis-Schädigung bei operativ versorgten Unterkieferkollumfrakturen. Fortschr Kiefer GesichtsChir 41, 143 (1996).
[432] Sahm, G., Witt, E.: Long-term results after childhood condylar fractures. A computer-tomographic study. Eur J Orthop 11, 154 (1989).
[433] Samek, M., Pape, H.-D., Rüßmann, W., Berg, St.: Lokalisation und Ausmaß von Orbitabodendefekten und Indikation zur Defektdeckung. Fortschr Kiefer GesichtsChir 36, 193 (1991).
[434] Samii, M., Draf, W.: Surgery of the skull base. An interdisciplinary approach. Springer, Berlin–Heidelberg–New York 1989.
[435] Sauer, C.: Notverband bei Kieferbrüchen mit Eisendraht. Dtsch Monatsschr Zahnheilk 7, 381 (1889).
[436] Schär, M.: Tetanus-Prophylaxe in der Schwangerschaft. Dtsch Med Wochenschr 26, 979 (1977).
[437] Schenk, R., Willenegger, H.: Zur Histologie der primären Knochenheilung. Langenbecks Arch Chir 308, 440 (1964).
[438] Schick, B., Weber, R., Mosler, P., Wallenfang, T., Kahle, G., Haas, J. P., Draf, W.: Duraplastiken im Bereich der vorderen Schädelbasis. In: Hausamen, J.-E., Schmelzeisen, R. (Hrsg.): Traumatologie der Schädelbasis. Einhorn-Presse, Reinbek 1996, S. 66.
[439] Schiel, H., Hammer, B., Ehrenfeld, M., Prein, J.: Die

Therapie infizierter Unterkieferfrakturen. Fortschr Kiefer GesichtsChir 41, 70 (1996).
[440] Schilli, W., Niederdellmann, H.: Feinadaptation von Osteosyntheseplatten im Unterkiefer mit Knochenzement. Dtsch Zahnärztl Z 28, 637 (1973).
[441] Schilli, W.: Indikation und Technik der stabilen Osteosynthese im Unterkiefer. Fortschr Kiefer GesichtsChir 19, 79 (1975).
[442] Schilli, W., Niederdellmann, H.: Internal fixation of zygomatic and midface fractures by means of miniplates and lag screws. In: Krüger, E., Schilli, W. (eds.): Oral and maxillofacial traumatology, vol. 2. Quintessenz, Chicago–London–Berlin–Rio de Janeiro–Tokyo 1986, p. 177.
[443] Schilli W., Joos, U.: Behandlung panfazialer Frakturen. Fortschr Kiefer GesichtsChir 36, 36 (1991).
[444] Schlampp, H.: Die Versorgung der Kieferbrüche und der Kieferschußbrüche nach dem Profilschienensystem. Dtsch Zahn Mund Kieferheilk 9, 89 (1942).
[445] Schlien, H. P., Hillebrand, W., Becker, R., Habel, G.: Vergleichende Untersuchungen mit Osteosynthesen am Frakturmodell. Kunststoffkappenschiene nach Bollmann/Austermann, stabile Kompressionsplatte nach Becker/Machtens und monokortikale Miniplatte nach Champy. Dtsch Z Mund Kiefer GesichtsChir 12, 120 (1988).
[446] Schmelzeisen, R., McIff, T., Rahn, B.: Further development of titanium miniplate fixation for mandibular fractures. Experience gained and questions raised from a prospective clinical pilot study with 2.0 mm fixation plates. J Craniomaxillofac Surg 20, 251 (1992).
[447] Schmitz, R., Luhr, H.-G., Schubert, H.: Indikation, Technik und klinische Ergebnisse der Kompressionsosteosynthese bei Unterkieferfrakturen. Fortschr Kiefer GesichtsChir 19, 74 (1975).
[448] Schmoker, R., Spiessl, B.: Exzentrisch dynamische Kompressionsplatte. Experimentelle Untersuchungen als Beitrag zur funktionsstabilen Osteosynthese bei Unterkieferfrakturen. Schweiz Monatsschr Zahnheilk 12, 1496 (1973).
[449] Schmoker, R.: Der Craniofixateur externe zur funktionsstabilen Fixation des Mittelgesichts – Erfahrungsbericht nach Anwendung in über 50 Fällen. Dtsch Z Mund Kiefer GesichtsChir 7, 235 (1983).
[450] Schönberger, A.: Die Behandlung von Gelenkhalsfrakturen durch Marknagelung. Stomatol DDR 26, 260 (1976).
[451] Schönberger, A.: Behandlung von Gelenkhalsfrakturen durch Marknagelung. Acta Chir Maxillofac 4, 58 (1979).
[452] Schönhardt, R. E., Horch, H.-H., Lochner, M., Rüßmann, W.: Mediale Orbitafrakturen. Z Prakt Augenheilk 5, 255 (1984).
[453] Schröder, H.: Handbuch der zahnärztlich-chirurgischen Verbände und Prothesen. Bd. I: Frakturen und Luxationen der Kiefer. Meusser, Berlin 1911.
[454] Schröder H.-G.: Frontobasale Frakturen. Systematik und Symptomatik. Eur Arch Otorhinolaryngol Suppl 1, 275 (1993).
[455] Schuchardt, K.: Der Rundstiellappen in der Wiederherstellungschirurgie des Gesichts-Kieferbereichs. Thieme, Leipzig 1944.
[456] Schuchardt, K.: Ein Vorschlag zur Verbesserung der Drahtschienenverbände. Dtsch Zahn Mund Kieferheilk 24, 39 (1956).
[457] Schuchardt, K., Kapovits, M., Spiessl, B.: Technik und Anwendung des Drahtbogenkunststoffverbandes. Dtsch Zahnärztl Z 16, 1241 (1961).
[458] Schuchardt, K., Schwenzer, N., Rottke, B., Lentrodt, J.: Ursachen, Häufigkeit und Lokalisation der Frakturen des Gesichtsschädels. Fortschr Kiefer GesichtsChir 11, 1 (1966).
[459] Schuchardt, K.: Grundsätzliches zur Versorgung von kombinierten Weichteil-Knochenverletzungen im Gesichts-Kieferbereich. Fortschr Kiefer GesichtsChir 11, 25 (1966).
[460] Schubert, J., Maurer, P., Wilhelms, D., Socolowsky, S.: Erfahrungen mit Cefitiam als perioperative Antibiotikaprophylaxe in der MKG-Chirurgie. Dtsch Z Mund Kiefer GesichtsChir 19, 19 (1995).
[461] Schüle, H.: Schienung von Unterkieferfrakturen mittels extraoraler Verschraubung. Dtsch Zahnärztl Z 12, 933 (1957).
[462] Schüle, H.: Klinische Untersuchungen zur Bewertung der perkutanen Osteosynthese. Fortschr Kiefer GesichtsChir 11, 152 (1966).
[463] Schumacher, G.: Statik und Aufbau des Gesichtsschädels unter Berücksichtigung des Frakturmechanismus. Fortschr Kiefer GesichtsChir 19, 3 (1975).
[464] Schumann, D., Gramowski, K.-H., Thieme, V.: Krankheitsbild und Spätfolgen bei Mittelgesichtsfrakturen. Dtsch Z Mund Kiefer GesichtsChir 16, 26 (1992).
[465] Schwenzer, N.: Die freihändige Versorgung von Oberkieferfrakturen unter Verwendung der Drahtbogen-Kunststoffschiene nach Schuchardt. Dtsch Zahn Mund Kieferheilk 36, 274 (1961).
[466] Schwenzer, N.: Das mechanische und biologische Verhalten der Drahtnaht bei der Osteosynthese. Dtsch Zahnärztl Z 21, 1266 (1966).
[467] Schwenzer, N.: Zur Osteosynthese bei Frakturen des Gesichtsskeletts. Thieme, Stuttgart 1967.
[468] Schwenzer, N.: Interosseous wiring. In: Krüger, E., Schilli, W. (eds.): Oral maxillofacial traumatology, vol. 1, Quintessenz, Chicago–Berlin–Rio de Janeiro–Tokyo 1982, p. 277.
[469] Schwenzer, N.: Treatment of central and centrolateral midface fractures. In: Krüger, E., Schilli, W. (eds.): Oral and maxillofacial traumatology, vol. 2. Quintessenz, Chicago–London–Berlin–Rio de Janeiro–Tokyo 1986, p. 137.
[470] Schwenzer, N.: Orbitaverletzungen – Einführung in das Thema. In: Hausamen, J.-E., Schmelzeisen, R. (Hrsg.): Traumatologie der Schädelbasis. Einhorn-Presse, Reinbek 1996, S. 202.
[471] Sear, A. J.: Intraoral condylectomy applied to unilateral condylar hyperplasia. Br J Oral Surg 10, 143 (1972).
[472] Seiff, S. R.: Trauma and the optic nerve. Ophthalmol Clin North Am 5, 389 (1992).
[473] Seitz, R.: Ätiologe und Genese der akuten Erblindung als Folge stumpfer Schädelverletzungen. Klin Mbl Augenheilk 143, 414 (1963).
[474] Seitz, R.: Traumatische Erkrankungen des Sehnerven und Differentialdiagnose der Optikusatrophie. Ber Dtsch Ophthalmol Ges 72, 112 (1974).

[475] Shuker, S. T.: Intra-nasal stabilization for severe nasal war injuries. J Cranomaxillofac Surg 16, 120 (1988).
[476] Sindet-Pedersen, S., Jensen, J.: Intermaxillary fixation of mandibular fractures with the bracket-bar. J Craniomaxillofac Surg 20, 297 (1990).
[477] Small, E. W.: Lingual splinting and interosseous fixation for early mobilization of mandibular symphysis/condyle fracture. Fortschr Kiefer GesichtsChir 96, 19 (1975).
[478] Snell, J. A., Dott, W. A.: Internal fixation of certain fractures of the mandible by bone plating. Plast Reconstr Surg 43, 281 (1969).
[479] Sowray, J. H.: Localised injuries of the teeth and the alveolar process. In: Rowe, N. L., Williams, J. (eds).: Maxillofacial injuries. Livingstone, Edinburgh 1985.
[480] Spiessl, B., Schroll, K.: Gesichtsschädel. In: Nigst, H. (Hrsg.): Spezielle Frakturen- und Luxationslehre, Bd. I/1. Thieme, Stuttgart 1972.
[481] Spiessl, B.: Funktionsstabile Osteosynthese bei Unterkieferfrakturen – Problematik und Technik. Fortschr Kiefer GesichtsChir 19, 68 (1975).
[482] Spiessl, B.: Osteosynthese des Unterkiefers. Manual der AO-Prinzipien, mit einem Beitrag von B. Rahn. Springer, Berlin–Heidelberg–New York–London–Paris–Tokyo 1988.
[483] Spitzer, W. J., Lenz, M., Sauter, R.: Darstellung des Discus articularis der Kiefergelenke mit Hilfe der Kernspintomographie – vorläufige Mitteilung. Dtsch Zahnärztl Z 41, 693 (1986).
[484] Spitzer, W. J., Zschiesche, S.: Ergebnisse funktionskieferorthopädischer Behandlung von Kiefergelenkfortsatzfrakturen im Wachstumsalter. Dtsch Zahnärztl Z 41, 174 (1986).
[485] Steinhäuser, E. W.: Eingriffe am Processus articularis auf dem oralen Weg. Dtsch Zahnärztl Z 19, 694 (1964).
[486] Steinhäuser, E. W.: Residual traumatic deformities and injuries. In: Krüger, E., Schilli, W. (eds.): Oral and maxillofacial traumatology, vol. 2. Quintessenz, Chicago–London–Berlin–Rio de Janeiro–Tokyo 1986, p. 497.
[487] Steinkogler, F.-J., Porteder, H., Vinzenz, K.: Diagnose und Therapie von Tränenwegsverletzungen im Rahmen von Mittelgesichtstraumen. Fortschr Kiefer GesichtsChir 36, 241 (1991).
[488] Steinsapir, K. D., Goldberg, R. A.: Traumatic optic neuropathy. Surv Ophthalmol 38, 487 (1994).
[489] Stellmach, R.: Die Beseitigung peripherer Atemstörungen bei Kiefer-Gesichts-Verletzten. Fortschr Kiefer GesichtsChir 11, 11 (1966).
[490] Stennert, E.: Laterobasale Verletzungen – Einführung in das Thema. In: Hausamen, J.-E., Schmelzeisen, R. (Hrsg.): Traumatologie der Schädelbasis. Einhorn-Presse, Reinbek 1996, S. 162.
[491] Stephenson, K. L., Graham, W. C.: The use of the Kirschner pin in fractures of the condyle. Plast Reconstr Surg 10, 19 (1952).
[492] Stevenson, J. S., Bright, R. W., Dunson, G. L., Nelson, F. R.: Technetium-99m bone imaging: a method for assessing bone graft healing. Radiology 110, 391 (1974).
[493] Stoll, P., Wächter, R., Schlotthauer, U., Türp, J.: Spätergebnisse bei 15 Jahre und länger zurückliegenden Kiefergelenkfortsatzfrakturen. Fortschr Kiefer GesichtsChir 41, 127 (1996).
[494] Stout, R. M.: Intermaxillary wiring and intermaxillary elastic traction and fixation. In: Manual of standard practice of plastic and maxillo-facial surgery. Military surgical manuals I. Saunders, Philadelphia–London 1943, p. 272.
[495] Sullivan, S. M., Banghart, P. R., Anderson, Q.: Magnetic resonance imaging assessment of acute soft tissue injuries to the temporomandibular joint. J Oral Maxillofac Surg 53, 736 (1995)
[496] Takenoshita, Y., Oka, M., Tashiro, H.: Surgical treatment of the mandibular condylar neck. J Craniomaxillofac Surg 17, 19 (1989).
[497] Tanaka, N., Hagashi, S., Amagasa, T., Kohama, G.-I.: Maxillofacial fractures sustained during sports. J Oral Maxillofac Surg 54, 715 (1996).
[498] Tarsanen, A., Lamberg, M. A.: Transosseus wiring in the treatment of condyle fractures of the mandible. J Craniomaxillofac Surg 4, 200 (1976).
[499] Teichgraeber, J. F., Rappaport, N. H., Harris, J. H.: The radiology of upper airway obstruction in maxillofacial trauma. Ann Plast Surg 27, 103 (1991).
[500] Terheyden, H., Fleiner, B., Schubert, F., Bumann, A.: Zur Position des Diskus bei Collum-mandibulae-Frakturen – eine magnetresonanztomographische Studie. Fortschr Kiefer GesichtsChir 41, 112 (1996).
[501] Tessier, P.: Total osteotomy of the middle third of the face for faciostenosis or for sequelae of Le-Fort-III-fractures. Plast Reconstr Surg 48, 533 (1971).
[502] Tessier, P.: The conjunctival approach to the orbital floor and maxilla in congenital malformation and trauma. J Craniomaxillofac Surg 1, 3 (1973).
[503] Tessier, P.: Autogenous bone grafts taken from the calvarium for facial and cranial applications. Clin Plast Surg 9, 531 (1982).
[504] Thoma, K. H.: Treatment of condylar fractures. J Oral Surg 12, 112 (1954).
[505] Thoma, K. H.: Oral surgery, 3rd ed. Mosby, St. Louis 1958.
[506] Thorén, H., Iizuka, T., Hallikainen, D., Lindquist, C.: Different pattern of mandibular fractures in children. An analysis of 220 fractures in 157 patients. J Craniomaxillofac Surg 20, 292 (1992).
[507] Timmel, R., Hollmann, K.: Sieben Jahre Erfahrung mit der operativen Behandlung der sog. Luxationsfraktur des Unterkiefers. Fortschr Kiefer GesichtsChir 25, 79 (1980).
[508] Tunc, D. C., Lehmann, W. B., Strongwater, A., Kummer, F.: Evaluation of a high molecular weight polylactide osteosynthesis device. Trans Soc Biomat (1985).
[509] Uffenorde, E.: Anzeige und Ausführung der Eingriffe an Ohr, Nase und Hals. Barth, Leipzig 1942.
[510] Unterberger, S.: Neuzeitliche Behandlung von Schädelverletzungen mit Beteiligung der fronto- und laterobasalen pneumatischen Räume. Z Laryngol Rhinol 38, 441 (1959).
[511] Vajda, L., Zahn, W., Bonorden, St.: Vergleichende Untersuchungen zwischen computertomographischen Befunden und dem Operationssitus bei fron-

to-basalen Frakturen. Fortschr Kiefer GesichtsChir 32, 80 (1987).
[512] Valentino, J., Levy, F. E., Marentette, L. J.: Intraoral monocortical miniplating of mandible fractures. Arch Otolaryngol Head Neck Surg 120, 605 (1994).
[513] Vero, D.: Jaw injuries: the use of Kirschner wires to supplement fixation. Br J Oral Surg 6, 18 (1968).
[514] Vert, M., Christel, P., Chabot, F., Leray, J.: Bioresorbable plastic material for bone surgery. In: Hastings, D., Duchenne, P. (eds.): Macromolecular biomaterials. CRC Press, Florida 1984, p. 119.
[515] Volkenstein, R., Friedrich, R., Vesper, M., Gehrke, G.: Die Kollumfraktur im Utraschallbild – Indikation und Grenzen aus der Sicht von drei Jahren Anwendungserfahrung. Fortschr Kiefer GesichtsChir 41, 117 (1996).
[516] Wagener, H., Dammer, R., Niederdellmann, H., Nübler-Moritz, M.: Singlezugschraubenosteosynthese zur Versorgung von Kieferwinkelfrakturen. Fortschr Kiefer GesichtsChir 41, 102 (1996).
[517] Wall, W. H.: A universal arch bar for fracture therapy. J Oral Surg 28, 364 (1970).
[518] Walz, Ch., Pape, H.-D., Lenz, M.: Miniplattenosteosynthese der Unterkieferfraktur in Lokalanästhesie – Indikation und Ergebnisse bei 316 Patienten. Fortschr Kiefer GesichtsChir 41, 133 (1996).
[519] Wangerin, K., Brahms, U.: Beeinflußt die Frakturversorgung mit Osteosyntheseplatten das Wachstum des Unterkiefers? Eine tierexperimentelle Studie. Dtsch Zahnärztl Z 45, 789 (1990).
[520] Wangerin, K., Kiesbye, W.: Einfluß operativer Frakturversorgung auf das Wachstum des Mittelgesichts. Eine zephalometrische und histologische Studie an jungen Ratten. Fortschr Kiefer GesichtsChir 36, 255 (1991).
[521] Wassmund, M.: Frakturen und Luxationen des Gesichtsschädels. Meusser, Berlin 1927.
[522] Wassmund, M.: Über Luxationsfrakturen des Kiefergelenkes. Dtsch Kieferchir 1, 1 (1934).
[523] Wassmund, M.: Praktische Chirurgie des Mundes und der Kiefer, Bd. 2. Barth, Leipzig 1939.
[524] Wassmund, M.: Die horizontale Extensionsstrebe in der Frakturbehandlung des Gesichtsschädels. Dtsch Z Mund Kieferheilk 26, 346 (1957).
[525] Weber, W., Reuther, J., Michel, Ch., Mühling, J.: Erfahrungen bei der Versorgung von Gesichtsschädelfrakturen mit dem Würzburger Titan-Miniplattensystem. Dtsch Z Mund Kiefer GesichtsChir 14, 46 (1990).
[526] Weiskopf, J.: Die Frakturen des Ramus ascendens der Mandibula. Dtsch Stomatol 17, 3 (1967).
[527] Westeson, P. L.: Magnetic resonance imaging of the temporomandibular joint. Maxillofac Clin North Am 4, 183 (1992).
[528] Westphal, D., Koblin, I., Loewen, U.: Orbitabodenfrakturen. Häufigkeit, Diagnostik, Therapie und Spätergebnisse anhand von 139 Fällen. Fortschr Kiefer GesichtsChir 22, 12 (1977).
[529] Wiese, K. G., Merten, H.-A.: Die Therapie der zentralen Mittelgesichtsfrakturen mit interner Drahtaufhängung oder Plattenosteosynthese. Dtsch Z Mund Kiefer GesichtsChir 16, 135 (1992).
[530] Willenegger, H., Perren, S. M., Schenk, R.: Primäre und sekundäre Knochenbruchheilung. Chirurg 42, 241 (1971).
[531] Winiker-Blanck, E., Biedermann, F.: Walzenfrakturen des Kiefergelenks. Acta Chir Maxillofac 4, 82 (1979).
[532] Wolf, H. P., Lindner, A., Millesi, W., Knabl, J., Watzke, I.: Technik und Anwendungsmöglichkeiten der stereolithographischen Schädelmodellherstellung. Fortschr Kiefer GesichtsChir 39, 19 (1994).
[533] Worsaae, N., Thorn, J. J.: Surgical versus nonsurgical treatment of unilateral dislocated low subcondylar fractures. J Oral Maxillofac Surg 52, 353 (1994).
[534] Worthington, P.: Chirurgische Zugänge zum Kiefergelenk. Fortschr Kiefer GesichtsChir 25, 76 (1980).
[535] Zahn, W., Stindt, D.: Chondroplast® – ein heterologes Gewebe. Erfahrungen bei der Verwendung als Stützmaterial im Gesichtsschädelbereich. Dtsch Z Mund Kiefer GesichtsChir 12, 333 (1988).
[536] Zanella, F. E., Beyer, D., Herzog, M.: Traumatologie. In: Beyer, D., Herzog, M., Zanella, F. E., Bohndorf K., Walter, E., Hüls, A. (Hrsg.): Röntgendiagnostik von Zahn- und Kiefererkrankungen. Springer, Berlin 1987.
[537] Zeilhofer, H.-F., Sader, R., Deppe, H., Horch, H.-H.: Treatment planning of craniofacial deformities with asymmetry using solid models (stereolithography, millimh) from 3D CT data. In: Lemke, H. U., Inamura, K., Jaffe, C. C., Vannier M. W. (eds.): Computer assisted radiology. Springer, Berlin 1995, p. 1329.
[538] Zeilhofer, H.-F., Sader, R., Kirsten, R., Deppe, H., Horch, H.-H.: An empirical study on quality control in clinically used anatomical models. In: Lemke, H. U., Vannier, M. W., Inamura, K., Farman, C. C. (eds.): Computer assisted radiology. Springer, Berlin 1996, p. 776.
[539] Zeilhofer, H.-F., Sader, R., Irlbacher, K.: Computergestützte Dokumentation von Unterkieferfrakturen. Fortschr Kiefer GesichtsChir 41, 49 (1996).
[540] Zimmermann, A., Flores de Jacoby, L., Pan, P.: Gingivitis, plaque accumulation and plaque composition under long-term use of Meridol. J Clin Periodontol 20, 346 (1993).

Weiterführende Literatur

Andrä, A., Bethmann, W., Heiner, H. (Hrsg.): Kieferchirurgie – Traumatologie. Barth, Leipzig 1981.
Bier, A., Braun, H., Kümmell, H.: Chirurgische Operationslehre, Bd. 2/II: Andrä, A. (Hrsg.): Operationen an Kopf, Nervensystem und Wirbelsäule. Barth, Leipzig 1981.
Bull, H.-G., Ganzer, U., Grüntzig, J., Schirmer, M. (Hrsg.): Traumatologie des Hirn- und Gesichtsschädels. Urban & Schwarzenberg, München–Wien–Baltimore 1989.
David, D. J., Simpson, D. A. (eds.): Craniomaxillofacial trauma. Churchill Livingstone, Edinburgh–Hong Kong–London–Madrid–Melbourne–New York–Tokyo 1995.
Greenberg, A. M. (ed.): Craniomaxillofacial fractures. Principles of internal fixation using the AO/ASIF technique. Springer, New York–Berlin–Heidelberg 1993.

Hausamen, J.-E., Machtens, E., Reuther, J. (Hrsg.): Kirschnersche allgemeine und spezielle Operationslehre, Bd. II: Mund-, Kiefer- und Gesichtschirurgie. Springer, Berlin–Heidelberg 1995.

Hausamen, J.-E., Schmelzeisen, R. (Hrsg.): Traumatologie der Schädelbasis. Einhorn-Presse, Reinbek 1996.

Kaban, L. B.: Pediatric oral and maxillofacial surgery. Saunders, Philadelphia–London–Toronto–Montreal–Sydney–Tokyo 1990.

Krüger, E.: Lehrbuch der chirurgischen Zahn-, Mund- und Kieferheilkunde, Bd. 2. Quintessenz, Berlin–Chicago–London–São Paulo–Tokyo 1993.

Krüger, E., Schilli, W. (eds.): Oral and maxillofacial traumatology, vol. 1. Quintessenz, Chicago–Berlin–Rio de Janeiro–Tokyo 1982.

Krüger, E., Schilli, W. (eds.): Oral and maxillofacial traumatology, vol. 2. Quintessenz, Chicago–London–Berlin–Rio de Janeiro–Tokyo 1986.

Jacobs, H. G.: Zahnärztlich-kieferchirurgische Traumatologie. Hanser, München–Wien 1983.

Jungbluth, K. H., Mommsen, U. (Hrsg.): Plastische und wiederherstellende Maßnahmen bei Unfallverletzungen, Primär- und Sekundärversorgung. Springer, Berlin–Heidelberg–New York–Tokyo 1984.

Nigst, H. (Hrsg.): Spezielle Frakturen- und Luxationslehre, Gesichtsschädel, Bd. I/1. Thieme, Stuttgart 1972.

Reichenbach, E. (Hrsg.): Traumatologie im Kiefer-Gesichts-Bereich. Barth, Leipzig 1969.

Schuchardt, K., Spiessl, B. (Hrsg.): Fortschritte der Kiefer- und Gesichts-Chirurgie, Bd. 19: Die operative Behandlung der Verletzungen des Gesichtsschädels. Thieme, Stuttgart 1975.

Schultz, R. C.: Facial injuries, 3rd ed. Year Book Medical Publ., Chicago–London–Boca Raton 1988.

Schwenzer, N., Grimm, G. (Hrsg.): Zahn-Mund-Kiefer-Heilkunde, Jahrbuch, Bd. 2: Spezielle Chirurgie. Thieme, Stuttgart–New York 1990.

Schwenzer, N., Pfeifer, G. (Hrsg.): Fortschritte der Kiefer- und Gesichts-Chirurgie, Jahrbuch, Bd. 36: Traumatologie des Mittelgesichtes. Thieme, Stuttgart–New York 1991.

Schwenzer, N. (Hrsg.): Fortschritte der Kiefer- und Gesichtschirurgie, Jahrbuch, Bd. 39: Rekonstruktion des Gesichts-Skelettes. Thieme, Stuttgart–New York 1994.

Schwenzer, N. (Hrsg.): Fortschritte der Kiefer- und Gesichtschirurgie, Jahrbuch, Bd. 41: Traumatologie des Unterkiefers, Orbitaerkrankungen. Thieme, Stuttgart–New York 1996.

Spiessl, B. (Hrsg.): Osteosynthese des Unterkiefers. Manual der AO-Prinzipien mit einem Beitrag von B. Rahn. Springer, Berlin–Heidelberg–New York–London–Paris–Tokyo 1988.

Williams, J. Ll. (ed.): Rowe and Williams' maxillofacial injuries, vol. I and II. Churchill Livingstone, Edinburgh–London–Madrid–Melbourne–New York–Tokyo 1994.

Funktionelle Kiefergelenkchirurgie

von RUDOLF H. REICH

Inhaltsübersicht

Einleitung

Bezüglich der Diagnostik und der Rahmenbedingungen für die Kiefergelenkchirurgie sei auf das Kapitel „Chirurgische Maßnahmen bei Myoarthropathien" in Band 8 verwiesen. Während dort die operative Therapie von Funktionsstörungen und Veränderungen des Discus articularis abgehandelt wird, sollen im folgenden die Möglichkeiten der chirurgischen Therapie bei darüber hinausgehenden funktionsbehindernden oder schmerzhaften Erkrankungen des gesamten Kiefergelenkkomplexes abgehandelt werden.

Entwicklungsstörungen des Kiefergelenkes

Die Entwicklungsstörungen des Kiefergelenkes werden einerseits eingeteilt in:

- embryonale Störungen
- postnatale Störungen

andererseits in:

- Agenesie des Kiefergelenkes (fehlende Anlage des Kiefergelenkes)
- Hypoplasie des Kondylus (mangelhafte Entwicklung des Gelenkfortsatzes)
- Hyperplasie des Kondylus (überschießende Entwicklung des Gelenkfortsatzes)

Die Agenesie ist den embryonalen Störungen zuzurechnen, die Hyperplasie den postnatalen; die Hypoplasie kann embryonal oder postnatal bedingt sein.

Ein Fehlen oder eine mangelhafte Ausbildung der Kambiumschicht des Processus condylaris hat schwerwiegende Wachstumsstörungen der betroffenen Unterkieferhälfte zur Folge. Je nachdem, in welchem Entwicklungsstadium des Unterkiefers die Beeinträchtigung einsetzt, werden Störungen der Vertikal- und/oder Horizontalentwicklung angetroffen. Konsekutiv wird auch die Entwicklung des Oberkiefers in gleicher Weise betroffen, so daß bei früh einsetzender Störung des Kiefergelenkes resultieren:

- Verkürzung des Mittel- und Untergesichts
- Schiefstellung der Okklusionsebene, eventuell mit Mittellinienüberwanderung
- andere Okklusionsstörungen

Agenesie und Hypoplasie

Krankheitsbild und Befunde. Hauptsächlich im Rahmen von Fehlbildungssyndromen kommt die Nichtanlage des Kiefergelenkes vor. Meist handelt es sich hierbei um die *Dysostosis otomandibularis* bzw. *mandibulofacialis (Franceschetti-Syndrom)* (Abb. 1a und b).

Hierbei sind die Fossa mandibularis an der Schädelbasis, der Discus articularis und der Processus condylaris des Unterkiefers entweder überhaupt nicht oder nur verkümmert ausgebildet. Ähnliches gilt auch für die Hypoplasie des Gelenkkopfes nach Geburtstrauma oder die Läsion des Wachstumszentrums nach Übergreifen einer frühkindlichen Otitis media auf das Kiefergelenk. Die Entwicklungsstörung des Wachstumszentrums wird meist erst nach Durchbruch der Milchzähne durch progrediente Asymmetrie und Okklusionsstörungen entdeckt.

Chirurgische Therapie. Einerseits wird das Konzept einer kieferorthopädischen Therapie mit anschließender chirurgischer Rehabilitation der Okklusion und Ästhetik nach Abschluß des Wachstums vertreten. Andererseits konnte verschiedentlich gezeigt werden, daß freie autogene Knochenknorpeltransplantate, frühzeitig zur Rekonstruktion des Kondylus eingesetzt, mitwachsen können.

Hierzu wurden erfolgreich Metatarsalköpfchen [10] und in größerer Zahl und mit gutem Erfolg zusammengesetzte Rippentransplantate vom kostochondralen Übergang eingesetzt [10, 47, 59]. Gerade bei Kindern bis zu acht Jahren erscheinen Knochenknorpeltransplantate vom Beckenkamm besonders gut geeignet, da sie, im Gegensatz zu Rippentransplantaten, bereits in diesem Alter eine ausreichende mechanische Stabilität zur Verankerung am Unterkiefer besitzen. Der in diesem Alter noch vorhandene Knorpelüberzug des Beckenkammes kann im Transplantat als Wachstumszentrum fungieren [42].

Bei etwa 75% aller Patienten kommt es zu einer Wachstumsinduktion; eine sichere Wachstumsprognose läßt sich aber wegen der Möglichkeit des zu geringen oder überschießenden Wachstums nicht stellen [10, 42, 47, 59]. Differentialtherapeutisch muß heute zuvor abgeklärt werden, ob als alternatives Verfahren eine Distraktionsosteogenese nach Ilizarov in Frage kommt (s. Bd. 10/II).

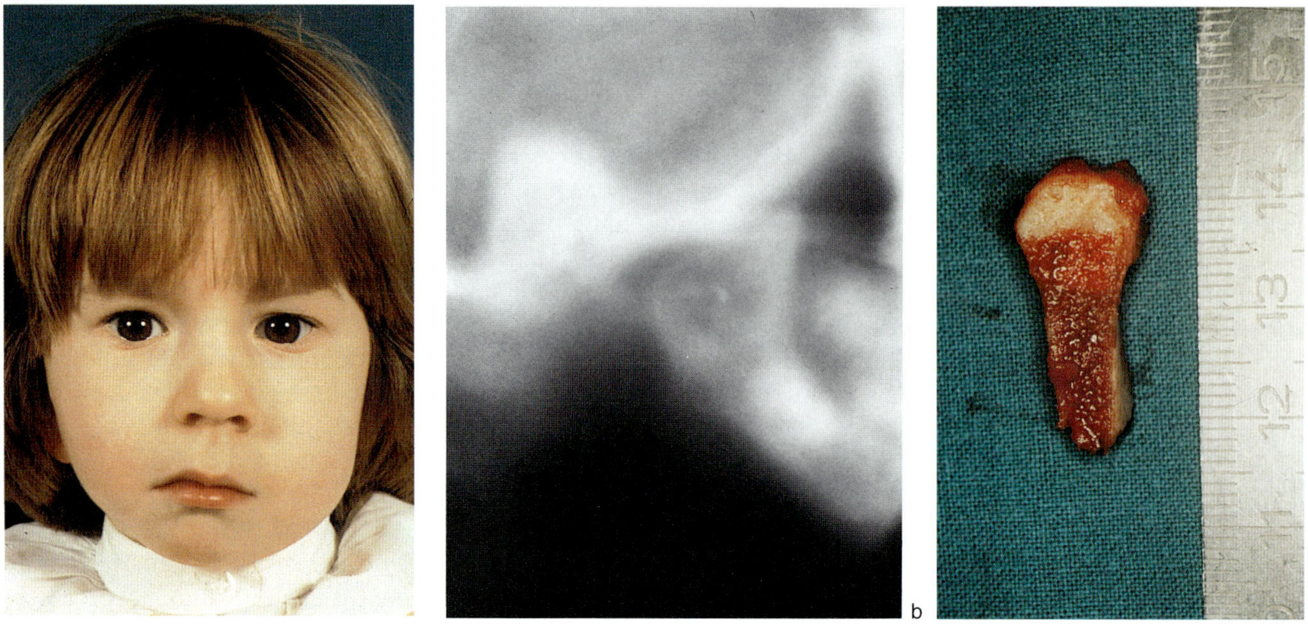

a b c

Abb. 1 Agenesie des rechten Kiefergelenkes im Rahmen einer Dysostosis otomandibularis bei einem vierjährigen Mädchen.

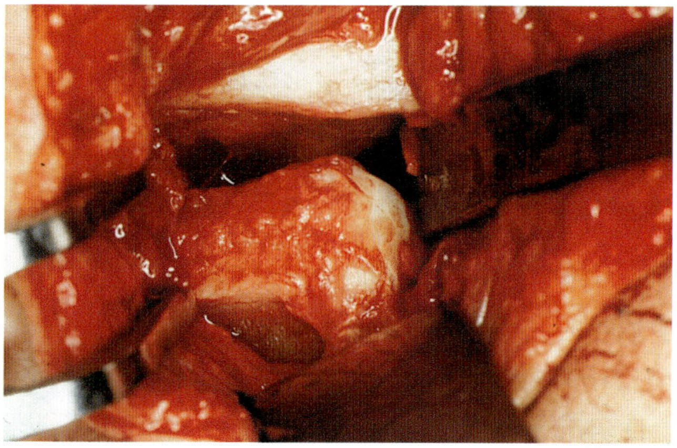

d

a) Das Wachstumsdefizit des rechten Unterkiefers hat zur Schiefstellung der Okklusionsebene und des Mundes mit Asymmetrie des Untergesichts geführt. Die Bewegung des Unterkiefers ist jedoch uneingeschränkt und schmerzfrei möglich.
b) Tomographie des rechten Kiefergelenkbereiches. Der rechte Kondylus und die Fossa mandibularis sind nicht angelegt (Agenesie des rechten Kiefergelenkes).
c) Zur Rekonstruktion des Kondylus entnommenes autogenes Beckenkammtransplantat. Kranial ist die bei Kindern und Jugendlichen deutlich ausgebildete Knorpelschicht, die Wachstumspotenz besitzt, erkennbar. Das Transplantat wird auf der bukkalen Fläche des Ramus mandibulae befestigt. Zur besseren Einlagerung und Einheilung wird auf der dem Unterkiefer zugewandten Seite die Kortikalis entfernt.
d) Situs des rechten Kiefergelenkes nach Einlagerung des Beckenkammtransplantates. Die Knorpelschicht des Transplantates artikuliert mit dem Fossabereich; gute und schmerzfreie Funktionsbewegungen werden ermöglicht, wenn der Knorpel zum Jochbogen nicht bündig, sondern mit einer Distanz von 1–2 mm eingepaßt wird.

Hyperplasie

Krankheitsbild und Befunde. Eine übermäßige Entwicklung des kondylären Wachstumszentrums löst eine einseitige Hyperplasie des Unterkiefers aus. Die Veränderung ist stets einseitig und tritt zwischen dem 5. und 30. Lebensjahr spontan auf; die überschießende Wachstumsaktivität kann bis zu ca. fünf Jahre anhalten [52, 76], nach eigenen Beobachtungen auch wesentlich länger. Die Ätiologie der Veränderungen ist nicht geklärt; unter anderem werden traumatische, hereditäre oder hormonelle Einflüsse diskutiert [76].

Es werden die *hemimandibuläre Hyperplasie* und die *hemimandibuläre Elongation* als Varianten unterschieden [52, 74]. Dies entspricht einem *horizontalen* und einem *vertikalen Wachstumstyp* [5]. Die funktionellen und ästhetischen Folgen hängen dabei vom Entwicklungsstand des Kiefers bei Beginn des irregulären Wachstumsschubes und von seiner Dauer ab [89]. *Klinisch* stehen im Vordergrund:

- Okklusionsstörungen
- Asymmetrie des unteren, evtl. auch des mittleren Gesichtsdrittels
- selten Kiefergelenkbeschwerden

Röntgenologisch ist bei der hemimandibulären Hyperplasie eine Verplumpung, Vergrößerung und teilweise entenschnabelartige Konfiguration des Caput mandibulae bei guter Funktion auffällig. In gleicher

Weise erscheinen auf der erkrankten Seite die übrigen Unterkieferstrukturen vergröbert und der Unterkieferrand durchgebogen (Abb. 2a und b). Kennzeichen der hemimandibulären Elongation ist eine Verlängerung des Collum mandibulae und eine Mittellinienüberwanderung des Unterkiefers. Auch Mischformen sind möglich [5, 52].

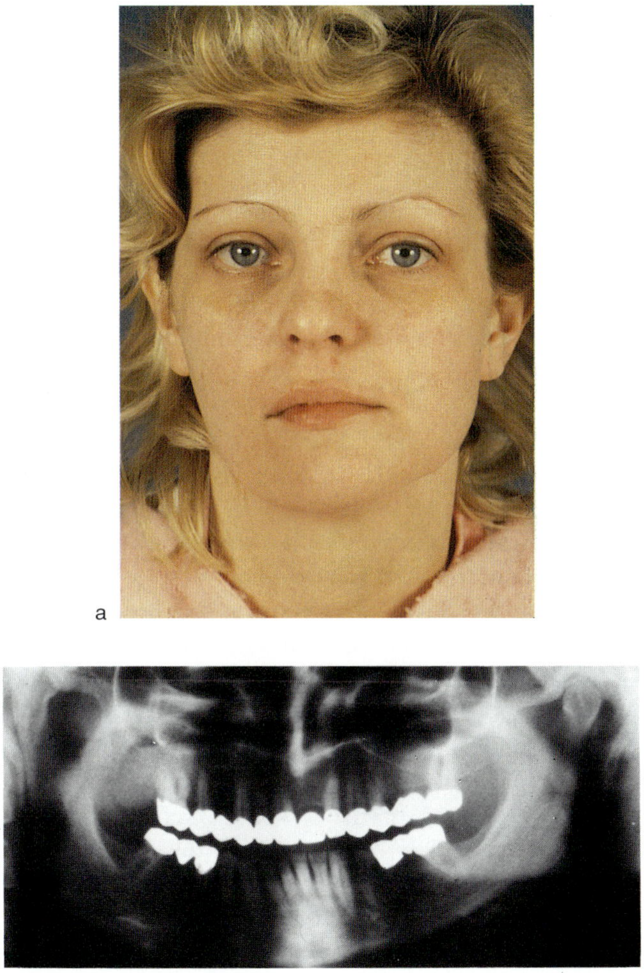

Abb. 2 Rechtsseitige hemimandibuläre Hyperplasie bei einer 26jährigen Patientin.

a) Deutliche Deformation des rechten Unterkiefers mit entsprechender Asymmetrie des Untergesichts, die sich innerhalb von dreieinhalb Jahren entwickelt hat. Es bestehen keine Okklusionsstörungen oder Kiefergelenkbeschwerden.

b) Orthopantomogramm: Auftreibung und Verplumpung des rechten Caput, Verlängerung des Collum mandibulae mit Tiefertreten des rechten Unterkieferrandes.

Chirurgische Therapie. Eine chirurgische Therapie der kondylären Hyperplasie kommt nur dann in Frage, wenn die Erkrankung noch im aktiven Stadium angetroffen wird. Zur Diagnostik eignet sich die Knochenszintigraphie [28, 36, 63]. Liegt eine erheblich erhöhte Aktivität im betroffenen Gelenk im Zusammenhang mit den entsprechenden Röntgenveränderungen vor, muß von einem aktiven Stadium der Hyperplasie ausgegangen werden.

In der *aktiven Phase der Hyperplasie* wird zur Verhinderung weitergehender Deformationen das Wachstumszentrum durch eine *hohe Kondylektomie* entfernt.

Hierbei werden, entsprechend der Therapie der Arthrose (s. Bd. 8), die oberen Schichten der Gelenkfläche einschließlich des Subchondralbereiches, in dem sich die Wachstumszone befindet, abgetragen [32, 52]. Der fast stets intakte Discus articularis kann belassen werden [61, 89].

Post operationem sistiert die Wachstumsstörung sicher, eine schmerzfreie Normfunktion ist bei Belassung des Diskus nach Durchführung der frühfunktionellen Übungstherapie auch langfristig die Regel [2, 61]. Veränderungen der Okklusion sind bei einer Reduzierung der vertikalen Höhe um bis zu 2 mm nicht zu erwarten.

Liegen bereits erhebliche Okklusionsveränderungen vor, kann nach Abheilung ca. ein halbes Jahr später eine kieferorthopädische Operation die Normalisierung der Okklusionsverhältnisse und der Ästhetik herbeiführen. Vereinzelt werden auch Gelenkeingriffe mit kieferorthopädisch-chirurgischen Verfahren kombiniert [89].

Nach der aktiven Phase der kondylären Hyperplasie ergibt die Szintigraphie eine unauffällige oder nahezu unauffällige Aktivität des fraglichen Gelenkes. Bei unauffälliger, schmerzfreier Gelenkfunktion kann auf einen Gelenkeingriff verzichtet werden; die Optimierung der Okklusion und Ästhetik ist in diesen Fällen von vornherein durch kieferorthopädisch-chirurgische Maßnahmen anzustreben.

Arthrosis deformans

Krankheitsbild und Befunde. Die deformierende Arthropathie des Kiefergelenkes kann einerseits Endzustand einer langjährigen Funktionsstörung oder eines Kiefergelenktraumas sein; andererseits tritt sie bisweilen auch spontan und ohne eine entsprechende Anamnese auf. Wahrscheinlich aufgrund eines Mißverhältnisses zwischen Belastungsfaktoren und Regenerationspotenz kommt es fast immer einseitig, ausgehend von subchondralen Veränderungen, zur Destruktion der Gelenkflächen. Oft geht eine Diskusperforation voraus [10]. Reparative Vorgänge bedingen die typischen röntgenologisch auffälligen Randzacken und eine subchondrale Sklerosierung. Die Veränderungen erfassen auch die subchondralen Markräume, so daß in Röntgenschichtaufnahmen Geröllzysten sichtbar werden können. Die miteinander artikulierenden rauhen Gelenkoberflächen führen zu einer Krepitation und oft auch zu funktionsabhängigen Schmerzen. Selten sind auch wetterabhängige Dauerschmerzen vorhanden. Eine große Anpassungsfähigkeit des Kiefergelenkes beweisen Zufallsbefunde ausgeprägter Arthrosen, die keinerlei Beschwerden verursachen. Eine operative Therapie ist in diesen Fällen nicht erforderlich. Typische Befunde einer Arthrosis deformans sind

- Krepitation bei der Funktion
- funktionsabhängige Schmerzen des Kiefergelenkes
- röntgenologisch Deformierung der Gelenkfläche, subchondrale Sklerose, Randzackenbildung, Geröllzysten, inhomogene Röntgendichte des Kondylus

Hinsichtlich der Prognose und Therapie sind aus klinischer Sicht *zwei Verlaufstypen* zu unterscheiden [43]:

- Die *Arthrose Typ I* tritt im höheren Lebensalter meist spontan und ohne Kiefergelenkbeschwerden in der Anamnese auf. Die Patienten zeigen eine schmerzhafte Krepitation; röntgenologisch wird ein recht stürmisch verlaufender Umbau der Gelenkfläche mit Abflachung beobachtet; eine Randzackenbildung fehlt oft. Innerhalb von 9–16 Monaten lassen die funktionsabhängigen Schmerzen unter konservativer Therapie nach. Als Residuum bleibt ein „diskusloses Gleitgelenk" zurück [77]. Meist sind danach eine mäßige Krepitation und eine geringfügig eingeschränkte Mundöffnung vorhanden; Schmerzen werden nach Ablauf der Umbauphase kaum noch angegeben. Diese Form der Arthrose ist eher als ein exzessives Remodelling aufzufassen [12]. Aufgrund der günstigen Prognose verbietet sich eine operative Therapie.
- Die sogenannte *Arthrose Typ II* kommt, abgesehen vom Kindesalter, in jedem Lebensabschnitt vor. Oft sind längere Zeit bestehende Kiefergelenkbeschwerden oder ein Trauma in der Anamnese zu finden. Die Beschwerden beginnen langsam und zeigen manchmal eine schubweise Progredienz. Oft sind neben spontanen Schmerzen auch Beschwerden während der Funktion vorhanden. Die Schmerzen zeigen auch nach längerer konservativer Therapie keine Besserungstendenz; röntgenologisch sind meist ausgeprägtere Veränderungen als bei der *Arthrose Typ I* vorhanden (Abb. 3). In diesen Fällen ist aufgrund der eingeschränkten Prognose eine operative Therapie indiziert.

Die *Differentialdiagnose* zwischen der *Arthrose Typ I und II* kann nur aus dem Verlauf getroffen werden. Daher muß vor der Indikation zur Operation eine mindestens neunmonatige Beobachtungsphase liegen. Nur falls sich innerhalb dieses Zeitraumes keine Besserungstendenz der Beschwerden zeigt, kann die Operation der Arthrose indiziert sein. Von einer Injektionstherapie, etwa mit Cortison-Präparaten, ist abzuraten, da deformierende Veränderungen durch mehrmalige Anwendung eher beschleunigt werden [57, 85].

Chirurgische Therapie. Primär ist heute eine *arthroskopische Lavage* evtl. in Kombination mit einem *endoskopischen Shaving* möglich. Danach wird eine Beobachtungsphase von sechs Monaten eingeschaltet. Bei mehr als 50% der so behandelten Patienten tritt keine wesentliche Besserung der Beschwerden ein. In diesen Fällen besteht eine gute Erfolgsaussicht durch eine offene Gelenkchirurgie.

Bei der *modellierenden Arthroplastik* wird die deformierte Gelenkfläche im Sinne der *hohen Kondylektomie* [32] bis zum Subchondralraum abgetragen und geglättet; damit wird der Gelenkspalt um 1–3 mm erweitert [79]. Der Rest des perforierten Diskus wird entfernt.

Trotz guter Langzeiterfolge ist die Interposition eines Dacron-verstärkten Silastik® sheeting heute aus medikolegalen Gründen zurückhaltend zu indizieren (s. Bd. 8).

Biologische Interpositionsmaterialien können eine bindegewebige Ankylose begünstigen. In jedem Fall ist eine frühfunktionelle Unterkieferbewegungstherapie angezeigt.

Der Sinn der modellierenden Arthroplastik liegt darin, unter mechanisch verbesserten Bedingungen im arthrotisch veränderten Gelenk einen Adaptationsschub zu erzeugen. Innerhalb der ersten beiden postoperativen Jahre kommt es zu erheblichen Umbauvorgängen am Kondylus, die überwiegend mit Aufbau einer neuen, funktionsfähigen Gelenkfläche des Kondylus enden. Die modellierende Arthroplastik führt bei strenger Patientenselektion in mehr

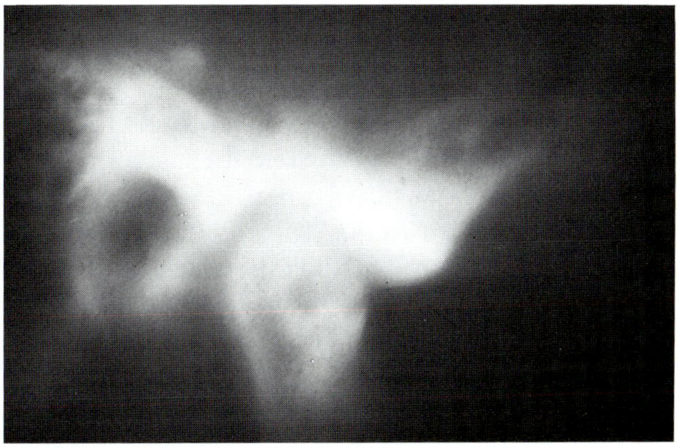

a

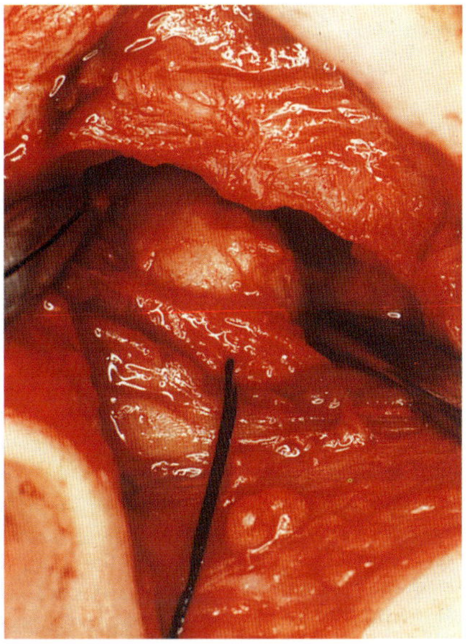

b

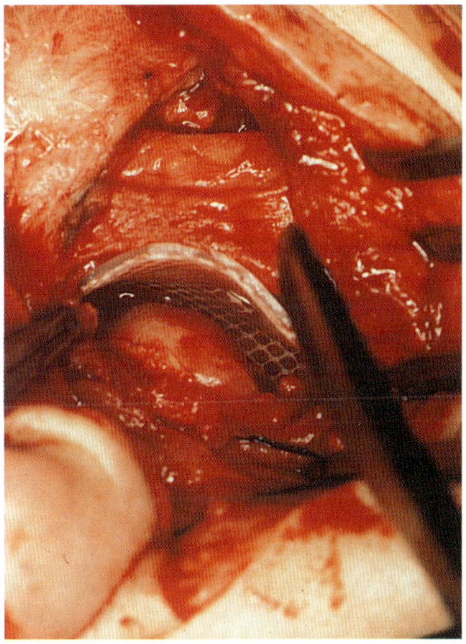

c

Abb. 3 Arthrosis deformans mit therapieresistenten Beschwerden, die seit 18 Monaten anhalten.

a) Tomogramm: Auflösung der kondylären Gelenkfläche, im Caput mandibulae sklerotische neben osteoporotischen Bezirken, Geröllzystenbildung.

b) Intraoperativer Befund: Einblick in den oberen Gelenkspalt nach Eröffnung der Kapsel. Zur Orientierung wird die Gelenkkapsel nach unten abgedrängt und mit einem dunklen Faden markiert. Aus der großen Diskusperforation ragt das Caput mandibulae in den oberen Gelenkspalt; auf der vorderen Gelenkfläche ein großer Kortikalisdefekt, in dem sich reaktiv gebildetes Granulations- und fibrotisches Gewebe befindet.

c) Intraoperativer Befund nach Abtragung der Gelenkfläche bis in den subchondralen Bereich, Glättung und Einpassung einer 1 mm dicken, mit einem Dacron-Netz verstärkten Silastik®-Folie. Das Implantat ist durch Einflechttechnik mit der Fossa mandibularis fest verbunden und kleidet die Gelenkpfanne bis zur Höhe des medialen und lateralen Tuberculum articulare aus.

als 60% zuverlässig und dauerhaft zur Beseitigung von Funktionsschmerzen und -störungen [14, 50, 63, 91]. Mit schwerwiegenden Okklusionsstörungen ist nicht zu rechnen. Ein optimaler Okklusionsausgleich wird ab der vierten postoperativen Woche angestrebt; selten sind geringe Einschleifmaßnahmen erforderlich.

Die *Kondylektomie* bleibt sehr ausgeprägten und vor allem mehrfach voroperierten Arthrosen vorbehalten. Der einseitige Gelenkverlust führt in der Regel zu schweren Funktionsstörungen, die nur durch eine lange funktionelle Therapie einigermaßen ausgeglichen werden können [70, 80]. Daher wird der Kondylus heute meist durch ein *kostochondrales Transplantat* rekonstruiert. Dabei artikuliert die Knorpelseite des Transplantates mit der Fossa mandibularis. Das Rippentransplantat wird durch Osteosynthese inlayartig mit dem Kondylus verbunden (Abb. 4) [44, 47].

Die autogene Rekonstruktion ist dem *alloplastischen Gelenkersatz* vorzuziehen.

Die alleinige Verwendung eines alloplastischen Kondylus birgt die Gefahr des Einbruches in die mittlere Schädelgrube über der Fossa mandibularis. Deshalb wird bei den heutigen alloplastischen Rekonstruktionen meist gleichzeitig eine künstliche Fossa mandibularis aus Kunststoff oder Metall als Widerlager implantiert [38, 75].

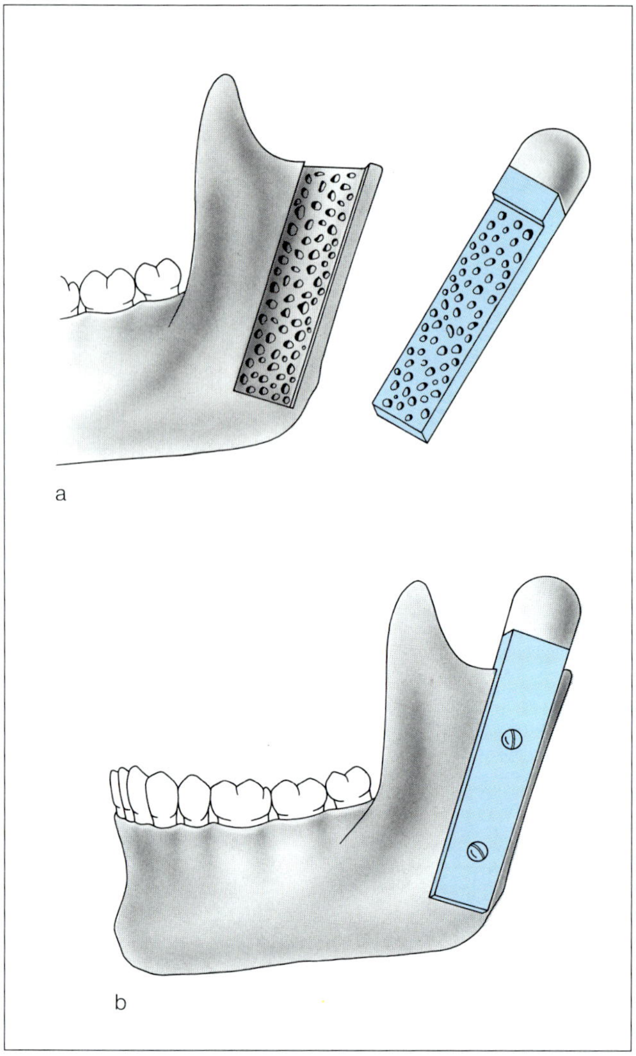

Abb. 4 Rekonstruktion des Kondylus mit einem Rippentransplantat mit Knorpelanteil.

a) Nach Entnahme wird einseitig der knöcherne Anteil des Rippentransplantates auf der Anlagerungsfläche von der Kortikalis befreit. Nach Einlagerung des Transplantates zum Kondylusersatz artikuliert der Knorpelanteil mit der Fossa mandibularis.
b) Fixierung des Transplantates mit Osteosyntheseschrauben.

Arthritis

Arthritiden können bakteriell, viral oder durch andere Mikroorganismen bedingt sein. Andererseits sind die rheumatischen Arthritiden den unterschiedlichen Erkrankungen des rheumatischen Formenkreises zuzuordnen.

Akute Arthritis

Ätiologie. Verursachend sind meist Staphylokokken oder Streptokokken. Folgende Infektionswege sind möglich:

- *Hämatogen.* Durch die antibiotische Therapie ist diese Form der Gelenkentzündung, etwa bei der Sepsis, nur noch selten anzutreffen.
- *Fortgeleitet.* Als Ursachen sind hier die Otitis media, eine Parotitis und die Osteomyelitis des Unterkiefers zu nennen. Ein Übergreifen der Entzündung auf das Kiefergelenk bei der frühkindlichen Otitis media fällt meist erst durch den späteren Wachstumsrückstand des Unterkiefers oder durch eine verminderte Mundöffnung wegen Gelenkversteifung auf.
- *Traumatisch.* Neben Stich- und Schußverletzungen kann es durch einen Einriß der Gehörgangshaut im Rahmen einer dislozierten Kollumfraktur zu einer Eröffnung und akuten Entzündung des Kiefergelenkes kommen.

Krankheitsbild und Befunde. Von den Patienten werden, je nach Ausprägung der Entzündung, angegeben:

- Spannungsgefühl bis zum klopfenden Dauerschmerz im Kiefergelenkbereich; die Schmerzen verstärken sich erheblich bei der Mundöffnung.
- Reflektorische Kieferklemme.
- BONNET-Schonstellung des Unterkiefers. Durch einen Gelenkerguß ist der Gelenkkopf einseitig nach anterior verlagert, was auch röntgenologisch auffällig ist. Die Unterkiefermittellinie verschiebt sich dadurch zur gesunden Seite um einige Millimeter.
- Auf Palpation schmerzhafte Schwellung im Gelenkbereich.
- Begleitödem temporal oder in der Wange bei stärkerer Ausprägung der Entzündung oder längerem Verlauf. Besteht eine Gehörgangsperforation, kann hier Eiter austreten.
- Röntgenologisch fällt im akuten Stadium eine Verbreiterung des Gelenkspaltes auf der betroffenen Seite auf; destruktive Veränderungen des knöchernen Skeletts des Kiefergelenkes sind erst nach längerem Verlauf zu erwarten.

Therapie der akuten Arthritis

Geeignete therapeutische Maßnahmen sollten so rasch wie möglich ergriffen werden, da mit zunehmender Dauer eine bindegewebige Ankylose droht. Letztlich ist auch die Entwicklung einer knöchernen Durchbauung (knöcherne Ankylose) oft entzündlichen Ursprungs.

Medikamentöse Therapie. Sie sollte sofort nach Klärung der Diagnose einsetzen und steht bei der eitrigen Arthritis als hochdosierte intravenöse Antibiotikagabe im Vordergrund aller therapeutischen Bemühungen. In hochakuten Fällen muß eine gezielte Antibiose nach Gelenkpunktion und Antibiogramm erfolgen. Zusätzlich sind Antiphlogistika empfehlenswert.

Chirurgische Therapie. Sie besteht in einer Inzision und Drainage des Gelenkes. Sie ist lediglich bei hochakuten Fällen einer putriden Arthritis indiziert. Die Richtung der kurzen Inzision sollte den Verlauf des Ramus frontalis des Nervus facialis berücksichtigen. Nach Inzision des Gelenkes kann für kurze Zeit eine Drainage eingelegt werden.

Physikalische Therapie. Im akuten Stadium wird der Gelenkbereich gekühlt (feucht-kalte Kompressen); nach Abklingen der akuten Symptome ist eine konsequente Übungs- und Dehnungstherapie erforderlich, um schwerwiegende Funktionsbehinderungen durch eine Ankylose zu verhindern (s. Bd. 8) [40].

Chronisch rheumatische Arthritis

Die Kiefergelenke können bei einer Vielzahl verschiedener rheumatischer Erkrankungen, wie z. B. der chronischen Polyarthritis, der Spondylarthritis ankylopoetica und der Psoriasis arthropathica, mitbeteiligt sein [45]. Die chronische Arthritis zeigt dabei verschiedene Ausprägungsformen:

- Synovitis (schmerzhafte Entzündung der Weichgewebe des Gelenkes)
- deformierende Veränderungen der knöchernen Strukturen durch schubweise Entzündungsphasen und Phasen der Regeneration
- fortschreitende Resorption des Kondylus
- Ankylose mit wechselnd ausgeprägter Kieferklemme

Die bekannte Diagnose einer rheumatischen Erkrankung berechtigt bei Kiefergelenkbeschwerden noch nicht zur Diagnose einer Mitbeteiligung des Kiefergelenkes. Auch bei Rheumatikern kommen mitunter funktionelle Kiefergelenkbeschwerden vor, die eher auf okklusale Ursachen zurückzuführen sind. Daher gelten auch bei diesen Patienten zunächst die gleichen Prinzipien einer primären Funktionsdiagnostik mit anschließendem konservativem Behandlungsversuch unter Einschluß okklusaler und physikalischer Maßnahmen [49]. Im Zweifelsfall kann eine arthroskopische Inspektion die Diagnosesicherheit erhöhen. Davon wird nur bei schweren oder sehr schmerzhaften Funktionsstörungen abgewichen, deren Verursachung durch die rheumatische Grunderkrankung offensichtlich ist, z. B. bei der rheumatischen Kondylenresorption oder Ankylose.

Unter strenger Patientenauswahl können heute bei rheumatisch bedingten Beschwerden und Funktionsstörungen, die durch medikamentöse und funktionelle Therapie nicht zu beherrschen sind, Operationsverfahren erwogen werden, die eine hohe Erfolgswahrscheinlichkeit besitzen. Wiederholte intra- oder periartikuläre Injektionen, z. B. mit Kortison-Lösungen, sind wie bei der Arthrosebehandlung auch beim Rheumatiker kritisch zu beurteilen. Vorsorglich muß bei jedem Rheumatiker vor operativen Maßnahmen in Narkose der Zustand der Halswirbelsäule wegen der Gefahr der atlantodentalen Dislokation abgeklärt werden [62].

Chronische Synovitis und rheumatische Deformation

Krankheitsbild und Befunde. Klinische Befunde sind:

- *Dauerschmerz im Kiefergelenk.* Dieses oft vorherrschende Symptom kann sich unter der Funktion verstärken. Die Synovitis erfaßt auch den Discus articularis, der in ein pannusartiges, schmerzempfindliches Granulationsgewebe umgewandelt wird [4]. Die umschriebenen präaurikulären Schmerzen können auch nachts oder morgens (Anlaufschmerz) vorhanden sein.
- Schubweise wiederholte *Überwärmungen* und eine leichte *Schwellung* des Gelenkbereiches.
- Relative, mäßig schmerzhafte *Kieferklemme.* Ihr liegen Adhäsionen zwischen den Gelenkstrukturen zugrunde, die in einem späteren Stadium entstehen.
- Nicht selten sind *Reibegeräusche* [48].
- *Röntgenologisch* werden in frühen Stadien entweder keine oder nur sehr geringe Deckplattenunschärfen auf der Gelenkfläche des Kondylus gefunden; später erscheint eine Osteolyse am vorderen oder hinteren Abhang des Capitulum mandibulae, bisweilen auch eine bleistiftartige Zuspitzung des Kondylus durch Resorptionsvorgänge vom synovialen Ansatz der Gelenkkapsel aus (Abb. 5) [86]. Je nach Frequenz und Intensität der

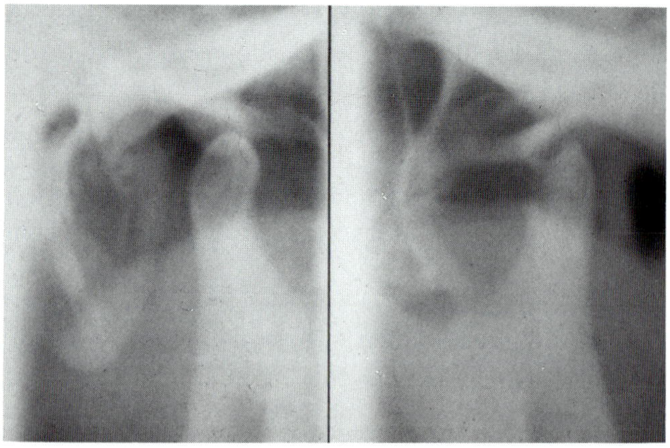

Abb. 5 Frühe knöcherne Mitbeteiligung des linken Kiefergelenkes bei Psoriasis arthropathica. Ausschnitt aus einem Funktionsorthopantomogramm bei maximaler Mundöffnung. Funktionsabhängige Schmerzen mit Reibegeräuschen im linken Kiefergelenk. Abflachung der Gelenkfläche mit Zuspitzung des Kondylus. Links das noch intakte Gelenk der Gegenseite.

entzündlichen Schübe und der Regenerationsphasen kann es zu arthroseähnlichen Bildern kommen [39].

Chirurgische Therapie. Modellierende Eingriffe oder die Diskektomie des Kiefergelenkes bei Rheumatikern werden in der Literatur unterschiedlich beurteilt [24, 27, 50, 78]. In ausgewählten Fällen hat sich die *Synovektomie* mit *Entfernung des veränderten Discus articularis* und des schmerzempfindlichen Pannus bewährt. Bei Rheumatikern ist die Gefahr einer Ankylose nach Synovektomie besonders hoch. Die Trennung der Gelenkflächen durch ein alloplastisches Interponat (s. Bd. 8) hat deshalb hier einen besonderen Sinn. Im Einzelfall kann entschieden werden, ob darauf verzichtet wird. Wenn nötig, ist auch eine *Glättung der deformierten Kondylusoberfläche* im gleichen Eingriff möglich.

Post operationem gelten die gleichen Richtlinien wie nach modellierender Arthroplastik bei der Arthrosis deformans.

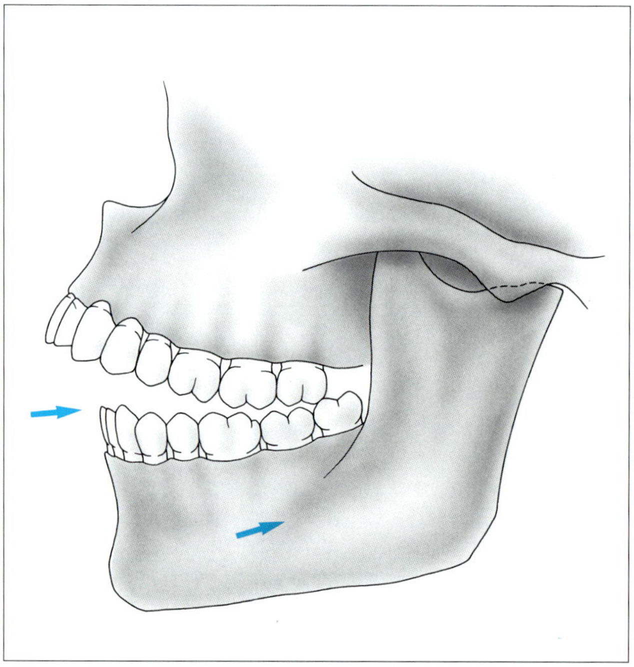

Abb. 6 Bißveränderungen durch entzündlich bedingte Kondylenresorption. Durch die mangelnde vertikale Abstützung des Ramus mandibulae kommt es zur Rotation des Unterkiefers in Richtung auf die Schädelbasis. Dadurch Retralverschiebung des Unterkiefers und frontale Nonokklusion.

Kondylusresorption

Krankheitsbild und Befunde. Schmerzhafte Veränderungen können durch diese Verfahren u. U. lange Jahre aufgehalten werden. Grunderkrankung ist meist eine chronische Polyarthritis, seltener eine der anderen rheumatischen Erkrankungen. Der Verlust der kondylären Abstützung des Unterkiefers an der Schädelbasis kann dabei relativ rasch, z. B. innerhalb von zwei Jahren, vonstatten gehen; dies ist nur selten von einer Schmerzsymptomatik im Kiefergelenk begleitet [62]. Auffällig wird dann durch die zunehmende Rotation des Unterkiefers in dorsokranialer Richtung zunächst eine sagittale *Frontzahnstufe* mit frontoffenem Biß (Abb. 6). Zuletzt ist lediglich noch im hinteren Seitenzahnbereich Kontakt vorhanden, wodurch diese Zähne überbelastet werden. Der frühzeitige Verlust der Molaren verstärkt wiederum die Bißstörung; zusätzlich kann sich eine *Kieferklemme* durch bindegewebige oder knöcherne Ankylose zwischen dem verbliebenen Unterkieferramus und der Schädelbasis entwickeln.

Äußerliche Folge ist eine zunehmende *Profilveränderung* (Vogelgesicht). Eine normale Ernährung ist dem Patienten bei offenem Biß nicht mehr möglich.

Kommt es bei der juvenilen chronischen Polyarthritis (Morbus Still) schon im Wachstumsalter zum Kondylusverlust, resultiert ein beidseitiger weitgehender Wachstumsstillstand für den Unterkiefer mit allen funktionellen und ästhetischen Folgen.

Chirurgische Therapie. Bei *kieferorthopädischen Operationsverfahren* zur Herstellung einer gesicherten Okklusion muß in Kauf genommen werden, daß die Veränderungen des Gelenkbereiches bis zur Ankylose oder völligen Kondylenresorption fortschreiten können. Durch eine *Rekonstruktion des Kiefergelenkes nach Ausräumung des entzündlichen Pannusgewebes* können in vielen Fällen die Funktion und Ästhetik weitgehend wiederhergestellt werden.

Indikationskriterien für chirurgische Maßnahmen bei der kondylären Resorption sind:

- Kondylenresorption bei nachgewiesener rheumatischer Erkrankung
- erhebliche Funktionsbeeinträchtigung (z. B. durch einen offenen Biß oder eine eingeschränkte Mundöffnung) oder funktionsabhängige Schmerzen
- keine allgemeinen oder lokalen Kontraindikationen

Die bei Rheumatikern in fortgeschrittenen Stadien oft anzutreffende Versteifung der Halswirbelsäule in Anteflexion kann beispielsweise eine Kontraindikation darstellen, wenn durch den kurzen Abstand zwischen Kinn und Kehlkopf keine ausreichende postoperative Übungstherapie möglich ist. Wegen der Lagerung für die Operation sind vorbestehende Veränderungen der Halswirbelsäule abzuklären [62].

Die Rekonstruktion des Kiefergelenkes ist grundsätzlich durch Transplantations- und Implantationsverfahren möglich.

Gelenkrekonstruktion durch Transplantate. Autogene und allogene Transplantate, z.T. auch Gelenkköpfe aus dem Sternoklavikulargelenk, aus den Finger- oder Zehengelenken, sind mit Erfolg zum Ersatz bei rheumatischer Resorption des Kondylus eingesetzt worden [10, 11, 13, 42, 66, 73]. Eine quantitativ und qualitativ besondere Bedeutung hat die Rekonstruktion des Kondylus mit *zusammengesetzten Rippentransplantaten* erlangt (s. S. 167) [22, 44]. Bei Kindern ist auch die Transplantation von zusammengesetzten *Beckenkammtransplantaten* erfolgreich (s. S. 167) [42]. Voraussetzung ist die zuvor in gleicher Sitzung vorgenommene Ausräumung der entzündlich veränderten Synovia.

Nach Immobilisation des Unterkiefers in der ursprünglichen, vor der Erkrankung bestehenden Okklusion (Abb. 7) ist die vertikale Lagebeziehung auch im Kiefergelenkbereich hergestellt. Um den muskulären Zug in dorsaler Richtung während der Einheilungsphase zu reduzieren, kann, ähnlich wie bei kieferorthopädischen Operationsverfahren für Distalbißanomalien, zusätzlich die Abtrennung des Musculus geniohyoideus erfolgen.

Postoperative Maßnahmen und Ergebnisse. Nach einer intermaxillären Ruhigstellungsphase sollten aktive Mundöffnungsübungen bis zum Erreichen der unteren Normgrenzen durchgeführt werden. Gegebenenfalls ist ein okklusaler Ausgleich durch prothetische Maßnahmen anzustreben. Die Funktionsübungen sind erfahrungsgemäß für etwa ein Jahr notwendig, um die kompensierende Muskulatur zu kräftigen und die Entstehung von einschränkenden Adhäsionen an den Rändern der Nearthrose zu verhindern. Das autogene Transplantat hat bei Kindern (z. B. Morbus Still) noch den zusätzlichen Vorteil einer möglichen Wachstumsinduktion (s. S. 167). Als seltene Komplikationen müssen die Ankylose zwischen dem Rippentransplantat und der Schädelbasis und ein überschießendes Wachstum des Transplantats bei Kindern und Jugendlichen erwähnt werden.

Alloplastischer Gelenkersatz. Für den Ersatz der Gelenke mit Hilfe von Endoprothesen gelten die bei der Therapie der Arthrose erwähnten Grundsätze.

a 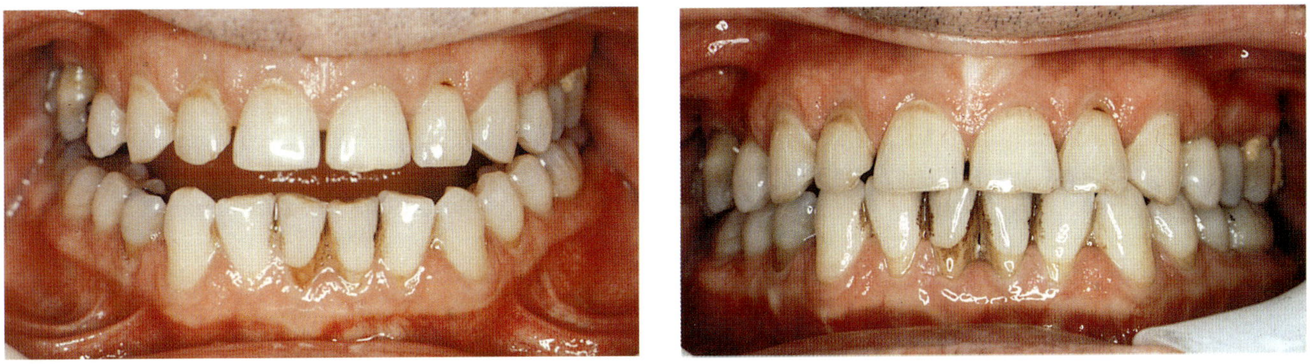 b

Abb. 7 Beidseitige rheumatische Kondylenresorption.

a) Präoperativer Befund mit frontal offenem Biß.
b) Okklusion post operationem nach Synovektomie, Restkondylektomie und Kondylusersatz mit autogenen Rippentransplantaten beidseits. Maximale Schneidekantendistanz: 37 mm.

Gute Ergebnisse bei Rheumatikern haben KENT und Mitarbeiter sowie SONNENBURG und SONNENBURG dargestellt [38, 75]. Eine Indikation zum alloplastischen Ersatz des Kiefergelenkes liegt vor, wenn allgemeine oder lokale Gründe eine autogene Transplantation nicht erlauben.

Ankylose

Krankheitsbild und Befunde. Die bindegewebige oder knöcherne Versteifung des Kiefergelenkes kann nach

- einem Gelenktrauma
- entzündlichen Veränderungen oder
- Arthrosis deformans (selten)

auftreten. Vorherrschendes Symptom ist eine kaum schmerzhafte, langsam progrediente *Mundöffnungseinschränkung,* die sich bis zur absoluten Kieferklemme entwickeln kann. Protrusions- und Laterotrusionsbewegungen des Unterkiefers sind, im Gegensatz zu vielen extraartikulär (z. B. muskulär) bedingten Mundöffnungseinschränkungen, vermindert oder nicht möglich. *Röntgenologisch* ist bei der bindegewebigen Ankylose mit Hilfe von Röntgenschichtaufnahmen oder des Computertomogramms noch ein schmaler Gelenkspalt nachweisbar; bei länger bestehenden knöchernen Ankylosen ist der Gelenkspalt zumindest teilweise durchbaut. Der Kondylus ist oft erheblich verbreitert (Abb. 8a).

Differentialdiagnostisch muß auch an extraartikuläre Veränderungen gedacht werden. So können sich hinter einer länger bestehenden Kieferklemme neben neurologischen und psychiatrischen Erkrankungen auch Entzündungen und Neoplasien im Bereich der Flügelmuskulatur verbergen.

Chirurgische Therapie. Für die chirurgische Behandlung der Ankylose steht eine Vielzahl verschiedener Operationsverfahren zur Verfügung. Den heute gebräuchlichen Verfahren ist gemeinsam, daß im Ankylosebereich eine Nearthrose geschaffen wird. Dazu wird eine breite Knochenlücke zwischen der Gegend der Fossa mandibularis und dem Kondylus erzeugt *(Lückenostektomie).* Um schwere Okklusions- und Funktionsstörungen durch fehlende Abstützung an der Schädelbasis und um eine Reankylose zu verhindern, wird in die Lücke ein trennendes Material *interponiert* (Abb. 8b).

Hierzu sind verschiedentlich xenogener Knorpel [8, 23], allogene lyophilisierte Dura [84] oder allogener lyophilisierter Knorpel verwendet worden [17]. Bei den autogenen Transplantaten stehen gestielte Weichgewebslappen freien Transplantaten gegenüber [7, 31, 60, 69]. Prinzipiell kann über die Umwandlung des interponierten Weichgewebes in Bindegewebe eine Reankylose auftreten. In größerem Umfang wurde für die Interposition auch Haut verwendet, wobei die gleichen Bedenken einer möglichen Zystenbildung wie bei ihrer Verwendung zum Diskusersatz bestehen [56]. Autogener Knorpel hat sich in verschiedenen Modifikationen als Interpositionsmaterial vielfach bewährt [15, 16, 27, 46, 81, 90].

Nach völliger *Entfernung des ankylosierten Kondylus* bietet, wie bei der Therapie der Entwicklungsstörungen, der Arthrosis deformans und der rheumatischen Kondylenresorption beschrieben, die *Rekonstruktion des Gelenkfortsatzes* mit *Rip-*

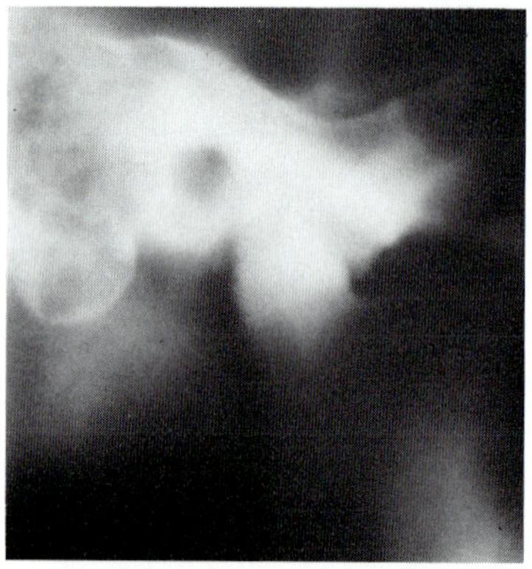

a

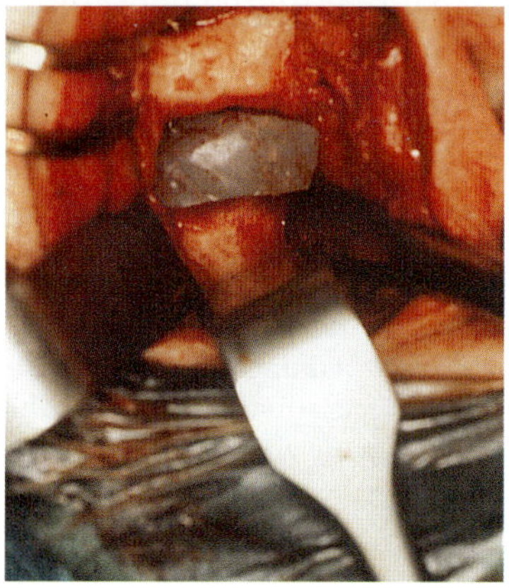

b

Abb. 8 Traumatisch bedingte knöcherne Ankylose des rechten Kiefergelenkes.

a) Tomographischer Befund: Durchbauung des Gelenkspaltes mit sklerosiertem Knochen und Bindegewebe im gesamten Gelenkbereich. Maximale Schneidekantendistanz: 7 mm.

b) Operativer Situs nach Schaffung einer 1 cm breiten Knochenlücke zwischen dem Ramus und der Fossa mandibularis und Einlagerung eines Silastik®-Blocks. Das alloplastische Interponat ist in der Einflechttechnik an der Fossa mandibularis befestigt.

penknochenknorpel-Transplantaten die Möglichkeit eines ausgezeichneten funktionellen Ergebnisses. Die Indikation dazu ist abhängig von der Ausdehnung der Ankylose.

Bei schwersten *kindlichen Ankylosen* mit Beeinträchtigung des Wachstumszentrums kann es sinnvoll sein, die Möglichkeit der Wachstumsinduktion durch solche Transplantate zu nutzen. Bis zum Alter von acht Jahren bevorzugen wir Beckenkammtransplantate (s. S. 167). Andernfalls können nach der Ankylosierung alloplastische Implantate interponiert werden, die der Wachstumsentwicklung entsprechend unter Umständen später mehrfach in der Größe angepaßt werden müssen.

Bedingung für die reizlose Einheilung des Implantates ist eine möglichst starre Fixierung an der Schädelbasis im Bereich der Fossa mandibularis (s. Bd. 8). Bei ausreichender Fixierung zeigen diese Implantate eine ausgezeichnete Langzeitverträglichkeit; unter klinischer Kontrolle können sie eventuell auch dauernd belassen werden [9, 33, 41, 51, 55]. Gelegentlich beobachtete entzündliche Reaktionen sind möglicherweise auf eine mangelnde Fixierung der Implantate oder auf die Einlagerung dicht unter der Haut zurückzuführen. In jüngerer Zeit werden bei der Verwendung alloplastischer Implantate wegen seltener unerwünschter Nebenwirkungen Bedenken angemeldet.

Postoperative Maßnahmen und Ergebnisse. Nur dann ist mit guten Ergebnissen zu rechnen, wenn eine konsequente, oft mehrmonatige, aktive und passive *Spreiztherapie* durchgeführt wird. Der Behandler muß viel Mühe aufwenden, um die Patienten ständig erneut zu motivieren.

Bei den Interpositionsverfahren wird am Ende der Operation durch einen Keil oder eine Spreizschiene die Okklusion auf Normwerte gesperrt; der Keil wird später intermittierend eingesetzt. Als weitere Hilfsmittel sind auch funktionskieferorthopädische Geräte, verschiedene Spreiz- und Übungsgeräte für den Selbstgebrauch bekannt [40].

Müssen elongierte oder ankylosierte Processus musculares beiderseits entfernt werden, besteht aufgrund der mangelnden Muskelführung des Unterkiefers die Gefahr des offenen Bisses und anderer Okklusionsstörungen. Daher muß in diesen Fällen die Okklusion post operationem über Gummizüge gesichert werden und für drei Wochen oder länger eine sogenannte Schaukeltherapie mit alternierenden Spreizübungen und Phasen intermaxillärer Fixation erfolgen.

Tumoren des Kiefergelenkes

Gutartige Tumoren

Krankheitsbild und Befunde. Unter den insgesamt seltenen Tumoren des Kiefergelenkes wird das Osteochondrom häufiger beobachtet. Weiterhin sind Osteome, Myxome, Riesenzellgranulome, Hämangiome und Ameloblastome des Kiefergelenkköpfchens beschrieben worden [72, 80, 87]. Gemeinsam ist diesen langsam wachsenden Neubildungen, daß sie typische Kiefergelenkbeschwerden auslösen können, wie z. B.:

- Funktionsschmerzen
- Funktionsgeräusche
- Kieferklemme oder -sperre
- Mittellinienabweichung des Unterkiefers bei der Mundöffnung

Spontan auftretende *Okklusionsstörungen,* die mit Schmerzen im Kiefergelenk verbunden sind, sollten ebenfalls an ein tumoröses Geschehen im Kiefergelenkbereich denken lassen (Abb. 9a).

Nicht selten wird bei den Patienten in der Annahme einer okklusal bedingten Funktionserkrankung des Kiefergelenkes zunächst eine konservative bzw. okklusale Behandlung durchgeführt, die jedoch ohne Erfolg bleiben muß. Zur Sicherung der Diagnose muß daher die Computertomographie eingesetzt werden (Abb. 9b).

Röntgenologisch werden bei Osteomen und Osteochondromen knochendichte Appositionen meist auf dem Collum oder Caput mandibulae gefunden. Bei den nicht knochenbildenden Tumoren imponieren hingegen meist umschriebene Aufhellungen im Röntgenbild als Ausdruck einer Osteolyse.

Die *Szintigraphie* ergibt insbesondere bei den knochenbildenden Tumoren (z. B. Osteochondromen) eine stark erhöhte Umbauaktivität.

Zur exakten Diagnose und damit zur Einschätzung der Dignität reichen die darstellenden Verfahren jedoch nicht aus; die histologische Diagnose kann meist erst im Rahmen der Entfernung des Tumors erfolgen. Bei Weichgewebetumoren ist eine Schnellschnittdiagnose intra operationem möglich.

Chirurgische Therapie. Bei Osteochondromen des Kondylus kann infolge des appositionellen Wachstumstyps der Gelenkfortsatz meist erhalten werden, ohne das Risiko eines Rezidivs in Kauf zu nehmen (Abb. 9c). Je nach Lokalisation des Osteochondroms

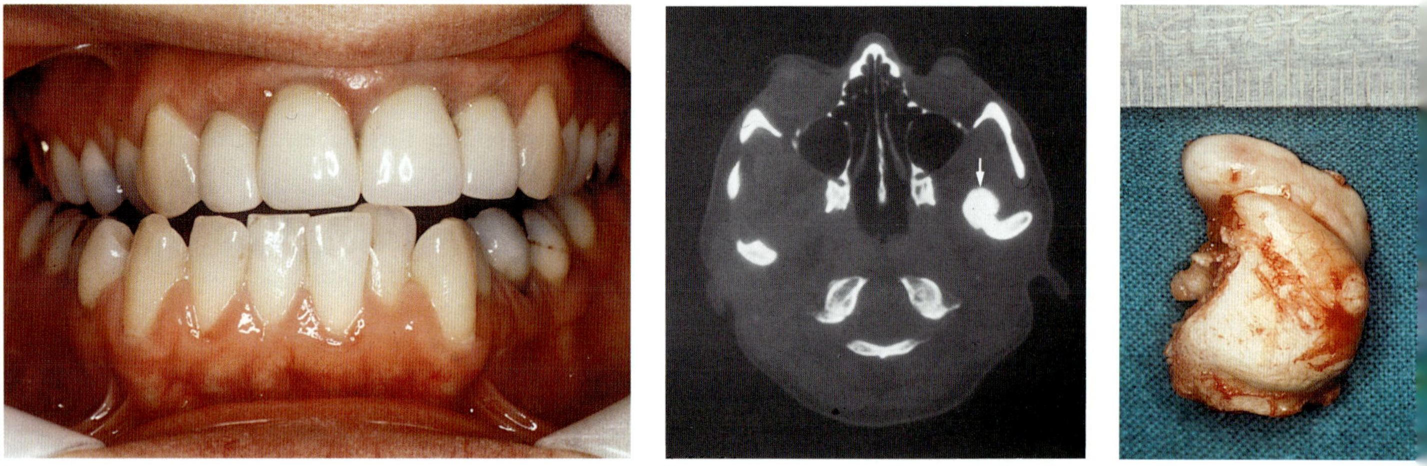

a b c

Abb. 9 Okklusionsstörung bei einer 26jährigen Patientin mit Osteochondrom des linken Kiefergelenkes.

a) Abweichung des Unterkiefers zur Gegenseite, progrediente Kiefergelenkschmerzen links. Die Störungen haben sich innerhalb von drei Monaten entwickelt.
b) Axiales Computertomogramm in der Kiefergelenkebene: rechts Konfiguration und Stellung des Kondylus regelrecht; links Kondylus vorverlagert, dem medialen Bereich des Kondylus aufsitzendes, abgegrenztes und knochendichtes Osteochondrom, das sich bis zur Schädelbasis ausbreitet.
c) Operationspräparat des Osteochondroms nach isolierter Entfernung des Tumors an seiner Verbindung zum Kondylus. Die weichgewebige Wachstumszone lag der Schädelbasis an und hatte zur Verlagerung des Kondylus geführt. Nach der Entfernung des Tumors war die Okklusionsstörung beseitigt.

genügt es, den Tumor an seiner Verbindung vom Kondylus zu trennen und zu entfernen.

Reicht zur Verhinderung eines Rezidivs die alleinige *Exkochleation* nicht aus, muß eine *Kondylektomie* erfolgen, wobei der meist unversehrte Diskus erhalten bleiben kann. Aufgrund der schwerwiegenden Okklusions- und Funktionsstörungen nach der Entfernung des Gelenkfortsatzes werden heute zunehmend die bereits besprochenen Möglichkeiten der *Rekonstruktion des Kondylus* eingesetzt (s. S. 170) [70].

Eine Sonderstellung nimmt das *eosinophile Granulom* ein. Die Exkochleation der im Kondylus oder in der Fossa mandibularis lokalisierten herdförmigen Läsionen wird zunehmend zugunsten einer niedrigdosierten Telekobaltbestrahlung verlassen [1, 3, 18, 24, 68].

Bösartige Tumoren

Krankheitsbild und Befunde. Bei weniger als 1% der malignen Erkrankungen sollen *Metastasen* im Kiefer- und Gesichtsbereich auftreten. Bevorzugte Lokalisation ist der Unterkiefer; hier sind vor allem das Mamma-, Nieren-, Lungen-, Rektum- oder Prostatakarzinom zu nennen [82]. Metastasen dieser Tumoren wurden auch mehrfach im Kondyluskopf beobachtet.

Wesentlich seltener wurden auch *primär maligne Erkrankungen* des Kiefergelenkes wie Chondro- oder Fibrosarkome, maligne Synovialome oder maligne Ameloblastome beobachtet [72, 80, 87]. Gemeinsam ist auch diesen malignen Erkrankungen, daß sie unspezifische Kiefergelenkbeschwerden verursachen wie

- zunehmende, nicht funktionsabhängige Dauerschmerzen
- Kieferklemme
- Okklusionsstörungen
- Sensibilitätsstörungen im Ausbreitungsbereich des Nervus trigeminus
- Fazialisparese

Neurologische Ausfälle sind als spätes Warnzeichen aufzufassen. Oft ist es gerade die Progredienz der klinischen Symptome mit Nervenausfällen, die zur Verdachtsdiagnose führt.

Röntgenologisch imponieren die malignen Erkrankungen oft als umschriebene oder diffuse osteolytische Bezirke im Kondylus, die mit der Tomographie oder Computertomographie sichtbar gemacht werden können (Abb. 10). Durch Aussparungs- oder Anreicherungsphänomene kann die Szintigraphie wertvolle Zusatzinformationen in der präoperativen Diagnostik liefern [6, 64].

Die endgültige Diagnose ist bei nicht bekanntem Grundleiden erst durch die histologische Untersu-

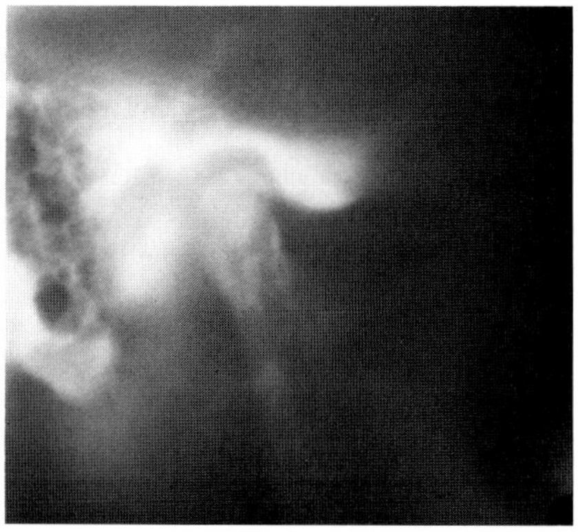

Abb. 10 Tomographie mit einer Metastase eines Prostatakarzinoms im rechten Kiefergelenk. Diffuse, zum Teil disseminierte Osteolyse im gesamten Caput- und Kollumbereich. Klinisch durch Funktion verstärkte Dauerschmerzen im Gelenk.

chung, eventuell als Schnellschnittuntersuchung während der Operation, zu stellen. Die Indikation zur lokalen Therapie ist von allgemeinen Faktoren, z.B. der allgemeinen Prognose des Grundleidens, und von der lokalen Operabilität bestimmt. Die Resektion des Tumors, unter Umständen nach chemo- oder radiotherapeutischer Vorbehandlung, folgt den Grundsätzen der Tumorchirurgie, so daß oft große Defekte resultieren.

Chirurgische Therapie. Bei malignen Prozessen kann anstelle der primären Rekonstruktion des Kiefergelenkes auch ein *zweiphasiges Verfahren* gewählt werden. Dabei wird nach der Resektion zunächst zwischen Unterkieferstumpf und Schädelbasis im Resektionsbereich ein alloplastisches Material als Platzhalter eingefügt. Bei Rezidivfreiheit nach einer adäquaten Beobachtungsphase von etwa 1–1,5 Jahren erfolgt in einem späteren Eingriff eine autogene Knochen- oder Knochenknorpeltransplantation [67].

Posttraumatische Erkrankungen (s. S. 93ff.)

Nach einem Gelenktrauma ist eine ausreichende Röntgendiagnostik mit Darstellung in zwei Ebenen zum Ausschluß von Frakturen notwendig. Abgesehen von extremen Verletzungen, wie dem offenen Trauma, der Trümmerfraktur, der Gelenksprengung, der zentralen Luxation und der erheblichen Dislokation mit Funktionsverlust, ist ein chirurgisches Vorgehen im Kiefergelenkbereich i.d.R. zu umgehen, um nicht ein zusätzliches Trauma zu schaffen. Konservative Therapieverfahren können hier auch zu guten funktionellen Erfolgen führen (s. S. 98ff.) [37, 50, 54, 71, 78].

Kontusion des Kiefergelenkes

Krankheitsbild und Befunde. Nach der Kontusion des Kiefergelenkes durch ein stumpfes Trauma können funktionsabhängige Schmerzzustände und eine reflektorische Kieferklemme unter Umständen länger als nach Gelenkfrakturen anhalten. In der Regel ist die Okklusion ungestört; durch einen Gelenkerguß oder ein Hämatom kann es zur vorübergehenden Okklusionsstörung kommen.

Therapie der Kiefergelenkkontusion. Bei frischer Kontusion sind feucht-kalte Umschläge, leichte Analgetika und eventuell Antiphlogistika für wenige Tage zu empfehlen. Außerdem ist die Umstellung auf weiche Kost bis zur Beschwerdenbesserung nötig. Oft kann auch ein temporärer, entlastender Aufbißbehelf Erleichterung bringen. Nach ein bis zwei Wochen sollten aktive Mundöffnungs- und Unterkieferbewegungsübungen durchgeführt werden, um eine reflektorische oder eine arthrogene Kieferklemme zu vermeiden.

Traumatische Diskusverlagerung

Krankheitsbild und Befunde. Auch hier ist oft das stumpfe Trauma des Unterkiefers die typische Ursache. Im Beschwerdebild unterscheidet sie sich zunächst nur wenig vom Gelenkerguß. Typische Zeichen der traumatischen *Querverlagerung des Diskus* sind:

- seitliche Nonokklusion auf der kranken Seite
- Schmerzen im betroffenen Gelenk
- mäßige Kieferklemme (Abb. 11)

Bei allen anderen Verlagerungsrichtungen des Diskus können die typischen, im Kapitel „Form und Lageveränderungen des Discus articularis" behandelten Symptome vorkommen (s. Bd. 8). In der Therapie unterscheiden sich die traumatischen Diskusveränderungen nicht von denjenigen anderer Ursache.

Andere posttraumatische Erkrankungen

Krankheitsbilder und Befunde. Nach Gelenkfrakturen werden selten beobachtet:

- Ankylose durch Adhäsionen und Narbenbildung
- Verkürzung des Kondylus mit Okklusionsstörung
- Diskusperforation mit schmerzhafter Krepitation bei der Mundöffnung

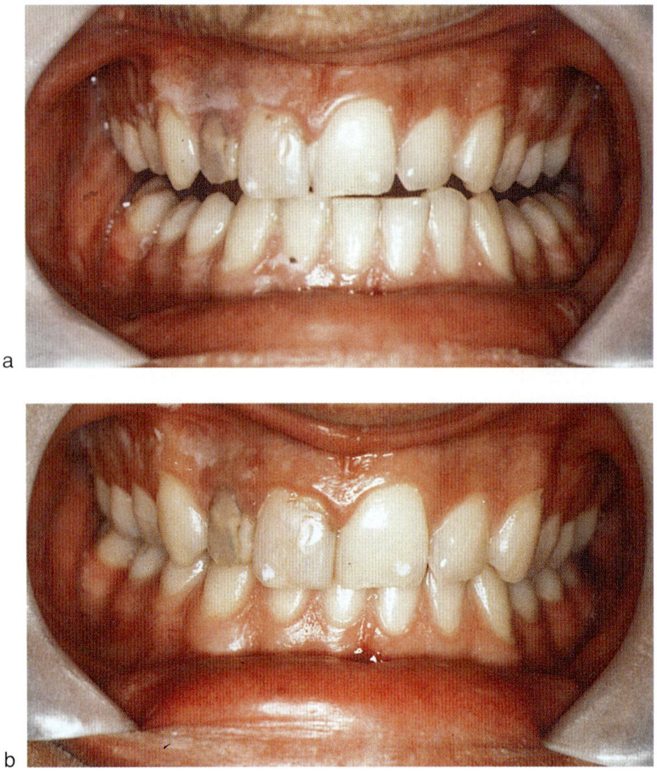

Abb. 11 Okklusionsstörung bei traumatischer Querverlagerung des Discus articularis des rechten Kiefergelenkes.

a) Ausgangsbefund: Okklusionsstörung, aber kein Anhaltspunkt auf Verletzung der knöchernen Kiefergelenkstrukturen.
b) Wiederherstellung der Okklusion nach dreitägiger antiphlogistischer Therapie und gleichzeitiger oraler Verabreichung eines milden Sedativums mit relaxierender Wirkung auf die Muskulatur.

- Arthrosis deformans als Folgezustand langdauernder Fehlbelastung
- Subluxationssymptome und die habituelle Luxation des Kiefergelenkes (oft durch eine in Fehlstellung verheilte Gelenkfortsatzfraktur zu erklären)

Die Krankheitsbilder sind oft von schmerzhaften Funktionsbeeinträchtigungen begleitet, die nicht selten auch forensische Bedeutung gewinnen. Auch kann es durch Überbelastung oder Fehlfunktionen zu therapierelevanten Veränderungen des gegenseitigen, nicht-traumatisierten Gelenkes kommen. Hier sind insbesondere die Hypermobilität (post condylar fracture syndrome [21]), der Spätschmerz [20, 79] und die Arthrosis deformans [40] zu nennen.

Bei Kiefergelenkveränderungen nach lange zurückliegendem Trauma ist aus forensischen Gründen eine sorgfältige Abwägung zu treffen, ob der derzeitige Zustand auf das Trauma zurückzuführen ist oder ob eine eigenständige Genese der Funktionsstörung vorliegt [25].

Chirurgische Therapie. Chirurgische Maßnahmen kommen in Frage, wenn konservative Methoden, wie z. B. eine ausreichend lang und intensiv durchgeführte Spreiz- und Übungstherapie, bei drohender Ankylose kein ausreichendes funktionelles Ergebnis oder keine Schmerzbeseitigung erbringen.

Literatur

[1] Altschuler, L., Sclaroff, A., Eppley, B. L.: Total mandibular replacement in a patient with Hand-Schüller-Christian Disease. J Oral Maxillofac Surg 43, 966 (1985).
[2] Appel, T., Niederhagen, B., Braumann, B., Reich, R. H.: Die hohe Kondylektomie zur Ausschaltung überschießenden Wachstums bei der kondylären Hyperplasie. Mund Kiefer Gesichtschir 1, Suppl 1, 138 (1997).
[3] Appling, D., Jenkins, H. A., Patton, G. A.: Eosinophilic granuloma in the temporal bone and skull. Otolaryngol. Head Neck Surg 91, 358 (1983).
[4] Aufdermaur, M.: Der Meniskus bei der primär chronischen Polyarthritis. Rheumaforschung 21, 369 (1962).
[5] Augenreich, P.: Die kondyläre Hyperplasie des Unterkiefers – eine Typisierung anhand morphologischer Merkmale. Inaugural-Diss. Med. Hochschule, Hannover 1993.
[6] Bergstedt, H. F., Lind, M. G.: Facial bone scintigraphy. VIII: Diagnosis of malignant lesions in the maxillary, ethmoidal and palatal bones. Acta Radiol Diagn 22, 609 (1981).
[7] Bethmann, W.: Zur Periostplastik an der Mandibula bei Ankylose. Dtsch zahnärztl Z 17, 515 (1962).
[8] Braithwaite, F., Hopper, F.: Ankylosis of the temporomandibular joint. Brit J Plast Surg 5, 105 (1952).
[9] Brand, K. G., Brand, I.: Risk assessment of carcinogenesis at implantation sites. Plast Reconstr Surg 66, 591 (1980).
[10] Bromberg, B. E., Walden, R. H., Rubin, L. R.: Mandibular bone grafts, a technique in fixation. Plast Reconstr Surg 32, 589 (1963).
[11] Dattilo, D. J., Granick, M. S., Soteranos, G. S.: Free vascularized whole joint transplant for reconstruction of the temporomandibular joint: a preliminary case report. J Oral Maxillofac Surg 44, 227 (1986).
[12] De Bont, L. G. M., Boering, G., Liem, R. S. B., Eulderink, F., Westesson, P. L.: Osteoarthritis and internal derangement of the temporomandibular joint: a light microscopic study. J Oral Maxillofac Surg 44, 634 (1986).
[13] Dingman, R. O., Grabb, W. C.: Reconstruction of both mandibular condyles with metatarsal bone grafts. Plast Reconstr Surg 34, 441 (1964).
[14] Dolwick, M. F., Sanders, B.: TMJ internal derangement and arthrosis. Surgical Atlas. Mosby, St. Louis 1985.
[15] Dufourmentel, L., Darcissac, M.: Notes sur cent cas d'ankylose temporo-maxillaire opérés. Bull Mem Soc Chir 27, 149 (1935).
[16] Eschler, J., Schilli, W.: Die Verwendung von Knorpel bei der Bildung von Nearthrosen des Kiefergelenks.

In: Schuchardt, K. (Hrsg.): Fortschritte der Kiefer- und Gesichtschirurgie, Bd. 12, S. 95–97. Thieme, Stuttgart 1967.

[17] Farmand, M.: Ergebnisse der operativen Behandlung der Kiefergelenkankylose mit Interposition von lyophilisierten Bankknorpelscheiben. Schweiz Mschr Zahnheilk 93, 214 (1983).

[18] Fradis, M., Podoshin, L., Ben-David, J. Grishkan, A.: Eosinophilic granuloma of the temporal bone. J Laryngol Otol 99, 475 (1985).

[19] Frisch, E. E.: Technology of silicones in biomedical applications. In: Rubin, L. R. (ed.): Biomaterials in plastic and reconstructive surgery, pp. 73–90. Mosby, St. Louis 1983.

[20] Fürer, A.: Heilungsverlauf bei Gelenkfortsatzfrakturen unter konservativ-funktioneller Therapie. Med. Diss., Hannover 1986.

[21] Gerry, R. G.: Condylar fractures. Brit J Oral Surg 3, 114 (1965).

[22] Gillies, H. D.: Plastic surgery of the face. Oxford University Press, London 1920.

[23] Ginestet, G., Merville, L., Dupuis, A.: Traitement actuel des ankyloses temporo-maxillaires, Rev Franç Odont Stomatol 2, 110 (1955).

[24] Gorsky, M., Silverman, S., Lozada, F., Kushner, J.: Histiocytosis X: occurrence and oral involvement in six adolescent and adult patients. Oral Surg 55, 24 (1983).

[25] Günther, H.: Zahnarzt, Recht und Risiko. Hanser, München 1982.

[26] Haanaes, H. R., Larheim, T. A., Nickerson, J. W., Pahle, J. A.: Discectomy and synovectomy of the temporomandibular joint in the treatment of rheumatoid arthritis: case report with three-year follow-up study. J Oral Maxillofac Surg 44, 905 (1986).

[27] Härle, F.: Chirurgische Behandlung der Kiefergelenkankylose mit Interposition von dünnen Knorpelscheiben. Eine Langzeitstudie. In: Schuchardt, K., Schilli, W. (Hrsg.): Fortschritte der Kiefer- und Gesichtschirurgie, Bd. 23, S. 139–140. Thieme, Stuttgart 1978.

[28] Hampf, G., Tasanen, A., Nordling, S.: Surgery in mandibular condylar hyperplasia. J Maxillofac Surg 13, 74 (1985).

[29] Hardt, N., Steinhäuser, E. W.: Neurovasculäre Ursachen von Schmerzen im Kiefergelenkbereich. In: Schuchardt, K., Schwenzer, N. (Hrsg.): Fortschritte der Kiefer- und Gesichtschirurgie, Bd. 25, S. 51–55. Thieme, Stuttgart 1980.

[30] Hausamen, J. E., Scheunemann, H.: Klinik und Therapie der doppelseitigen Kiefergelenkankylose bei chronischer Polyarthritis. Dtsch zahnärztl Z 28, 493 (1973).

[31] Helferich, H.: Ein neues Operationsverfahren zur Heilung der knöchernen Kiefergelenkankylose. Arch Klin Chir 48, 864 (1894).

[32] Henny, F. A., Baldridge, O. L.: Condylectomy for the persistently painful temporomandibular joint. J Oral Surg 15, 214 (1957).

[33] Homsy, C. A.: Bio-compatibility in selection of materials for implantations. J Biomed Mat Res 4, 341 (1970).

[34] Homsy, C. A., Kent, J. N., Hinds, E. C.: Materials of oral implantation – biological and functional criteria. J Amer Dent Ass 86, 817 (1973).

[35] Humphrey, G. M.: Excision of the condyle of the lower jaw. Brit Ass Med J 160, 61 (1856).

[36] Kaban, L. B., Cisneros, G. J., Heyman, S., Treves, S.: Assessment of mandibular growth by skeletal scintigraphy. J Oral Maxillofac Surg 40, 18 (1982).

[37] Kapovits, M., Scheeffer, B., Schwenzer, N.: Das akute Trauma des Kiefergelenks. Fortschr Kiefer-Gesichtschir 6, 89 (1960).

[38] Kent, J. N., Block, M. S., Homsy, C. A., Prewitt, J. M., Reid, R.: Experience with a polymer glenoid fossa prosthesis for partial or total temporomandibular joint reconstruction. J Oral Maxillofac Surg 44, 520 (1986).

[39] Klein, G., Pirker, E.: Zum Befall des Kiefergelenkes bei progressiv-chronischer Polyarthritis. Z Rheumaforsch 28, 280 (1969).

[40] Ködel, G.: Erkrankungen des Kiefergelenkes. In: Haunfelder, D., Hupfauf, L., Ketterl, W., Schmuth, G. (Hrsg.): Praxis der Zahnheilkunde, Bd. II, B 17, S. 9. Urban & Schwarzenberg, München–Berlin–Wien 1968.

[41] Kriens, O.: Die indirekte Fossa-articularis-Plastik bei Kiefergelenkankylose (Ein vorläufiger Bericht). Dtsch zahnärztl Z 28, 433 (1973).

[42] Kummoona, R.: Chondro-osseous iliac crest graft for one stage reconstruction of the ankylosed TMJ in children. J Maxillofac Surg 14, 215 (1986).

[43] Laskin, D. M.: Surgery of the temporomandibular joint. In: Solberg, W. K., Clark, G. (eds.): Temporomandibular joint problems. Biologic diagnosis and treatment, pp. 111–127. Quintessenz, Chicago 1980.

[44] Lindqvist, C., Pihakari, A., Tasanen, A., Hampf, G.: Autogenous costochondral grafts in temporomandibular joint arthroplasty. A survey of 66 arthroplasties in 60 patients. J Maxillofac Surg 14, 143 (1986).

[45] Linke, M., Horch, H.-H., Herzog, M., Albrecht, H. J.: Kiefergelenkuntersuchungen bei Patienten mit rheumatischer Grunderkrankung. Dtsch Z Mund-Kiefer-Gesichts-Chir 13, 407 (1989).

[46] Longacre, J. J., Gilby, R. F.: Late observations on the use of autogenous cartilage in arthroplasty of the temporomandibular joint. In: Schuchardt, K., Wassmund, M. (Hrsg.): Fortschritte der Kiefer- und Gesichtschirurgie, Bd. 2, S. 25–31. Thieme, Stuttgart 1956.

[47] MacIntosh, R. B., Henny, F. A.: A spectrum of application of autogeneous costochondral grafts. J Maxillofac Surg 5, 257 (1977).

[48] Maerker, R., Meyer, W.: Über die Beteiligung des Kiefergelenkes bei rheumatischen Erkrankungen. Dtsch. zahnärztl Z 28, 427 (1973).

[49] Marbach, J. S., Spiera, H.: Rheumatoid arthritis of the temporomandibular joints. Ann Rheum Dis 26, 538 (1967).

[50] Merill, R. G.: Historical perspectives and comparison of TMJ surgery for internal disk derangement and arthropathy. J Craniomand Pract 4, 74 (1986).

[51] Nalbandean R. M., Swanson, A. B., Maupin, K.: Long-term silicone implant arthroplasty. Implications of animal and human autopsy findings. J Amer Med Ass 250, 1195 (1983).

[52] Obwegeser, H. L., Makek, M. S.: Hemimandibular hyperplasia – hemimandibular elongation. J Maxillofac Surg 14, 183 (1986).

[53] Ogus, H.: Rheumatoid arthritis of the temporomandibular joint. Brit J Oral Surg 12, 275 (1975).

[54] Pfeifer, G.: Weichteilverletzungen, Frakturen und Luxationen im Mund-Kiefer-Gesichtsbereich. Handbuch der Kinderheilkunde 9, 462 (1968).

[55] Ploke, G.: Ergebnisse der operativen Therapie von Kiefergelenkankylosen mit Hilfe von Silastik-Implantaten. Dtsch zahnärztl Z 38, 515 (1983).

[56] Popescu, V., Vasilu, D.: Treatment of temporo-mandibular ankylosis with particular reference to the interposition of full-thickness skin autotransplant. J Maxillofac Surg 5, 3 (1977).

[57] Poswillo, D. E.: Experimental investigation of the effects of intraarticular hydrocortisone and high condylectomy on the mandibular condyle. Oral Surg 30, 161 (1970).

[58] Refior, H. J., Baumann, D., Jürgens, K. G.: Langzeitergebnisse nach Kniegelenksynovektomie bei chronischer Polyarthritis. Z Orthop 117, 13 (1979).

[59] Rehrmann, A.: Osteoplastik am kindlichen Unterkiefer. Langenbecks Arch klin Chir 299, 184 (1961).

[60] Rehrmann, A., Horch, H.-H.: Vermeidung und operative Behandlung ein- und doppelseitiger Kiefergelenkankylosen. Acta Stom Belg 72, 545 (1975).

[61] Reich, R. H.: Klinische und experimentelle Untersuchungen zur funktionellen Kiefergelenkchirurgie unter Berücksichtigung verschiedener Interpositionsmaterialien. Med. Habil.-Schrift, Hannover 1987.

[62] Reich, R. H., Langer, H. E.: Kiefer- und gesichtschirurgische Implikationen bei Erkrankungen des rheumatischen Formenkreises. In: Pfeifer, G., Schwenzer, N. (Hrsg.): Fortschritte der Kiefer- und Gesichtschirurgie, Bd. 31, S. 168–172. Thieme, Stuttgart 1985.

[63] Reich, R. H., Bothe, K. J.: Der Schmerz als Indikation zur funktionellen Kiefergelenkchirurgie. Dtsch zahnärztl Z 45, 55 (1990).

[64] Reich, R. H., Schmelzeisen, R., Arning, G.: Klinische Studie zur Indikation der Szintigraphie bzw. SPECT Untersuchung des Kiefergelenkes. In: Pfeifer, G., Schwenzer, N. (Hrsg.): Fortschritte der Kiefer- und Gesichtschirurgie, Bd. 32, S. 178–179. Thieme, Stuttgart 1987.

[65] Risdon, F.: Ankylosis of the temporomandibular joint. J Amer Dent Ass 21, 1933 (1934).

[66] Sailer, H. F.: Reconstruction of the mandible by means of a similar allogenic lyophilized mandibular segment. II: Clinical application. J Maxillofac Surg 8, 303 (1980).

[67] Scheunemann, H.: Unterkieferrekonstruktion unter Berücksichtigung des Gelenk- und Nervenersatzes. In: Schuchardt, K., Schilli, W. (Hrsg.): Fortschritte der Kiefer- und Gesichtschirurgie, Bd. 23, S. 44–48. Thieme, Stuttgart 1978.

[68] Schmelzle, R.: Zur Diagnostik und Therapie des eosinophilen Granuloms (Histiocytosis X) der Kiefergelenkpfanne. In: Schuchardt, K., Schwenzer, N. (Hrsg.): Fortschritte der Kiefer- und Gesichtschirurgie, Bd. 25, S. 125–129. Thieme, Stuttgart 1980.

[69] Schuchardt, K.: Die Behandlung der Kiefergelenkankylose. Zahnärztl Welt 1, 141 (1946).

[70] Schüle, H.: Funktionelle und ästhetische Rekonstruktion nach Kiefergelenkresektion. In: Schuchardt, K., Schilli, W. (Hrsg.): Fortschritte der Kiefer- und Gesichtschirurgie, Bd. 23, S. 136–139. Thieme, Stuttgart 1978.

[71] Schüle, H.: Injuries of the temporomandibular joint. 1. Classification, diagnosis and fundamentals of treatment. In: Krüger, E., Schilli, W. (eds.): Oral and maxillofacial traumatology, vol. 2, pp. 45–70. Quintessenz, Chicago–London–Berlin–Rio de Janeiro–Tokyo 1986.

[72] Schwenzer, N.: Tumoren des Kiefergelenkes. In: Schuchardt, K., Schwenzer, N. (Hrsg.): Fortschritte der Kiefer- und Gesichtschirurgie, Bd. 25, S. 122–125. Thieme, Stuttgart 1980.

[73] Siemssen, S. O.: Temporomandibular arthroplasty by transfer of the sterno-clavicular joint on a muscle pedicle. Brit J Plast Surg 35, 225 (1982).

[74] Slootweg, P. J., Müller, H.: Condylar hyperplasia. A clinico-pathological analysis of 22 cases. J Maxillofac Surg 14, 209 (1986).

[75] Sonnenburg, I., Sonnenburg, M.: Totalersatz des Kiefergelenkes durch alloplastisches Material; 3. Mitteilung. Stomatol DDR 35, 714 (1985).

[76] Steinhäuser, E. W.: Kondylektomie oder korrektive Osteotomie bei der kondylären Hyperplasie. In: Schuchardt, K., Schwenzer, N. (Hrsg.): Fortschritte der Kiefer- und Gesichtschirurgie, Bd. 25, S. 132–135. Thieme, Stuttgart 1980.

[77] Steinhardt, G.: Zur Pathologie und Therapie des Kiefergelenkknackens. Dtsch Z Chir 241, 531 (1933).

[78] Steinhardt, G.: Zur Entstehung, Heilung und Behandlung der Luxationsfrakturen des Unterkiefers. Dtsch Zahn-Mund-Kieferheilk 3, 662 (1936).

[79] Steinhardt, G.: Kiefergelenkerkrankungen. In: Häupl, K., Meyer, W., Schuchardt, K. (Hrsg.): Die Zahn-, Mund- und Kieferheilkunde, Bd. 3, Teil 1, S. 517. Urban & Schwarzenberg, München–Berlin 1957.

[80] Szabo, G., Kovacs, A.: Kiefergelenktumoren (Gelenkkopftumoren). In: Pfeifer, G., Schwenzer N. (Hrsg.): Fortschritte der Kiefer- und Gesichtschirurgie, Bd. 31, S. 79–80. Thieme, Stuttgart 1986.

[81] Tajima, S., Aoyagi, F., Maruyama, Y.: Free perichondrial grafting in the treatment of temporomandibular joint ankylosis. Plast Reconstr Surg 61, 876 (1978).

[82] Thatcher, S. L., Dye, C. G., Grau, M. J., Neale, H. W.: Carcinoma of the prostate metastatic to the mandibular condyle mimicking a parotid tumor. J Oral Maxillofac Surg 44, 394 (1986).

[83] Thoma, K. H.: Oral surgery, vol. II, pp. 651–670. Mosby, St. Louis 1969.

[84] Timmel, R., Grundschober, F.: The interpositional use of lyodura in operations for ankylosis of the temporomandibular joint. J Maxillofac Surg 10, 193 (1982).

[85] Toller, P.: Non-surgical treatment of dysfunctions of the temporo-mandibular joint. Oral Sci Rev 7, 70 (1976).

[86] Uotila, E.: The temporomandibular joint in adult rheumatoid arthritis. A clinical and roentgenologic study. Acta Odontol Scand 22, Suppl 39 (1964).

[87] Utz, W.: Zur Klinik und Pathologie von Kiefergelenktumoren. Dtsch zahnärztl Z 31, 164 (1976).

[88] Van Ommen, B.: Le cartilage réfrigéré dans le traitement des ankyloses et des arthropathies temporomandibulaires. Rev Stomatol 59, 763 (1958).

[89] Walker, R. V.: Condylar hyperplasia. In: Bell, W. H., Proffit, W. R., White, R. P. (eds.): Surgical correction of dentofacial deformities, vol. II, pp. 969–1013. Saunders, Philadelphia–London–Toronto 1980.
[90] Witsenburg, B., Freihofer, H. P. M.: Replacement of the pathological temporomandibular articular disc using autogenous cartilage of the external ear. Int J Oral Surg 13, 401 (1984).
[91] Wolf, D.: Erfolgsanalyse chirurgischer Maßnahmen bei Diskusvorverlagerung und Arthrosis deformans im Kiefergelenk. Inaugural-Diss., Med. Hochschule Hannover 1995.

Rekonstruktive Chirurgie und Implantologie bei extrem atrophischem Kiefer und Gesichtsschädeldefekten

von Hermann F. Sailer und Klaus W. Grätz

Inhaltsübersicht

Einleitung

In den vergangenen 50 Jahren wurde eine Vielzahl operativer Methoden entwickelt, die sowohl den atrophischen Ober- als auch den atrophischen Unterkiefer wieder prothesenfähig machen.

Besonders hervorzuheben sind die Vielmännermethode der totalen Mundboden- und Vestibulumplastik mit Haut [14, 20, 31], die Vestibulumplastik mit Haut im Oberkiefer [19, 30, 32], die submuköse Vestibulumplastik [13], die aufbauende Kammplastik des Oberkiefers und des Unterkiefers [15] sowie die Visierosteotomie des Unterkiefers [7].

Da die freien Knochenonlay-Operationen nicht immer befriedigende Ergebnisse zeigten, setzten sich die *Sandwichoperationen* mehr und mehr durch, z.B. das interforaminale Sandwich [29] und im Oberkiefer die Le-Fort-I-Osteotomie des zahnlosen Kiefers [1, 17]. Alle diese Methoden gestatteten jedoch keinen festsitzenden Zahnersatz, der nur mittels dentaler Implantate möglich ist. Eine fortgeschrittene Atrophie des Ober- und Unterkiefers erlaubt jedoch nicht mehr das Setzen von enossalen Implantaten, und subperiostale Gerüstimplantate sollten im Wissen um die massiven Destruktionen aus ethischen Gründen nicht mehr angewendet werden.

Die im Folgenden beschriebenen neuen Methoden bieten Lösungen für eine Vielzahl von Fällen mit extremer Atrophie des Ober- und Unterkiefers an, indem sie sowohl den Knochenmangel beseitigen als auch in derselben Operationssitzung das Setzen von enossalen Schraubenimplantaten ermöglichen. Es resultiert für den Patienten ein Zeitgewinn von mehreren Monaten (s. Bd. 13).

Operative Verfahren im Unterkiefer

Anteriore bzw. interforaminale Sandwichverfahren mit simultanem Setzen von Implantaten [4, 23]

Indikation für diesen Eingriff ist der *extrem niedrige anteriore Unterkieferabschnitt* (Abb. 1d), der zu einer starken Reduktion der vertikalen Dimension geführt hat, so daß ohne absolute Kammerhöhung keine oder nur sehr kurze Implantate gesetzt werden könnten. Eine spezielle Indikation bei anspruchsvolleren Patienten stellen die deutliche *ästhetische Verbesserung* und der verjüngende Effekt dar, die durch die Wiederherstellung der ursprünglichen vertikalen Dimensionen des unteren Gesichtsdrittels erfolgen (Abb. 1f und g). Der ästhetische Effekt trifft auch auf die Suprastruktur zu, da diese nach Sandwichaufbau eine natürliche Höhe aufweist, ohne die sonst überlangen Abutments. Da kurze Implantate, z.B. mit 7 mm Länge, früher verlorengehen als solche von 15–20 mm Länge, ist bei jüngeren Patienten ein Aufbau eher indiziert. Unserer Meinung nach sollte das im Knochen verankerte Implantat die Höhe der Suprastruktur deutlich an Länge übertreffen.

Das Verfahren stellt eine *modifizierte Sandwichoperation nach* Schettler [29] dar, wobei der Deckel, der an den Weichteilen des Mundbodens gestielt ist, so weit angehoben wird (Abb. 1a), daß die ursprüngliche vertikale Dimension des Unterkiefers wiederhergestellt wird. Als Interponat kann autogener bikortikaler Beckenkamm verwendet werden. Die Kortikalis soll nicht entfernt werden und innerhalb des Sandwich horizontal zu liegen kommen (Abb. 1e). Die Verwendung von lyophilisiertem Beckenkamm, Sternum oder Calvarium ist ebenfalls möglich [4, 23].

Beim *Onlayverfahren* dagegen ist nur autogener Knochen möglich. Mit einer speziellen Fixationsklemme wird das Sandwich aufeinandergepreßt, und nun können Implantate der erforderlichen Länge durch den Deckel, den interponierten Knochen und durch die Kortikalis der Kinnregion geschraubt werden. Je nach Situation können vier bis sechs Implantate der Länge 18–20 mm Platz finden. Bei dieser am häufigsten an der Klinik und Poliklinik für Kiefer- und Gesichtschirurgie Zürich angewendeten Methode wird distal des anterioren Aufbaus Knochen in herkömmlicher Onlaytechnik aufgelagert (Abb. 1a, links), um einen stufenlosen Übergang vom anterioren Aufbau zum Unterkieferseitengebiet zu erzielen. Es hat sich gezeigt, daß diese im seitlichen Unterkiefer aufgelagerten und nicht belasteten Knochentransplantate bei ausschließlich implantatgetragener anteriorer Suprastruktur eine nur geringgradige Resorption aufweisen und dies über Jahre (Abb. 1i).

Bei genügendem Knochen im Seitenzahngebiet kann auch hier ein Sandwich durchgeführt werden (Abb. 1b). Selbstverständlich können im Seitenzahngebiet nach Aufbau ebenfalls Implantate gesetzt werden.

Da es sich beim Deckel des anterioren Sandwich um einen am vorderen Mundboden gestielten und somit durchbluteten Knochen handelt, können die Implantate schon nach ca. drei Monaten freigelegt

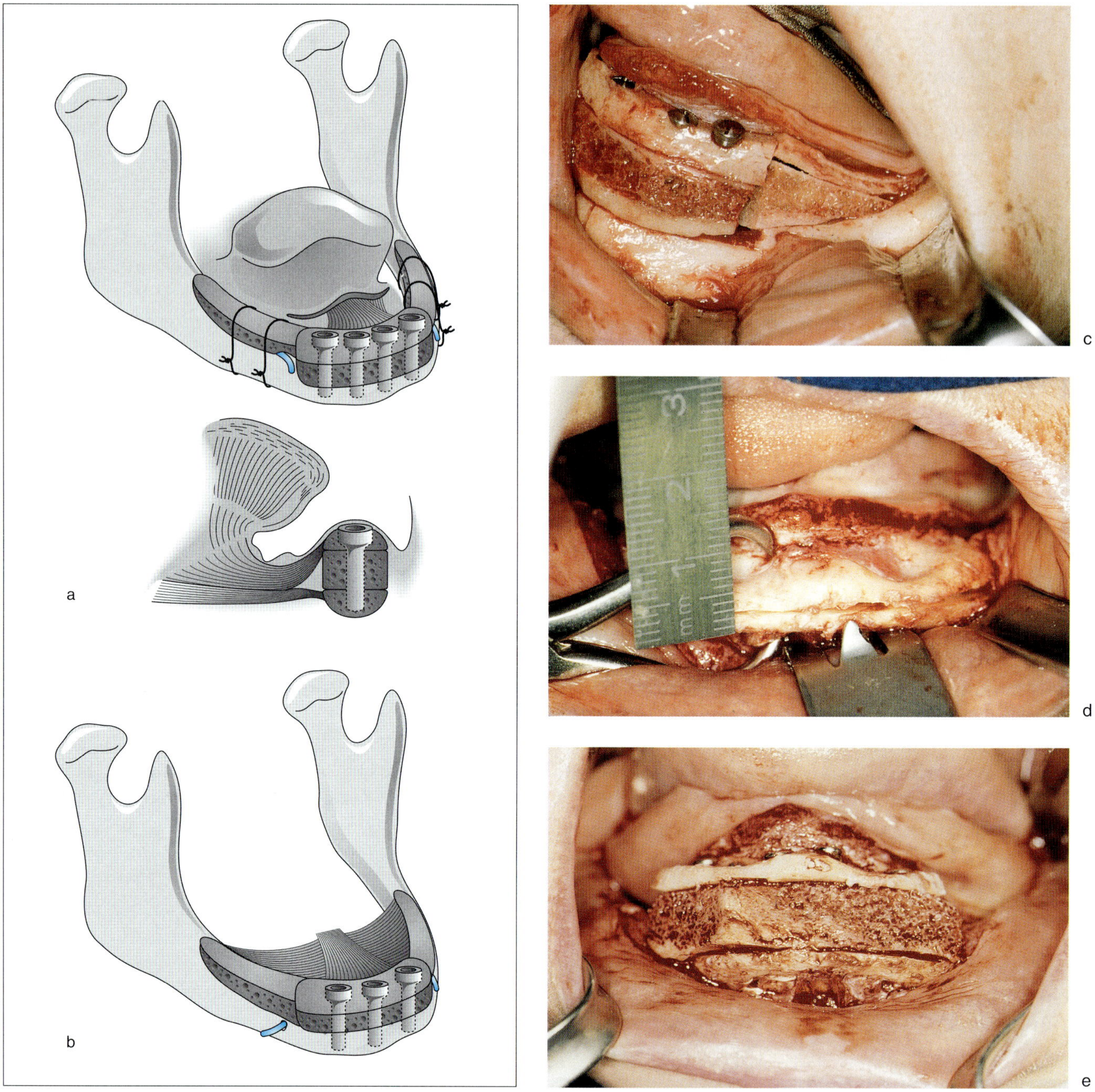

Abb. 1 Anteriores Sandwichverfahren mit simultanem Setzen von Implantaten:

Der interforaminal gelegene kraniale Unterkieferteil ist an den Weichteilen des vorderen Mundbodens gestielt (a); die posterioren Unterkieferanteile bei extremer Atrophie können durch ein Onlay aufgebaut, oder es kann, falls noch etwas suprakanalärer Knochen besteht, ein am M. mylohyoideus gestielter posteriorer Deckel (b und c) gebildet werden; auch ein extrem niedriger Unterkiefer (d) kann noch gespalten und auf eine natürliche Höhe (e) gebracht werden. Durch Kammatrophie alt aussehende Patienten (f) können mit einem verjüngenden Effekt (g) rechnen. Die Resorption im posterioren Bereich, wo nur Onlays aufgelagert werden (h), ist auch über viele Jahre, im dargestellten Fall sieben Jahre nach Freilegen der Implantate, unbedeutend (i).

werden, während wir nach einem reinen Onlayaufbau ca. vier bis sechs Monate warten. Je nach Anzahl der Implantate kommen Stegkonstruktionen bzw. Druckknopf- oder Magnetsysteme zur Anwendung oder auch festsitzende Suprastrukturen.

Von 1988 bis 1992 wurden 31 Patienten mit dieser Methode behandelt. Das Durchschnittsalter betrug 54 Jahre (43–72 Jahre). Insgesamt konnten 97 Implantate gesetzt werden. Alle Patienten konnten mindestens fünf Jahre post operationem nachkontrolliert werden. OPG und FR wurden prae operationem, unmittelbar post operationem, sechs Monate post ope-

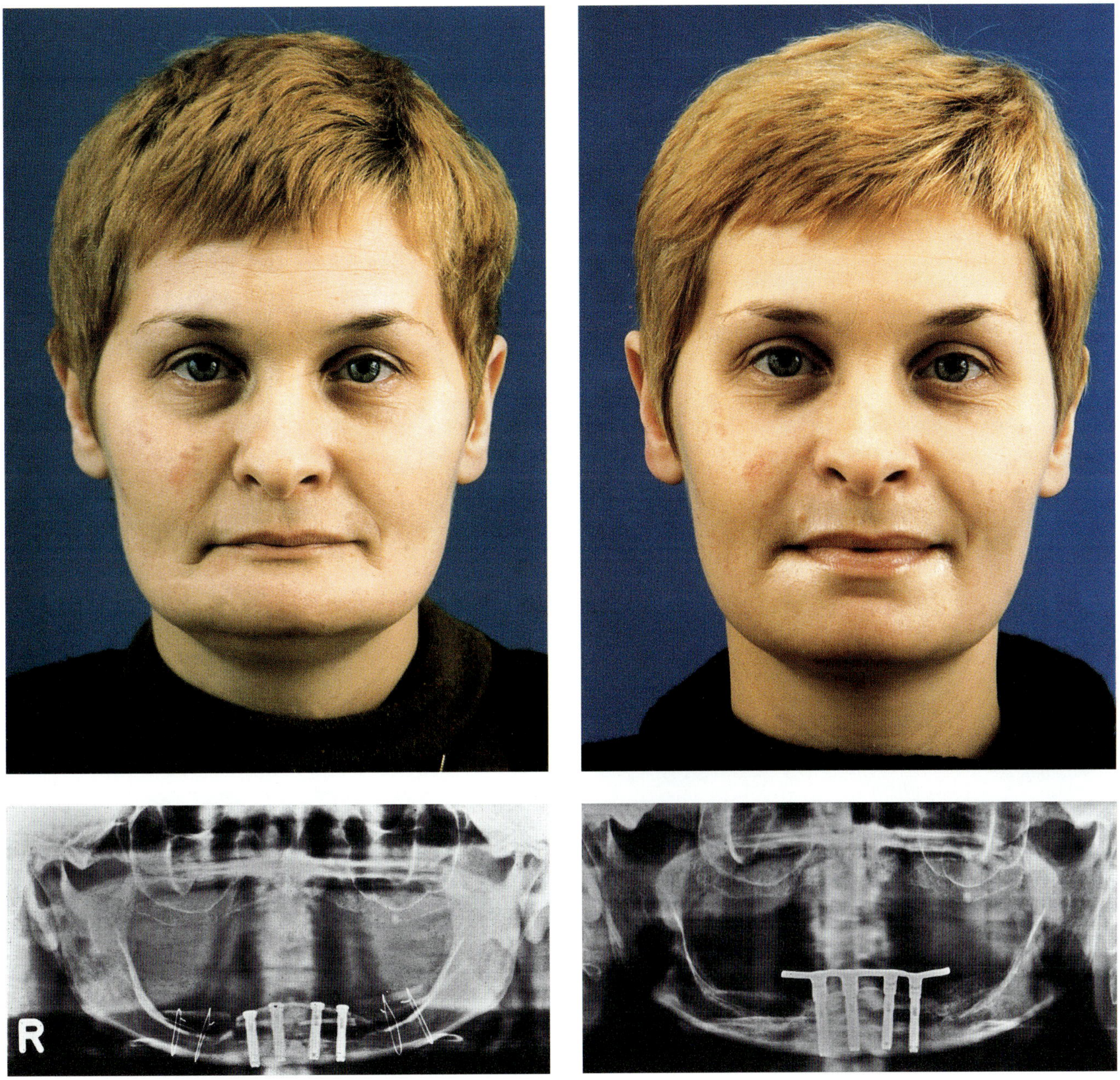

f g h i

Abb. 1 Fortsetzung.

rationem und dann in einjährigen Abständen bis zu 5 Jahren durchgeführt. Die durchschnittliche präoperative Höhe in der Front betrug 14,2 mm (11–18 mm). Eines von 97 Implantaten mußte bisher explantiert werden. Bei acht Patienten wurde sekundär eine Vestibulumplastik mit Gaumenschleimhaut durchgeführt. Die totale Resorption nach zwei Jahren, verglichen mit der Ausgangshöhe, betrug im Frontbereich im Durchschnitt 23,7%, nach fünf Jahren 24,2%.

Eine geringgradige, in keinem einzigen Fall störende Hypästhesie des N. alveolaris inferior war bei neun Patienten zu beobachten.

Interdentale Sandwichaufbauten in Kombination mit Implantaten bei posttraumatischen oder posttumorösen Defekten und gleichzeitiger kieferorthopädischer Chirurgie [23]

Die Indikation für eine derartige Sandwichrekonstruktion kann auch bei posttraumatischen Fällen mit *Verlust des vorderen unteren Alveolarfortsatzes* (Abb. 2c) gegeben sein. Als Interponat kann auch dekortizierter Knochen vom seitlichen Unterkiefer eingelagert werden (Abb. 2a, b und d). Durch Sandwichaufbau mit Implantaten wird der Kamm auf das

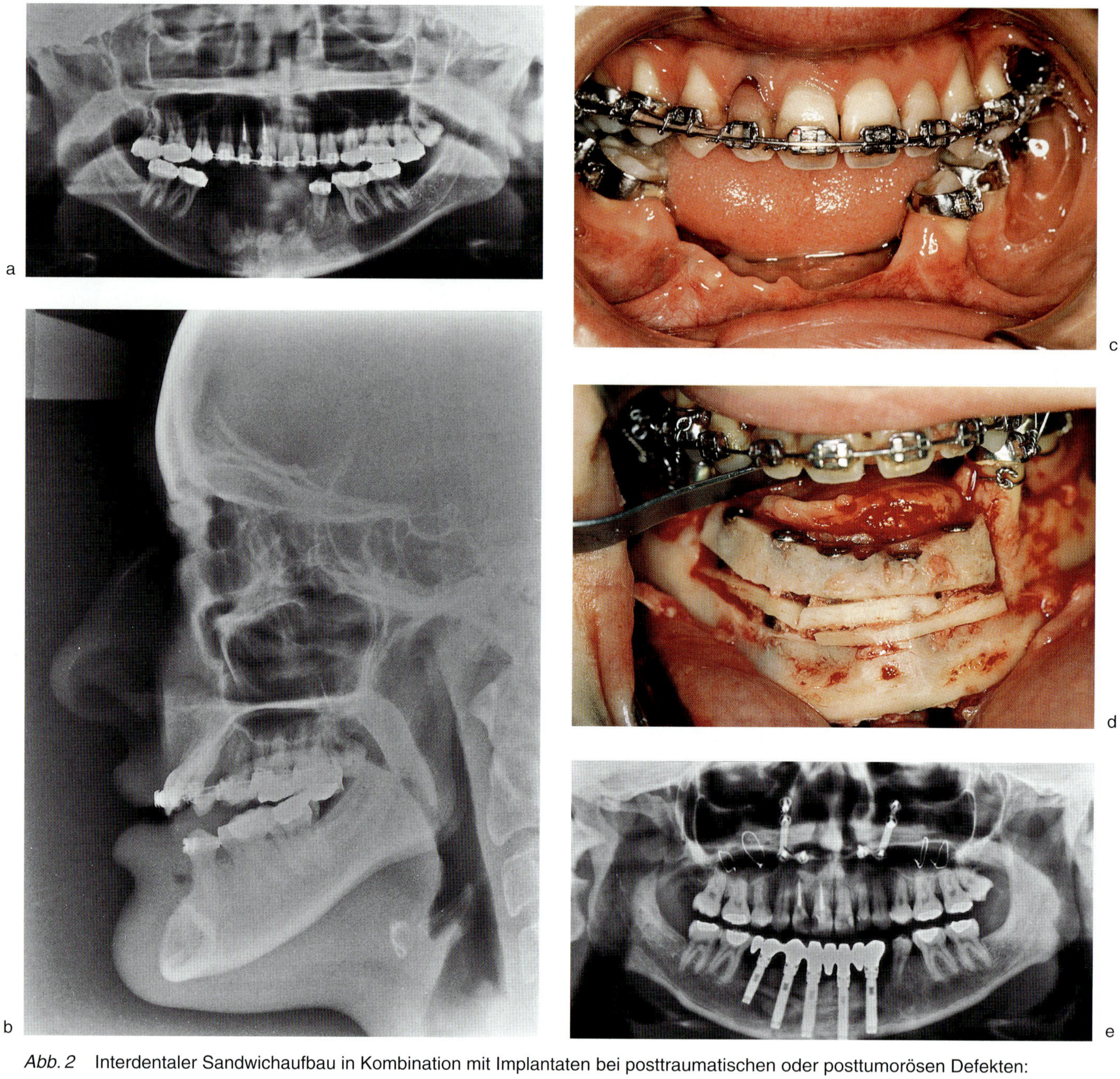

Abb. 2 Interdentaler Sandwichaufbau in Kombination mit Implantaten bei posttraumatischen oder posttumorösen Defekten: Diese Dysgnathiepatientin (offener Biß, a und b) verlor bei einem Verkehrsunfall sechs Zahneinheiten (c); gleichzeitig mit dem bimaxillären Dysgnathieeingriff wurde mit einer Sandwichoperation (d) unter Verwendung von Kortikalis von den lateralen Unterkiefersegmenten nach sagittaler Spaltung der Alveolarkamm auf das normale Niveau gebracht. Das Ergebnis ist im postoperativen OPG (e), Fernröntgenbild (f) und auf der enoralen Aufnahme (g) dargestellt. Das Aussehen der Patientin im prä- (h) und postoperativen (i) Vergleich zeigt eine deutliche ästhetische Verbesserung.

Niveau der seitlichen Regionen angehoben (Abb. 2d), so daß die spätere Suprastruktur (Abb. 2e bis i) bedeutend bessere ästhetische Ergebnisse ermöglicht als ohne Aufbau. Gleichzeitig mit den beschriebenen Maßnahmen können weitere Operationen, beispielsweise der orthopädischen Chirurgie zur Verbesserung der intermaxillären Beziehung, vorgenommen werden.

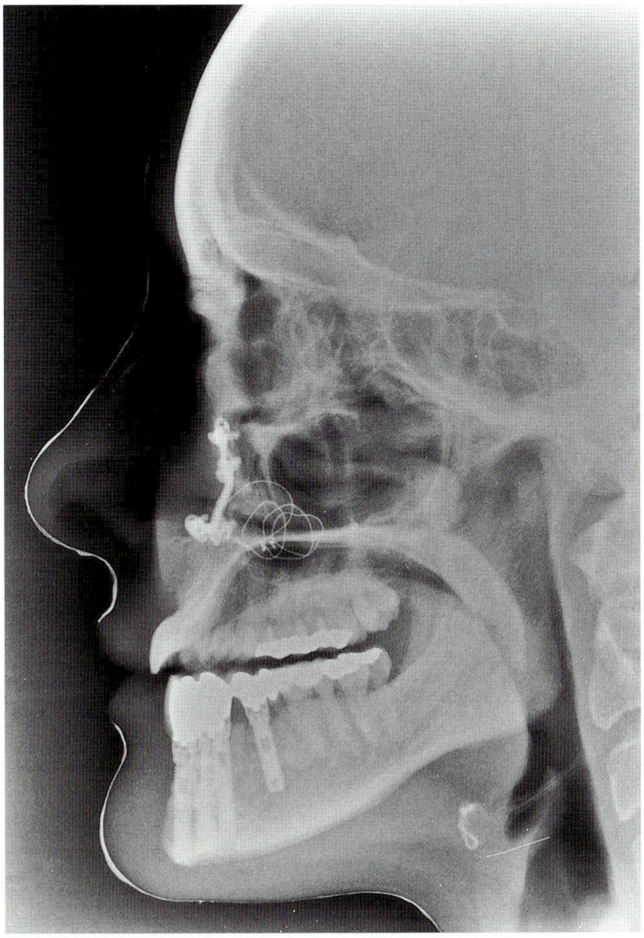

f

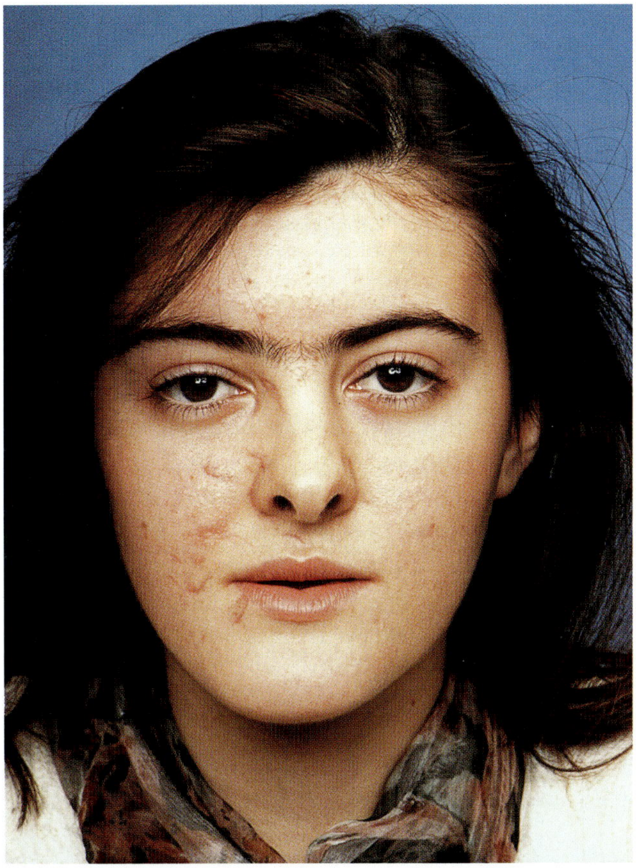

h

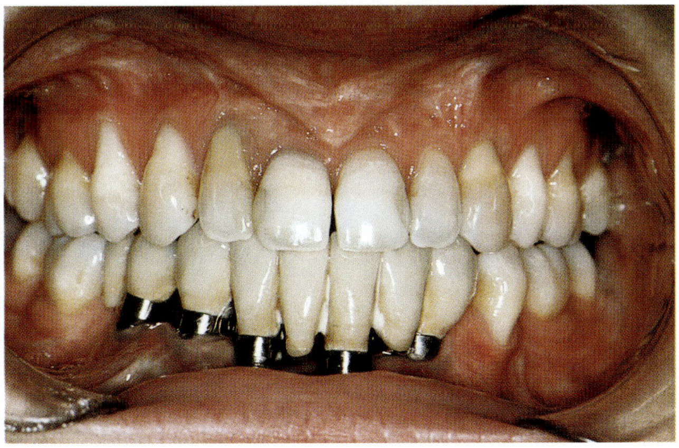

g

Abb. 2 Fortsetzung.

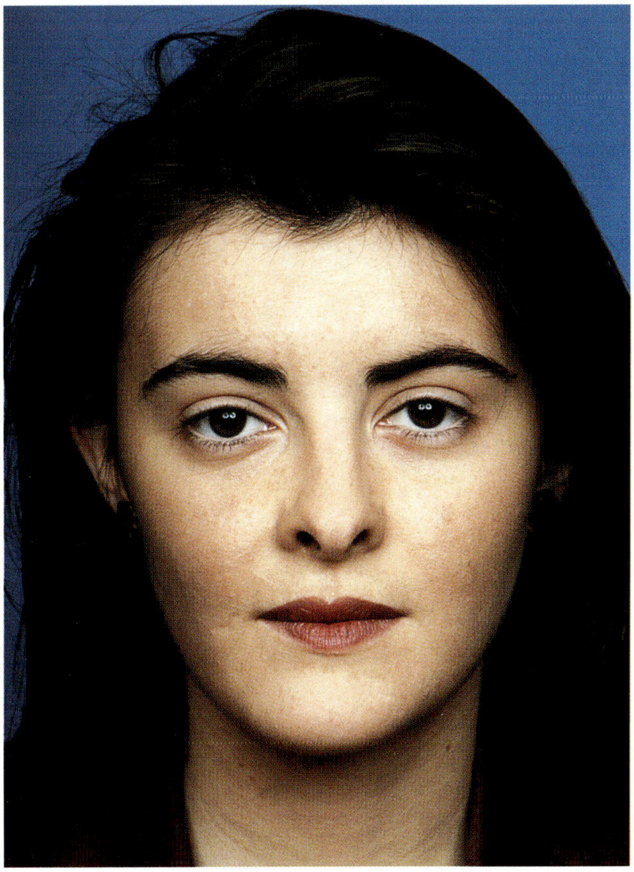

i

Onlayaufbauten mit Beckenkamm oder Schädelkalotte und gleichzeitiger Insertion von Implantaten

Die alleinige Verpflanzung von autogenen freien Knochentransplantaten auf den Unterkiefer wurde bei *schwerer Unterkieferatrophie* in der Vergangenheit häufig verwendet [15, 18]. Die Resorptionsraten nach dieser Methode waren hoch, so daß dieses Vorgehen weitgehend verlassen wurde.

In jüngster Zeit wurden Auflagerungsplastiken (Onlays) mit autogenem Schädeldachknochen in Kombination mit Implantaten beschrieben [2, 3, 5], wobei angenommen wird, daß durch die mit Implantaten erfolgte enossale Belastung der Knochen zu geringeren Resorptionen führt.

Von 1993 bis 1996 wurde an unserer Klinik bei 15 Patienten ein Unterkieferonlayaufbau mit Beckenkamm (14) oder bikortikalem Schädeldachknochen (1) durchgeführt.

Die präoperative Höhe in der Front betrug durchschnittlich 9,5 mm (zwischen 8 und 11 mm). Insgesamt wurden 38 Implantate gesetzt. Die postoperative Höhe betrug durchschnittlich 19,7 mm. Ein Jahr post operationem war die Resorption 14,4%, bei den nach zwei und drei Jahren nachkontrollierten Fällen 20,1 bzw. 21,1%. Bisher ging kein Implantat verloren.

Lateralisation des Nervus alveolaris inferior

Indikationen für diese Methode sind das Setzen von *enossalen Implantaten* bei *nicht befriedigender suprakanalärer Kammhöhe* und die Durchführung der *posterioren Sandwichoperation des Unterkiefers* (s.u.) bei starker Kammatrophie [23].

In den meisten Fällen handelt es sich um Patienten mit einem *anterioren Restgebiß*. Eine wichtige Indikation stellt die Gelenkentlastung bei Arthrose etc. dar.

Bei der *Lateralisation des Nervs* gehen wir folgendermaßen vor:

Mit Hilfe von speziell entwickelten Nervprotektoren befreien wir zunächst den Nerv aus dem Foramen mentale und verfolgen ihn dann nach Einschieben eines Nervprotektors entsprechender Krümmung in den Kanal nach posterior, wobei die bukkale Kortikalis lediglich lateral des Nervs entfernt wird (Abb. 3a); es soll möglichst viel Knochensubstanz, vor allem in den kaudalen Unterkieferabschnitten und am Unterkieferunterrand, erhalten bleiben. Das Vorgehen ist wesentlich schonender als beispielsweise bei der Dekortikation des osteomyelitischen Unterkiefers, wo auch die Kortikalis des Unterkieferunterrandes teilweise entfernt wird. Der Nerv wird bei der Lateralisation nur so weit nach

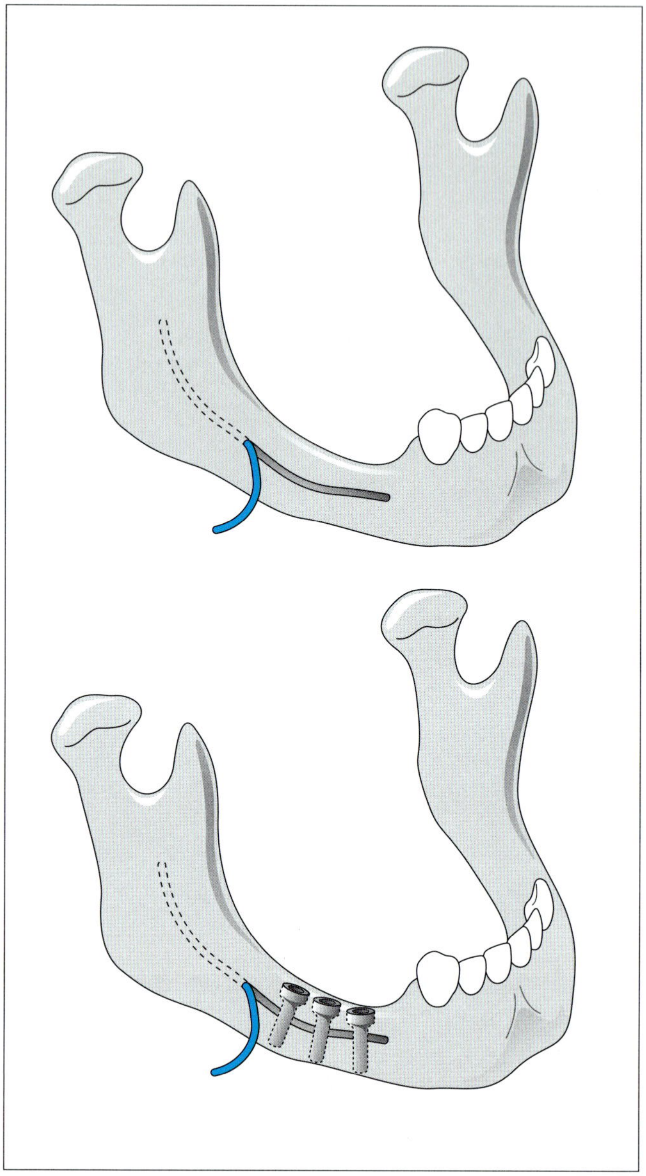

a

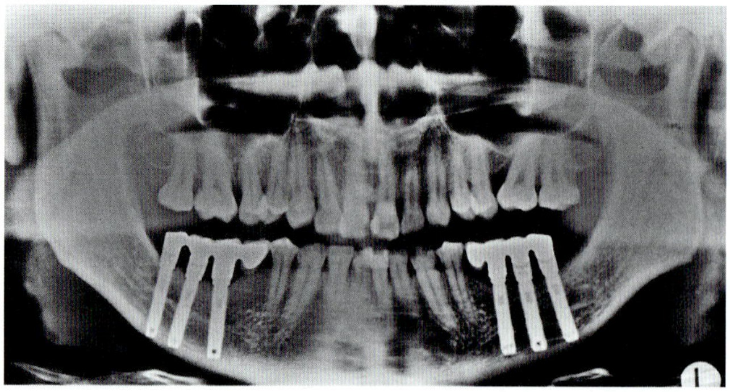

b

Abb. 3 Lateralisation des N. alveolaris inferior: Mit speziellen Protektoren wird der Nerv am Foramen mentale zunächst freigelegt und dann nach posterior verfolgt (a). Das Verfahren gestattet, sehr lange Implantate zu setzen (b), die bis zum Unterkieferunterrand reichen. Beim gezeigten Fall handelt es sich um einen jungen Patienten mit beidseitiger sehr schmerzhafter Kiefergelenkarthrose und schweren Parafunktionen, bei dem eine wirkungsvolle Gelenkentlastung möglich war.

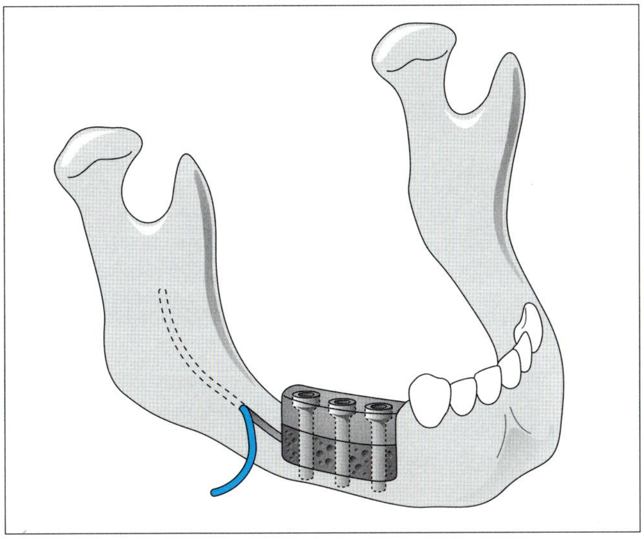

a

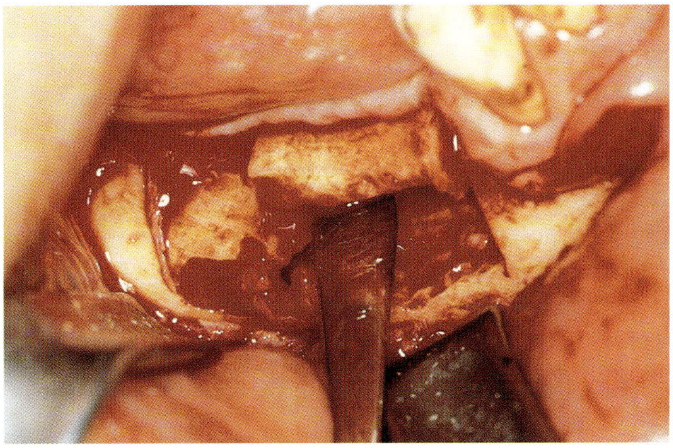

b

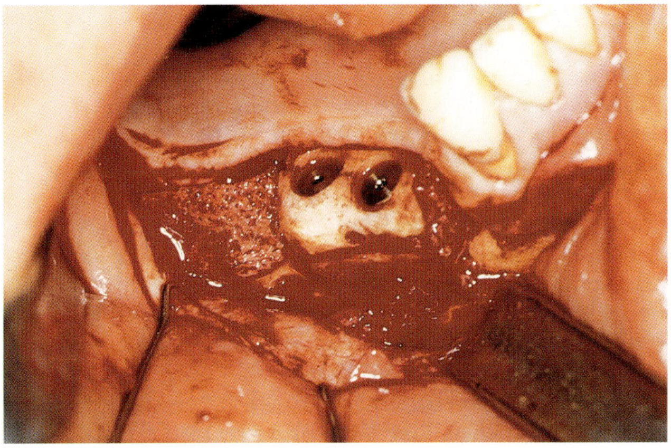

c

Abb. 4 Der posteriore Sandwichaufbau in Kombination mit Implantaten nach Lateralisation des N. alveolaris inferior: Die Zeichnung (a) zeigt das Prinzip; die intraoperative Aufnahme (b) zeigt die Situation nach Auslagerung des Nervs und Osteotomie des am Mundboden gestielten Sandwichdeckels, der von einem Raspatorium nach oben gehalten wird; danach wird autogener oder bevorzugt allogener Knochen interponiert, und die Implantate werden simultan gesetzt (c). Nach vier bis sechs Monaten können die Implantate freigelegt (d) und versorgt werden (e).

posterior freigelegt, um Platz für die geplante Anzahl von Schraubenimplantaten zu schaffen; dann wird er vorsichtig nach lateral verlagert, mit einem Hirnspatel in dieser Position gehalten, und nun werden Implantate mit größerer Länge gesetzt, als es ohne Nervverlagerung möglich ist (Abb. 3b). Die Dauer der Freilegung des Nervs ist unterschiedlich lang und gestaltet sich unterschiedlich schwierig; je dünner der Nerv ist, desto schwieriger und langwieriger ist das Verfahren. Wir führen diese Operation in Vollnarkose durch. Die Titanium-Schraubenimplantate werden nach ca. drei Monaten freigelegt.

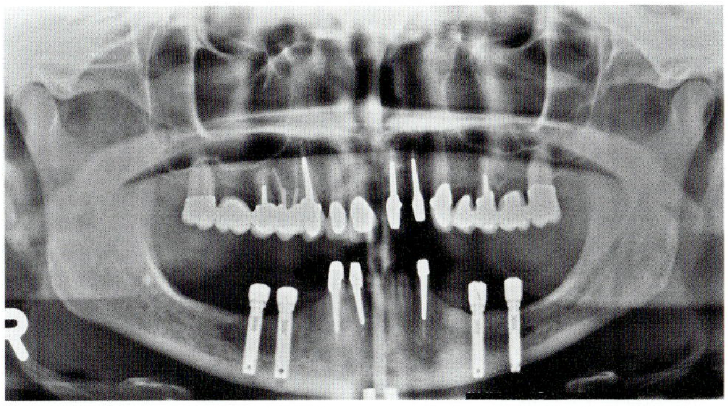

d

Posteriore Sandwichoperation des Unterkiefers in Kombination mit Implantaten nach Lateralisation des Nervus alveolaris inferior

Besteht eine *extreme Atrophie der seitlichen Unterkieferabschnitte,* kann die sog. posteriore Sandwichoperation durchgeführt werden (Abb. 4a), indem der Nerv zunächst wie beschrieben lateralisiert und nun durch die Rinne des Kanals oder darunter der Unterkiefer horizontal gespalten wird. Der Deckel ist dabei wiederum an den Weichteilen des Mundbodens einschließlich des Musculus mylohyoideus gestielt (Abb. 4b). Nach dem Anheben des

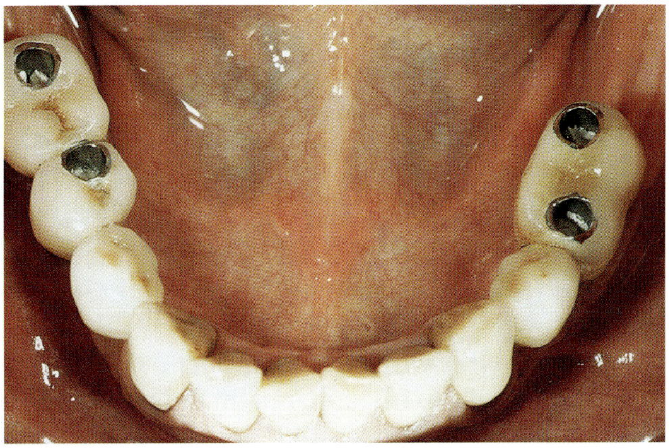

e

Deckels auf die erforderliche Höhe, die bei anteriorem Restgebiß durch dessen Alveolarkamm vorgegeben ist, wird wiederum Knochen interponiert, das gesamte Sandwich durch Klemmen und/oder durch eine Zugschraube aufeinander fixiert, und nun werden die Schraubenimplantate eingesetzt (Abb. 4c).

Die Implantate können nach ca. vier bis sechs Monaten freigelegt (Abb. 4d) und prothetisch meist durch festsitzenden Ersatz versorgt werden (Abb. 4e).

Verhalten des N. alveolaris nach Lateralisation oder posteriorer Sandwichoperation [8]:

Der N. alveolaris wurde 17mal für implantologische Zwecke lateralisiert, und zwar über Strecken zwischen 25 und 38 mm. *Eine Woche* post operationem wurde in einem Fall eine Anästhesie festgestellt. Kälte-/Wärmeempfindung sowie Spitz-stumpf-Diskrimination waren bei allen außer einem Patienten vorhanden. Die Feststellung einer sehr leichten Berührung war bei sieben Fällen nicht vorhanden, und außerdem lag die 2-Punkt-Diskriminierung oberhalb von 2 mm bei fünf Patienten.

Sechs Monate post operationem fanden sich bei 16 von 17 Patienten Spitz-stumpf-Diskriminierung und normale Temperaturempfindung. Zum gleichen Zeitpunkt konnten drei Patienten ganz leichte Berührung noch nicht realisieren.

Am Ende der vorliegenden Untersuchungsperiode zwischen 12 und 36 Monaten post operationem fand sich subjektiv und objektiv normale Sensibilität bei vier Patienten. Sieben Patienten beschrieben ihre Unterlippensensibilität als „praktisch normal", allerdings mit einem nicht definierbaren Unterschied zu der präoperativen Situation (vier Patienten). Die restlichen sechs operierten Nerven verursachten gelegentlich Parästhesien; einer dieser Patienten hatte vorübergehend eine Hyperästhesie bei Berührung eines Triggerpunkts, deren Intensität jedoch mit der Zeit stark abnahm. Alle objektiven neurologischen Parameter waren bei diesen Patienten normal.

Präprothetische implantologische Maßnahmen nach Tumorresektion im Unterkiefer

> Das Ziel jeder Rekonstruktion nach ablativer Chirurgie des Unterkiefers muß die Wiederherstellung von Form und Funktion sein.

Durch gleichzeitiges oder sekundäres Setzen von osseointegrierten Schraubenimplantaten in ein freies oder mikrochirurgisch anastomosiertes Knochenrekonstruat zur dentalen Rehabilitation kann das frühe funktionelle und auch ästhetische Resultat entscheidend verbessert werden, wie in einer Vielzahl von Arbeiten in der Literatur berichtet wird (z. B. [12, 21]).

In der Literatur wird bisher vor allem über das sekundäre Setzen von Implantaten im Rahmen der Rehabilitation von Tumorpatienten berichtet. Nach

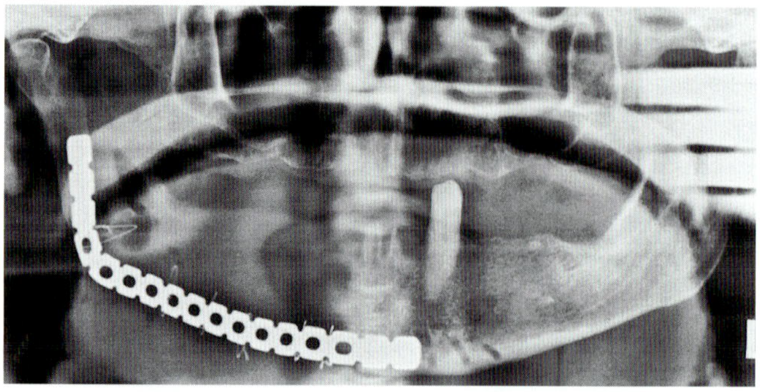
a

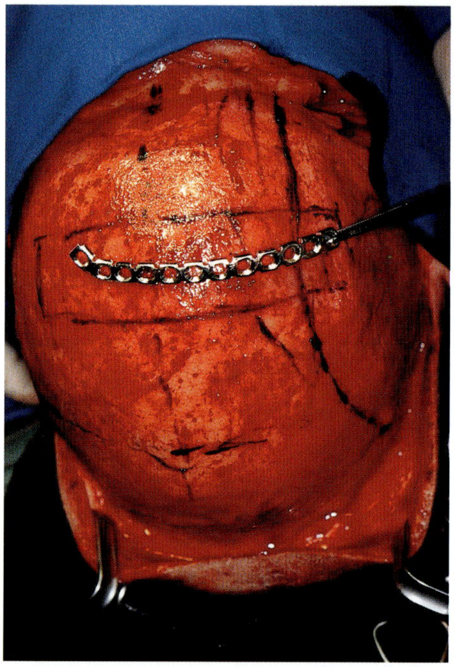
b

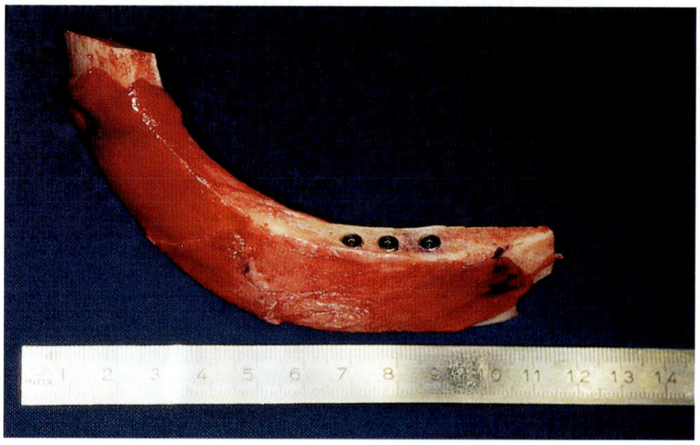

c

Abb. 5 Die primäre oder sekundäre Rekonstruktion des Unterkiefers mit Schädelkalottenplastik und Implantaten: Zustand nach Unterkiefer- und Mundbodenresektion, radikaler Neck dissection, Nachbestrahlung, primärer Unterkieferrekonstruktion mit Rekonstruktionsplatte und Lyoknorpel sowie Pectoralis-major-Lappen (a); die Form der entfernten Platte (b) hilft die richtige Krümmung im Bereich des Schädeldaches zu finden; die Schädeldachform imitiert im allgemeinen sehr schön die Unterkieferform (c und d). Das Schädeltransplantat wurde mit Musculus temporalis umfüttert; nach acht Monaten wurden die Implantate freigelegt (e).

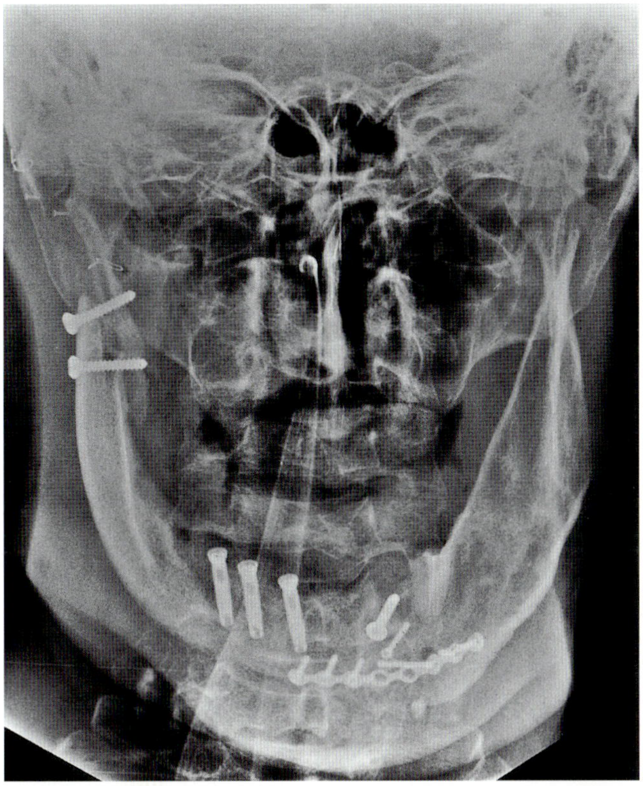
d

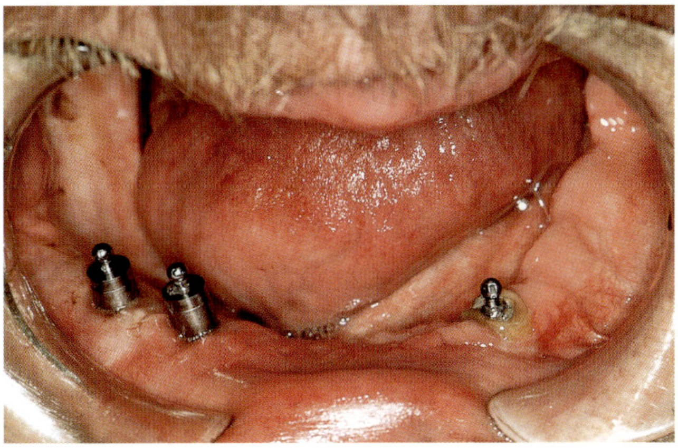
e

Abb. 5 Fortsetzung.

guten eigenen Erfahrungen mit dieser Methode seit 1988 [6] gingen wir dazu über, die Implantate simultan mit der knöchernen Rekonstruktion des Unterkiefers vorzunehmen, wobei vorwiegend bikortikaler Schädelkalottenknochen in Kombination mit einer Temporalismuskellappenplastik zum Einsatz kam. Nach einer Osseointegrationszeit von sechs bis sieben Monaten erfolgten die Distanzoperation und die Versorgung mit implantatgestützten Prothesen (Abb. 5).

Als Vorteil dieser Methode sehen wir es an, daß neben der Vermeidung von Mikroanastomosen in einem voroperierten und bestrahlten Hals sowie von entfernt liegenden Spenderarealen mit oft ästhetischen und funktionellen Einschränkungen eine schnelle definitive prothetische Versorgung erfolgen kann.

Operative Verfahren im Oberkiefer

Le-Fort-I-Osteotomie mit Obliteration des Sinusbodens [10, 11, 22] in Kombination mit Implantaten

Die Indikation für diesen Eingriff ist der extrem atrophische Oberkiefer, bei dem der Sinusboden gleichzeitig die Begrenzung des Alveolarfortsatzes darstellt. Der Eingriff ist selbstverständlich auch bei noch vorhandenem Restalveolarfortsatz durchführbar und sogar erleichtert. Die ästhetische Indikation steht oft im Vordergrund, da der verjüngende Effekt durch Wiederherstellung der ursprünglichen Höhe des Mittelgesichts und vor allem durch die Beseitigung der Oberkieferrücklage offensichtlich ist (Abb. 6).

Eine *konventionelle Le-Fort-I-Osteotomie* des zahnlosen Oberkiefers ohne Entfernung der Sinusschleimhaut ist nicht geeignet, Implantate zu setzen. Der wesentliche Schritt bei dieser Methode besteht in der Entfernung der Sinusschleimhaut (Abb. 6c und d) nach erfolgter Le-Fort-I-Operation, dem Füllen bzw. der Obliteration des Sinusbodens mit autogenen Knochentransplantaten (am besten geeignet ist Beckenkamm oder Schädelknochen) und der Fixation dieser Knochentransplantate (Abb. 6e und f) mit Schraubenimplantaten. Gleichzeitig wird auch Knochen in die Apertura piriformis eingelagert und mit Schraubenimplantaten fixiert. Die Höhe dieses Knochens sollte den Betrag des Tiefersetzens des Oberkiefers in der Front nicht überschreiten, da sonst Respirationsprobleme auftreten. Nach dem Setzen der Implantate wird der Oberkiefer nach vorne in die richtige intermaxilläre Position verlagert und ebenfalls nach kaudal, um die ursprüngliche vertikale Dimension des Gesichtsskeletts wiederherzustellen. Der mobilisierte Oberkiefer wird mit zwei bis vier Miniplatten (Abb. 6a und g) in der gewählten Position fixiert. Gleichzeitig kann eine submuköse Vestibulumplastik erfolgen, damit der Patient während der Phase der Einheilung der Implantate einen ausreichenden Prothesenhalt hat. Die Implantate werden nach frühestens sechs Monaten freigelegt und weiterversorgt (Abb. 6g und h).

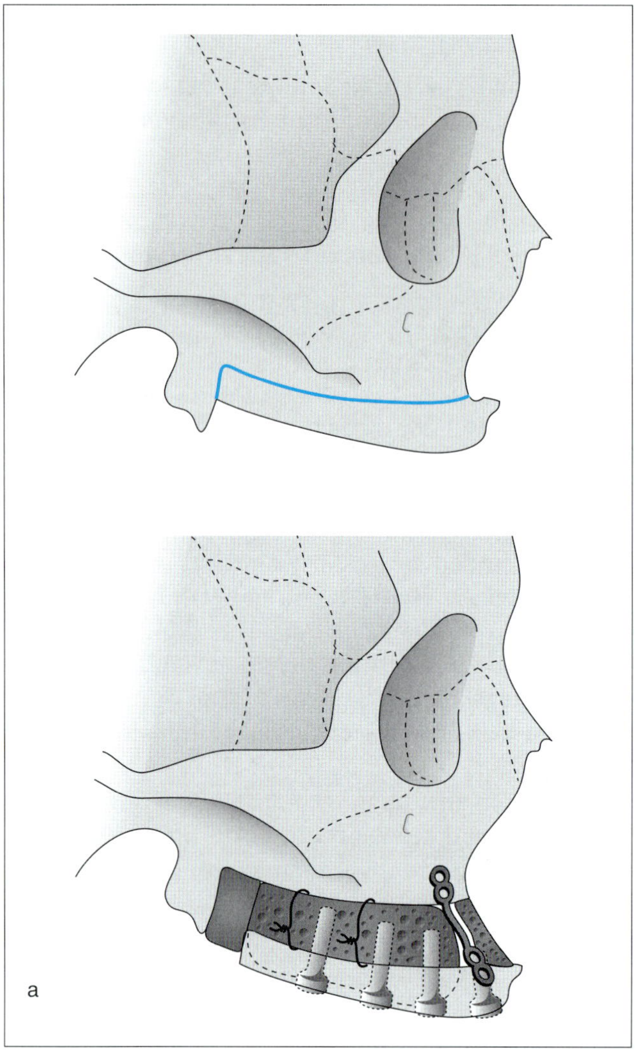

a

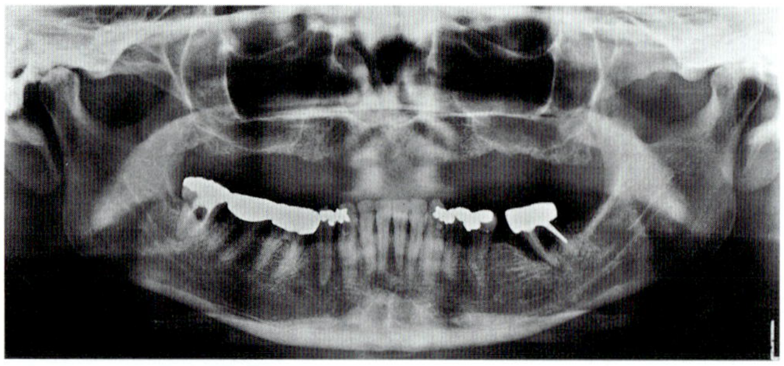

b

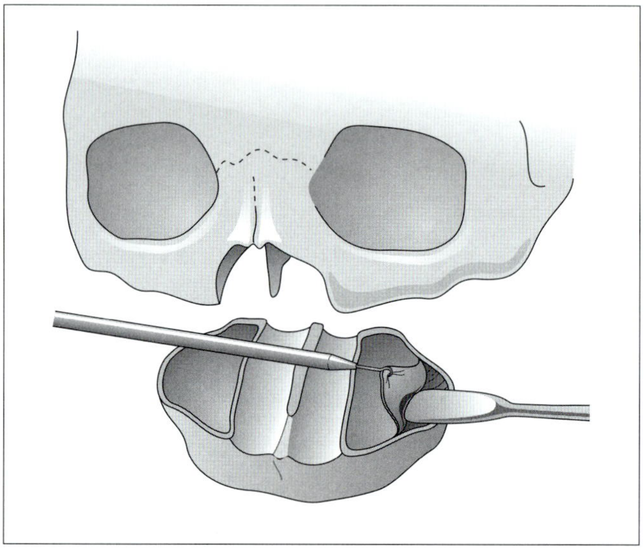

c

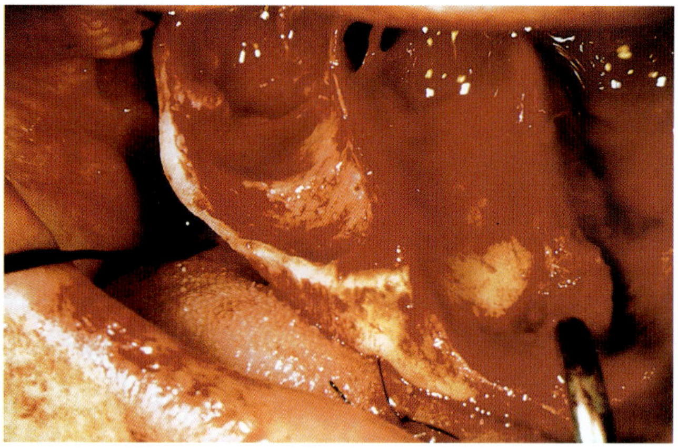

d

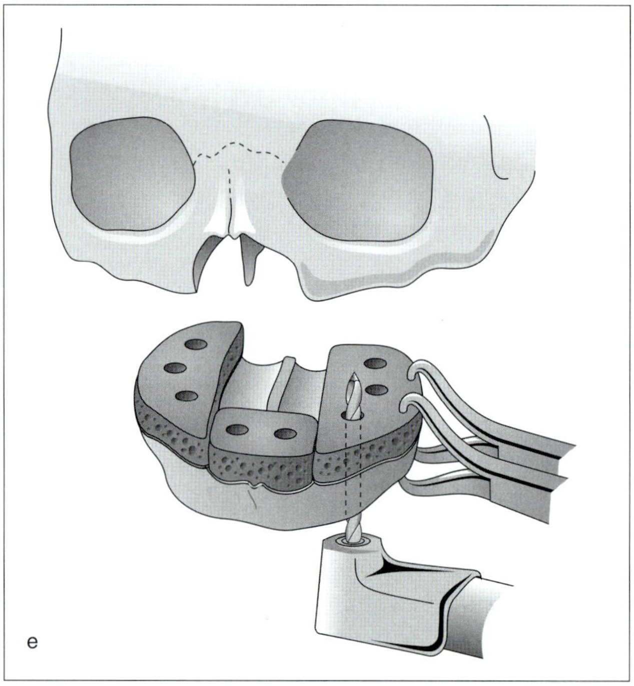

e

Abb. 6 Le-Fort-I-Osteotomie mit Sinus- und Nasenboden-Inlay und gleichzeitigem Setzen von Implantaten:

Der extrem atrophische und stark zurückliegende zahnlose Oberkiefer (a: oben), bei dem der Kieferhöhlenboden die Begrenzung des Kammes darstellt (s. Orthopantomogramm, b), wird bei der Operation nach vorn und unten (a: unten) verlagert; die Kieferhöhlenschleimhaut im Boden des Sinus maxillaris wird beidseits entfernt (c), so daß der Knochen völlig frei liegt (d); entsprechend geformte Knochenblöcke vom Beckenkamm oder Schädeldach werden dann in die Kieferhöhle und die vorderen Anteile der Nasenhöhle innerhalb der Apertura piriformis eingelagert (e und f) und durch enossale Implantate am Restkieferknochen fixiert (e und f); die Implantate sollen gerade die nach kranial liegende Kortikalis durchdringen; nach sechs bis neun Monaten können die Implantate freigelegt und mit einer Suprastruktur (g und h) versorgt werden.

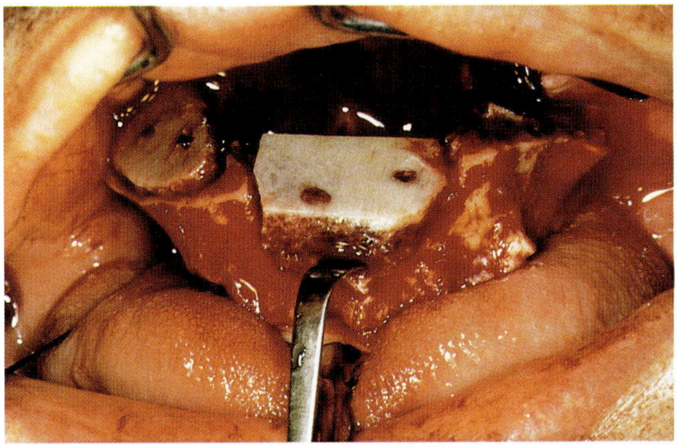

f

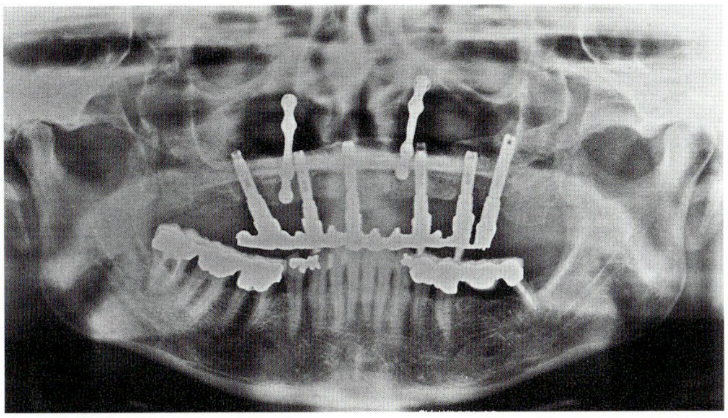

g

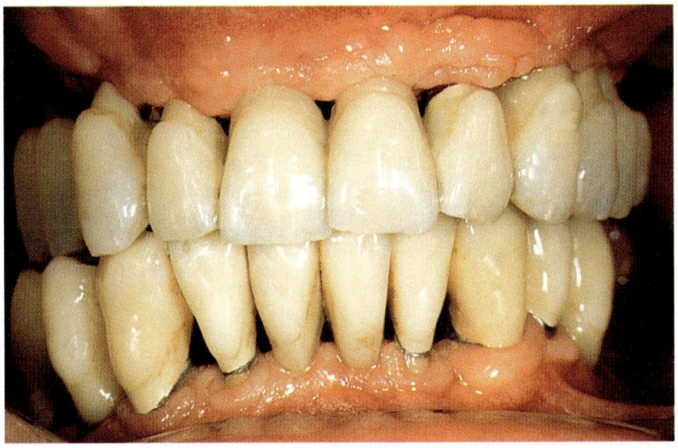

h

Abb. 6 Fortsetzung.

Bisher wurden 38 Patienten mit dieser Methode behandelt.

Elf Patienten konnten über die letzten zehn Jahre konsequent nach untersucht werden. Das Durchschnittsalter betrug 54 Jahre (41–66 Jahre). Insgesamt wurden bei diesen elf Patienten 81 Implantate gesetzt, sechs bis neun pro Patient. 34 Implantate wurden in der Frontregion plaziert, 53 in der prämolaren und distalen Region. Es konnten Implantate zwischen 10 und 20 mm gesetzt werden. (1 × 10 mm, 15 × 13 mm, 44 × 15 mm, 19 × 18 mm und 2 × 20 mm).

Nach einer durchschnittlichen Beobachtungszeit von 6 Jahren 10 Monaten waren noch 72 Implantate (89%) in situ. Anfänglich zeigte sich eine geringgradig marginale Resorption nach Inkorporation der Prothese, die jedoch im weiteren Verlauf nicht zunahm [10, 11].

Es versteht sich, daß die Methode sich auch für eine Sekundäreinlegung von enossalen Implantaten eignet, wenn der Patient längere Wartezeiten akzeptiert. Bei zweizeitigem Vorgehen ist die Positionierung erleichtert. Sie kann nach vier bis acht Monaten erfolgen.

Sinusinlay mit autogener Knochentransplantation und simultanem Setzen von Implantaten [25]

Dieses Verfahren ist indiziert, wenn der *Oberkiefer nicht nach vorne verlagert* werden muß; meist finden sich ein anteriores Restgebiß und Resorption der seitlichen zahnlosen Alveolarkämme (Abb. 7a). Der Sinus maxillaris hat sich in den zahnlosen Alveolarfortsatz expandiert.

Operatives Vorgehen (Abb. 7b). Die Operation beginnt mit einem Kammschnitt mit Entlastung ins Oberkiefervestibulum distal. Die faziale Kieferhöhlenwand wird freipräpariert einschließlich der Apertura piriformis, und mit einer feinen oszillierenden Säge wird ein Knochenfenster aus der Kieferhöhlenwand ausgesägt. Das ausgesägte Knochenstück wird zusammen mit der anhaftenden Mukosa in Ringer-Lösung aufbewahrt. Die Schleimhaut des Kieferhöhlenbodens wird mit einem Elevatorium angehoben und herausgelöst. Ein autogener Knochenblock vom Beckenkamm, von der Kinnregion, Stücke vom Kieferwinkelbereich oder von einer anderen Stelle werden geformt und auf den denudierten Kieferhöhlenboden aufgebracht. Der Knochen wird mit speziellen Knochenzangen festgehalten, und die Titanimplantate werden durch den Alveolarknochen in das transplantierte Knochenstück inseriert (Abb. 7b bis d). Anschließend wird das ausgesägte Knochenstück der fazialen Kieferhöhlenwand in seine ursprüngliche Position zurückverlagert und mit resorbierbaren Nähten oder Mikroplättchen fixiert. Daraufhin erfolgen die Mobilisation der oralen Mukosa durch horizontale Periostinzision und der Verschluß mit fortlaufender Naht und nicht resorbierbarem Material. Die Distanzoperation wird ca. drei bis sechs Monate später durchgeführt.

Die geschilderte Inlaymethode mit Entfernung der mukosalen Kieferhöhlenbodenschleimhaut wurde 1987 entwickelt. Seit dieser Zeit wurde dieses Verfahren in 68 Fällen durchgeführt [25]. 90 Titaniumschrauben konnten in gleicher Sitzung eingebracht werden. Von diesen 90 Implantaten gingen drei verloren. Eine Infektion im Bereiche des Sinus maxillaris wurde nicht beobachtet.

Abb. 7

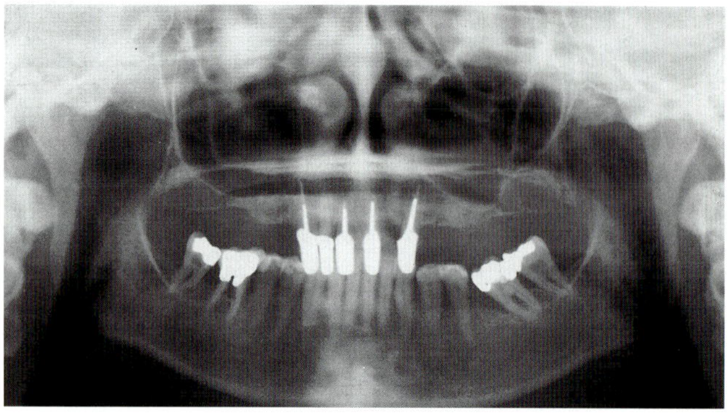

a

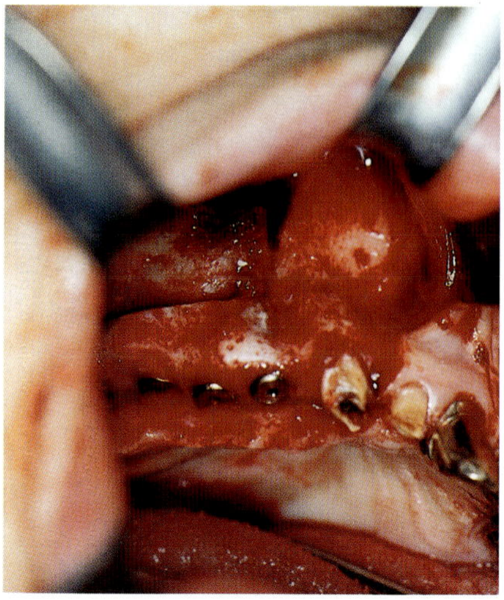

c

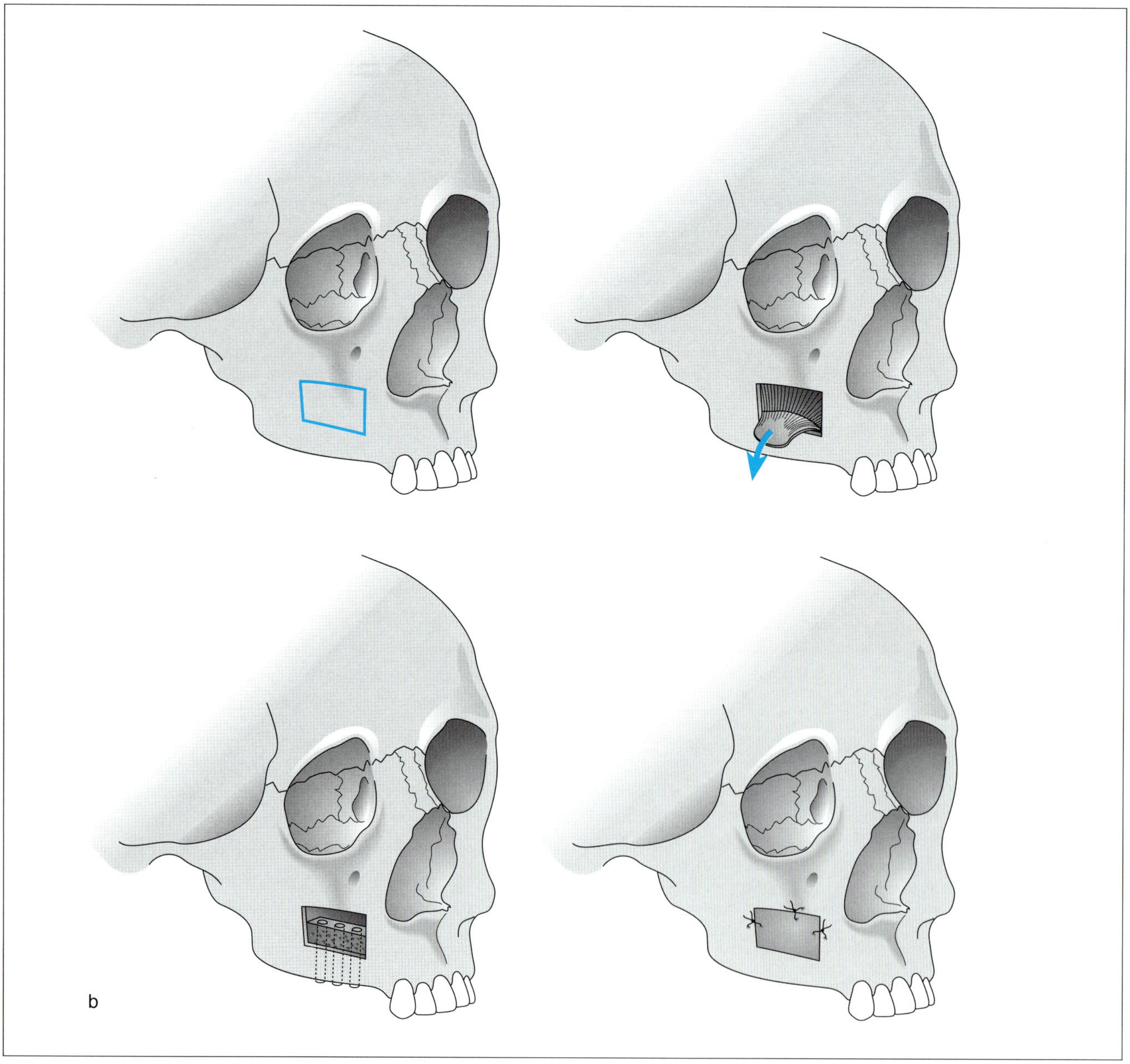

b

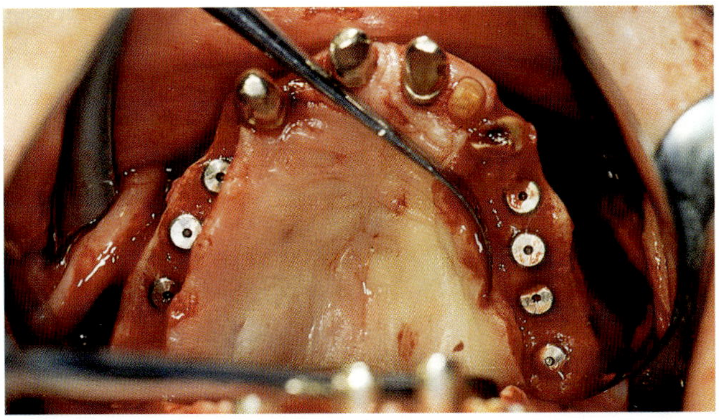

d

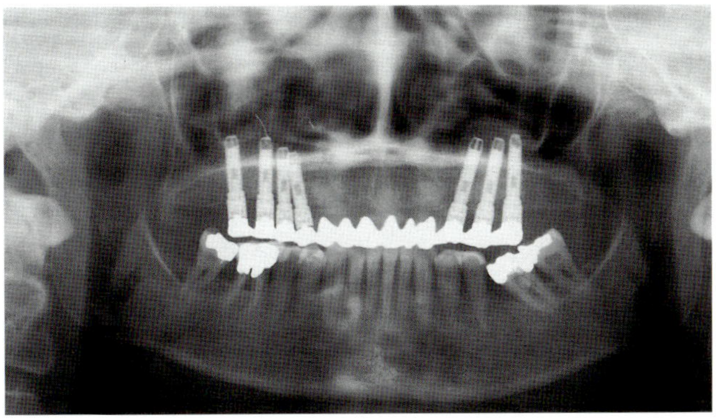

e

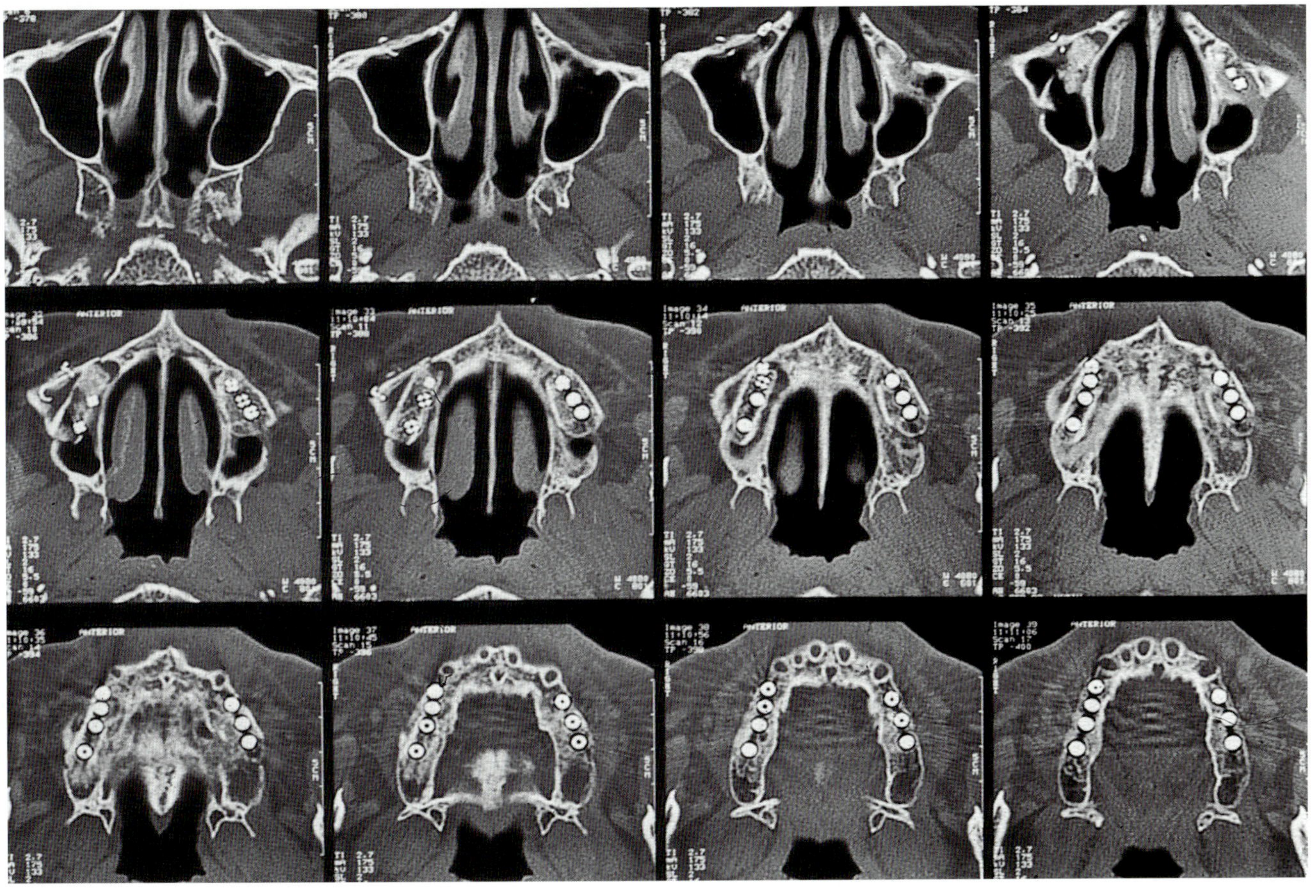

f

Abb. 7 Sinusinlay mit Knochentransplantation und simultanem Setzen von Implantaten: Das OPG (a) zeigt eine typische Situation mit expandiertem Sinus maxillaris; die Skizze (b) zeigt den eingesetzten Knochenblock; nach Entfernung der Schleimhaut aus dem Sinusboden (b: oben rechts) können Knochenblöcke durch das Fenster in den Sinus eingelegt und mit Implantaten am Alveolarkamm fixiert werden (b: links unten, sowie intraoperative Bilder c und d); nach ca. sechs Monaten können die Implantate freigelegt und mit einer Suprastruktur versorgt werden (e: OPG); das CT (f) zeigt die eingeheilten Knochen-Implantatkomplexe neun Monate nach der Operation.

Die Entfernung der Schleimhaut im Bereich des Kieferhöhlenbodens ist eine sehr einfache Prozedur und stellt dieses Vorgehen über die Elevation der Sinusmukosa. Dies besonders, da es dort sogar in den Händen eines geübten Chirurgen nicht selten zur Perforation der Sinusschleimhaut kommt. Die Septen in der Kieferhöhle können die Elevation erschweren, oder es liegt eine entzündlich veränderte Mukosa vor. Selbstverständlich können auch nach Sinuselevation Knochenblöcke eingesetzt werden. Wenn die Schleimhautauskleidung anfänglich perforiert wird und Knochentransplantate in den Sinus deplaziert werden oder die Schleimhaut unterhalb des Transplantats zu liegen kommt, so entwickelt sich eine akute oder chronische Sinusitis. Dies ist nicht der Fall, wenn der Knochenblock vollständig zur Kieferhöhle hin exponiert ist, wie das in Tausenden von Fällen der routinemäßig durchgeführten Le-Fort-I-Osteotomie bei Dysgnathien, bei der Knochentransplantate interponiert wurden, auch der Fall ist. Der Gebrauch autogener Knochenblöcke macht es möglich, simultan Titanschraubenimplantate zu setzen.

Vertikale Sandwichoperation des Oberkiefers mit gleichzeitigem Setzen von Implantaten [22, 23]

Indikation für diesen Eingriff ist der *extrem schmale Oberkieferkamm von ausreichender Höhe,* der einerseits häufig sehr dolent ist, da der Kaudruck auf einer sehr kleinen Fläche abgefangen werden muß, und der andererseits wegen seines geringen Durchmessers das Setzen von Implantaten nicht gestattet. Ein Oberkieferkamm mit einer Dicke von 2–3 mm läßt sich mit einer feinen oszillierenden Säge noch spalten.

Operatives Vorgehen. Nach submuköser Infiltration des Oberkiefervestibulums erfolgt eine streng submuköse Präparation der vestibulären Schleimhaut. Der labiobukkale Oberkieferkamm ist nun bedeckt von submukösem Gewebe und Periost. Das Mukoperiost wird auf der Gaumenseite etwas abgeschoben, daß die Kammkante gerade sichtbar wird. Mit der feinen oszillierenden Säge wird der Kamm nun zirkulär vertikal gespalten (Abb. 8a), wobei es ohne Bedeutung ist, wenn Kieferhöhle und Nase eröffnet werden. Mit feinen Meißeln wird nun der labiobukkale Kammanteil völlig mobilisiert und in toto oder auch in zwei oder drei Segmenten nach labial und nach bukkal vorsichtig verlagert. Dieser Anteil bleibt an der Submukosa und am Periost gestielt. Nun können autogene Knochentransplantate vom Beckenkamm, auch hufeisenförmig gebogene autogene Rippe, lyophilisierter Knochen oder Knorpel zwischen die palatinale und labiobukkale Lamelle interponiert und durch Minischrauben fixiert werden (Abb. 8c und d).

Das bis hierher beschriebene Vorgehen stellt eine Methode für sich dar zur Verbreiterung des extrem schmalen Oberkieferkamms (Abb. 8e). Die Methode ermöglicht jedoch auch das *gleichzeitige Setzen von Schrauben und anderen Implantaten,* indem der

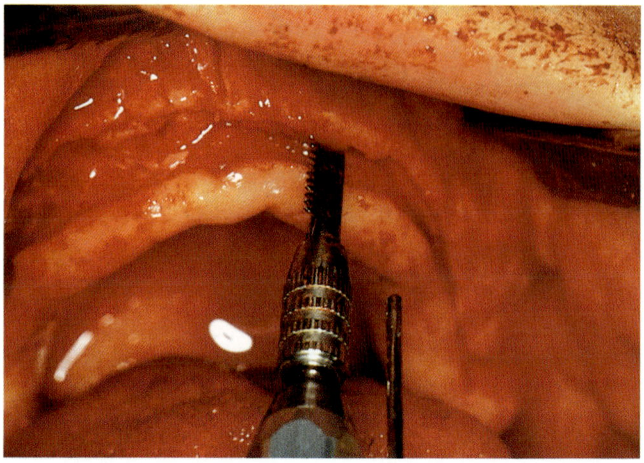
a

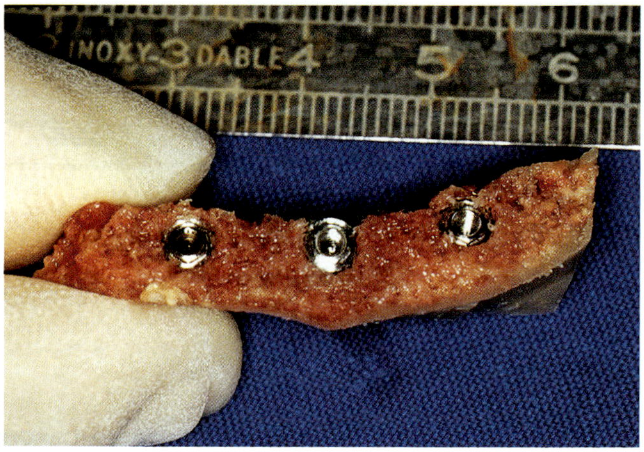
b

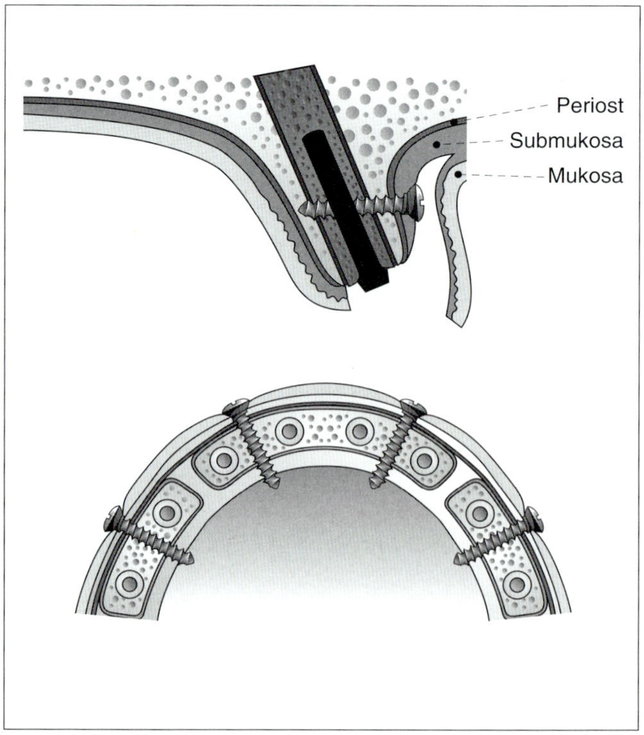

c

Abb. 8 Bildlegenden siehe gegenüberliegende Seite ▷

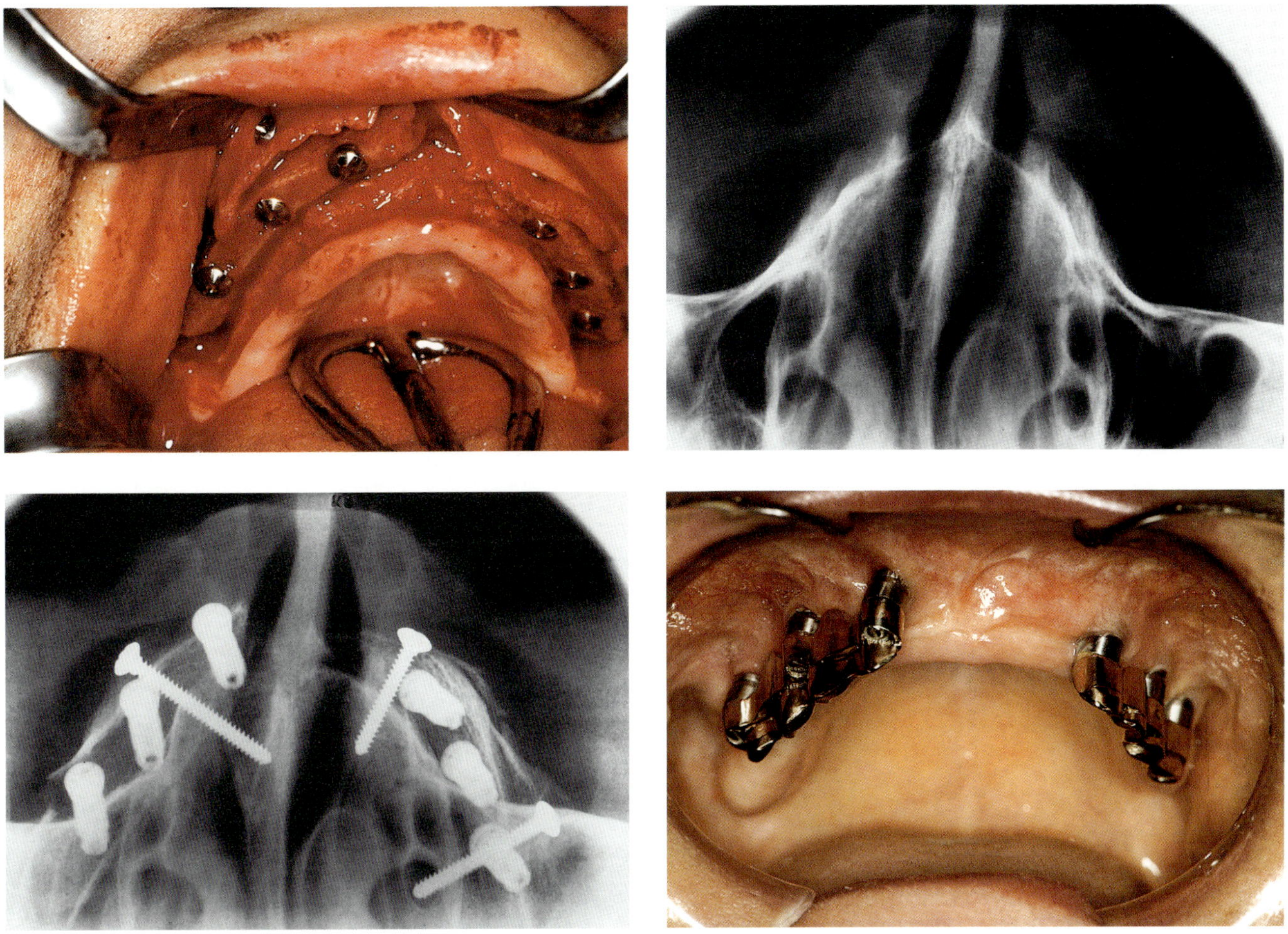

d e f g

Abb. 8 Die vertikale Sandwichoperation des Oberkiefers mit gleichzeitigem Setzen von Implantaten: Der schmale Oberkieferkamm wird mit einer oszillierenden Säge (intraoperatives Bild, a) vertikal gespalten, und Beckenkammblöcke mit Implantaten (b) werden zwischen die palatinale und bukkale Lamelle interponiert (Zeichnung c: oben); die Lamellen werden durch einige Zugschrauben aufeinandergepreßt (c: unten sowie d, intra operationem); wichtig ist, daß die bukkale Lamelle Weichteil-gestielt bleibt (c: oben) durch die Vor- und Außenverlagerung der bukkalen bzw. labialen Lamelle kommt es zu einer Vergrößerung der Zirkumferenz, sichtbar in der Oberkieferaufbißaufnahme (e und f); Freilegen der Implantate nach ca. sechs Monaten und anschließend Erstellung der Suprastruktur (g).

Oberkieferzirkumferenz angepaßte Knochenblöcke vom Beckenkamm extraoral mit Implantaten bestückt werden (Abb. 8b) und diese Knochen-Implantat-Komplexe nun zwischen die labiobukkalen und palatinalen Kammhälften im Sinne eines vertikalen Sandwich interponiert werden. Die Kammhälften werden am besten durch Minischrauben unter Kompression fixiert (Abb. 8c und f). Danach kann eine submuköse Vestibulumplastik [13] mit Fixationsnähten nach Kallenberger [9] erfolgen, so daß schon während der Einheilungsphase der Implantate ein verbesserter Prothesensitz resultiert.

Die Implantate werden nach ca. sechs Monaten freigelegt (Abb. 8g).

Partielles vertikales Alveolar-Sandwich im Oberkiefer mit simultanem Setzen von Implantaten [24] (Abb. 9)

Die Indikation für dieses Verfahren sind meist posttraumatische Defekte, bei denen der *labiale bzw. bukkale Anteil des Alveolarfortsatzes samt Zähnen verlorengegangen* ist. Die Höhe der palatinalseitigen Alveolenwand ist meist normal, die Dicke dieses Knochens beträgt ca. 2–3 mm.

Operatives Vorgehen. Dieses entspricht jenem oben beschriebenen, bei dem der zirkulär sehr schmale, aber ausreichend hohe Alveolarkamm gespalten wird (Abb. 9a und b). Bei der Spaltung der mehr palatinalseits stehenden Lamelle muß darauf geachtet werden, daß die labial- und bukkalseitigen be-

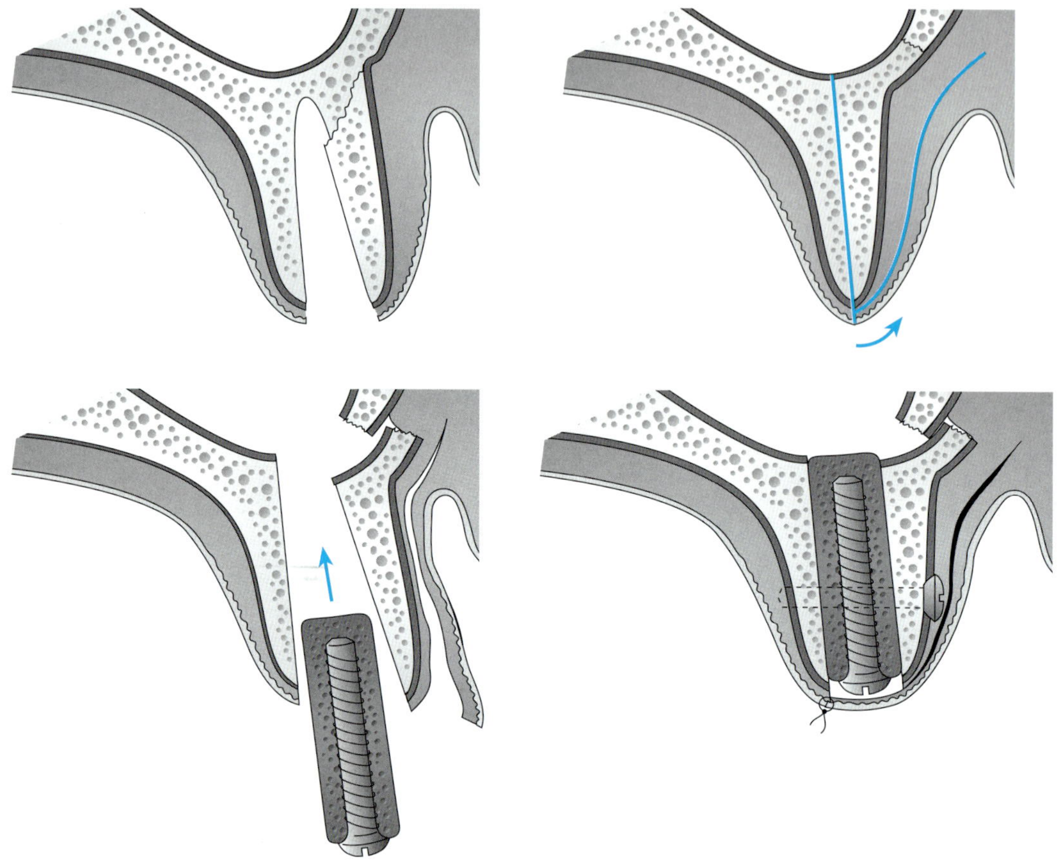

a

deckenden Weichteile so präpariert werden, daß die labiale/bukkale Knochenlamelle noch mit submukösem Gewebe bzw. mit Periost bedeckt ist. Die bukkale Lamelle wird mit einer feinen oszillierenden Säge knapp neben den die Zahnlücke begrenzenden Zähnen durchtrennt, die gesamte Lamelle vertikal mit der feinen Säge gespalten und mit einem sehr feinen Meißel vorsichtig nach bukkal mobilisiert, ohne die palatinale Lamelle zu brechen. Bei *zweizeitigem Setzen von Implantaten* wird nun Knochen interponiert und dieser zusammen mit der labialen/bukkalen Lamelle mit einer Minizugschraube an das palatinale Fragment gepreßt. Bei zweizeitigem Vorgehen kann Knochen aus der Umgebung, z.B. der Kinnregion, vom Unterkieferast entfernt und interponiert werden, ebenso wie lyophilisierter Knochen, auch in Kombination mit Bone Morphogenetic Proteins. Bei *einzeitigem Vorgehen* ist es ratsam, ein kleines Stück Knochen aus dem Beckenkamm zu entnehmen, dieses einzupassen und exakt die Position der Implantate zu markieren. Das Knochenstück wird dann wieder herausgenommen, um extraoral die Implantate zu setzen. Der gesamte Block wird dann, nachdem er

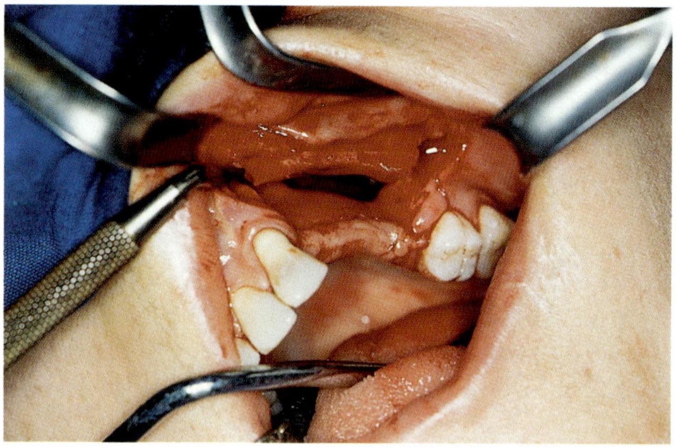

b

Abb. 9 Das partielle vertikale Alveolarsandwich im Oberkiefer mit simultanem Setzen von Implantaten: Nach Verlust der bukkalen Alveolarfortsatzlamelle (a: links oben) resultiert ein sehr schmaler Kamm (a: rechts oben), der dennoch vertikal gespalten werden kann; die Situation ist intra operationem (b) dargestellt; die Kieferhöhle ist dabei eröffnet. Ein genau adaptierter Beckenkammblock, der mit Implantaten am richtigen Ort bestückt ist, wird zwischen die Lamellen eingeschoben (a: links unten), und schließlich wird die äußere Lamelle, mit einer Zugschraube auf die innere Lamelle fixiert, durch den Knochenblock hindurchgeschoben. Die in die Kieferhöhle hineinragenden Knochenimplantatanteile heilen reizlos ein, wie im CT (c und d), aufgenommen ein Jahr nach dem Eingriff, deutlich sichtbar wird.

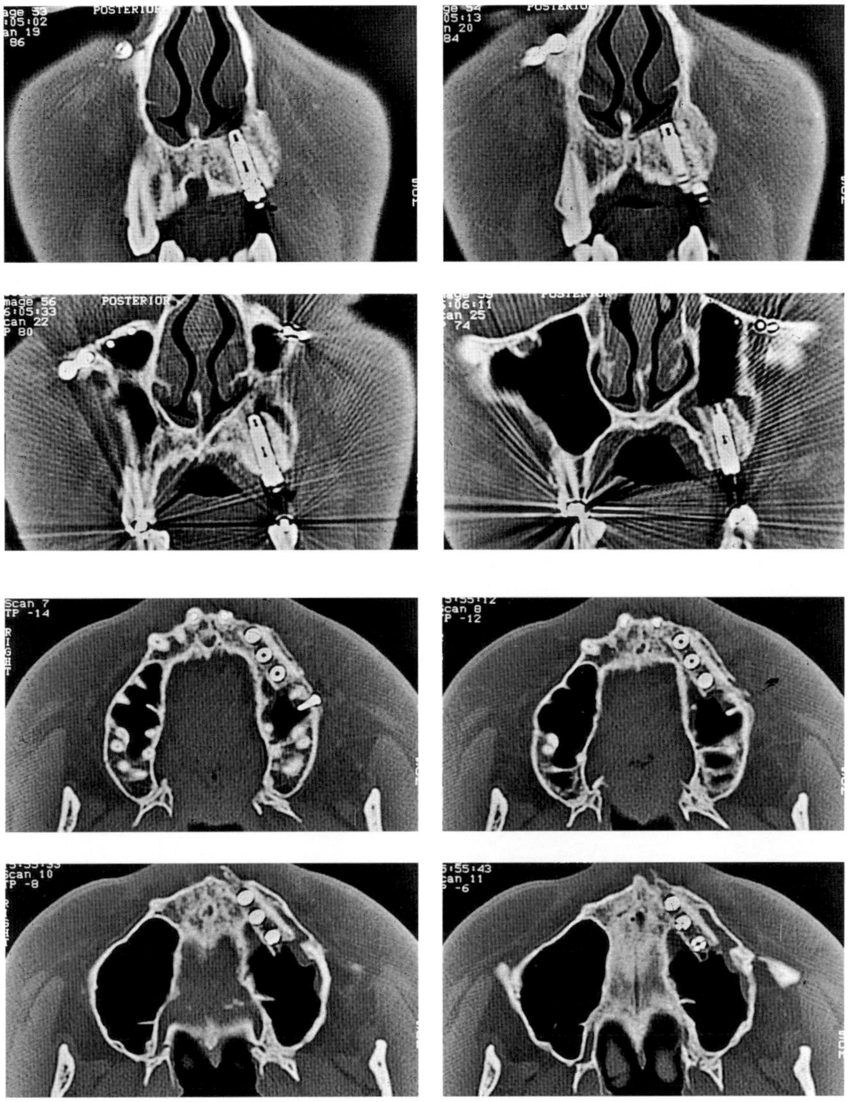

c

d

Abb. 9 Fortsetzung.

möglichst dünn geschliffen wurde, zwischen die beiden Lamellen interponiert und ebenfalls mit einer Zugschraube zwischen der labialen/bukkalen und palatinalen Lamelle eingeklemmt. Danach wird der labiale bzw. bukkale Mukosalappen über den Alveolarkamm und die Implantate hinweggezogen und vernäht. Das Freilegen der Implantate erfolgt nach ca. sechs Monaten.

Präprothetische implantologische Maßnahmen im Rahmen der Oberkieferrekonstruktion nach ablativer Chirurgie

Die von uns verwendeten Methoden der Oberkieferrekonstruktion eignen sich sowohl als *primäre* als auch als *sekundäre Maßnahme.* Grundsätzlich unterscheiden wir, ob das orale und das nasale Blatt aus lokalem Gewebe gebildet werden oder ob nur das nasale oder nur das orale Blatt aus lokalem Gewebe rekonstruiert werden kann. Bei kleinen Defekten, z.B. nach Ein-Drittel-Resektion des Oberkiefers, genügen immer lokale Mittel bis hin zur Halbseitenresektion [16]. Eine Oberkieferrekonstruktion beinhaltet nicht nur den Verschluß der Weichteile, sondern auch die Rekonstruktion des harten Gaumens und Alveolarfortsatzes, wobei dieser mit Implantaten versorgt werden sollte.

Die *Fixation* der Knochenblöcke, meist vom Beckenkamm oder Schädeldach, erfolgt am Restoberkiefer, Infraorbitalrand, Nasenbein und Jochbein; falls Reste des Processus pterygoideus vorhanden sind, ist eine Fixation der Knochentransplantate an diesem Punkt aus Stabilitätsgründen sehr wichtig. Die Fixation erfolgt mit Mini- und Mikroplatten

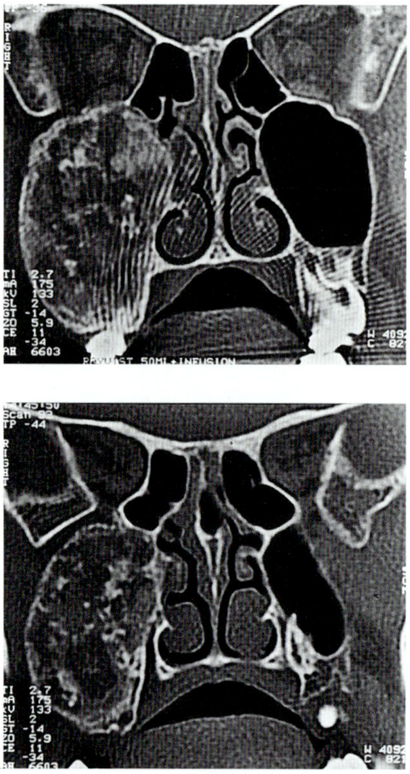

a

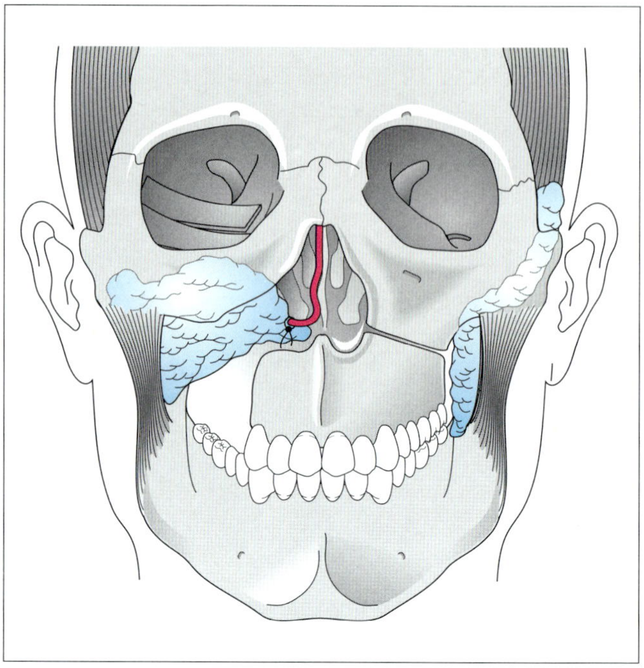

b

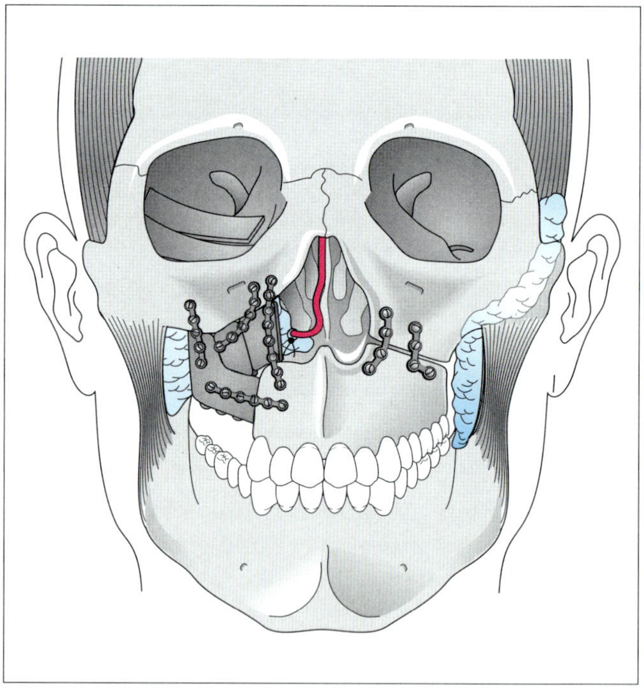

c

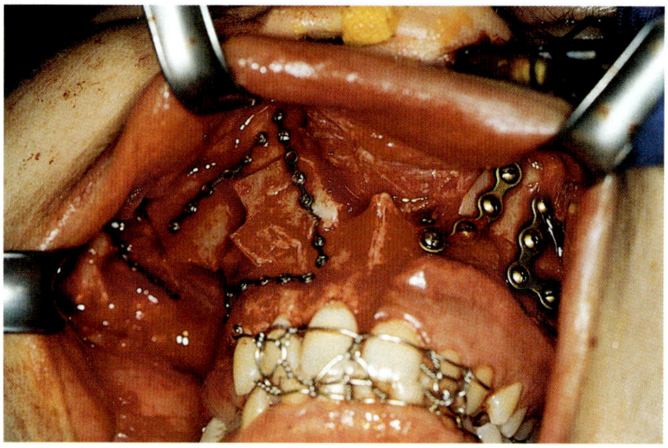

d

Abb. 10 Oberkieferresektion und Sofortrekonstruktion mit Insertion dentaler Implantate unter Verwendung eines gestielten Wangenfettlappens für das nasale Blatt. Die Computertomogramme (a) zeigen das ausgedehnte Desmoosteoblastom im Oberkiefer rechts, das über einen koronaren Zugang, einen transkonjuktivalen Zugang sowie eine beidseitige Le-Fort-I-Osteotomie in toto reseziert wurde. Die Operationszeichnung (b) zeigt die Mobilisation des Wangenfettlappens, der zur Bildung des nasalen Blattes herangezogen und mit der nasalen Schleimhaut am Restoberkiefer vernäht wird. Anschließend werden Beckenkammknochenblöcke oder Schädeldachtransplantate an den markierten Stellen mit Implantaten versehen und die Komplexe mit Miniplatten am Restoberkiefer fixiert (c). Das intraoperative Bild (d) am Ende der Operation zeigt den reponierten Oberkiefer, der links mit Miniplatten fixiert ist, und die Oberkieferrekonstruktion auf der rechten Seite, die mit Mikroplatten versorgt ist. Die intermaxilläre Fixation wird am Ende der Operation entfernt; das OPG (e) zeigt die Situation zwei Jahre später; die 3-D-Rekonstruktion (f) gibt die symmetrischen Oberkieferverhältnisse wieder; die Patientin ist voll rehabilitiert mit einer festsitzenden Suprastruktur (g).

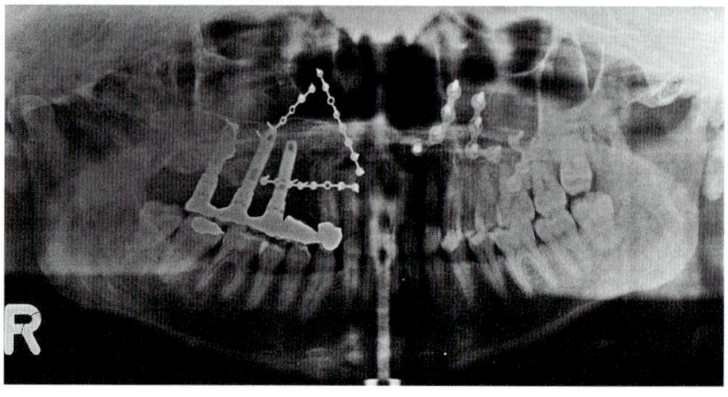

e

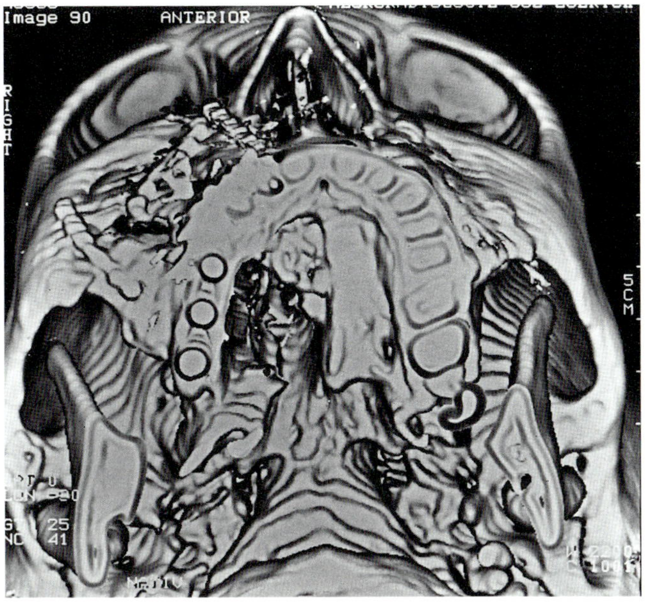

f

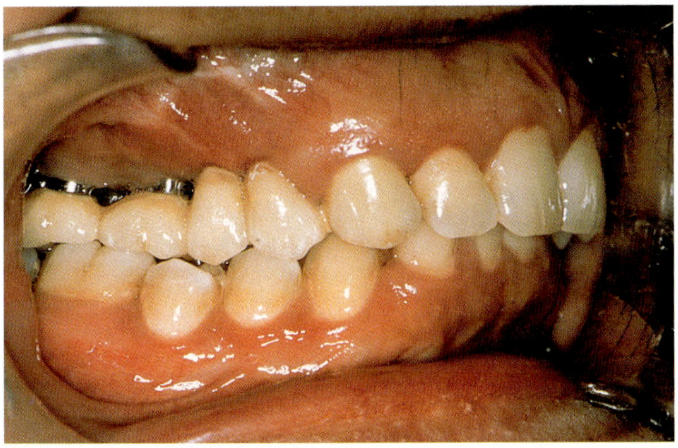

g

Abb. 10 Fortsetzung.

oder durch direkt verschraubte Knochentransplantate. Wenn das nasale Blatt durch ortständiges Gewebe nicht gedeckt werden kann, verwenden wir die von uns angegebene Methode [27, 28] der Mobilisation eines gestielten Wangenfettlappens, der z.T. auch aus der Fossa infratemporalis entwickelt wird und ein ausgezeichnetes Transplantatbett ergibt. Wenn das orale Blatt nicht durch Mundschleimhaut oder einen Palatinalappen gedeckt werden kann, verwenden wir den Musculus temporalis oder einen Anteil davon. Bei großen Oberkieferdefekten, die die Mitte weit überschreiten, ist der Verschluß mit rein lokalem Gewebe meist unmöglich; hier verwenden wir die von uns angegebene Methode der Musculus-temporalis-Transposition, die darin besteht, daß sowohl das nasale wie das orale Blatt aus ein und demselben Musculus temporalis hergestellt wird [26]. Eine Alternative zu diesem Vorgehen stellt nur ein mikrovaskuläres Knochenweichteiltransplantat dar mit wesentlich längerer Operationszeit und bedeutend größeren Problemen am Hebeort. Beide Methoden sollen, wie folgt, beschrieben werden:

- **Sofortrekonstruktion des Oberkiefers unter Verwendung eines gestielten Wangenfettlappens [28, 27], Beckenkammknochen und simultanem Setzen von dentalen Implantaten.** Es handelt sich um eine 18jährige Patientin mit einem ausgedehnten Desmoosteoblastom des rechten Oberkiefers, der Kieferhöhlenregion mit Ausdehnung in den Orbitaboden und das Ethmoid. Zugangswege sind über einen Bügelschnitt, eine transkonjunktivale Inzision sowie eine Le-Fort-I-Osteotomie in der von uns beschriebenen Weise zur Tumorresektion [26, 28] (Abb. 10) möglich. Über den koronaren Zugang kann der Tumor im Bereich des Processus pterygoideus abgesetzt werden, über den transkonjunktivalen Zugang wird der Orbitaboden mitreseziert, und über die Le-Fort-I-Osteotomie des gesamten Oberkiefers kann unter guter Sicht der mediale Resektionsrand im Gaumen bestimmt werden. Danach wird nach Überprüfung der Resektionsränder der Restoberkiefer mit Miniplatten in seine ursprüngliche Position gebracht. Nun erfolgt eine vorsichtige Mobilisation des Fettgewebskörpers aus der Wangen- und Infratemporalregion; diese voluminöse, gut durchblutete Fettgewebemenge wird nun mit der nasalen Schleimhaut des Septum nasi vernäht. Dann werden Knochenblöcke vom Schädeldach oder vom Beckenkamm für die Rekonstruktion des Alveolarfortsatzes und des Gaumens vorbereitet, nach entsprechender Markierung extraoral Implantate in diese Knochenblöcke eingebracht und diese dann mit Mini- und Mikroplatten fixiert. Das orale Blatt wird aus mobilisierter Wangenschleimhaut und aus dem restlichen Palatinalappen der Gegenseite gedeckt (s. Abb. 10). Die Implantate können nach ca. sechs Monaten freigelegt und mit einer Suprastruktur versorgt werden.
- **Sekundäre Rekonstruktion des Oberkiefers nach Zwei-Drittel-Resektion mittels Temporalismuskellappen und gleichzeitigem Setzen von Implantaten.** 14 Jahre nach Zwei-Drittel-Resektion eines ausgedehnten Osteosarkoms des Oberkiefers mit folgender Nachbestrahlung und Rezidivfreiheit möchte die 48jährige Patientin einen Defektverschluß vornehmen lassen. Der Defekt (Abb. 11c)

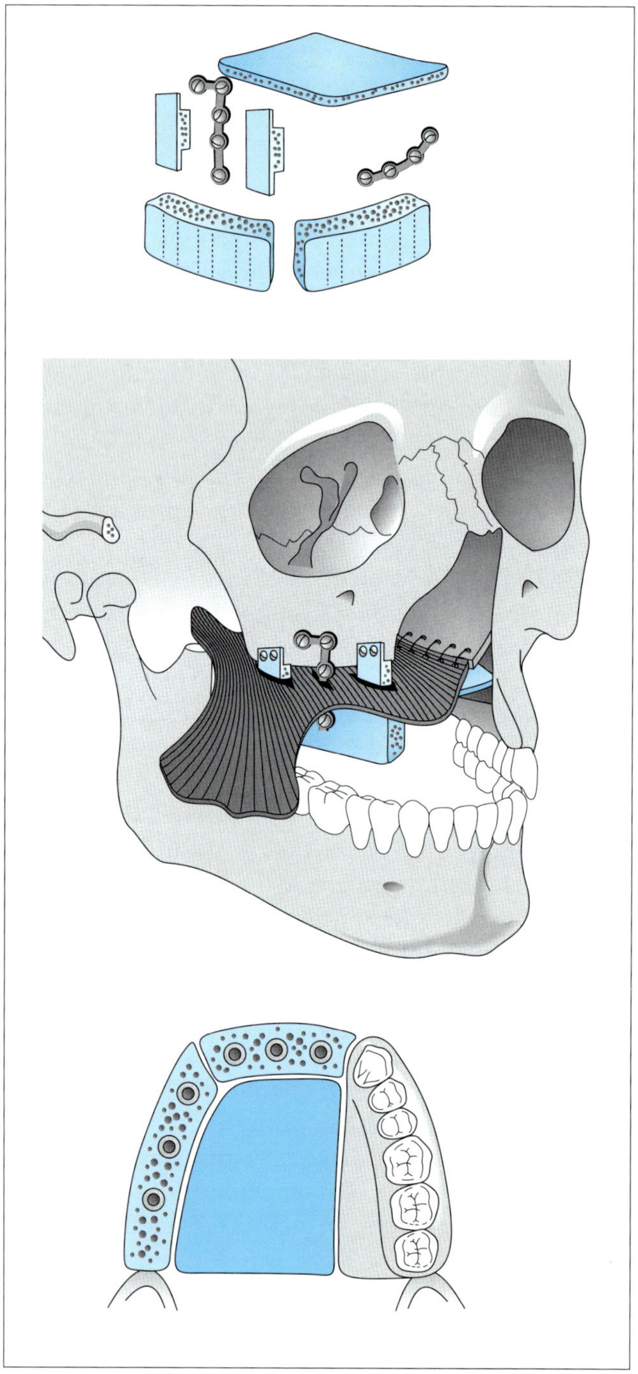

a

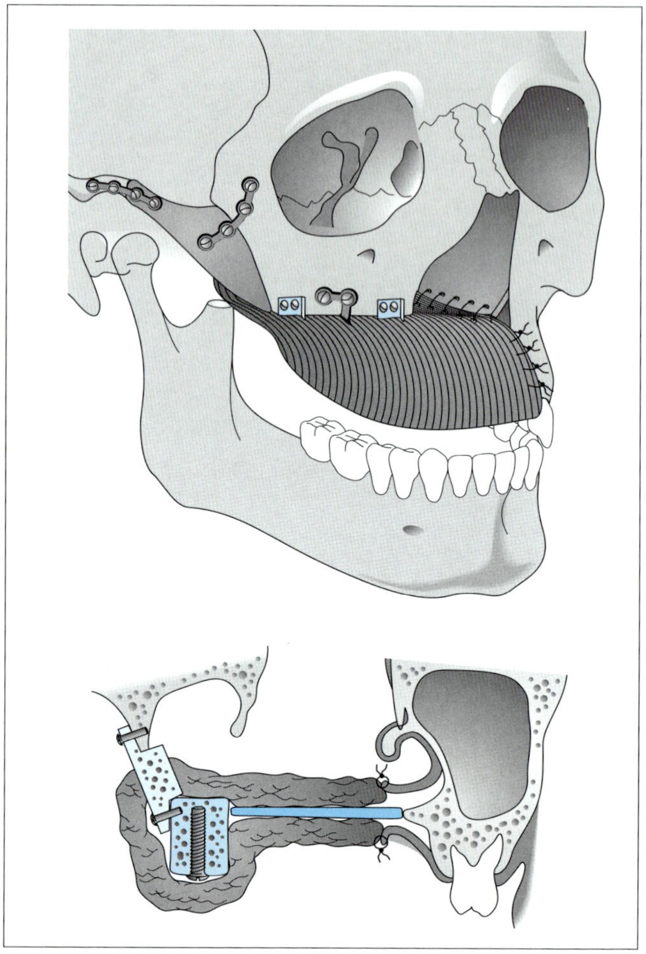

b

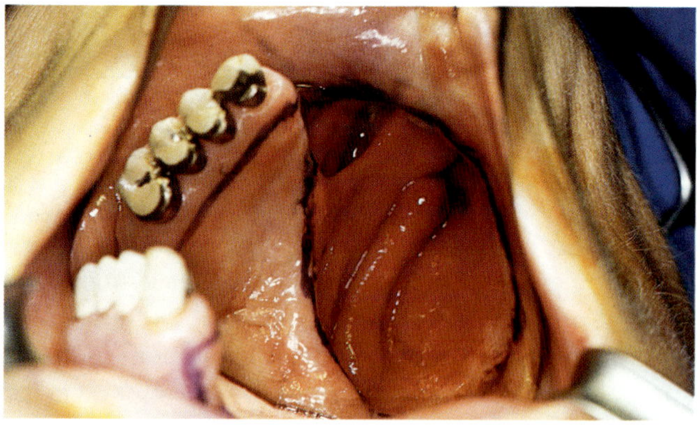

c

Abb. 11 Prinzip der Oberkieferresektion mit einem Musculus-temporalis-Lappen zur Bildung sowohl des nasalen als auch des oralen Blatts unter gleichzeitigem Setzen von dentalen Implantaten. Der Muskellappen wird in die Mundhöhle transponiert und mit der nasalen Schleimhaut der Gegenseite vernäht (a); der Muskellappen wird im Faserverlauf an einigen Stellen stumpf perforiert, wo Knochentransplantate für die direkte Fixation und Miniplatten durchtreten müssen (a). Die Knochenblöcke werden entsprechend der Form des Oberkiefers und der Gaumenplatte geformt, und nachdem enoral die genaue Position der Implantate mit Farbstift auf dem Knochen markiert ist, werden diese extraoral eingesetzt. Ideal ist, wenn noch ein Restpterygoid steht, an das die Knochenblöcke angelagert werden können (a: unten). Nach Fixation des Knochens kann nun der restliche Temporalislappen um das Transplantat herumgelegt und mit der palatinalen Schleimhaut der Gegenseite vernäht werden (b: oben und unten). Es ist ratsam, die Abstützung der mit Implantaten bestückten Alveolarfortsatzrekonstruate ebenfalls mit Knochentransplantaten durchzuführen und nicht allein mit Platten. Der Querschnitt (b: unten) zeigt die Position dieser Fixationsknochenblöcke und auch die Bildung des nasalen und oralen Blattes aus ein und demselben Muskellappen. Die klinischen Bilder zeigen den großen Oberkieferdefekt (c), den Befund nach Herstellung des nasalen Blattes und nach Einpassen der Knochenblöcke (d), dann den Verschluß des oralen Blattes mit demselben Muskellappen (e) und die Situation zwei Monate post operationem nach Epithelisierung des Muskellappens (f). Sechs Monate post operationem folgt das Freilegen der Implantate (g). Das OPG (h) zeigt die Situation sieben Jahre nach der Rekonstruktion des linken Oberkiefers.

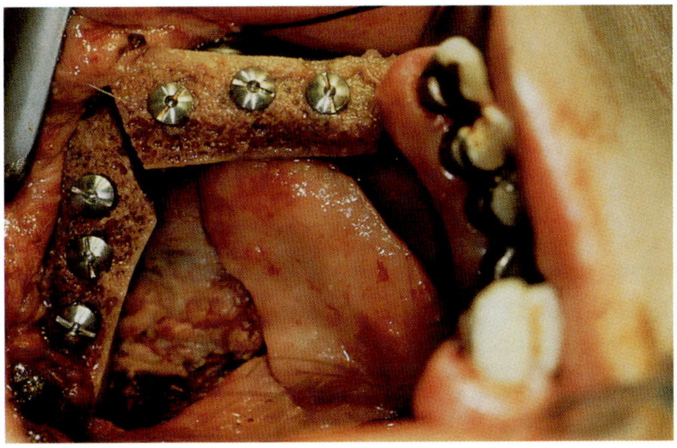

d

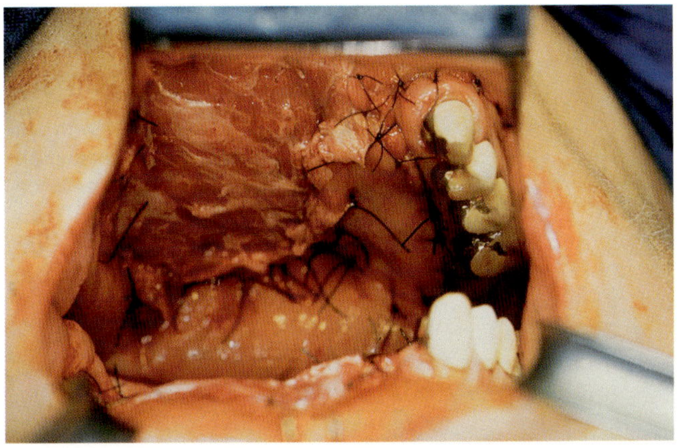

e

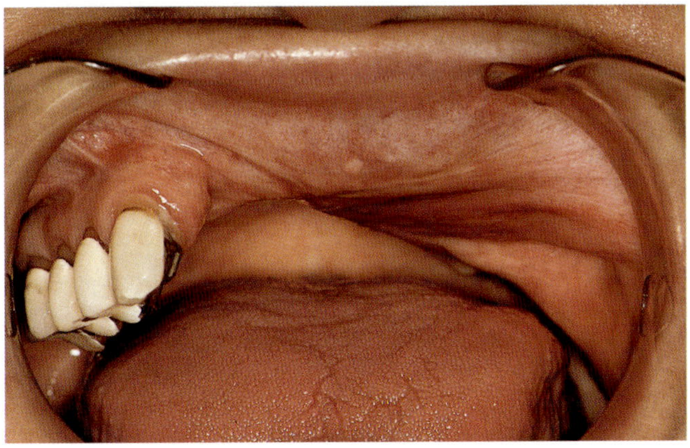

f

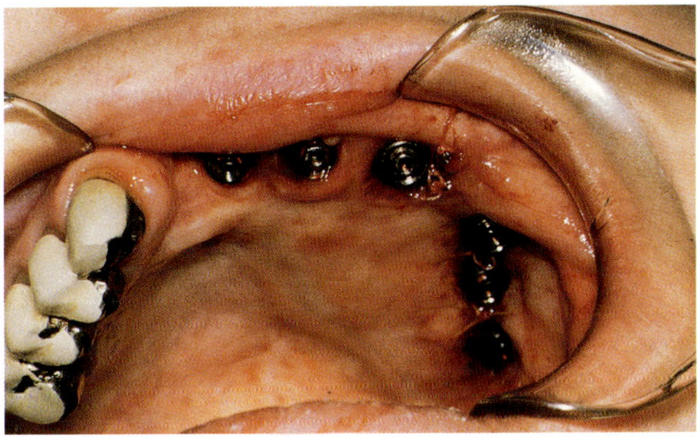

g

kann nicht durch eine lokale Gewebeverlagerung geschlossen werden. Wir verwenden für Defekte dieser Größe den gleichseitigen Temporalislappen, der über einen koronaren Zugang und nach temporärer Auslagerung des am Musculus masseter gestielten Jochbeinkomplexes in die Mundhöhle transponiert und mit der nasalen Schleimhaut der Gegenseite vernäht wird. Dieser Anteil des Musculus temporalis bildet das nasale Blatt, das an einigen Stellen in der Muskelfaserrichtung gespalten wird als Durchtrittsstellen für Knochentransplantate und Miniplatten (Abb.11a), die am Infraorbitalrand und am Nasenbein fixiert werden. Nun werden Knochenblöcke, bevorzugt wiederum vom Beckenkamm oder Schädeldach voller Dicke nach Kraniotomie, entsprechend geformt und eingepaßt und extraoral mit dentalen Schraubenimplantaten versehen. Danach wird der restliche Anteil des Temporalismuskels um dieses Knochenrekonstruat herumgeschlungen und auf der Gegenseite mit Gaumenschleimhaut vernäht. Die Restschleimhaut von Oberlippe und Wange im Bereich des früheren Defekts wird auf den Muskel aufgesteppt. Zusätzlich wird ein Vaselintupfer für zwei Wochen auf die Gaumenregion zur Vermeidung eines Hohlraums aufgenäht. Nach ca. drei bis vier Wochen sind die Muskelfasern bzw. die Fascia temporalis mit freiepithelisierter Schleimhaut gedeckt. Nach ca. sechs bis neun Monaten werden die Implantate freigelegt, der Muskellappen massiv ausgedünnt und das Vestibulum durch Fixationsnähte verbessert (Abb. 11).

Abb. 11 Fortsetzung.

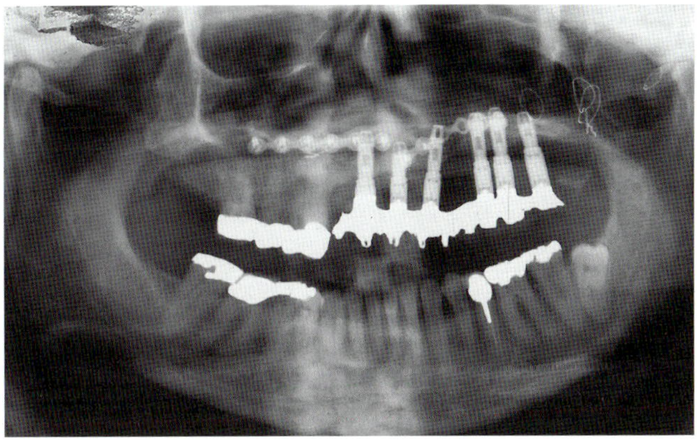

h

Literatur

[1] Bell, W. H., Buche, W. A., Kennedy, J. W., Ampil, J. P.: Surgical correction of the atrophic alveolar ridge. Oral Surg 43, 485 (1977).

[2] Donovan, M., Dickerson, N., Hanson, L., Gustafson, R.: Maxillary and mandibular reconstruction using calvarian bone grafts and Brånemark implants. A preliminary report. J Oral Maxillofac Surg 52, 588 (1994).

[3] Farmand, M.: Unterkieferaufbau mit Schädelkalottentransplantat und enossalen Implantaten. Dtsch Zahnärztl Z 49, 59 (1994).

[4] Grätz, K. W., Sailer, H. F.: Results after interforaminal mandibular sandwich procedure in combination with titanium screw implants. Oral Maxillofac Surg Clin North Am 6, 689 (1994).

[5] Grätz, K. W., Zimmermann, A., Oechslin, C. K., Sailer, H. F.: Die Rehabilitation der extrem atrophierten Mandibula mittels bicorticalem Calvariatransplantat und osseointegrierten Implantaten. Swiss Dent 16/10, 5 (1995).

[6] Grätz, K. W., Sailer H. F., Haers, P. E., Oechslin, C. K.: Mandibular reconstruction with full thickness calvarial bone and temporal muscle flap. Br J Oral Maxillfac Surg 34, 379 (1996).

[7] Härle, F.: Visierosteotomie des atrophischen Unterkiefers zur absoluten Kammerhöhung. Dtsch Zahnärztl Z 30, 561 (1975).

[8] Haers, P. E., Sailer, H. F.: Neurosurgery function after lateralization of the inferior alveolar nerve and simultaneous insertion of implants. Oral Maxillofac Surg Clin North Am 6, 689 (1994).

[9] Kallenberger, K.: Praktische Beiträge zur Korrektur des zahnlosen Kiefers. Zahnärztl. Rdsch 65, 250 (1956).

[10] Locher, M. C., Sailer, H. F.: Results after Le Fort I osteotomy in combination with titanium implants: Sinus inlay method. Oral Maxillofac Surg Clin North Am 6, 679 (1994).

[11] Locher, M. C., Sailer, H. F.: Langzeitergebnisse nach Versorgung des atrophischen Oberkiefers mit Knochentransplantaten und Implantaten. Dtsch Zahnärztl Z 51, 59 (1996).

[12] Neukam, F. W., Schmelzeisen, R., Schliephake, H.: Oromandibular reconstruction with vascularized bone grafts in combination with implants. Oral Maxillofac Surg Clin North Am 6, 717 (1994).

[13] Obwegeser, H.: Die submuköse Vestibulumplastik Dtsch Zahnärztl Z 14, 629 (1959).

[14] Obwegeser, H.: Die totale Mundbodenplastik Schweiz Monatsschr Zahnheilk 75, 565 (1963).

[15] Obwegeser, H.: Weitere Erfahrungen der aufbauenden Kammplastik. Schweiz Monatsschr Zahnheilk 77, 1002 (1967).

[16] Obwegeser, H.: Late reconstruction of large maxillary defects after tumorresection. J Maxillofac Surg 1, 19 (1973).

[17] Obwegeser, H., Farmand, M.: Die Hufeisen-Sandwichosteotomie des zahnlosen Oberkiefers mit gleichzeitiger submuköser Vestibulumplastik. Schweiz Monatsschr Zahnmed 94, 390 (1984).

[18] Obwegeser, H., Hardt, N.: Die chirurgische Vorbereitung der Kiefer für die Prothese. In: Hauenfelder, D., Hupfauf, L., Ketterer, W., Schmuth, G. (Hrsg): Praxis der Zahnheilkunde, Bd. III. Urban & Schwarzenberg, München 1969.

[19] Pichler, H., Trauner, R.: Die Alveolarkammplastik. Österr Z Stomatol 28, 675 (1930).

[20] Rehrmann, A.: Beitrag zur Alveolarkammplastik im Unterkiefer. Zahnärztl Rdsch 62, 505 (1953).

[21] Riediger, D.: Restoration of masticatory function by microsurgically revascularized iliac crest bone graft using endosseous implants. Plast Reconstr Surg 81, 861 (1988).

[22] Sailer, H. F.: A new method of inserting endosseous implants in totally atrophic maxillae. J Craniomaxillofac Surg 17, 299 (1989).

[23] Sailer, H. F.: Neue Methoden zur oralen Rehabilitation. Die Kombination präprothetisch-chirurgischer Operationen mit enossalen Schraubenimplantaten. Swiss Med 12/10, 23 (1991).

[24] Sailer, H. F.: The partial vertical sandwich-procedure of the upper jaw, p. 87. Proceedings, 5th Int. Congr. on Preprosthetic Surgery, 1993, Wien.

[25] Sailer, H. F.: The principle of removal of the sinus floor mucosa for new preprosthetic reconstruction methods (sinus inlay methods) In: Fonseca, R. J., Davis, W. H. (eds.): Reconstructive preprosthetic oral and maxillofacial surgery. Saunders, Philadelphia 1995.

[26] Sailer, H. F.: Preprosthetic primary and secondary reconstruction of the maxilla after tumor resection. Proceedings, 6th Int. Congr. Preprosthetic Surg. 1995, Keynote presentation, Palm Springs.

[27] Sailer, H. F., Makek, M.: Das therapeutische Konzept beim Desmo-Osteoblastom und Periodontom mit Beschreibung einer neuen Variante der Oberkiefer-Sofortrekonstruktion. 31, Fortschr Kiefer Gesichtschir 31, 128 (1986).

[28] Sailer, H. F., Makek, M.: Le-Fort-I-Osteotomie als operativer Zugang bei der Behandlung tumoröser und tumorähnlicher Läsionen der Oberkieferbasis am Beispiel der aneurysmatischen Knochenzyste. Schweiz Monatsschr Zahnmed 96, 278 (1986).

[29] Schettler, D.: Sandwich-Technik mit Knorpeltransplantat zur Alveolarkammerhöhung im Unterkiefer. Fortschr Kiefer Gesichtschir 20, 61 (1976).

[30] Schuchardt, K.: Die Epidermistransplantation bei der Mundvorhofplastik. Dtsch Zahnärztl Z 7, 364 (1952).

[31] Trauner, R.: Die Alveolarkammplastik im Unterkiefer auf der lingualen Seite zur Lösung des Problems der unteren Prothese. Dtsch Zahnärztl Z 7, 256 (1952).

[32] Weiser, R.: Ein Fall von beidseitiger Ankylose, Verlust des Alveolarfortsatzes und Verstrichensein des Vestibulum oris im Bereich fast des ganzen Unterkiefers. Vjschr Zahnheilk 34, 147 (1918).

Odontogene Kieferhöhlenerkrankungen

von Georg Watzek und Christian Ulm

Inhaltsübersicht

Anatomie der Kieferhöhle

Der im Corpus maxillae liegende *Sinus maxillaris* (auch Highmore-Höhle oder Antrum genannt) ist die größte Nasennebenhöhle. Sie hat ungefähr die Form einer vierseitigen Pyramide, deren Basis die gegen die Nasenhöhle gerichtete mediale Wand darstellt und deren abgerundete Spitze im Jochbeinkörper liegt. Die mediale Wand ist annähernd quadratisch, besteht aus einer dünnen Knochenlamelle und bildet gleichzeitig die laterale Wand der Nasenhaupthöhle (Cavum nasi). Ihre knöcherne Grundlage wird oben vom Siebbein (Os ethmoidale) und seinem Processus uncinatus, vorne vom Tränenbein (Os lacrimale), unten von der unteren Nasenmuschel (Concha nasalis inferior) und ihrem Processus maxillaris ethmoidalis (der mit dem Processus uncinatus in Kontakt kommt) und hinten vom Processus maxillaris des Gaumenbeines (Os palatinum) gebildet [150].

Die genannten Knochen begrenzen das meist zweigeteilte *Ostium maxillare,* das unter der mittleren Nasenmuschel (Concha nasalis medialis) im mittleren Nasengang, weit vom Boden der Kieferhöhle entfernt, gelegen ist (Abb. 1). Das tatsächliche *Ostium naturale* der Kieferhöhle ist wesentlich kleiner und in seiner Ausdehnung sehr variabel, da Schleimhautduplikaturen die knöchernen Ostien größtenteils verschließen (Abb. 2). Die Länge kann zwischen 1 und 20 mm und die Breite kann zwischen 1 und 6 mm betragen. Die durchschnittliche Größe beträgt 7 × 3 mm. Zusätzlich ist in 28,3% ein akzessorisches Ostium vorhanden [102, 110, 162]. Das Ostium maxillare mündet ebenso wie der Zugang zur Stirnhöhle (Ductus nasofrontalis) und die Siebbeinzellen (Cellulae ethmoidales) in das Infundibulum ethmoidale. Die anatomische Lage des Ostium maxillare weit kranial des Kieferhöhlenbodens ist insofern als ungünstig anzusehen, da Flüssigkeiten aus dem Sinus maxillaris bei aufrechter Körperhaltung nur schwer bzw. begrenzt abfließen können. Dies stellt v.a. bei entzündlichen Vorgängen in der Kieferhöhle ein Problem dar, da somit bei aufrechter Körperhaltung die Drainage-Wirkung kaum gegeben ist.

Das *Dach der Kieferhöhle* ist sehr dünn und wird durch den Orbitaboden gebildet. In ihm verläuft der Canalis infraorbitalis, durch den der gleichnamige Nerv mit den Begleitgefäßen zieht. Die Knochenlamelle, die den Kanal und seinen Inhalt von der Kieferhöhle trennt, kann papierdünn sein oder auch fehlen, so daß Nerv und Gefäße, nur von Schleimhaut bedeckt, entlang der Kieferhöhlenwand verlaufen [197].

Die Vorderwand wird von den Wangenweichteilen bedeckt und ist im Bereich über dem Eckzahn in-

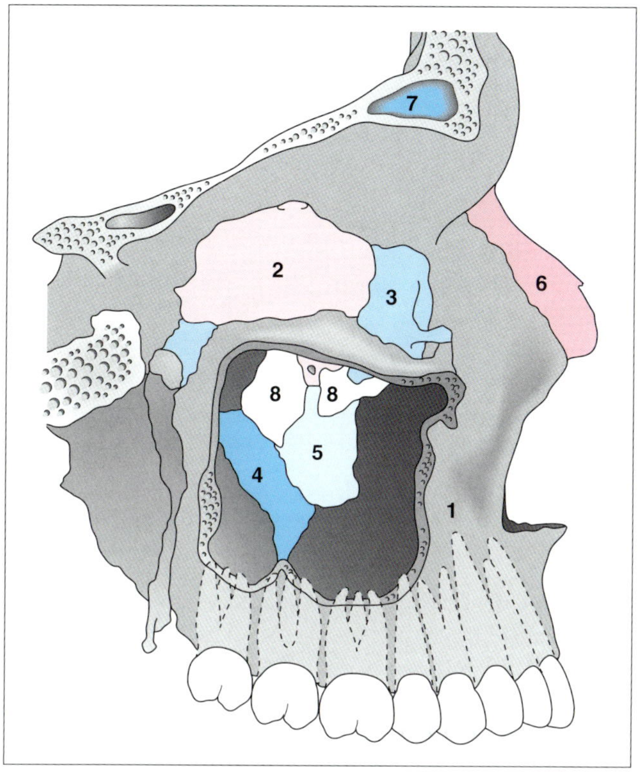

Abb. 1 Blick in den Sinus maxillaris und auf das knöcherne Ostium nach großzügiger Wegnahme der fazialen Wand. Der Boden des Sinus maxillaris steht in unmittelbarer Nähe zu den Wurzelspitzen der Prämolaren und Molaren. 1 = Fossa canina, 2 = Siebbein (Os ethmoidale) und Processus uncinatus, 3 = Tränenbein (Os lacrimale), 4 = Gaumenbein (Os palatinum), 5 = untere Nasenmuschel (Concha nasalis inferior) und Processus ethmoidalis, 6 = Nasenbein (Os nasale), 7 = Stirnhöhle (Sinus frontalis), 8 = Ostium maxillare.

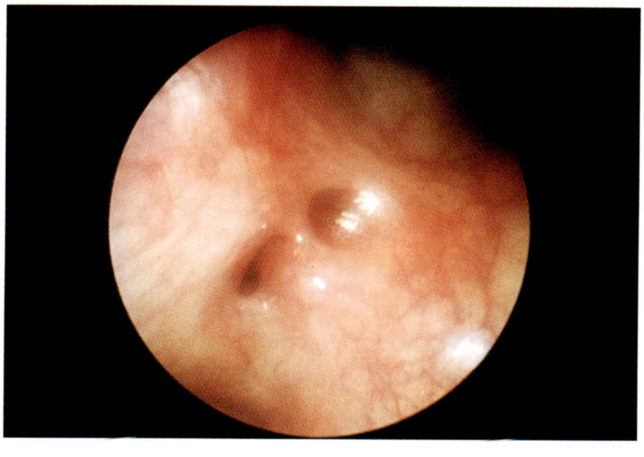

Abb 2 Sinuskopisches Bild einer blassen, gesunden Kieferhöhlenschleimhaut und eines zweigeteilten Ostium maxillare. Beachtenswert sind die feinen Gefäßzeichnungen der Schleimhaut.

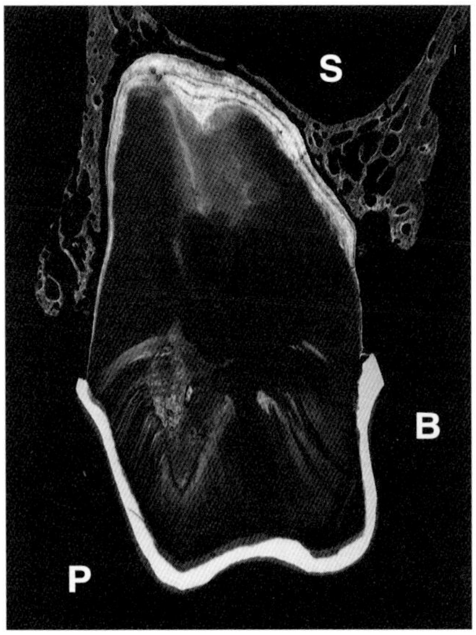

Abb. 3 Schliffpräparat durch die palatinale Wurzel und das knöcherne Alveolenfach eines mit einer Kunststoffkrone versorgten ersten Molaren (S = Sinus maxillaris; B = bukkal; P = palatinal). Die Wurzelspitze wird lediglich durch eine papierdünne Knochenlamelle vom Boden der Kieferhöhle getrennt.

dividuell unterschiedlich konkav geformt (Fossa canina). Sie erstreckt sich vom Alveolarfortsatz bis zum Unterrand der Orbita und von der Apertura piriformis bis in den Bereich des Jochbeinkörpers (Os zygomaticum). In der Vorderwand liegt das Foramen infraorbitale. Das Tuber maxillae bildet die dorsale Wand der Kieferhöhle und grenzt dorsomedial an die Fossa pterygopalatina [66, 175].

Der *Kieferhöhlenboden* wird vom Alveolarfortsatz des Oberkiefers (Processus alveolaris maxillae) und z.T. vom harten Gaumen gebildet. Er ist bei voll bezahntem Kiefer die stärkste Knochenwand der Kieferhöhle, zeigt allerdings im Bereich der Prämolaren und Molaren Aushöhlungen und Vertiefungen (Recessus alveolares). Der spongiöse Knochen zwischen und über den Alveolen kann mit zunehmendem Alter atrophisch werden, so daß die Wurzelspitzen in die Kieferhöhle ragen und abgesehen von einer sehr dünnen, gelegentlich sogar fehlenden Knochenlamelle nur von der Kieferhöhlenschleimhaut bedeckt sind (Abb. 3). Der tiefste Punkt der Kieferhöhle befindet sich normalerweise im Bereich der Wurzeln der Molaren. So beträgt etwa der durchschnittliche Abstand zwischen der mesiobukkalen Wurzel des zweiten Molaren und dem Sinusboden unter 2 mm [50]. Deshalb ist die Gefahr, bei einer Extraktion die Kieferhöhle zu öffnen, bei Molaren am höchsten (s. Abb. 3) [17].

Der *Rauminhalt der Kieferhöhle* eines Erwachsenen bewegt sich zwischen 4,5 und 35,2 cm^3, mit einem Durchschnittswert um die 15 cm^3 [7, 162]. Die Ausdehnung der Kieferhöhle ist also äußerst variabel, und ihre Pneumatisation nimmt mit steigendem Alter stetig zu. Nach der Geburt ist sie lediglich als schmaler Spalt angelegt und der spätere Sinusbereich wird noch von den Zahnkeimen und Spongiosa eingenommen [150]. Mit dem weiteren Wachstum nimmt das Volumen stetig zu und erst nach Abschluß der zweiten Dentition erreicht die Kieferhöhle ihre vorläufig maximale Ausdehnung, die nach mesial meist bis in den Bereich distal der Wurzeln des ersten Prämolaren reicht. In seltenen Fällen kann sich der Kieferhöhlenboden auch bis in den Bereich der Eckzahnwurzel erstrecken [167, 222]. Distal kann (v.a. im fortgeschrittenen Alter) ein Recessus alveolaris das Tuber maxillae gelegentlich völlig ausfüllen.

Da auf die Wände des Sinus maxillaris keine bedeutenden Muskelzüge wirken, wird der *Kaudruck* als wichtigste funktionell formende Kraft angesehen. Nach dem Verlust der Oberkieferzähne und Verminderung der einwirkenden Kräfte verlieren seine Wände durch die Vergrößerung des Kieferhöhlenvolumens an Stärke, ohne dabei frakturgefährdet zu sein [201]. Mit fortschreitendem Alter sowie nach dem Zahnverlust breitet sich der Sinus maxillaris in funktionslos gewordene Areale der Maxilla aus, so daß die Kieferhöhle abschnittsweise von nur mehr dünnen Knochenwänden begrenzt wird. Im letzteren Fall kann der Kieferhöhlenboden deutlich tiefer liegen als der Boden der Nasenhaupthöhle [162]. Im Bereich von Zahnlücken oder beim zahnlosen Oberkiefer kann sich der Sinus bis zum Limbus alveolaris ausbreiten. Die verbliebene begrenzende Knochenlamelle ist dann häufig papierdünn [202, 203].

Asymmetrien der Kieferhöhlen sind ebenso üblich wie v.a. im Bereich des Kieferhöhlenbodens vorkommende unterschiedlich hohe Knochensepten (sog. Underwood-Septen), die im Extremfall die Kieferhöhle in zwei oder mehrere Kammern mit jeweils eigenen Ostien unterteilen können [102, 202, 203, 204, 222]. Ebenso können in ca. 8% sog. Haller-Zellen beobachtet werden, bei denen es sich um in das Dach der Kieferhöhle und in den Orbitaboden vorgewachsene bzw. vorgestülpte Siebbeinzellen handelt. In seltenen Fällen können sie das Kieferhöhlenostium einengen und somit chronische Entzündungen begünstigen [87].

Die *arterielle Versorgung des Sinus maxillaris* erfolgt durch Äste der Arteria maxillaris (1. durch die Arteria alveolaris superior posterior; 2. durch die aus der Arteria infraorbitalis kommenden Arteriae alveolares superiores anteriores; 3. durch die aus der Arteria palatina descendens entspringenden Arteria palatina major und den Arteriae palatinae minores; 4. von den aus der Arteria sphenopalatina entspringenden Arteriae nasales posteriores laterales) und von der Arteria facialis. Der venöse Abfluß verläuft über die Vena facialis, die Vena sphenopalatina und den Plexus pterygoideus [150].

Die *Nerven* stammen direkt aus dem Nervus maxillaris, um über die Rami alveolares superiores posteriores und mediales die Rückwand und den Plexus dentalis superior zu versorgen. Der Nervus infraorbitalis gibt meist noch vor seinem Austritt aus dem Foramen infraorbitale die Rami alveolares superiores anteriores ab, die dann unter der Schleimhaut der Vorderwand verlaufend den Plexus dentalis superior erreichen [74, 150].

Der Sinus maxillaris ist wie die übrigen Nasennebenhöhlen mit einem mehrreihigen *Flimmerepithel* ausgekleidet, in das zahlreiche Becherzellen eingelagert sind. Die Zilien des Flimmerepithels weisen zum Ostium maxillare hin. Die Schleimhaut, die auch als „Schneider-Membran" bezeichnet wird, geht fließend in ein faserreiches Bindegewebe über, das sich in das Periost der knöchernen Unterlage fortsetzt. Eine Submukosa ist nicht vorhanden [150].

Physiologie der Kieferhöhle

Sämtliche Nasennebenhöhlen helfen bei der Atemluftklimatisierung, tragen zur Wärmeisolation der Schädelbasis bei, spielen bei der Stimmbildung eine Rolle als Resonanzkörper und bilden einen mechanischen Schutz bei Traumen [74].

Ihr primärer biologischer Zweck dürfte in der durch die Pneumatisation bewirkten Gewichtsersparnis bzw. *„Leichtbauweise" des Schädels* begründet sein. Im Rahmen der Nasenatmung wird auch die Kieferhöhle leicht durchlüftet, wobei die atembedingten Druckschwankungen im Sinus nur sehr gering sind. Nur lediglich 1/1000 des Luftvolumens der Kieferhöhle wird bei einem Atemzug ausgetauscht.

Die *Kieferhöhlenschleimhaut* stellt – in natürlich wesentlich geringerem Ausmaß als die Nasenhöhlenschleimhaut – wegen ihres unmittelbaren Kontaktes mit der Atemluft eine Art *immunologische Barriere* dar. Wegen dieser „Frontsituation" gilt eine häufige leichte Entzündung als nichts Außergewöhnliches. Die Schleimhaut besteht aus einer Deckschicht von zilientragenden („Flimmerzellen") und zilienfreien Zylinderzellen, aus Basalzellen und schleimproduzierenden Becherzellen sowie aus einer darunterliegenden Basalmembran und der Tunica propria [74]. Sie ist zwischen 0,13 und 0,5 mm dick [49]. *Seromuköse* und *tubuloacinäre Drüsen* sind in der Sinusschleimhaut v.a. in der Nähe des Ostiums zu finden. Aufgabe der Becherzellen ist die Schleimproduktion, die zur Erhaltung der Feuchtigkeit sowie dem Schutz der Flimmerepithelien und der Aufrechterhaltung der mukoziliaren Aktivität dient.

Das in der Kieferhöhle produzierte *Sekret* wird durch das Flimmerepithel mit einer Frequenz von ca. 100 Schlägen pro Minute zum Ostium maxillare transportiert und durch dieses in die Nasenhöhle abgeleitet. Der Sekrettransport in der Kieferhöhle wird durch einen zellulären Automatismus der Zilien des Flimmerepithels hervorgerufen („Flimmerstrom"), wobei nach einem schnellen „Wirkungsschlag" ein langsamer „Erholungsschlag" folgt. Das Flimmerepithel besitzt eine hohe Transportkapazität und kann unter physiologischen Bedingungen das gesamte Sekret der Kieferhöhle in nur 20 bis 30 Min. zum Ostium transportieren [189]. Das Transportvermögen der Zilien ist allerdings auf das Sekret und kleinste Fremdkörperteilchen (wie etwa Staub und andere von der Atemluft mitgeführte Partikel) beschränkt. Größere Materialteile wie etwa in die Kieferhöhle luxierte Wurzelreste können nicht abtransportiert werden (Abb. 24). Unabhängig von der Stellung des Kopfes gelangt das Sekret nur über Umwege in Form von Bögen und Spiralbewegungen über die Vorder- und Rückwand zum Sinusdach und von dort weiter zum Ostium [9, 125]. Während nach kleinen Verletzungen der Sinusschleimhaut der Flimmerstrom und der Sekrettransport nicht beeinflußt sind, kann es bei größeren Schleimhautdefekten oder entzündlichen Veränderungen zu einem Sekretstau kommen. Die entzündungsfreie, asymptomatische Kieferhöhle ist bei rund 80% der Bevölkerung völlig keimfrei. In den restlichen Fällen sind Bakterien in geringer Zahl nachzuweisen [36].

Das als Kanal ausgelegte *Ostium maxillare* garantiert die Belüftung sowie die Sekretentleerung. Sowohl von der Nasenhöhle als auch von der Kieferhöhle her ist das Ostium durch entzündungsbedingte Schwellungen beeinflußbar, weshalb diese anatomischen Strukturen auch als „osteomeatale

Einheit" bezeichnet werden. Das Ostium ist unter seiner Schleimhautauskleidung zusätzlich mit einem venösen Gefäßgeflecht unterpolstert, welches in Form eines autonom gesteuerten Schwellkörpermechanismus funktioniert [74].

Diagnostische Verfahren

Anamnese

Zunächst muß der Patient nach seinen Beschwerden befragt werden. Eine *Lokalisation der Schmerzen* über der Fossa canina in Form einer ein- oder beidseitigen Druckempfindlichkeit, die Verlegung einer oder beider Nasenhälften sowie Sekretabfluß aus einem oder beiden Nasenlöchern sind Hinweise auf eine Sinusitis maxillaris. Häufig wird auch eine Verstärkung der Beschwerden beim Bücken und Treppensteigen angegeben.

Dem Patienten „dumpf-schmerzhaft erscheinende Oberkieferzähne" sind ebenso wie Kopfschmerzen ein häufiges Begleitsymptom von akuten oder chronischen Sinusitiden. Da viele Erkrankungen der Kieferhöhle in einem unmittelbaren Zusammenhang mit Erkrankungen des Nasen-Rachenraumes stehen, sollte die anamnestische Abklärung stets auch diese Region miterfassen.

Inspektion und Palpation

Der Arzt beginnt mit der Inspektion des *Gesichtes*, bei welchem die Untersuchung auf Schwellungen, Vorwölbungen, Asymmetrien und Verfärbungen im Bereich der Wange, der Nase, der Oberlippe und der Augenlider obligat ist. Der nächste Schritt besteht in der Abklärung einer eventuellen Druck- oder Klopfempfindlichkeit (durch Palpation) im Bereich der fazialen Kieferhöhlenwand und – enoral – des harten Gaumens. Der Nervus infraorbitalis wird am gleichnamigen Foramen auf einen entsprechenden Druckschmerz hin untersucht. Eine Einschränkung der Beweglichkeit des Bulbus oculi kann auf eine orbitale Komplikation bei einer Sinuserkrankung hinweisen. Bedeutungsvoll ist auch die Abklärung eines evtl. vorhandenen putriden Foetor ex ore et nasu.

Die *Mundhöhle und der Rachen* werden unter Zuhilfenahme eines Spatels oder eines zahnärztlichen Spiegels inspiziert. Enoral muß mittels vorsichtiger Sondierung v.a. im Bereich von Zahnlücken und frischen Extraktionsalveolen eine evtl. vorhandene *Mund-Antrum-Fistel* abgeklärt werden. Oft hilft auch der Nasenblasversuch zur Auffindung einer solchen Fistel. Ist dieser positiv, ist die Mund-Antrum-Verbindung bewiesen. Ein negativer Nasenblasversuch schließt jedoch eine solche Verbindung nicht aus, da Schleimhautpolypen oder Blutkoagula im Sinus sowie ein verschlossenes Ostium maxillare den Luftaustritt verhindern können. Im Falle einer eitrigen Sinusitis ist manchmal auch der Austritt von Pus aus dem Fistelkanal zu beobachten.

Bei der Begutachtung der *Nasenhöhle* im Rahmen einer Rhinoscopia anterior werden mit Hilfe eines Nasenspekulums und einer geeigneten Lichtquelle die Conchae nasales inspiziert. Die mittlere Nasenmuschel, unter der das Ostium maxillae liegt, wird wegen Schwellungen und Sekret- oder Eiterstraßen aus dem Ostium begutachtet. Ist die Nasenschleimhaut stärker geschwollen und die Befundung deshalb schwierig, kann die Installation eines schleimhautabschwellenden Medikamentes für einige Minuten zum Ziel führen.

Bildgebende Verfahren (s. S. 3ff.)

Diese stellen neben den klinischen Befunden die wohl wichtigste Grundlage zur Erstellung einer Diagnose und Einleitung einer Therapie dar.

Durch die rasante technische Weiterentwicklung, wie etwa auf dem Gebiet der dreidimensionalen Computertomographie, stehen dem behandelnden Arzt heutzutage hervorragende bildgebende Diagnoseverfahren zur Verfügung.

Das *Kleinbildröntgen* (Abb. 4a) erlaubt eine gute Beurteilung der Zähne, von intraossären Prozessen wie periapikalen Parodontitiden und Zysten, des Alveolarfortsatzes und – insofern der Boden des Sinus weit genug nach kaudal ausgedehnt ist – auch der Recessus alveolares. V.a. bei der Abklärung von fraglich odontogenen Kieferhöhlenentzündungen stellt es ein wichtiges zusätzliches diagnostisches Verfahren dar [147].

Die *Panoramaschichtaufnahme* (Orthopantomographie, Abb. 4b) stellt ein tomographisches Verfahren dar, welches einen umfassenden Überblick über das gesamte knöcherne Kauorgan erlaubt. Der Kieferhöhlenboden und dessen Beziehung zu den Zahnwurzeln sowie teilweise auch die lokale Sinusschleimhaut sind gut zu beurteilen, weshalb das Panoramaröntgen bei der Abklärung der Ursachen odontogener Sinusitiden die erste Wahl darstellt

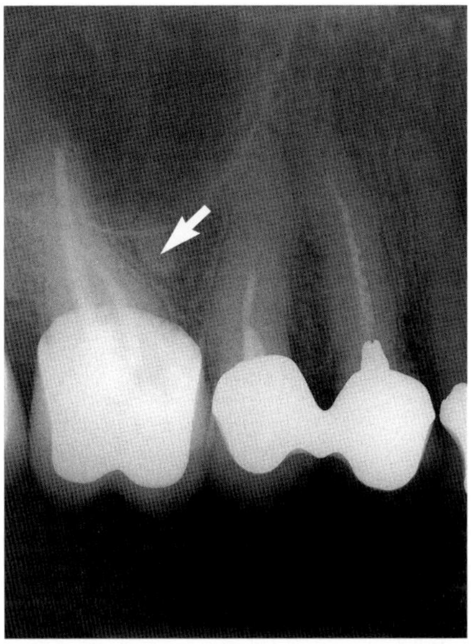

a

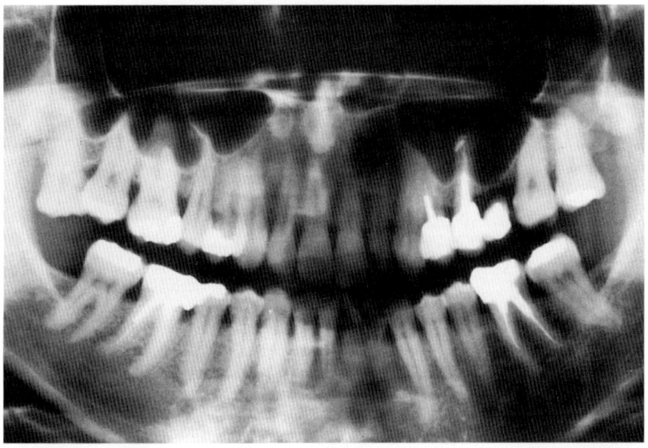

b

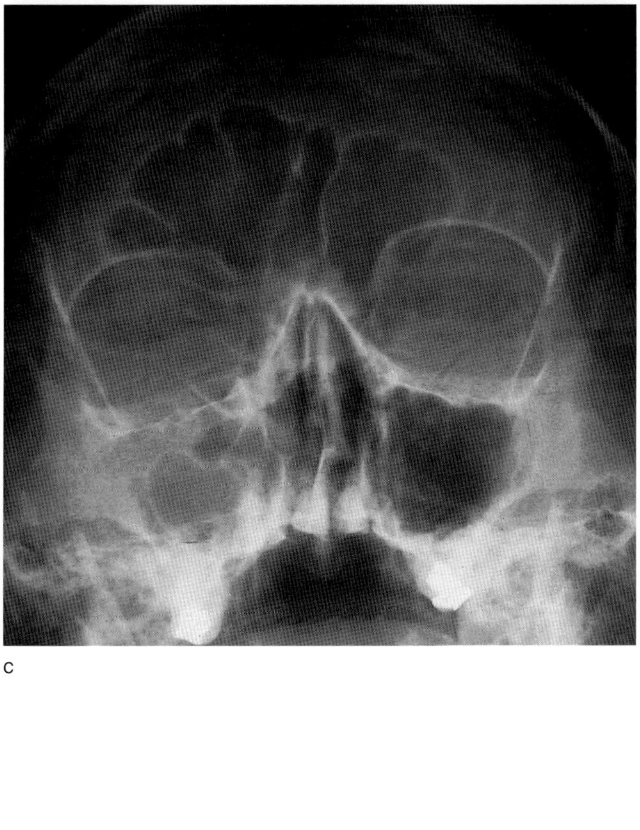

c

[147, 216]. Auch die unteren Abschnitte der ventralen und dorsalen Kieferhöhlenwände sowie evtl. vorhandene Knochensepten sind meist gut zu erkennen. Es darf jedoch nicht vergessen werden, daß das Gerät – bedingt durch die Tomographietechnik – nur eine definierte millimeterdünne Schicht mittels Rotations- und Translationsbewegungen scharf darstellt. Bukkal oder oral von dieser Schicht gelegene Strukturen (wie etwa der harte Gaumen und das Cavum nasi) sind deshalb nur angedeutet oder gar nicht dargestellt, daher auch nicht beurteilbar und überlagern störend die interessierenden Details.

Die *geneigte Nasennebenhöhlenaufnahme* (45° kranial exzentrische Aufnahme, auch als okzipitodentale oder halbaxiale Aufnahme bezeichnet, Abb. 4c): Die sog. deutsche Horizontale sowie der Zielstrahl, der parallel zur Horizontalen verläuft, bilden einen nach hinten und unten offenen Winkel von 45°. Diese Röntgentechnik erlaubt eine optimale Beurteilung der Nasennebenhöhlen der ersten Serie, also der Kieferhöhle, der Stirnhöhle sowie der vorderen Siebbeinzellen. Der Sinus maxillaris ist nur vom großen und kleinen Keilbeinflügel überlagert, welche aber wegen ihres gleichmäßigen Aufbaues und ihrer geringen Schattendichte kaum stören [84]. Die Röntgenaufnahme sollte bei geöffnetem Mund angefertigt werden, um Überlagerungen durch Weichteile, wie etwa der Lippen, möglichst zu vermeiden.

Meist gut zu erkennen sind Flüssigkeitsspiegel, Schleimhautschwellungen v.a. der lateralen und medialen Kieferhöhlenwände, Zysten, Asymmetrien sowie lokal destruierende Prozesse. Wegen Überlagerungen ist der Kieferhöhlenboden mit seinen oft zahlreichen Buchten schlecht bzw. gar nicht zu beurteilen. Eine odontogene Ursache kann somit durch diese radiologische Methode kaum festgestellt werden. Fehlinterpretationen und falsche Dia-

◁ *Abb. 4* Radiologische Verfahren

a) Kleinbildröntgen der Prämolaren und des zweiten Molaren des rechten Oberkiefers. Deutlich ist der Boden der Kieferhöhle als röntgendichte Linie zu erkennen. Zwischen dem zweiten Prämolaren und dem nach mesial gekippten und mit einer Krone versorgten zweiten Molaren ist ein Wurzelrest des vor Jahren entfernten ersten Molaren sowie dessen Lagebeziehung zur Alveolarbucht des Sinus maxillaris zu erkennen.

b) Panoramaschichtaufnahme eines bezahnten Patienten mit ungewöhnlich tiefen Alveolarbuchten beider Kieferhöhlen.

c) Geneigte Nasennebenhöhlenaufnahme: Die lateralen und medialen Wände der Kieferhöhlen, nicht jedoch deren Alveolarbuchten, sind gut beurteilbar. Die rechte Kieferhöhle ist durch eine chronische Sinusitis wegen einer bereits lange bestehenden Mund-Antrum-Verbindung nach Extraktion eines Molaren subtotal weichteildicht verschattet. Es sind keine Hinweise auf Knochenaffektionen zu erkennen.

gnosen sind v.a. bei ungeübten Beobachtern häufig und sind v.a. auf Asymmetrien sowie auf unterschiedlich stark ausgeprägte Recessus zygomatici zurückzuführen [121].

Axiale Nasennebenhöhlenaufnahme (Aufnahme im submento-vertikalen Strahlengang): Dieses radiologische Verfahren erlaubt v.a. eine gute Beurteilung der hinteren Kieferhöhlenbucht sowie der vorderen und hinteren knöchernen Wandbegrenzung [84] und wird meist routinemäßig gemeinsam mit der geneigten Nasennebenhöhlenaufnahme angefertigt, um die Kieferhöhle aus mehreren Ebenen beurteilen zu können.

Seitliche Aufnahmetechniken (wie z.B. laterale Fernröntgenbilder) weisen nur beschränkte diagnostische Aussagewerte auf, da sich die paarig angelegten Teile des Gesichtsschädels übereinander projizieren. Eine eventuelle Spiegelbildung in einer der Kieferhöhlen ist jedoch oft gut zu erkennen.

Die *konventionelle Tomographie* wird aufgrund der nur abschnittsweise gut beurteilbaren Darstellung der Kieferhöhle sowie durch die Anwendung aussagekräftigerer bildgebender Verfahren nur noch relativ selten angewendet. Aufgrund der recht unterschiedlichen Krümmungen der Kieferhöhlenwände sind v.a. kleinere Defekte, wie z.B. Mund-Antrum-Fisteln, oder kleinere Fremdkörper, wie z.B. Wurzelreste, mittels dieses Verfahrens kaum beurteilbar oder lokalisierbar [84].

Bedingt durch die zunehmende Verbreitung und Verfügbarkeit der Computertomographie verliert die konventionelle Tomographie immer mehr an Bedeutung [43].

In den letzten Jahren haben mehrere Hersteller speziell für die Zahnheilkunde adaptierte Tomographiegeräte entwickelt, welche Schichtaufnahmen rechtwinkelig zum Kieferkamm ermöglichen. Vor allem zur Abgrenzung von Zysten sowie präimplantologisch zur Erhebung des Knochenangebotes sind diese Geräte gut geeignet. Zur Diagnostik von Kieferhöhlenerkrankungen sind sie jedoch nur begrenzt verwendbar.

Die *Computertomographie* (CT) wird immer häufiger eingesetzt. Sie ist ein röntgenologisches Schichtverfahren mit hoher Kontrastauflösung und einer guten Detailauflösung (Abb. 5a) [147, 220]. Weichteilveränderungen sind überlagerungs- und verwischungsfrei direkt erfaßbar [51]. Schleimhautschwellungen und -wucherungen sowie zystische, lokal infiltrative oder destruktive Prozesse sind gut

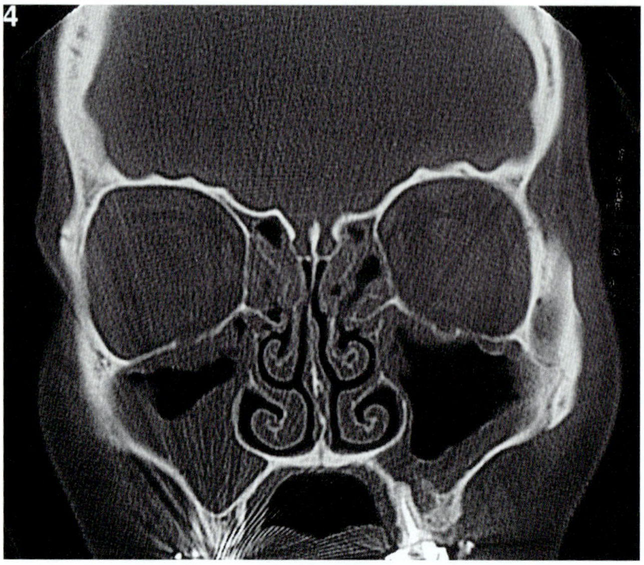

a

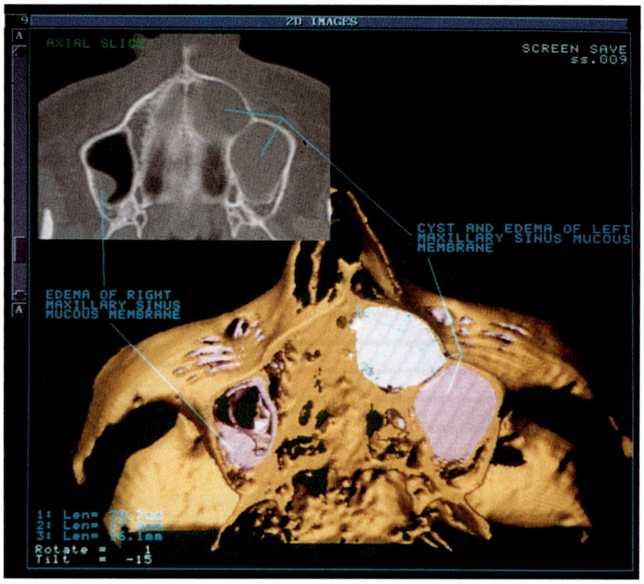

b

Abb. 5 Die Computertomographie (CT).

a) Koronar geschichtetes CT-Bild im Bereich des ersten Molaren. Durch Amalgamplomben sind leichte Metallartefakte vorhanden. Die Kieferhöhlenschleimhaut ist beidseits, jedoch rechts wesentlich stärker als links, zirkulär-wandständig verbreitert. Eine chronische, periapikale Parodontitis der palatinalen Wurzel des linken Molaren ist bereits zum Kieferhöhlenboden durchgebrochen.

b) Dreidimensionale Rekonstruktion auf der Basis von CT-Bildern (Blickrichtung nach kranial auf den Boden der Kieferhöhlen). Knöcherne Strukturen wie die Jochbeine und das Nasenskelett sind braun dargestellt und gut zu beurteilen. Die Kieferhöhlenschleimhaut ist rosa dargestellt. Eine weiß dargestellte Zyste dehnt sich links im Alveolarfortsatz vom Frontzahnbereich bis zum ersten Prämolaren aus und wölbt sich bereits leicht in den linken Sinus vor. Im linken oberen Bildrand ist jene ursprüngliche, axiale CT-Schicht zu erkennen, welche das dreidimensionale Bild durchschneidet. Auf dieser ist zu erkennen, daß die linke Kieferhöhle basal verschattet ist und rechts eine laterale, wandständige Schleimhautschwellung besteht.

darstellbar, weshalb das CT der konventionellen Tomographie vorgezogen wird. Eine Unterscheidung in gut- oder bösartige Prozesse ist jedoch nur durch indirekte Zeichen, wie z.B. durch aggressives Verhalten gegenüber Nachbarregionen, regionale Metastasen etc., möglich und ersetzt in keiner Weise die histologische Abklärung.

Durch Dichtemessungen, die in sog. „Hounds-field-Units" (zwischen −1000 HU für Luft, +0 HU für Wasser und +3000 HU für Metalle) angegeben werden, können Dichteunterschiede verschiedener Gewebe sichtbar gemacht werden. Mittels spezieller Auswerteprogramme („High Resolution"-Modus), welche ausgesuchte Grauwerte verstärkt darstellen, können anatomische und pathologische Strukturen hervorgehoben und besser befundet werden. So sind z.B. mit der Darstellung im sog. „Knochenfenster" auch zarte Knochenwände und Lamellen klar zu erkennen und gut beurteilbar [58, 113, 147, 183, 220].

Da im Rahmen der CT-Untersuchung des Sinus maxillaris üblicherweise die übrigen Nasennebenhöhlen mitgeschichtet und mitbefundet werden, wird einer koronalen Schichtung der Vorzug gegeben. Entstehen jedoch durch Zahnfüllungen, Kronen und Metallprothesen stärkere Artefakte, werden für spezielle Fragestellungen auch axiale Schichtungen durchgeführt [43, 84]. Eine Indikationsstellung ergibt sich v.a. bei trotz Therapie persistierenden unklaren Beschwerden, Schleimhautschwellungen, ausgedehnten zystischen Prozessen, bei der Fremdkörpersuche, bei Tumorverdacht sowie bei einem zur Klinik diskrepanten Befund. Durch *Bildbearbeitung* besteht auch die Möglichkeit der dreidimensionalen Rekonstruktion am Bildschirm (Abb. 5b) oder der Modellherstellung (s. S. 38ff.), wodurch der behandelnde Arzt die räumliche Ausdehnung pathologischer Prozesse besser beurteilen kann [182].

Die Domäne der *Magnetresonanztomographie* (MRT) ist die Darstellung der Weichteile und des Knochenmarks. Dieses digitale, mit keinerlei Strahlenbelastung arbeitende bildgebende Verfahren ermöglicht eine hervorragende Beurteilung von Muskel-, Binde- und Fettgewebe. Auch Schleimhautschwellungen sowie Schleimretentionen sind gut darstellbar. Zysten und Empyeme lassen sich durch Kontrastmittelgabe differenzieren. Hartgewebe wie etwa kompakter Knochen ist mit diesem Verfahren wegen dessen geringen Flüssigkeitsgehaltes nur mangelhaft zu beurteilen [84, 132, 133, 183]. Für klaustrophobe sowie gegen Kontrastmittel allergische Patienten ist dieses diagnostische Verfahren kontraindiziert.

Wegen der geringen Dicke der fazialen Kieferhöhlenwand sowie technisch hochentwickelter Ultraschallgeräte sind mittels der *Sonographie* (Ultraschall, US) mit einem relativ geringen Aufwand und ohne Strahlenbelastung zusätzliche Befunde erhebbar. Vor allem für die Untersuchung von Kleinkindern und Schwangeren stellt sie eine echte Alternative zu Röntgenbildern dar [190]. Schleimhautschwellungen, Ergüsse und Tumoren der Kieferhöhle sind für den erfahrenen Untersucher meist gut zu identifizieren [80]. Ein Nachteil besteht jedoch in der Tatsache, daß Strukturen hinter lufthaltigen Arealen nicht abgebildet werden, da es an der Grenzfläche zwischen Gewebe und Luft zu einer Totalreflexion der Schallwellen kommt [12]. Die Sonographie bietet sich als ergänzende Untersuchung, z. B. nach unklaren Röntgenbefunden (Nasennebenhöhlenröntgen) zur differentialdiagnostischen Abklärung und zur Verlaufskontrolle an, kann jedoch radiologische Untersuchungsverfahren noch nicht ersetzen [79, 84].

Bei der *Szintigraphie* können mittels der intravenösen Verabreichung von radioaktiv markierten osteotropen Substanzen erhöhte Knochenumbauvorgänge optisch dargestellt werden, wobei die Bildauflösung jedoch relativ gering ist. Die Ursache kann ohne klinische und radiologische Befunde nicht festgestellt werden, weshalb dieses auch aufwendige Verfahren v.a. für ergänzende Befunde (Ausschlußdiagnose) sowie zur Verlaufskontrolle eingesetzt wird. Ein normales Szintigramm schließt eine Knochenaffektion entzündlicher oder neoplasischer Genese mit größter Wahrscheinlichkeit aus, wobei jedoch Melanome oder ein Morbus Kahler keine erhöhte Speicheraktivität aufweisen müssen [84, 89].

Diagnostische Punktionen und Spülungen

Punktionen und Spülungen werden zur *Entfernung von Pus oder anderen im Sinus befindlichen Flüssigkeiten,* zur *Spülung und Instillation von Medikamenten* oder (heute nur mehr selten) zur Applikation eines Kontrastmittels im Sinus durchgeführt. Selten werden Punktionen und diagnostische Spülungen auch zur Gewinnung und Beurteilung von pathologischen Sekreten durchgeführt, um zytologische und/oder mikrobiologische Untersuchungen durchführen zu können [171]. Nach Verwendung einer ausreichend dicken *Hohlnadel* („Trokar") kann auch eine endoskopische Inspektion der Kieferhöhle angeschlossen werden. Die Liste möglicher Komplikationen entspricht jener, die auch bei Sinuskopien vorkommen können (s.u.).

Zugangswege

Spülung durch die leere Alveole nach Eröffnung der Kieferhöhle (durch die Extraktion eines Zahnes). Eine Anästhesie ist hierfür normalerweise nicht notwendig. Über eine Knopfnadel wird der eröffnete Sinus mit einer Kochsalzlösung oder – zur Therapie einer Sinusitis maxillaris – mit einer desinfizierenden Spülflüssigkeit (z.B. Betaisodona®, 1:1 verdünnt mit physiologischer Kochsalzlösung) gespült. Läuft bei der Spülung keine Flüssigkeit über die Nase ab, ist entweder das Ostium maxillare, z.B. durch eine Schleimhautschwellung oder einen Schleimhautpolypen, verschlossen, oder es wurde ein Zystenhohlraum ohne Verbindung zur Kieferhöhle gespült.

Punktion und Spülung durch den unteren Nasengang. Nach Installation eines Pantocainstreifens (2%) in den unteren Nasengang für ca. 10–15 Minuten wird die laterale Nasenwand samt ihren beiden Schleimhautüberzügen ca. 3 cm dorsal der Apertura piriformis mit einem dicken Trokar in Richtung lateraler Augenwinkel durchstochen (Abb. 6). Wenn die Nadel richtig liegt, drückt ihr hinteres Ende die häutige Nasenscheidewand und die Nasenspitze etwas zur kontralateralen Seite [149]. Durch vorsichtige Spülung mit physiologischer Kochsalzlösung bei stark vorgebeugtem Patientenkopf fließt die Punktionsflüssigkeit über das physiologische Ostium maxillare in das Cavum nasi und von dort in eine Schale. Die aufgefangene Spülflüssigkeit kann der zytologischen und/oder mikrobiologischen Untersuchung zugeführt werden. Sind regelmäßige Spülungen mit lokal wirkenden Medikamenten notwendig, kann auch ein Dauerkatheter installiert werden.

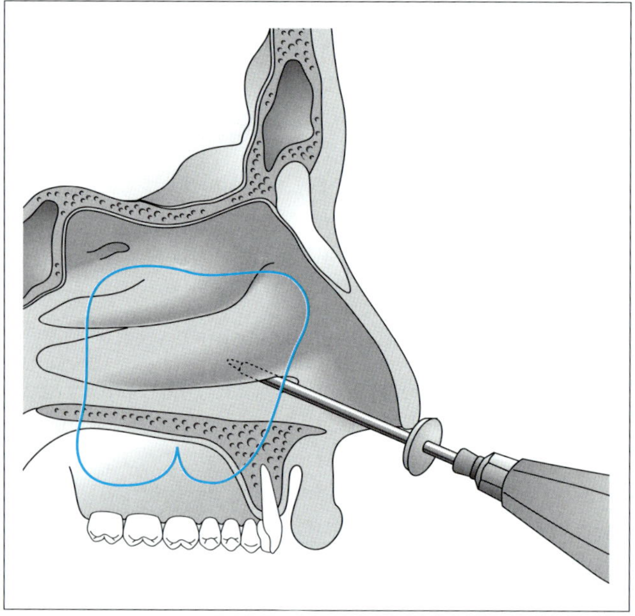

Abb. 6 Schematische Darstellung der Punktion des Sinus maxillaris über den unteren Nasengang. Die Spitze des Trokars wird ca. 2 bis 3 cm dorsal der Apertura piriformis unterhalb der Concha nasalis inferior angesetzt und weist auf den lateralen Augenwinkel. Der größte Umriß des Sinus maxillaris ist blau eingezeichnet.

Punktion und Spülung vom mittleren Nasengang. Der eher seltener gewählte und auch technisch schwierigere „stumpfe" Zugang erfolgt mit einer gebogenen Knopfnadel – am besten unter endoskopischer Kontrolle – unter der Concha nasalis medialis durch das Ostium maxillae oder durch die dünne Fontanellenmembran. Er wird v.a. bei Kindern gewählt, um keine Zahnkeime zu schädigen.

Punktion und Spülung durch die Fossa canina. Nach einem vestibulären Schleimhautschnitt wird die dünne faziale Kieferhöhlenwand über den Wurzelspitzen perforiert. Dieser Zugangsweg wird jedoch nur selten für Punktionen gewählt.

Endoskopie der Kieferhöhle (Sinuskopie, Antroskopie)

Die diagnostische Endoskopie und zunehmend auch die endoskopische Kieferhöhlenchirurgie gewinnen aufgrund der Forderung der Patienten nach minimal invasiven Eingriffen zunehmend an Bedeutung. Des weiteren ist die direkte Untersuchung der Kieferhöhlenmukosa den radiologischen Verfahren überlegen [111, 121, 136].

Nach der Wegbereitung durch einen Trokar mit einem Durchmesser von 4–6 mm können durch die eingeführten Staboptiken der Sinus maxillaris mit all seinen Buchten sowie das Ostium maxillare begutachtet werden. Mit demselben Zugangsweg können auch starre oder flexible Biopsiezangen eingeführt werden. Die Staboptiken haben einen Durchmesser von lediglich 3–4 mm und weisen unterschiedliche Blickwinkelbereiche auf (0°, 30°, 70°, 90° und 120°; Abb. 7a). Durch das über ein Lichtleichtkabel angeschlossene Kaltlichtgerät ist eine ausreichende Ausleuchtung garantiert. Zur Optimierung der Sicht ist ein Saugkatheter oder ein Spül-Saug-Rohr unbedingt nötig.

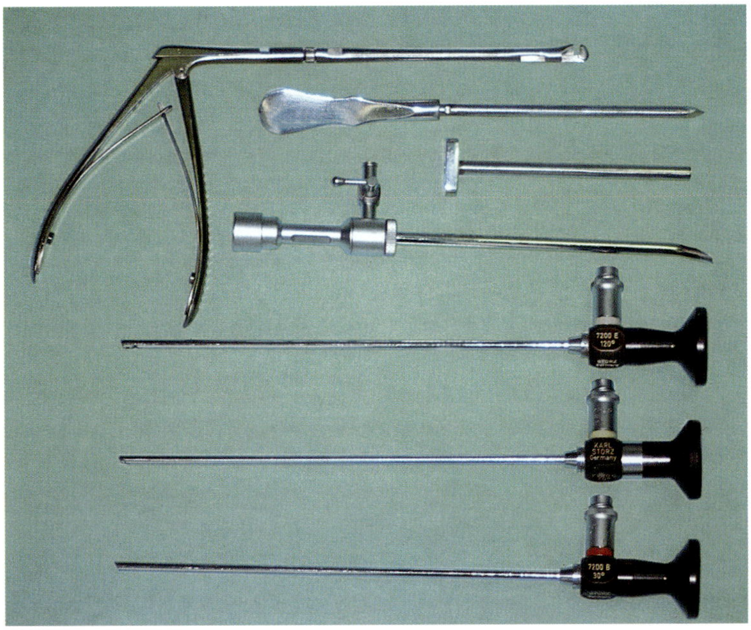
a

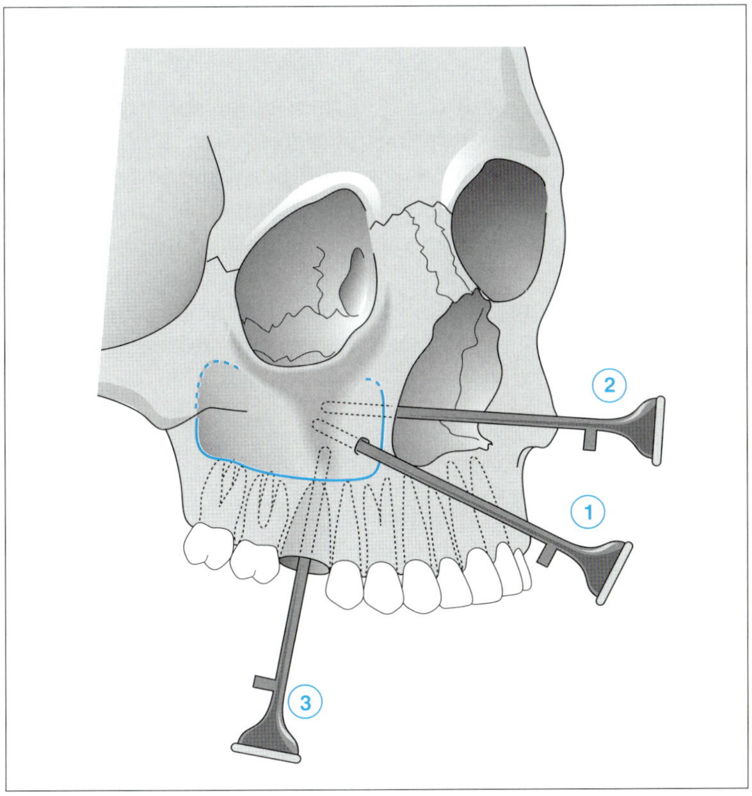

b

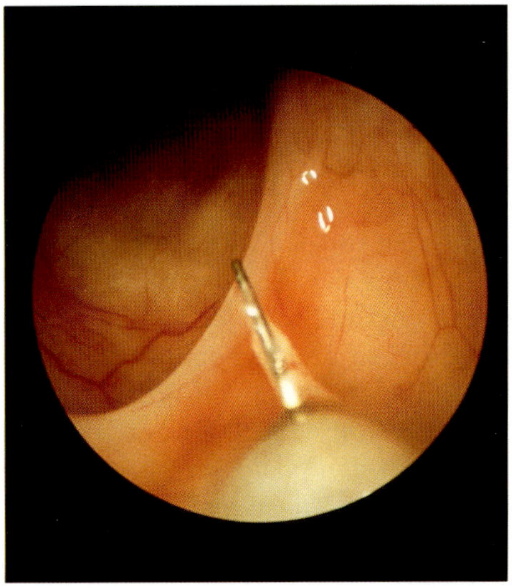
c

Abb. 7 Die Sinuskopie

a) Zusammenstellung der für die Sinuskopie benötigten Instrumente (von oben nach unten): Biopsiezange, Trokar, Führungshülse, modifizierte Führungshülse mit einem Saugeranschluß zur Ermöglichung einer gleichzeitigen optischen Begutachtung und einer permanenten Absaugung; 120°-, 70°- und 30°-Optiken.

b) Zeichnerische Darstellung der sinuskopischen Zugangswege:
1) Über den Zahnwurzeln der Prämolaren durch die faziale Kieferhöhlenwand im Bereich der Fossa canina;
2) unter der Concha nasalis inferior durch die mediale Kieferhöhlenwand;
3) nach Eröffnung des Sinus maxillaris nach einer Zahnextraktion durch die leere Alveole.

c) Sinuskopisches Bild eines über den Wurzelkanal eines Molaren hinaus- und in die Kieferhöhle hineinragenden Wurzelkanalinstruments. Die Vorwölbung der palatinalen Wurzelspitze des Molaren ist gut zu erkennen. Die umgebende Sinusschleimhaut ist bland. Im Hintergrund ist eine durch ein Septum abgegrenzte Alveolarbucht der Kieferhöhle zu erkennen.

Eine Lokalanästhesie ist im Normalfall für die Endoskopie völlig ausreichend, da die Belastung für den Patienten lediglich der einer operativen Zahnentfernung entspricht. Nur bei Kindern und bei akuten Entzündungen kann eine Intubationsnarkose notwendig sein.

Zugangswege (Abb. 7b)

Transoraler Zugang über die Fossa canina. Die sehr dünne faziale Sinuswand im Bereich der Fossa canina wird in Lokalanästhesie nach einem oralen vestibulären Schleimhautschnitt kranial der Zahnwurzeln mit einem Trokar durchstoßen. Bei diesem erstmals 1921 von Baum [13] gewählten Zugangsweg reichen normalerweise eine 30°- und eine 70°-Optik aus, um den Sinus maxillaris und das Ostium maxillare gut inspizieren zu können [46, 71, 190]. Durch die einfach durchzuführende Lokalanästhesie besteht praktisch immer völlige Schmerzfreiheit. Auch die Gefahr von Blutungen ist in dieser Region geringer als beim transnasalen Zugangsweg. Da die Kieferhöhle von anterior nach posterior ihren größten Durchmesser aufweist, ist bei diesem transoralen Vorgehen auch die Gefahr einer „Via falsa" am geringsten [20, 47, 104] und der diagnostisch-therapeutische „Aktionsradius" größer als beim transnasalen Vorgehen. Biopsien sind deshalb aus nahezu allen Regionen der Kieferhöhle entnehmbar. Dieses Verfahren hat jedoch den Nachteil, daß es im Falle einer eitrigen Infektion nicht die Möglichkeit einer sofortigen Drainage der Kieferhöhle ermöglicht, weshalb dann eine zweite Punktion durch den unteren Nasengang zur Installation eines Drainagerohres nötig ist.

Deshalb wird bei Verdacht auf ein Empyem oder eine chronisch-eitrige Sinusitis ein transnasales Vorgehen empfohlen [190].

Transalveolärer Zugang durch eine bereits bestehende Mund-Antrum-Verbindung. Sie wurde erstmals von Hirschmann 1901 beschrieben [78]. Nach Eröffnung des Sinus durch die Extraktion eines beherdeten Zahnes oder nach Luxation eines Wurzelrestes in den Sinus maxillaris bietet sich die transalveoläre endoskopische Exploration an, da dieser Zugangsweg für den Patienten nahezu schmerzlos ist. Sie dient der Abklärung, ob und in welchem Ausmaß entzündliche Veränderungen der Schleimhaut vorliegen und ermöglicht die schnelle Auffindung und Entfernung von Wurzelresten oder anderen Fremdkörpern [190]. Ein Nachteil besteht jedoch in der *fehlenden postoperativen Drainagemöglichkeit* bei diesem Zugang.

Zugang durch den unteren Nasengang. Knapp unter dem Ansatz der Concha nasalis inferior wird analog zur „scharfen" Spülung unter Zuhilfenahme eines Nasenspekulums mit einem Trokar die dünne mediale Kieferhöhlenwand ca. 3 cm dorsal der Apertura piriformis perforiert. Spielberg (1922) wählte erstmals diesen Zugangsweg, der als Hauptvorteil gegenüber dem transoralen Vorgehen die Möglichkeit einer sofortigen Installation eines Drainage- oder Spülröhrchens bei chronisch-eitrigen Sinusitiden oder Kieferhöhlenempyemen aufweist, also Diagnose und Therapie in einem Eingriff vereint [190]. Ein weiterer Vorteil besteht in der Tatsache, daß als Erweiterung des Eingriffes eine endonasale Fensterungsoperation angeschlossen werden kann, um – bei chronisch-rezidivierenden Entzündungen – eine optimale Drainage und Belüftung der Kieferhöhle zu erreichen. Die Übersicht ist jedoch beim transnasalen Zugang nicht so gut wie beim transoralen Zugang. Die Beurteilung des Ostiums gelingt meist nur mittels einer 120°-Optik. Die *Lokalanästhesie* beim transnasalen Vorgehen ist – im Vergleich zum Zugang über die Fossa canina – aufwendiger und es lassen sich teilweise Schmerzen nicht völlig verhindern. Oft muß auch die Concha nasalis inferior nach medial und kranial luxiert werden, um den Trokar richtig ansetzen zu können. In Fällen einer dickeren Kieferhöhlenwand, eines kleinen Kieferhöhlenlumens und einer stärkeren Septumdeviation besteht die Gefahr, mit dem Trokar bei der Perforation nach dorsal abzugleiten und Verletzungen im Cavum nasi zu verursachen [67, 83, 190].

Wurde z.B. im Rahmen einer sog. funktionellen Kieferhöhlenoperation bereits ein Knochenfenster in der medialen Kieferhöhlenwand angelegt, bietet sich die transnasale Endoskopie als ideales diagnostisches Verfahren bei rezidivierenden Kieferhöhlenbeschwerden an [143, 190]. Manchmal gelingt mit dünnen, flexiblen Endoskopen auch der Zugang über den mittleren Nasengang durch das Ostium maxillare [190].

Indikationen für Sinuskopien

Die Kieferhöhlenendoskopie erlaubt die direkte Beurteilung der makroskopischen Beschaffenheit der Sinusschleimhaut (Abb. 2, 7c, 13 und 14), der Art und Form der Sekretion, der Zilienfunktion (durch Applikation von Farbstoff) und des Zustandes wie auch der Durchgängigkeit des Ostium maxillare.

Mit Biopsiezangen und Zusatzgeräten können dabei auch Probeexzisionen (zur pathohistologischen Abklärung) entnommen, kleine Schleimhautpolypen abgetragen, Mukozelen eröffnet und Zysten sowie Fremdkörper, wie z.B. Wurzelreste, entfernt werden. Für bakteriologische Untersuchungen kann über einen Katheter Sekret entnommen werden. Des weiteren ist die Sinuskopie sinnvoll, um unklare Kieferhöhlen- bzw. Oberkieferbeschwerden und Röntgenbefunde abzuklären [171].

Der *unklare, fraglich pathologische Röntgenbefund* stellt die Hauptindikation für die diagnostische Endoskopie des Sinus maxillaris dar [190]. Bei einer akuten Sinusitis ist sie aus diagnostischen Gründen nicht indiziert. Die Therapie der Wahl besteht in einem konservativen Vorgehen. Erst bei einer atypisch verlaufenden, therapeutisch schwer beeinflußbaren akuten Sinusitis ist eine Endoskopie zur weiteren Klärung angezeigt.

Komplikationen

Folgende Komplikationen sind nach Endoskopien, aber auch nach Punktionen beschrieben [31, 47, 67, 75, 83, 190]:

- Das Anstechen von Gefäßen mit nachfolgenden Blutungen – v.a. nach einem transnasalen Vorgehen, so daß in manchen Fällen eine Nasentamponade nötig ist.
- Die Verletzung von Nerven: z.B. beim Zugang über die Fossa canina können Äste des N. infraorbitalis irritiert werden mit der Folge von meist nur kurz bestehenden Par- oder Hypästhesien.
- Beim Zugang über die Fossa canina besteht auch die Gefahr der Verletzung von Zahnwurzeln bzw. der Devitalisierung von Zähnen.
- Lufteinblasung mit darauffolgendem Emphysem oder einer Luftembolie. Deshalb sollte nie Luft über die Hohlnadel eingeblasen werden bzw. die Spülung nie unter zu hohem Druck erfolgen.
- Passagere Wangenschwellungen: meist durch Hautemphyseme nach Schneuzen oder Niesen.
- Perforation der Kieferhöhlenrückwand oder des Orbitabodens mit entsprechenden Verletzungen der lokalen anatomischen Strukturen.
- Keimverschleppungen in die Weichteile (Wange) mit anschließender Abszedierung oder Phlegmonenbildung. Deshalb empfiehlt LANGHANS (1980) von vornherein den transnasalen Zugang bei Verdacht auf ein Kieferhöhlenempyem [111]. Bei Vorliegen einer akuten Sinusitis sollte überhaupt nicht diagnostisch endoskopiert werden.
- Nach stumpfer Punktion über den mittleren Nasengang oder nach Perforation der Fontanellenmembran können sich narbige Stenosen im Bereich des Ostiums bilden.
- Bei der Perforation der Kieferhöhlenwand kann es zur Luxation von größeren Knochensplittern in den Sinus kommen, welche wegen deren Größe nicht über den Flimmerstrom abtransportiert werden können und als Sequester in der Kieferhöhle verbleiben.

Diaphanoskopie

Im abgedunkelten Untersuchungsraum wird mit einer starken und kleinen Kaltlichtquelle vom Mund- oder Nasenraum aus die Kieferhöhle durchleuchtet, um durch deren Lichtdurchlässigkeit Rückschlüsse auf entzündliche oder tumoröse Prozesse zu erhalten [2, 120, 121, 206]. Dieses Verfahren hat allerdings eine sehr beschränkte Aussagekraft, weshalb sie fast nur mehr historische Bedeutung hat. Lediglich bei Screening-, Kinder- und Schwangerenuntersuchungen sowie bei fehlenden bildgebenden Verfahren findet sie selten Anwendung [190].

Erregernachweise

Bei odontogen verursachten Sinusitiden nach Kieferhöhleneröffnungen, welche trotz eingeleiteter therapeutischer Maßnahmen nicht abklingen, sind Abstriche zum Erregernachweis mit Antibiogramm zur Einleitung gezielter antibiotischer Therapien angezeigt. Dazu sind jeweils ein Abstrich der Kieferhöhlenschleimhaut möglichst gegenüber der Mund-Antrum-Öffnung – also weit entfernt von dieser – sowie ein Kontrollabstrich vom Eröffnungsrand sinnvoll und sofort in einem Transportmedium (z.B. Port-A-Cul®) zu lagern, wodurch auch der Nachweis von Anaerobiern über Kulturen ermöglicht wird. Bei endoskopischen Explorationen entzündeter Kieferhöhlen können ebenfalls Abstriche entnommen werden. Auch die bei einer diagnostischen Spülung des Sinus maxillaris gewonnene Spülflüssigkeit kann zum Erregernachweis herangezogen werden. Es muß jedoch angemerkt werden, daß Bakterienkulturen von Patienten mit bereits eingeleiteten Antibiotikagaben sichere und präzise Erregernachweise unter Umständen erschweren [86].

Entzündungen der Kieferhöhle

Diese können der Ätiologie nach in *odontogene* und *rhinogene Entzündungen* unterteilt werden. Ihr Häufigkeitsverhältnis wird sehr unterschiedlich angegeben, wobei jedoch nahezu alle einschlägigen Untersuchungen auf ein deutliches Überwiegen der rhinogenen Entzündungen hinweisen [80, 121, 165, 173, 212, 217]. Circa 5–7% der Bevölkerung leiden an einer chronischen Nasennebenhöhlenentzündung, wobei die Kieferhöhle am häufigsten betroffen ist.

Die pathologisch-anatomische Klassifizierung beschreibt *akut, subakut* oder *chronisch verlaufende katarrhalische (seröse oder muköse)* und/oder *eitrige Kieferhöhlenentzündungen.* Von diesen werden *chronische, mit Bindegewebeneubildungen einhergehende Entzündungen* unterschieden [138]. Klinisch zeigte sich jedoch häufig, daß in ein und derselben Kieferhöhle verschiedene Entzündungsformen gleichzeitig vorkommen können [3, 54, 200].

Je nach der Ursache kommt es durch die Schleimhautschwellung und Schleimverlegungen zu partiellen oder vollständigen Obstruktionen des Ostium maxillare. Der resultierende Sekretstau und die Hypoxie führen zu einer Einschränkung der Ziliartätigkeit sowie zu einer Reduktion der Flimmerzellzahl. Das Wachstum von Keimen wird begünstigt und ein sich nun bildendes Schleimhautödem führt zu einer weiteren Obstruktion, wodurch der Pathomechanismus auf dem Weg zur Entzündung verstärkt wird [74].

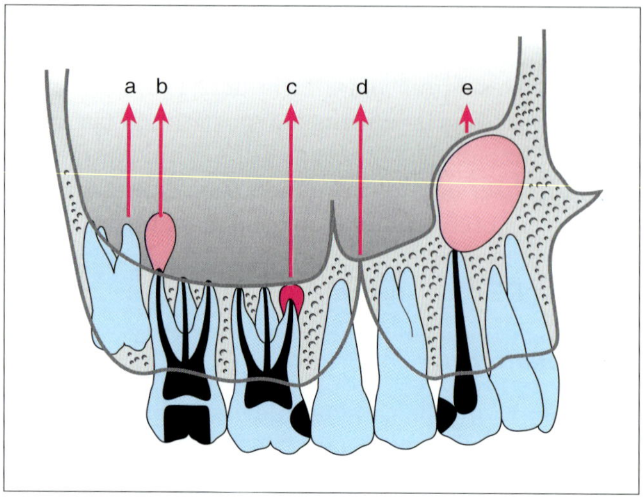

Abb. 8 Schematische Darstellung typisch odontogener Infektionsursachen bzw. Infektionswege:

a = Retinierter dritter Molar („Weisheitszahn"), dessen mesiobukkale und palatinale Wurzeln in die Kieferhöhle ragen. Durch die Entfernung des Zahnes wird das Antrum eröffnet.

b = Überinstrumentierung und Überfüllung der distobukkalen Wurzel des zweiten Molaren im Rahmen einer Wurzelbehandlung. Wurzelfüllmaterial, kontaminiertes Dentin sowie Reste der nekrotischen Pulpa sind in den Sinus maxillaris überstopft worden.

c = Chronisch-apikale Parodontitis an der mesiobukkalen Wurzel des ersten Molaren.

d = Bis zum Kieferhöhlenboden reichende Parodontitis marginalis profunda zwischen den Prämolaren.

e = Radikuläre Zyste des Dens caninus, welche sich bereits in die Kieferhöhle vorwölbt.

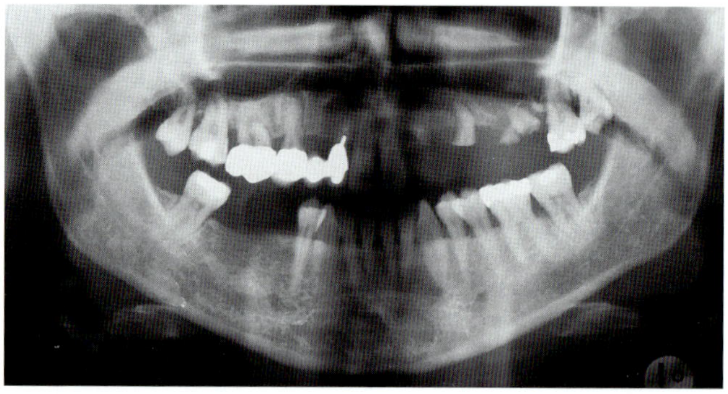

Abb. 9 Panoramaschichtaufnahme mit mehreren beherdeten Zähnen und Wurzelresten sowie einer v.a. am Oberkiefer bestehenden Parodontitis marginalis profunda. Im Bereich distal der Wurzelreste des oberen, linken ersten Molaren besteht aufgrund der entzündlichen Vorgänge eine Mund-Antrum-Verbindung.

Odontogene Kieferhöhlenentzündungen

Ätiologie

Wegen der engen Beziehungen zwischen den Oberkieferzähnen, dem Processus alveolaris maxillae und dem Sinus maxillaris ergeben sich zahlreiche odontogene *Infektionsmöglichkeiten* der Kieferhöhle (Abb. 8 und 9):

- Mit 60–76% ist die *Mund-Antrum-Verbindung* durch Zahnextraktion die häufigste Ursache einer odontogenen Sinusitis maxillaris [60, 165, 208]. Sie tritt v.a. bei der Entfernung marktoter Molaren auf, wenn der dünne Alveolarknochen zwischen dem Sinusboden und der Wurzelspitze bereits rarefiziert und die bedeckende lokale Sinusschleimhaut durch eine chronisch-apikale Parodontitis mitentzündet ist [91, 139]. Mund-Antrum-Verbindungen führen durch die aufsteigende Infektion (Keime aus der Mundhöhle) innerhalb von einem Tag in ca. 70% und innerhalb von zwei Wochen in ca. 90% der Fälle zu einer entzündlichen Reaktion der Kieferhöhlenschleimhaut [169, 212]. Deshalb muß nach jeder Extraktion im Oberkieferseitenzahnbereich zum Ausschluß einer Eröffnung des Sinus die leere Alveole vorsichtig mit einer Knopfsonde ausgetastet und ein „Nasenblasversuch" (VALSALVA) durchgeführt werden. Wird eine Mund-Antrum-Verbindung festgestellt, muß möglichst sofort eine plastische Kieferhöhlendeckung durchgeführt werden, um eine Infektion des Sinus zu verhindern [56].
  Manchmal entsteht die Verbindung auch erst einige Tage nach der Extraktion, wenn die knöcherne, leere Alveole nur durch die dünne Sinusschleimhaut vom Kieferhöhlenlumen getrennt ist und diese als Folge lokal ablaufender Entzündungsvorgänge perforiert.

Kommt es im Rahmen einer Extraktion zu einer Fraktur der Wurzel und wird anschließend versucht, das Wurzelfragment unsachgemäß zu entfernen, so droht die Gefahr der Dislokation des Apexrestes in den Sinus maxillaris. In solchen Fällen kommt es nahezu regelmäßig zu einer Sinusitis [212]. Wird jedoch der Wurzelrest nicht in das Lumen, sondern subperiostal unter die Sinusmukosa disloziert, fehlt die direkte Verbindung zur Kieferhöhle und es kann zu einem entzündungsfreien Verheilen der Alveole trotz Verbleiben eines Wurzelrestes kommen [57, 207].

- Die *periapikale, rarefizierende Ostitis* („chronisch-apikale Parodontitis") wird durch die Ausbreitung einer Pulpainfektion auf das apikale Parodontium verursacht. Breitet sich die Entzündung nicht nach bukkal ins Vestibulum oder – seltener – nach palatinal aus, wird die oft nur dünne Knochenlamelle zwischen dem Kieferhöhlenboden und der Wurzelspitze durch die umschriebene Ostitis destruiert. In weiterer Folge entsteht eine meist lokal begrenzte muköse Schleimhautreaktion in Form von Schleimhautschwellungen oder Pseudozysten der Sinusschleimhaut sowie manchmal auch eine oft über Jahre bestehende chronische Sinusitis maxillaris [55, 76, 174]. Durch eine Rhinitis oder andere Ursachen kann es zu einer akuten Exazerbation dieses Prozesses kommen, die eine akute seröse oder eitrige Sinusitis auslöst. Selten kann es durch eine akute apikale Parodontitis zu einem periapikalen Infiltrat kommen, welches nicht ins Vestibulum oder nach palatinal, sondern als submuköser Abszeß zur Kieferhöhle hin durchbricht und eine akute eitrige Sinusitis maxillaris verursacht.
- Durch in die Kieferhöhle eingebrachte *Fremdkörper* – z.B. durch in den Sinus luxierte Wurzelreste, überstopftes Wurzelfüllmaterial, nicht osseointegrierte Implantate etc. – können ebenfalls durch Reizung der Kieferhöhlenschleimhaut chronische Sinusitiden verursacht werden [72, 152, 215]. Deshalb sollen in den Sinus maxillaris gelangte Fremdkörper möglichst schnell entfernt werden. Durch die versehentliche Applikation zinkoxidhaltiger Wurzelfüllmaterialien in die Kieferhöhle kann es darüber hinaus zum Auftreten von Pilzinfektionen in Form von Aspergillosen kommen (s.u.) [16, 82, 101, 140].
- Das *Überschieben eines Wurzelkanalinstrumentes* in das Kieferhöhlenlumen (s. Abb. 7c) im Rahmen einer Gangränzahnbehandlung kann in seltenen Fällen durch die Einbringung evtl. hochvirulenter Keime eine Kieferhöhlenentzündung auslösen.
- *Chronische und fortschreitende Entzündungen des Zahnhalteapparates* (Parodontitis marginalis profunda) können zu Taschenbildungen bis in den apikalen Bereich eines Zahnes und sogar bis zur Kieferhöhle führen, wodurch meist lokale Sinusschleimhautschwellungen verursacht werden können (s. Abb. 9) [109].
- Den Sinus maxillaris verdrängende oder in diesen einwachsende *odontogene Zysten* (radikuläre oder infizierte follikuläre Zysten; Keratozysten) können durch Übergreifen der Entzündung auf die Sinusschleimhaut eine Sinusitis maxillaris verursachen. Ebenso kann der Verschluß des Ostium maxillare durch das Zystenwachstum die Ursache einer Sinusitis sein.
- Kommt es bei der Bohrung eines Implantatbettes zu einer *Eröffnung der Kieferhöhle*, stellt dies keine Indikation für den Abbruch der Operation dar [214, 215]. Nach dem Setzen des Implantates und der Erzielung einer ausreichenden Primärstabilität kommt es im Regelfall zur sog. „Osseointegration", wodurch die Gefahr der Entstehung einer Kieferhöhlenfistel entlang des Implantatbettes nicht gegeben ist. Bis in den Sinus maxillaris hineinragende, nicht osseointegrierte Implantate hingegen verursachen der Parodontitis marginalis profunda analoge Veränderungen und so vom Mundraum aufsteigende Kieferhöhleninfektionen [179, 199, 215]. Im Rahmen der immer öfter angewendeten internen Kieferaugmentationen („Sinus-Lift-Operation") ist über den operativen Zugangsweg eine bakterielle Infektion der autogenen Knochentransplantate oder der verwendeten Knochenersatzmaterialien möglich, wodurch Sinusitiden und oroantrale Fisteln entstehen können. Auch eine Sequestrierung dieser Materialien kann in weiterer Folge eine akute oder chronische Sinusitis auslösen [96, 155, 215]. Durch sog. subperiostale Implantate kann es durch fortgeleitete und chronische periimplantäre Entzündungsvorgänge zu lokalen Knocheneinschmelzungen kommen, die in weiterer Folge auch Mund-Antrum-Fisteln und Kieferhöhlenentzündungen verursachen (Abb. 10).
- Bei *Oberkieferosteomyelitiden* sind Begleitsinusitiden häufig zu beobachten.
- Nach *Traumen* wie etwa Mittelgesichtsfrakturen und Blow-Out-Frakturen sowie nach Oberkieferosteotomien treten Sinusitiden jedoch selten auf [21, 122, 151, 161, 170, 172].

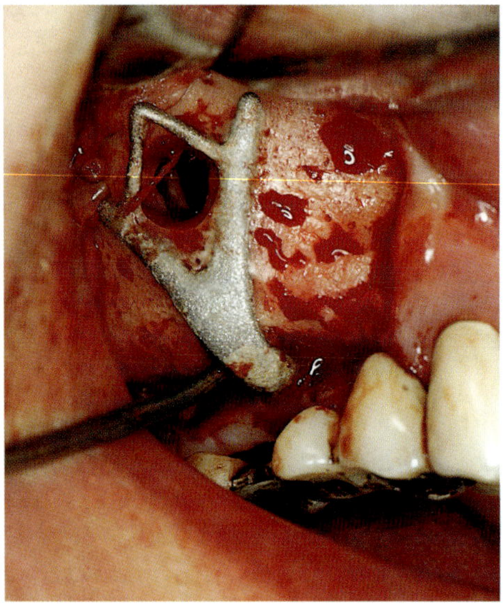

Abb. 10 Operative Entfernung eines subperiostalen Implantates. Die Weichteile über dem Implantatgerüst sind weggeklappt. Durch eine chronische periimplantäre Entzündung und der dadurch bedingten Knocheneinschmelzung bildete sich im Bereich des Implantatpfostens (Regio 17) ein ca. 3 cm² großer Defekt in der lateralen Kieferhöhlenwand.

Rhinogene Kieferhöhlenentzündungen

Ätiologie

Typisch ist die *Fortleitung einer rhinogenen Infektion* aus dem Nasenraum in die Kieferhöhle. Schon bei simplen viralen, v.a. durch Rhino-, Rheo- oder Parainfluenzaviren verursachten Rhinitiden kommt es zu einer – meist klinisch stillen – Begleitentzündung des Sinus maxillaris.

Ob sich in weiterer Folge eine eitrige Entzündung in der Kieferhöhle entwickelt, hängt neben der allgemeinen Immunsituation des Patienten v.a. von der sehr unterschiedlichen Sekretabflußmöglichkeit über das Ostium ab. Je kranialer das Ostium maxillae über dem Sinusboden liegt, desto geringer ist dessen Drainagewirkung. Da es durch die beginnende Infektion leicht zu einer Schwellung der Schleimhaut im Bereich des Ostiums kommt, schließt sich mit der nun beginnenden Abflußstauung der Circulus vitiosus [149]. Sind sämtliche Nasennebenhöhlen entzündet, spricht man von einer *Pansinusitis*.

Folgende *Ursachen* für rhinogene Nasennebenhöhlenentzündungen sind bekannt [3, 19, 32, 103, 190, 192, 217]:

- *Akute virale*, überwiegend durch Rhino- oder Rheoviren verursachte *Rhinitiden*, die – meist nach einer bakteriellen Superinfektion – auf die Schleimhäute der Nasennebenhöhlen übergreifen.
- *Chronische Rhinitiden* unterschiedlichster Ursachen: z.B. die Rhinitis allergica, welche durch Pollen, Hausstaub, Milben oder Tierhaare verursacht werden kann – sowie vasomotorische oder durch Noxen (z.B. durch Staub oder Medikamente) verursachte Rhinitisformen. Vor allem bei Kindern kann eingedrungenes Wasser eine „Badesinusitis" verursachen [39].
- Eine durch *Fremdkörper* (Spielzeug) verursachte, meist einseitige, chronisch-eitrige Rhinitis, die auch auf die Nebenhöhlen übergreifen kann, kommt v.a. bei Kindern vor.
- *Mechanische Hindernisse* wie Nasenseptumdeviationen, Deformitäten, Narben oder Schwellungen im Bereich der Nasenmuscheln (Muschelhyperplasien) sowie Schleimhautpolypen und Adenoide verursachen Funktionsstörungen mit sich daraus ergebenden Drainage- und Belüftungsstörungen im Bereich des Ostium maxillare [123]. Durch saprophytäre Keime kommt es in weiterer Folge zum Sekretstau und zu lokalen Infektionen.
- *Benigne und maligne Tumoren* im Bereich der Kieferhöhlen, wie z.B. Odontome oder Kieferhöhlenkarzinome, können Begleitsinusitiden verursachen [64]. Eine seltene Ursache für eine solche stellen sog. Antrolithen dar. Bei diesen handelt es sich um steinartige Formationen von kalzifiziertem Gewebe in der Kieferhöhle, die sich radiologisch nur schwer von überzähligen Zahnkeimen unterscheiden lassen [28, 99].
- Im Zusammenhang mit *Immunsuppressionstherapien* (nach Organtransplantationen), bei Chemotherapien, bei erworbenen oder angeborenen Immundefekt-Syndromen (wie z.B. HIV-Infektionen oder Immunoglobulin-Mangel) und bei Leukämien werden zunehmend auch chronische Sinusitiden beobachtet, wobei deren Häufigkeit v.a. bei fortgeschrittenen Krankheitsbildern zunimmt [8, 23, 88, 107, 194, 218].
- *Seltene Ursachen* von Erkrankungen der Nasenhöhle wie Mykosen, die Rhinosporidiose, Granuloma gangraenescens, die Wegener-Granulomatose sowie Lues, Tuberkulose, Diphtherie oder Lepra können auch auf die Kieferhöhle übergreifen [37, 42, 164].
- Ebenso selten sind *hämatogene Sinusitiden* nach Scharlachinfektionen.
- Als *Komplikation nach nasotrachealen Intubationen* kann es auch zu Kieferhöhlenentzündungen kommen [40, 41].

Klinik der Kieferhöhlenentzündungen

Während Entzündungssymptome beider Kieferhöhlen sowie auch anderer Nebenhöhlen für eine rhinogene Ursache sprechen, weist eine isolierte Sinusitis maxillaris einer Seite ohne jegliche Mitbeteiligung anderer Nasennebenhöhlen eher auf eine odontogene Ursache hin. Pansinusitiden, ausgehend von odontogenen Kieferhöhlenentzündungen, stellen jedoch keine Seltenheit dar [22].

Klinik der akuten und subakuten Sinusitis maxillaris

Diese zeichnet sich durch ein vielfältiges Bild aus. Der Patient leidet meist unter einem allgemeinen Krankheitsgefühl, welches durch Abgeschlagenheit, Unlustgefühl, Antriebslosigkeit und Müdigkeit gekennzeichnet ist. Eine erhöhte Blutsenkung, eine Leukozytose sowie begleitendes Fieber sind nachweisbar.

Im Bereich der betroffenen Kieferhöhle und ausstrahlend auf die betroffene Gesichtsseite werden dumpfe oder stechende, neuralgiforme bis pulsierende Schmerzen angegeben. Häufig steigert sich die *Symptomatik* bis zu einem diffusen Kopfschmerz. Körperliche Anstrengungen, wie z.B. beim Bücken, Husten und beim Heben schwerer Lasten, führen zu einer Druckerhöhung im Sinus und verschlimmern die Beschwerden ebenso wie Wärmeapplikation. Druck- und Klopfempfindlichkeit besteht v.a. im Bereich der Fossa canina, aber auch in der Jochbeinregion und z.T. im Bereich des lateralen harten Gaumens. In fortgeschrittenen Fällen besteht eine ödematöse Schwellung und Rötung der Wange bis hin zur Orbita.

Häufig angegebener *Aufbißschmerz* auf der betroffenen Seite – auch von nicht direkt am Geschehen beteiligten Zähnen – ist auf eine verstärkte parodontale Durchblutung der bis in den Bereich des entzündeten Sinusbodens reichenden Wurzeln zurückzuführen. Evtl. ursächlich beteiligte Zähne sind in solchen Fällen schwer zu identifizieren und zeichnen sich durch Devitalität und eine extreme Klopfempfindlichkeit sowie einer meist begleitenden Schwellung und Rötung der umgebenden Alveolarfortsatzweichteile aus. Differentialdiagnostisch schwierig kann manchmal die Unterscheidung zwischen einer akuten Sinusitis und einer akuten Pulpitis sein, da letztere manchmal ähnliche Symptome verursachen kann wie eine Kieferhöhlenentzündung. Ist eine Mund-Antrum-Verbindung Ursache des akuten Entzündungsgeschehens, entleeren sich bei Spülungen geballter Eiter und Schleimflocken oder freie Eitermassen.

Bei der *Rhinoscopia anterior* ist die Absonderung eines serösen, mukösen oder eitrigen, selten auch blutig durchsetzten Sekretes durch das Ostium maxillare nachweisbar. Die mittlere Nasenmuschel, aber oft auch die übrige Nasenschleimhaut ist meist deutlich geschwollen, weshalb auch die Nasenatmung ein- oder beidseitig behindert sein kann. Bei der Inspektion der Hinterwand des Hypopharynx ist durch den Abfluß des von der Kieferhöhle abgesonderten Sekretes eine Schleim- bzw. Eiterstraße zu finden. Bisweilen sind auch Riechstörungen sowie durch lokale Reizungen verursachte Neuralgien des im Sinusdach verlaufenden N. infraorbitalis zu beobachten.

Oft ist der Höhepunkt der Schmerzsymptomatik erst am Nachmittag erreicht, da es durch die aufrechte Körperhaltung zu einer Sekretansammlung kommen kann. Mit der Bettruhe kann das Sekret dann über das im oberen und posterioren Teil der medialen Kieferhöhlenwand lokalisierte Ostium besser abfließen.

Antrumempyem

Bei einer Verlegung des Ostium maxillare oder bei Störung der Zilientätigkeit im Rahmen des entzündlichen Geschehens kommt es – in der Kieferhöhle seltener als in den anderen Nasennebenhöhlen – durch den Rückstau des eitrigen Sekretes zu einer äußerst schmerzhaften Drucksteigerung im Sinus, zur Ansammlung von Pus und somit zur sogenannten *Spiegelbildung* (Abb. 11). Diese ist lageabhängig und im Nasennebenhöhlen-Röntgenbild, begleitet von basalen und wandständigen Verschattungen, gut nachweisbar. Ausgedehnte Schleimhautdestruktionen können dieses Zustandsbild begleiten.

Verschlimmert sich das Zustandsbild, kommt es zur sog. *Pyozele*. Durch die Druckerhöhung in der Kieferhöhle kann es zu einer langsamen, fortschreitenden Expansion des Sinushohlraumes bis zum Durchbruch durch die dünnen umgebenden Knochenwände kommen. Das Nasennebenhöhlenröntgenbild zeigt den gesamten betroffenen Sinus maxillaris verschattet und deren Wände durch die druckbedingte Expansion teilweise verdünnt und zentrifugal verschoben. Ist lediglich Sekretstau die Ursache, wird dieses Zustandsbild als *„Mukozele"* bezeichnet – für diese werden neben entzündlichen

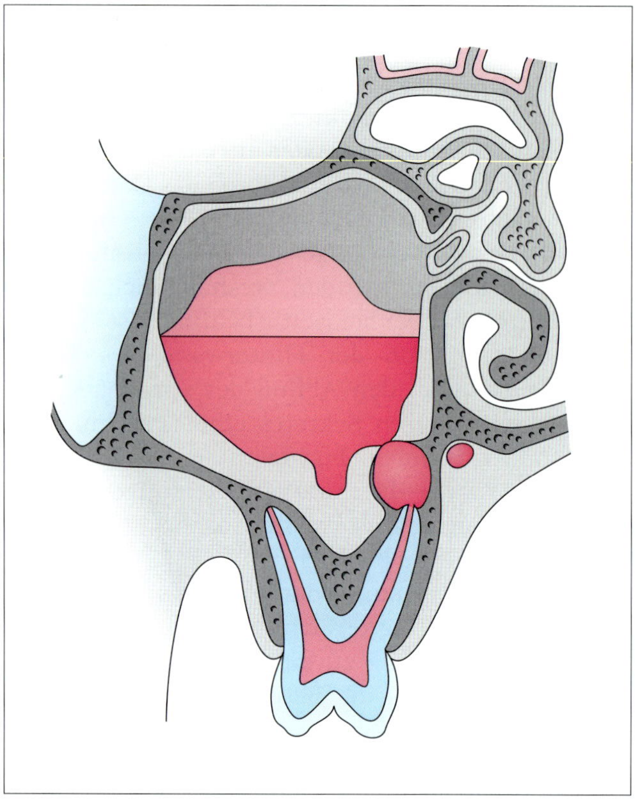

Abb. 11 Zeichnerische Darstellung eines Kieferhöhlenempyems, ausgehend von einer chronisch-apikalen Parodontitis der palatinalen Wurzel eines Molaren. Die Spiegelbildung in der Kieferhöhle wird durch das eitrige Sekret verursacht. Die basale und wandständige Kieferhöhlenschleimhaut ist teilweise stark geschwollen.

Ursachen auch postoperative und posttraumatische Ursachen diskutiert.

Die traditionelle *transnasale Entlastungspunktion,* evtl. kombiniert mit einem vorsichtigen Spülversuch, bestätigt durch den Sekretnachweis die Verdachtsdiagnose, welche durch die bakteriologische Untersuchung des gewonnenen Sekretes abgerundet wird. Zeitgemäßer ist die *Endoskopie,* welche dieselben Vorteile bietet, aber zusätzlich die Inspektion der Kieferhöhle und des Ostiums ermöglicht. Durch das transnasale Vorgehen kann auch ein Drainageröhrchen zur regelmäßigen Spülung der Kieferhöhle installiert werden.

Klinik der chronischen Sinusitis maxillaris

Die *chronische Sinusitis maxillaris* kann nicht selten über Jahre nahezu *symptomarm* verlaufen und tritt bei rhinogenen Ursachen häufig gemeinsam mit Entzündungen der anderen Nasennebenhöhlen auf. Manchmal entwickelt sie sich auch aus einer nicht abgeheilten akuten oder subakuten Sinusitis. Ebenso kann eine odontogene chronische Sinusitis maxillaris im Rahmen einer akuten Rhinitis durch die schwellungsbedingte Verlegung des Ostiums akut exazerbieren. Jahrelange und auch völlig beschwerdefreie, nur auf die Kieferhöhle beschränkte Verläufe sind durch eine gute Immunabwehr häufig und werden oft nur zufällig bei Routineuntersuchungen oder nach Zahnextraktionen entdeckt [181].

Oft sind eine Verlegung des betroffenen Nasengangs und eine ständige leichte, je nach Ursache seröse oder eitrige Sekretabsonderung über das ödematös verschwollene Ostium maxillare die einzigen Beschwerden des Patienten. Gröbere Schmerzen fehlen meist gänzlich. Dumpfe Kopfschmerzen, die beim Bücken stärker werden, sowie Riechstörungen sind möglich. Die Fossa canina kann druckempfindlich sein. Anamnestisch sind oft Hinweise über das rezidivierende Auftreten von typischen Symptomen einer chronischen Sinusitis vorhanden. Manchmal stellen neuralgiforme Beschwerden durch die entzündliche Reizung der Äste des Nervus maxillaris die einzigen Symptome dar.

Die *chronisch-polypöse Sinusitis* ist die Folge akuter rezidivierender Entzündungen. Sie tritt häufig gemeinsam mit einer chronischen Bronchitis, einem Asthma bronchiale oder Allergien auf. Ursache hiefür dürften konstitutionell bedingte immunologische Defekte sein [124]. Aufgrund von ödematösen Schleimhautschwellungen können sich im chronisch-entzündeten Sinus maxillaris gestielte Schleimhautpolypen bilden, welche für die seröspolypöse Entzündungsform charakteristisch sind. Diese können bis durch das Ostium als Nasenpolypen in die freie Nasenhöhle ragen und die Nasenatmung unter Umständen stark beeinträchtigen. Gelegentlich ist diese „Polyposis nasi" das einzig sichtbare Zeichen einer chronischen Kieferhöhlenentzündung, die jedoch durch die Blockierung des Ostiums den chronischen Verlauf der Sinusitis weiter unterhält. Bei mehr als 30% der Bevölkerung lassen sich solche asymptomatische polypöse Schleimhautveränderungen in den Nasennebenhöhlen nachweisen. Kommt es durch die Polypen oder durch Schleimhautschwellungen zu einem Ventilmechanismus am nur schmalen Ostium maxillare, kann sich durch die Drucksteigerung im Sinus eine oft sehr schmerzhafte sog. *Pneumatozele* bilden. Liegt eine Mund-Antrum-Fistel vor, können sich polypöse Kieferhöhlenschleimhautwucherungen auch bis in die Mundhöhle vorwölben (Abb. 12).

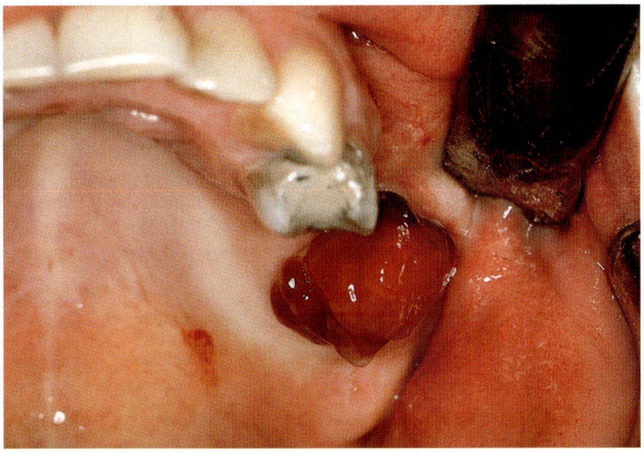

Abb. 12 Polypöse Kieferhöhlenschleimhautwucherung, welche sich aus dem Sinus maxillaris durch eine Mund-Antrum-Fistel (Regio 26) in die Mundhöhle vorwölbt.

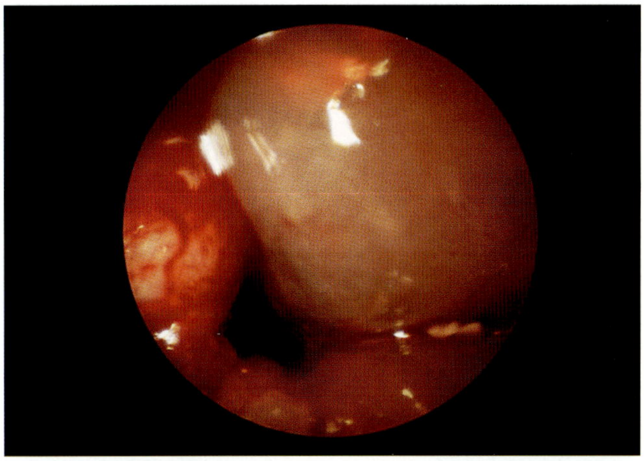

Abb. 13 Sinuskopisches Bild einer chronischen Sinusitis maxillaris: vorwuchernde, polypös-zystische Proliferationen sind neben ödematös-verdickten und von blutig-schleimigem Sekret bedeckten Kieferhöhlenschleimhautarealen zu beobachten.

Bei *chronisch-eitrigen Sinusitisformen* kann es durch den Eiterabfluß über den Nasen-Rachenraum zu Reizungen und Rötungen der Pharynx- und Larynxschleimhaut kommen. Vor allem bei odontogenen Sinusitiden ist häufig ein für den Patienten unangenehmer putrider Foetor ex nasu und – bei Vorliegen einer Mund-Antrum-Fistel – ein Foetor ex ore vorhanden. Umgekehrt kann über eine Mund-Antrum-Verbindung Speichel über den Sinus bis in die Nase gelangen.

Bei odontogen verursachten chronischen Sinusitiden sind häufig nur lokal-umschriebene, v.a. ödematöse Schleimhautschwellungen im Bereich des Recessus alveolaris maxillae, also in unmittelbarer Nachbarschaft zu den verursachenden Zähnen, zu finden.

Die *Diagnosestellung* ist bei der chronischen Sinusitis maxillaris aufgrund der geringeren Symptome schwieriger als bei der akuten Form. Oft erfolgt die Diagnose erst im Rahmen einer Routineuntersuchung. Im okzipito-mentalen Röntgenbild ist eine meist deutliche wandständige oder sogar eine diffuse Verschattung, bedingt durch die Kieferhöhlenschleimhautschwellung, zu erkennen (s. Abb. 4c). Mit Hilfe der Computertomographie, Magnetresonanztomographie und Sonographie lassen sich die entzündlichen Schleimhautveränderungen meist hervorragend darstellen [51]. Bei einer diagnostischen Sinuskopie, die nach unklaren Röntgenbefunden indiziert ist, zeigt sich meist ein sehr buntes Bild: verschieden ödematös verdickte und gerötete Schleimhautareale mit sehr unterschiedlich ausgeprägten, z.T. vorwuchernden polypös-zystischen Proliferationen sind häufig neben Abschnitten relativ gesund erscheinender oder fibrös verdickter Schleimhaut zu finden (Abb. 13). Bei einer Kieferhöhlenspülung entleeren sich z.T. mehlig-trübe oder krümelige Sekrete oder auch gelblich-graubraune Massen.

Sind im Rahmen eines *infektallergischen* Geschehens der oberen Luftwege radiologisch partiell oder total verschattete Kieferhöhlen zu beobachten, läßt sich durch eine endoskopisch gewonnene Biopsie relativ sicher abklären, ob die Verschattung in einem ursächlichen Zusammenhang mit der Allergie steht. In solchen Fällen zeigt die Kieferhöhlenschleimhaut eine rötlich livide, ödematöse hyperplastische Schwellung.

Selten kann eine Sinusitis als *Begleitsymptom eines tumorösen Prozesses* im Bereich der Nebenhöhlen auftreten. Liegt ein Verdacht hierfür vor, muß ein solcher so bald wie möglich endoskopisch-bioptisch ausgeschlossen werden. Deutliche Hinweise für ein malignes Geschehen sind Anzeichen einer Knochendestruktion im Röntgenbild.

Eine Sonderstellung nehmen *Pilzerkrankungen* ein, die im Sinus maxillaris jedoch nur selten auftreten. Die häufigsten Erreger von Mykosen der Kieferhöhle sind Aspergillusarten vom Typ A. fumigatus, der ubiquitär, wie z.B. in Blumentopferde, vorkommt, aber auch Candida und Mukor. Prädisponierende Faktoren stellen chronische Sinusitiden, Kortisonmedikationen, Störungen des Immunsystems, wie z.B. sehr häufig bei AIDS, Diabetes mellitus sowie eine langdauernde Antibiotikatherapie dar. In letzter Zeit wurde auch vermehrt über Aspergillosen und Aspergillus-Myzetome nach versehentlicher Applikation von zinkoxidhaltigen

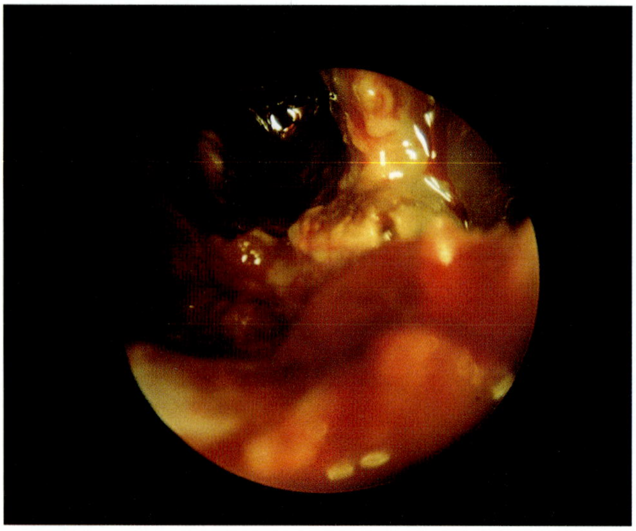

Abb. 14 Sinuskopisches Bild eines Aspergilloms und einer begleitenden chronischen Sinusitis maxillaris (Sammlung Dr. KRENNMAIR, Wels). Durch Überfüllung eines Oberkiefermolaren im Rahmen einer Wurzelbehandlung wurde zinkoxidhaltiges Wurzelfüllmaterial in die Kieferhöhle überstopft und bildete die Ursache für die Bildung eines Aspergillus-Myzetoms. Am Boden des Sinus maxillaris sind grau-weißliche, schmierige Beläge und bröckelige Konkremente neben einer hämorrhagisch geschwollenen Sinusschleimhaut zu erkennen.

Wurzelfüllmaterialien in der Kieferhöhle berichtet [16, 82, 95, 101, 140, 158].

Klinisch imponieren die Mykosen ähnlich chronisch-rezidivierenden Sinusitiden. Granulierende Schleimhautveränderungen mit bröckeligen Massen aus eingedicktem Eiter deuten auf *Fremdkörper* mit sekundärer Aspergillosebesiedelung hin [190]. Am Röntgenbild sind neben einseitigen, homogenen Verschattungen oft auch umschriebene und auffällig strahlendichte Verschattungen zu sehen, die auf Metall- und Kalziumeinlagerungen in Nekrosearealen zurückzuführen sind [100]. Endoskopisch sind neben schmierig-grauweißen Pilzmassen auch bröckelige Konkremente zu beobachten (Abb. 14). In seltenen Fällen können Mykosen sogar wie maligne Tumoren imponieren, Knochendestruktionen verursachen und – wenn sie nicht aggressiv behandelt werden – bis zum Tod führen [158]. Die Therapie besteht in der radikalen operativen Ausräumung der nekrotischen Massen sowie der postoperativen Gabe von Antimykotika [221].

Komplikationen

Eine relativ häufige Komplikation – v.a. einer rhinogenen, selten auch einer odontogenen – Sinusitis maxillaris stellt deren Fortleitung in das System der anderen Nasennebenhöhlen dar, wodurch es zu einer *Pansinusitis* kommen kann [22].

Mukozelen sind sehr seltene Ereignisse in der Kieferhöhle. Sie werden gebildet, wenn sezernierter Schleim durch Obstruktion des Ostium maxillare nicht entweichen kann [42]. Durch die Druckerhöhung kann es zu einer langsamen und fortschreitenden Expansion des Sinushohlraumes bis zum Durchbruch durch die dünnen Sinuswände (meist unter der Orbita) kommen. Am Röntgenbild zeigt sich die gesamte betroffene Kieferhöhle verschattet und deren Wände durch die druckbedingte Expansion teilweise verdünnt und zentrifugal verschoben.

Vorwiegend bei akuten Sinusitiden, bei einem Antrumempyem und bei Pyozelen kann es zur Fortleitung der Entzündung in die umgebenden Strukturen kommen. Steigt etwa das Geschehen über den Canalis infraorbitalis oder durch die dünne Knochenwand des Orbitabodens in das Orbitafettgewebe auf, kommt es zu Orbitaabszessen oder Orbitaphlegmonen mit typischen Symptomen wie etwa einer Protrusio bulbi, Chemosis, Lidödemen usw. Im Extremfall kann es sogar zur Blindheit kommen [5, 73, 153, 157, 180].

Osteomyelitiden der umgebenden Knochenwände sind selten und treten eher bei Säuglingen oder Kleinkindern v.a. durch odontogene Ursachen auf. Bei Durchbruch in die fazialen Weichteile sind eine druckschmerzhafte, teigige und gerötete Schwellung der Wange und ein Unterlidödem typisch.

Hirnabszesse, Meningitiden und andere durch eine Sinusitis maxillaris verursachte endokranielle Komplikationen sind durch die Anwendung von Antibiotika nur mehr sehr selten zu beobachten [22, 153, 209].

Bei einem *atypischen* oder *therapieresistenten Verlauf* einer Sinusitis unter Absonderung fötiden Eiters über das Ostium maxillare muß an das eventuelle Vorliegen einer spezifischen Erkrankung, wie z.B. einer Tuberkulose, einer Pilzerkrankung oder eines malignen Prozesses, gedacht werden. In solchen Fällen ist eine diagnostische Abklärung durch Endoskopie und die Entnahme einer Biopsie indiziert [47, 48, 126, 190].

Als Spätfolgen von Sinusitiden (Abb. 15a) können *muköse Retentionszysten* entstehen (Abb. 15b). Diese bilden sich infolge zystischer Erweiterung der Ausführungsgänge der Schleimdrüsen durch deren Verlegung mit Schleimpfröpfen und sind bei 2–3% der Bevölkerung zu finden.

Differentialdiagnostik

Abszesse im Nachbarschaftsbereich des Sinus maxillaris – wie etwa im Bereich der Fossa canina oder retromaxillär – können ähnliche klinische Symptome wie Sinusitiden verursachen.

Auch das mögliche Bestehen einer *Oberkieferosteomyelitis*, die v.a. bei Kleinkindern auftritt, oder eines malignen Prozesses dürfen nicht vergessen werden.

Die eher seltenen *Kieferhöhlenkarzinome* verursachen häufig eine begleitende chronische Sinusitis maxillaris und zeigen oft erst im fortgeschrittenen Stadium eine Osteolyse von begrenzenden knöchernen Strukturen. Bei Verdacht auf ein malignes Geschehen ist eine computertomographische Untersuchung sowie eine Sinuskopie mit gleichzeitiger Entnahme von Biopsien dringend indiziert.

Dentogen verursachte und vestibulär oder palatinal durchbrechende Abszesse des Processus alveolaris maxillae stellen keine Seltenheit dar. Die orale Inspektion sowie die Anfertigung von Orthopantomogrammen zur Identifikation der verursachenden Zähne ermöglichen die schnelle differentialdiagnostische Abklärung.

Pathohistologie

Der Rückschluß auf verschiedene Sinusitisformen ist histologisch oft wesentlich schwieriger als klinisch.

> Meist besteht keine eindeutige Korrelation zwischen dem endoskopischen und dem histologischen Befund [31, 120, 131, 196].

Klinisch unterschiedlich imponierende Sinusitisformen zeigen häufig kein entsprechendes charakteristisches histologisches Bild. Außerdem muß bedacht werden, daß die Biopsie nur eine Stichprobe darstellt, welche für den Grad der Erkrankung in der ganzen Kieferhöhle nicht repräsentativ sein kann [190].

Erwähnenswert ist, daß es bei einer Entzündung der Kieferhöhle parallel zum Auftreten verschiedenster *Schleimhautveränderungen* kommen kann, so daß in einem Sinus Epithelmetaplasien, Becherzellvermehrungen, aber auch Erosionen bis hin zum Verlust der gesamten Epithelschicht bis auf die Basalmembran zu beobachten sind [121].

Die akute Sinusitis ist in ihrer frühen Phase durch eine *Hyperämie* und ein *Ödem* der Schleimhaut, durch leichte Infiltrate neutrophiler Granulozyten sowie durch eine verstärkte Sekretion der Becherzellen und Schleimdrüsen gekennzeichnet. Bei ausgeprägten Formen akuter Sinusitiden kommt es neben einem hochgradigen Ödem zu einer Akkumula-

a
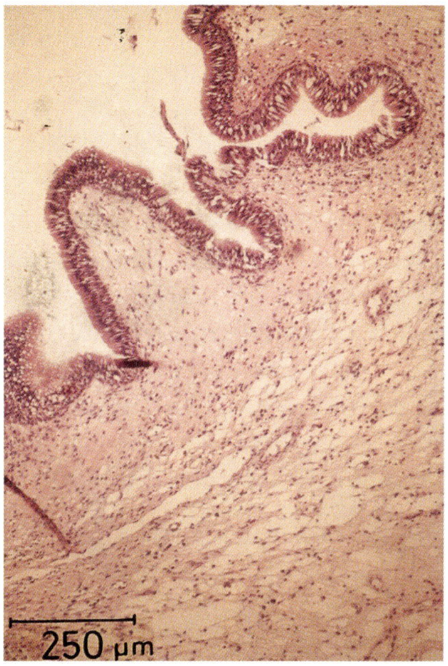

b
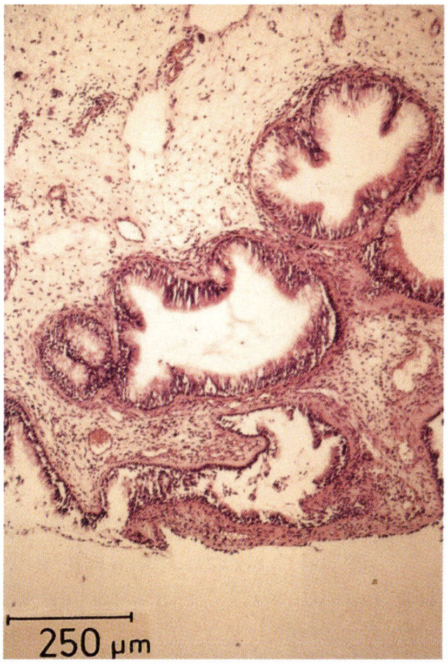

Abb. 15 Typische histologische Befunde einer chronischen Sinusitis maxillaris (Toluidinblau-Färbung; Sammlung Prof. Donath, Hamburg):

a) Ödematös-hyperplastische Sinusitis mit Schleimhautverdickung, einer beginnenden zellulären Infiltration und einer Becherzellenhyperplasie.

b) Muköse Retentionszysten einer chronisch entzündeten Kieferhöhlenschleimhaut.

tion neutrophiler Granulozyten, zur Bildung sero- oder mukopurulenter Exsudate und in schweren Fällen zu Schleimhauterosionen. Bildet sich ein Kieferhöhlenempyem, kommt es zu ausgedehnten Schleimhautdestruktionen [42, 76].

Bei der chronischen Sinusitis sind im Entzündungsinfiltrat vorwiegend *Lymphozyten, Histiozyten* und *Plasmazellen* sowie vereinzelt auch eosinophile Granulozyten zu finden (Abb. 15a) [42, 74]. Mit dem Fortbestehen des Entzündungsreizes kommt es zu einer starken Reduktion der zilientragenden Zellen des Flimmerepithels und zu einer Desorientierung der verbliebenen Zilien. In weiterer Folge kommt es zu Plattenepithelmetaplasien und durch Fibroblastenproliferation zu einer diffusen Fibrose, die schließlich zur *Schleimhautatrophie* führt [42, 74, 198].

Auch *polypöse Wucherungen* und *Schleimhautretentionszysten* können sich bilden (Abb. 15b).

Mann und Dao Trong (1979) unterscheiden *nach dem histologischen Bild vier verschiedene Erscheinungsformen* bei chronischen Sinusitiden [120]:

- die ödematös-hyperplastische Sinusitis
- die ödematös-infiltrative Sinusitis
- die infiltrativ-fibröse Sinusitis sowie
- die fibröse Sinusitis

Der histologische Befund im Rahmen eines infektallergischen Geschehens zeichnet sich neben einem Ödem v.a. durch das reichliche Vorkommen *eosinophiler Granulozyten* als Hinweis auf eine allergisch bedingte Erkrankung aus [190, 193]. Ebenso ist die polypoide Schleimhautverdickung kennzeichnend für eine allergische Ätiologie [190].

Bedeutsam für den Krankheitsverlauf in der Kieferhöhle ist auch das Ausmaß der irreversiblen Schleimhautveränderungen in Form von degenerativen und proliferativen Prozessen sowie Narben [74].

Intensität und Dauer der pathogenen Einflüsse entscheiden, ob es zu Schleimhauthyperplasien und -hypertrophien und, nach zellulären Infiltrationen, Kapillarwandschädigungen und metabolischen Störungen mit nachfolgenden Narbenbildungen, bis zu destruierenden Vorgängen an der Epitheloberfläche kommt. Durch die so resultierende Insuffizienz der Schleimhautbarriere wird das Eindringen antigenen Materials erleichtert, so daß lokale sowie seltener auch systemische, infektiös-allergische Erkrankungen gehäuft auftreten können [74].

Mikrobiologie

In der gesunden Kieferhöhle sind keine Keime nachweisbar, d.h., sie gilt als steril [25, 62].

Gelegentlich sind jedoch auch bei *klinisch unauffälligen Kieferhöhlen* histologisch entzündliche Zellinfiltrate nachweisbar sowie Bakterien, allerdings nur in vernachlässigbarer Anzahl, vorhanden [36].

Rotter und Koller (1986) konnten in über 40% der Fälle klinisch akuter Sinusitiden keine Bakterien nachweisen, womit die Bedeutung von Rhino- und Rheoviren als häufige Ursache akuter Kieferhöhlenentzündungen mit rhinogener Ursache deutlich wird [159].

Bei der *akuten, purulenten Sinusitis* überwiegen die Aerobier Streptococcus pneumoniae und Haemophilus influenzae.

Bei der *chronischen Sinusitis* ist eher ein polymikrobielles Keimspektrum zu beobachten, wobei v.a. Staphylococcus aureus und Haemophilus influenzae nachweisbar sind [74, 121, 146, 178, 217].

Aber auch *Anaerobier* wie v.a. Peptostreptokokken, Bacteroides und Veillonellen sind bei Kieferhöhlenentzündungen anzutreffen, wobei sie bei akuten Sinusitiden weniger häufig nachzuweisen sind als bei chronischen Entzündungen. Für Sinusitiden odontogener Genese sind Mischinfektionen aerober und anaerober Bakterien eher typisch, wobei v.a. die Anaerobier ausschlaggebend für den Verlauf sein dürften [6, 62, 105, 141, 178, 217].

Wie bereits bei den Ursachen odontogener Kieferhöhlenerkrankungen erwähnt, können auch *Mykosen* Sinusitiden verursachen, wobei v.a. Schimmelpilze wie Aspergillus und Mukor sowie Sproßpilze als Verursacher bekannt sind [95, 158, 221].

Therapie der akuten Sinusitis maxillaris

Im Vordergrund stehen die Behandlung der für den Patienten belastenden Entzündungserscheinungen sowie die Beseitigung der auslösenden Entzündungsursachen. Primär sind bei der Therapie der akuten und subakuten Sinusitis *konservative Maßnahmen* angezeigt.

Die wichtigste Behandlungsmaßnahme besteht in der Verabreichung von *Antibiotika*, um eine Ausbreitung der Entzündung zu verhindern sowie allgemeine Krankheitssymptome zurückzudrängen. Da odontogen verursachte Sinusitiden weitgehend gleiche Keimspektren aufweisen wie odontogene Entzündungen, sind Aminopenicilline (z.B. Amoxicillin/Clavulansäure in Form von Augmentan®) sowie Cephalosporine derzeit Mittel der Wahl [177]. Erzielen die initial verabreichten Antibiotika nicht die erwünschte Wirkung, sollte nach Erstellung eines Antibiogramms mit möglichst gezielt wirksamen Antibiotika gegen das vorhandene Keimspektrum weiterbehandelt werden. Eine intravenöse Antibiotikagabe ist nur bei perakutem Verlauf oder bei einer sich abzeichnenden Komplikation und möglichst nur nach Erstellung eines Antibiogrammes indiziert.

Zur Ermöglichung eines ungehinderten Sekretabflusses über das Ostium maxillare empfehlen sich *vasokonstriktorische Sympathikomimetika,* die ein Abschwellen der Schleimhäute und insbesondere des Ostiumschwellkörpers bewirken [57]. Oft verhilft auch die Einlage eines mit abschwellenden Nasentropfen getränkten Streifens zu einer schnellen Verbesserung der Symptomatik. Analgetika befreien den Patienten von begleitenden Schmerzen. Bei stärkeren Beschwerden ist körperliche Schonung und Bettruhe angezeigt.

Nach Abschwellung der Schleimhäute und der somit wiederhergestellten Belüftung und Drainage bewirken physikalische Maßnahmen wie lokale Wärmeapplikationen und Inhalationen ein weiteres Abklingen der Symptome infolge der verbesserten Durchblutung und dadurch schnelleren Abheilung der Entzündung [27]. Vor allem *„Kopflichtbäder"* mit Rotlicht, Kurzwellen-, Mikrowellen- und Soluxbestrahlungen sowie *Dampfbäder und Inhalationen* von Kamillendämpfen sind sehr hilfreich. Unmittelbar vor der Wärmeanwendung müssen jedoch stets abschwellende Nasentropfen appliziert werden.

Kommt es nach fünf bis neun Tagen zu keinem deutlichen Abklingen der akuten Symptome oder ist das Vorliegen eines Kieferhöhlenempyems wahrscheinlich, sollte eine chirurgische Entlastung mit anschließender Spülung über die laterale Nasenwand sowie eine endoskopische Abklärung erwogen werden. Im Rahmen dieses Vorgehens können sowohl bakterielle Proben als auch Biopsien entnommen werden. Die abschließende Installation eines Dauerkatheters ermöglicht regelmäßige Spülungen mit antiseptischen Lösungen und führt meist zu einer schnellen Besserung. Nur bei außergewöhnlich starken Eiterungen im Kieferhöhlenbereich mit Ausbreitung in die benachbarten Logen ist die breite Eröffnung des Sinus maxillaris über die Fossa canina sowie die Installation von Drainagen indiziert.

Zur Beseitigung einer odontogenen Sinusitis maxillaris ist die Verhinderung des Nachschubs der Eitererreger aus dem Wurzelkanal des betroffenen Zahnes durch Einleitung einer *Wurzelbehandlung,* einer *Wurzelspitzenresektion* oder der *Extraktion* unerläßlich [107, 166]. Sind marginale Parodontitiden als Ursache der Sinusitis identifiziert, müssen die schuldigen Zähne nach dem Abklingen der Entzündungssymptome unbedingt extrahiert werden. Infizierte Kieferhöhlenzysten müssen entfernt und resultierende knöcherne Hohlräume zur Kieferhöhle gefenstert werden.

Ist ein *Zahn* als Verursacher einer akuten Sinusitis identifiziert und nicht erhaltungswürdig, ist dessen frühzeitige *Extraktion* nach Abklingen der Allgemeinerscheinungen der akuten Sinusitis unter Antibiotikaschutz zweckmäßig [165]. Durch dieses Vorgehen wird ein alveolärer Sekretabfluß aus der periapikalen Region ermöglicht, was im Prinzip dem bekannten Vorgehen bei infizierten radikulären Zysten entspricht, die mit der Entfernung des schuldigen Zahnes bereits eröffnet und entlastet werden. Allerdings erfordert dieses Vorgehen eine sorgfältige postoperative Überwachung der betroffenen Kieferhöhle [165].

Die *Eröffnung des Sinus maxillaris* und der somit ermöglichte Abfluß von Eiter und Sekret sind bei sinusitischen Beschwerden erwünscht und angestrebt.

Ist eine bereits bestehende Mund-Antrum-Fistel Ursache der akuten Sinusitis, sind anfänglich sogar tägliche *Spülungen* mittels körperwarmer physiologischer Kochsalzlösung oder antimikrobieller Lösungen, wie z.B. Betaisodona® (1 : 1 verdünnt mit physiologischer Kochsalzlösung), hilfreich. Werden die Spülungen mit einem lokal wirksamen Antibiotikum durchgeführt, ist stets zu beachten, daß die Gefahr einer nachfolgenden Pilzbesiedelung erhöht ist. Mund-Antrum-Verbindungen dürfen erst dann operativ verschlossen werden, wenn sich nach mehrmaligen Spülungen klare Flüssigkeit aus der Öffnung entleert (s. S. 218, 234ff.). Solange sich jedoch trübe bzw. mit Eiter durchsetzte Spülflüssigkeit entleert, müssen die Spülungen fortgesetzt werden [134]. Befinden sich Fremdkörper wie etwa Zahnwurzelreste in einem akut entzündeten Sinus, so sollten diese bis zum Abklingen der akut-entzündlichen Symptome belassen werden, um der Gefahr der Verstärkung der entzündlichen Erscheinungen entgegenzuwirken und um der schlechten

Heilungstendenz im Umfeld entzündlicher Prozesse auszuweichen.

Bei akuten und subakuten Sinusitiden als Folge oder Begleiterkrankung einer Rhinitis ist die Tendenz zur Spontanheilung relativ groß, d.h., häufig ist mit einer spontanen Rückbildung von röntgenologisch erkennbaren Schleimhautschwellungen zu rechnen [190].

Therapie der chronischen Sinusitis maxillaris

Diese besteht aus wiederholten *Kieferhöhlenspülungen* über einen Dauerkatheter und der Gabe von abschwellenden Nasentropfen. Als Spülflüssigkeit können eine körperwarme physiologische Kochsalzlösung, antiseptische oder antibiotische Lösungen herangezogen werden. So haben sich z.B. Betaisodona®, 1:1 verdünnt mit physiologischer Kochsalzlösung, oder Chinosol® (8-Hydroxychinolinsulfat/Kaliumsulfat) in einer Verdünnung von 1:1000 sehr bewährt. Unter Umständen ist auch die Installation von Kortikosteroiden indiziert. Je nach Ausprägung der Entzündungszeichen erfolgt die Spülung mindestens zweimal wöchentlich und in ausgeprägten Fällen sogar täglich.

Kopflichtbäder und *abschwellende Nasentropfen* unterstützen die Therapie.

Ursächlich beteiligte Zähne müssen möglichst schnell durch *Wurzelbehandlungen* oder *Wurzelspitzenresektionen* saniert oder extrahiert werden. Falls keine Besserung eintritt und/oder sich polypöse Schleimhautwucherungen gebildet haben, sollte eine operative Sanierung erfolgen [14, 134, 139, 143, 144].

Bildet sich eine chronische odontogene Sinusitis maxillaris erst aufgrund einer länger bestehenden Mund-Antrum-Verbindung durch aufsteigende Keime aus dem Mundraum, wird diese durch die Verbindung hindurch gespült. Erst wenn sich klare Flüssigkeit entleert, ist ein operativer Verschluß der Mund-Antrum-Verbindung möglich. Unmittelbar vor der operativen Deckung sollten jedoch mit einem Endoskop die Kieferhöhle inspiziert und chronisch entzündete, hyperplastische oder narbige Schleimhautareale vor dem endgültigen Verschluß abgetragen werden [108, 144].

In seltenen Fällen kann es mit der beginnenden Ausheilung der chronischen Sinusitis zu einem spontanen Verschluß der Mund-Antrum-Verbindung kommen [154]. Kann ein solcher angenommen werden, soll zunächst nicht mehr sondiert werden, um den Heilungsprozeß nicht zu stören. Unter engmaschiger Kontrolle des Patienten wird der weitere Heilungsfortgang beobachtet und erst nach ca. vier Wochen der endgültige Nachweis des Verschlusses durch vorsichtige Sondierung mit einer Knopfsonde nachgewiesen. Besteht noch eine radiologisch nachweisbare Restverschattung, ist die Abtragung entzündlicher Schleimhautareale im Rahmen einer transnasalen endoskopischen Inspektion sowie gegebenenfalls das Anlegen eines Fensters zum unteren Nasengang empfehlenswert.

Bei über Monaten chronisch-rezidivierenden Sinusitiden sollten neben der Lokal- und Allgemeinbehandlung die Ursachen der Infektanfälligkeit eruiert werden. So sind v.a. bei Kindern häufig Adenoide für chronische Kieferhöhlenentzündungen verantwortlich [29].

Bei chronischen Sinusitiden allergischer Genese ist nach einer Austestung das auslösende Allergen zu meiden. Eine Hyposensibilisierung ist nicht immer erfolgreich. In sehr ausgeprägten Fällen kann eine zeitweise *Kortisontherapie* notwendig sein.

Grundsätzlich ist die *operative Sanierung* einer chronisch entzündeten Kieferhöhle zugunsten eines konservativen therapeutischen Vorgehens in den Hintergrund getreten [134]. Im Rahmen von chronischen Kieferhöhlenentzündungen entstandene entzündliche hyperplastisch-polypöse Schleimhautveränderungen sowie Schleimhautretentionszysten mit all ihren Folgen sind jedoch nahezu irreversibel und stellen deshalb eine unbedingte Indikation für eine chirurgische Sanierung dar.

Sind lediglich geringe entzündliche Schleimhautveränderungen im Rahmen chronisch-odontogener Kieferhöhlenentzündungen zu erwarten, bieten sich minimal-invasive endoskopische Eingriffe zur Inspektion der Kieferhöhle und zur Entfernung erkrankter Schleimhautareale an – z.B. durch eine Mund-Antrum-Verbindung vor deren Verschluß. Voraussetzung hierfür ist aber die Beseitigung der odontogenen Ursachen. Sind jedoch umfangreichere polypöse Schleimhautwucherungen sowie rezidivierende entzündliche Vorgänge vorhanden und ist eine Funktionsstörung des mukoziliären Sekrettransportsystems anzunehmen, ist nach Entfernung der erkrankten Schleimhautareale eine Fensterungsoperation zum unteren Nasengang hin sinnvoll, um eine ausreichende Belüftung und Drainagewirkung zu garantieren.

Historisch erwähnenswert ist das klassische *chirurgische Vorgehen nach* CALDWELL *und* LUC [33,

118]. Bei dieser Technik wird im Bereich der Fossa canina die faziale Kieferhöhlenwand unter Belassung einer Knochenbrücke zum Nervus infraorbitalis sowie unter Schonung der Apices der Oberkieferzähne breit eröffnet und die Kieferhöhlenschleimhaut radikal entfernt. Anschließend wird ein Fenster zum unteren Nasengang angelegt, um bessere Belüftungs- und Drainagebedingungen zu schaffen. Das faziale Knochenfenster wurde belassen und lediglich mukoperiostal gedeckt.

Die *radikale Ausräumung der Kieferhöhlenschleimhaut* ging von dem Grundgedanken aus, daß einmal erkrankte Schleimhaut nicht regeneriert und vollständig entfernt werden muß. Durch dieses radikale Vorgehen kam es jedoch auch zu einer narbigen Verödung bzw. Verschwartung des Sinus maxillaris unter Reduzierung des Lumens [63]. Invasion von Wangenweichteilen durch den fazialen Knochendefekt, neurale Beschwerden durch Irritationen des Nervus infraorbitalis, Fistelbildungen sowie Narbenschmerzen waren häufig weitere Folgen. Durch Narbenstränge und Septierungen kam es auch oft zum narbigen Verschluß des Fensters zum unteren Nasengang, wodurch Lüftung und Drainage wieder reduziert waren und Sekretstau, Mukozelen, Okklusionszysten sowie Narbenabszesse auftreten konnten. Bedingt durch die Entfernung der Schleimhaut mittels Küretten kam es auch zu Schädigungen des Plexus dentalis sowie von Zahnwurzeln, die in die Kieferhöhle hineinragten [30, 44, 65, 77, 128, 137, 148, 168].

Wegen all der genannten Nachteile wurde diese radikale Methode zugunsten der sogenannten *funktionellen Kieferhöhlenoperation* verlassen. Deren physiologische Basis besteht in der Schaffung einer ausreichend breiten Öffnung zum unteren Nasengang, um eine funktionierende Ventilation und Drainage zu ermöglichen. Unter Schonung gesunder Schleimhautabschnitte sollen lediglich entzündete, polypöse und hyperplastische Schleimhautanteile entfernt werden [114]. Das operative Vorgehen der funktionellen Kieferhöhlenoperation gestaltet sich folgendermaßen (Abb. 16): Im Bereich des Vestibulums wird vom lateralen Inzisivus bis in den Bereich des ersten Molaren horizontal durch Schleimhaut und Periost bis auf den Knochen inzidiert und ein Mukoperiostlappen mittels Raspatoriums nach kranial bis zum Foramen infraorbitale hinaufpräpariert. An der dünnsten Stelle der fazialen Oberkieferfläche über den Wurzelspitzen wird ein viereckiges Knochenfenster mit einem Durchmesser von ca. 2 cm angelegt.

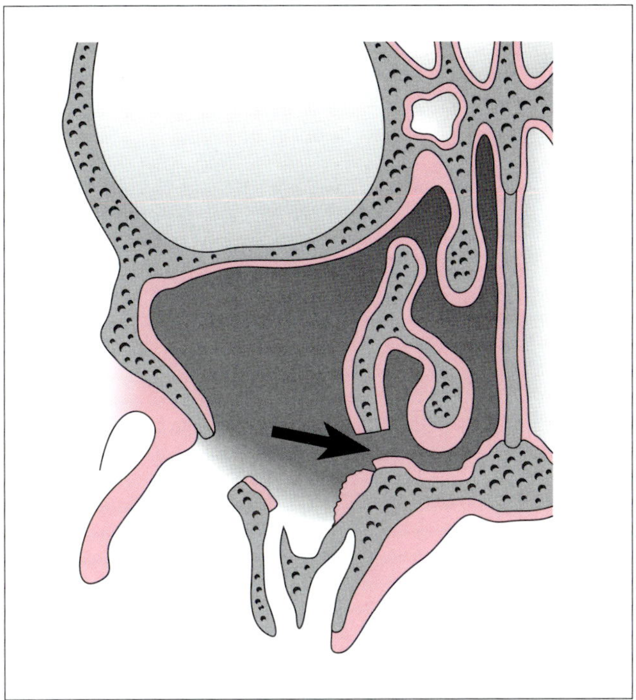

Abb. 16 Schematische Darstellung der sog. funktionellen Kieferhöhlenoperation: Anlage eines Knochenfensters in der fazialen Kieferhöhlenwand nach Präparation eines Mukoperiostlappens; Entfernung der polypös oder narbig-entzündlich verdickten Schleimhaut bzw. von Retentionszysten im Bereich des Recessus alveolaris (nach Extraktion des verursachenden Molaren); Anlage eines Knochenfensters zum unteren Nasengang (Pfeil).

Der Knochen des fazialen Kieferhöhlenfensters kann erhalten werden, indem man einen kranial gestielten Knochen-Periostlappen bildet und diesen nach Abschluß der Sinusoperation wieder zurückklappt [1]. Bei diesem *„osteoplastischen Vorgehen"* wird also der Vorteil einer guten Übersicht in den Sinus maxillaris mit dem weitgehenden Erhalt der physiologisch wichtigen Knochenlamelle verbunden. LINDORF [114, 115, 116] entwickelte im Rahmen dieses Vorgehens die sogenannte *Knochendeckelmethode*, bei der das Knochenfenster durch angeschrägte Sägeschnitte herausgetrennt und später wieder eingeklebt wird (Abb. 17).

Die *Revision des Sinus maxillaris* beinhaltet lediglich die schonende Entfernung polypöser oder narbig-entzündlich verdickter Schleimhaut bzw. von Retentionszysten unter Zuhilfenahme von Küretten, Raspatorien und scharfen Löffeln. Offensichtlich gesunde oder lediglich wenig veränderte Schleimhautareale sollen belassen werden [69, 210]. Abschließend wird im Bereich unter dem Ansatz der unteren Nasenmuschel ein ca. 2 × 1 cm² großes Fenster zur Nasenhöhle angelegt, um eine ausreichende

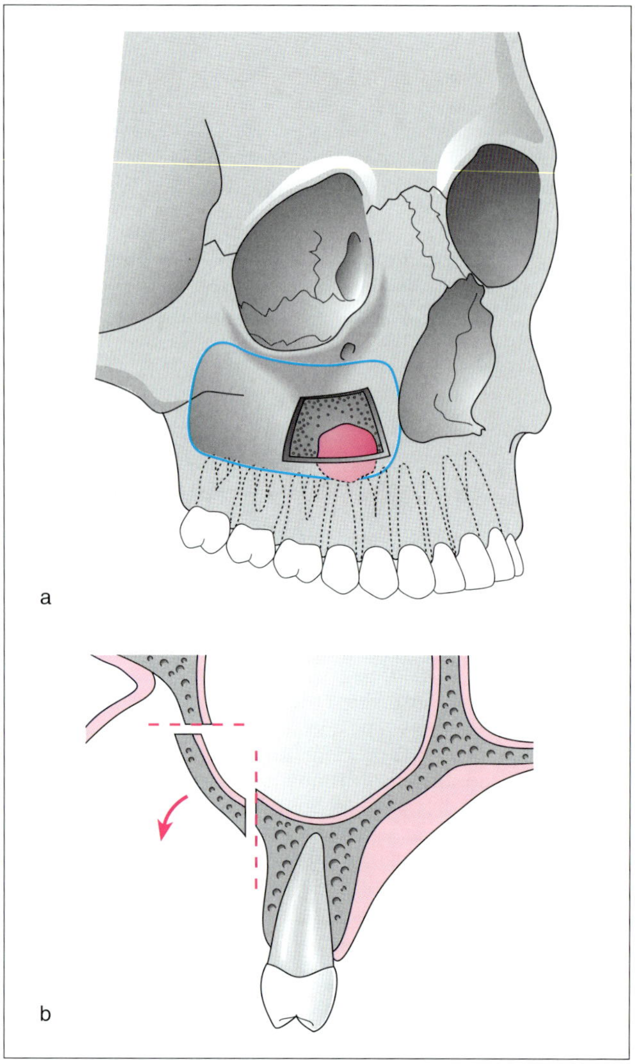

Abb. 17 Schematische Darstellung der sog. Knochendeckelmethode nach LINDORF.
a) Ausdehnung der Kieferhöhle und des fazialen Knochenfensters.
b) Neigung der Knochenschnitte des fazialen Fensters, um den entfernten Knochendeckel wieder fugenlos einsetzen zu können.

Ventilation und Drainage zu garantieren und eventuelle postoperative stumpfe Kieferhöhlenspülungen zu erlauben. Der nach der Entfernung der knöchernen Wand zur Nasenhöhle entstehende Nasenschleimhautlappen wird dabei nicht reseziert, sondern in die Kieferhöhle eingeschlagen [45]. Der Sinus wird mit einem Jodoformstreifen tamponiert, welcher durch das antronasale Fenster nach außen geführt und nach wenigen Tagen wieder entfernt wird. Anstatt des Streifens ist auch das Anlegen einer Dauerdrainage in Form eines Spülkatheters von nasal her erfolgreich anzuwenden. Im Idealfall kommt es zu einer Regeneration des mukoziliaren Sekrettransports unter Umgehung des Nasenfensters zum natürlichen Ostium maxillare.

Eine Modifikation zur Therapie rezidivierender katarrhalisch-rhinogener Entzündungen stellt die *transnasale Kieferhöhlenfensterung nach* SIEBENMANN-CLAOUÉ [34, 35, 176] bzw. nach *LOTHROP* [117] (1897) dar. Hierbei wird im Bereich des unteren Nasenganges ein Fenster zur Kieferhöhle von ca. 2 × 1 cm angelegt, um dadurch eine Drainagewirkung zu erreichen. Schleimhautpolypen des Sinus werden unter Schonung der gesunden Schleimhautareale entfernt [45]. Aufgrund des relativ engen und unübersichtlichen Operationszuganges wird diese Technik jedoch bei odontogenen Fragestellungen kaum eingesetzt.

Eine direkte, zunehmend gebräuchliche Weiterentwicklung aus dieser Technik ist die transnasale, endoskopische Kieferhöhlenchirurgie [81, 188, 189]. Der Zugang zum Sinus maxillaris erfolgt über den mittleren oder unteren Nasengang durch Penetration der sehr dünnen Knochenwand zwischen Sinus und Cavum nasi und dient in weiterer Folge auch der Wiederherstellung der Belüftung und Drainage im erkrankten Bereich. Mit Hilfe des Endoskops werden der Sinus und das Ostium maxillare inspiziert und lediglich pathologisch veränderte Kieferhöhlenschleimhautareale entfernt. Nicht veränderte Mukosaanteile werden belassen. Durch diese minimal-invasive Operationstechnik wird der Patient vergleichsweise wenig belastet.

Mund-Antrum-Verbindungen

Ätiologie

Die häufigste Ursache derartiger Kieferhöhleneröffnungen stellen Extraktionen dar, welche durch die engen Beziehungen zwischen den Wurzelspitzen und dem Recessus alveolaris begründet ist.

Evtl. am zu extrahierenden Zahn vorhandene chronisch-apikale Parodontitiden sowie apikale Zysten führen durch Osteolyse und Resorptionsvorgänge zu einer weiteren Reduzierung der ohnehin nur geringen und mit zunehmendem Alter auch stetig abnehmenden Knochendicke zwischen den Apices und dem Kieferhöhlenboden. Aber auch bei der Entfernung apikal nicht entzündeter Zähne, wie z.B. aus kieferorthopädischen Gründen, kommt es v.a. im Bereich der Molaren sowie – wesentlich seltener – im Bereich der Prämolaren zu Mund-Antrum-Eröffnungen.

SCHUCHARDT und Mitarbeiter (1964) konnten an über 900 Patienten mit Mund-Antrum-Verbindungen nachweisen, daß über 90% im Molarenbereich – und davon über 50% im Bereich des ersten Molaren – zu finden sind [165]. Die restlichen Fälle verteilten sich auf die Prämolaren und den Eckzahn, wobei letzterer in immerhin 0,6% aller Fälle für die Kieferhöhleneröffnung verantwortlich war. Andere Ursachen im Rahmen zahnärztlich-chirurgischer Eingriffe stellen Wurzelspitzenresektionen, die Entfernung retinierter oder verlagerter Zähne (v.a. der Weisheitszähne) sowie – in neuerer Zeit – Implantatentfernungen dar [92, 106].

BECKEDORF und SONNABEND (1954) geben die Wahrscheinlichkeit, bei einer Extraktion die Kieferhöhle zu eröffnen, mit 4,7% an [17]. In weiteren 8,5% trennt nur noch die Kieferhöhlenschleimhaut den Recessus alveolaris von der Mundhöhle. Nahezu zwei Drittel aller Zähne, die zu einer Kieferhöhleneröffnung führten, sind avital [17].

Diagnostik

Die Möglichkeit der Voraussage einer Kieferhöhleneröffnung im Rahmen von Zahnextraktionen oder zahnärztlich-chirurgischen Eingriffen ist schwierig und unsicher. Zwar geben das *Kleinbildröntgen* oder das *Panoramaröntgen* sehr gute Hinweise über die topographischen Beziehungen der Wurzelspitzen zum Kieferhöhlenboden, durch die fehlende Beurteilbarkeit in der dritten Dimension (also in der bukko-palatinalen Achse) sind aber sichere Aussagen nahezu unmöglich. Hinweise stellen jedoch am Röntgenbild erkennbare und bis in den Bereich des Kieferhöhlenbodens reichende osteolytische Prozesse sowie Verschattungen der alveolären Kieferhöhlenbuchten dar.

Der Nachweis einer *Mund-Antrum-Verbindung* nach einer Extraktion ist von ausschlaggebender Bedeutung, da sich ein gesunder Sinus maxillaris innerhalb von Stunden bis Tagen durch aufsteigende Keime aus der Mundhöhle entzünden kann [169, 208]. Die mit dem Zeitabstand von der Extraktion zunehmend entstehenden Sinusitiden sind auch röntgenologisch durch die zunehmende Verschattung nachweisbar [112]. Während nach dem Eintreten der Kieferhöhleneröffnung unmittelbar vor deren Verschluß noch nahezu 75% der Sinusschleimhaut pathologisch unverändert sind, sind es einen Monat später nur noch ca. 45% [57].

Nach einer Extraktion im Oberkieferseitenzahnbereich bieten sich zwei relativ verläßliche, einfache und schnell durchführbare Prüfmethoden an, um eine evtl. vorhandene Mund-Antrum-Verbindung festzustellen. Bei der ersten Methode, dem sogenannten „*Nasenblasversuch*“, läßt man den Patienten bei zugehaltenen Nasenlöchern Luft über die Nase auspressen. Durch den sich vom Cavum nasi in den Sinus maxillaris fortleitenden Luftdruck entweicht beim Vorliegen einer eröffneten Kieferhöhle über die Extraktionsalveole ein blasendes Geräusch oder es kommt zur Schaumbildung des Blutes in der Alveole. Der Nachweis einer Mund-Antrum-Verbindung gilt somit als sicher. Bedingt durch eine entzündlich alterierte, polypös veränderte Sinusmukosa kann es im Fistelbereich oder im Bereich des Ostium maxillare zu einem Ventileffekt kommen, indem sich die ödematös verdickte Schleimhaut ventilartig über die Öffnung legt. Ebenso kann im Bereich des Ostium maxillare durch eine Septumdeviation oder eine nasale Schleimhautschwellung eine reduzierte oder blockierte Luftdurchlässigkeit resultieren. Somit kann also die Luftpassage von der Nasenhöhle in die Kieferhöhle und von dort weiter über die Fistel in die Mundhöhle verlegt sein und zu der falschen Annahme führen, daß die Kieferhöhle durch die Extraktion nicht eröffnet wurde [17, 27, 57].

Da also der Nasenblasversuch häufig zu falsch-negativen Ergebnissen führen kann, ist es nach jeder Extraktion im Oberkieferseitzahnbereich unbedingt notwendig, zusätzlich zum Nasenblasversuch den Alveolenboden mit einer zarten, aber stumpfen *Knopfsonde* vorsichtig auszutasten. Wird die Sonde subtil eingesetzt, besteht auch keine Gefahr, eine evtl. noch nicht perforierte Kieferhöhlenschleimhaut zu durchstoßen. Letzteres kündigt sich zunächst durch einen elastisch-federnden Widerstand der Sinusmukosa an, der nach Perforation der Schleimhaut plötzlich nachläßt. Gleitet die Sonde jedoch ohne jeglichen Widerstand weit nach kranial, ist eine Mund-Antrum-Perforation mit hoher Wahrscheinlichkeit nachgewiesen.

Kommt es nach einer Zahnextraktion zu einem Sekret- oder Eiterabfluß und gleitet die Knopfsonde bei der Sondierung des Alveolenbodens ohne Widerstand über den apikalen Bereich hinaus, so ist an das Vorliegen eines Antrumempyems, einer ausgedehnten odontogenen Zyste, oder an einen malignen Prozeß, z.B. in Form eines zentral zerfallenden Oberkieferkarzinoms, zu denken [134].

Eine frisch eröffnete gesunde Kieferhöhle sollte möglichst unmittelbar verschlossen, d.h. plastisch gedeckt werden. Je größer der Zeitraum zwischen der Eröffnung und dem Verschluß ist, desto größer ist die Gefahr einer aufsteigenden Infektion.

Bestehen jedoch nach der Eröffnung der Kieferhöhle im Rahmen einer Extraktion Zweifel über den Zustand der Kieferhöhle, d.h., gibt es Anzeichen für entzündliche Prozesse, so darf die Mund-Antrum-Verbindung nicht plastisch gedeckt werden, ohne vorher entweder radiologisch mit einer Nasennebenhöhlenaufnahme oder endoskopisch den Sinus maxillaris begutachtet zu haben. Erst im Anschluß daran ist der plastische Verschluß der eröffneten Kieferhöhle sinnvoll und zulässig.

Ist sich der behandelnde Zahnarzt bezüglich des Zustandes der Kieferhöhle unsicher oder glaubt er sich durch die Deckung der Mund-Antrum-Verbindung überfordert, so sollte er den Patienten zur Minimierung der Gefahr einer aufsteigenden Infektion sofort an einen Facharzt oder an eine Klinik für Zahnärztliche Chirurgie oder Mund-, Kiefer- und Gesichtschirurgie überweisen.

Entleert sich nach einer Extraktion *Eiter* oder *eitriges Sekret* über eine Mund-Antrum-Verbindung aus der Kieferhöhle, muß zunächst eine Spültherapie über die Alveole eingeleitet werden. Erst wenn sich im Rahmen der Spülung klare Flüssigkeit entleert sowie am Nasennebenhöhlenröntgenbild keine Verschattungen durch Schleimhautwucherungen festzustellen sind, darf eine plastische Deckung der Kieferhöhlenfistel durchgeführt werden.

Therapie der Mund-Antrum-Verbindungen

Nicht jede Kieferhöhleneröffnung hat aber eine permanente Verbindung zur Folge, denn Mund-Antrum-Perforationen erfolgen durch Zahnextraktionen wesentlich häufiger, als sie den klinisch statistischen Erwartungen entsprechen [165]. Sie verheilen in einem großen Prozentsatz spontan und unbemerkt [17]. Dies trifft v.a. bei punktförmigen Perforationen und schmalen Alveolenfächern zu, wodurch die Voraussetzungen gut sind, daß ein gut geschütztes und stabiles Blutkoagel in der Alveole eine komplikationslose Heilung einleitet.

Schon WASSMUND (1939) berichtete über Spontanverschlüsse von Mund-Antrum-Verbindungen bei über 6% seiner Patienten [212]. Während BECKEDORF und SONNABEND (1954) noch die Empfehlung gaben, die nur punktuell eröffnete Kieferhöhle nach digitaler Kompression der Alveole ungestört sich selbst zu überlassen, konnte v. WOVERN (1971) lediglich in zwei von neun Fällen einen Spontanverschluß beobachten [17, 207]. Diese äußerst unterschiedlichen Erfahrungen dürften auf unterschiedliche anatomische Umstände, wie etwa der Größe der Perforation und der Länge der Alveole abhängen [166].

Hieraus darf jedoch auf keinen Fall ein therapeutisches Prinzip abgeleitet oder gar der Schluß gezogen werden, eine Perforation unversorgt zu lassen, da grundsätzlich alle unmittelbar im Anschluß an eine Extraktion entdeckten Mund-Antrum-Verbindungen sofort plastisch-chirurgisch gedeckt werden sollten [106]. Da das wichtigste therapeutische Prinzip die Vermeidung einer aufsteigenden Infektion nach Eröffnung des Sinus darstellt, sollte auch bei günstigsten anatomischen Voraussetzungen zur Spontanheilung ein plastischer Verschluß der frisch eröffneten Kieferhöhle durchgeführt werden. Damit wird das Infektionsrisiko der Kieferhöhle minimiert, und durch die zusätzliche Stabilisation des Koagels in der Alveole ein komplikationsloser Heilungsverlauf beschleunigt.

Wird eine *Tendenz zur Selbstheilung* und somit zum Verschluß einer älteren, bereits länger bestehenden Mund-Antrum-Fistel festgestellt, sollten Spülungen unterbleiben, um die Perforation nicht gewaltsam offenzuhalten. Abschwellende Nasentropfen und Antibiotika sollten verschrieben werden. Engmaschige Nachkontrollen sind notwendig, um sicherzustellen, daß sich die Öffnung tatsächlich verschlossen hat und nicht ein noch persistierender Fistelgang übersehen wurde.

Die *chirurgische Therapie* der Mund-Antrum-Verbindung: Beim plastischen Verschluß einer Mund-Antrum-Verbindung müssen grundsätzlich die Prinzipien der plastischen Chirurgie beachtet werden. Die jeweils angewandte plastische Deckungsmethode muß bei technisch richtiger Ausführung erfolgssicher sein, ohne jedoch funktionell wichtige anatomische Strukturen zu opfern sowie offene Wunden möglichst vermeiden [57]. Der jeweils gebildete Lappen soll zug- und spannungsfrei über dem knöchernen Defekt adaptiert werden, wobei der Defektrand um 5–8 mm überragt werden sollte. Des weiteren sollte die Lappenlänge das Doppelte der Breite der Lappenbasis aus Durchblutungsgründen nicht überschreiten. Im unmittelbaren Nachbarschaftsbereich der Kieferhöhlenfistel gelegene Zähne mit weitgehend freiliegenden Wurzeloberflächen können dazu führen, daß der zur Deckung präparierte Lappen in diesem Bereich nicht dicht verheilt und entlang dieser Wurzeln eine Fistel persistiert. Deshalb ist es manchmal notwendig, solche Zähne zu extrahieren.

Der vestibulär gestielte Schleimhaut-Periostlappen nach Rehrmann

Diese erstmals von Rehrmann 1936 beschriebene plastische Deckungsmethode wird heutzutage wegen ihrer relativ einfachen Durchführbarkeit und Präparationstechnik sowie der geringen Belastung für den Patienten am häufigsten angewandt [156]. Auch größere ossäre Defekte im Bereich des Alveolarfortsatzes – v.a. nach Extraktionen im Molarenbereich – können normalerweise komplikationslos und dicht abgedeckt werden.

Bukkal der Mund-Antrum-Fistel wird mit einem Skalpell ein trapezförmiger *Schleimhaut-Periostlappen* präpariert, wobei die Schenkel ungefähr im Bereich der Ränder der Alveolen der Nachbarzähne beginnen sollten und dann, zur Basis des Lappens hin divergierend, ca. bis in die Höhe der Wurzelspitzen der Nachbarzähne verlaufen sollten (Abb. 18a). Zur Deckung großer Defekte können die Schenkel des Trapezlappens zu dessen Vergrößerung auch im Bereich der Mitte der Alveolen der Nachbarzähne beginnen. Mit einem Raspatorium wird der Trapezlappen vom darunterliegenden Alveolarknochen abpräpariert und ein vorerst noch straffer, unelastischer Mukoperiostlappen gebildet (Abb. 19a und b). Durch vorsichtiges, mehrmaliges horizontales Schlitzen des Periosts mit Hilfe eines Skalpells oder einer spitzen Schere im Bereich der Basis des nach bukkal weggeklappten Lappens wird dieser elastisch dehnbar (Abb. 19c). Dadurch läßt sich der Lappen so weit verlängern, daß sich dieser spannungsfrei über die Mund-Antrum-Verbindung bis nach palatinal ziehen läßt und die Deckung des Defektes ermöglicht wird (Abb. 18b und 19d). Nicht durchtrennte, häufig am distalen und mesialen Lappenrand befindliche Periostfasern, welche die Elastizität des Mukoperiostlappens beeinträchtigen, müssen noch nachträglich durchtrennt werden. Die Periostschlitzung muß unter großer Vorsicht – am besten mit quergestellter Skalpellklinge – erfolgen, um nicht größere Gefäße oder den Ductus parotideus zu verletzen. Wird der „Bichat-Fettpfropf" eröffnet, muß dieser reponiert und mit Nähten gesichert werden. *Blutungen aus Gefäßen* sollten mit Umstechungsnähten oder durch Elektrokoagulation gestillt wer-

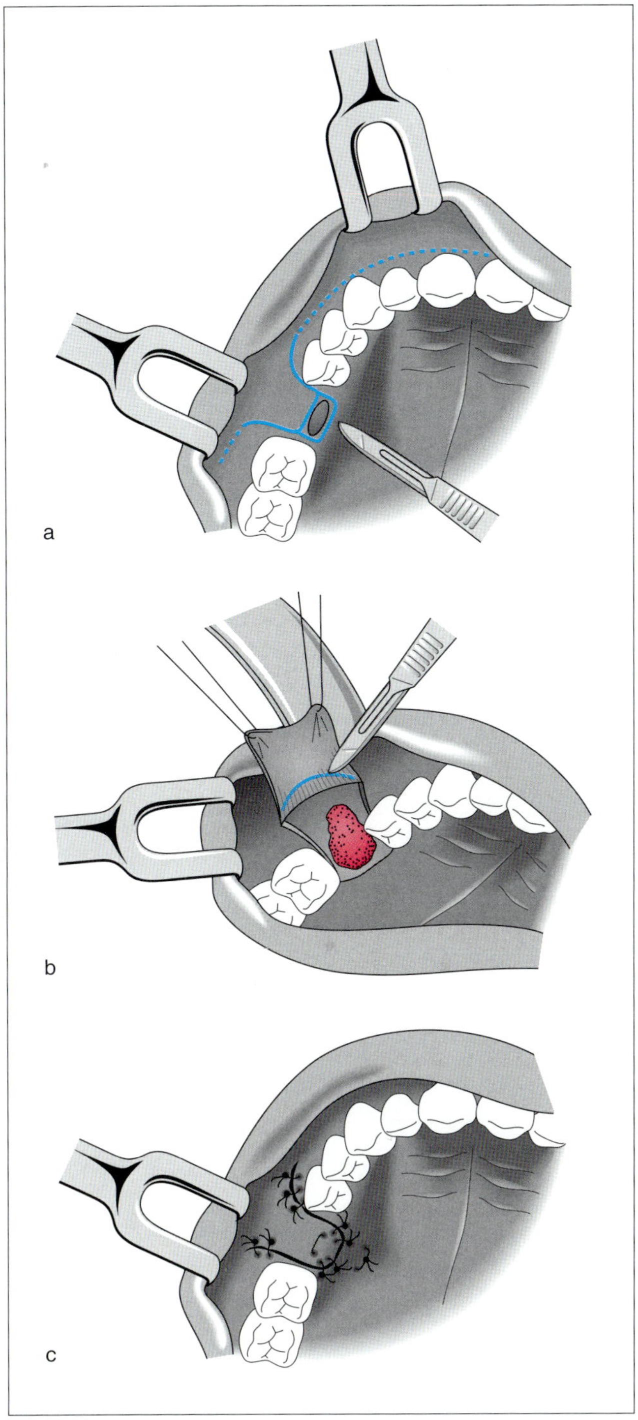

Abb. 18 Schematische Darstellung des plastischen Verschlusses einer Mund-Antrum-Verbindung mittels eines vestibulär gestielten Schleimhaut-Periostlappens nach Rehrmann:

a) Schnittführung zur Bildung des vestibulär gestielten Mukoperiostlappens sowie Umschneidung des Fistelmauls (durchgezogene Linie). Ist eine gleichzeitige Revision der Kieferhöhle durch die faziale Wand notwendig, kann die Schnittführung im Vestibulum nach mesial verlängert werden (gestrichelte Linie).

b) Vorsichtige Durchtrennung („Schlitzung") des Periosts im Bereich der Basis des nach bukkal geklappten Trapezlappens.

c) Einlagerung und Adaptation des Lappens an der Gaumenschleimhaut und Fixierung durch Matratzen- und Einzelknopfnähte.

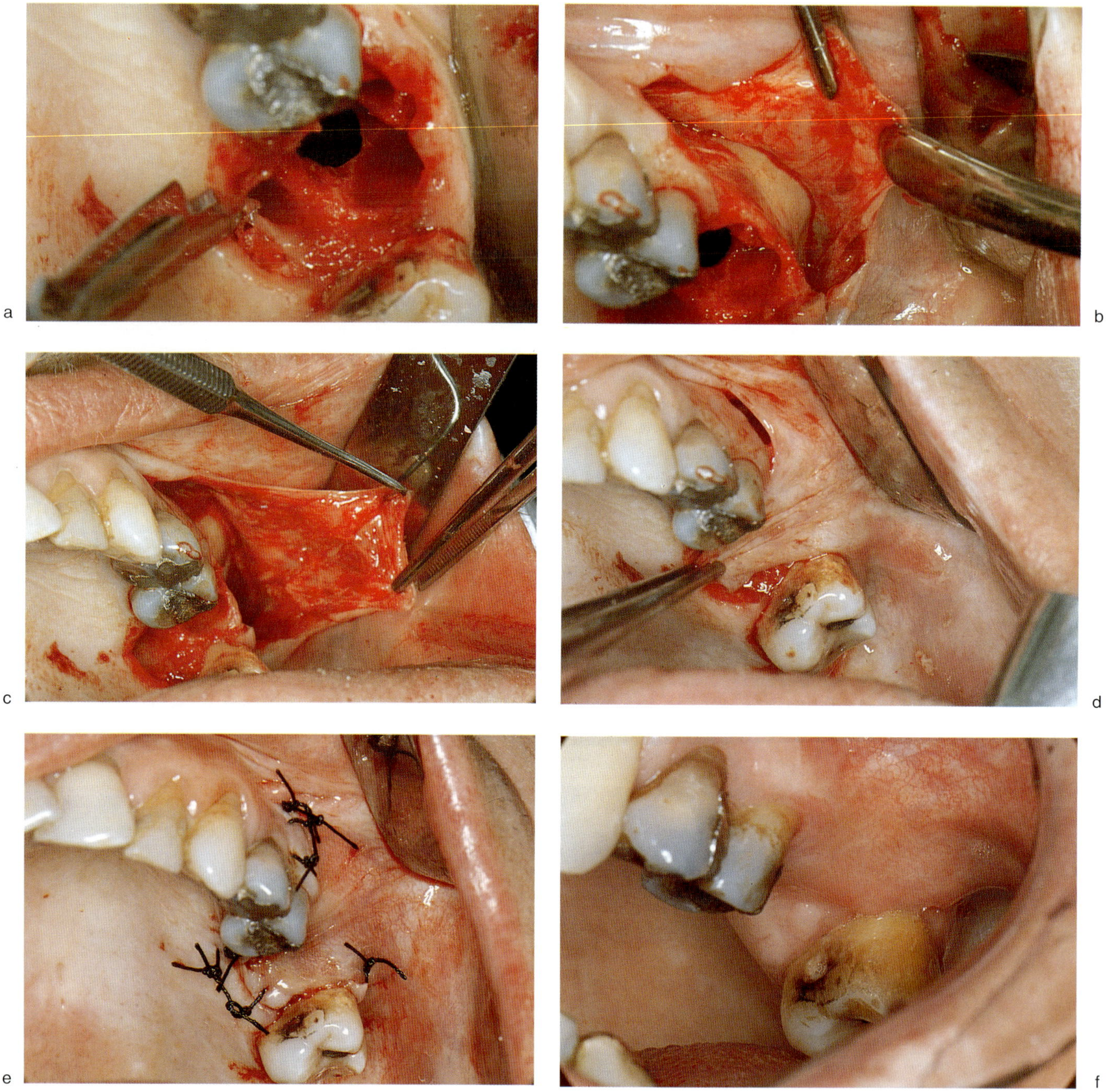

Abb. 19 Verschluß einer Mund-Antrum-Verbindung mit einem vestibulär gestielten Mukoperiostlappen nach Rehrmann (Sammlung Professor Horch, München).

a) Breite Mund-Antrum-Verbindung nach Extraktion des Zahnes 26.
b) Umschneidung und Mobilisation des Schleimhaut-Periostlappens.
c) Deutliche Verlängerung des Schleimhaut-Periostlappens nach Durchtrennung des Periosts.
d) Positionierung des Lappens. Der Lappen legt sich zwanglos in den Defekt. Anfrischen des palatinalen Wundrandes.
e) Fixierung nach Naht.
f) Fistelplastik sechs Monate post operationem. Reizlose Schleimhautverhältnisse.

den, da diese nach Abklingen der vasokonstriktorischen Wirkung des Lokalanästhetikums eher noch stärker werden und unter Umständen eine nochmalige chirurgische Intervention zur Blutstillung erforderlich machen können.

Der *Trapezlappen* ist nun nur noch an der elastisch nachgebenden Schleimhaut und den Wangenweichteilen fixiert und läßt sich völlig spannungsfrei *über den Defekt* legen. Bevor jedoch der plastisch gebildete Lappen vernäht wird, müssen scharfe Knochenkanten im Bereich des Limbus alveolaris vorsichtig abgetragen werden, um den darüber zu fixierenden Lappen nicht zu verletzen. Sind noch Nachbarzähne vorhanden, ist das Belassen eines schmalen Schleimhautstreifens zwischen dem Lappenrand und den Zähnen wegen der Erzielung einer besseren Adaptation des Lappens sowie einer schnelleren Wundheilung der Schleimhautränder sinnvoll [57]. Die Einbeziehung des marginalen Parodonts der Nachbarzähne bei der Lappenbildung hat sich wegen der resultierenden Schädigungen des Parodonts weniger bewährt [130]. Unter Umständen sind noch Korrekturen der Lappenform im Bereich der Anlagerung an die Gaumenschleimhaut nötig.

Um einen *dichten Verschluß der Lappenränder* zu erreichen, muß auf einer knöchernen Unterlage vernäht werden. Deshalb müssen epithelialisierte Fistelränder soweit exzidiert werden, bis ca. 2 mm freier Knochenrand entsteht. Bezüglich der *Nahttechnik* sind zwei Vorgangsweisen üblich:

- Die Technik der *End-zu-End-Naht* mit aufgestellten Wundlefzen, wobei der vestibulär gestielte Mukoperiostlappen mit zwei tiefgreifenden Matratzennähten palatinal am distalen und mesialen Alveolenrand fixiert wird [165, 173]. Die Matratzennähte werden zunächst nicht geknüpft, sondern durch Klemmen gehalten. Erst nachdem der Lappen an den distalen und mesialen Wundrändern mit jeweils zwei bis drei Nähten adaptiert wurde und der korrekte Sitz des Lappens noch einmal überprüft wurde, wird der palatinale Wundrand mit Einzelknopfnähten versorgt und die Matratzennähte verknüpft, wodurch es zur endgültigen Fixierung des Mukoperiostlappens kommt (s. Abb. 19 c).
- Eine Modifikation dieses Verfahrens wurde von SCHUCHARDT eingeführt [165, 166]: Bei dieser Technik der *überlappenden Wundränder* wird das palatinale Ende des vestibulär gestielten Lappens an seiner Kante durch streifenförmige Schleimhautexzision in einer Breite von ca. 3–5 mm entepithelisiert, unter die im Bereich der Perforationsstelle abgehobene Schleimhautperiostdecke des harten Gaumens geschoben und mit zwei bis drei Matratzennähten fixiert. Dadurch kommt es zu einem breiten Kontakt des entepithelisierten Lappenendes mit der Unterfläche der Schleimhautperiostdecke des harten Gaumens (Abb. 18c;) [165].

Bei *umfangreicheren entzündlichen Schleimhautveränderungen* kann durch die Installation eines Drainagerohres über den unteren Nasengang die oral plastisch gedeckte Kieferhöhle weiterhin für fünf bis sieben Tage vorsichtig gespült werden.

Die von REHRMANN beschriebene Technik weist gegenüber den anderen, später beschriebenen Methoden mehrere Vorteile auf [156]. Es handelt sich um einen relativ kleinen Eingriff, der auch für den Patienten nur beschränkt belastend ist. Die beschriebene chirurgische Technik ist relativ leicht zu erlernen und auch im Routinebetrieb einer zahnärztlichen Praxis effektiv und ohne größeren Aufwand durchführbar. Des weiteren gelingt immer ein primärer Wundverschluß ohne freiliegende Knochenpartien. Stellt sich während des Eingriffs heraus, daß z.B. zur endoskopischen Begutachtung oder zur Entfernung eines Wurzelrestes ein zusätzlicher Zugang zur Kieferhöhle über die Fossa canina notwendig ist, läßt sich die Schnittführung jederzeit nach mesial erweitern (s. Abb. 18 a). Die Erfolgssicherheit dieser plastischen Deckungsmethode wird von FRENKEL (1989) mit ca. 93% angegeben [57].

Mit zunehmender Fistelgröße nimmt jedoch die Wahrscheinlichkeit eines komplikationslosen und dichten Lappenverschlusses ab.

Ein Nachteil des vestibulär gestielten Mukoperiostlappens nach REHRMANN besteht zweifelsfrei in der resultierenden, unterschiedlich starken Abflachung des Vestibulums [15, 70, 142, 145, 156]. Während dieser Verlust an Vestibulumhöhe beim noch teilbezahnten Patienten funktionell sowie hinsichtlich einer prothetischen Rehabilitation nur eine unbedeutende Rolle spielt, kann es beim zahnlosen Patienten bedingt durch die verminderte Extension der Prothesenränder im ehemaligen Operationsbereich zu einer reduzierten Prothesenverankerung kommen. Zu einem späteren Zeitpunkt kann dann eine partielle Vestibulumplastik angezeigt sein (s. Bd. 7, 3. Aufl.).

Zum *Schutz der Wunde* kann die Eingliederung einer im Tiefzichverfahren hergestellten Kunststoffverbandsplatte erwogen werden [173]. Dem Patienten sollten nach der Operation abschwellende Nasentropfen zur Sicherstellung einer ausreichenden Ventilation und Drainage über das Ostium maxillare sowie Analgetika (nach Bedarf) verschrieben werden. Des weiteren muß der Patient unterrichtet werden, daß jedweilige Drucksteigerung zwischen der Kieferhöhle und der Mundhöhle, wie v.a. beim Schneuzen, tunlichst zu unterlassen ist, um eine ruhige und spannungsfreie Wundheilung zu ermöglichen.

Harte und krümelnde Speisen sollen vermieden werden, um den zarten Lappen nicht zu irritieren. Zusätzlich zu einer perfekten Mundhygiene ist eine zwei- bis dreimal pro Tag durchgeführte Spülung mit einer 1–2%igen Wasserstoffperoxidlösung empfehlenswert. Mehrere *postoperative Kontrollen* sind erforderlich. Nach drei Tagen wird der Lappen auf Hämatombildung, Nahtdehiszenzen und Vitalität kontrolliert [160]. Der Wundbereich sollte mittels Tupfer und H_2O_2-Lösung gesäubert werden. Die Nahtentfernung erfolgt gewöhnlich am zehnten bzw. elften postoperativen Tag, wobei nach der Bildung von größeren Lappen zum Verschluß großer Mund-Antrum-Verbindungen die Matratzennähte noch länger belassen werden können.

Nach fünf bis acht Wochen ist die Durchführung einer *Röntgenkontrolle* sinnvoll. Zu diesem Zeitpunkt sollte die Kieferhöhle keine Verschattungen mehr aufweisen. Solche können jedoch unmittelbar post operationem durch Begleitödeme oder infolge eines oft zu beobachtenden Hämatosinus vorkommen, weshalb die Anfertigung von Röntgenbildern zu diesem Zeitpunkt nicht sinnvoll erscheint. Erst frühestens nach sechs Wochen ist eine vorsichtige, sondierende Kontrolle der Wundränder mit einer Knopfsonde zulässig. Sind keine Perforationen mehr zu tasten, ist die plastische Deckung als erfolgreich zu werten. Sind jedoch noch kleinste Mund-Antrum-Verbindungen oder kleine Restperforationen – bei unauffälligen Kieferhöhlenbefunden – vorhanden, kann versucht werden, durch Lapisieren der Wundränder mit Silbernitrat einen Spontanverschluß des Restdefektes zu erreichen.

Transpositionslappenplastik nach Axhausen

Dieses plastische Deckungsverfahren stellt eine relativ selten angewandte Alternative zum beschriebenen Vorgehen nach Rehrmann dar [156]. Hierfür wird ein distal oder (besser) mesial gestielter Wangenschleimhautlappen parallel zur Umschlagfalte präpariert (Abb. 20a), wobei auf die Schonung des Ausführungsganges der Glandula parotis geachtet werden muß. Bukkal der Mund-Antrum-Fistel gelegene Schleimhaut wird exzidiert und der dorsal oder ventral gestielte Wangenlappen wird um 90° gedreht in den Defekt eingelagert (Abb. 20b) [10, 11]. Durch die Drehung des Lappens kommt es jedoch zu einer Faltenbildung an der Wangenbasis und damit zu einer unter Umständen erheblichen Einschränkung des Vestibulums im Entnahmebereich. Durch Mobilisation der Schleimhautränder läßt sich die Entnahmestelle problemlos decken.

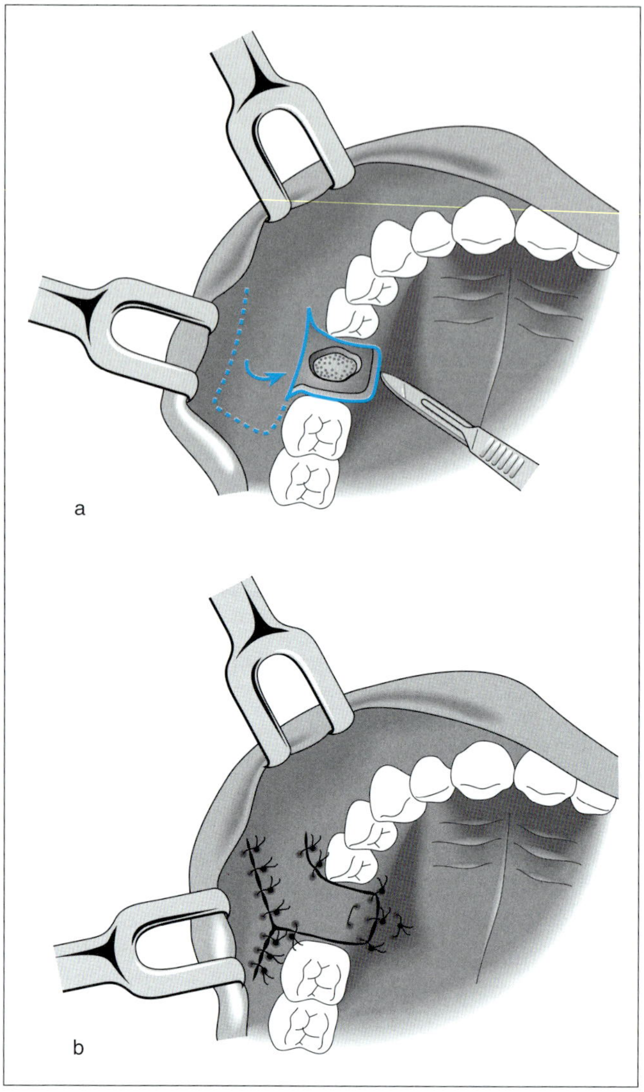

Abb. 20 Schematische Darstellung einer Transpositionslappenplastik nach Axhausen.

a) Schnittführung eines mesial gestielten Wangenschleimhautlappens.

b) Einlagerung des Lappens durch Drehung um 90°; Fixierung des Lappens und Verschluß des Entnahmedefektes mit Nähten.

Palatinallappenplastik

Diese Deckungsmethode beruht auf der Bildung eines von der Arteria palatina major versorgten sagittalen Palatinallappens (Abb. 21a) [149]. Da der Lap-

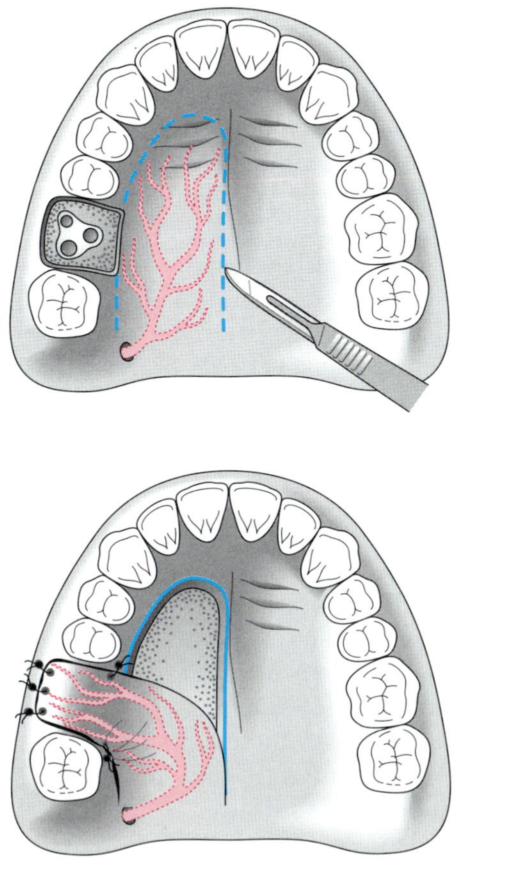

Abb. 21 Verschluß einer Mund-Antrum-Verbindung im Bereich des ersten Molaren durch Bildung eines palatinal gestielten Lappens (Palatinallappenplastik, schematische Darstellung).
a) Umschneidung des distal im Bereich des Foramen palatinum majus gestielten palatinalen Lappens (gestrichelte Linie); die Fistelränder sind bereits umschnitten, um eine knöcherne Unterlage um die Mund-Antrum-Verbindung zu schaffen. Die Lage der Arteria palatina major ist rosa eingezeichnet.
b) Einlagerung des Gaumenlappens in den Defekt durch Schwenkung um 90°. Der freiliegende Knochen des harten Gaumens epithelisiert in kurzer Zeit.

pen ausschließlich durch die *Arteria palatina major versorgt* wird, ist diese bei der Präparation und Mobilisation des Lappens durch streng subperiostales Vorgehen maximal zu schonen. Nach Exzision der marginalen Wundränder im Fistelbereich zur Erzielung einer knöchernen Unterlage wird der Palatinallappen um 90° geschwenkt. Die Dicke und Rigidität des palatinalen Mukoperiostlappens ermöglichen einen sicheren Abdeckungseffekt der Mund-Antrum-Verbindung, da es zu keiner postoperativen narbigen Schrumpfung des Lappens kommt [57]. Durch die Schwenkung um 90° kann es aufgrund der Derbheit des Lappens schwierig sein, eine exakte Adaptation zu erzielen. Des weiteren kommt es, besonders wenn der Defekt weit dorsal liegt, an der Drehstelle zu einer relativ starken Wulstbildung an der Innenkante des Lappens [149]. Nach Einlagerung in den Defekt wird der Gaumenlappen mit Matratzen- und Einzelknopfnähten dicht mit den vestibulär, mesial und distal der Mund-Antrum-Verbindung gelegenen Wundrändern vernäht (Abb. 21b).

Die *Knochenwunde* im Bereich des harten Gaumens soll durch eine Tamponade (z.B. mit eingenähtem Jodoformstreifen), durch eine Abdeckplatte (Tiefziehfolie) oder durch einen Salbenverband für ca. sieben bis zehn Tage gedeckt werden. Danach epithelisiert sie sich innerhalb kurzer Zeit vollständig und ist auch als Prothesenlager uneingeschränkt verwendbar. Nach drei Tagen wird die Vitalität des Lappens geprüft sowie auf eventuelle Hämatombildungen und Nahtdehiszenzen kontrolliert. Die Entfernung der Nähte sowie des palatinalen Wundverbandes über dem knöchernen Defekt erfolgt frühestens nach zehn bis elf Tagen. Danach sollte bis zur Epithelisierung des freiliegenden palatinalen Knochens der Patient wöchentlich zur Kontrolle erscheinen und zwei- bis dreimal täglich z.B. mit 1–2%igem H_2O_2 spülen.

Für den geübten Chirurgen bietet sich diese plastische Deckungstechnik unter Heranziehung eines äußerst vitalen, arteriengestielten Schleimhautlappens zur Deckung ausgedehnter Mund-Antrum-Verbindungen an. Als weiterer Vorteil ist zu erwähnen, daß es im Vestibulum zu keinerlei Verflachungen oder Narbenzügen kommt.

Palatinal gestielter Insellappen

Bei dieser Technik wird zusätzlich zu dem bereits beim Palatinalappen beschriebenen Vorgehen das Gefäß-Nerven-Bündel im Bereich des Foramen palatinum majus ausgedehnt mobilisiert und der Schleimhautlappen zusätzlich distal des Foramens abgetrennt. Dadurch kommt es zu einer deutlichen Verbesserung der Lappenbeweglichkeit und somit auch zu einer Erleichterung bezüglich der Einlagerung des Lappens im Defekt [85].

Doppellappenplastik

Diese wird insbesondere bei lange bestehenden sowie bei besonders großen Mund-Antrum-Verbindungen – v.a. nach mehrmaligen erfolglosen Deckungsversuchen – sowie auch zur Deckung von Restdefekten nach Gaumenspalten durchgeführt.

Nach zirkulärer Umschneidung des Fistelganges wird die antral gestielte Fistelmukosa scharf zur Defektmitte hin präpariert, so daß nach einer *Tabaksbeutelnaht* aus dem Fistelepithel ein antraler Defektverschluß resultiert. Über diese erste, antrale Verschlußschicht muß dann mittels herkömmlicher Deckungstechniken von bukkal oder von palatinal eine zweite, orale Schicht über dem Defekt fixiert werden. Durch diese Technik wird eine sowohl zur Kieferhöhle als auch zur Mundhöhle hin epithelisierte doppelte Abdeckung erreicht [57, 219].

Brückenlappen

Zum Verschluß kleinerer, im Bereich des Limbus alveolaris zahnloser Oberkiefer gelegener Mund-Antrum-Verbindungen bietet sich die Brückenlappentechnik an. Durch zwei Querinzisionen über dem Alvolarfortsatz wird ein palatinal und bukkal gestielter Mukoperiostlappen gebildet, der sich nach Durchtrennung des Periosts an der bukkalen Basis seitlich verschieben läßt (Abb. 22a). Der Brückenlappen kann entweder von dorsal nach ventral [90] oder von ventral nach dorsal [166] über die Perforation verlagert und mittels Matratzen- und Einzelknopfnähten an den Wundrändern fixiert werden [160] (Abb. 22b). Der freiliegende Alveolarknochen im Bereich der Entnahmestelle wird der Reepithelisierung überlassen, kann jedoch bei größeren Defekten mit einer Tamponade oder Verbandsplatte bis zur Nahtentfernung versorgt werden. Letztere erfolgt nach frühestens zehn bis elf Tagen.

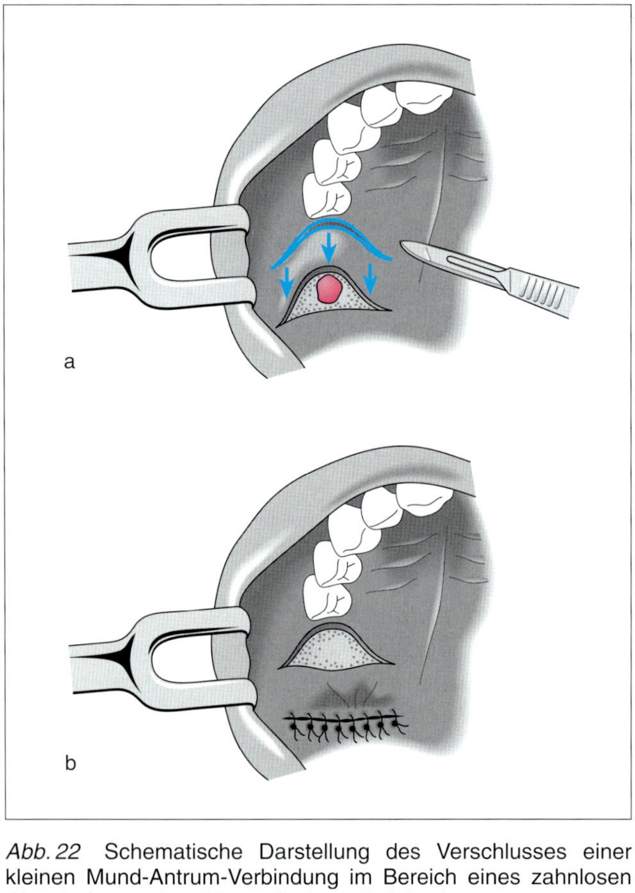

Abb. 22 Schematische Darstellung des Verschlusses einer kleinen Mund-Antrum-Verbindung im Bereich eines zahnlosen Alveolarfortsatzbereiches mit einem Brückenlappen.

a) Umschneidung des Brückenlappens mesial der Mund-Antrum-Verbindung (Technik nach SCHUCHARDT). Die Pfeile zeigen die Mobilisierungsrichtung.

b) Nach der Verlagerung des Brückenlappens nach distal über den Defekt werden die distalen Lappenränder mit Einzelknopfnähten fixiert.

Andere Deckungsmethoden

Sogenannte *alveoläre Operationstechniken* beschreiben ein lediglich im unmittelbaren Bereich der Fistel lokalisiertes chirurgisches Vorgehen. Durch Umschneiden des Fistelmauls können die Mukosa nach innen mobilisiert und deren Ränder mit Matratzen- und Knopfnähten verschlossen werden. Allerdings kann dieses mit vielen Mißerfolgen verbundene Verfahren, wenn überhaupt, nur bei sehr kleinen Mund-Antrum-Verbindungen herangezogen werden, da aufgrund der reduzierten Präparierbarkeit der Fistelmukosa kaum ein dichter Abschluß erzielt werden kann [57].

Alternativ zu diesem Verfahren wurde vielfach versucht, mit *Abdeckung des Alveoleneingangs* für einige Tage durch Fremdmaterialien einen ungestörten und dichten Heilungsverlauf in der Alveole zu ermöglichen. Neben Gold-, Silber- und Tantalplatten wurden auch lyophilisierte Homotransplantate aus der Fascia lata, lyophilisierte Dura, Hydroxylapatit, Fibrinkleber sowie resorbierbare Gelatinemembranen und nicht resorbierbare Polytetrafluoroethylenmembranen herangezogen, ohne sich jedoch allgemein durchsetzen zu können [18, 59, 61, 127, 185, 191, 211].

Der Vorteil bei der Anwendung solcher Deckungsmaterialien ist v.a. darin begründet, daß mit Ausnahme der Wundränder, die zur Fixierung der zur Deckung herangezogenen Materialien z.T. mobilisiert werden müssen, die umgebenden Weichteile ihre ursprüngliche Lage beibehalten [57].

Bei antikoagulierten Patienten bietet sich als zusätzliche Abdichtung des plastisch-operativen Verschlusses einer Kieferhöhleneröffnung das Einbringen von *Kollagenvlies* in die Alveole an, welches noch zusätzlich mit Fibrinkleber überdeckt werden kann [135]. Aber auch die alleinige Verwendung der

Kombination aus Fibrinklebesystem und Kollagenvlies zum Verschluß kleinster Sinusperforationen nach frischen Extraktionen ist als Alternative zu plastischen Deckungsverfahren beschrieben worden [59, 94].

Ein relativ neues plastisches Vorgehen stellt der Mund-Antrum-Verschluß mit dem *gestielten Wangenfettkörper* („Bichat-Wangenfettpfropf") dar. Nach Präparation eines bukkalen Schleimhaut-Periostlappens wird der Bichat-Fettkörper mit einer gebogenen Klemme aufgesucht und in einem submukösen Tunnel an den zu deckenden Defekt herangeführt. Der Fettkörper wird sodann mit Matratzennähten in der gewünschten Position fixiert und der bukkale Schleimhaut-Periostlappen mit Einzelknopfnähten adaptiert, ohne den Fettkörper, der in weiterer Folge frei epithelisiert, gänzlich zu bedecken [97, 187, 195].

Bei ausgedehnten Mund-Antrum-Verbindungen nach Tumorresektionen oder Traumen sind *mikrovaskulär gestielte freie Transplantate* angebracht, welche der individuellen Defektsituation angepaßt, geplant und durchgeführt werden müssen [38, 119].

Nur mehr in Einzelfällen wird die Verschlußtechnik unter Heranziehung eines *Zungenlappens* durchgeführt, welche vorzugsweise bei Patienten mit voroperierten Lippen-Kiefer-Gaumenspalten angewendet wurde, wenn diese einen Verlust des Vestibulums und der regelrechten Gaumenschleimhaut aufwiesen [205].

Fremdkörper in der Kieferhöhle

Fremdkörper im Sinus maxillaris sind ein verhältnismäßig häufig zu beobachtendes Ereignis und meist Folge zahnärztlicher Behandlungen.

Wesentlich seltener gelangen Fremdkörper nach Traumen (z.B. Glassplitter von Windschutzscheiben nach Autounfällen, Geschoßteile nach Schußverletzungen, Metallsplitter nach Explosionsverletzungen) in die Kieferhöhle. Die häufigsten zu beobachtenden Fremdkörper stellen *überstopfte Wurzelfüllmaterialien* sowie *abgebrochene Wurzelspitzen* im Rahmen von Extraktionen devitaler Zähne dar (Abb. 23 und 24). Letztere werden oft beim unsachgemäßen Versuch, sie zu entfernen, in den Sinus maxillaris luxiert, womit gleichzeitig eine Mund-Antrum-Perforation resultiert. Häufig werden die Wurzelspitzen sowie die Wurzelfüllmaterialien nur unter die noch nicht perforierte Sinusschleimhaut geschoben und können dort u.U. jahrelang symptomlos verbleiben. Andere häufig im Sinus maxillaris zu findende Fremdkörper sind *abgebrochene Wurzelkanalinstrumente,* über Wurzelkanäle eingebrachte Medikamente sowie seltener Abdruck-

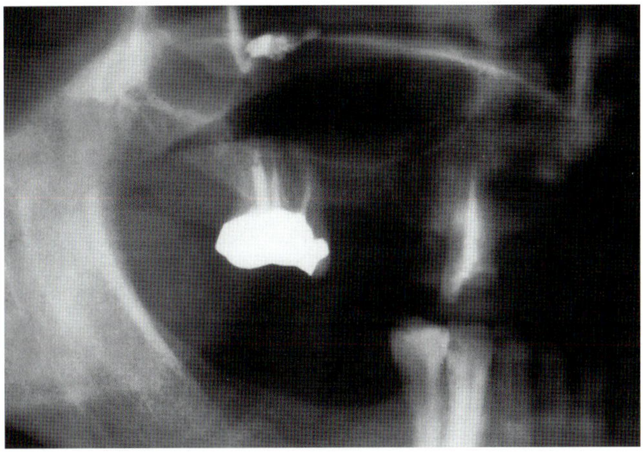

Abb. 23 Ausschnitt aus einem Panoramaschichtbild. Durch eine Wurzelbehandlung des Zahnes 16 wurde röntgendichtes Wurzelfüllmaterial in die Kieferhöhle eingebracht.

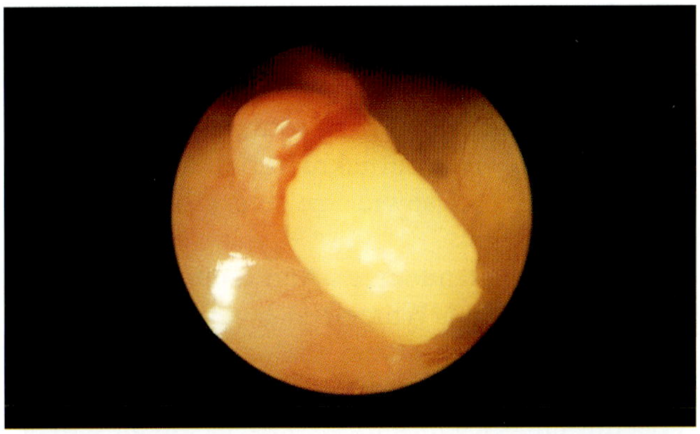

a

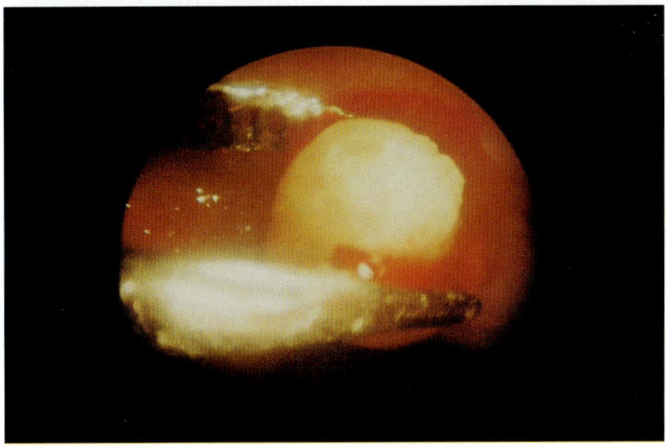

b

Abb. 24 Fremdkörper im Sinus maxillaris.

a) Sinuskopisches Bild eines in die Kieferhöhle luxierten Zahnes.

b) Entfernung des Zahnes durch eine endoskopisch in den Sinus maxillaris eingeführte Biopsiezange.

materialien und Speisereste, welche über z.T. unbemerkt gebliebene Mund-Antrum-Verbindungen in die Kieferhöhle gelangen konnten [99].

Da die Fremdkörper meist im Bereich des *Kieferhöhlenbodens* lokalisiert sind, können sie durch zahnärztlich-radiologische Verfahren (Zahnfilm, Panoramaröntgenaufnahme, Aufbißröntgen) in nahezu allen Fällen gut lokalisiert werden. Manchmal sind zusätzliche radiologische Verfahren (wie etwa Nasennebenhöhlen-Röntgenaufnahmen oder Computertomographien) notwendig, um die exakte Lage eines Fremdkörpers zu erheben.

Ist die Kieferhöhle aufgrund einer durch den Fremdkörper verursachten Entzündung teilweise oder gänzlich verschattet, ist die Lokalisation von lediglich gering schattengebenden Fremdkörpern oft erheblich erschwert. In solchen Fällen ist der Einsatz der *Computertomographie* hilfreich, welche aufgrund ihrer sehr differenzierten Dichtemessungen die mit konventionellen Techniken nur beschränkt nachweisbaren röntgenkontrastarmen Fremdkörper wie Abdruckmaterialien, Holz- oder Kunststoffpartikel sowie Speisereste doch darstellen kann.

Ist für den behandelnden Arzt nach einer Extraktion unklar, ob ein Wurzelrest bereits nach kranial in die Kieferhöhle hinein disloziert ist oder sich noch im Bereich der Alveole befindet, hilft die Anfertigung eines *Kleinbildröntgens*. Ist auf diesem der Apexrest nicht mehr zu erkennen, muß davon ausgegangen werden, daß er in die Kieferhöhle luxiert wurde. Dementsprechend müssen sofort Maßnahmen zu dessen Entfernung eingeleitet werden.

Das therapeutische Vorgehen zur *Entfernung des Fremdkörpers* hängt vom Zustand der Kieferhöhle ab. Wenn die Kieferhöhle keine Entzündungszeichen aufweist, sollte jeder frisch implantierte Fremdkörper möglichst sofort aus dem Sinus maxillaris entfernt werden, besonders wenn es sich um potentiell infizierte Materialien handelt (z.B. luxierte Wurzelspitzen eines devitalen Zahnes). Lediglich bei *Wurzelfüllmaterialien*, die als weitgehend steril angesehen werden können und als resorbierbar gelten, kann vorübergehend unter regelmäßiger Röntgenkontrolle beobachtet werden, ob das überstopfte Wurzelfüllmaterial resorbiert oder über das Ostium maxillare abtransportiert wird. Traumatisch in die Kieferhöhle gelangte Fremdkörper sollten möglichst im Rahmen der primären Wundversorgung aus dem Antrum entfernt werden.

Sehr kleine sowie *flüssige Fremdkörper* werden oft durch den Flimmerstrom über das Ostium maxillare zum Nasenraum hin abtransportiert. Selbst kleine Fremdkörper können jedoch unter Umständen wegen ihrer für eine Passage doch etwas zu großen Ausdehnung zu einem Ventilmechanismus am Ostium führen und einen Sekretstau verursachen. Frisch in die Kieferhöhle luxierte Wurzelreste sollten wenn möglich sofort unter endoskopischer Kontrolle entweder mit einer Biopsiezange (Abb. 25b) oder mit einem Sauger mit eingebautem Sieb (um die angesaugten Wurzelreste auf ihre Vollständigkeit überprüfen zu können) entfernt werden. Steht kein Endoskop zur Verfügung, gelingt es oftmals, den Sinus maxillaris durch den Mund-Antrum-Defekt zu spülen und die „Radix relicta" mit dem anschließend eingebrachten Sauger (mit eingebautem Netz) zu aspirieren. Ist sich der Behandler unsicher, ob sämtliche Fremdkörperanteile aus der Kieferhöhle entfernt wurden, müssen Röntgenbilder zur Kontrolle angefertigt werden.

Ist der Fremdkörper wegen seiner *Lage oder seiner Größe endoskopisch nicht entfernbar*, muß der Zugang zum Sinus durch die faziale Wand über die Fossa canina mittels osteoplastischer Verfahren gewählt werden [186]. In schwierigen Fällen ist auch ein sogenanntes kombiniertes Vorgehen nützlich, bei welchem sowohl über die Fossa canina als auch über den unteren Nasengang endoskopisch sowie mit einer Biopsiezange in die Kieferhöhle eingegangen wird [98, 186].

Liegen Wurzelfüllmaterial, abgebrochene Wurzelkanalinstrumente oder Wurzelspitzen noch *unter der Sinusschleimhaut* bzw. noch teilweise im Alveolenknochen, so können diese über den vestibulären Zugang – analog den Zugangswegen für Wurzelspitzenresektionen – entfernt werden.

Bestehen akute oder subakute *Sinusitissymptome*, muß zunächst bei konservativer Behandlung abgewartet werden, bis die akuten Symptome abgeklungen sind. Erst dann darf die Fremdkörperentfernung operativ angegangen werden.

Zysten in der Kieferhöhle (s. Bd. 9)

Zysten *odontogenen Ursprunges im Oberkiefer-Seitenzahnbereich* führen häufig zu einem Einwachsen in die Kieferhöhle und können diese schließlich bis auf ein kleines Restlumen, meist im Bereich des Kieferhöhlendaches, nahezu völlig ausfüllen. Bei einer weiteren Ausdehnung der Zyste kann es zu einer teilweisen Resorption der die Kieferhöhle begrenzenden Knochenwände mit einer Ausdehnung des Prozesses in die benachbarten anatomischen Regionen kommen (Abb. 25). Durch Infektion des Zysteninhaltes oder durch einen durch das Zystenwachstum bedingten Verschluß des Ostium maxillare kann es zu Entzündungserscheinungen unter dem Bild einer Sinusitis maxillaris kommen. Meist führen deren Symptome erst zur Entdeckung der eigentlichen Ursache in Form der Zyste. Prinzipiell sind alle Zysten therapiebedürftig, da ihre Wachstumstendenz zur Destruktion benachbarter anatomischer Strukturen führen kann [106]. In Panoramaschichtbildern sind Zysten odontogenen Ursprunges meist gut erkenn- und abgrenzbar. Das ideale Verfahren zur dreidimensionalen Abgrenzung und Abklärung ihrer Ausdehnung stellt jedoch die Computertomographie dar (Abb. 5 b, 25 und 26).

Bei den meisten Zysten, die sich in der Nachbarschaft zur Kieferhöhle bilden, handelt es sich um jene odontogenen Ursprunges, welche in radikuläre, follikuläre, parodontale Zysten oder Primordial- bzw. Keratozysten eingeteilt werden [93]. Bei *infizierten Zysten radikulärer Genese* bewirkt die sofortige Extraktion des schuldigen Zahnes meist einen Abfluß des Zystensekretes, womit das Zystenwachstum schlagartig gestoppt ist. Damit kann die Zyste bis zur endgültigen operativen Ausschälung mangels ihres expansiven Wachstums keine benachbarten Strukturen mehr schädigen [163]. *Keratozysten* der Kieferhöhle müssen unter Einschluß des umliegenden Gewebes entfernt oder mit Carnoy-Lösung intra vitam fixiert und dann ektomiert werden [52, 53, 106]. Da Rezidive nach Keratozysten vorkommen können, rechtfertigen Keratozysten des Sinus maxillaris bei unübersichtlichen Verhältnissen auch heute noch eine *Caldwell-Luc-Operation*, welche normalerweise möglichst vermieden wird [106].

Sogenannte *Pseudozysten* entstehen zu 90% infolge einer periapikalen Ostitis im unmittelbaren Nachbarschaftsbereich der Kieferhöhlenschleimhaut [68]. Sie sind häufig symptomlos und werden meist als Nebenbefund entdeckt. Die Indikation zu deren operativer Entfernung ergibt sich bei subjektiven Beschwerden (Kopfschmerzen, Druckgefühl) auf der jeweils betroffenen Seite, bei eindeutig odontogener Ursache, welche in gleicher Sitzung beseitigt werden muß sowie bei gleichzeitig bestehenden Sinusitissymptomen. Üblicherweise werden Pseudozysten punktiert, ihr Inhalt abgesaugt, um dann an ihrem Ansatz abgetragen zu werden [106]

Muköse Retentionszysten entstehen durch zystische Erweiterung der Schleimdrüsenausführungs-

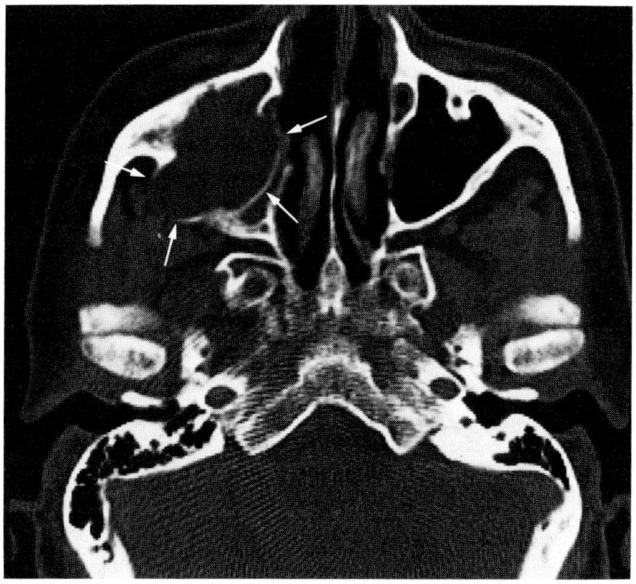

Abb. 25 Radikuläre Zyste der rechten Kieferhöhle. Die Zyste hat die gesamte Kieferhöhle ausgefüllt und bereits zur Destruktion der Kieferhöhlenhinterwand geführt. Durch verstärkte Kalksalzeinlagerung im Zystenbalg ist dieser im Computertomogramm gut abgrenzbar (Pfeile/Sammlung Professor Horch, München).

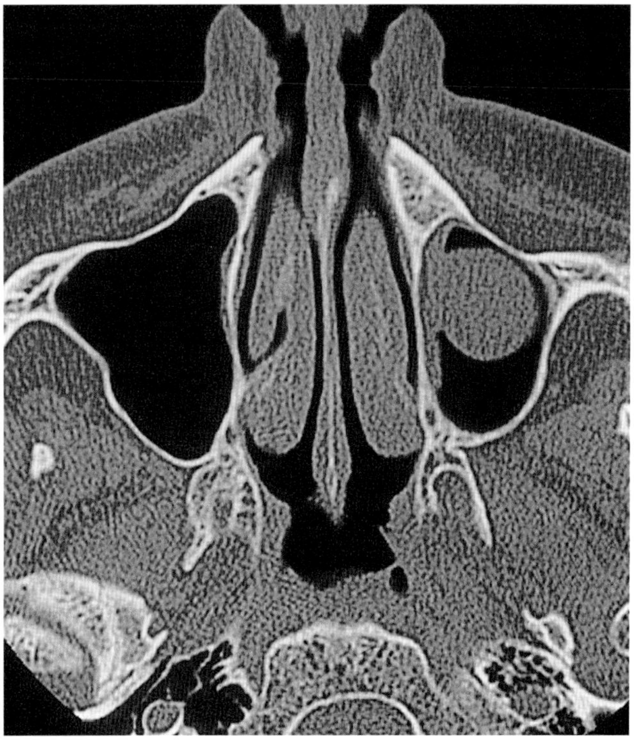

Abb. 26 Axial geschichtetes Computertomographiebild durch die Kieferhöhlen. Im linken Sinus maxillaris ist deutlich eine im Durchmesser ca. 1,5 cm große polypoide, weichteildichte Verschattung zu erkennen (Differentialdiagnostik: Zyste oder Polyp). Zusätzlich ist eine mediale, schmal-wandständige Schleimhautschwellung zu erkennen.

gänge der Kieferhöhlenmukosa durch Verlegung mit Schleimpfröpfen [42, 129]. Sie treten relativ häufig auf und sind oft nahe dem Ostium maxillare lokalisiert. Kleinere Schleimretentionszysten können endoskopisch sowohl diagnostisch abgeklärt als auch therapeutisch angegangen werden.

Kleinere Zysten odontogenen Ursprunges können beim Versuch der Erhaltung des Zahnes im Rahmen von Wurzelspitzenresektionen über den vestibulären Zugang aus der Kieferhöhle entfernt werden. Bei größeren Zysten wird nach deren Entfernung der verbleibende Zystenhohlraum breit zur Kieferhöhle hin gefenstert, um sie zu einer Nebenbucht des Sinus maxillaris umzuwandeln [24]. Auf die Therapie odontogener und nicht-odontogener Zysten der Kieferhöhle wird eingehend im Band 9 eingegangen.

Literatur

[1] Abello, P.: Contribution à la chirurgie fonctionelle du sinus maxillaire. Rev Laryngol 79, 747 (1958).

[2] Adam, B.: Über vergleichende Kieferhöhlendiagnostik. Laryngol Rhinol Otol 32, 202 (1953).

[3] Albegger, K.: Zur Rhinosinusitis des Kindes aus HNO-ärztlicher Sicht. HNO 28, 321 (1980).

[4] Albegger, K. W.: Banale Entzündungen der Nase und der Nasennebenhöhlen. In: Berende, J., Link, R., Zöllner, F. (Hrsg): Hals-Nasen-Ohrenheilkunde. Thieme, Stuttgart 1977.

[5] Allan, B. P., Egbert, M. A., Myall, R. W. T.: Orbital abscess of odontogenic origin. Case report and review of the literature. J Oral Maxillofac Surg 20, 268 (1991).

[6] Almadori, G., Bastianini, L., Bistani, F., Maurizi, M., Ottaviani, F., Paludetti, G., Scuteri, F.: Microbial flora of nose and paranasal sinuses in chronic maxillary sinusitis. Rhinology 24 (1986), 257.

[7] Ariji, Y., Kuroki, T., Moriguchi, S., Ariji, E., Kanda, S.: Age changes in the volume of the human maxillary sinus: a study using computed tomography. Dentomaxillofac Radiol 23, 163 (1994).

[8] Armstrong, M., Mc Arthur, J. C., Zinnreich, S. J.: Radiographic imaging of sinusitis in HIV-infection. Otolaryngol. Head Neck Surg 108, 363 (1993).

[9] Aust, R., Drettner, B.: The patency of maxillary ostium in relation to body posture. Acta Otolaryngol 80, 443 (1975).

[10] Axhausen, G.: Über den plastischen Verschluß von Mund-Antrum-Verbindungen. Dtsch Monatsschr Zahnheilk 3, 193 (1930).

[11] Axhausen, G.: Über plastische Operationen in der Mundhöhle und am Unterkiefer. Dtsch Zahnärztl Wochenschr 33, 338 (1930).

[12] Bauer, W. J., Bockmeyer, M., Mang, W. L.: Endoskopisch kontrollierte Ultraschalldiagnostik der Kieferhöhlen. Laryngol Rhinol Otol 62, 443 (1983).

[13] Baum, H. L.: A new method and a new instrument for endoscopic examination of the maxillary antrum. Laryngoscope 31, 965 (1921).

[14] Baumann, M., Pajarola, G.: Experiences on the sequela of maxillary sinusitis following closure of the causative oro-antral fistula. J Maxillofac Surg 3, 164 (1975).

[15] Baumhäckel, D., Pape, H.-D.: Zur Topographie des Vestibulum oris nach plastischer Deckung mit einem vestibulär gestielten Schleimhaut-Periostlappen. Dtsch Zahnärztl Z 35, 1017 (1980).

[16] Beck-Mannagetta, J., Pohla, H.: Zinkoxidhältiges Wurzelfüllmaterial – eine Ursache der Kieferhöhlen-Aspergillose. In: Watzek, G., Matejka, M. (Hrsg.): Erkrankungen der Kieferhöhle. Springer, Wien–New York 1986, S. 217.

[17] Beckedorf, H., Sonnabend, E.: Die Häufigkeit der Kieferhöhlenperforationen bei Zahnextraktionen. Zahnärztl Rdsch 63, 566 (1954).

[18] Becker, J., Kuntz, A., Reichart, P.: Verschluß von Mund-Antrum-Perforationen durch Hydroxylapatitkeramik. Dtsch Z Mund Kiefer GesichtsChir 11, 92 (1987).

[19] Becker, W., Naumann, K. H., Pfaltz, C. R.: Hals-Nasen-Ohren-Heilkunde, S. 175. Thieme, Stuttgart–New York 1989.

[20] Behncke, K. Görisch, I.: Endoskopie der Nasennebenhöhlen im Kindesalter. HNO Praxis 5, 25 (1980).

[21] Bell, C. S., Trash, W. J., Zysset, M. K.: Incidence of maxillary sinusitis following Le Fort I maxillary osteotomy. J Oral Maxillofac Surg 44, 100 (1986).

[22] Bergermann, M., Machtens, E., Radtke, J.: Die odontogene Pansinusitis. Dtsch Zahnärztl Z 43, 1354 (1988).

[23] Berlinger, N. T.: Sinusitis in immunodeficient and immunosuppressed patients. Laryngoscope 95, 29 (1985).

[24] Berthold, H., Dula, K.: Zur operativen Behandlung der Zysten im Kieferhöhlenbereich. In: Watzek, G., Matejka, M. (Hrsg.): Erkrankungen der Kieferhöhle, S. 229. Springer, Wien–New York 1986.

[25] Bjorkwall, T.: Bacteriological examination in maxillary sinusitis. Acta Otolaryngol 83 (Suppl), 1 (1950).

[26] Boenninghaus, H. G.: Hals-Nasen-Ohrenheilkunde, S. 190. Springer, Berlin–Heidelberg–New York–Tokio 1986.

[27] Boenninghaus, H. G.: Über Kieferhöhlen-Alveolarkammfisteln. Z Laryngol Rhinol Otol 35, 697 (1956).

[28] Bowerman, J. E.: The maxillary antrolith. Laryngol Otol 83, 873 (1969).

[29] Brunner, F. X., Naujoks, J. H., Schmid, W.: Zur Therapie der Sinusitis im Kindesalter. Laryngol Rhinol Otol 63, 193 (1984).

[30] Brusis, T.: Wie können neuralgische Beschwerden nach Kieferhöhlenoperationen vermieden werden? Laryngol Rhinol 58, 54 (1979).

[31] Buiter, C. T.: Endoscopy of the upper airways. Excerpta Medica, Amsterdam 1976.

[32] Burian, K. (Hrsg.): Leitfaden der Hals-Nasen-Ohrenheilkunde, S. 65. Maudrich, Wien–München–Bern 1989.

[33] Caldwell, G. W.: Diseases of the accessory sinuses of the nose, and an improved method of treatment for suppuration of the maxillary antrum. NY State J Med 58, 526 (1893).

[34] Claoué, R.: Traitement des suppurations chroniques du sinus maxillaire par la résection large de la partie

inferière de la paroi nasale du sinus. Sim Méd 7, 343 (1902).
[35] Claoué, R.: Traitement des suppurations chroniques du sinus maxillaire par la resection large de la partie inférieure de la paroi nasale du sinus. Résultats. Ann Mal Oreil Larynx 30, 221 (1904).
[36] Cook, H. E., Haber, J.: Bacteriology of the maxillary sinus. J Oral Maxillofac Surg 45, 1011 (1987).
[37] Corey, J. P., Delsupehe, K. G., Ferguson, B. J.: Allergic fungal sinusitis: Allergic, infectious, or both? Otolaryngol Head Neck Surg 113, 110 (1995).
[38] Correa Chem, R., Franciosi, L. F. N.: Dorsalis pedis free flap to close extensive palatinal fistulae. Microsurg 4, 35 (1983).
[39] Deitmer, T., Scheffler, R.: Untersuchungen zur möglichen Pathogenese der Bade-Sinusitis. Laryngol Rhinol Otol 69, 221 (1990).
[40] Deutschman, C. S.: Paranasal sinusitis: a common complication of nasotracheal intubation in neurosurgical patients. Neurosurg 17, 296 (1985).
[41] Deutschman, C. S., Wilton, P., Sinow, J., Dibbell, D., Konstantinides, F. N., Cerra, F. B.: Paranasal sinusitis associated with nasotracheal intubation: a frequently unrecognized and treatable source of sepsis. Crit Care Med 14, 111 (1986).
[42] Donath, K.: Pathologie der Kieferhöhle. In: Watzek, G., Matejka, M., (Hrsg.): Erkrankungen der Kieferhöhle, S. 13–23. Springer, Wien–New York 1986.
[43] Dorffner, S.: Persönliche Mitteilungen. 1996.
[44] Draf, W.: Der Gesichtsschmerz nach Caldwell-Luc-Operation. Prophylaxe und Therapie. Laryngol Rhinol Otol 59, 308 (1980).
[45] Draf, W.: Die chirurgische Behandlung entzündlicher Erkrankungen der Nasennebenhöhlen. Arch Otorhinolaryngol 235, 133 (1982).
[46] Draf, W.: Die Endoskopie der Nasennebenhöhlen – Diagnostische und therapeutische Möglichkeiten. Laryngol Rhinol Otol 54, 209 (1975).
[47] Draf, W.: Endoskopie der Nasennebenhöhlen. Springer, Berlin–Heidelberg–New York 1978.
[48] Draf, W.: Therapeutic endoscopy of the paranasal sinuses. Endoscopy 10, 247 (1978).
[49] Drettner, B.: Pathophysiology of paranasal sinuses with clinical implications. Clin Otolaryngol 5, 277 (1980).
[50] Eberhardt, J. A., Torabinejad, M., Christiansen, E. L.: A computed tomographic study of the distances between the maxillary sinus floor and the apices of the maxillary posterior teeth. Oral Surg 73, 345 (1992).
[51] Eichel, B. S.: Simplified method of staging hyperplastic rhinosinusitis. Arch. Otholaryngol. Head Neck Surg 121, 725 (1995).
[52] Eichhorn, W., Gehrke, G., Schwenzer, N., Kaiserling, E.: Die Keratozyste in der Kieferhöhle. Dtsch Zahnärztl Z 43, 1282 (1988).
[53] Eickbohm, J. E., Bumann, A.: Die Keratozyste in der Kieferhöhle. Dtsch Zahnärztl Z 43, 1286 (1988).
[54] Eickhoff, H.: Zur Frage des histopathologischen Bildes der chronischen Kieferhöhlenschleimhautentzündung. Z Laryngol Rhinol 33, 433 (1954).
[55] Ericson, S., Welander, U.: Local hyperplasia of the maxillary sinus mucosa after elimination of adjacent periapical osteitis. Odontol Rev 17, 153 (1966).
[56] Ertl, L., Presle, U., Lill, W.: Röntgenologische und endoskopische Nachuntersuchungen der Kieferhöhle nach Wurzelspitzenresektionen im Oberkieferseitenzahnbereich. In: Watzek, G., Matejka, M. (Hrsg.): Erkrankungen der Kieferhöhle, S. 211. Springer, Wien–New York 1986.
[57] Frenkel, G.: Die Mund-Antrum-Verbindung und ihre Behandlung. In: Frenkel, G., Aderhold, L., Leilich, G., Raetzke, P. (Hrsg.).: Die ambulante Chirurgie des Zahnarztes, S. 159. Hanser, München–Wien 1989.
[58] Fuhrmann, R. A., Wehrbein, H., Klein, H. M., Günther, R. W., Diedrich, P. R.: Computer-tomographische Darstellung der dento-alveolären Kieferhöhlenbucht des bezahnten Kiefers. Schweiz Monatsschr Zahnmed 103, 285 (1993).
[59] Gattinger, M., Gattinger, B.: Die Anwendung des Fibrinklebers beim Verschluß oro-nasaler Verbindungen. Z Stomat 81, 313 (1984).
[60] Geiger, S. A., Eckert, H.: Klinische und radiologische Untersuchungsergebnisse operierter Kieferhöhlen. Zahnärztl Praxis 26, 296 (1975).
[61] Gerlach, K. L., Krause, H.-R., Eitenmüller, J.: Verschluß von Mund-Antrum-Verbindungen mit absorbierbaren Kunststoffschablonen im Tierexperiment. In: Watzek, G., Matejka, M. (Hrsg.): Erkrankungen der Kieferhöhle, S. 237. Springer Wien–New York 1986.
[62] Glusa, L., Hauenstein, H.: Keimbefall und Infektabwehr der Kieferhöhlenschleimhaut. Dtsch Zahnärztl Z 43, 1263 (1988).
[63] Goodmann, W. S.: The Caldwell-Luc procedure. Otolaryngol Clin North Am 9, 187 (1976).
[64] Griffith, C. R., Imperato, A.: Large antral odontoma as the cause of acute maxillary sinusitis: report of case. J Am Dent Assoc 94, 107 (1977).
[65] Grossehelleforth, A., Düker, J.: Sensibilitätsstörungen nach Kieferhöhlenoperationen. Fortschr Kiefer Gesichtchir 21, 82 (1976).
[66] Gruber, H., Solar, P., Ulm, C.: Anatomie und atrophiebedingte Veränderungen der Kieferknochen. In Watzek, G. (Hrsg.): Enossale Implantate in der oralen Chirurgie, S. 29. Quintessenz, Berlin–Chicago–London–Moskau–Sao Paulo–Tokio 1993.
[67] Grünberg, H.: Die primär chronische Sinusitis maxillaris im endoskopischen Bild. Z Laryngol Rhinol 50, 813 (1971).
[68] Halstead, Ch. L.: Mucosal cysts of the maxillary sinus: report of 75 cases. B 87, 1435 (1973).
[69] Härtel, J.: Zysten- und Kieferhöhlenoperationen. In: Bier, A., Braun, H., Kümmel, H.: Chirurgische Operationslehre, 8. Aufl., Bd. 2/II, S. 24. Barth, Leipzig 1981.
[70] Heiner, H., Berthold, H.: Die plastische Deckung der Mund-Antrum-Verbindung und ihre Ergebnisse an der Jenaer Kieferklinik. Dtsch Stomat 21, 274 (1971).
[71] Hellmich, S., Herberhold, C.: Technische Verbesserungen der Kieferhöhlenendoskopie. Arch Ohr Nasen Kehlkopf Heilk 199, 678 (1971).
[72] Hellner, T., Pfeiffer, G., Gundlach, K. K. H.: Guillain-Barré-Syndrom nach einer Wurzelkanalfüllung und Sinusitis maxillaris. Dtsch Z Mund Kiefer Gesichts Chir 17, 40 (1993).
[73] Henry, C. H., Hughes, C. V., Larned, D. C.: Odontogenic infection of the orbit: Report of a case. J Oral Maxillofac Surg 50, 172 (1992).

[74] Herberhold, C.: Physiologie und Pathophysiologie der Nasennebenhöhlen. Arch Otorhinolaryngol 235, 1 (1982).
[75] Herrmann, A.: Gefahren bei Operationen an Hals, Ohr und Gesicht und die Korrektur fehlerhafter Eingriffe. Springer, Berlin–Heidelberg–New York 1968.
[76] Herzog, M., Günther, M.: Pathohistologische Befunde bei odontogener Sinusitis maxillaris. In: Watzek, G., Matejka, M. (Hrsg.): Erkrankungen der Kieferhöhle, S. 24. Springer, Wien–New York 1986.
[77] Herzog, M., Pape, H.-D.: Behandlung und Vermeidung neuralgiformer Schmerzen nach fazialer Fensterung der Kieferhöhle. Fortschr Kiefer GesichtsChir 20, 186 (1985).
[78] Hirschmann, A.: Über Endoskopie der Nase und deren Nebenhöhlen. Arch Laryngol Rhinol 19, 195 (1901).
[79] Hochban, W.: Indikationen für die Sonographie der Kieferhöhle. Dtsch Z Mund Kiefer GesichtsChir 17, 246 (1993).
[80] Hoffmann-Axthelm, W.: Zur Ätiologie der Kieferhöhlenentzündungen. Dtsch Zahnärztl Z 17, 302 (1962).
[81] Hosemann, W., Wigand, M. E., Nicol, J.: Klinische und funktionelle Aspekte der endo-nasalen Kieferhöhlen-Operation. HNO 37, 225 (1989).
[82] Ilgenstein, B., Buser, D., Berthold, H. : Fremdmaterial-induzierte Aspergillose der Kieferhöhle. Dtsch Zahnärztl Z 43, 1272 (1988).
[83] Illum, P., Jeppesen, F., Langebaek, E.: X-ray examination and sinuscopy in maxillary sinus disease. Acta Otolaryngol 74, 287 (1972).
[84] Imhof, H.: Bildgebende Verfahren der Kieferhöhlendiagnostik. In: Watzek, G., Matejka, M. (Hrsg.): Erkrankungen der Kieferhöhle, S. 48. Springer, Wien–New York 1986.
[85] James, R. B.: Surgical closure of large oro-antral fistulas using a palatinal island flap. J Oral Surg 38, 591 (1981).
[86] Josephson, J. S., Rosenberg, S. I.: Sinusitis. Clin. Symp. Ciba 46, 2 (1994).
[87] Kainz, J., Braun, H., Genser, P.: Die Haller'schen Zellen: Morphologische Evaluierung und klinisch-chirurgische Bedeutung. Laryngo Rhino Otol 72, 599 (1993).
[88] Karlsson, G., Petruson, B., Björkander, J., Hanson, L. A.: Infections of the nose and paranasal sinuses in adult patients with immunodeficiency. Arch Otolaryngol 111, 290 (1985).
[89] Kasperk, E. M., Ewers, R., Randzio, G., Ruhl, R.: Technetium-m-Knochenszintigraphie in der Mund-, Kiefer- und Gesichtschirurgie. Fortschr Kiefer Gesichtschir 32, 169 (1987).
[90] Kazanijan, V. H., Converse, J. M.: The surgical treatment of facial injuries. Williams & Wilkins, Baltimore 1949.
[91] Kempfle, B.: Statistische Erhebungen über das Vorliegen von Kieferhöhlenerkrankungen. Zahnärztl Welt Rundsch 86, 1132 (1977).
[92] Keresztesi, K.: Die konservative Therapie der Mund-Antrumfistel. Österr Z Stomat 51, 317 (1954).
[93] Klammt, J.: Zysten des Kiefers und der Weichteile. In: Schwenzer, N., Grimm, G. (Hrsg.): Zahn-Mund-Kieferheilkunde, Bd. 2: Spezielle Chirurgie, S. 59. Thieme, Stuttgart–New York 1981.
[94] Kniha, H., Nentwig, G. H., Bunnag, T.: Zum Verschluß oroantraler Verbindungen mit dem Fibrinklebesystem. Dtsch Z Mund Kiefer GesichtsChir 9, (1985) 431.
[95] Koch, A., Giesen, K.: Aspergillose der Kieferhöhle. Dtsch Z Mund Kiefer GesichtsChir 15, 252 (1991).
[96] Konter, U., Pape, H. D.: Oroantrale Fistel und Sinusitis maxillaris nach Sinuslift. Dtsch Z Mund Kiefer GesichtsChir 19, 32 (1995).
[97] Kosarevic, D., Waldenberger, O., Müller-Schelken, H. P.: Plastischer Mund-Antrum-Verschluß mit gestieltem Wangenfettkörper. Z Stomatol 91, 91 (1994).
[98] Kreidler, J. F.: Die Sinuskopie. Diagnostische und therapeutische Anwendung bei der Behandlung von Mund-Antrum-Verbindungen. Dtsch Zahnärztl Z 32, 680 (1977).
[99] Krekeler, G., Schilli, W.: Organische Fremdkörper in der Kieferhöhle. Dtsch Zahnärztl Z 33, 876 (1978).
[100] Krennmair, G., Lugmayr, H., Lenglinger, F.: Metalldichte Strukturen im Lumen der Nasennebenhöhle – Wertigkeit der Computertomographie in der Diagnose der Kieferhöhlenaspergillose. Fortschr Röntgenstr 158, 197 (1993).
[101] Krennmair, G., Lenglinger, F., Müller-Schelken, H. P.: Computed tomography (CT) in the diagnosis of sinus aspergillosis. J Craniomaxillofac Surg 22, 120 (1994).
[102] Krmpotic-Nemanic, J., Draf, W., Helms, J.: Chirurgische Anatomie des Kopf-Hals-Bereiches, S. 107. Springer, Berlin–Heidelberg–New York–Tokio 1985.
[103] Kronberg, F. G., Goodwin, W. J.: Sinusitis in intensive care unit patients. Laryngoscope 95, 936 (1985).
[104] Kuske, I., Karduck, A.: Technique, indication and evidence of sinoscopy. Endoscopy 8, 183 (1976).
[105] Lambrecht, J. Th., Böhlck, I., Ewers, R., Dierck, P.: Anaerobe Keimbesiedlung der entzündeten Kieferhöhle. In: Watzek, G., Matejka, M. (Hrsg.): Erkrankungen der Kieferhöhle, S. 38. Springer, Wien–New York 1986.
[106] Lambrecht, J. Th.: Odontogene Kieferhöhlenerkrankungen. Fortschr Kiefer Gesichtschir 40, 106 (1995).
[107] Lamprecht, J. T., Wiedbrauck, C.: Sinusitis und andere typische Erkrankungen im HNO-Bereich im Rahmen des erworbenen Immundefekt-Syndroms (AIDS). HNO 36, 489 (1988).
[108] Landau, H., Gonser, U.: Untersuchungsergebnisse zum Methodenwechsel bei der Behandlung der odontogenen Sinusitis maxillaris bei Mund-Antrum-Perforation. Dtsch Zahnärztl Z 43, 1313 (1988).
[109] Lane, J. J., O'Neal, R. B.: The relationship between periodontitis and the maxillary sinus. J Periodontol 55, 477 (1984).
[110] Lang, J.: Klinische Anatomie der Nase, Nasenhöhle und Nebenhöhle. Aktuelle Oto-Rhino-Laryngologie, Bd. 11, S. 71. Thieme, Stuttgart 1988.
[111] Langhans, G., Kleber, R.: Sinuscopie. Med Aktuell 6, 256 (1980).
[112] Lehnert, S., Lehmann, J.: Klinische und röntgenologische Untersuchungen zur Frage der Sinusitis maxillaris nach Eröffnung der Kieferhöhle bei Zahnextraktion. Dtsch Zahnärztl Z 22, 201 (1967).
[113] Lill, W., Solar, P.: Indikation – Diagnostik – Nach-

sorge. In: Watzek, G. (Hrsg.): Enossale Implantate in der oralen Chirurgie, S. 153. Quintessenz, Berlin–Chicago–London–Moskau–Sao Paulo, Tokio, 1993.

[114] Lindorf, H. H.: Chirurgie der odontogen erkrankten Kieferhöhle, S 11. Hanser, München–Wien 1983.

[115] Lindorf, H. H.: Die osteoplastische Kieferhöhlenoperation. Technik und Erfahrungen mit der Knochendeckelmethode. In: Watzek, G., Matejka, M.: Erkrankungen der Kieferhöhle, S. 161. Springer, Wien–New York 1986.

[116] Lindorf, H. H.: Knochendeckelverschluß nach oraler Kieferhöhleneröffnung. Dtsch Zahnärztl Z 29, 587 (1974).

[117] Lothrop, H. A.: Empyema of the antrum of Highmore. A new operation for the cure of obstinate cases. Bosten Med Surg J 136, 455 (1897).

[118] Luc, H.: Une nouvelle méthode operatoire pour la cure radicale de l'empyéme chronique du sinus maxillaire. Arch Int Laryngol Otol Rhinol Bronchooesophagoscopie 10, 455 (1897).

[119] MacLeod, A. M., Morrison, W. A., Mc. Cann, J. J., Thistlethwaite, S., Vanderkolk, C. A., Ryan, A. D.: The free radial forearm flap with and without bone for closure of large palatal fistulae. Br J Plast Surg 40, 391 (1987).

[120] Mann, W., Dao Trong, H.: Vergleichende endoskopische und histologische Befunde bei chronischer Sinusitis. HNO 27, 345 (1979).

[121] Mann, W. J.: Diagnostik entzündlicher Nasennebenhöhlenerkrankungen. Arch Otorhinolaryngol 235, 41 (1982).

[122] Matras, H., Krenkel, Ch.: Das Verhalten der Kieferhöhle nach Oberkieferosteotomie. In: Watzek, G., Matejka, M. (Hrsg.): Erkrankungen der Kieferhöhle, S. 115. Springer, Wien–New York 1986.

[123] Matschke, R. G., Fiebach, A.: Septumdeviation und Begleitsinusitis. HNO 33, 541 (1985).

[124] Maune, S., Rath, N. F., Görögh, T., Steinert, R.: Genetische Disposition zu chronisch polypöser Sinusitis und Mangeltypen des 1-Proteaseinhibitors. HNO 43, 537 (1995).

[125] Messerklinger, W.: Über die Drainage der menschlichen Nasennebenhöhlen unter normalen und pathologischen Bedingungen. Monatsschr Ohrenheilk 100, 56 (1966).

[126] Messerklinger, W.: Zur Endoskopietechnik des mittleren Nasenganges. Arch Otorhinolaryngol 221, 297 (1978).

[127] Meyerhoff, W., Christiansen, T., Rontal, E., Boerger, W.: Gold foil closure of oroantral fistulas. Laryngoscope 83, 940 (1973).

[128] Michel, Ch., Reuther, J., Haushofer, K., Müller, Th.: Behandlungsmöglichkeiten und Vorschläge zur Vermeidung chronischer Schmerzzustände nach operativen Eingriffen an der Kieferhöhle. In: Watzek, G., Matejka, M. (Hrsg.): Erkrankungen der Kieferhöhle, S. 195. Springer, Wien–New York 1986.

[129] Miles, D. A., Glass, B. J., Langlais, R. P.: Cyst of the maxillary antrum. Oral Surg 57, 225 (1984).

[130] Môczár, L.: Nuovo methodo operativo per la chiusura dello fistole del seno mascellare di origine dentale. Stomatol 28, 1087 (1930).

[131] Moesner, J., Illum, P., Jeppesen, F.: Sinuscopical biopsy in maxillary sinusitis. Acta Otolaryngol 78, 113 (1974).

[132] Mohr, Ch., Kuhn, P., Schettler, D., Hornung, G.: Zur Aussagekraft der Kernspintomographie im Bereich der Nasennebenhöhlen. Dtsch Z Mund Kiefer GesichtsChir 11, 251 (1987).

[133] Moore, J., Potchen, M., Waldenmaier, N., Sierra, A., Potchen, E. J.: High field magnetic resonance imaging of paranasal sinus inflammatory disease. Laryngoscope 96, 267 (1986).

[134] Müller, W.: Odontogene Kieferhöhlenerkrankungen. In: Schwenzer, N., Grimm, G. (Hrsg.): Spezielle Chirurgie. Zahn-Mund-Kiefer-Heilkunde, Bd. 2, S. 89. Thieme, Stuttgart–New York 1981.

[135] Neckel, C., Mühling, J.: Der Einsatz von Fibrinkleber zur akzessorischen Versiegelung von plastischen Verschlüssen bei Mund-Antrum-Verbindungen. Dtsch Z Mund Kiefer GesichtsChir 6, 307 (1982).

[136] Norer, B., Röthler, G., Grunert, I.: Zur Wertigkeit der Kieferhöhlenendoskopie bei fraglicher Sinusitis maxillaris. In: Watzek, G., Matejka, M. (Hrsg.): Erkrankungen der Kieferhöhle, S. 60. Springer, Wien–New York 1986.

[137] Nover, H. U., Stegemann, H.: Die Okklusionszyste der voroperierten Kieferhöhle – Diagnostik, Differentialdiagnostik und ätiologische Aspekte. In: Watzek, G., Matejka, M. (Hrsg.): Erkrankungen der Kieferhöhle, S. 128. Springer, Wien–New York 1986.

[138] Nühsmann, T. : Entzündliche Erkrankungen der Kieferhöhle. In: Denker, A., Kahler, O. (Hrsg.): Handbuch der Hals-Nasen-Ohrenheilkunde, Bd 2. Springer, Berlin 1926.

[139] Obwegeser, H., Tschamer, H.: Bericht über unsere Erfahrungen bei der Behandlung von nicht frischen, tiefen Mund-Kieferhöhlenverbindungen nach Zahnextraktionen. Dtsch Zahn Mund Kieferheilk 26, 4 (1957).

[140] Odell, E., Pertl, C.: Zinc as a growth factor for Aspergillus sp. and the antifungal effects of root canal sealants. Oral Surg 79, 82 (1995).

[141] Orobello, P. W., Park, R. I., Belcher, L. J., Eggleston, P., Lederman, H. M., Banks, J. R., Modlin, J. F., Naclerio, R. M.: Microbiology of chronic sinusitis in children. Arch Otolaryngol Head Neck Surg 117, 980 (1991).

[142] Pape, H. D., Baumhäckel, D.: Die Rolle des plastischen Kieferhöhlenverschlusses im Hinblick auf die prothetische Versorgung. Dtsch Zahnärztl Z 37, 107 (1982).

[143] Pape, H. D., Herzog, M.: Neue Aspekte zur Behandlung der dentogenen Sinusitis maxillaris. Österr. Z Stomatol 76, 86 (1979).

[144] Pape, H. D.: Die Therapie der odontogenen Sinusitis maxillaris. In: Watzek, G., Matejka, M. (Hrsg.): Erkrankungen der Kieferhöhle, S. 137. Springer, Wien–New York 1986.

[145] Pässler, L.: Das Oberkiefer-Vestibulum nach plastischem Verschluß oroantraler Kommunikationen. Dtsch Stomat 23, 957 (1973).

[146] Pelz, K., Mann, W.: Epidemiologie und Keimspektrum der entzündlichen Nasennebenhöhlenerkrankungen. Laryngol Rhinol Otol 59, 304 (1980).

[147] Perez, C. A., Farman, A. G.: Diagnostic radiology of maxillary sinus defects. Oral Surg 66, 507 (1988).

[148] Pfeifer, G.: Über Ursachen von neuralgiformen Schmerzen nach Kieferhöhlenoperationen und Möglichkeiten der chirurgischen Behandlung. Dtsch Z Mund Kieferheilk 60, 201 (1973).
[149] Pichler, H.: Die Kieferhöhle. In: Pichler, H., Trauner, R. (Hrsg.): Mund- und Kieferchirurgie, 2. Teil, 1. Hälfte, S. 176. Urban & Schwarzenberg, Wien 1948.
[150] Plenk, H., Tschabitscher, M.: Entwicklung, Makro- und Mikromorphologie der Kieferhöhle. In: Watzek, G., Matejka, M. (Hrsg.): Erkrankungen der Kieferhöhle, S. 1. Springer, Wien–New York 1986.
[151] Porteder, H., Rausch, E.: Kieferhöhlenbefunde nach Mittelgesichtsfrakturen. In: Watzek, G., Matejka, M. (Hrsg.): Erkrankungen der Kieferhöhle, S. 111. Springer, Wien–New York 1986.
[152] Quiney, R. E., Brimble, E., Hodge, M.: Maxillary sinusitis from dental osseointegrated implants. J Laryngol Otol 104, 333 (1990).
[153] Rabuzzi, D. D., Hengerer, A. S.: Complications of nasal and sinus infections. In: Bluestone, C. D., Stool, S. E., Scheetz, M. D. (eds.): Pedriatic Otolaryngology, S. 745. W. Saunders, Philadelphia–London–Toronto–Montreal–Sydney–Tokio 1990.
[154] Rahn, R.: Konservative Therapie der dentogenen Sinusitis bei frischer Mund-Antrum-Verbindung. Zahnärztl Praxis 5, 168 (1987).
[155] Regev, E., Smith, R. A., Perrott, T. H., Pogrel, M. A.: Maxillary sinus complications related to endosseous implants. Int J Oral Maxillofac Impl 10, 451 (1995).
[156] Rehrmann, A.: Eine Methode zur Schließung von Kieferhöhlenperforationen. Dtsch Zahnärztl Wochenschr 39, 1136 (1936).
[157] Robbins, K. T., Tarshis, L. M.: Blindness: a complication of odontogenic sinusitis. Otolaryngol Head Neck Surg 89, 938 (1981).
[158] Robibaro, B., Pammer, J., Leber, J., Knapp, S., Vorbach, H., Presterl, E.: Mucormykose – eine seltene Komplikation bei Patienten mit Diabetus mellitus. Klin Wochenschr 108, 24 (1996).
[159] Rotter, M., Koller, W.: Befunde über die bakterielle Erregerflora der nicht dentogenen Sinusitis maxillaris bei Erwachsenen. In: Watzek, G., Matejka, M. (Hrsg.): Erkrankungen der Kieferhöhle, S. 42. Springer, Wien–New York 1986.
[160] Sailer, H. F., Pajarola, G. F.: Dentogene Kieferhöhlenerkrankungen. In: Rateitschak, K. H., Wolf, H. F. (Hrsg.): Orale Chirurgie. Farbatlas der Zahnmedizin, Bd. 11, S. 231. Thieme, Stuttgart–New York 1996.
[161] Schade, K.: Untersuchungen zur Reaktion der Kieferhöhlenschleimhaut auf ein Trauma. Dtsch Z Mund Kiefer GesichtsChir 13, 444 (1989).
[162] Schaeffer, J. P.: The sinus maxillaris and its relations in the embryo, child and adult man. Am J Anat 10, 313 (1910).
[163] Schmelzle, R., Schwenzer, N.: Die odontogenen Erkrankungen der Kieferhöhle. Arch Otorhinolaryngol 235, 379 (1982).
[164] Schneider, W., Wolf, S. R., Solbach, W.: Tuberkulose im Hals-, Nasen-, Ohrenbereich. HNO 41, 591 (1993).
[165] Schuchardt, K., Pfeifer, G., Lentrodt, J.: Beobachtungen bei der Behandlung von Fällen odontogener Kieferhöhlenentzündungen. Fortschr Kiefer Gesichtschir 9, 130 (1964).
[166] Schuchardt, K.: Zur Methodik des Verschlusses von Defekten im Alveolarfortsatz zahnloser Kiefer. Dtsch Zahn Mund Kieferheilk 17, 366 (1952).
[167] Schuh, E., Schmiedl, R., Vogel, G.: Anatomische Grenzen der enossalen zahnärztlichen Implantologie. Z Stomatol 81, 81 (1984).
[168] Schüle, H.: Klinisch-experimentelle Untersuchungen zur Vermeidung des Langzeitschmerzsyndroms nach Kieferhöhlenoperationen. Fortschr Kiefer Gesichtschir 30, 183 (1985).
[169] Schulz, S., Timmel, H.: Vergleichende röntgenologische, bioptische und histologische Befunde bei iatrogener Kieferhöhlenperforation in Abhängigkeit von der Eröffnungsdauer. Dtsch Zahn Mund Kieferheilk 75, 581 (1987).
[170] Schumann, D., Gramowski, K. H., Thieme, V.: Krankheitsbild und Spätfolgen bei Mittelgesichtsfrakturen. Dtsch Z Mund Kiefer GesichtsChir 16, 26 (1992).
[171] Schumann, D.: Diagnose und Therapie der odontogenen Sinusitis maxillaris. Stomatol DDR 34, 708 (1984).
[172] Schwenzer, N.: Befunde an der Kieferhöhle nach Mittelgesichtsfrakturen. Fortschr Kiefer Gesichtschir 19, 167 (1975).
[173] Schwenzer, N.: Die odontogenen Erkrankungen der Kieferhöhle. Arch Otorhinolaryngol 235, 307 (1982).
[174] Selden, H. S.: The interrelationship between the maxillary sinus and endodontics. Oral Surg 38, 623 (1974).
[175] Sicher, H.: Oral Anatomy. 2nd Ed., p. 84, CV Mosby Comp., St. Louis 1952.
[176] Siebenmann, F.: Beitrag zur Lehre und Entstehung und Heilung kombinierter Nebenhöhleneiterungen der Nase. Monatsschr Ohrenheilk 46, 659 (1912).
[177] Simon, C., Stille, W.: Antibiotika – Therapie in Klinik und Praxis, 8. Aufl. Schattauer, Stuttgart– New York 1993.
[178] Simoncelli, C., Ricci, G., Molini, E., Garrel, C., Capolunghi, B., Giommetti, S.: Zur Bakteriologie der chronischen Sinusitis. HNO 40, 16 (1992).
[179] Skop, P., Schramm-Scherer, B.: Kieferhöhlenkomplikationen im Rahmen von Implantationen. Dtsch Zahnärztl Z 43, 1348 (1988).
[180] Smith, T., Goycoolea, M., Meyerhoff, W. L.: Fulminant odontogenic sinusitis. Ear Nose Throught J 58, 411 (1979).
[181] Soikkonen, K., Ainamo, A.: Radiographic maxillary sinus findings in the elderly. Oral Surg 80, 487 (1995).
[182] Solar, P., Ulm, C., Blahout, R., Lill, W., Watzek, G., Matejka, M.: Dreidimensionale CT-Auswertung in der oralen Implantologie. Z Stomatol 91, 1 (1994).
[183] Som, P. M., Curtin, H. D.: Chronic inflammatory sinonasal diseases including fungal infections. Radiol Clin North Am 31, 33 (1993).
[184] Spielberg, W.: Antroscopy of the maxillary sinus. Laryngoscope 32, 441 (1922).
[185] Spirgi, M.: Les communications bucco-sinusiennes anciennes (fistules). Considerations d'intéret prothétique sur les techniques plastiques de fermeture. Schweiz Monatsschr Zahnheilk 77, 2 (1967).
[186] Spitzer, W. J.: Beitrag zur Entfernung von Fremdkörpern aus der Kieferhöhle. Dtsch Zahnärztl Z 43, 1318 (1988).

[187] Stajcic, Z.: The buccal fat pad in the closure of oroantral communications: a study of 56 cases. J Craniomaxillofac Surg 20, 193 (1992).
[188] Stammberger, H.: Unsere endoskopische Operationstechnik der lateralen Nasenwand – ein endoskopisch-chirurgisches Konzept zur Behandlung entzündlicher Nasennebenhöhlenerkrankungen. Laryngol Rhinol Otol 64, 559 (1985).
[189] Stammberger, H.: Functional endoscopic sinus surgery: the Messerklinger technique, p. 283. Mosby, Philadelphia 1991.
[190] Steiner, W.: Endoskopische Diagnostik der entzündlichen Erkrankungen der Nasennebenhöhlen. Arch Othorhinolaryngol 235, 69 (1982).
[191] Stoehr, K.: Der Verschluß von Mund-Antrum-Verbindungen mit lyophilisierter Dura. Dtsch Stomat 23, 7 (1973).
[192] Stuck, M., Hachler, I., Luthy, R., Ruef, C.: Sinusitis bei HIV-Infektion. Dtsch Med Wochenschr 119, 1759 (1994).
[193] Terrier, G., Baumann, R. P., Pidseoux, J. M.: Endoscopic and histopathological observations of chronic maxillary sinusitis. Rhinologie 14, 129 (1976).
[194] Tharandir, S., Winkelstein, J. A., Lederman, H., Loury, N. C.: Immunologic defects in patients with chronic recurrent sinusitis: Diagnosis and management. Otolaryngol Head Neck Surg 112, 242 (1995).
[195] Tideman, H., Bosanquet, A., Scott, J.: Use of the buccal fat pad as a pedicled graft. J Oral Maxillofac Surg 44, 435 (1986).
[196] Timm, C.: Die Endoskopie der Kieferhöhlen. Fortschr Med 16, 421 (1956).
[197] Töndury, G.: Angewandte und topographische Anatomie. Thieme, Stuttgart 1970.
[198] Toskala E., Nuutinen, J., Rautiainen, M.: Scanning electron microscopy findings of human respiratory cilia in chronic sinusitis and in recurrent respiratory infections. J Laryngol Otol 109, 509 (1995).
[199] Ueda, M., Kaneda, T.: Maxillary sinusitis caused by dental implants: Report of 2 cases. J Oral Maxillofac Surg 50, 285 (1992).
[200] Uffenorde, W.: Die verschiedenen Entzündungsformen der Nasenschleimhaut und ihre Behandlung. Z Ohrenheilk 72, 13 (1915).
[201] Ulm, C., Solar, P., Matejka, M., Watzek, G.: Die Atrophie des zahnlosen und teilbezahnten Processus alveolaris maxillae. Implantologie 1, 305 (1993).
[202] Ulm, C. W., Solar, P., Gsellmann, B., Matejka, M., Watzek, G.: The edentuloues maxillary alveolar process in the region of the maxillary sinus – a study of physical dimension. Int J Oral Maxillofac Surg 24, 259 (1995).
[203] Ulm, C. W., Solar, P., Krennmair, G., Matejka, M., Watzek, G.: Incidence and suggested surgical management of septa in sinus-lift procedures. Int J Oral Maxillofac Impl 10, 462 (1995).
[204] Underwood, A. S.: An inquiry into the anatomy and pathology of the maxillary sinus. J Anat Physiol 44, 354 (1910).
[205] Vaughan, E. B., Brown, A. E.: The versality of the lateral tongue flap in the reconstruc tion of defects of the oral cavity. Brit J Oral Surg 21, 3 (1983).
[206] Voltolini, R.: Die Durchleuchtung des Kehlkopfes und anderer Höhlen des menschlichen Körpers. Monatsschr Ohrenheilk 1, 299 (1888).
[207] von Wovern, N.: Oroantral communications and displacements of roots into the maxillary sinus: A follow-up of 231 cases. J Oral Surg 29, 662 (1971).
[208] Wahl, G., Lehnert, S., Kleinebrinker, M.: Zur Frage der Infektion der Kieferhöhle in Abhängigkeit vom Zeitintervall zwischen deren Eröffnung und plastischen Deckung. Dtsch Zahnärztl Z 43, 1259 (1988).
[209] Wahlmann, U. W., Hey, O.: Hirnabszeß als Folge einer odontogenen Sinusitis maxillaris. Dtsch Zahnärztl Z 43, 1357 (1988).
[210] Waldhart, E., Röthler, G., Norer, B.: Zur chirurgischen Therapie entzündlicher Kieferhöhlenerkrankungen. In: Watzek, G., Matejka, M. (Hrsg.): Erkrankungen der Kieferhöhle, S. 150. Springer, Wien–New York 1986.
[211] Waldrop, T. C., Semba, S. E.: Closure of oroantral communications using guided tissue regeneration and an absorbable gelatin membrane. J Periodontol 64, 1061 (1993).
[212] Wassmund, M.: Lehrbuch der praktischen Chirurgie des Mundes und der Kiefer, Bd. 2. Barth, Leipzig 1939.
[213] Watzek, G., Mailath, G., Lill, W., Matejka, M.: Zur Problematik der implantogenen Sinusitis. Dtsch Zahnärztl Z 43, 1345 (1988).
[214] Watzek, G., Matejka, M.: Vermeidung und Behandlung von Kieferhöhlenentzündungen bei dentoalveolären Eingriffen. In: Watzek, G., Matejka, M. (Hrsg.): Erkrankungen der Kieferhöhle, S. 201. Springer, Wien–New York 1986.
[215] Watzek, G.: Enossale Implantate in der oralen Chirurgie, S. 209. Quintessenz, Berlin–Chicago–London–Moskau–Sao Paulo–Tokio 1993.
[216] Weber, A. L.: Imaging of cysts and odontogenic tumors of the jaws. Radiol Clin North Am 31, 101 (1993).
[217] Weerda, H.: Die rhinogene Sinusitis maxillaris. Pathogenese, Diagnostik, Therapie. Dtsch Zahnärztl Z 43, 1233 (1988).
[218] Williams, J. D., Kieserman, S. P., Tavin, E.: Cytomegalovirus sinusitis in a patient with acquired immunodeficiency syndrome. Otolaryngol Head Neck Surg 112, 750 (1995).
[219] Yih, W. Y., Merrill, R. G., Howerton, D. W.: Secundary closure of oroantral and oronasal fistulas: a modification of existing techniques. J Oral Maxillofac Surg 46, 357 (1988).
[220] Yoshiura, K., Bahn, S., Hijiyra, T., Yuasa, K., Miwa, K., Ariji, E., Tabata, O., Araki, K., Tanaka, T., Yonetsu, K., Nakayama, E., Ariji, Y., Simizu, M., Fujiwara, N., Kanda, S.: Analysis of maxillary sinusitis using computed tomography. Dentomaxillofac Radiol 22, 86 (1993).
[221] Zöller, J., Born, I. A., Maier, H.: Zur Bedeutung der Schimmelpilzerkrankung im Bereich der Kieferhöhle. Dtsch Zahnärztl Z 43, 1268 (1988).
[222] Zuckerkandl, E.: Normale und pathologische Anatomie der Nasenhöhle und ihrer pneumatischen Anhänge, Bd. 1, 2. Aufl. Braumüller, Wien–Leipzig 1893.

Odontogene und nicht-odontogene Läsionen der Kiefer

von Gernot Jundt, Wolfgang Remagen und Joachim Prein

Inhaltsübersicht

Allgemeine Grundsätze der Diagnostik

Die meisten Tumoren und Tumor-vortäuschenden Veränderungen im Kieferbereich weisen klinisch eine sehr einheitliche Symptomatik auf. Häufigstes Symptom ist eine *Schwellung*. Diese mehr oder weniger harte Schwellung, über der die Gingiva im allgemeinen erhalten ist, gibt keinerlei Hinweis auf das Wesen, insbesondere auf die Dignität der Veränderung. Kommen Schmerzen hinzu, so kann dies auf eine stärker aggressive Läsion hindeuten. Ein wesentlicher diagnostischer Hinweis ist ein *Sensibilitätsausfall*, insbesondere im Bereich der Unterlippe.

Der nächste diagnostische Schritt besteht daher in der Durchführung einer ausreichenden *radiologischen Untersuchung.*

> Bei Verdacht auf einen Tumor ist eine Tomographie der Kiefer unerläßlich.

Einzelzahnfilme reichen für die Diagnostik nicht aus, da sie keinen Überblick geben. Wichtigste charakteristische Röntgenbefunde sind eine *Osteolyse* im Unterkiefer und eine meist homogene milchglasartige Verschattung im Oberkiefer, insbesondere im Bereich der Kieferhöhlen. Im Unterkiefer kann die Osteolyse unterschiedlich scharf begrenzt sein, teilweise durch einen sklerotischen Randsaum. Letzterer ist ein Hinweis auf, jedoch kein Beweis für den benignen Charakter der Läsion. Andererseits ist eine unscharfe Abgrenzung noch kein Malignitätsbeweis. Im Inneren der Osteolyse können sich bei einer ganzen Reihe von Läsionen, insbesondere den zement- und knochenbildenden, mehr oder weniger knochendichte, vereinzelte oder konfluierende Verdichtungen finden. Diese letzteren Veränderungen können Hinweise für die Abgrenzung, jedoch nicht für die Art-Diagnose sein. Im Oberkiefer sind, bedingt durch die Überlagerung zahlreicher knöcherner Strukturen im Röntgenbild, die diagnostischen Möglichkeiten der Radiologie noch stärker eingeschränkt. Die neuen bildgebenden Methoden wie Computertomographie, Dent-Scan und Kernspintomographie erlauben jedoch vielfach differenziertere Aussagen (s. S. 3 ff.).

Aus diesen Feststellungen ergibt sich in den meisten Fällen die zwingende Notwendigkeit, die Diagnose eines Kiefertumors durch eine *Biopsie* zu stellen. Diese Biopsie sollte immer als sogenannte offene Biopsie durchgeführt werden, um genügend Material für die histologische Untersuchung zu erlangen. Kleinere Läsionen können als Exzisionsbiopsien durchgeführt werden. Voraussetzung für eine derartige, umfassende Biopsie ist eine entsprechende Anästhesie (Leitungsanästhesie oder Allgemeinnarkose).

Auch die histologische Interpretation selbst einer ausreichend großen Biopsie kann erhebliche Probleme bereiten, da verschiedene, teils benigne, teils maligne Tumoren ein sehr ähnliches histologisches Bild aufweisen können. Aus diesem Grunde ist es, im Interesse des Patienten, wünschenswert, die histologische Untersuchung durch einen auf diesem Spezialgebiet erfahrenen Pathologen vornehmen zu lassen. Hierbei ist die enge Zusammenarbeit zwischen Chirurgen, Radiologen und Pathologen wichtig. Wenn irgend möglich, sollte vor dem Eingriff in einem Konsil die präoperative Diagnose abgestimmt und das taktische Vorgehen, wie Größe, genauer Entnahmeort und Weiterverarbeitung der Biopsie, vereinbart werden. Das bei der Biopsie gewonnene Gewebe sollte so schnell wie möglich fixiert werden, um einen optimalen Erhaltungszustand für die histologische Untersuchung zu gewährleisten.

Odontogene Tumoren, die sich vom Zahnkeim und dem Zahnhalteapparat ableiten, sind noch seltener als die Tumoren des Knochens, obwohl die Zähne durch einen komplizierten doppelten Induktionsprozeß entstehen, der die Ursache für Fehlbildungen und echte Tumoren sein könnte. Diese Seltenheit ist wahrscheinlich dadurch bedingt, daß die Zähne in der Phylogenese eine sehr alte Struktur darstellen. Sie sind lange vor den Knochen aus sogenannten „Hautzähnchen" (Placoid-Schuppen) entstanden, wie man sie heute noch bei den Haien findet. Diese Hautgebilde sind sekundär in die Mundhöhle und in den Kiefer eingewandert. Wesentliche Störungen in der Zahnentwicklung haben möglicherweise über eine durch diese Störungen bedingte Mangelernährung und eine wiederum dadurch bedingte geringere Fortpflanzungschance zu einer außerordentlich stabilen genetischen Fixierung der Zahnentwicklung geführt. Dies wird z.B. auch daran deutlich, daß in einem reifen Teratom des Ovars, wenn es zur Entstehung von Zahnanlagen kommt, die Zahnbildung und -entwicklung in genau gleicher Weise abläuft wie bei regulärer Lokalisation in den Kiefern (Abb. 1).

Zahnentwicklung

Wie bei den meisten mehrzähnigen Säugetieren entstehen auch beim Menschen die Zähne in einer sehr

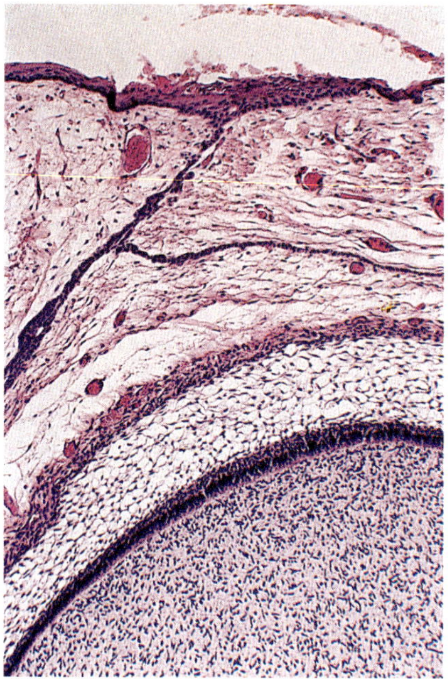

Abb. 1 Zahnanlage in einem Hodenteratom. Von der Wand einer Epithelzyste (oben) wächst die schmale Zahnleiste nach links unten mit einer Abzweigung nach rechts. Darunter der Anschnitt einer Zahnanlage im „Glocken"-Stadium mit dem Schmelzapparat als bandförmigem lockerem Zellverband (Mitte) und der Papille mit deutlich höherer Zelldichte (unten). An der Grenze zwischen beiden differenzieren sich eben die hochzylindrischen spezifischen Zellen für die Bildung von Dentin und Schmelz (siehe Text).

frühen Entwicklungsstufe des Fötus. Diese Entwicklung geht im Organismus in einzigartiger Weise bis zum Durchbruch der Weisheitszähne im 25. Lebensjahr weiter. Auf diese Weise ist embryonales Gewebe ektodermalen und ektomesenchymalen (d.h. Mesenchym neuroektodermaler Herkunft) Ursprungs für eine lange Zeit in den Kiefern eingeschlossen [102]. Dazu kommen kleine Herde von *odontogenem und nicht-odontogenem Epithel* ohne mesenchymale Anlage. Aus diesem Epithel können sich Zysten entwickeln. Ferner werden gelegentlich Anteile von *Speicheldrüsengewebe* während der Kieferentwicklung in den Knochen eingeschlossen. Hieraus entwickeln sich wahrscheinlich ebenfalls sowohl benigne als auch maligne Tumoren [65].

Wie bereits erwähnt, entsteht der Zahn durch einen doppelten induktiven Prozeß, der zwischen dem Epithel und dem Ektomesenchym abläuft. Die sogenannte *Zahnleiste* wächst, induziert durch das darunterliegende Ektomesenchym, vom Oberflächenepithel der Mundhöhle in das unterliegende Bindegewebe ein und induziert hier in einem verdichteten Mesenchym, der späteren Papille, die Differenzierung ektomesenchymaler Zellen zu Odontoblasten. Diese bilden eine zunehmend dicke Schicht von Dentin. Das Dentin hat seinerseits eine induktive Wirkung auf das Epithel der Zahnleiste. Hier bilden sich Präameloblasten, die unter dem Einfluß des Dentins zu Ameloblasten werden und Schmelz auf dieses ablagern [89, 102].

Nach der Entwicklung der einzelnen *Zahnknospen* verliert die Zahnleiste ihre Kontinuität. Das Epithel bleibt in einzelnen Verbänden im Bindegewebe liegen. Es kann Ausgangspunkt für die Entwicklung von Zysten werden. Eine weitere Ursache für die Entstehung von Zysten ist die komplizierte Entwicklung des *Oberkiefers*. Zum einen können bei der medialen Vereinigung der seitlichen Gaumenfortsätze embryonale Epithelanteile eingeschlossen werden, zum anderen kann dies bei der Vereinigung der Oberkieferfortsätze mit dem frontonasalen Prozeß eintreten. Aus diesen Epitheleinschlüssen entwickeln sich die nicht-odontogenen Zysten.

Klassifikation

Nachdem im 18. und frühen 19. Jahrhundert die ersten Einzelbeschreibungen von odontogenen Tumoren publiziert worden waren, dauerte es dennoch bis 1868, als zum ersten Mal eine Klassifikation der odontogenen Tumoren aufgestellt wurde, die auf den Stadien der Entwicklung des wachsenden Zahnes beruhte [17, 18]. Bis 1946 wurden jedoch noch die meisten odontogenen Tumoren entweder als Ameloblastome oder als Odontome bezeichnet. Zu diesem Zeitpunkt wurde die erste Klassifikation publiziert, die sich an der Differenzierung der Tumoren orientierte [150]. Sie unterschied *epitheliale, mesenchymale* und *gemischte odontogene Tumoren.* Auf diesem Schema basieren alle nachfolgenden Klassifikationen.

1961 wurde dann der gemischte odontogene Tumor als Entität eliminiert und durch den Begriff des *epithelialen Tumors mit und ohne induktive Wirkung auf das Mesenchym* ersetzt.

Die 1971 erstmalig publizierte Klassifikation der Weltgesundheitsorganisation (WHO) [114] basierte auf derjenigen von PINDBORG und CLAUSEN (1958) [112] und unterschied zunächst zwischen Läsionen und Tumoren des odontogenen Apparates, Neoplasien und anderen Läsionen des Knochens sowie epithelialen Zysten.

Die *Läsionen des odontogenen Apparates* wurden nach ihrem biologischen Verlauf noch in „gutartige" und „bösartige" unterteilt. Auch die 1992 erschienene zweite Auflage behält diese Einteilung im wesentlichen bei (Tab. 1), in den einzelnen Gruppen ergeben sich jedoch gravierende Umstellungen. Diese Umgruppierungen sind auf eine bessere Kenntnis der Herkunft bzw. ein besseres Verständnis der induktiven Interaktion odontogener Gewebe zurückzuführen [81]. Dennoch nehmen die Autoren nicht in Anspruch, eine vollständige Klassifikation erstellt zu haben. Dies wird an einzelnen Läsionen wie dem odontogenen epithelialen „ghost cell"-Tumor deutlich, der zwar bei der – als Tumor geführten – verkalkenden odontogenen Zyste erwähnt wird, aber noch keine definitive Einordnung erfahren hat.

Tabelle 1 WHO-Klassifikation odontogener Läsionen (1992).

1	**Neoplasmen Und Andere Tumoren des Odontogenen Apparat**
1.1	**Gutartige Läsionen**
1.1.1	odontogene epitheliale Tumoren ohne odontogenes Ektomesenchym
1.1.1.1	Ameloblastom
1.1.1.2	plattenepithelialer odontogener Tumor
1.1.1.3	verkalkender epithelialer odontogener Tumor (Pindborg-Tumor)
1.1.1.4	klarzelliger odontogener Tumor (siehe Text)
1.1.2	odontogene epitheliale Tumoren mit odontogenem Ektomesenchym, mit oder ohne Hartsubstanzbildung
1.1.2.1	ameloblastisches Fibrom
1.1.2.2	ameloblastisches Fibrodentinom und ameloblastisches Fibroodontom
1.1.2.3	Odonto-Ameloblastom
1.1.2.4	adenomatoider odontogener Tumor
1.1.2.5	verkalkende odontogene Zyste
1.1.2.6	komplexes Odontom
1.1.2.7	Verbund-Odontom
1.1.3	odontogene ektomesenchymale Tumoren mit oder ohne inkorporiertes odontogenes Epithel
1.1.3.1	odontogenes Fibrom
1.1.3.2	Myxom (odontogenes Myxom, Myxofibrom)
1.1.3.3	benignes Zementoblastom
1.2	**Bösartige Läsionen**
1.2.1	odontogene Karzinome
1.2.1.1	malignes Ameloblastom (siehe Text)
1.2.1.2	primäres intraossäres Karzinom
1.2.1.3	maligne Varianten anderer odontogener epithelialer Tumoren
1.2.1.4	maligne Veränderungen in odontogenen Zysten
1.2.2	odontogene Sarkome
1.2.2.1	ameloblastisches Fibrosarkom
1.2.2.2	ameloblastisches Fibrodentinosarkom und ameloblastisches Fibroodontosarkom
1.2.3	odontogenes Karzinosarkom
2	**Tumoren und andere Läsionen des Knochens**
2.1	**Osteogene Tumoren**
2.1.1	zemento-ossifizierendes Fibrom
2.2	**Nicht-neoplastische Läsionen des Knochens**
2.2.1	fibröse Dysplasie des Kiefers
2.2.2	zemento-ossäre Dysplasien
2.2.2.1	periapikale Zementdysplasie (periapikale fibröse Dysplasie)
2.2.2.2	floride zemento-ossäre Dysplasie (Riesenzementom, fam. multiples Zementom)
2.2.2.3	andere zemento-ossäre Dysplasien
2.2.3	Cherubismus
2.2.4	zentrales Riesenzellgranulom
2.2.5	aneurysmatische Knochenzyste
2.2.6	solitäre Knochenzyste (traumatische, einfache, hämorrhagische Knochenzyste)
2.3	**Andere Tumoren**
2.3.1	melanotischer neuroektodermaler Tumor bei Neugeborenen
3	**Epitheliale Zysten**
3.1	**Entwicklungsbedingt**
3.1.1	odontogen
3.1.1.1.	„gingivale Zyste" bei Kindern (Epstein-Perlen)
3.1.1.2	odontogene Keratozyste (Primordialzyste)
3.1.1.3	follikuläre Zyste
3.1.1.4	Eruptionszyste
3.1.1.5	laterale parodontale Zyste
3.1.1.6	Gingivalzyste bei Erwachsenen
3.1.2	nicht odontogen
3.1.2.1	nasopalatinale Zyste
3.1.2.2	nasolabiale Zyste
3.2	**Entzündlich bedingt**
3.2.1	radikuläre Zyste
3.2.1.1	apikal und lateral
3.2.1.2	residual
3.2.2	paradentale Zyste

Die meisten odontogenen Tumoren sind benigne, entsprechend ihrem Charakter als hamartomatöse Fehlbildungen. Die einzigen malignen Tumoren in der ersten WHO-Klassifikation waren die Karzinome auf dem Boden einer odontogenen Zyste, die seltenen Fälle von malignem Ameloblastom und das ameloblastische Fibrosarkom und Odontosarkom. Hinzugekommen sind maligne Varianten anderer odontogener Tumoren epithelialer Herkunft und das odontogene Karzinosarkom, bei dem sowohl die mesenchymale als auch die epitheliale Komponente maligne sind [81]. Obwohl eine ganze Reihe von odontogenen Tumoren unterschiedlichen Stadien der Zahnentwicklung bzw. einer Hemmung der Weiterentwicklung entsprechen, spiegelt sich diese Beobachtung nicht in einer ansteigenden Altersverteilung, etwa vom Ameloblastom, als dem primitivsten Tumor, bis zum Verbund-Odontom, als dem ausgereiftesten, wider. Vielmehr erscheint die Altersverteilung der verschiedenen Entitäten völlig regellos und teilweise über einen großen Zeitraum verteilt zu sein (Abb. 2).

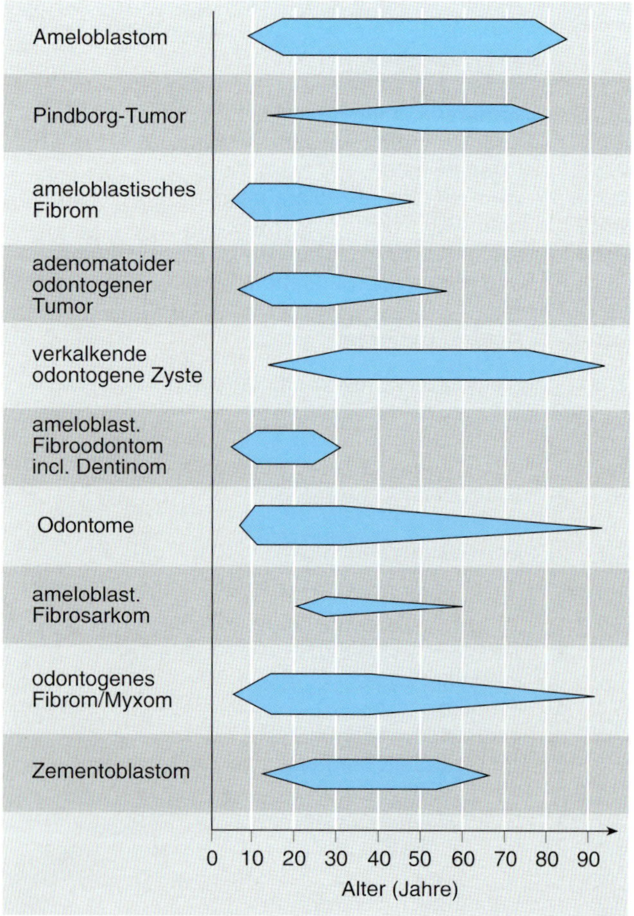

Abb. 2 Altersverteilung der wichtigsten odontogenen Tumoren. Eine Staffelung von den jüngeren zu den älteren Altersklassen parallel zur Ausreifung der Zahnanlage (Ameloblastom – ameloblastisches Fibrom – ameloblastisches Fibroodontom – Dentinom – Odontom) ist nicht erkennbar.

Knochenläsionen finden nur ausnahmsweise Eingang in die neue WHO-Klassifikation. Da ihr Vorkommen im Kiefer aber oft Besonderheiten bietet, werden die wichtigsten Läsionen in diesem Kapitel ebenfalls dargestellt.

Neoplasmen und andere Tumoren des odontogenen Apparates

Gutartige Läsionen

Odontogene epitheliale Tumoren ohne odontogenes Ektomesenchym

Ameloblastom. Das Ameloblastom wurde 1890 zuerst von Malassez als odontogener Tumor erkannt [4]. 1929 wurde der bis dahin überwiegend benutzte Terminus Adamantinom durch Ameloblastom ersetzt [29], da per definitionem eine Schmelzbildung („Adamantin") nicht vorkommen darf.

Das Ameloblastom ist der häufigste odontogene Tumor, mit 18% der Fälle in der Gesamtgruppe [13].

Im allgemeinen sind in größeren Zusammenstellungen beide Geschlechter gleich häufig betroffen, z.T. findet sich auch ein leichtes Überwiegen des männlichen Geschlechts. Das Ameloblastom kann in jedem Lebensalter auftreten, jedoch beobachtet man etwa die Hälfte aller Fälle in der dritten und in der vierten Lebensdekade, zwei Drittel vor dem 40. und nur wenige Fälle vor dem 18. Lebensjahr. In einer eigenen Zusammenstellung ist die Verteilung deutlich ausgeglichener (Abb. 3), sowohl was die jugendlichen als auch was die Fälle über 40 Jahre betrifft. Mehr als $^3/_4$ aller Fälle treten im Unterkiefer auf, davon die Hälfte in der Prämolaren- und Molarenregion.

Es herrscht im allgemeinen Übereinstimmung darüber, daß das Ameloblastom seinen Ausgang von Resten der Zahnleiste, vom Schmelzorgan, oder aber von Malassez-Epithelresten nimmt. Zudem kann das Ameloblastom auf dem Boden einer odontogenen Zyste, wie der follikulären, der kalzifizierenden odontogenen Zyste und der Keratozyste, entstehen.

Für das Ameloblastom ist ein *„semimalignes" Verhalten* charakteristisch, d.h. ein starkes, aggres-

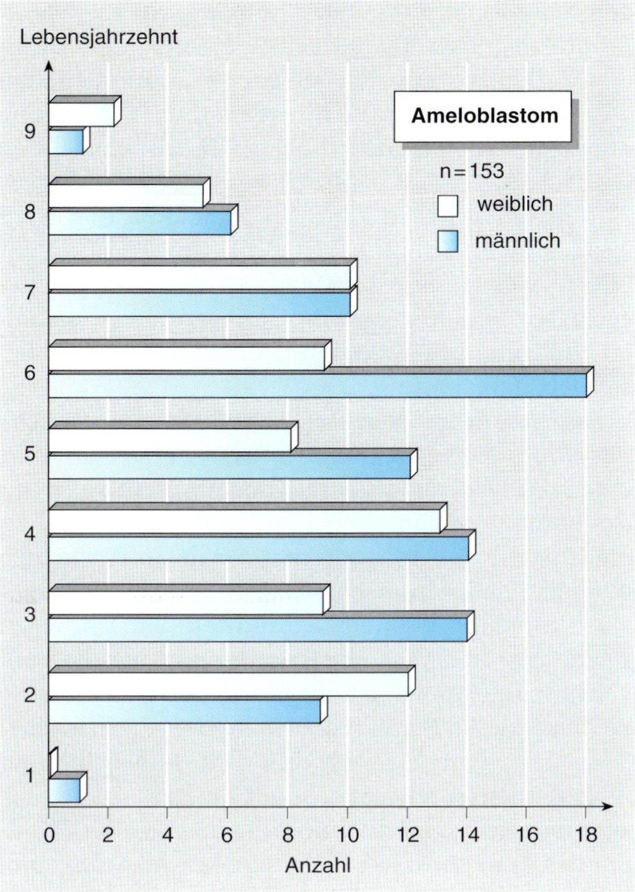

Abb. 3 Altersverteilung Ameloblastome (DÖSAK-Register). Die 153 Fälle decken eine größere Zeitspanne ab, (1.–9. Dekade), als in der Literatur angegeben.

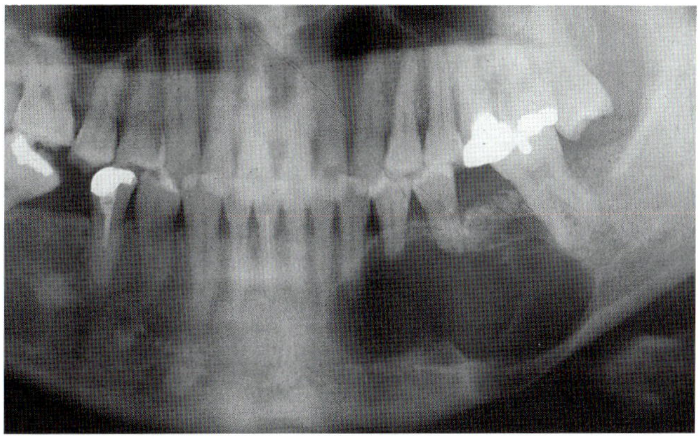

Abb. 4 38jährige Frau. Große, scharf begrenzte Osteolyse im linken Unterkiefer mit Ausdünnung der kaudalen Kortikalis und Resorptionserscheinungen an den Zahnwurzeln 33 bis 35. Der Röntgenbefund ist für das hier vorliegende Ameloblastom nicht beweisend, vielmehr können sich dahinter eine Reihe anderer benigner und maligner Tumoren und tumorähnlicher Prozesse verbergen.

sives Wachstumspotential und die Neigung zum Rezidiv ohne Metastasierung. Wegen des infiltrativen Wachstums in die Markräume ist die genaue Abgrenzung weder radiologisch noch histologisch ganz eindeutig möglich.

Die klinischen Zeichen sind im allgemeinen uncharakteristisch, wobei die *Schwellung* das häufigste Symptom ist. Gelegentlich treten Schmerzen und auch eine Entzündung auf. Bei oberflächlichen Tumoren kann es durch Spannung oder Bißverletzungen zu oberflächlichen Erosionen der Kieferschleimhaut kommen, ferner zur Lockerung von Zähnen. Im Oberkiefer kann die Nasenatmung behindert werden und Nasenbluten auftreten.

Es gibt keine eindeutigen *radiologischen Befunde,* die ein Ameloblastom beweisen könnten. Das typische Röntgenbild (Abb. 4) besteht in einer Osteolyse mit mehr oder weniger scharfen Grenzen, gelegentlich mit einer „Seifenblasen"-Struktur. Weder die Resorption von Zahnwurzeln noch der Einschluß eines retinierten Zahnes sind für das Ameloblastom beweisend. Zahnwurzel-Resorptionen können sich auch bei anderen benignen und malignen Tumoren finden; ein retinierter Zahn ist z.B. typisch für die follikuläre Zyste. Kernspintomographische Befunde scheinen aber eine bessere Abgrenzung besonders gegen Keratozysten zu ermöglichen [93, 94].

Makroskopisch erscheint der Tumor als grauweißes, meist solides Gewebe, welches zystenartige Räume unterschiedlicher Größe aufweisen kann.

Histologisch werden *drei Hauptwachstumstypen* (follikulärer Typ, plexiformer Typ, unizystischer Typ) unterschieden, die jedoch ebenso wie die zellulären Varianten (Plattenepithel-, Granularzell- und Basalzellmetaplasie), soweit das bis heute bekannt ist, keine prognostische Bedeutung haben.

Allen Typen gemeinsam ist eine einheitliche Grundstruktur: epitheliale Verbände, die eine wechselnde Breite und Größe aufweisen, zeigen eine palisadenförmige Aufreihung hoch zylindrischer Zellen mit spitzenständigen Kernen als Randbegrenzung und oft subnukleären Vakuolen, die die Kerne zum Zentrum hin verlagern. Ein relativ breites Band hyalinen Bindegewebes erscheint als Basalmembran. Die inneren Anteile der Epithelverbände zeigen eine teilweise netzartige Auflockerung mit spindeligen und sternförmigen Zellen, die durch Interzellularbrücken verbunden sind.

Diese Epithelverbände können entweder in einzelnen Inseln unterschiedlicher Größe *(follikulärer Typ;* Abb. 5) oder aber in netzförmig verbundenen

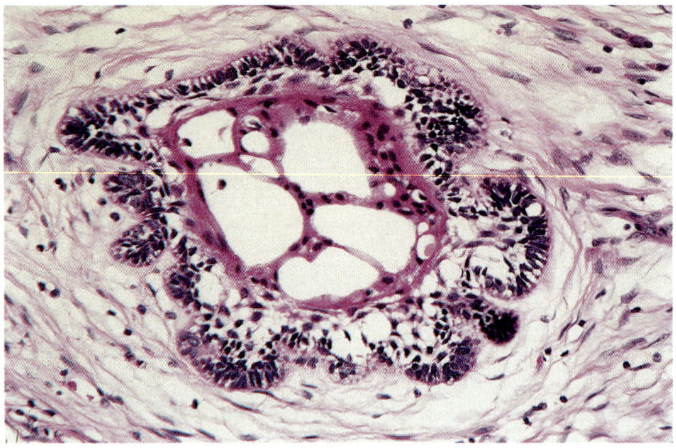

Abb. 5 Follikuläres Ameloblastom mit zentraler zystischer Umwandlung des hier granularzelligen Epithels, das außen von einer Zellreihe mit palisadenartiger Aufreihung der Zellen gegen das Bindegewebe begrenzt wird.

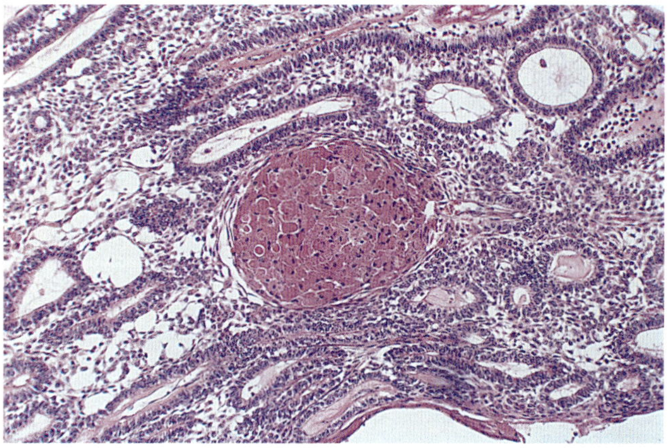

Abb. 6 Ameloblastom vom plexiformen Typ mit herdförmiger onkozytärer Metaplasie des Epithels (Mitte). Die Palisadierung der begrenzenden Zellage gegen das spärliche Bindegewebe ist besonders deutlich ausgeprägt.

zusammenhängenden Verbänden vorliegen (*plexiformer Typ;* Abb. 6). Sie liegen in einem lockeren Bindegewebe, das reichlich Blutgefäße führt [120]. Das Epithel kann stellenweise eine Plattenepithel-Metaplasie zeigen, ferner können größere Verbände aus Granularzellen bestehen, wobei jedoch immer die äußere Zellage in typischer Weise palisadiert erscheint. Sowohl in den Epithelverbänden wie v.a. auch in den eingeschlossenen Bindegewebsabschnitten können sich durch Lyse des Gewebes zystenartige Hohlräume entwickeln. Ausnahmsweise zeigt das Bindegewebe eine Desmoplasie mit verstärkter Kollagenfaserbildung und erhöhter Zellularität.

Das radiologische Bild entspricht dann eher einer fibro-ossären Läsion mit gröberen Verdichtungen [40, 75, 100, 158]. Diese *desmoplastischen Ameloblastome* treten vorwiegend im Frontzahnbereich auf. Schließlich findet sich seltener ein sog. *Basaliom-artiger Typ,* der aus sehr kleinen, dicht liegenden Zellen besteht, wie sie im Basaliom gefunden werden, und bei denen dann sehr oft die Begrenzung durch die palisadierten, hoch zylindrischen Zellen fehlt.

In seltenen Fällen kann das Ameloblastom auch extraossär im submukösen Bindegewebe auftreten [99]. Diese *peripheren Ameloblastome* besitzen eine geringere Rezidivneigung [57]. Aggressives Verhalten und maligne Transformierungen sind aber beschrieben [6, 23, 119].

Als besondere Variante wird das *unizystische Ameloblastom* abgegrenzt, bei dem eine luminale, eine intrazystische (oder plexiform-unizystische), in das Lumen vorwachsende, und eine murale, sich in die Zystenwand ausbreitende, Form unterschieden werden. Diese Unterscheidung ist aber nur histologisch möglich. Während die murale Variante nach Kürettage fast das gleiche Rezidivrisiko wie das konventionelle Ameloblastom besitzt, rezidivieren die beiden anderen Formen deutlich seltener. Allen drei Varianten gemeinsam ist das Vorkommen in einer jüngeren Patientengruppe [50, 124, 151].

Entscheidend ist die *primäre chirurgische Therapie* des konventionellen Ameloblastoms mit einer Resektion weit im Gesunden, d.h. mindestens einen halben Zentimeter über die makroskopische Tumorgrenze hinaus. Da bei korrekter Resektion das Rezidivrisiko gering ist, sollten die betroffenen Strukturen sofort rekonstruiert werden.

Das konventionelle Röntgenbild erlaubt keine Differenzierung zwischen Ameloblastom und anderen osteolytischen Prozessen, wie dem reparativen Riesenzellgranulom, den Zysten und dem odontogenen Fibromyxom. Selbst maligne nicht-odontogene Tumoren können ein ähnliches Bild zeigen. Ob MRT-Untersuchungen das differentialdiagnostische Spektrum einengen können, ist noch nicht entschieden [93], weshalb die *Biopsie* als wesentliche diagnostische Maßnahme erforderlich ist.

Bei der *histologischen Untersuchung* ist v.a. die genaue Analyse des bindegewebigen Anteils wichtig, um das Ameloblastom von den histologisch sehr ähnlich aussehenden odontogenen Tumoren zu differenzieren, bei denen eine Induktionswirkung des Epithels auf das bindegewebige Stroma stattgefunden hat. Ferner ist es wichtig, das Ameloblastom, insbesondere bei Vorliegen von Plattenepithelmetaplasien, von Karzinommetastasen und vom odontogenen Plattenepitheltumor zu unterscheiden.

Histologisch unterscheiden sich die Ameloblastome, die sich maligne verhalten und metastasieren („malignes Ameloblastom" s.u.), meist nicht von der überwiegenden Mehrzahl der „semimalignen" Fälle.

Schließlich muß noch in Einzelfällen die Abgrenzung gegen ein ameloblastisches Fibrom oder Myxom erfolgen, wenn das Stroma sehr stark myxomatös aufgelockert erscheint.

Odontogener Plattenepitheltumor. Diese *sehr seltene,* erstmals vor 22 Jahren beschriebene Tumorform [5, 11, 118] tritt über einen weiten Alterszeitraum auf. Beide Geschlechter sind offenbar gleich häufig betroffen. Der Tumor soll häufiger im ventralen Anteil des Oberkiefers und im dorsalen des Unterkiefers auftreten, ferner nicht selten multipel. *Radiologisch* (Abb. 7) findet man eine *dreieckige oder halbkreisförmige Aufhellung* mit scharfer Begrenzung, die sich im Alveolarkamm entwickelt und zu einer Lockerung der angrenzenden Zähne führt.

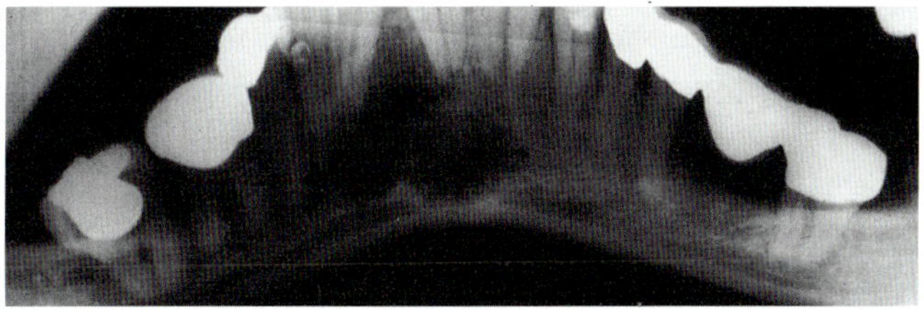

Abb. 7 40jährige Frau. Ziemlich ausgedehnte Osteolyse, nach kaudal durch sklerotischen Randsaum begrenzt, mit Verdrängung der Frontzahnwurzeln. Nach beiden Seiten ist die Begrenzung des Prozesses nicht ganz scharf. Der Röntgenbefund des hier vorliegenden odontogenen Plattenepitheltumors ist unspezifisch. Er kann sowohl bei benignen als auch malignen Prozessen gefunden werden.

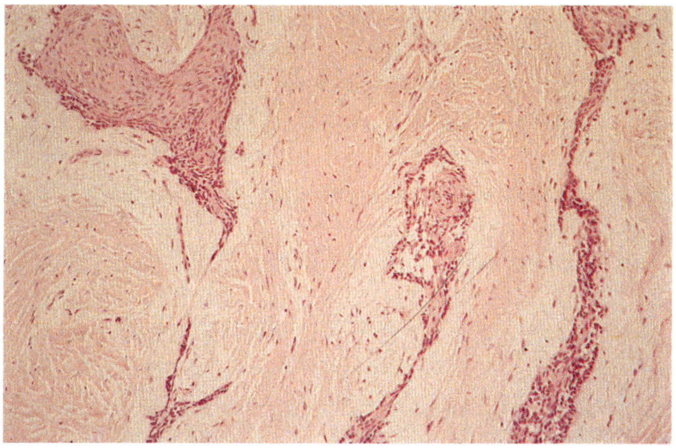

Abb. 8 Odontogener Plattenepitheltumor. In einem eher zellarmen Stroma aus spindeligen Zellen finden sich unterschiedlich breite Züge von kleinen teils spindeligen Epithelien ohne Palisadierung der äußeren Zellage.

Histologisch besteht der Tumor aus zahlreichen miteinander zusammenhängenden Zügen und Inseln von Plattenepithel ohne Atypien oder Pleomorphie (Abb. 8). Die Zellen sind durch gut sichtbare Interzellularbrücken verbunden, gelegentlich finden sich Einzelzellverhornungen. Ferner können kleine zystische Degenerationen im Epithel auftreten und schließlich kleine Herde aus geschichtetem verkalkten Material, das in der PAS-Färbung stark positiv ist. Das umgebende Stroma ist locker und kann gelegentlich etwas chronisch entzündet sein.

Im allgemeinen genügt die *chirurgische Entfernung,* jedoch sind vereinzelt Rezidive und aggressives Verhalten beschrieben worden, wobei letzteres aber möglicherweise auf der Fehlbeurteilung eines Karzinoms beruht. Gelegentlich können sich hellzellige Varianten des Tumors finden.

Wichtig für die *Differentialdiagnose* gegen das Ameloblastom ist die Tatsache, daß die randständige Zellschicht der Epithelverbände keine Palisadierung aufweist. Zur Abgrenzung gegen das intraossäre primäre Karzinom und das ameloblastische Karzinom dient die völlige Monomorphie der Zellen und Zellkerne.

Verkalkender epithelialer odontogener Tumor (Pindborg-Tumor). Dieser sehr seltene Tumor [110] tritt zum einen in der frühen dritten, zum anderen in der fünften Dekade auf und zeigt eine leichte Bevorzugung des männlichen Geschlechts. Der Unterkiefer ist etwa doppelt so häufig betroffen wie der Oberkiefer und hier v.a. die Seitenzahnregion. Häufig ist er mit einem retinierten Zahn verbunden. Klinisch findet sich eine *meist schmerzlose Schwellung.*

Radiologisch sieht man eine *scharf begrenzte Osteolyse,* oft um die Krone eines retinierten Molaren. Im Innern der Osteolyse erkennt man unterschiedliche Mengen feiner Mineraleinlagerungen (Abb. 9). Größere Herde können als multilobulär erscheinen.

Histologisch besteht der Tumor aus Inseln und Zügen kleiner odontogener Epithelien in einem zellarmen Stroma. Die Zellen zeigen eine teils deutliche Pleomorphie und eine leichte Hyperchromasie der Zellkerne. Auffällig sind die gut erkennbaren Interzellularbrücken. Im Tumor finden sich kleinere und größere Verkalkungsherde, ferner auch feine Mineraleinschlüsse im Zytoplasma der Zellen. Ein

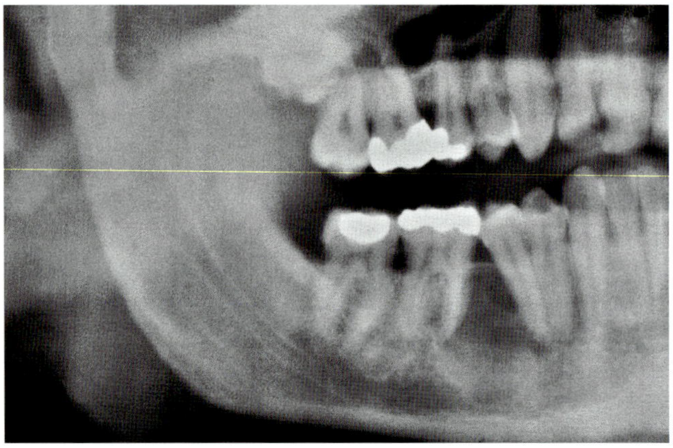

Abb. 9 36jähriger Mann. Ausgedehnte kreisförmige Osteolyse in der Regio 43–46, teilweise durch einen schmalen sklerotischen Randsaum begrenzt. Nur vereinzelt feinfleckige kalkdichte Schatten weisen auf den hier vorliegenden verkalkenden odontogenen Tumor hin.

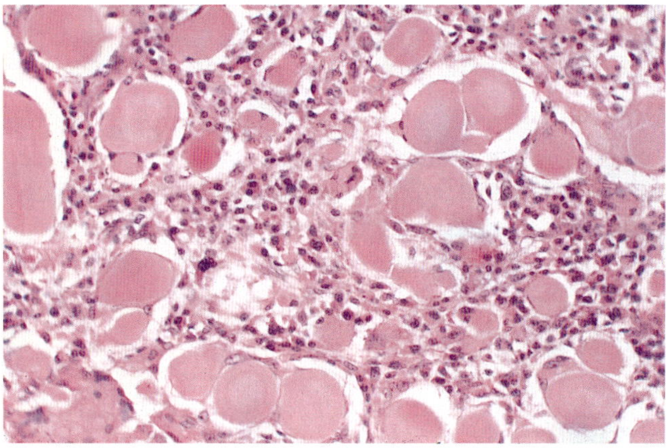

Abb. 10 Verkalkender odontogener Tumor. Wechselnd große Bezirke aus kleinzelligem odontogenen Epithel mit leicht hyperchromatischen und polymorphen Kernen zeigen zahlreiche teilweise konfluierende Einschlüsse einer blaß eosinophilen zellfreien Masse, die Amyloid entspricht. Eine Verkalkung ist hier nicht zu erkennen.

besonders typischer Befund ist die intra- und extrazelluläre Ablagerung eines eosinophilen strukturlosen Materials, welches sich mit den Färbungen für Amyloid anfärbt (Abb. 10). In Einzelfällen kann die Amyloidbildung so stark sein, daß sie die epithelialen Anteile praktisch vollständig verdrängt und diese mikroskopisch erst nach eingehendem Suchen gefunden werden. Extraossäre und klarzellige Varianten sowie Kombinationen mit dem adenomatoiden odontogenenTumor (s.u.), in einem Fall auch das Auftreten von Lymphknotenmetastasen, sind beschrieben [10, 33, 62, 95, 104, 127].

Der Tumor verhält sich lokal aggressiv, wächst jedoch nur langsam und sollte durch eine *weite Exzision im Gesunden* entfernt werden. Bei entsprechender Therapie ist die Rezidivrate klein.

Radiologisch kann der Tumor ein Ameloblastom, ein Riesenzellgranulom und noch eine Reihe von anderen seltenen odontogenen Tumoren vortäuschen. Histologisch muß die Abgrenzung gegen die verkalkende odontogene Zyste, selten gegen den WHO-Typ des odontogenen Fibroms und beim Vorherrschen von hellzelligen Epithelverbänden gegen das odontogene Klarzellkarzinom erfolgen. Ferner muß gelegentlich auch eine Karzinommetastase ausgeschlossen werden.

Odontogene epitheliale Tumoren mit odontogenem Ektomesenchym, mit oder ohne Hartsubstanzbildung

Ameloblastisches Fibrom. Das ameloblastische Fibrom und alle folgenden Tumor-Entitäten unterscheiden sich von den vorausgegangenen durch die Tatsache, daß das odontogene Epithel eine *induktive Wirkung auf die Zellen des Mesenchyms* ausübt. Das ameloblastische Fibrom wurde im Jahre 1935 zum ersten Mal vom Ameloblastom abgetrennt, jedoch wurde erst im Jahre 1946 eine klare Differenzierung vorgenommen und der Tumor als weiches Odontom bezeichnet. Die heutige Bezeichnung stammt aus dem Jahre 1955 [133].

Das ameloblastische Fibrom ist *selten*, es macht ca. 1,5% aller odontogenen Tumoren aus. 90% treten in der Prämolaren- oder Molarengegend des Unterkiefers auf, die restlichen 10% finden sich in der gleichen Region des Oberkiefers. Das durchschnittliche Lebensalter der Patienten beträgt 15 Jahre, beide Geschlechter sind etwa gleich häufig betroffen. Der Tumor tritt häufig mit einem retinierten Zahn auf.

Klinisch ist lediglich eine Schwellung festzustellen, die bei größeren Tumoren zu einer Verdrängung der angrenzenden Zähne führen kann, während Schmerzen nicht beobachtet werden.

Röntgenologisch erscheint der Tumor als eine meist monolokuläre Osteolyse, die scharf gegen die Umgebung abgegrenzt ist und vielfach mit einer odontogenen Zyste verwechselt wird. Gelegentlich kommt es zur Resorption von Zahnwurzeln.

Makroskopisch erscheint der Tumor weich und gelatinös, die Schnittfläche ist gelblich-weiß. *Mikroskopisch* besteht er aus schmalen Zügen und Inseln epithelialer Zellen, die meist nur zwei Reihen aufweisen. Die randständigen Zellen sind typischerweise palisadenartig aufgereiht. Diese Epithelverbände liegen in einem lockeren bindegewebigen Stroma, das reichlich Mukopolysaccharide enthält und der normalen Zahnpulpa ähnelt (Abb. 11). Die

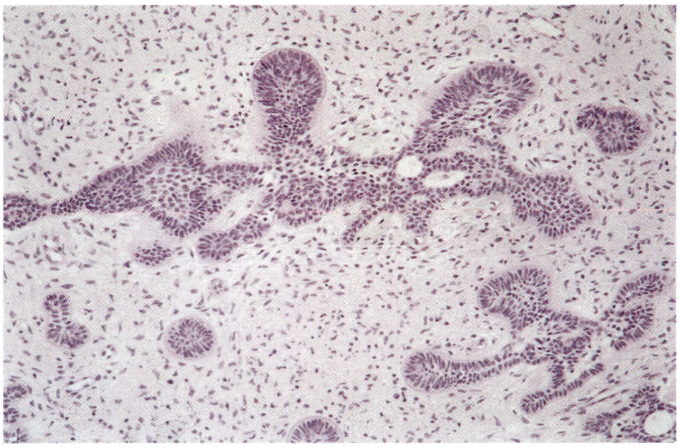

Abb. 11 Ameloblastisches Fibrom. In einem teils lockeren, an die Zahnpulpa erinnernden Stroma liegen schmale Verbände odontogenen Epithels mit ausgeprägter Palisadierung der äußeren Zellage.

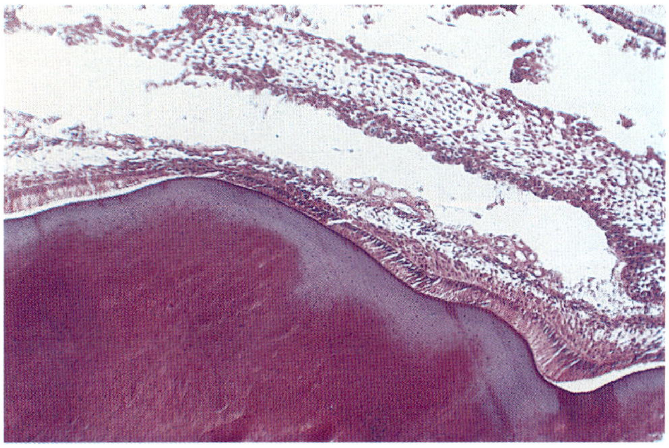

Abb. 12 Ameloblastisches Fibro-Odontom. Der Ausschnitt zeigt unregelmäßig gebildetes Dentin (unten) mit einem Besatz hochprismatischer Ameloblasten, die in ein lockeres retikuläres Epithel übergehen, welches dem Schmelzapparat entspricht.

starke zelluläre Reaktion des Stromas wird als induktive Wirkung des odontogenen Epithels aufgefaßt. Wenn das Mesenchym sehr locker ist, wenig Kollagen enthält und die Zellen weit auseinander liegen, bezeichnet man den Tumor auch als ameloblastisches Myxom.

Gewöhnlich handelt es sich um junge Patienten, deshalb ist eine *Enukleation* oder Kürettage vertretbar. Nach neueren Arbeiten besteht eine kumulative Rezidivrate von knapp 20%. Zu beachten ist ferner, daß in über 40% der sehr seltenen ameloblastischen Fibrosarkome ein ameloblastisches Fibrom vorbestand [98]. Die Patienten müssen deshalb langfristig (> 10 Jahre) nachkontrolliert werden.

Die wichtigste Abgrenzung ist diejenige gegen das Ameloblastom.

Wesentlich ist histologisch das zellreiche myxomatöse Stroma, ferner die gegenüber dem Ameloblastom spärliche epitheliale Komponente. Außerdem sind Ameloblastome im Gegensatz zum ameloblastischen Fibrom vor dem 15. Lebensjahr sehr selten.

Ameloblastisches Fibro-Odontom, Ameloblastisches Fibrodentinom (Dentinom) und Odonto-Ameloblastom. Diese sehr seltenen Tumoren werden im allgemeinen in der Literatur als unterschiedliche Entitäten aufgefaßt und sollen deswegen hier auch getrennt behandelt werden.

Das *ameloblastische Fibro-Odontom* [91] ist ein benigner, Hamartom-ähnlicher Tumor, der überwiegend vor dem 20. Lebensjahr auftritt, das männliche Geschlecht etwas häufiger betrifft und öfter im Unterkiefer als im Oberkiefer gefunden wird, v.a. in den dorsalen Abschnitten.

Radiologisch findet man, fast immer über der Krone eines retinierten Zahnes, eine schmelzdichte Verschattung, die in einem osteolytischen Hof liegt.

Histologisch zeigt das ameloblastische Fibro-Odontom (Abb. 12), seinem Namen entsprechend, das Bild eines ameloblastischen Fibroms mit schmalen Zügen odontogenen Epithels in einem ziemlich zellreichen, deutlich proliferierenden Stroma. Dieses Stroma kann vielfach myxoid aufgelockert sein und dann an die Zahnpulpa erinnern. In diesem Gewebe werden Zahnhartsubstanzen gebildet, nämlich Dentin und Schmelz sowie auch Zement, während beim *ameloblastischen Fibrodentinom (Dentinom)* [147] nur Dentin gebildet wird. Es zeigt radiologisch eine *scharfbegrenzte, mehr als knochendichte Verschattung,* die von einem schmalen Aufhellungssaum umgeben sein kann (Abb. 13). Einige Autoren sehen es deshalb auch als die Vorstufe bzw. eine Variante des ameloblastischen Fibro-Odontoms an. Die Hartsubstanzen können ungeordnet vorliegen oder aber in regulärer Anordnung, und dann an Zähne erinnern. Die Pulpa-ähnlichen Mesenchymabschnitte werden als typisch für diesen Tumor bezeichnet und sollen ihn von Ameloblastom und Odonto-Ameloblastom unterscheiden. Ferner findet man gelegentlich nekrotische Epithelbezirke, sog. „ghost cells", die aber auch in anderen odontogenen Tumoren und Zysten, wie z.B. der verkalkenden odontogenen Zyste, beobachtet werden.

Die Behandlung besteht in einer Enukleation. Rezidive wurden nicht beobachtet.

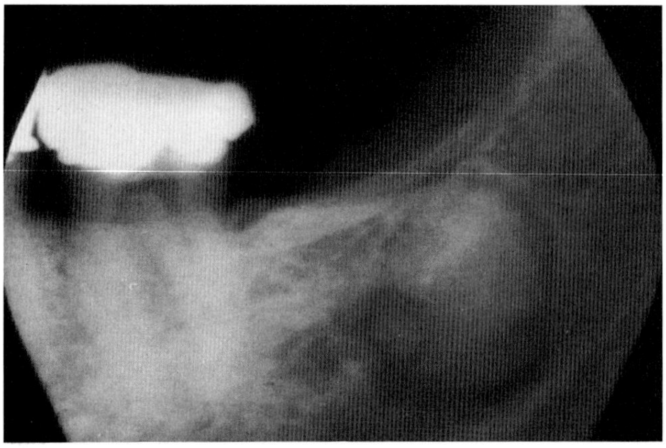

Abb. 13 42jährige Frau. Im seitlichen Unterkiefer links, der hier zahnlos ist, findet sich ein scharf begrenzter, teilweise über knochendichter Rundherd, der durch einen schmalen Aufhellungssaum scharf begrenzt ist. Das hier vorliegende Dentinom ist radiologisch von einer zementbildenden Läsion oder einem Osteoblastom nicht zu unterscheiden.

Entsprechend dem histologischen Bild wurde die Hypothese aufgestellt, daß das ameloblastische Fibro-Odontom eine Weiterentwicklung des ameloblastischen Fibroms sei.

Differentialdiagnostisch kommen alle odontogenen Tumoren mit Bildung von Hartsubstanz und mit persistierenden epithelialen Bezirken in Frage.

Gegen das ameloblastische Fibro-Odontom wird das *Odonto-Ameloblastom* [67] v.a. wegen seiner mehrfach beschriebenen aggressiven Verhaltensweise abgegrenzt. Der Tumor ist äußerst selten, seine Einordnung daher immer noch schwierig. Betroffen sind v.a. Kinder unter 15 Jahren. Er tritt wie der vorhergehende Tumor v.a. in den dorsalen Kieferabschnitten, v.a. des Unterkiefers auf.

Radiologisch ähnelt das Bild demjenigen des ameloblastischen Fibro-Odontoms, jedoch ist ein retinierter Zahn nur selten nachweisbar.

Histologisch besteht der Tumor aus epithelialen Zellverbänden wie bei einem Ameloblastom, eingelagert in ein mäßig zellreiches Stroma, in dem sowohl mesenchymale als auch epitheliale Hartsubstanz in ungeordneten Formationen vorliegt. Auch hier sind gelegentlich „ghost cells" nachweisbar.

Die Behandlung soll derjenigen des Ameloblastoms entsprechen, d.h. in einer radikalen chirurgischen Entfernung bestehen. Häufige Rezidive werden angegeben.

In einer eigenen Serie von 18 Patienten von vier Odonto-Ameloblastomen und 14 ameloblastischen Fibro-Odontomen fanden sich in mehreren Fällen eindeutige Überlappungen des histologischen Bildes im einen oder anderen Sinne. Ferner konnte zwischen den beiden Gruppen kein Unterschied im klinischen Verhalten nachgewiesen werden, obwohl bis auf einen alle Fälle nur durch Enukleation, d.h. eine wahrscheinlich bestenfalls marginale chirurgische Entfernung, behandelt worden waren. Ein einziges Rezidiv trat in der Gruppe der ameloblastischen Fibro-Odontome auf. Wir nehmen daher an, daß die beiden Tumoren doch eine einheitliche Entität mit stark variierendem histologischen Bild einerseits, einer beträchtlichen Überlappung andererseits und v.a. mit einer gleichartigen klinischen Prognose darstellen [156].

Adenomatoider odontogener Tumor. Der adenomatoide odontogene Tumor wurde lange als Ameloblastom aufgefaßt, da er diesem Tumor sehr ähnlich sieht. Erst 1945 wurden die beiden Tumoren voneinander abgegrenzt [53]. Da in vielen Fällen doch eine induktive Wirkung auf das Mesenchym erfolgt, wird der adenomatoide odontogene Tumor heute als epithelialer odontogener Tumor mit induktivem Effekt auf das Mesenchym klassifiziert [107, 108].

Der Tumor ist selten und macht nur 3% aller odontogenen Tumoren aus. Er tritt vorwiegend zwischen dem 10. und dem 30. Lebensjahr auf und betrifft v.a. Frauen. Der Oberkiefer ist in etwa zwei Drittel, der Unterkiefer in einem Drittel der Fälle, v.a. im Schneide- und Eckzahnbereich betroffen. Im allgemeinen ist der Tumor weder schmerzhaft, noch ruft er neurologische Ausfälle hervor. Lediglich eine Schwellung im betroffenen Kieferbereich macht auf den Tumor aufmerksam. Gelegentlich kann er außerhalb des Knochens in der Gingiva auftreten [154].

Radiologisch findet sich im allgemeinen eine scharf begrenzte Osteolyse, vielfach mit einem retinierten Zahn (Abb. 14). Feine strahlendichte Bezirke entsprechen den Hartsubstanzbildungen im Tumor. Gelegentlich findet sich eine Wurzelspitzenresorption in der Nachbarschaft.

Makroskopisch erscheint der Tumor gut eingekapselt, solide oder auch zystisch. Die Schnittfläche ist grau-weiß. Aus den zystischen Räumen entleert sich eine gelbliche muzinöse Flüssigkeit. *Histologisch* ist der Tumor zellreich, wobei die Epithelien lockere Haufen und Wirbel bilden. Immer wieder finden sich jedoch zysten- oder drüsenartige Strukturen, die von hoch zylindrischen Zellen gesäumt werden, die an Ameloblasten erinnern. Gelegentlich finden sich in den Lichtungen dieser Hohlräume eosinophile Massen in ringförmiger oder ungeregelter Anordnung; sie können auch zwischen

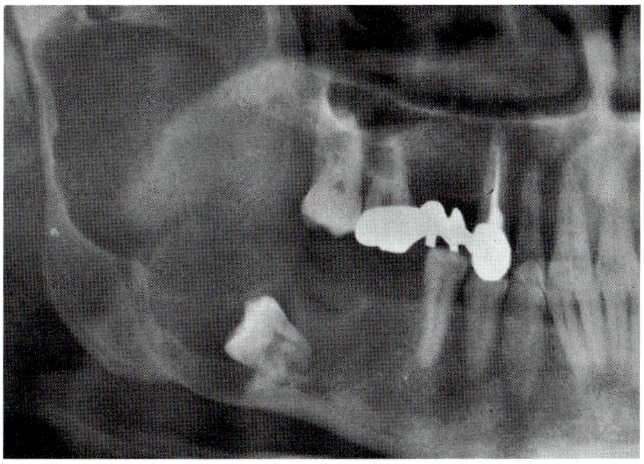

Abb. 14 44jähriger Mann. Ausgedehnte, überwiegend scharf begrenzte Osteolyse im Unterkieferkörper – und rechten Unterkieferast, bis an die Inzisur reichend. Die Begrenzung nach bukkal sowie des Alveolarkamms ist nicht ganz scharf. Tief retinierter Zahn 48 in der Osteolyse. Der hier vorliegende adenomatoide odontogene Tumor ist radiologisch nicht vom Ameloblastom und von einer Reihe anderer Entitäten abzugrenzen.

den Epithelzellen liegen und sind PAS-positiv. Von vielen Autoren werden sie als zementartig oder dentinartig bezeichnet (Abb. 15). Eine Kombination dieses Tumors mit dem verkalkenden epithelialen odontogenen (Pindborg-)Tumor oder der verkalkenden odontogenen Zyste ist beschrieben [33, 165].

Bis auf einen mehrfach rekurrierenden Fall mit Ausdehnung in die Schädelbasis wurden keine Rezidive beschrieben [148]. Da der Tumor völlig benigne ist, genügt eine einfache *Ausschälung*.

Der Tumor muß v.a. gegen das Ameloblastom, das adenoid-zystische Karzinom und das Mukoepidermoidkarzinom abgegrenzt werden.

Histologisch unterscheidet er sich vom Ameloblastom durch die *außerordentlich geringe Entwicklung des Mesenchyms*. Die Epithelien sind weniger geordnet gelagert als im Ameloblastom, ferner fehlt die netzförmige Auflösung zu sog. Sternzellen, wie man sie im Ameloblastom antrifft. Außerdem bildet er *abortive Dentinablagerungen*.

Verkalkende odontogene Zyste (s. Bd. 9). Diese ungewöhnliche Kieferläsion kann zystischen, aber auch soliden Charakter haben [54, 116]. Obwohl ein Teil der verkalkenden odontogenen Zysten sicher nicht-neoplastisch ist, gibt es besonders unter den soliden Formen eindeutige Tumoren („epithelialer odontogener >ghost cell< Tumor" s.u.), die sich auch aggressiv verhalten können [36, 66, 131]. Klinisch kann sie in praktisch jedem Alter auftreten, jedoch finden sich etwa 30% der Fälle in der zweiten Lebensdekade. Beide Geschlechter sind gleich häufig betroffen. Etwa drei Viertel der Zysten liegen im Front- und vorderen Seitenzahnbereich, fast 80% intraossär, 20% in der Gingiva. Im allgemeinen ist das einzige Symptom eine *schmerzlose Schwellung*, die langsam an Größe zunimmt.

Im *Röntgenbild* zeigt die Zyste im allgemeinen eine umschriebene unilokuläre Osteolyse mit scharfer Begrenzung (Abb. 16). In etwa einem Viertel der Fälle tritt sie mit einem retinierten Zahn auf [34].

Das *histologische Bild* ist hoch charakteristisch und besteht aus einem *Zystenbalg mit einer Basalschicht*, die an Ameloblasten erinnert. Die darüberliegenden Zellen haben vielfach eine sternförmige Konfiguration wie im Schmelzorgan eines sich bildenden Zahnes. In dieser Epithelschicht finden sich

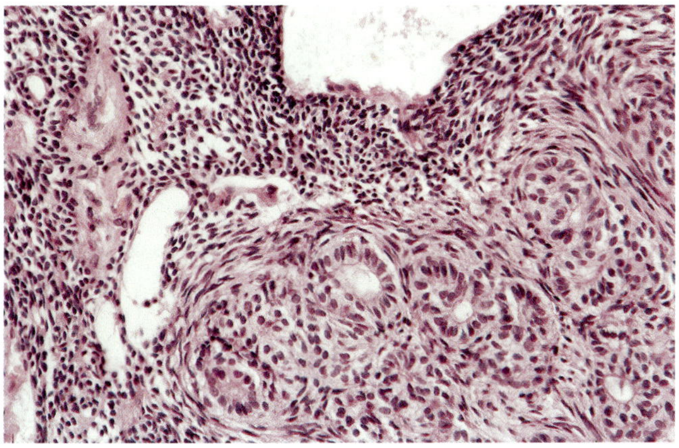

Abb. 15 Adenomatoider odontogener Tumor. Ausgedehnter Epithelbezirk mit teils spindeligen, überwiegend ungeordnet, teils in Zügen liegenden Zellen. Man sieht mehrere drüsenähnliche Lichtungen mit Ausrichtung der Zellen zur Lichtung hin. Eine angedeutete, dentinähnliche Interzellularsubstanzbildung ist an einigen Stellen erkennbar (links oben).

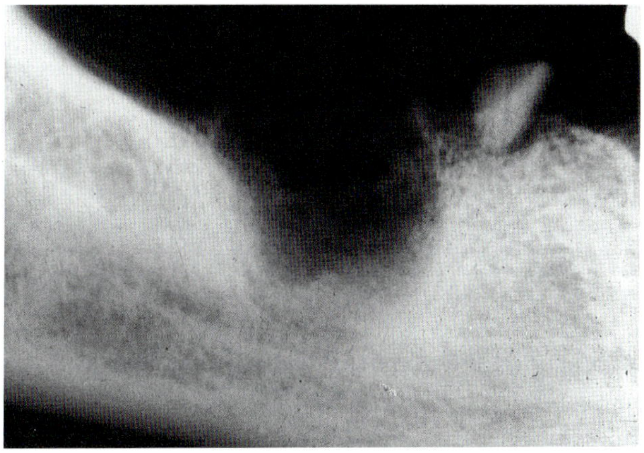

Abb. 16 55jährige Frau. Unregelmäßig begrenzte, kleine Osteolyse im dorsalen Alveolarkamm des rechten Unterkiefers. Im Weichteilschatten einzelne fleckförmige kalkdichte Schatten. Die vorliegende verkalkende odontogene Zyste muß gegen die viel selteneren verkalkten Knorpeltumoren abgegrenzt werden.

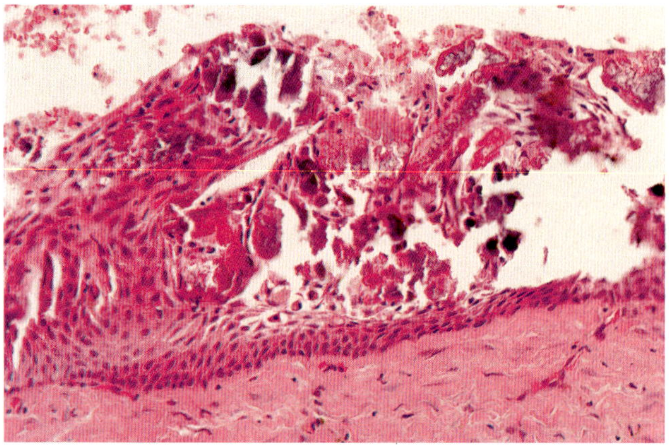

Abb. 17 Verkalkende odontogene Zyste. Das kleinzellige, mehrschichtige odontogene Epithel sitzt einem zellarmen Stroma (unten) auf. Im Epithel kleine Bezirke nekrotischer Zellen („ghost cells") und fleckförmige Verkalkungen (dunkelblau).

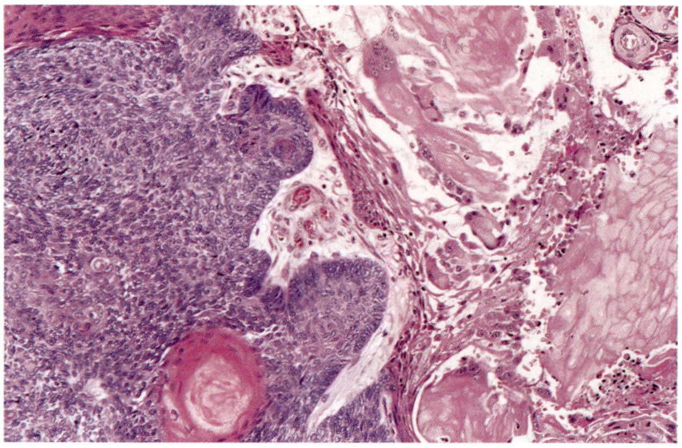

Abb. 18 Epithelialer odontogener „ghost cell"-Tumor. Zellreicher Tumor mit odontogenem Epithel, das eine periphere Palisadierung (Bildmitte) zeigt. In der rechten Bildhälfte Gruppen von „ghost cells", die noch schattenhaft erkennbare Zellgrenzen aufweisen.

die charakteristischen „ghost cells". Diese Zellen entsprechen alterierten Epithelien, deren Kerne verdämmern, deren Zellgrenzen aber noch gut erhalten sind und die verkalken können (Abb. 17). Gelegentlich fließen die „ghost cells" zu eosinophilen Massen in der Zystenlichtung zusammen. Andererseits können sie auch die Basalzellschicht durchbrechen und in das darunterliegende Bindegewebe eindringen, wo es zu einer erheblichen riesenzelligen Fremdkörperreaktion kommt. Ferner können sich gelegentlich kleine Ablagerungen von Dentin-ähnlichem Material an der Unterfläche der Basalzellschicht entwickeln. Die Zyste kann in Kombination mit anderen odontogenen Tumoren vorkommen [64, 145, 165].

Eine *neoplastische solide Variante* (Abb. 18) weist Anteile eines Ameloblastoms mit Dentin-ähnlichen Ablagerungen und Gruppen von „ghost cells" auf und wird als *epithelialer odontogener „ghost cell"-Tumor* bezeichnet [44]. Die äußerst seltenen aggressiven Formen dieses Tumors zeigen zusätzlich Zellatypien, Mitosen und ein invasives Wachstum [37, 56].

Die *Therapie* ist *chirurgisch* und sollte sicher im Gesunden erfolgen, da sonst mit Rezidiven zu rechnen ist. Ist die Zyste mit einem Ameloblastom verbunden, so muß die chirurgische Therapie aggressiver sein, da sich die Veränderung dann wie ein Ameloblastom und nicht wie eine Zyste verhält. Über die aggressiven soliden epithelialen odontogenen „ghost cell"-Tumoren liegen bis jetzt noch wenig Informationen vor. Zwei Patienten sind jedoch an ihrem Tumor verstorben [37]. Die Therapie sollte deshalb der des Ameloblastoms entsprechen.

Wichtigste *Differentialdiagnose* ist der verkalkende odontogene Tumor, in zweiter Linie das Ameloblastom und seine Varianten. *Röntgenologisch* ist die Zyste durch die vielfach *sichtbaren Verkalkungen* u.U. zu erkennen. Sonst muß die histologische Untersuchung zur Diagnose führen.

Odontom. Das Odontom stellt die letzte Stufe der Hamartom-artigen Entwicklungsreihe der odontogenen Tumoren dar. Auch hier werden im allgemeinen in der Literatur zwei unterschiedliche Entitäten beschrieben, das *komplexe Odontom* [53] und das *Verbund-Odontom* [114]. Beide Entitäten treten meist in der 2. Lebensdekade auf und befallen beide Geschlechter gleich häufig. Während das komplexe Odontom häufiger in der Seitenzahnregion auftritt (Abb. 19), bevorzugt das Verbund-Odontom das Gebiet der Frontzähne (Abb. 20). Beide Tumoren sollen gleich häufig auftreten, jedoch wurde von uns ein signifikantes Überwiegen des komplexen Typs beobachtet. Klinisch zeigen beide Tumoren ein gleichartiges Bild: sie sind meist mit einem retinierten

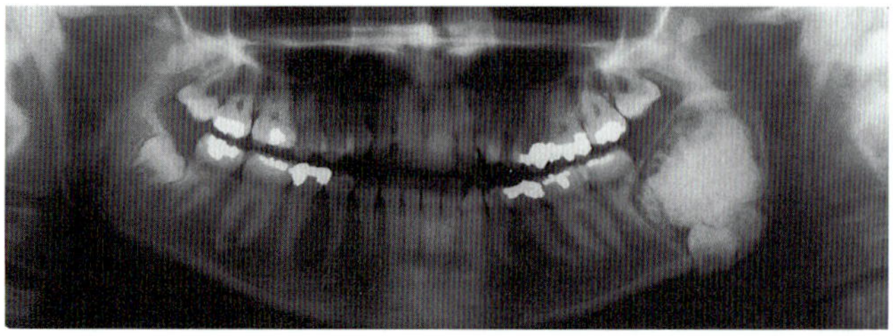

Abb. 19 22jährige Frau. Ausgedehnter, scharf begrenzter, schmelzdichter Herd im Winkelbereich des linken Unterkiefers, umgeben von einem schmalen, sklerotischen, knochendichten Randsaum. Kaudal der schmelzdichten Masse zwei tief retinierte Molaren. Der Röntgenbefund ist beweisend für ein komplexes Odontom.

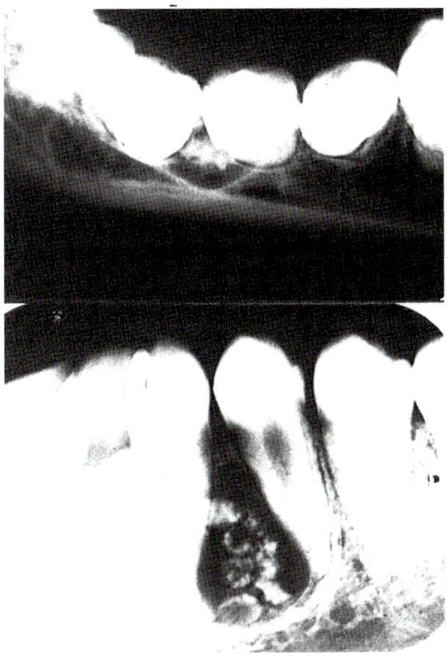

Abb. 20 13jähriger Knabe. Zwischen den Wurzeln der leicht gekippten Zähne 34 und 35 finden sich mehrere scharf umrissene, schmelzdichte, kleine Schatten in einer scharf begrenzten Osteolyse (Verbund-Odontom). Die Schmelzherde entsprechen kleinsten unregelmäßig geformten Zähnchen eines Verbund-Odontoms.

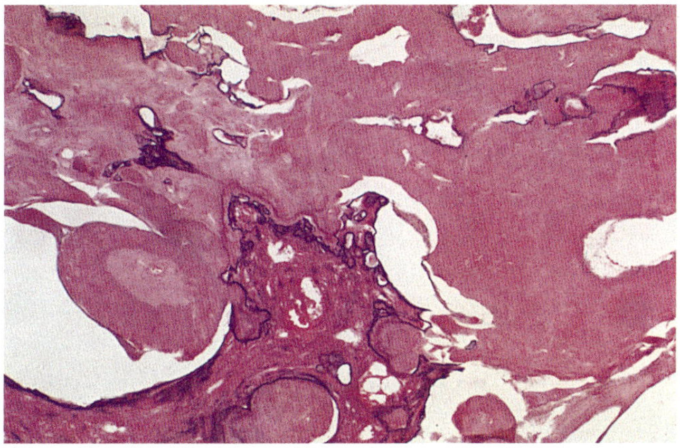

Abb. 21 Komplexes Odontom. Unregelmäßig ineinandergeschachtelte Hartsubstanzmassen, zum einen teils bälkchenförmiges, irreguläres Dentin (helles Rot), dazwischen dunkelblaurote Anteile von Schmelzmatrix. Zelluläre Anteile oder Zement sind hier nicht sichtbar.

Zahn verbunden und führen zu einer *schmerzlosen Schwellung.*

Radiologisch findet man *knochen- und schmelzdichte Massen,* die beim komplexen Odontom ungeordnet erscheinen, beim Verbund-Odontom vielfach kleine zahnartige Strukturen erkennen lassen.

Histologisch zeigt das komplexe Odontom, entsprechend dem radiologischen Befund, ungeordnete Hartsubstanzmassen von Schmelz, Dentin und Zement, wobei sich immer wieder Reste v.a. von Ameloblastensäumen nachweisen lassen, daneben jedoch auch Odontoblasten (Abb. 21). Im Gegensatz dazu sind die ausgereiften, wenn auch zu kleinen Zähne des Verbund-Odontoms, bis auf spärlichste Reste von Schmelzorgan, frei von Blastenelementen.

Falls eine Therapie überhaupt erforderlich ist, genügt die Enukleation.

Odontogene ektomesenchymale Tumoren mit oder ohne inkorporiertes odontogenes Epithel

Odontogenes Fibrom. Das odontogene Fibrom ist ein sehr seltener Tumor, der bisher in allen Altersgruppen beobachtet wurde und sowohl intra- (zentral) als auch extraossär (peripher) vorkommen kann [48, 49]. Das zentrale odontogene Fibrom wird überwiegend bei Frauen gefunden [60]. Meist treten die Läsionen in der Prämolarenregion der Maxilla auf, in der etwas seltener betroffenen Mandibula ist die Molarenregion häufiger betroffen.

Die noch seltenere periphere Variante kommt häufiger bei Männern vor [137].

Wahrscheinlich handelt es sich beim *odontogenen epithelialen Gingiva-Hamartom* [7] um die gleiche Läsion [49].

Röntgenologisch sieht man bei kleinen Läsionen gut *begrenzte Osteolysen* in Kontakt zu Zahnwurzeln (Abb. 22). Größere Fibrome bieten einen multilokulären Aspekt mit partiell sklerotischem Randsaum. Wurzelspitzenresorptionen kommen vor, ebenso eine Verlagerung von Zähnen.

Makroskopisch ist das Fibrom weiß und solide. Histologisch kann zwischen dem *einfachen* und dem *WHO-Typ des odontogenen Fibroms* unterschieden werden [48]. Die einfache Variante besteht aus einem unterschiedlich zellreichen, locker kollagenisierten Bindegewebe mit spindelig- bis sternförmigen Fibroblasten, enthält wenige oder keine odontogenen Epithelien und besitzt große Ähnlichkeit mit dem Fibromyxom. Möglicherweise ist dies die Übergangsform zwischen odontogenem Fibrom und Myxom. Der WHO-Typ ist wesentlich zellreicher, stärker kollagenisiert und enthält v.a. zahl-

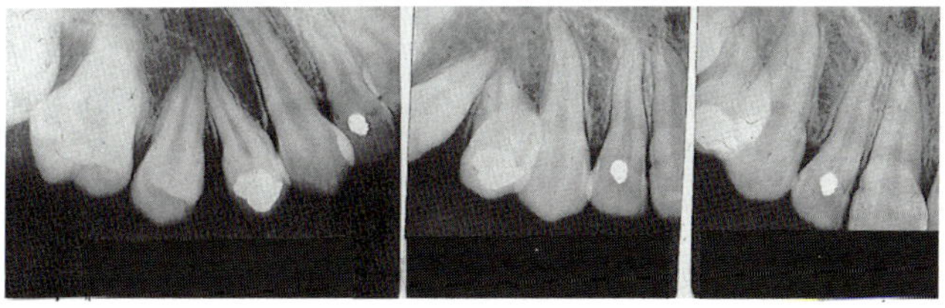

Abb. 22 14jähriges Mädchen. Die Wurzeln der Zähne 14 und 15, die etwas verkürzt erscheinen, liegen leicht verschoben in einer unscharf begrenzten Osteolysezone. Der Röntgenbefund ist mehrdeutig, er entspricht hier einem odontogenen Fibrom. Nach Kürettage des Tumors zeigen die Verlaufsbilder einen zunehmenden Durchbau des Knochens im Verlauf von drei Jahren, wobei die beiden beteiligten Zähne weiterhin fehlgestellt bleiben.

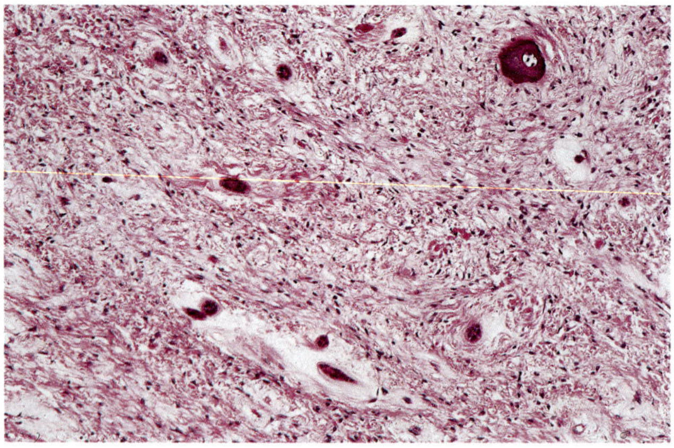

Abb. 23 Odontogenes Fibrom, WHO-Typ. Mäßig kollagenisiertes, zellreiches Bindegewebe mit darin eingelagerten odontogenen epithelialen Zellnestern in Bildmitte. Oben rechts sind Zementablagerungen erkennbar.

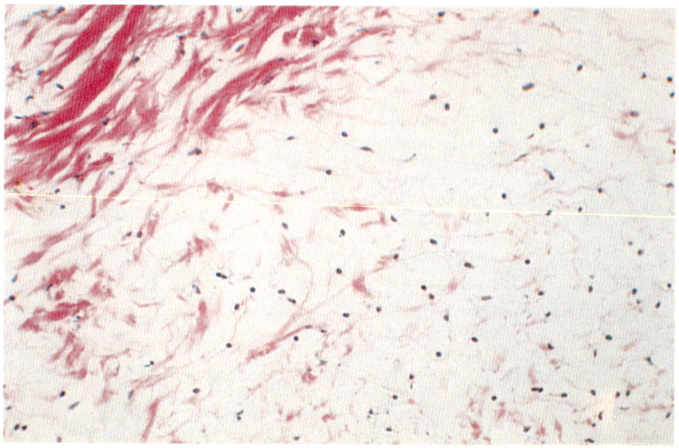

Abb. 24 Odontogenes (Fibro-)Myxom. Zellarmes Tumorgewebe mit stark aufgelockerter, heller Zwischensubstanz, die stellenweise mehr und dichter liegende Kollagenfasern aufweist (links oben). Die Zellen sind spindelig oder sternförmig und zeigen überwiegend monomorphe, ovale Kerne.

reiche Gruppen odontogener epithelialer Zellnester, die bisweilen das Bild beherrschen. Sie weisen keine periphere Palisadierung auf und unterscheiden sich so vom Ameloblastom. Außerdem können dysplastisches Dentin, Zement- oder Knochenbildung vorkommen (Abb. 23). Eine granularzellige Variante wurde ebenfalls beschrieben [52].

Sowohl das zentrale als auch das periphere odontogene Fibrom zeigen nur eine geringe Infiltrationstendenz. Therapeutisch ist deshalb die *Enukleation* der oft gut begrenzten Läsionen meist ausreichend. Rezidive werden nur selten beobachtet.

Während das einfach odontogene Fibrom u.U. mit einem desmoplastischen Fibrom verwechselt werden kann, muß der WHO-Typ vom verkalkenden epithelialen odontogenen Tumor abgegrenzt werden. Da der letztgenannte immer Amyloid-artiges Material enthält, ist dies mit der Kongo-Rot-Färbung auf einfache Weise möglich.

Myxom (odontogenes Myxom, Myxofibrom). Das odontogene Myxom ist ein Tumor, der *nur im Kieferbereich* auftritt [9, 166]. Myxome in anderen Teilen des Skeletts werden von den meisten Autoren nicht als solche akzeptiert [113].

Dieser sehr seltene Tumor tritt am häufigsten in der 2. und 3. Lebensdekade auf, nur ganz selten vor dem 10. Lebensjahr [78]. Beide Geschlechter sind etwa gleich oft betroffen, der Unterkiefer häufiger als der Oberkiefer. Mehr fibromatös entwickelte Tumoren (Fibromyxome) scheinen häufiger zu sein als reine Myxome.

Radiologisch findet man überwiegend multiloculäre, gelegentlich seifenblasenartig erscheinende Osteolysen mit meist scharfer Begrenzung und Verdrängung der Zähne. Sie sind nicht selten mit einem retinierten Zahn verbunden. Wurzelspitzenresorptionen kommen vor. In Einzelfällen wurde eine sonnenstrahlenartige („sun-ray appearance") Periostreaktion beobachtet, wie sie im Kiefer bei Osteosarkomen, Metastasen und gelegentlich auch bei der Osteomyelitis vorkommen kann [28].

Makroskopisch erscheint der Tumor glänzend, grau-weiß. *Histologisch* ähneln die myxomatösen Anteile mit ihrer lockeren faserarmen Struktur und gleichmäßig verteilten monomorphen Zellen der Zahnpulpa, wobei die Grundsubstanz wechselnde Mengen von Glykosamino-Glykanen enthält (Abb. 24). Mitosen sind sehr selten. Odontogene Zellnester sind, wenn überhaupt, meist nur spärlich vorhanden. Daneben können auch zellreichere Varianten mit größeren, atypischen Kernen, in Einzelfällen auch mit einem sarkomatösen Aspekt vorkommen [84]. Metastasen wurden bis jetzt jedoch nicht beschrieben [82].

Wegen ihrer fehlenden Begrenzung und des infiltrativen Wachstums werden nach *Kürettage* häufig Rezidive beobachtet [9]. Dennoch kann in Absprache mit dem Patienten und unter Hinweis auf das Rezidivrisiko bei gesicherter langfristiger Nachkontrolle eine sorgfältige Kürettage vorgenommen werden.

Gelegentlich wird das Myxom mit der Pulpa einer Zahnanlage verwechselt. Ferner kann, wenn ausnahmsweise reichlich Epithelreste vorliegen, die *Unterscheidung* gegen ein ameloblastisches Fibrom oder ein Ameloblastom schwierig sein.

Benignes Zementoblastom. Das benigne Zementoblastom ist nach der WHO, im Gegensatz zu den anderen zementbildenden Läsionen, beim männlichen Geschlecht etwas häufiger nachweisbar [82], in einer neueren Literaturzusammenstellung über 66 Fälle überwiegen jedoch Frauen [153].

Die Altersverteilung umfaßt das 10.–63. Lebensjahr, das Durchschnittsalter liegt bei 23 Jahren. In zwei Drittel der Fälle ist der Unterkiefer betroffen und, mit wenigen in der Literatur erwähnten Ausnahmen (Eckzahn), sind alle bisher beschriebenen Fälle an der Wurzel eines Molaren oder Prämolaren lokalisiert. In der Hälfte der Fälle treten *Schmerzen* auf, sonst kann eine Auftreibung des Kiefers das erste Symptom sein. Der Zahn bleibt vital.

Radiologisch findet sich, typischerweise um eine Zahnwurzel angeordnet, als erstes eine *scharf begrenzte Osteolyse,* die mit zunehmendem Alter der Läsion dann von der Zahnwurzel her durch ein fast homogenes Material von Knochendichte ausgefüllt wird. Schließlich bleibt nur ein schmaler Aufhellungssaum um die Läsion erhalten (Abb. 25). Gelegentlich kann es zu einer Wurzelresorption kommen.

Makroskopisch findet sich eine harte Masse um die Spitze einer Zahnwurzel.

Histologisch besteht der Herd aus großen Mengen von überwiegend fast zellfreier Hartsubstanz, die in ein mäßig zelldichtes Stroma eingelagert ist und zu großen kompakten Bezirken zusammenfließen kann. Die verschiedenen Anbauschübe werden durch deutlich erkennbare Kittlinien, die vielfach an die eines M. Paget erinnern, voneinander getrennt. In jüngeren Läsionen überwiegt das fibröse Stroma, in dem sich die Hartsubstanzbezirke primär metaplastisch bilden.

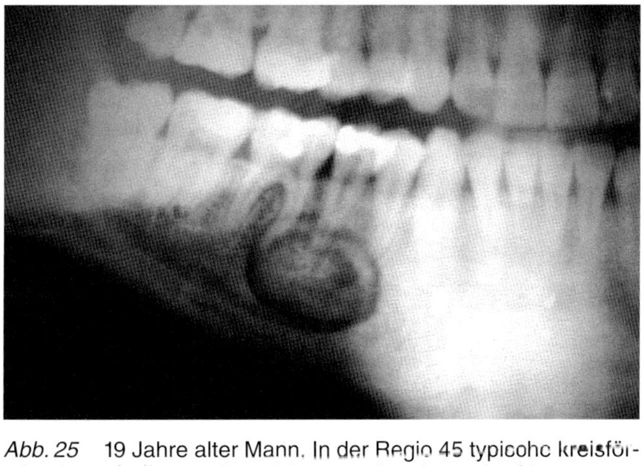

Abb. 25 19 Jahre alter Mann. In der Regio 45 typische kreisförmige Verschattung mit peripherer, schmaler, scharf begrenzter Aufhellungszone adhärent an der Wurzel des Zahnes 45. Der Befund ist hochcharakteristisch für ein Zementoblastom.

Der Tumor ist benigne, seine komplette Entfernung mitsamt dem betroffenen Zahn ist daher nicht unbedingt erforderlich. Eine Exzision des Tumors bei gleichzeitiger endodontaler Behandlung ist beschrieben [15].

Die *Differentialdiagnose* muß gegen die periapikale Zementdysplasie erfolgen, die radiologisch und histologisch fast gleich aussieht, jedoch eine reaktive Veränderung ist, die Frontzähne betrifft, im allgemeinen symptomlos ist und sich nicht vergrößert. In der Abgrenzung zum Osteoblastom kommt der engen Verbindung der Läsion zur Zahnwurzel eine entscheidende Bedeutung zu [138].

Bösartige Läsionen

Odontogene Karzinome

Malignes Ameloblastom und ameloblastisches Karzinom. Unter den odontogenen Karzinomen unterscheidet die WHO das *maligne Ameloblastom* vom *intraossären Karzinom, von* malignen Varianten anderer odontogener Tumoren sowie Karzinomen, die sich auf dem Boden einer odontogenen Zyste entwickeln. Bisher vorliegende Arbeiten sprechen außerdem dafür, den *hellzelligen odontogenen Tumor als Karzinom* aufzufassen. Heute kann als gesichert angesehen werden, daß auch echte maligne Ameloblastome auftreten [25, 114, 146]. Der Nachweis von Lymphknoten- und Knochenmetastasen ist ein eindeutiger Beweis, während Metastasen in der Lunge, insbesondere bei mehrfach rezidivierten Tumoren, u.U. auf einer intrakanalikulären, durch Aspiration von Tumormaterial hervorgerufenen Ausbreitung beruhen könnten. Der Begriff des malignen Ameloblastoms, so wie ihn die WHO verwendet, ist allerdings problematisch. Nach dem Vorschlag einiger Autoren sollten diese Läsionen dann als *malignes Ameloblastom* bezeichnet werden, wenn sie sich histologisch nicht von einem konventionellen Ameloblastom unterscheiden, aber metastasieren. Tumoren, die bereits zelluläre Malignitätskriterien wie Kernpleomorphie und -hyperchromasie sowie eine erhöhte Mitoserate besitzen oder in ihrem Rezidiv zeigen, sind, unabhängig davon, ob sie metastasiert haben, bereits als *ameloblastische Karzinome* anzusehen [38, 103, 139].

Maligne Ameloblastome und ameloblastische Karzinome kommen in nahezu allen Altersgruppen (4–75 Jahre) und, wie das Ameloblastom, vorwiegend im Unterkiefer vor. Das Intervall zwischen der Primärdiagnose und dem Auftreten von Metastasen kann zwischen 1 und 31 Jahren betragen. Vorwiegend sind die peripheren Lungenabschnitte, aber auch Lymphknoten, Pleura, das Skelet, Milz und Nieren betroffen [139].

Röntgenologisch finden sich keine Unterschiede zwischen konventionellen und malignen Ameloblastomen. Ameloblastische Karzinome besitzen ein etwas aggressiveres, osteodestruktives radiologisches Erscheinungsbild. Im Gegensatz zu Ameloblastomen können sie gelegentlich Kalzifikationen aufweisen, die dystrophischen Verkalkungen entsprechen [103].

Histomorphologisch gleichen sich das konventionelle und das maligne Ameloblastom völlig. Auch die Metastasen sind von einem normalen Ameloblastom nicht zu unterscheiden. Das ameloblastische Karzinom besitzt hingegen atypische Kerne, eine verschobene Kern-Plasma-Relation und vermehrt Mitosen. Nekrosen können ebenfalls vorkommen.

Die Prognose des malignen Ameloblastoms und des ameloblastischen Karzinoms ist ungünstig. Trotz *Resektion* treten immer wieder Rezidive und Metastasen auf. Allerdings sind die Angaben zur durchgeführten Therapie sehr ungenau. Todesfälle treten noch nach über 10 Jahren auf.

Primäres intraossäres Karzinom. Das primäre intraossäre Karzinom ist *extrem selten* und entwickelt sich wahrscheinlich auf dem Boden residualer odontogener Epithelien. Histologisch entspricht es einem Plattenepithelkarzinom, das sowohl verhornend als auch nicht-verhornend sein kann. In diesen Fällen müssen Metastasen und übergreifende orale Karzinome vorrangig abgegrenzt werden. Eine andere Gruppe zeigt angedeutete periphere Palisadierungen, so daß eine sichere Abgrenzung vom ameloblastischen Karzinom bisweilen nicht möglich ist. Trotz unterschiedlicher Therapiestrategien, die neben der Resektion auch Bestrahlung und Chemotherapie umfassen, ist die Prognose schlecht [38].

Klarzelliges odontogenes Karzinom. Obwohl dieser sehr seltene Tumor in der neuen WHO-Klassifikation unter den gutartigen Läsionen aufgeführt wird, lassen die Verläufe aller mittlerweile publizierten 19 Fälle nur den Schluß zu, daß es sich um einen metastasierenden Tumor handelt, der deshalb konsequenterweise als Karzinom bezeichnet werden sollte [42, 109, 125].

Der Tumor kommt zwischen dem 14. und 89. Lebensjahr vor, allerdings wurden bisher nur zwei Fälle vor der 5. Lebensdekade beschrieben. Das Durchschnittsalter beträgt 55,4 Jahre. Überwiegend sind Frauen betroffen (3,5:1). Meist sind die Karzinome im Unterkiefer lokalisiert (> 70%), besonders in den zahntragenden Abschnitten. Im Gegensatz zu Metastasen wurden bisher keine Sensibilitätsausfälle, sondern nur teils *mäßig schmerzhafte Schwellungen* und eine Lockerung der Zähne beschrieben [42].

Röntgenologisch findet sich eine meist unscharf begrenzte, irreguläre Osteolysezone ohne Verdichtungen.

Das *mikroskopische* Bild wird von mittelgroßen, hellen Zellen beherrscht, die ein vakuolisiertes, gut begrenztes Zytoplasma aufweisen. Die Zellen sind in Gruppen angeordnet, die von einem mäßig zellreichen Bindegewebe umgeben werden. Neben den hellen Tumorzellen kommen immer wieder auch solche mit leicht eosinophilem Zytoplasma vor. Eine Palisadierung wie beim Ameloblastom kann vorkommen. Zellpleomorphie und vermehrte Mitosen sind selten zu beobachten. Einblutungen oder entzündliche Infiltrate fehlen (Differentialdiagnose: Nierenzellkarzinom-Metastase). Neben *Zytokeratin* läßt sich immunhistochemisch *S-100-Protein* in den Tumorzellen nachweisen.

Da bis auf einen Fall alle Tumoren ein aggressives Verhalten mit Lymphknotenmetastasen und Rezidiven nach durchschnittlich 1,8 Jahren gezeigt haben, sollten klarzellige odontogene Karzinome *komplett reseziert* werden. Andernfalls ist mit einer fortschreitenden lokalen Ausbreitung, Befall von Nachbarorganen und Metastasen zu rechnen [8, 43, 92]. Zwei Patienten sind bisher an ihrem Tumor verstorben [8, 160].

Vorrangig muß die Metastase eines Nierenzellkarzinoms abgegrenzt werden, aber auch das Mukoepidermoidkarzinom und klarzellige Varianten des verkalkenden epithelialen odontogenen Tumors kommen in Betracht [41].

Maligne Varianten anderer odontogener epithelialer Tumoren. Maligne Varianten odontogener Tumoren sind extrem selten. Beschreibungen liegen bisher nur in Einzelfällen vor, so daß noch keine allgemeinen Aussagen getroffen werden können [1, 10, 36].

Maligne Veränderungen in odontogenen Zysten. Dysplasien oder Karzinome in odontogenen Zysten sind *selten*, jedoch wahrscheinlich häufiger als die Zysten-unabhängigen, primären intraossären Karzinome [38]. Meist entstehen sie auf dem Boden einer Residualzyste. Karzinome in Keratozysten sind bisher nur zweimal beschrieben worden. Die Prognose scheint nach kompletter Resektion besser als die der primären intraossären Karzinome zu sein [159].

Odontogene Sarkome

Ameloblastisches Fibrosarkom. Das ameloblastische Fibrosarkom ist, neben dem ameloblastischen Odontosarkom, einer der *extrem seltenen* malignen odontogenen Tumoren. Es stellt den malignen Gegenpart des ameloblastischen Fibroms dar [111]. Da in einer Arbeit über ameloblastische Fibrosarkome beobachtet wurde, daß fast in der Hälfte der Fälle ein ameloblastisches Fibrom der Sarkomentwicklung vorausging, sollten Patienten mit ameloblastischem Fibrom langfristig klinisch kontrolliert werden [98]. Bisher wurden nur rund 50 Patienten mit einem ameloblastischen Fibrosarkom bekannt. Die meisten waren unter 40 Jahren, das Durchschnittsalter betrug 27,5 Jahre. Frauen und Männer sind gleich häufig betroffen. Die posterioren Unterkieferabschnitte sind am häufigsten befallen. Metastasen sind selten. Von den bisher 49 publizierten Fällen [98] wurden bisher nur in einem Fall Metastasen in Lunge, Pleura, Leber und mediastinalen Lymphknoten beschrieben und histologisch dokumentiert [26]. Das *Röntgenbild* ist durch wechselnd ausgedehnte Osteolysen mit u.U. recht scharfer Begrenzung gekennzeichnet.

Makroskopisch besteht der Tumor aus einem blaßgrauen festen Gewebe, z.T. mit ausgedehnter Zystenbildung. *Histologisch* findet man, ähnlich wie im ameloblastischen Fibrom, schmale Züge und Inseln odontogenen Epithels mit Palisadierung der randständigen Zellen, eingelagert in ein zellreiches Stroma. Gelegentlich sind die Epithelverbände von einem schmalen eosinophilen hyalinen Band umgeben, das an eine frühe induktive Wirkung auf das Mesenchym denken läßt. Das zelldichte Stroma zeigt eine mäßige bis starke Polymorphie der Zellen und Zellkerne, mit einer unterschiedlichen Menge von Mitosen. Osteosarkom-artige Areale und Anteile, die einem malignen fibrösen Histiozytom entsprechen, sind ebenfalls beschrieben. Deshalb wird von einigen Autoren die Bezeichnung *ameloblastisches Sarkom* vorgeschlagen [32]. In anaplastischen Tumoren wird dann die epitheliale Komponente völlig vom Stroma verdrängt.

Die *radikale chirurgische Entfernung* des Tumors ist die Therapie der Wahl. Da bisher nur in einem Fall über regionäre Lymphknotenmetastasen (ohne histologische Dokumentation) berichtet wurde [68], ist eine primäre routinemäßige Neck-Dissektion nicht angezeigt. In vereinzelten Fällen wurden Strahlen- und Chemotherapie angewendet, wobei die Strahlentherapie keinen Effekt erzielte. In einem eigenen Fall ist der Patient nach radikaler Resektion des Unterkiefers und Neuaufbau seit nunmehr 18 Jahren ohne Rezidiv und beschwerdefrei [117a].

In vereinzelten Fällen ist ein *ameloblastisches Fibro-Odontosarkom* beschrieben worden [113]. Dabei wurden in einem Tumor vom Typ des ameloblastischen Fibrosarkoms Anteile von Hartsubstanz, nämlich dysplastisches Dentin und Schmelz, nachgewiesen.

Odontogenes Karzinosarkom. Odontogene Karzinosarkome sind extrem selten und nur in Einzelfällen publiziert [135]. Sie zeigen sowohl einen malignen epithelialen (ameloblastisches Karzinom) als auch einen sarkomatösen mesenchymalen Anteil.

Tumoren und andere Läsionen des Knochens

Osteogene Tumoren

Faserknochen und zellreicher Zement (der polarisationsoptisch auch eine faserförmige Hartsubstanzablagerung darstellt) sind in ihrem Aufbau sehr ähnlich und histologisch oft nicht voneinander zu unterscheiden. Diese Schwierigkeit wird in der neuen WHO-Klassifikation berücksichtigt, in der die zemento-ossifizierenden Läsionen als ein kontinuierliches Spektrum mit den Endpunkten des zementierenden Fibroms einerseits und des ossifizierenden Fibroms andererseits aufgefaßt werden. Nach den Erfahrungen des DÖSAK-Registers lassen sich aber zwischen beiden Läsionen Unterschiede im klinischen Verhalten feststellen, die eine getrennte Besprechung rechtfertigen. Von der fibrösen Dysplasie (s.u.) lassen sie sich besonders durch ihre Beziehung zum umgebenden Knochen gut differenzieren, von dem sie i.d.R. gut abgrenzbar sind.

Zementierendes Fibrom

Dieser echte Tumor tritt meist bei Frauen in der zweiten und dritten Lebensdekade auf (2.–83. Lebensjahr, Durchschnittsalter: 38,8 Jahre), läßt sich aber in einem Viertel der Fälle jenseits des 50. Lebensjahres nachweisen. Der Unterkiefer ist häufiger betroffen als der Oberkiefer.

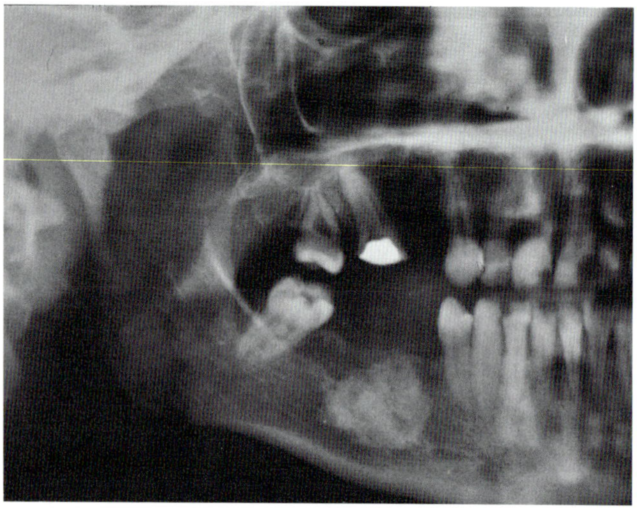

Abb. 26 21jährige Frau. Im rechten, hier bereits zahnlosen Unterkiefer findet sich eine ziemlich scharf begrenzte, rundliche über knochendichte Verschattung mit einzelnen fleckförmigen Aufhellungen. Der Röntgenbefund ist fast beweisend für eine zementbildende Läsion, hier ein zementierendes Fibrom, mit vollständiger Mineralisation der Hartsubstanzbezirke. Differentialdiagnostisch müssen ein Osteoblastom und ein sklerosierendes Osteosarkom erwogen werden.

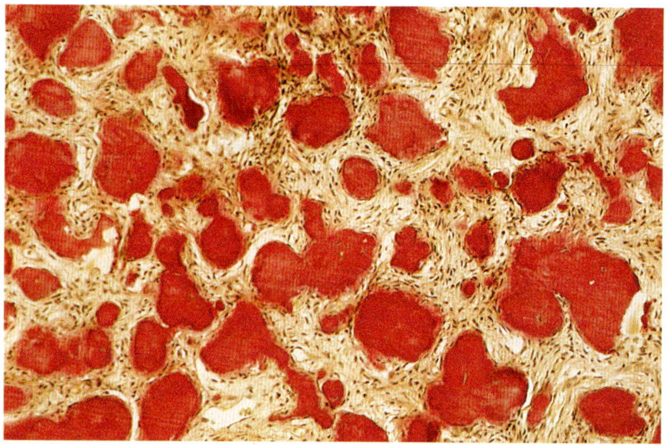

Abb. 27 Zementierendes Fibrom. In einem mäßig zellreichen Stroma aus spindeligen monomorphen Zellen und mit mäßig zahlreichen kapillären Blutgefäßen haben sich dicht liegende unregelmäßig geformte Hartsubstanzbezirke metaplastisch gebildet. Die Hartsubstanz ist weit überwiegend zellfrei und entspricht daher Zement. Ähnliche Bilder finden sich bei fibröser Dysplasie, hier jedoch mit zellreichem Faserknochen.

Eine *schmerzlose Schwellung* ist im allgemeinen das einzige Zeichen, so daß dieser Tumor oft nur zufällig entdeckt wird.

Radiologisch sieht man (meist in der Seitenzahnregion) größere Osteolysen, die im Verlaufe der Entwicklung mehr und mehr von strahlendichtem, unregelmäßig strukturiertem Material ausgefüllt werden, wobei immer eine schmale strahlendurchlässige Randzone erhalten bleibt (Abb. 26).

Histologisch findet sich in einem ziemlich zelldichten Stroma aus Spindelzellen eine metaplastische Bildung von meist zellfreiem Zement in kleinen rundlichen Partikeln, die sekundär zusammenfließen (Abb. 27) und schließlich große kompakte Platten bilden können. Im Gegensatz zum Zementoblastom ist das zementierende Fibrom nicht mit einer Zahnwurzel verbunden, kann diese jedoch sekundär einschließen.

Eine *Entfernung* ist nur notwendig, wenn die Läsion so groß wird, daß sie kosmetisch oder funktionell störend wirkt. Die einfache Enukleation ist ausreichend.

Ossifizierendes Fibrom

Die Abgrenzung des ossifizierenden Fibroms gegen eine Reihe anderer fibroossärer Tumoren und Läsionen ist lange Zeit problematisch gewesen. Die wichtigste Abgrenzung ist diejenige gegen die fibröse Dysplasie, wobei letztere als eine Fehlbildung, erstere als ein echter Tumor angesehen wird [149].

Das ossifizierende Fibrom tritt, ähnlich wie das Osteom, ausschließlich in den *Membranknochen des Schädels* auf, hier v.a. in den Kiefern. Beide Kiefer sind etwa gleich häufig betroffen, ferner auch beide Geschlechter. Es zeigt einen Plateau-artigen Häufigkeitsgipfel in der zweiten bis fünften Lebensdekade (1.–68. Lebensjahr; Durchschnittsalter: 30,9 Jahre); nach dem 50. Lebensjahr kommen nur noch etwa 8% der Fälle vor.

Eine *schmerzlose Schwellung* ist auch hier das typische Symptom, insbesondere im Unterkiefer, während im Oberkiefer der Tumor lange unerkannt bleiben kann, wenn er in die Kieferhöhle vorwächst. Im Alveolarbereich kann es zur Verdrängung von Zähnen kommen. Die dem Tumor früher zugeschriebene Aggressivität hat sich in jüngeren Beobachtungsserien nicht bestätigen lassen, so daß aggressive therapeutische Maßnahmen meist nicht nötig sind.

Im *Röntgenbild* findet man *relativ scharf begrenzte teils lytische, teils dichte Knochenveränderungen,* wobei im allgemeinen die lytischen Veränderungen die frühen sind, da mit zunehmender Mineralisation der neugebildeten Knochenbälkchen auch die Strahlendichte zunimmt (Abb. 28). Typisch ist im späteren Stadium eine milchglasartige Struktur, ähnlich wie bei der fibrösen Dysplasie. In anderen Fällen kann jedoch die Struktur fleckig erscheinen. Der Tumor kann zu erheblichen Auftreibungen des betroffenen Knochens führen, wobei dann eine

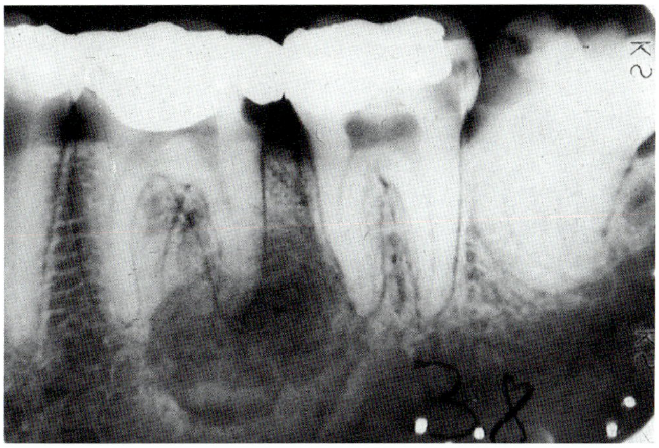

Abb. 28 25jährige Frau. Nicht ganz scharf begrenzte, rundliche Osteolyse um die Wurzel des Zahnes 36 mit grobfleckigen, knochendichten Einlagerungen. Dieses ossifizierende Fibrom ist radiologisch kaum gegen ein Zementoblastom abzugrenzen.

Verwechslung mit einem osteomyelitischen Prozeß möglich ist. Gelegentlich sind Zahnwurzelresorptionen beobachtet worden.

Makroskopisch erscheint der Tumor fest, ältere Fälle sind knochenhart. *Histologisch* besteht er aus einem Stroma mäßiger Zelldichte, aufgebaut aus spindeligen, monomorphen Zellen, die in mäßiger Menge Kollagenfasern bilden. In diesem Gewebe entstehen metaplastisch Faserknochenbälkchen, die dann sekundär durch Osteoblastensäume Auflagerungen von Lamellenknochen erhalten (Abb. 29a und b). Vereinzelt finden sich Riesenzellen des Osteoklastentyps. In vielen Fällen sind die neugebildeten Knochenbälkchen ausgerichtet, teilweise in paralleler Anordnung. In älteren Fällen überwiegt das Knochengewebe flächenmäßig das Stroma.

Sowohl radiologisch wie histologisch ist die wichtigste *Abgrenzung* diejenige *gegenüber der fibrösen Dysplasie.* Im Röntgenbild ist dies in einem Teil der Fälle nicht möglich, da beide den typischen milchglasartigen Aspekt bieten können. Das ossifizierende Fibrom ist jedoch immer scharf begrenzt. Histologisch ist wesentlich der sekundäre Umbau durch polar differenzierte Osteoblasten beim ossifizierenden Fibrom, im Gegensatz zur fibrösen Dysplasie, bei der ein solcher Umbau nur in Ausnahmefällen und nach jahrzehntelangem Verlauf beobachtet wird [140]. Im allgemeinen ist auch die Ausrichtung der Bälkchen ausgeprägter als bei der fibrösen Dysplasie, in der gerade die völlige Unordnung der Knochenbildung charakteristisch ist. In zweiter Linie sollte, v.a. histologisch, die Abgrenzung gegen das zementierende Fibrom erfolgen. Das Stroma beider Veränderungen ist sehr ähnlich, jedoch wird im zementierenden Fibrom kein zellreicher Faserknochen, sondern *zellarmer oder -freier Zement* gebildet, der in rundlichen Bezirken vorliegt, die dann sekundär zusammenfließen. Übergangsformen kommen vor [130].

In einzelnen Fällen ist die Abgrenzung zwischen fibröser Dysplasie und ossifizierendem Fibrom schwierig, wenn die Knochenbildung ausschließlich aus Faserknochenbälkchen besteht, denen nur ganz vereinzelt Osteoblastensäume aufsitzen. Vor allem am Rande von Herden fibröser Dysplasie können solche sekundär umgebaute Bälkchen auftreten. Es gibt jedoch sicher Einzelfälle, in denen die Unterscheidung zwischen den beiden Veränderungen ebenfalls nicht möglich ist.

Im allgemeinen genügt, wie bei der fibrösen Dys-

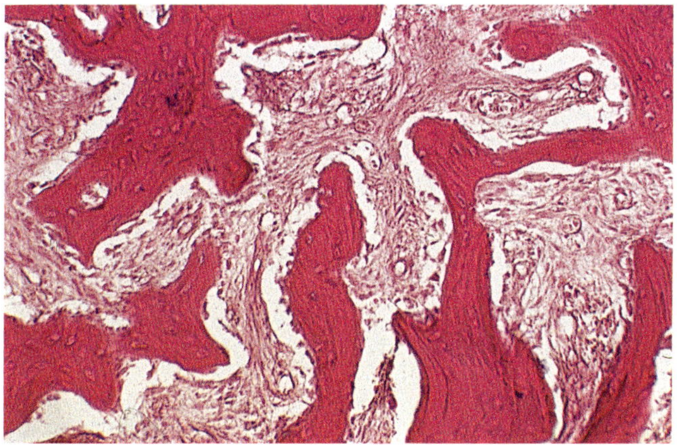

Abb. 29a Ossifizierendes Fibrom. Unregelmäßig gestaltete, weitgehend zusammenhängende Knochenbälkchen in einem fibrösen mäßig zelldichten Stroma, welches mit Osteoblastensäumen an mehreren Stellen sekundären Lamellenknochen an den primären Faserknochen anlagert.

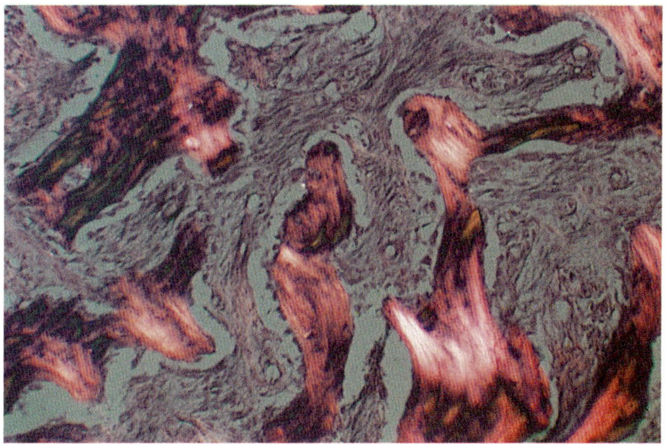

Abb. 29b Ossifizierendes Fibrom der Abbildung 28 im polarisierten Licht. Man erkennt die neugebildeten Anteile von Lamellenknochen an der stärkeren Doppelbrechung, im Gegensatz zu den dunkleren Faserknochen-Abschnitten.

plasie, eine *modellierende Osteotomie.* Nur in Einzelfällen, die besonders lebhaft und aggressiv wachsen und gelegentlich nicht sicher von einem *hochdifferenzierten Osteosarkom* abgegrenzt werden können [140a], muß radikaler vorgegangen werden. Insofern sind die früheren Vorstellungen, daß ein ossifizierendes Fibrom immer radikal operiert werden muß, nicht mehr aktuell [130].

Nicht-neoplastische Läsionen des Knochens

Fibröse Dysplasie des Kiefers

Die fibröse Dysplasie ist eine Tumor-vortäuschende Fehlbildung des knochenbildenden Mesenchyms, bei der die Osteoblasten unfähig zu polarer Differenzierung und zur Bildung von komplex strukturiertem Lamellenknochen sind. In den dreißiger und vierziger Jahren wurde die Erkrankung einerseits von den Skeletmanifestationen des Hyperparathyreoidismus, später dann andererseits vom ossifizierenden Fibrom abgegrenzt [87]. Ihre Ursache ist bis heute unbekannt; man vermutet Enzymstörungen des Osteoblasten. Kürzlich wurde in neun Fällen von fibröser Dysplasie eine Überexpression des c-fos-Protoonkogens beschrieben, die vermutlich durch eine mutationsbedingte Aktivitätserhöhung der Adenylat-Cyclase vermittelt wird [24]. *Mutationen* eines mit diesem Enzym interagierenden Proteins sind auch beim McCune-Albright-Syndrom beschrieben worden [136].

In den Kiefern tritt die fibröse Dysplasie überwiegend *monostotisch* auf. Betroffen sind Jugendliche und junge Erwachsene, wobei das weibliche Geschlecht leicht überwiegt. Sehr häufig kommt der Prozeß nach Abschluß der Pubertät zum Stillstand. Der Oberkiefer ist etwas häufiger betroffen als der Unterkiefer.

Der seltenere Befall mehrerer Knochen (polyostotische Form) kann mit dem McCune-Albright-Syndrom kombiniert sein, nämlich einer Pubertas praecox und Café-au-lait-Flecken der Haut. Das Syndrom tritt weit überwiegend bei Mädchen auf.

Klinisch verursacht die fibröse Dysplasie außer einer mehr oder weniger starken *Schwellung* des betroffenen Knochens auch in fortgeschrittenen Fällen kaum Beschwerden. Im Oberkiefer kann bei Befall eines Knochens der Orbitawand eine Verdrängung des Auges resultieren. In sehr seltenen Fällen kann es zu einer malignen Entartung mit Entwicklung eines Osteosarkoms kommen, weshalb sich eine dauernde Überwachung empfiehlt.

Radiologisch findet man v.a. im Unterkiefer meist *scharf begrenzte Osteolysen* mit mehr oder weniger starker *Auftreibung des Knochens* und, abhängig von der Mineralisierung der neugebildeten Knochenbälkchen, eine unterschiedlich starke bis knochendichte Verschattung (Abb. 30 und 31). Der Rand kann durch eine Sklerosierungszone gekennzeichnet sein. Im Oberkiefer findet sich häufig eine

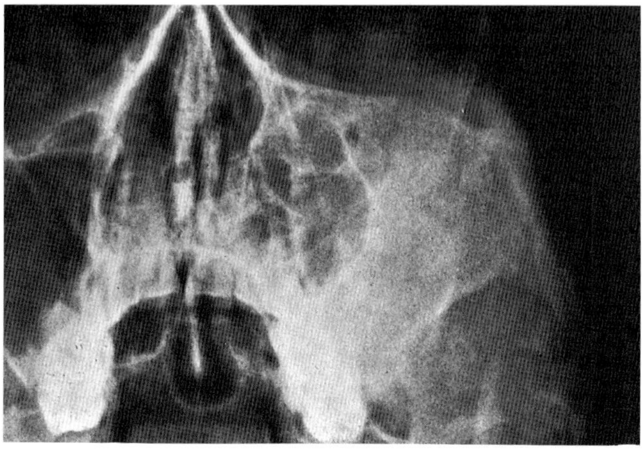

Abb. 30 16jähriges Mädchen. Milchglasartige Verschattung des lateralen Teils des linken Oberkiefers mit Einengung der linken Kieferhöhle und Übergreifen auf das Jochbein. Der Befund ist charakteristisch für eine fibröse Dysplasie, jedoch kommen differentialdiagnostisch ein ossifizierendes Fibrom, ein Osteosarkom und eine Reihe weiterer benigner und maligner Knochenprozesse in Frage.

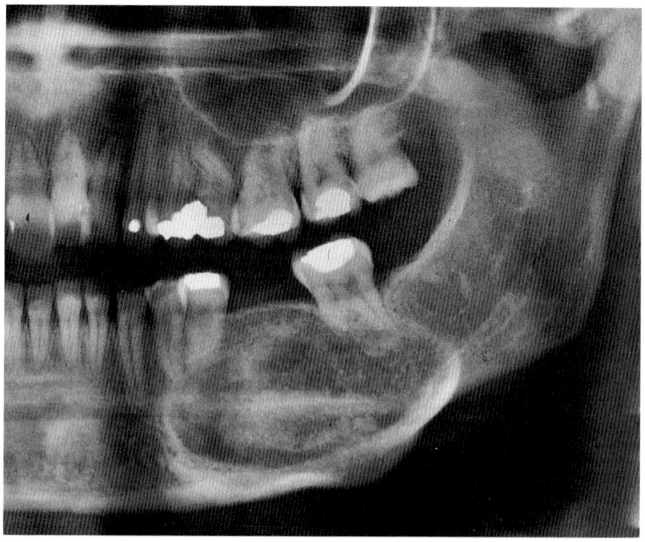

Abb. 31 22jährige Frau. Ovale, von einem schmalen sklerotischen Randsaum scharf begrenzte, teils aufgehellte, teils verdichtete Läsion im linken Unterkiefer zwischen den Zahnwurzeln 31 und 37, mit leichter kaudaler Ausbuchtung der Kortikalis. „Pseudo"-Resorption der Zahnwurzeln. Charakteristisches Bild einer fibrösen Dysplasie im Unterkiefer. Differentialdiagnostisch müssen ein ossifizierendes und ein zementierendes Fibrom sowie ein Osteosarkom berücksichtigt werden.

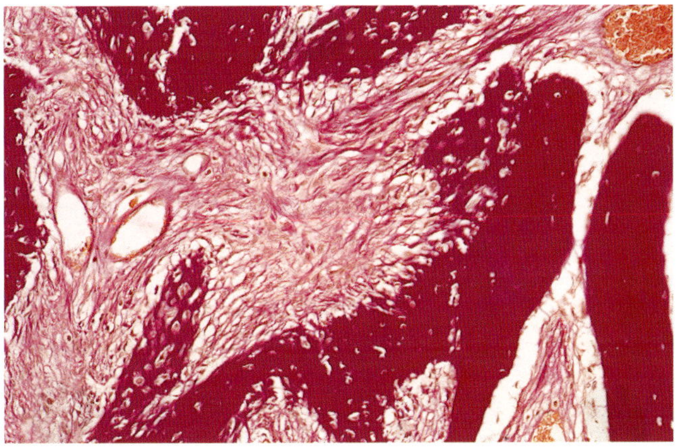

Abb. 32 Fibröse Dysplasie. Übergangszone zum ortsständigen Knochen (rechte Bildhälfte) mit mäßig zellreichem Stroma aus spindeligen Zellen mit Kollagenfaserproduktion. Faserknochenbälkchen ohne Osteoblastensäume. Die Faserknochenbälkchen sind metaplastisch im Stroma entstanden, wobei in typischer Weise die Fasern des Stromas unmittelbar in diejenigen der Knochenbälkchen übergehen (Bildmitte). Das Fehlen von Osteoblastensäumen ist das wichtigste histologische Unterscheidungskriterium gegen das ossifizierende Fibrom.

Verlegung der Kieferhöhle unterschiedlichen Ausmaßes durch eine homogene milchglasartige Verschattung. Zahnwurzelresorptionen sind sehr selten.

Makroskopisch imponiert das Gewebe als rötlichgelb und fest bis hart, abhängig von Alter und Mineralisationsgrad. *Histologisch* findet man ein mäßig zellreiches Stroma aus spindeligen, monomorphen Zellen, die in Zügen angeordnet sind und in geringem bis mäßigem Grade Kollagenfasern bilden. Im Gewebe sind gleichmäßig kapilläre Blutgefäße verteilt. Aus diesem Stroma entwickeln sich metaplastisch unregelmäßig geformte, kleine Faserknochenbälkchen, wobei im Kieferbereich diese Bälkchen dichter liegen können als im übrigen Skelet. Wesentlich ist der direkte Übergang der Fasern des Stromas in diejenigen des Knochens. Polar differenzierte Osteoblasten kommen praktisch nicht vor, dagegen einzelne Osteoklasten. Ferner kann, wahrscheinlich auf dem Boden von kleinen Blutungen, im Stroma ein Bild entstehen, das einem zentralen Riesenzellgranulom entspricht. Am Rand geht die Läsion in den ortsständigen Knochen über (Abb. 32), hier können einzelne Bälkchen auch Osteoblastensäume aufweisen. Schließlich können kleine Herde zellarmen oder -freien Faserknochens gefunden werden, die Zementikeln entsprechen. Knorpelgewebe, wie es in wenigen Fällen im postkranialen Skelet auftritt, konnte im Kieferbereich bisher nicht beobachtet werden. Bei älteren Patienten (Durchschnittsalter 44 Jahre) mit langem Krankheitsverlauf wurde auch lamellär aufgebauter Knochen gefunden [140].

Therapeutisch sollte man sich auf möglichst *konservative chirurgische Eingriffe* mit Modellierung des vergrößerten Knochens beschränken und diesen Eingriff so spät wie möglich legen, da mit dem Abschluß der Pubertät in zahlreichen Fällen das Wachstum der Läsion zum Stillstand kommt. In vereinzelten Fällen hat die chirurgische Entfernung zu Rezidiven mit erneutem und verstärktem Wachstum geführt.

Der Röntgenbefund erlaubt es im allgemeinen nicht, eine präzise Diagnose zu stellen, da eine ganze Reihe anderer odontogener und auch nichtodontogener Tumoren ähnlich aussehen können, insbesondere das Ameloblastom, das Riesenzellgranulom, Zysten und v.a. das ossifizierende Fibrom. Dieser Tumor ist auch die wesentliche histologische Differentialdiagnose, während die Abgrenzung gegen ein hoch differenziertes Osteosarkom meist möglich ist, da letzteres einen sekundären Umbau der Knochenbälkchen zu Lamellenknochen aufweist und zelluläre Atypien nachweisbar sind. Vereinzelte Fälle, die teilweise das Bild der fibrösen Dysplasie, teilweise dasjenige des ossifizierenden Fibroms aufweisen, muß man als „Übergangsfälle" betrachten, deren eindeutige Zuordnung bis jetzt nicht möglich ist.

Zemento-ossäre Dysplasien

Die zemento-ossären Dysplasien bilden eine Gruppe wahrscheinlich dysplastischer Veränderungen (des periodontalen Ligaments?), deren Verbindungsglied unterschiedlich stark ausgeprägte Zementablagerungen mit relativ typischem Röntgenbefund und differierender Klinik sind. Ihre Ätiologie ist unbekannt [157].

Periapikale Zementdysplasie. Die periapikale Zementdysplasie ist immer im Bereich der Frontzähne vorwiegend bei Frauen über 30 zu finden und stellt sich radiologisch als *scharf begrenzte Aufhellungszone* um die Wurzelspitze dar. Diese Aufhellungen mineralisieren mit der Zeit, so daß periapikale Verdichtungen in gleicher Größe entstehen [157].

Histologisch finden sich, wie beim Zementoblastom, zunehmende Mengen von Zement, die der Wurzelspitze aufsitzen. Der Zahn bleibt dabei *immer vital.*

Bei dieser offenbar reaktiven Veränderung erübrigt sich eine Therapie; es genügt die weitmaschige Überwachung. Da jedoch die Veränderung radiologisch mit einer periapikalen Osteomyelitis verwechselt werden kann, empfiehlt sich immer die Vitalitätsprüfung des betreffenden Zahnes.

Floride zemento-ossäre Dysplasie. Die floride zemento-ossäre Dysplasie (Riesenzementom) entspricht histologisch weitgehend dem zementierenden Fibrom, wobei offenbar durch Fusion plattenartige Zementablagerungen entstehen können. Sie findet sich v.a. bei schwarzen Frauen in mittlerem Lebensalter. Einzelne familiäre Formen sind beschrieben [164]. Entweder einseitig oder doppelseitig, v.a. im Unterkiefer, jedoch u.U. auch in allen vier Kieferquadranten, treten unregelmäßig geformte, mehr als knochendichte Verschattungen im Bereich der Wurzelspitzen auf, ohne daß ein direkter Zusammenhang mit ihnen besteht. Scharf begrenzte Osteolysen, die histologisch das Bild einer solitären Knochenzyste bieten, können gelegentlich auftreten. Solange die Patienten asymptomatisch sind, ist keine Therapie notwendig. Symptome entwickeln sich offenbar erst durch Infektionen, die durch Kontakt der Zementmassen mit der Mundhöhle (Extraktionen und andere Eingriffe!) ausgelöst werden. Konsequenterweise sollte die Therapie dann in einer Osteomyelitis-ähnlichen antibiotischen Behandlung unter Einschluß der Entfernung sequestrierter Zementmassen bestehen [128].

Fokale zemento-ossäre Dysplasie. Die fokale zemento-ossäre Dysplasie ist wahrscheinlich die häufigste zemento-ossäre Läsion. Sie kommt v.a. bei Frauen im Seitenzahnbereich vor, besonders in zahnlosen Abschnitten. Radiologisch stellt sie sich als scharf begrenzte, selten über 2 cm große Verdichtungszone mit lytischen Arealen dar. Die Läsion ist im Gegensatz zu zemento-ossifizierenden Fibromen mit dem ortsständigen Knochen fest verbunden und deshalb schwer zu entfernen. Gelegentlich kann sie Hohlräume enthalten, deren Bild einer solitären Knochenzyste entspricht [63]. Da sich die Läsionen auch über längere Zeiträume nicht vergrößern, keine Beschwerden machen und meist zufällig entdeckt werden, sind außer einer Biopsie und gelegentlichen Kontrollen keine weiteren Maßnahmen erforderlich [143].

Cherubismus

Seit der Erstbeschreibung dieses familiären Krankheitsbildes durch Jones [72] wird unter Cherubismus eine bilaterale Schwellung des Unterkiefers und Oberkiefers verstanden, die ein autosomal-dominantes Vererbungsmuster zeigt, im frühen Kindesalter beginnt, zu einer erheblichen symmetrischen Auftreibung des Gesichtes führt („Cherubim" auf Renaissancebildern) und sich nach der Pubertät spontan wieder zurückbilden kann [152]. Die Histologie entspricht im wesentlichen der des zentralen (reparativen) Riesenzellgranuloms. Charakteristischerweise finden sich um kleinere Gefäße manschettenartige eosinophile Verdichtungen, die histochemisch Kollagen entsprechen [59]. Im Einzelfall kann der Verlauf nicht vorhergesagt werden. Generelle therapeutische Empfehlungen lassen sich ebenfalls schwer geben, da mit chirurgischen Maßnahmen sowohl exzellente Ergebnisse erzielt als auch eine Progression der Erkrankung induziert werden kann [77, 79].

Das *zentrale Riesenzellgranulom* wird in einem anderen Kapitel behandelt (s. S. 411 f.).

(Pseudo-)Zysten des Knochens (s. Bd. 9)

Unter Pseudozysten verstehen wir meist flüssigkeitsgefüllte Hohlräume, die nicht von einem Epithel ausgekleidet sind. Im Knochen sind das die solitäre bzw. einfache oder juvenile (traumatische, hämorrhagische) Knochenzyste und die aneurysmatische Knochenzyste.

Aneurysmatische Knochenzyste. Die aneurysmatische Knochenzyste wird, gleich wie die solitäre Zyste, in der Metaphyse der langen Röhrenknochen, aber auch in den meisten anderen Knochen des Skelets gefunden. Nur 1–3% der Fälle betreffen das Gesichtsskelet, insbesondere den Unterkiefer [12]. Wie die solitäre Knochenzyste, tritt sie v.a. im zweiten Lebensdezennium auf und findet sich gleich häufig bei beiden Geschlechtern.

Die *häufigsten Symptome* sind Schwellung und Schmerzen. Die Veränderung kann, ähnlich wie im postkranialen Skelet, zu einer erheblichen Auftreibung des betroffenen Knochens, teilweise mit völliger Zerstörung der Kortikalis führen. Ferner können Zähne gelockert und verschoben werden. Trotz der bei exzentrisch liegenden Zysten erheblichen Auftreibung des Knochens wird das Periost nie durchbrochen.

Radiologisch (Abb. 33 und 34) findet man uni- oder multilokuläre zystische Strukturen, meist scharf begrenzt, gelegentlich mit einem Seifenblasenaspekt. Im Zeitpunkt starken Wachstums kann,

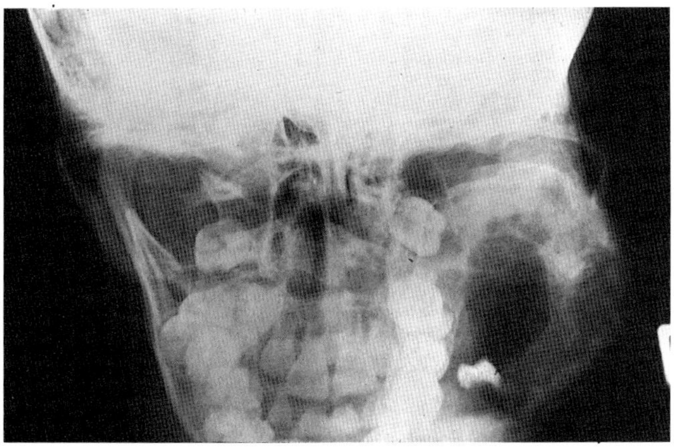

Abb. 33 6jähriger Knabe. Hochgradige blasige Auftreibung des rechten Unterkieferastes mit unregelmäßiger, wolkiger Struktur des neugebildeten Kieferknochens. Die Krone eines bleibenden Zahnes ist tief retiniert. Der Röntgenbefund ist hoch charakteristisch für eine aneurysmatische Knochenzyste, die hier vorliegt. Differentialdiagnostisch müssen ein Osteosarkom, in zweiter Linie eine fibröse Dysplasie in Betracht gezogen werden, ferner, wegen des retinierten Zahnes, odontogene Läsionen.

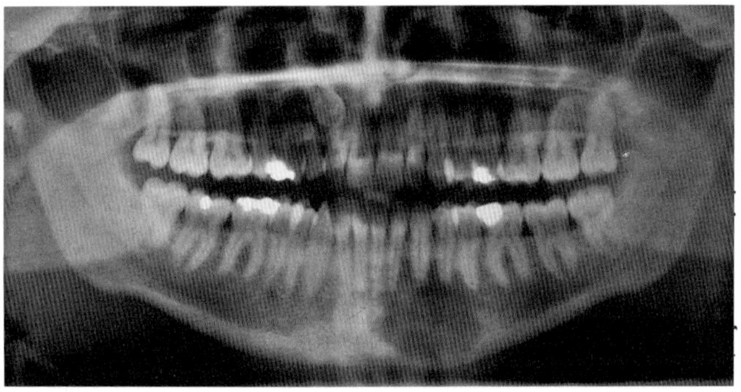

Abb. 34 31jähriger Mann. Runde, scharf begrenzte Osteolyse im linken Unterkiefer kaudal der Wurzeln 31–35. Die kaudale Kortikalis ist verdünnt und leicht aufgetrieben. Die Wurzeln der darüberliegenden Zähne tauchen in die Läsion ein und zeigen eine Spitzenresorption, die jedoch vorgetäuscht sein kann. Der Röntgenbefund, der hier einer aneurysmatischen Knochenzyste entspricht, ist unspezifisch. Die Differentialdiagnose muß alle benignen und malignen Läsionen einbeziehen.

wie erwähnt, eine Kortikalis fehlen, so daß radiologisch der Eindruck eines malignen Tumors entsteht.

Makroskopisch findet sich eine weitgehende *Zerstörung des betroffenen Knochens* durch ein lockeres septiertes Bindegewebe, das zahlreiche blutgefüllte Hohlräume umschließt. Histologisch besteht die Zystenwand aus einem fibrösen Bindegewebe unterschiedlicher Dichte, welches mit einer flachen undifferenzierten Zellage an die blutgefüllte Höhle grenzt. Gefäßwandstrukturen sind niemals nachweisbar. Unter der Oberfläche größerer Zystenräume kann sich primitives Faserosteoid in einer schmalen Lamelle entwickeln. Riesenzellen des Osteoklastentyps finden sich in der Begrenzung, v.a. aber auch in den tieferen Lagen des Bindegewebes, insbesondere um Blutungen. Ferner findet man Hämosiderinablagerungen und schüttere, chronisch entzündliche Infiltrate. Gelegentlich können die zystischen Räume zurücktreten, wodurch das Gewebe einen mehr kompakten Aspekt erhält. Insbesondere in der Phase lebhaften Wachstums finden sich zahlreiche Mitosen im Gewebe. Dieses schiebt sich dann grob infiltrierend in die Markräume der benachbarten Spongiosa ein.

Eine *sorgfältige Kürettage* und anschließende Auffüllung der Kavität mit autologer Spongiosa ist im allgemeinen eine ausreichende Therapie. Rezidive kommen vor. Sie sollten zunehmend radikaler therapiert werden, da die Läsion sich lokal ausgesprochen aggressiv verhalten kann.

Radiologisch ist die reine Osteolyse, insbesondere, wenn keine wesentliche Knochenauftreibung vorliegt, nicht gegen andere Läsionen mit ähnlichem Röntgenbild abzugrenzen. Die Auftreibung des Knochens ist, wie erwähnt, sehr charakteristisch, kann aber bei Fehlen einer neuen Knochenlamelle irrtümlicherweise den Eindruck eines malignen Tumors hervorrufen. Histologisch ist die Läsion, insbesondere, wenn die Bluträume zugunsten größerer kompakter Gewebsanteile zurücktreten, leicht mit dem riesenzellhaltigen zentralen Granulom zu verwechseln. Wahrscheinlich liegt hier auch gar keine Verwechslung vor, sondern beide Veränderungen sind eng verwandt und als überschießende reparative sekundäre Reaktionen auf einen primären Prozeß, etwa eine intraossäre Blutung oder eine Tumornekrose, aufzufassen. Kleine blutgefüllte Räume können sich auch in reparativen Granulomen finden. Der Übergang zwischen den beiden Läsionen ist dann fließend. Die Veränderung wird als relativ rezidivfreudig bezeichnet, abhängig von der Radikalität der ersten chirurgischen Entfernung. Im Kieferbereich sind aber Rezidive bisher nicht sicher dokumentiert worden.

Solitäre Knochenzyste. Diese (Pseudo-)Zyste wird v.a. in den Metaphysen der langen Röhrenknochen, insbesondere des Humerus und des Femurs beobachtet. Sie wird auf eine Blutung oder ein Trauma zurückgeführt. In den Kiefern ist sie selten, hier in etwa zwei Drittel der Fälle im Unterkiefer und in einem Drittel im Oberkiefer lokalisiert. Andere Beobachter haben sie ausschließlich im Unterkiefer gefunden. Sie tritt in jedem Lebensalter auf, etwas häufiger bei Männern als bei Frauen [61].

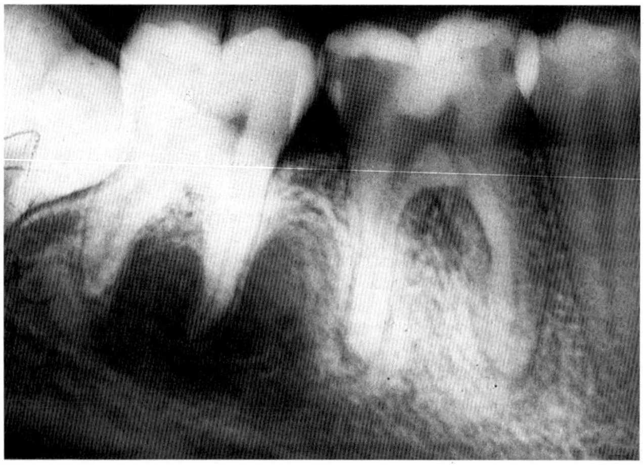

Abb. 35 18jähriges Mädchen. Nicht ganz scharf begrenzte Osteolyse im Bereich der Wurzeln des Zahnes 47. Eine Wurzel taucht tief in die Osteolyse ein, hat aber noch einen schmalen Knochensaum, der der Lamina dura entspricht. Der Röntgenbefund entspricht hier einer solitären oder einfachen Knochenzyste, ist aber vieldeutig; eine Reihe von benignen und malignen Läsionen muß in die Differentialdiagnose einbezogen werden.

Die Zyste wird meist als *Zufallsbefund* bei einer Röntgenaufnahme wegen anderer Ursachen entdeckt. Nur sehr selten treten Schwellung, Schmerzen und eine Zahn-Überempfindlichkeit als Symptome auf. Obwohl die Zysten ein erhebliches Ausmaß annehmen können, kommt es doch nicht zu einer Verdrängung von Zähnen oder zu Kieferfrakturen, ferner bleiben die Zähne vital.

Radiologisch findet sich eine *scharf begrenzte Osteolyse* mit Verdünnung und Auftreibung der Kortikalis. Zahnwurzeln können in die Zyste hineinragen (Abb. 35).

Wie der Name sagt, ist die *Zyste einkammerig.* Sie enthält meist gelbliche, mehr oder weniger klare Flüssigkeit, u.U. auch frisches Blut. *Mikroskopisch* besteht die Wand aus einer dünnen Schicht von Bindegewebe, die von einer undifferenzierten Zellage gegen den Hohlraum begrenzt wird. Im Bindegewebe können sich teilweise sehr ausgedehnte wolkige, zellfreie Massen finden, die Kollagen-positiv sind. Ferner können sich auch entzündliche Infiltrate in der Wand nachweisen lassen. Typisch sind die teilweise recht zahlreichen Riesenzellen des Osteoklasten-Typs.

Therapeutisch kann man die Zystenwand durch eine Kürettage entfernen oder aber sie lediglich eröffnen. Besonders große Zysten sollten mit autogener Spongiosa aufgefüllt werden. In den Extremitätenknochen hat sich die Injektion einer Kortisonlösung in die Zyste bewährt. V.a. bei jungen Patienten beobachtet man eine schnelle spontane Reossifikation.

Die wichtigste *Differentialdiagnose* ist diejenige *gegen die aneurysmatische Knochenzyste.* Wenn viele Riesenzellen vorliegen, können die beiden Zysten verwechselt werden. Ferner muß das riesenzellhaltige zentrale Granulom in die Differentialdiagnose einbezogen werden. Hier ist erstens die Zystenbildung zur Unterscheidung hilfreich, ferner kommt es bei der Zyste, im Gegensatz zum Granulom, *nie zur Verschiebung oder zur Lockerung von Zähnen.*

Andere Tumoren

Melanotischer neuroektodermaler Tumor des Neugeborenen

Der gewöhnlich gutartige melanotische neuroektodermale Tumor des Kindesalters ist sehr selten und wird zu über 95% während des ersten Lebensjahres diagnostiziert, zuweilen bereits bei der Geburt. Weibliche Patienten scheinen zu überwiegen [76]. Mehr als zwei Drittel der Fälle treten im Oberkiefer auf. Die Tumoren können den Knochen lokal destruieren und radiologisch ein Osteosarkom imitieren. In ca. 13% der Fälle kommt der Tumor außerhalb des kraniofazialen Skelets vor, vornehmlich im Nebenhoden. Laborchemisch lassen sich hohe Vanillinmandelsäure-Konzentrationen im Urin nachweisen, die nach Tumorresektion zur Norm zurückkehren.

Bereits *makroskopisch* sind pigmentierte Areale zu entdecken, gelegentlich ist die gesamte Läsion schwarz verfärbt.

Histologisch besteht der Tumor aus zwei Zellpopulationen, die in ein dichtes, kollagenfaserreiches Stroma eingebettet sind. Die größeren, epitheloiden Zellen besitzen ein helles Zytoplasma und bilden alveoläre und pseudoglanduläre, gelegentlich auch tubuläre Muster und enthalten unterschiedlich reichlich Melanin-Pigment. Die kleineren, Lymphozyten-ähnlichen Zellen wachsen in lockeren Verbänden, die oft von den helleren epitheloiden Zellen umgeben werden. Beide Zelltypen reagieren immunhistochemisch positiv mit neuroendokrinen Antikörpern, Melanommarkern und Zytokeratinen [76, 105].

Im Hinblick auf mögliche Rezidive (ca. 15%) und das nach Literaturangaben in maximal 6% zu beobachtende maligne Verhalten inklusive Metastasierung [105], sollte der Tumor komplett entfernt, und die Patienten langfristig nachkontrolliert werden.

Andere ossäre Läsionen des Kiefers

In diesem Kapitel werden die Tumoren dargestellt, die sich vom Knochen und von den ihn zusammensetzenden Geweben ableiten. Bezüglich der epithelialen Geschwülste in diesem Bereich – seien sie primär oder sekundär als Metastase eines malignen epithelialen Tumors in anderer Lokalisation – wird auf die Darstellung in Bd. 10/II verwiesen.

Die mesenchymalen Tumoren im Kieferbereich unterscheiden sich in einigen wesentlichen Charakteristika von denen im übrigen Skelet. So sind benigne Tumoren deutlich seltener, während z.B. das Osteosarkom, bezogen auf den Befall des gesamten Skelets, relativ häufig auftritt und hier nur durch die Hauptlokalisationen in den großen Röhrenknochen übertroffen wird. Der Tumor hat darüber hinaus im Kieferbereich eine wesentlich bessere Prognose als im übrigen Skelet. Schließlich finden sich Unterschiede zum übrigen Skelet insofern, als bestimmte Läsionen, offenbar abhängig von der Entstehung an Membran- oder Bindegewebsknochen, nur hier gefunden werden, etwa das Osteom, oder aber nicht auftreten, wie z.B. der Riesenzelltumor des Knochens. Aus differentialdiagnostischen Gründen ist der Morbus Paget ebenfalls in der Darstellung enthalten. Bezüglich der Ätiologie und Pathogenese der Knochentumoren wird auf umfassende Darstellungen andernorts verwiesen [117].

Knorpeltumoren

Gutartige Knorpeltumoren

Enchondrom, Chondroblastom, Chondromyxoid-Fibrom, Osteochondrom. In dieser Gruppe werden das Enchondrom, das benigne Chondroblastom, das Chondromyxoid-Fibrom und das Osteochondrom zusammengefaßt. Benigne Knorpeltumoren sind im Kieferbereich extrem selten, noch seltener als die malignen [73, 80]. Das Enchondrom, das im allgemeinen nur in knorpelig präformierten Skeletteilen auftritt, ist gelegentlich auch im Kieferbereich beschrieben worden, insbesondere im Unterkiefer, wo es sich wahrscheinlich von Resten des Meckel-Knorpels ableitet. Selten kann auch das Chondromyxoid-Fibrom im Kieferbereich vorkommen, das Chondroblastom dagegen nur in Einzelfällen. Demgemäß können auch keine Alters- und Geschlechtsverteilungen sowie Lokalisationen im Detail angegeben werden. Das *Osteochondrom* hat im Kiefer seine Entsprechung in der meist einseitigen Hyperplasie des Kieferköpfchens, da der Kiefer als einziger Knochen sein Längenwachstum aus einer enchondralen Ossifikation herleitet, die ihre Wachstumsfuge im Gelenkknorpel besitzt. In diesem Zusammenhang ist auch charakteristisch das extreme sekundäre Längenwachstum des Unterkiefers bei der Akromegalie.

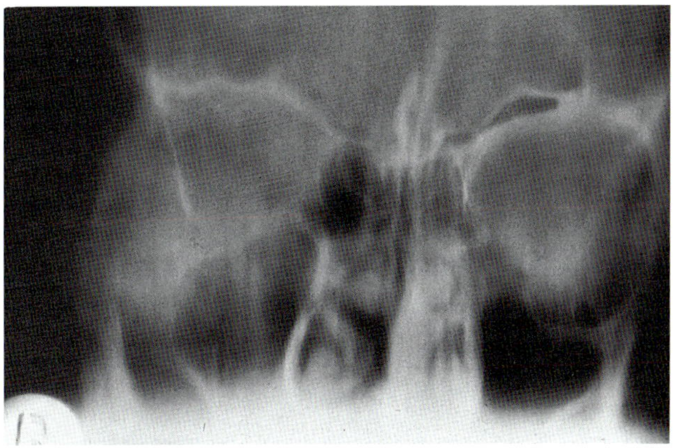

Abb. 36 36jährige Frau. Das Tomogramm zeigt eine „milchglasartige" Verschattung im rechten Oberkiefer lateral der Kieferhöhle und auf den Boden der rechten Orbita übergreifend mit ausgeprägter Vorwölbung nach lateral und scharfer Begrenzung gegen die Kieferhöhle. Das hier vorliegende Chondromyxoid-Fibrom ist röntgenologisch nicht von einer fibrösen Dysplasie, einem ossifizierenden Fibrom oder einem anderen gutartigen Tumor zu unterscheiden.

Während das *Enchondrom* im übrigen Skelett radiologisch meist als scharf begrenzte Osteolyse imponiert, ist sein Bild im Kieferbereich uncharakteristisch. Man findet alle Übergänge von normal erscheinendem Knochen bis zu auffälligen umschriebenen Osteolysen. Dies trifft auch für das seltene Chondromyxoid-Fibrom zu (Abb. 36).

Histologisch zeigt das Enchondrom typischerweise einen *Hyalinknorpel* mit im allgemeinen gleichmäßig verteilten Chondrozyten. Es können sich vereinzelte zweikernige Zellen und eine leichte Pleomorphie am Rande der Knorpelläppchen finden.

> Da die meisten Knorpeltumoren im Kieferbereich jedoch maligne sind, kann die Beurteilung der Zell- und Kernatypien sowie die Abgrenzung bezüglich der Dignität im Einzelfall schwierig sein.

Das *Chondromyxoid-Fibrom* [129] zeigt das typische Bild eines *gelappten Gewebes* mit einer lockeren myxoiden, Mucopolysaccharide-enthaltenden Grundsubstanz, in der die stern- oder spindelförmigen, meist monomorphen Zellen gleichmäßig verteilt sind. Typisch ist die Verdichtung der Zell-

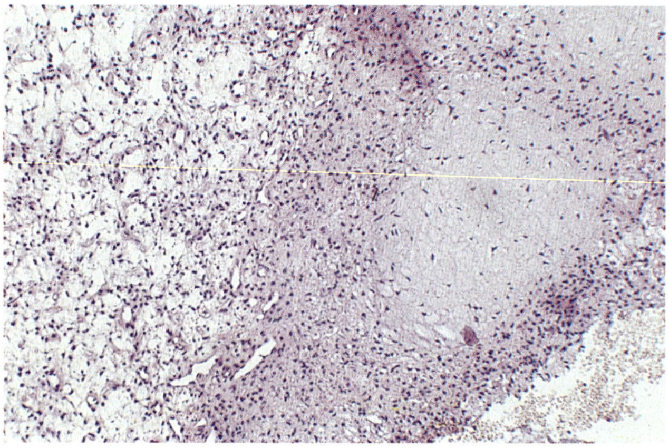

Abb. 37 Chondromyxoid-Fibrom. Läppchenförmige Tumorherde mit teils reichlicher Grundsubstanzbildung und geringgradig polymorphen Zellen und Zellkernen. Charakteristisch ist die Zunahme der Zelldichte gegen den Läppchenrand. Vereinzelte Osteoklasten-ähnliche Riesenzellen (rechts unten). Das grundsubstanzreiche Gewebe enthält ziemlich viele kapilläre Blutgefäße.

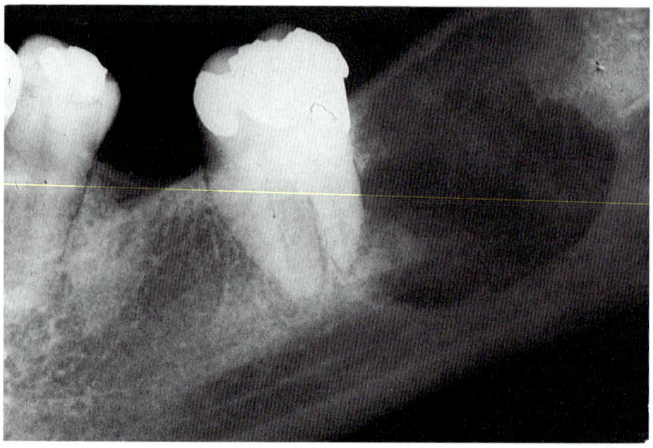

Abb. 38 29jährige Frau. Unregelmäßig, jedoch überwiegend scharf begrenzte Osteolyse im Bereich des Zahnes 38. Das hier vorliegende Chondrosarkom ist radiologisch nicht von einer Reihe anderer, vorwiegend maligner Tumoren abzugrenzen, da intratumorale Verkalkungen fehlen.

anordnung zum Rande der Läppchen hin (Abb. 37). Das Gewebe ist gefäßreich, Verkalkungen sind sehr selten. Am Rande und in den Septen können sich viele Riesenzellen des Osteoklastentyps finden.

Chondrosarkom

Das Chondrosarkom ist im Kieferbereich in etwa 10% aller Fälle lokalisiert. Eigenartigerweise tritt der Tumor im Kieferbereich etwas früher auf als im übrigen Skelet, im Gegensatz zum Osteosarkom, wo die Verhältnisse gerade umgekehrt sind. Nach der Literatur überwiegt bezüglich des Befalls das männliche Geschlecht geringfügig. Im Beobachtungsgut des DÖSAK sind jedoch Frauen häufiger betroffen [73]. Auch über die Lokalisation besteht keine einheitliche Meinung. Einige Autoren haben es öfter im Ober-, andere im Unterkiefer gefunden. Das sonst sehr seltene mesenchymale Chondrosarkom ist im Kiefer relativ häufig vertreten [70, 122].

Klinisch äußert sich der Tumor im allgemeinen als eine *schmerzlose Schwellung*. Wenn der Tumor auf die laterale Mandibula und damit auf den N. mandibularis übergreift, kann es zum *Verlust der sensiblen Versorgung* kommen. Im Oberkiefer kann der Tumor die Nase verlegen; da er hier ungehindert in die Kieferhöhle vorwachsen kann, bleibt er oft lange Zeit unentdeckt.

Radiologisch ist der Befund uncharakteristisch, mit frühen Osteolysen, die jedoch keine Aussage bezüglich der Dignität erlauben (Abb. 38). Trotz seines langsamen Wachstums kommt es nicht zur Entwicklung sklerotischer Randsäume, wie im übrigen Skelet. Auch finden sich nicht die sonst typischen Kalkablagerungen.

Histologisch sind die Tumoren meist *hoch differenziert* und bieten die auch im übrigen Skelett gültigen Malignitätskriterien, nämlich plumpe Kerne, häufiger auftretende zweikernige Zellen und Riesenzellen mit gelegentlichen Chromatinklumpen (Abb. 39). Wegen der geringen Fallzahlen ist es unsicher, ob eine Gradierung wie im übrigen Skelet sinnvoll ist.

Das *mesenchymale Chondrosarkom* [27] zeigt auch hier das typische Bild mit ausgedehnten rein zellulären Bezirken, in denen kleine primitiv er-

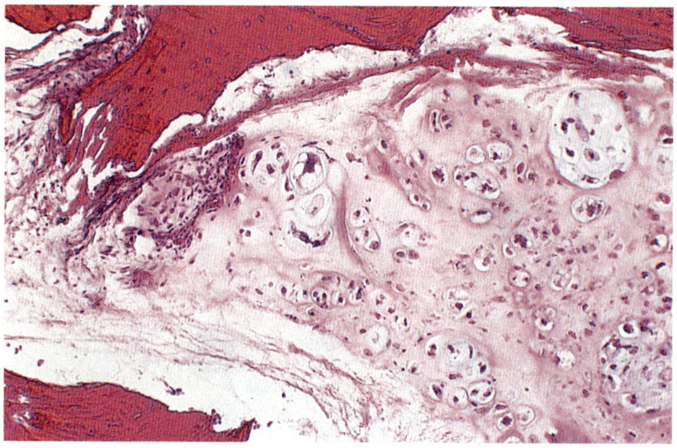

Abb. 39 Chondrosarkom, mäßig differenziert. Der noch ziemlich viel Grundsubstanz aufweisende Knorpeltumor zeigt eine ganz unregelmäßige Verteilung der Zellen. Diese sind teilweise noch groß und rund, an anderen Stellen jedoch deutlich kleiner, und weisen eine ausgeprägte Polymorphie und Hyperchromasie der Zellkerne auf. Der angrenzende Knochen (oben) zeigt Spuren osteoklastischer Resorption in Form von Howship-Lakunen.

scheinende, teils spindelige Zellen mit nur geringer Zell- und Kernpolymorphie nachweisbar sind. Darin eingelagert sind wechselnd große Bezirke mit einer Bildung von knorpeliger Grundsubstanz. Besonders charakteristisch sind die teilweise hirschgeweihartig verzweigten kapillären Gefäße, die, bei Fehlen von knorpeliger Grundsubstanz, zur Verwechslung mit einem Hämangioperizytom Anlaß geben können.

Beide Tumoren sind als *rein chirurgisch* zu betrachten, d.h., sie verlangen eine radikale Entfernung weit im Gesunden. Metastasen sind selten und treten spät auf, so daß erst die 10-Jahres-Grenze eine einigermaßen sichere Aussage über die Gesamtprognose erlaubt. Möglicherweise eröffnet die Protonenbestrahlung neue Therapiemöglichkeiten, besonders bei maxillären inoperablen oder rezidivierenden Chondrosarkomen [101].

Eine *radiologische Abgrenzung* gegen viele andere gutartige und bösartige Veränderungen ist kaum möglich. Die wichtigste histologische Abgrenzung ist die gegen das Osteosarkom, da Osteosarkome im Kieferbereich ausgedehnte knorpelig differenzierte Bezirke aufweisen können. Wegen der ganz unterschiedlichen therapeutischen Konsequenzen ist diese Differenzierung sehr wichtig. Das Problem der Abgrenzung gegen benigne Knorpeltumoren wurde bereits erwähnt.

Knochentumoren und M. Paget

Da der M. Paget im Kiefer-Gesichtsbereich gerade in der Abgrenzung zum Osteosarkom, zementoossären Dysplasien und der sklerosierenden Osteomyelitis erhebliche Schwierigkeiten bereiten kann, wird er in die vorliegende Darstellung mit aufgenommen.

M. Paget (Ostitis deformans Paget)

Der Morbus Paget ist eine Knochenerkrankung, die über eine *massive Resorptionssteigerung mit konsekutiver Erhöhung des Knochenanbaus* zu einer erheblichen *Deformierung des Knochens* führt. Die damit einhergehende Minderung der Belastbarkeit, die im peripheren Skelet zu Verbiegungen und Frakturen führt, spielt im Kiefer kaum eine Rolle.

Betroffen sind überwiegend ältere Patienten, nur selten tritt die Erkrankung vor dem 40. Lebensjahr auf. Der M. Paget gehört zu den häufigen Knochenerkrankungen, seine Inzidenz ist jedoch starken geographischen Schwankungen unterworfen (zwischen

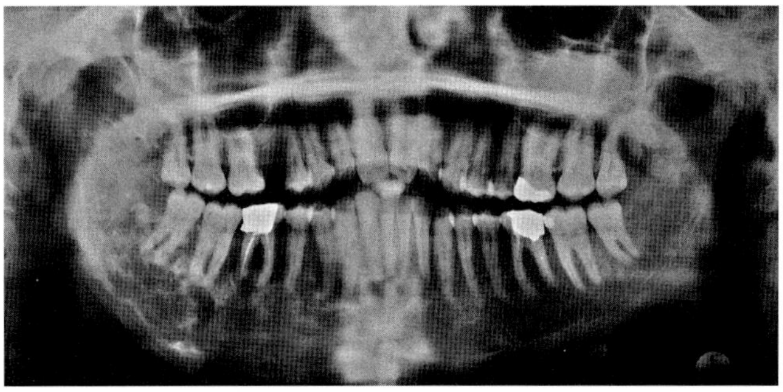

Abb. 40 31jährige Patientin. (Schmerzlose) Verbreiterung und Deformierung der Mandibula, vorwiegend rechts. Abwechselnd Osteolysen im Wechsel mit irregulären Verdichtungszonen. Das Bild erinnert entfernt an ein Riesenzementom. Die Hydroxyprolin-Ausscheidung im Urin war stark, die alkalische Phosphatase im Serum mäßig erhöht. Die Patientin ist ungewöhnlich jung für einen M. Paget.

10% im Nordwesten Englands und 0,5% in Schweden oder Griechenland). In Japan kommt die Ostitis deformans praktisch nicht vor [2, 90]. Die Ätiologie ist unklar, neuere Untersuchungen deuten auf eine Assoziation mit Paramyxoviren (canine distemper virus) hin [2].

Die Erkrankung tritt überwiegend polyostotisch auf. Am häufigsten sind die Wirbelsäule, das Becken und der Schädel betroffen. Eine Beteiligung des Kiefers wird in ca. 10% beobachtet und führt zu einer symmetrischen Verbreiterung des Processus alveolaris, wobei sich der Abstand zwischen den Zähnen vergrößert oder – bei zahnlosen Patienten – die Prothese nicht mehr paßt.

Röntgenologisch kann man eine *frühe lytische Phase* („Osteoporosis circumscripta") abgrenzen, die über eine Mischform („cotton wool"-appearance) in eine osteosklerotische Phase übergeht (Abb. 40). In der lytischen Phase ist anfangs die Hydroxyprolinausscheidung im Urin erhöht. Mit zunehmender Osteoblastenaktivität steigt auch die alkalische Phosphatase an. Die Kalzium- und Phosphatwerte im Serum können normal bleiben.

Makroskopisch erkennt man in der Frühphase besonders an der *Kalotte eine durchscheinende bläuliche Verfärbung,* die auf die Osteoporosis circumscripta und die mit der Erkrankung einhergehende Hypervaskularisation der befallenen Skelettabschnitte zurückzuführen ist. In späteren Phasen kommt es zu einer erheblichen *Knochenverdickung* mit strähnigem Umbau und verschmälerten Markräumen. *Histologisch* ist ein massiv gesteigerter Knochenumbau zu erkennen, wobei Riesenosteoklasten mit 30 bis 40 Kernen vorkommen können (Abb. 41a). Elektronenmikroskopisch konnten in-

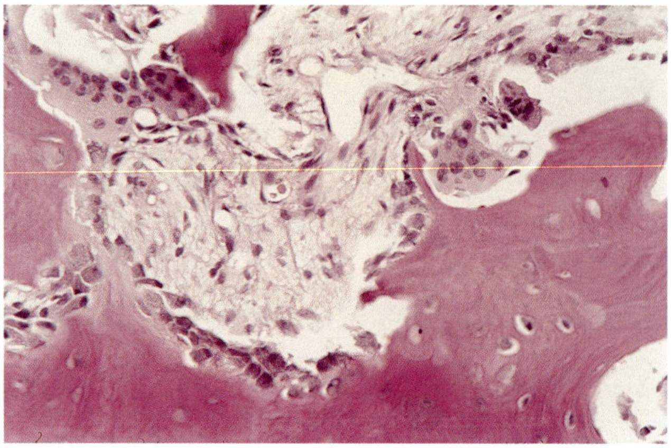

Abb. 41a Frühform des M. Paget mit stark erhöhter Knochenresorption durch Riesenosteoklasten (z.B. oben links) und reaktiver Stimulation der Osteoblasten. Kubischer Osteoblastensaum in der unteren Bildmitte.

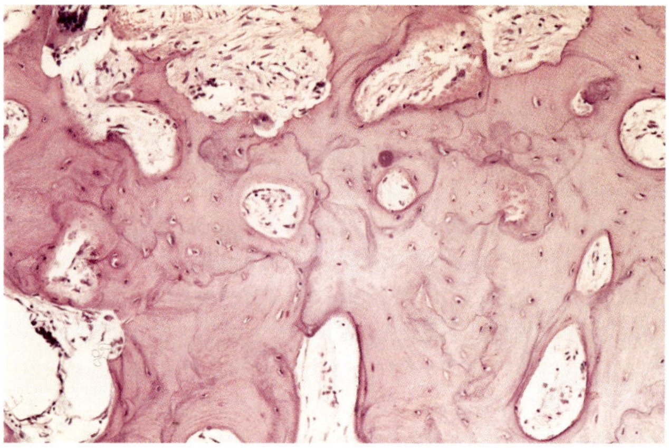

Abb. 41b Inaktiver M. Paget mit verbreiterten und stark verplumpten Trabekeln, die eine deutliche Mosaikstruktur der Kittlinien zeigen.

tranukleäre Viruspartikeleinschlüsse nachgewiesen werden. Gleichzeitig ist der Anbau stark gesteigert. Nach mehreren Umbauzyklen ergibt sich schließlich das histologisch typische Mosaikmuster des Knochens mit irregulär angeordneten Kittlinien (Abb. 41b), das auch noch nach dem Sistieren der aktiven Phasen nachweisbar ist [121].

Nach langem Verlauf entwickeln etwa 1% der Paget-Patienten sekundäre Sarkome (Osteosarkom, Fibrosarkom, malignes fibröses Histiozytom), die i.d.R. hoch maligne sind und trotz moderner Therapie eine sehr schlechte Prognose haben [58, 96].

Therapeutisch steht die Anwendung von Kalzitonin oder die Gabe von Bisphosphonaten im Vordergrund, um den osteoklastären Knochenabbau zu unterbrechen [2]. Im Kieferbereich können zusätzlich Schwierigkeiten bei der prothetischen Versorgung oder bei Extraktionen auftreten.

Differentialdiagnostisch müssen die floride zemento-ossäre Dysplasie (Riesenzementom), sklerosierende Formen der Osteomyelitis und das Osteosarkom abgegrenzt werden.

Gutartige Knochentumoren

Osteom. Das Osteom ist eine Hamartom-artige Neubildung, die im Prinzip auf die Schädelknochen beschränkt ist und hier v.a. auf der Oberfläche von Deckknochen entsteht [141]. Die Läsion besteht entweder aus spongiösem, ferner auch aus kompaktem Knochen, wobei letztere Form wahrscheinlich eine Weiterentwicklung der spongiösen Form ist. Außer den äußeren Oberflächen können auch die Innenflächen der großen Nebenhöhlen betroffen sein. Das weibliche Geschlecht ist fast doppelt so häufig betroffen wie das männliche, und das in allen Altersgruppen.

Radiologisch bietet die Läsion ein typisches Bild mit einer scharf begrenzten im allgemeinen halbkugeligen Auflagerung von gleichmäßiger Knochendichte.

Histologisch besteht das Osteom aus spongiösem, später aus kompaktem Knochen, wobei die älteren Anteile aus Faser-, die jüngeren aus Lamellenknochen aufgebaut sind. Der Lamellenknochen wird an den älteren Faserknochen angelagert und verengt auf diese Weise zunehmend die Markräume.

Differentialdiagnostisch kann die Läsion in ihrer typischen Lokalisation nicht mit anderen Tumoren oder tumorähnlichen Läsionen verwechselt werden. Die Umwandlung eines ossifizierenden Fibroms in ein Osteom ist gelegentlich behauptet worden, jedoch fehlen eindeutige Beweise.

Die *Therapie* ist die einfache Abtragung mit dem Meißel, wenn die Veränderung aus kosmetischen Gründen stört.

Osteome an Knochen des übrigen Skelets sind im allgemeinen fehlinterpretierte Osteochondrome, bei denen die Knorpelkappe weitgehend verknöchert ist.

Osteoblastom und Osteoid-Osteom. Unter dieser Bezeichnung werden heute das Osteoid-Osteom (Ø < 1 cm) und das Osteoblastom (Ø > 2 cm) klassischer Definition zusammengefaßt. Veränderungen über 1 cm und unter 2 cm Größe bilden eine „Grauzone" und beleuchten damit die Willkürlichkeit der Abgrenzung beider Läsionen. Sie sind histologisch völlig identisch und unterscheiden sich nur durch ihre Lokalisation im Knochen und, abhängig davon, durch ihre Größe. Man unterscheidet heute das *zentrale Osteoblastom* in der Markhöhle und der Spongiosa, das *kortikale,* welches dem Osteoid-Osteom entspricht, und das *subperiostale Osteoblastom* [126].

Im Kieferbereich ist der Tumor außerordentlich selten, er manifestiert sich hier ohne die typische perifokale reaktive Sklerose des Osteoid-Osteoms. Wie im übrigen Skelet ist der Tumor auch hier v.a. in den drei ersten Dekaden zu finden, das männliche Geschlecht überwiegt bei weitem.

Klinisch äußert sich der Tumor durch *Schmerzen* und eine *Auftreibung des betroffenen Knochens.*

Röntgenologisch manifestiert sich der Tumor als ein rundlicher bis ovaler knochendichter, überwiegend homogener Herd, der von einem schmalen Aufhellungssaum meist scharf begrenzt wird (Abb. 42). Die Größe der zentralen Verdichtung nimmt mit dem Alter zu. Radiologisch muß der Tumor, insbesondere im Seitenzahnbereich, gegen das Zementoblastom abgegrenzt werden, da sich der Tumor häufig auf die Wurzel eines Backenzahnes projiziert.

Histologisch findet man ein mehr oder weniger dichtes Netz unregelmäßig geformter kleiner Faserknochenbälkchen, die von Osteoblasten dicht besetzt sind (Abb. 43). In den Markräumen sind zahlreiche Kapillaren und immer wieder Osteoklasten zu finden. Von zentral nach peripher nimmt die Dichte der Knochensubstanz ab; außen ist der als „Nidus" bezeichnete Tumorherd im allgemeinen scharf durch eine schmale Schicht knochenfreien fibrösen Bindegewebes begrenzt.

Der Tumor ist *chirurgisch* zu behandeln. Es ist wesentlich, ihn vollständig zu entfernen, da sonst mit Rezidiven zu rechnen ist.

Differentialdiagnostisch muß im Röntgenbild, wie bereits erwähnt, das Zementoblastom abgegrenzt werden. Diese Abgrenzung kann schwierig sein. Hier hilft die fehlende Fusion des Osteoblastoms mit der Zahnwurzel [138] und das meist lockere Stroma mit den zahlreichen und dicht liegenden Osteoblasten. Histologisch kann durch die dichte Lagerung sehr großer basophiler Osteoblasten mit großen dunklen Kernen und durch die unregelmäßige Faserknochenbildung ein Osteosarkom vorgetäuscht werden.

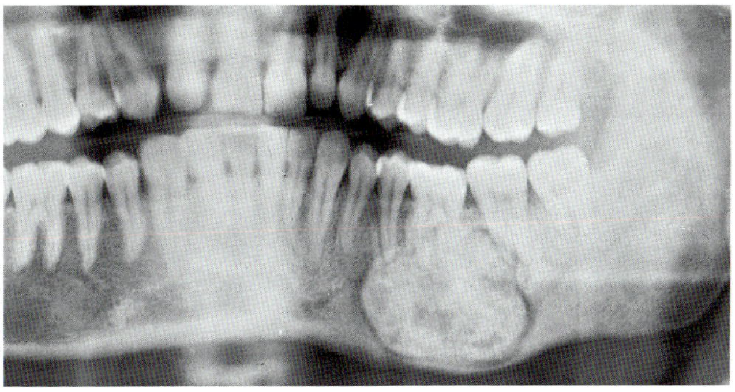

Abb. 42 21jähriger Mann. Sehr große, knochendichte Verschattung im linken Seitenzahnbereich, durch einen schmalen Aufhellungssaum scharf begrenzt. Die Zahnwurzeln 36 und 37 werden vom Prozeß überlagert. Der Röntgenbefund ist fast beweisend für ein Osteoblastom. Differentialdiagnostisch kommt eigentlich nur ein Zementoblastom oder ein zementierendes Fibrom in Frage.

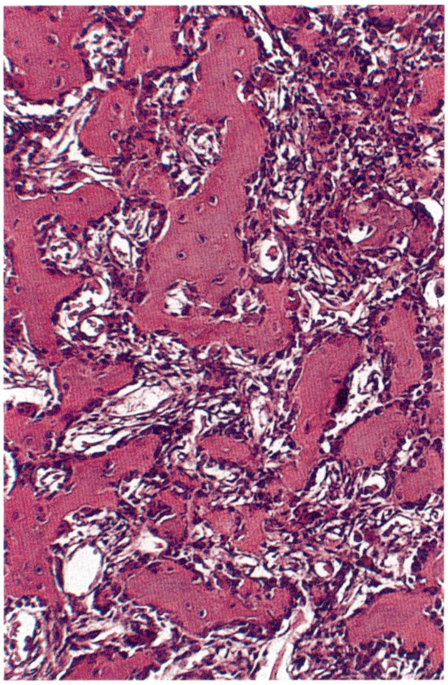

Abb. 43 Osteoblastom. Unregelmäßig geformte dicht liegende Faserknochenbälkchen mit großen runden Osteozyten sind in ein zelldichtes Grundgewebe mit dicht liegenden, gelegentlich leicht polymorphen Osteoblasten und zahlreichen kapillären Blutgefäßen eingebettet. Die Osteoblasten säumen die Knochenbälkchen, ferner finden sich vereinzelte Riesenzellen vom Osteoklastentyp.

Osteosarkom

Nachdem um 1940 das Chondrosarkom und das Fibrosarkom morphologisch aus dem Begriff „Osteogenes Sarkom" ausgegrenzt worden waren, bezeichnet der heute allgemein akzeptierte Name Osteosarkom den malignen mesenchymalen Tumor, der in wechselndem Maße Osteoid produziert. Diese Unterscheidung ist aus therapeutischen und prognostischen Gründen wichtig [51, 117].

Das Osteosarkom ist mit 3,5–7% der häufigste aller malignen Knochentumoren. In den Kiefern ist

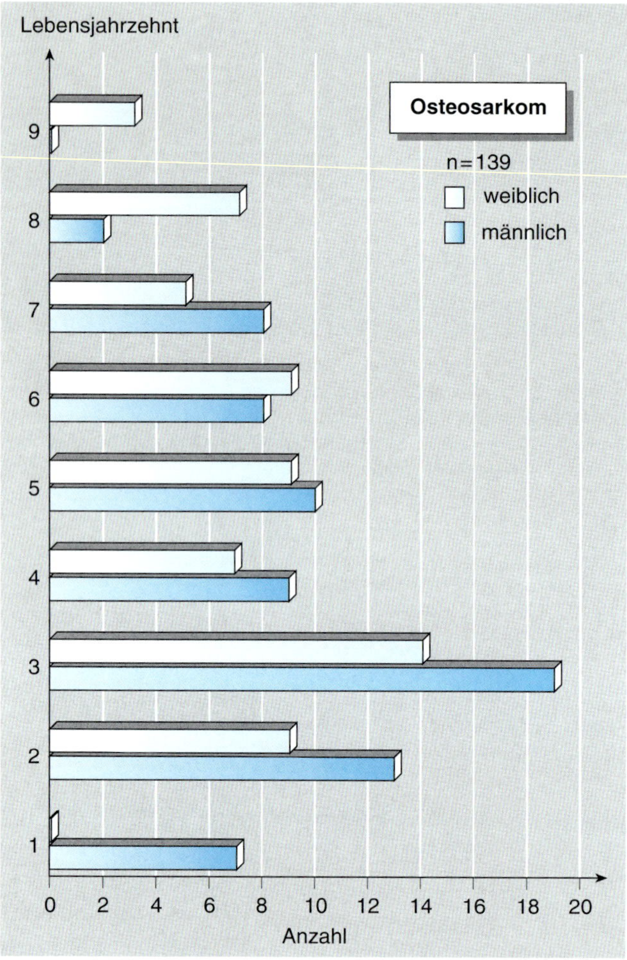

Abb. 44 Altersverteilung Osteosarkome (DÖSAK-Register). Die Verteilung zeigt ein Maximum in der dritten Dekade. Alle Altersgruppen können betroffen sein.

es etwas häufiger als im Durchschnitt des Gesamtskelets. Im Gegensatz zum Osteosarkom des postkranialen Skelets, das sein Verteilungsmaximum etwa um das 17. Lebensjahr hat, tritt das Osteosarkom in den Kiefern deutlich später, nämlich v.a. in der 3. und 4. Dekade auf (Abb. 44). Das männliche Geschlecht ist etwas häufiger betroffen als das weibliche. Insgesamt ist die Fünf-Jahres-Überlebensrate im Kiefer mit 35 bis 53% deutlich besser als diejenige im übrigen Skelet, die vor Einführung der neoadjuvanten Chemotherapie 5–30% betrug. Eine Erklärung für diesen Unterschied könnte sein, daß niedrigmaligne Osteosarkome im Kiefer wesentlich häufiger vorkommen als im postkranialen Skelet, in dem die hochmalignen Formen weit überwiegen. Allerdings verhalten sich auch die Grad-III-Osteosarkome im Kiefer biologisch offenbar nicht so aggressiv, da hier bei einer alleinigen Resektion weit im Gesunden Heilungen möglich sind. Ob sich die Prognose dieser Gruppe durch die neoadjuvante Polychemotherapie noch verbessern läßt, ist noch unklar [140]. Der Unterkiefer scheint geringgradig häufiger betroffen als der Oberkiefer. Das Durchschnittsalter der Patienten mit Unterkiefertumoren liegt deutlich niedriger als das derjenigen mit Tumoren im Oberkiefer.

Bemerkenswert ist die nach der Literatur unterschiedliche Prognose in Korrelation mit der Lokalisation. Oberkiefertumoren haben eine deutlich schlechtere Fünf-Jahres-Überlebensrate (25%) als Unterkiefertumoren (41%), wahrscheinlich aufgrund der Tatsache, daß sich die Oberkiefertumoren lange unentdeckt in der Kieferhöhle entwickeln können und daher wesentlich später bemerkt werden.

Eigene Untersuchungen an einem DÖSAK-Kollektiv von 118 Osteosarkomen deuten jedoch darauf hin, daß *unabhängig von allen anderen Parametern,* wie Lokalisation, Alter, Geschlecht, histologischer Typ oder Malignitätsgrad, die *Resektion weit im Gesunden* der prognostisch entscheidende Faktor ist.

Juxtakortikale Osteosarkome sind im Kieferbereich außerordentlich selten. Auch *sekundäre Osteosarkome* auf dem Boden einer fibrösen Dysplasie, eines ossifizierenden Fibroms, einer Ostitis deformans Paget und als Folge einer vorausgegangenen Bestrahlung sind nur in Einzelfällen beschrieben.

Die *klinische Symptomatik* ist unspezifisch und besteht in *Schmerzen und Schwellung.* Darüber hinaus können Unterkiefertumoren häufig *Parästhesien* oder Taubheit der Unterlippe hervorrufen, weil sie den Nervus mandibularis infiltrieren. Fortgeschrittene Oberkiefertumoren können zur Verlegung der Nasenwege, Nasenbluten und eitrigem Ausfluß sowie Verdrängung eines Auges und Sehstörungen führen. Die Metastasierung erfolgt offenbar später als bei den Tumoren des übrigen Skelets.

Das *radiologische Bild* ist in den meisten Fällen völlig uncharakteristisch und erlaubt kaum je eine differentialdiagnostische Abgrenzung. Von scharf begrenzten, reinen Osteolysen über unscharf begrenzte mottenfraßartige Knochendefekte, zunehmend verdichtete unregelmäßige Strukturen kann die Skala bis zu hochgradig verdichteten, stark sklerosierten Formen reichen (Abb. 45 und 46). Insbesondere im Oberkiefer ist die Abgrenzung des Befalls einzelner Knochen bei ausgedehnteren Tumoren kaum möglich. In den Fällen mit sklerotischem

Bild ist jedoch dann die Art-Diagnose des Tumors möglich, während bei den rein osteolytischen Formen, insbesondere mit scharfer Begrenzung, alle gutartigen und bösartigen odontogenen und nicht-odontogenen Tumoren in die *Differentialdiagnose* eingeschlossen werden müssen. Im Oberkiefer kann auch gelegentlich ein milchglasartiges Bild auftreten, welches v.a. für die fibröse Dysplasie und ossifizierende Fibrome charakteristisch ist. Ferner soll gelegentlich eine Erweiterung des periodontalen Ligamentes das erste radiologische Zeichen für ein Osteosarkom sein. Periostreaktionen sind im Kieferbereich relativ selten, ferner sind sie – auch das sog. „sun-ray"-Bild – unspezifisch, da sie auch bei Metastasen, dem odontogenen Myxom und selten bei einer Osteomyelitis entstehen können.

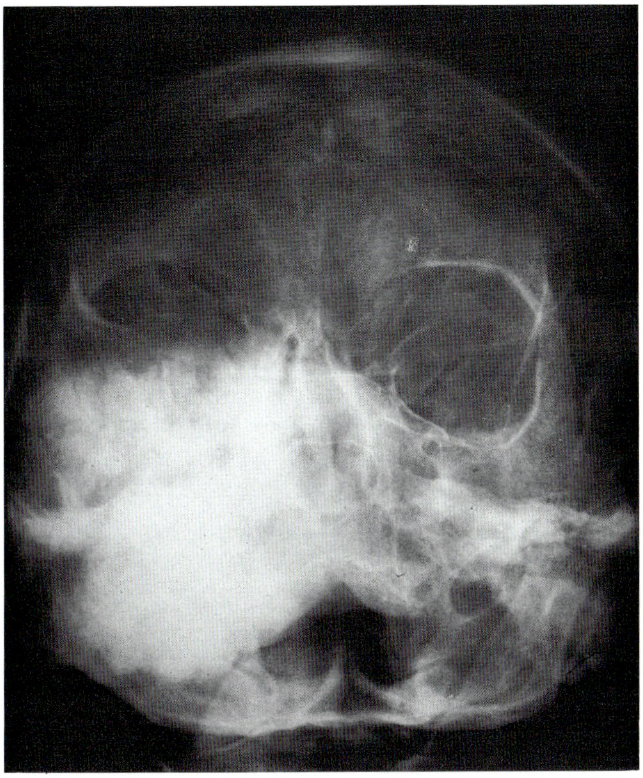

Abb. 45 73jährige Frau. Der gesamte rechte Oberkiefer ist durch eine kompakte knochendichte Masse überlagert, die den Boden der Augenhöhle verdeckt und weit in die Mundhöhle hinabreicht. Dieser Röntgenbefund ist beweisend für ein Osteosarkom vom sklerosierenden Typ.

Das *makroskopische* Bild wechselt mit der histologischen Struktur und ist daher nicht sehr hilfreich in der Zuordnung.

Histologisch findet sich eine ganze Reihe von morphologischen Bildern, sehr oft in ein und demselben Tumor und in unterschiedlicher Menge (Abb. 47–49). Man findet osteoblastische, chondroblastische, fibroblastische, weitgehend zelluläre und teleangiektatische Bilder. Entscheidend ist der Nachweis von *Tumorosteoid*, das gelegentlich in unscharfer Abgrenzung gegen knorpelig differenzierte Bezirke auftreten kann und dann als „Chondroosteoid" bezeichnet wird. Dieser Befund ist v.a. wichtig zur Abgrenzung gegen das Chondrosarkom. Ferner finden sich Tumoren mit relativ hoch differenziertem Bild und nur geringer Zell- und Kernpolymorphie. Überhaupt sind Tumoren mit hochgradigen Malignitätszeichen relativ selten. Die oft sehr ausgedehnten, knorpelig differenzierten Bezirke besitzen dicht liegende und deutlich atypische Zellen. Der fibroblastische Typ zeigt miteinander verfloch-

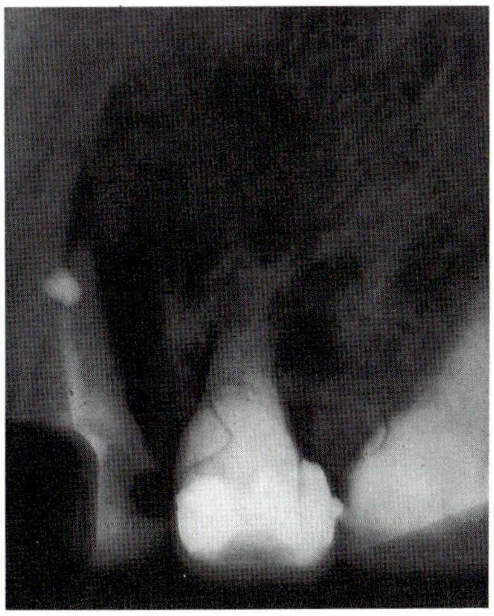

Abb. 46 50jährige Frau. Kleine unscharf begrenzte Osteolyse im Bereich der Zahnwurzeln 24 und 25 mit unregelmäßigen, feinfleckigen, knochendichten Einlagerungen. Die unscharfe Begrenzung spricht für einen malignen Tumor, die wolkigen, unscharfen knochendichten Einlagerungen für einen Hartsubstanz bildenden Tumor, in diesem Falle ein Osteosarkom.

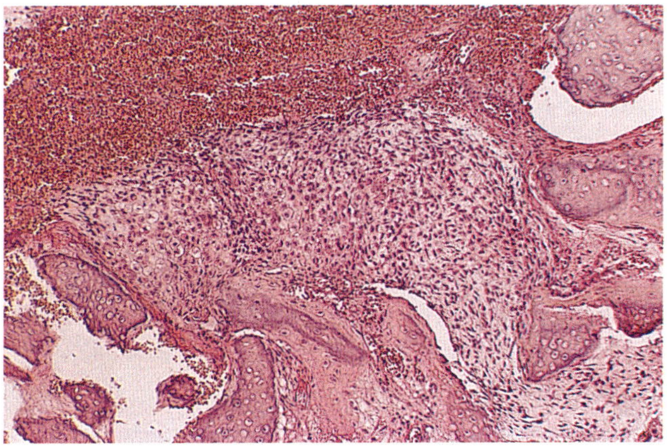

Abb. 47 Osteosarkom. Zellreiches Tumorstroma mit nur geringer bis mäßiger Polymorphie der Zellen und Zellkerne. Im Stroma sind vorwiegend metaplastisch Faserknochenbälkchen entstanden, die ziemlich ausgereift erscheinen. Frische Einblutung in das Tumorgewebe (oben). Typisches Bild eines Osteosarkoms mit nur mäßigem Malignitätsgrad.

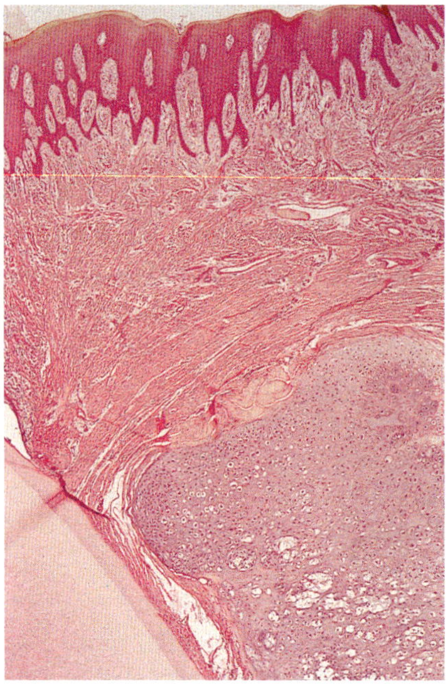

Abb. 48 Osteosarkom. Neben einem regulären Zahn (links unten) wächst überwiegend knorpelig differenziertes Tumorgewebe aus dem Knochen in die Submukosa der Gingiva (oben) ein. Das Wachstum ist grob verdrängend, nicht infiltrierend.

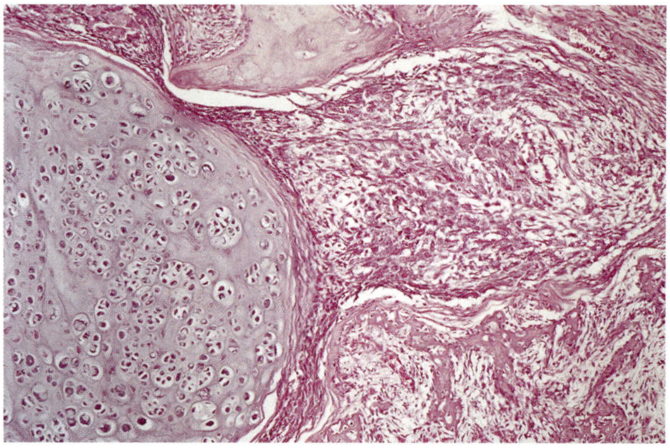

Abb. 49 Osteosarkom. Schmales, bälkchenförmig konfiguriertes Tumorosteoid (rechte Bildhälfte, unten) umgeben von nur mäßig polymorphen matrixbildenden Tumorzellen. Die linke Bildhälfte wird von chondroblastisch differenzierten Osteosarkomanteilen eingenommen. Typisches chondroblastisches Osteosarkom mäßigen Malignitätsgrades im Kiefer.

tene Bündel spindeliger Zellen, die in wechselndem Maße Kollagenfasern bilden und nur geringe bis mäßige Malignitätskriterien aufweisen. Tumorriesenzellen können auftreten, v.a. in den rein zellulären und in den teleangiektatisch strukturierten Fällen. Insbesondere in den letzteren ist die Knochenbildung oft sehr spärlich und muß gesucht werden. Auffällig sind hier die wechselnd großen blutgefüllten, nicht Gefäßen entsprechenden Hohlräume im Tumorgewebe.

In den letzten Jahren ist die Prognose des Osteosarkoms durch die Fortschritte in der Chemotherapie erheblich verbessert worden. Die heutigen Behandlungsprotokolle sehen eine *präoperative Chemotherapie* vor, die den Tumor, bei Ansprechen auf die Therapie, verkleinern soll und auf diese Weise eine relativ konservative Chirurgie erlaubt. Das zweite gleich wichtige Ziel der Chemotherapie, die nach der chirurgischen Entfernung des Tumors weitergeführt werden muß, ist die Bekämpfung etwa vorhandener oder meist in der Lunge entstehender Metastasen [14, 162]. Bisher liegen jedoch keine statistisch gesicherten Erkenntnisse über die Wirkung einer chemotherapeutischen Behandlung bei den Osteosarkomen im Kieferbereich vor [140]. Die *chirurgische Entfernung radikal,* d.h. sicher weit im Gesunden, ist daher immer noch die wichtigste therapeutische Maßnahme.

Wie bereits erwähnt, sind die klinischen Symptome unspezifisch, ferner auch das Röntgenbild. Von einfachen Kieferzysten, etwa einer follikulären Zyste, über alle odontogenen Tumoren und nicht odontogenen Tumoren oder tumorähnlichen Veränderungen kann das Bildspektrum reichen. Eine offene Biopsie ist daher immer noch entscheidende Voraussetzung für die Diagnosestellung und damit für eine adäquate Therapie. Hier ist die wichtigste differentialdiagnostische Abgrenzung diejenige gegen ein Chondrosarkom und ein Fibrosarkom. Bei den hoch differenzierten Formen kann eine Verwechslung mit der fibrösen Dysplasie und dem ossifizierenden Fibrom möglich sein.

Fibroblastische Tumoren

Desmoplastisches Fibrom

Das desmoplastische Fibrom ist ein relativ seltener Tumor, von dem bisher etwa 100 Fälle im Schädelbereich beschrieben worden sind [55, 71, 83]. Er entspricht dem Desmoid der Weichteile. Relativ häufig ist er in den Kiefern zu finden (20%), hier v.a. im Unterkiefer. Beide Geschlechter sind offenbar gleich häufig betroffen, das Verteilungsmaximum liegt in der zweiten Lebensdekade.

Eine *schmerzlose Schwellung* ist charakteristisch, während Schmerzen sehr selten in der Vorgeschichte erwähnt werden. Da der Tumor langsam wächst, dauert es im Durchschnitt 6 Monate, bis der Patient den Arzt aufsucht. Radiologisch findet sich eine *uni- oder multilokuläre Osteolyse* mit meist scharfer Begrenzung. Der Tumor kann den Knochen auftreiben und zu Zahnwurzelresorptionen führen.

Im *Röntgenbild* zeigt der Tumor *gut begrenzte*, geographische osteolytische Veränderungen, die z.T. einen sklerosierten Randsaum besitzen. Eine Kortikalisdestruktion mit begleitender Periostreaktion kann gelegentlich vorhanden sein [144]. Zahnwurzelresorptionen sind nach eigener Erfahrung an 15 Fällen eher selten. Rein radiologisch ist der Tumor von einer ganzen Anzahl benigner Veränderungen, wie dem Ameloblastom, dem odontogenen Fibrom, dem Myxom, dem Riesenzellgranulom und den Zysten, nicht zu unterscheiden.

Makroskopisch wird der Tumor als grau-weiß und von gummiartiger Konsistenz beschrieben. Das *histologische Bild* entspricht demjenigen des Desmoids der Weichgewebe. Es ist durch gleichmäßig verteilte, monomorphe spindelige Fibroblasten gekennzeichnet, die mehr oder weniger reichlich Kollagen bilden. Mitosen sind nicht nachweisbar, ferner keine Knorpel- oder Knochenbildung. Infolge seines regelhaften histologischen Bildes ist der Tumor nur sehr schwer vom umgebenden regelhaften Bindegewebe abzugrenzen. Da er im Knochen infiltrativ in die Markräume vorwächst, können von derartigen Ausläufern leicht Rezidive ausgehen. Diese treten in etwa 20% der Fälle auf. Als Therapie wird daher die Resektion sicher im Gesunden empfohlen [16, 71].

Nach den Erfahrungen des DÖSAK an 15 Fällen kann man im Kieferbereich eine sorgfältige *Kürettage* durchaus diskutieren, da nur zwei von neun mit Kürettage behandelten Patienten bei einer durchschnittlichen Nachkontrollzeit von 7,5 Jahren innerhalb der ersten zwei Jahre Rezidive entwickelten. Wenn eine entsprechende Nachkontrolle gesichert und der Patient mit dem Vorgehen einverstanden ist, kann man so eine zusätzliche erhebliche Morbidität, allerdings mit dem Risiko eines Zweiteingriffs, vermeiden.

Histologisch ist die wichtigste *Abgrenzung* diejenige *gegen das Fibrosarkom*. Hier hilft die Beachtung der Malignitätskriterien, wie Pleomorphie und Mitosen. Schwieriger fällt die Abgrenzung *gegen das odontogene Fibrom*, wenn dieses kein Epithel und keine myxoiden Anteile enthält. Bezüglich der anderen Fibromatosen siehe Bd. 10/II, 3. Auflage.

Fibrosarkom

Das Fibrosarkom ist einer der *selteneren* malignen mesenchymalen Tumoren. Etwa 10% aller primären Fibrosarkome des Knochens finden sich im Unterkiefer. Hier ist es jedoch immer schwierig, einen odontogenen Ursprung des Tumors zu beweisen [155].

Im allgemeinen tritt es in höheren Altersklassen als das Osteosarkom auf, mit einem Maximum etwa bei 40 Jahren.

Radiologisch zeigt der Tumor, da er keinerlei Hartsubstanz bildet, eine *reine Osteolyse*, die mehr oder weniger unscharf begrenzt ist.

Histologisch entspricht das Bild mit unterschiedlichem Differenzierungsgrad demjenigen des Tumors in den Weichteilen. Es besteht aus einem Gewebe spindeliger, in Zügen miteinander verflochtener Zellen, die in unterschiedlichem Maße Kollagen bilden. Mit dem Malignitätsgrad nimmt die Pleomorphie und die Hyperchromasie der Zellkerne zu, ferner die Zahl der Mitosen, während die Menge der Kollagenfasern abnimmt. Ist die Zahl der Riesenzellen hoch, so muß differentialdiagnostisch ein malignes fibrosierendes Histiozytom in Betracht gezogen werden.

Die *Therapie* ist im wesentlichen *chirurgisch*. Nur bei hochmalignen Tumoren ist eine kombinierte Strahlen- und Chemotherapie zusätzlich indiziert, über deren Effekt noch keine genauen Daten vorliegen. Die Prognose ist eng mit dem Differenzierungsgrad korreliert [126].

Ewing-Sarkom

Die Ätiologie des Ewing-Sarkoms ist immer noch ungeklärt. Dieser primäre Knochentumor mit dem höchsten Malignitätsgrad ist der nach dem Osteosarkom zweithäufigste primäre maligne Knochentumor. Er zeigt eine etwa gleiche Altersverteilung und ein Maximum am Ende der zweiten Dekade. In etwa 1–2% der Fälle ist das Gesichtsskelet betroffen, der Unterkiefer dabei häufiger als der Oberkiefer. Das männliche Geschlecht wird etwa doppelt so oft befallen wie das weibliche, Angehörige der schwarzen und der orientalischen Rassen sind viel seltener betroffen als Angehörige der weißen Rasse [31].

Die hervorstechenden Symptome, die in den seltenen bisher beschriebenen Fällen beobachtet wurden, waren *Schmerzen* und *Schwellung*. Gelegentlich können Fieber und eine Leukozytose auftreten und dadurch eine Verwechslung mit einer Osteomyelitis verursachen. Der Tumor wächst außerordentlich schnell, er kann im Oberkiefer zur Verdrängung des Auges und zu Sehstörungen führen. Die übrigen Symptome sind ähnlich denjenigen anderer primärer maligner Knochentumoren.

Auch die *Röntgensymptomatik* ist derjenigen der anderen primären und sekundären malignen Knochentumoren vergleichbar, mit *unscharf begrenzten flauen Osteolysen.* Die im übrigen Skelet beschriebenen typischen Periostveränderungen sind im Kieferbereich nur ganz selten nachweisbar.

Der Tumor kann, obwohl seit längerer Zeit klinische Symptome bestehen, in Röntgensummationsaufnahmen noch unsichtbar sein. Daher ist eine Untersuchung mit der Computertomographie unerläßlich.

Makroskopisch besteht der Tumor aus einem grauweißen weichen Gewebe mit Nekrosen und einer starken Blutungsneigung. *Histologisch* ist er aus einem Rasen dicht liegender, unscharf begrenzter, mittelgroßer Zellen aufgebaut, die rundliche, kaum polymorphe bläschenförmige Kerne zeigen. Mitosen sind außerordentlich selten. Typisch ist das teilweise reichliche Vorkommen von Glykogen bei entsprechender Alkoholfixierung, ferner das völlige Fehlen von Retikulinfasern, außer in den gefäßführenden Bindegewebssepten. Immunhistochemisch sind die Tumorzellen positiv für CD 99 (ein Befund, der allerdings auch bei malignen Lymphomen und lymphoblastischen Leukämien vorkommen kann [123]) und negativ für Lymphozytenmarker. Steht Frischmaterial zur Verfügung, kann die *Ewing-spezifische t(11;22)(q24;12)-Translokation mit der RT-Polymerase-Kettenreaktion* nachgewiesen werden [35, 142].

Der Tumor ist außerordentlich *strahlenempfindlich*, ferner auch einer *Chemotherapie* zugänglich. Mit entsprechenden Behandlungsprotokollen ist die ursprünglich sehr schlechte Prognose, mit einer Fünf-Jahres-Überlebensrate von 5% und weniger, heute wesentlich besser und erreicht Werte über 60% [74].

Entsprechend den klinischen Symptomen und den unspezifischen Röntgenbefunden kommen alle intraossären malignen Tumoren, ferner auch eine Osteomyelitis *differentialdiagnostisch* in Frage. Histologisch muß der Tumor von allen anderen Rundzell-Sarkomen differenziert werden, insbesondere vom malignen Non-Hodgkin-Lymphom, vom Neuroblastom und von der lymphoblastischen Leukämie. Die *Differentialdiagnose* gegenüber dem Neuroblastom ist, v.a. bei Kindern unter fünf Jahren, wichtig. Hier sind der fehlende Glykogen-Nachweis, die Immunhistochemie (CD 99 positiv bei negativen Lymphozytenmarkern wie CD 3, CD 20 oder CD 45) und die RT-PCR hilfreich.

Plasmozytom und malignes Lymphom

Plasmozytom

Das Plasmozytom ist der häufigste primäre maligne Tumor im Knochen, der aber im allgemeinen zu den hämatologischen Erkrankungen gezählt wird. Das Plasmozytom macht allein ca. 50% aller primären malignen Knochentumoren aus. Es tritt überwiegend disseminiert auf, solitäre Formen sind aber in 7% beschrieben. Männer sind häufiger betroffen als Frauen (m : w = 3 : 2). Das Plasmozytom wird vorwiegend zwischen dem 40. und dem 70. Lebensjahr beobachtet. Vor dem 35. Lebensjahr ist es ausgesprochen selten [161].

Im Kieferbereich ist der Tumor in bis zu 30% aller Fälle nachweisbar, wobei der Unterkiefer häufiger als der Oberkiefer betroffen ist [19, 45, 46, 132].

Im Prinzip ist die Prognose dieses Tumors schlecht. Sie hängt v.a. vom Stadium der Erkrankung bei Diagnosestellung ab. Gesicherte solitäre Plasmozytome können aber einen jahrelangen unauffälligen Verlauf haben, bevor das Plasmozytom disseminiert.

Die typischen klinischen Symptome sind *Schwellung und Schmerzen*, im Unterkiefer daneben auch *Parästhesien oder Anästhesien der Unterlippe*, wenn die Gegend des Nervus mandibularis befallen ist.

Der Tumor produziert fast immer Immunglobuline, die im Serum oder Urin immunelektrophoretisch nachgewiesen werden können. Charakteristisch ist die Ausscheidung des Bence-Jones-Proteins, das den Leichtketten der Immunglobuline entspricht. Dieses wird aber nur in 50% der Fälle gefunden. Bei ausgedehntem Knochenbefall kann es zu einer Hyperkalzämie infolge Knochenabbaus kommen [20].

Radiologisch findet sich im Unterkiefer öfter ein Bild mit wie ausgestanzt erscheinenden, *scharf begrenzten Osteolyseherden*, welche sekundär zusammenfließen können (Abb. 50). Wenn der Tumor die Kortikalis durchbricht, werden die Tumorgrenzen charakteristischerweise unscharf. Resorptionen von Zahnwurzeln wurden beobachtet.

Makroskopisch zeigt der Tumor eine weiche Konsistenz und eine grau-rote Schnittfläche. *Histologisch* finden sich, entsprechend dem Differenzierungsgrad, unterschiedlich differenzierte Plasmazellen mit mehr oder weniger stark ausgeprägten Zell- und Kernatypien. In den wenig differenzierten, plasmoblastischen Plasmozytomen zeigen die Zellkerne große, gut erkennbare Nukleolen. Typisch ist

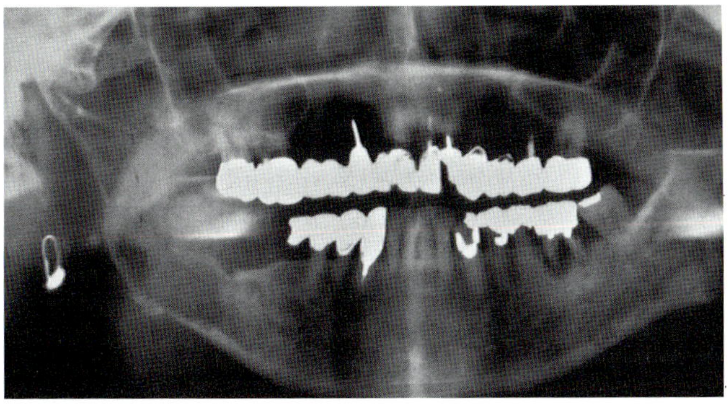

Abb. 50 66jährige Frau. Ausgedehnte Osteolyse v.a. des rechten Unterkieferastes mit Zerstörung der mesialen Kortikalis. Ferner fleckförmige, dicht stehende, unscharf begrenzte „mottenfraßähnliche" Osteolysen des gesamten horizontalen Unterkieferanteils mit herdförmigen Verdichtungen der Knochenstruktur. Der Röntgenbefund entspricht einem ausgedehnten aggressiven, malignen Tumor. In Anbetracht des Lebensalters muß neben einem Plasmozytom, das hier vorliegt, auch die Metastase eines Karzinoms erwogen werden. Der rundliche Herd um die mesiale Wurzel des Zahnes 36 ist mit hoher Wahrscheinlichkeit kein Plasmozytomherd, sondern ist wohl auf einen Wurzelspitzenprozeß zurückzuführen.

bei den höher differenzierten Tumoren der Zellaufbau mit einem exzentrischen runden Kern mit grober Chromatinstruktur und einem stark basophilen Zytoplasma mit einer, dem Golgi-Feld entsprechenden perinukleären Aufhellungszone (Abb. 51). Entscheidend für die Prognose ist das Ausmaß der *Knochenmarkinfiltration*, das zur Bestimmung des Stadiums mit herangezogen wird.

Solitäre Tumoren können durch *Resektion* des betroffenen Knochensegmentes behandelt werden. Im übrigen ist der Tumor nur mäßig strahlensensibel,

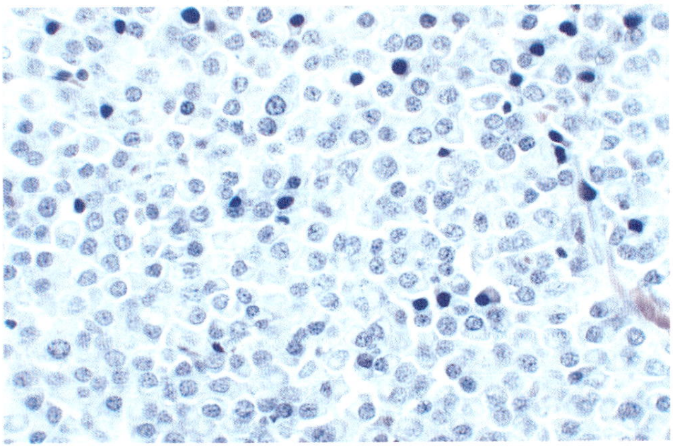

Abb. 51 Plasmozytom. Dichter Rasen aus über mittelgroßen, deutlich polymorphen Zellen mit großen, meist exzentrisch liegenden Kernen mit grober, teils „radspeichenartiger" Chromatinstruktur. Das typische basophile Zytoplasma mit dem perinukleären Aufhellungssaum ist nur noch in einem Teil der Zellen nachweisbar. Plasmozytom mäßigen Differenzierungsgrades.

und diese Behandlung kann nur als palliative Zusatzmaßnahme betrachtet werden. Mit Chemotherapie-Protokollen sind Remissionen erreicht worden, deren Anhalten durch serumelektrophoretische Kontrollen und die Höhe des Beta$_2$-Mikroglobulinspiegels verfolgt werden kann, jedoch keine dauernden Heilungen. Neuerdings versucht man, durch Interferon-Gabe und Knochenmarktransplantation anhaltende Remissionen zu erreichen.

Radiologisch ist der Tumor von anderen rein osteolytischen Läsionen nicht zu unterscheiden, wie Ameloblastomen, Riesenzellgranulomen, eosinophilen Granulomen, metastatischen Tumoren und Lymphomen. Histologisch kann die *Abgrenzung* gegen ein Non-Hodgkin-Lymphom mit plasmozytoider Differenzierung oder gegen ein Immunozytom schwierig sein. Ferner kommen differentialdiagnostisch die sogenannten „Rundzellsarkome" in Frage, die mit immunhistochemischen Methoden (fehlende intrazytoplasmatische Leichtketten-Monoklonalität) jedoch fast immer abgegrenzt werden können.

Malignes Lymphom

Neben einem metastatischen Befall kommen auch primäre maligne Lymphome des Knochens vor. Voraussetzung für diese seltene Diagnose ist jedoch der Ausschluß einer extraossären Manifestation, die auch in den nächsten sechs Monaten nicht auftreten darf. Histologisch unterscheiden sich die primären malignen Lymphome des Knochens nicht von den primär nodalen Formen [103]. Die Primärmanifestation eines M. Hodgkin im Knochen ist allerdings eine Rarität [69].

Circa 5% aller (primären und sekundären) Lymphome betreffen das Gesichtsskelet, wobei Ober- und Unterkiefer in einer Serie von 422 Patienten mit primären Lymphomen des Knochens am häufigsten (54mal; 13%) befallen waren. Alle Altersklassen können betroffen sein, wobei das Durchschnittsalter bei 46 Jahren für primäre Lymphome, bei 49 Jahren für sekundäre Lymphome liegt. Männer erkranken etwas häufiger als Frauen (1,6 : 1) [103].

Die wichtigsten klinischen Symptome sind *Schmerzen, Schwellung, Parästhesien* und *Zahnlockerungen.* Auch Wurzelresorptionen können auftreten.

Das *Röntgenbild* ist unspezifisch und präsentiert sich als unscharfe fleckige Osteolyse im Unterkiefer (Abb. 52), im Oberkiefer als teilweise milchglasartige Verschattung v.a. der Kieferhöhle.

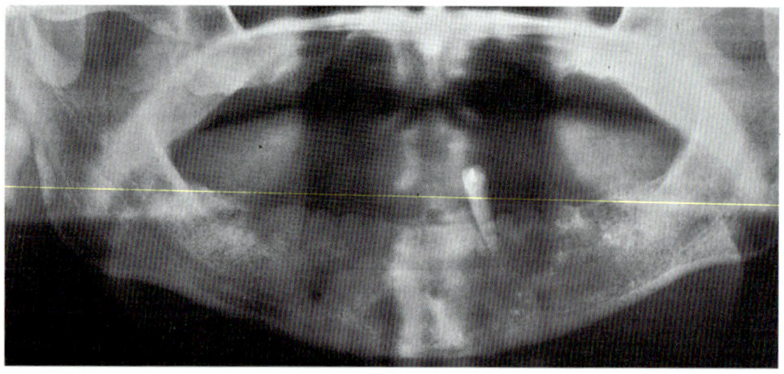

Abb. 52 60jähriger Mann. Der Unterkiefer zeigt eine mäßige Verbreiterung des horizontalen Astes und eine unscharfe, teils fein-, teils grobfleckige, teilweise „mottenfraßartige" Aufhellung bei insgesamt erhöhter Strahlendichte. Das hier vorliegende maligne Non-Hodgkin-Lymphom ist radiologisch von einem Plasmozytom oder einer Karzinom-Metastasierung nicht zu unterscheiden.

Makroskopisch ist der Tumor von weicher Konsistenz und hat eine rötlich-graue Schnittfläche. *Histologisch* besteht er aus dichtliegenden mittelgroßen Zellen, die entsprechend dem Typ und dem Malignitätsgrad unterschiedliche Grade von Zell- und Kernpolymorphie aufweisen. Wichtig für die Therapie ist die Unterscheidung zwischen Hodgkin- und Non-Hodgkin-Lymphomen, die Unterteilung in niedrig- und hochmaligne Formen und die Zuordnung zum lymphozytären B- oder T-Zelltyp. Bezüglich Details wird auf Darstellungen in der Spezialliteratur verwiesen [86, 115, 161]. Typisch ist die *reichliche Produktion von Retikulinfasern* (daher der alte, nicht mehr gebräuchliche Name Retikulumzellsarkom), an welchen die Zellen u.U. weidenkätzchenförmig aufgereiht sein können (Abb. 53).

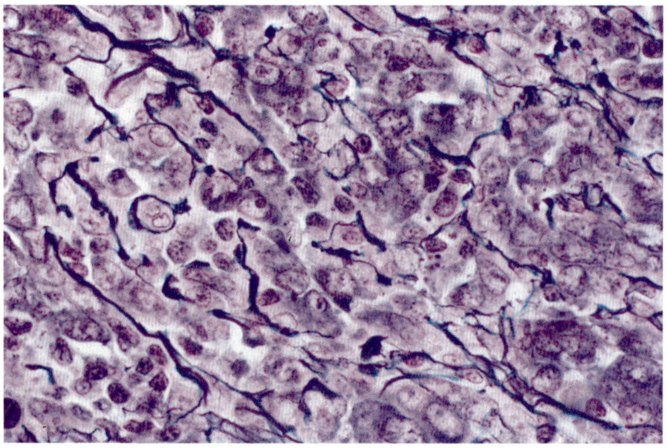

Abb. 53 Hochmalignes Non-Hodgkin-Lymphom, B-Zelltyp, polymorph-zentroblastisch. In der Retikulinfaser-Darstellung erkennt man, wie die großen, deutlich polymorphen Zellen mit großen Kernen, die ein bis drei große Nukleolen aufweisen, teilweise „weidenkätzchenartig" an den schwarz gefärbten Fasern sitzen. Die Faserbildung ist ein wichtiges Unterscheidungskriterium gegen das Ewing-Sarkom.

Aufgrund ihres langsamen Wachstums können Tumoren, die auf den Kiefer beschränkt sind, wie andere primäre Lymphome des Knochens, mit *Resektion* und *postoperativer Bestrahlung* behandelt werden, u.U. mit adjuvanter Chemotherapie. Bei multifokaler Ausbreitung ist eine Kombination von Strahlen- und Chemotherapie indiziert. Durch Studien gesicherte Therapieempfehlungen für primäre Lymphome des Knochens gibt es bisher nicht [3, 134].

Eine Sonderform ist das *Burkitt-Lymphom* [21, 22], ein hochmalignes B-Zell-Lymphom, das in einer endemischen afrikanischen und einer sporadischen weltweiten Form vorkommt. In Afrika ist der Tumor extrem häufig und tritt fast ausschließlich bei Kindern zwischen zwei und 14 Jahren auf. Je jünger das Kind, desto häufiger sind die Kiefer befallen; hier können mehrere Quadranten betroffen sein. Es ist jedoch insgesamt selten. Das Burkitt-Lymphom ist einer der am schnellsten wachsenden malignen Tumoren beim Menschen. In nicht-afrikanischen Ländern wird der Tumor auch in allen anderen Altersklassen gefunden und befällt hauptsächlich die abdominalen Lymphknoten. Besonders die endemische afrikanische Form ist mit einem Epstein-Barr-Virus-Infekt vergesellschaftet. Mit dem Anstieg von HIV-Infektionen hat die Zahl der Burkitt-Lymphome deutlich zugenommen. Auch diese sind EBV-assoziiert. Gelegentlich kann ein Burkitt-Lymphom die Erstmanifestation einer HIV-Erkrankung sein [97].

Radiologisch entspricht das Bild dem bei anderen malignen Tumoren mit unscharf begrenzten Osteolysen, in denen die Zähne u.U. „schwimmen" können.

Makroskopisch ist der Tumor fest bis weich und gelblich-weiß. Die Schnittfläche ist glatt. *Histologisch* finden sich keine Unterschiede zwischen der afrikanisch-endemischen und der sporadischen Form. Er besteht aus einem dichtliegenden Rasen lymphoider Zellen mit eingestreuten zahlreichen Makrophagen, die dem Bild in der Übersicht den typischen „Sternhimmel"-Aspekt verleihen, der aber auch bei anderen Non-Hodgkin-Lymphomen vorkommen kann.

Der Tumor ist hoch empfindlich auf Chemotherapie, neuere Protokolle haben deutlich längere Remissonen ergeben, die durch ein Tumordebulking noch verbessert werden konnten [88].

Klinisch müssen das Rhabdomyosarkom, das Ewing-Sarkom, das Retinoblastom, das Neuroblastom und periradikuläre Entzündungen [163] in

Betracht gezogen werden. Mikroskopisch muß man andere Lymphome und Leukämien ausschließen. Die Differenzierung gelingt fast immer mit Hilfe der Immunhistochemie oder molekularbiologischen Methoden (Immunglobulin- oder T-Zellrezeptor-Rearrangement).

Gefäßtumoren

Sowohl benigne als auch maligne Gefäßtumoren sind im Knochen außerordentlich selten, und noch seltener in den Kiefern [47].

Hämangiom

Im Gegensatz zu den Schädelknochen ist das Hämangiom in den Kiefern eine *Rarität*. Von den wenigen in der Literatur beschriebenen Fällen fanden sich etwa ein Drittel in der Maxilla. Frauen sind offenbar häufiger betroffen; der Tumor wird im allgemeinen in der zweiten Lebensdekade entdeckt, obwohl er in allen Altersgruppen vorkommen kann.

Klinisch äußert sich der Tumor in einer meist *schmerzlosen Schwellung*, ferner in Zahnlockerungen und Blutungen aus der Zahnhalsregion. Parästhesien und Anästhesien der Gingiva sind selten. Da die Extraktion eines Zahnes im Bereich eines Hämangioms zu schwersten Blutungen führen kann, müssen die *klinischen Zeichen, wie angiomatöse Veränderungen in der Haut und Mukosa* im Bereich des Kiefer-Hämangioms, beachtet werden. Besteht der Verdacht auf eine solche Läsion, ist eine präoperative Angiographie dringend indiziert.

Radiologisch sieht man *unscharf begrenzte Osteolysebezirke* ohne Periostreaktion, in den u.U. strahlenähnliche Leistenbildungen auffallen (Abb. 54).

Morphologisch ist die starke Induktionswirkung auf den Knochen auffallend, die im Kiefer jedoch weniger ausgeprägt ist als an den Schädelknochen. Eine Seifenblasen-ähnliche oder Bienenwaben-ähnliche Struktur kann ein Hinweis sein.

Histologisch sind die meisten Tumoren kapilläre Hämangiome, teilweise mit kavernöser Ausweitung (Abb. 55). Lymphangiome haben den gleichen radiologischen und histologischen Aspekt.

Maligne Gefäßtumoren

Maligne Gefäßtumoren sind so selten, daß epidemiologische Daten nicht vorliegen. Hier gibt es offenbar Fälle mit geringer Malignität, die als *Hämangioendotheliom* geringen Malignitätsgrades einzuordnen sind, ferner auch Fälle mit hohem Malignitätsgrad, die als *Angiosarkom* bezeichnet werden. Im Gegensatz zum postkranialen Skelet sind die Tumoren im Kieferbereich immer singulär. *Histologisch* entsprechen die Tumoren einem Netzwerk von kapillären Gefäßen, die von den malignen Endothelien ausgekleidet sind und die miteinander anastomosieren. Vor kurzem wurde über das primäre Auftreten intraossärer Kaposi-Sarkome in der Mandibula als Erstmanifestation eines HIV-Infektes berichtet [85]. Dieser multifokale Tumor kommt neuerdings gehäuft bei immunsupprimierten Transplantations- und AIDS-Patienten vor. *Histologisch* finden sich spindelzellige Proliferate mit schlitzför-

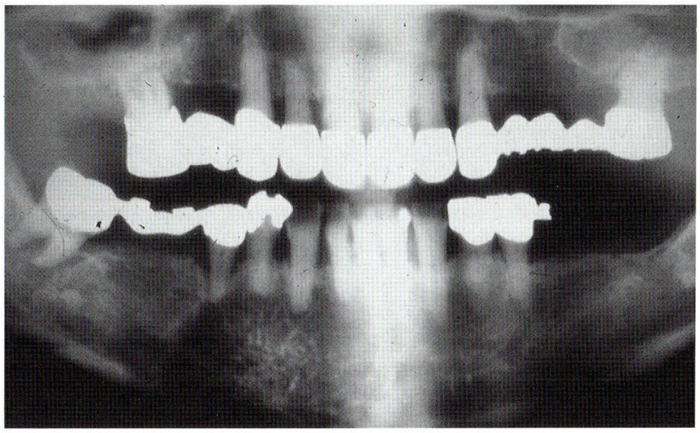

Abb. 54 50jährige Frau. Abgerundete, nicht ganz scharfe Osteolyse im rechten Unterkiefer mit einer fein lamellären, zentralen Verdichtung. Die Zahnwurzeln 43–45 tauchen in die Veränderung ein und weisen offenbar eine Spitzenresorption auf. Die kaudale Kortikalis ist resorbiert und erscheint nicht sicher begrenzt. Der Röntgenbefund ist hoch charakteristisch für ein Hämangiom, wobei dieses Bild v.a. in den Hirnschädelknochen gefunden wird.

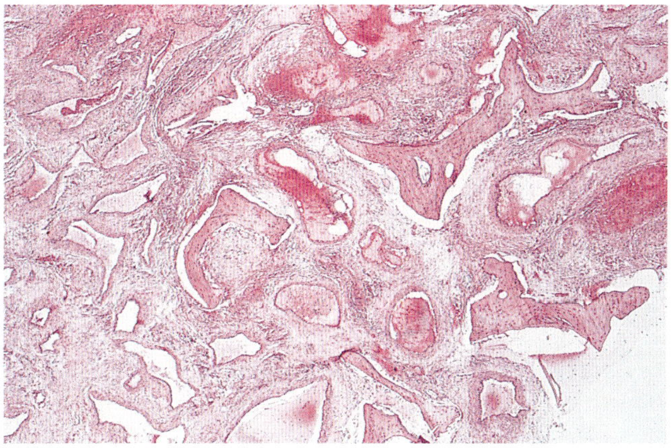

Abb. 55 Hämangiom. Zwischen erhaltenen Spongiosabälkchen findet sich ein Gefäßtumor, der teils aus venösen, teils aus kapillären Gefäßen aufgebaut ist.

migen vaskulären Hohlräumen, die Erythrozyten enthalten. Siderinablagerungen und PAS-positive hyaline Körper sind ebenfalls in den Tumorzellen nachweisbar.

Die empfohlene Therapie der Angiosarkome ist die radikale Entfernung, u.U. mit Auffüllung des Defektes, eine Bestrahlung, Polychemotherapie oder eine Kombination aller Therapieformen. Beim Transplantations-assoziierten Kaposi-Sarkom steht die Behandlung der Grundkrankheit bzw. die Reduktion der immunsuppressiven Therapie im Vordergrund [39].

Epitheliale Zysten (s. Bd. 9)

Epitheliale Zysten lassen sich folgendermaßen unterteilen:

- **Entwicklungsbedingte Zysten odontogenen Ursprungs**
  odontogene Keratozyste (Primordialzyste)
  follikuläre Zyste
  laterale parodontale Zyste
- **Entwicklungsbedingte Zysten nicht-odontogenen Ursprungs**
  nasopalatinale Zyste
  nasolabiale Zyste
- **Entzündliche odontogene Kieferzysten**
  radikuläre Zyste (apikal, lateral und residual)

Entwicklungsbedingte Zysten odontogenen Ursprungs

Wie bereits einleitend bemerkt, können neben Zysten, die sich aus Resten der Zahnleiste (Malassez-Epithelreste) entwickeln, auch *Zysten nicht-odontogenen Ursprungs* im Kiefer, v.a. im Oberkiefer dadurch entstehen, daß bei der sekundären Vereinigung der Nasen- und Oberkiefer-Fortsätze in der frühen embryonalen Entwicklung kleine Teile des epithelialen Überzugs dieser Fortsätze in der Tiefe eingeschlossen werden [65, 135].

Die verschiedenen Formen der *odontogenen Zysten* leiten sich aus den Entwicklungsstadien des Zahnorgans ab. Die ersten drei Stadien, das Einwachsen der Zahnleiste, die Kappen- und Glockenentwicklung des Schmelzorgans und die Reifungsphase des epithelialen und mesenchymalen Anteils, führen zur Entwicklung der *Primordialzyste* bzw. der *odontogenen Keratozyste.* Von der vierten Phase an, der Bildung von Dentin und Schmelz, bis zur sechsten, der Eruptionsphase, entwickeln sich als erste *verkalkende Zysten,* später *Follikel-* und *Eruptionszysten.* Bei diesen letzteren ist das Epithel weniger aktiv.

Nachfolgend werden die wichtigsten Formen der odontogenen Kieferzysten kurz besprochen.

Odontogene Keratozyste (Primordialzyste)

Diese oft sehr aggressiv wachsende Zyste, die sich morphologisch durch die Bildung von *Ortho- oder Parakeratin* auszeichnet [30, 106], wird als Abkömmling der Zahnleiste bzw. ihrer Reste aufgefaßt. Der Begriff *Primordialzyste* wird von der WHO synonym verwendet.

Die Keratozyste kann in allen Altersklassen, von der Kindheit bis zum hohen Alter, auftreten. 80% bilden sich im Unterkiefer, davon 50% im Bereich des dritten Molaren und des Unterkieferastes. Die Zyste kann sich in der Mehrzahl bei Patienten mit dem Basalzellnävus-Syndrom (Gorlin-Goltz-Syndrom) finden.

Besonders eindrücklich ist die *hohe Rezidivrate* von 37–63%.

Radiologisch erkennt man eine *uni- oder multilokuläre Osteolyse,* meist mit einem scharf begrenzenden sklerotischen Randsaum. Gelegentlich finden sich Wurzelresorptionen der benachbarten Zähne.

Makroskopisch präsentiert sich der *Zystenbalg* als *außerordentlich dünn* und zerreißlich, so daß er gelegentlich nicht vollständig operativ entfernt wird.

Histologisch findet sich ein schmales geschichtetes Plattenepithel, das ortho- oder parakeratotisch verhornt. Die Oberfläche ist vielfach fein gehöckert oder gerippt. Die Basalzellschicht ist sehr deutlich abgesetzt, i.d.R. zylindrisch und palisadiert und fast immer glatt, d.h. ohne Reteleisten (Abb. 56). Das Epithel kann zahlreiche Ausbuchtungen in den Zystenbalg aufweisen. Dysplasien kommen vor.

Wichtig ist die *vollständige Entfernung des Zystenbalges,* die wegen seiner geringen Dicke und leichten Zerreißlichkeit schwierig ist. Die häufig unvollständige Entfernung ist einer der wesentlichen Gründe für die hohe Rezidivrate.

Röntgenologisch ist die Zyste von einer großen Zahl anderer Läsionen nicht zu unterscheiden, insbesondere nicht vom Ameloblastom und seinen Varianten. Die Kernspintomographie könnte bei der *Abgrenzung gegen das Ameloblastom* vielleicht

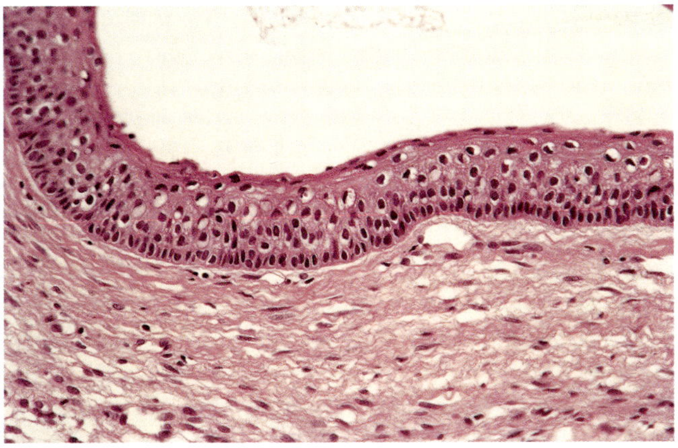

Abb. 56 Keratozyste. Die Zyste wird von einer fünf bis sechs Zellagen breiten Plattenepithelschicht begrenzt, die an der Oberfläche eine leichte parakeratotische Verhornung zeigt. Die Basalzellschicht ist zylindrisch und palisadenförmig angeordnet.

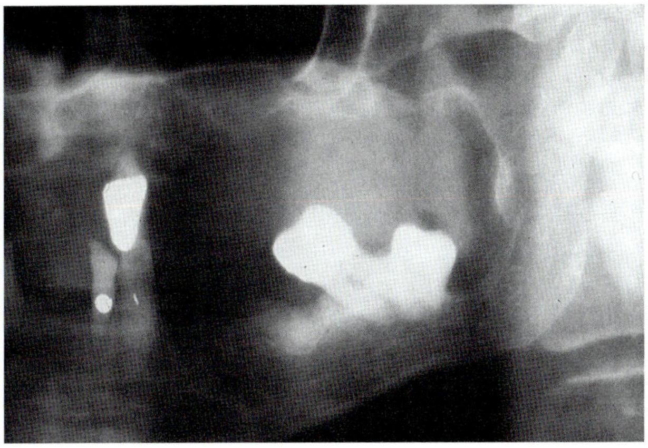

Abb. 57 72jährige Frau. Ausgedehnte, überwiegend scharf begrenzte Osteolyse im gesamten Winkelbereich des linken Unterkiefers, im Unterkieferast bis zur Inzisur reichend. In der Osteolyse zwei retinierte Molaren. Der Röntgenbefund ist unspezifisch. Er kann der hier vorliegenden follikulären Zyste, einem Ameloblastom und einer Reihe anderer Entitäten entsprechen.

hilfreich sein [93]. Gelegentlich kann sich in der Zystenwand ein Ameloblastom entwickeln, ferner auch, extrem selten, ein Karzinom [159].

Follikuläre Zyste

Diese Zyste ist meist mit einem retinierten, voll entwickelten Zahn verbunden und stellt das Residuum des Schmelzorgans dar. In etwa 75% der Fälle hängt sie mit einem Unterkieferzahn zusammen, bevorzugt mit dem dritten Molaren. Die übrigen Fälle betreffen überwiegend den dritten Molaren des Oberkiefers und den Eckzahn, allerdings können alle Zähne betroffen sein.

Die Zyste kann erhebliche Ausdehnungen erreichen und eine schmerzlose Schwellung hervorrufen.

Radiologisch findet sich eine meist *unilokuläre Osteolyse,* in welche die Krone des Zahnes eintaucht (Abb. 57 und 58).

Makroskopisch erscheint die Läsion als ziemlich fester und dicker grau-weißer Zystenbalg. *Mikroskopisch* ist das Bindegewebe von einem dünnen Epithelbelag aus monomorphen Plattenepithelien ausgekleidet. Auch in dieser Zyste bildet das Epithel keine Reteleisten. Im allgemeinen ist die Zyste frei von Entzündungen, außer wenn sie nach Durchbruch durch die Kortikalis in Kontakt mit der Mundhöhle kommt.

Radiologisch ist die Zyste von vielen anderen odontogenen Tumoren nicht zu unterscheiden. Die rein histologische *Abgrenzung gegen eine radikuläre Zyste* ist aufgrund der fehlenden entzündlichen Infiltration im allgemeinen nicht schwierig. Auch

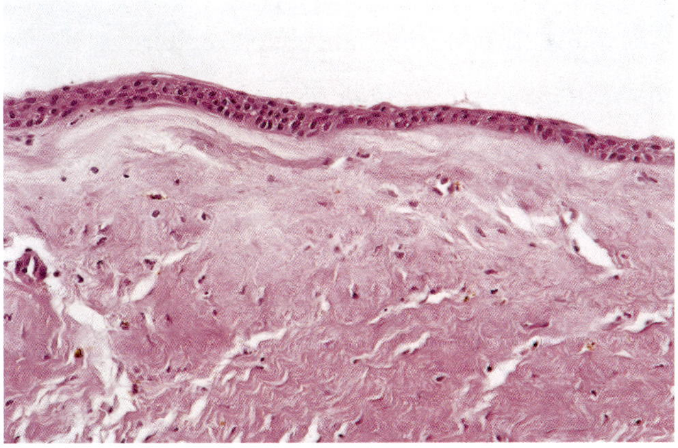

Abb. 58 Follikuläre Zyste. Schmaler kleinzelliger odontogener Epithelsaum über entzündungsfreiem, zellarmem Zystenbalg.

in der follikulären Zyste kann sich sekundär ein Ameloblastom entwickeln.

Laterale parodontale Zyste

Diese sehr seltene Zyste entwickelt sich an der Seite der Wurzel eines vitalen Zahnes.

Sie tritt v.a. bei Erwachsenen auf und zeigt ein typisches Röntgenbild mit einer kleinen Osteolyse zwischen den Wurzeln zweier Zähne. *Histologisch* ist sie von einem dünnen, nicht verhornenden Plattenepithel ausgekleidet. Die Therapie der Wahl ist die konservative chirurgische Entfernung ohne Extraktion des angrenzenden Zahnes.

Differentialdiagnostisch ist sie im Röntgenbild nicht von anderen, aggressiveren Läsionen zu unterscheiden.

Entwicklungsbedingte nicht-odontogene epitheliale Zysten

Die nicht-odontogenen epithelialen Zysten (nasopalatinale Zyste und nasolabiale Zyste) leiten sich, wie bereits ausgeführt, von Epithelresten ab, die beim Zusammenschluß der verschiedenen nasalen und palatinalen Fortsätze im Laufe der embryonalen Entwicklung im Bindegewebe und im Knochen eingeschlossen werden.

Histologisch sind die Zysten durch die Auskleidung mit einem mehrschichtigen Plattenepithel, u.U. mit Einschluß von Flimmerepithel und Becherzellen, gekennzeichnet.

Die diagnostische Zuordnung muß anhand der Lokalisation im Oberkieferbereich erfolgen. Therapeutisch genügt im allgemeinen eine einfache Kürettage, da Rezidive äußerst selten sind.

Entzündliche odontogene Kieferveränderungen

Radikuläre Zyste (apikal, lateral und residual)

Die radikuläre Zyste entwickelt sich *aus einem Wurzelspitzengranulom,* kann in jedem Lebensalter auftreten und zeigt keine Geschlechtsbevorzugung. Es sind v.a. die Frontzähne betroffen, jedoch können sich radikuläre Zysten auch an jedem anderen devitalisierten Zahn entwickeln. Sie entstehen aus Epithelresten der Zahnleiste, die im Bindegewebe liegen und die durch die Entzündung zur Proliferation und sekundären Zystenbildung angeregt werden. Die Zysten können eine beträchtliche Größe erreichen. Wird der Zahn entfernt und die Zyste in situ belassen, spricht man von einer *Residualzyste.* Ihr Epithel kann Dysplasien aufweisen. Die meisten auf dem Boden einer Zyste entstehenden intraossären Karzinome entwickeln sich in Residualzysten [159]. *Radiologisch* ist die Zyste von einem Wurzelspitzengranulom nicht zu unterscheiden, ferner muß das Frühstadium einer periapikalen Zementdysplasie im Frontzahnbereich differentialdiagnostisch in Betracht gezogen werden.

Histologisch findet sich ein *mehrschichtiges Plattenepithel,* das einem dicken, stark entzündlich durchsetzten bindegewebigen Zystenbalg aufsitzt. Das Epithel kann sekundär durch die Entzündung wieder zerstört werden. Vor allem im Oberkiefer kann es z.T. aus Becherzellen und Flimmerepithel bestehen. Ferner sind die sogenannten *Hyalinkörper* charakteristisch (Abb. 59), die sich in größerer Menge im Zystenlumen finden können. Schließlich können im Zystenbalg Cholesteringranulome entstehen. Sie sind die Folge vorausgegangener Blutungen.

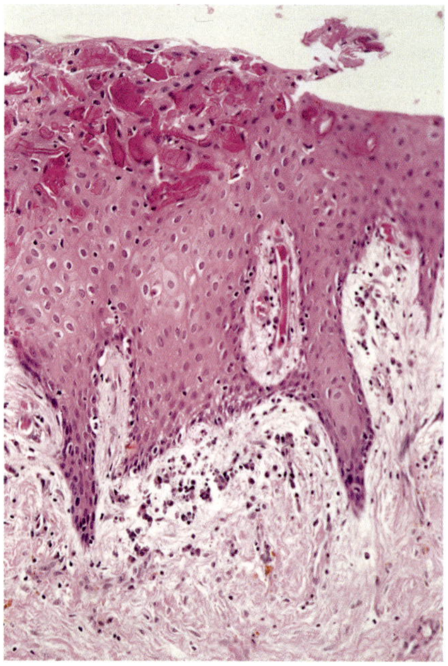

Abb. 59 Radikuläre Zyste. Stark verbreitertes Plattenepithel mit Retezapfenbildung und Hyalinkörpern in den oberen Epithelschichten. Entzündliches, vorwiegend plasmazelluläres Infiltrat im Zystenbalg.

Literatur

[1] Alcalde, R. E., Sasaki, A., Misaki, M., and Matsumura, T.: Odontogenic ghost cell carcinoma: report of a case and review of the literature. J Oral Maxillofac Surg 54, 108 (1996).

[2] Anderson, D. C.: Paget's Disease. In: Physiology and Pharmacology of Bone. G. R. Mundy and Martin, T. J., Editors. Springer, Berlin–Heidelberg–New York 1993.

[3] Baar, J., Burkes, R. L., Bell, R., Blackstein, M. E., Fernandes, B., and Langer, F.: Primary Non-Hodgkin's lymphoma of bone. A clinicopathologic study. Cancer 73, 1194 (1994).

[4] Baden, E.: Terminology of the ameloblastoma: history and current usage. J Oral Surg 23, 40 (1965).

[5] Baden, E., Doyle, J., Mesa, M., Fabie, M., Lederman, D., Eichen, M.: Squamous odontogenic tumor. Report of three cases including the first extraosseous case. Oral Surg Oral Med Oral Pathol 75, 733 (1993).

[6] Baden, E., Doyle, J. L., Petriella, V.: Malignant transformation of peripheral ameloblastoma. Oral Surg Oral Med Oral Pathol 75, 214 (1993).

[7] Baden, E., Moskow, B. S., Moskow, R.: Odontogenic gingival epithelial hamartoma. J Oral Surg 26, 702 (1968).

[8] Bang, G., Kopang, H. S., Hansen, L. S., Gilhuus-Moe, O., Aksdal, E., Persson, P. G., Lundgren, J.: Clear cell odontogenic carcinoma: report of three cases with pulmonary and lymph node metastases. J Oral Pathol Med 18, 113 (1989).

[9] Barros, R. E., Dominguez, F. V., Cabrini, B. L.: Myxoma of the jaws. Oral Surg Oral Med Oral Pathol 27, 225 (1969).
[10] Basu, M. K., Matthews, J. B., Sear, A. J., Browne, R. M.: Calcifying epithelial odontogenic tumor: a case showing features of malignancy. J Oral Pathol 13, 310 (1984).
[11] Batsakis, J. G. and Cleary, K. R.: Squamous odontogenic tumor. Ann Otol Rhinol Laryngol 102, 823 (1993).
[12] Bernier, J. L. and Bhaskar, S. N.: Aneurysmal bone cysts of the mandible. Oral Surg Oral Med Oral Pathol 11, 1018 (1958).
[13] Bhaskar, S. N.: Synopsis der Mundkrankheiten. Medica, Stuttgart–Wien–Zürich–Amsterdam 1971.
[14] Bieling, P., Rehan, N., Winkler, P., Hehnke, K., Haas, R., Fuchs, N., Bielach, St., Heise, U., Jürgens, H., Treuner, J., Romanowski, R., Exner, U., Kotz, R., Winkler, K.: Tumor Size and Prognosis in Aggressively Treated Osteosarcoma. J Clin Oncol 14, 848 (1996).
[15] Biggs, J. T. and Benenati, F. W.: Surgically treating a benign cementoblastoma while retaining the involved tooth. J Am Dent Assoc 126, 1288 (1995).
[16] Bohm, P., Krober, S., Greschniok, A., Laniado, M., Kaiserling, E.: Desmoplastic fibroma of the bone. A report of two patients, review of the literature, and therapeutic implications. Cancer 78, 1011 (1996).
[17] Broca, P. P.: Recherches sur un nouveau groupe de tumeurs désignées sous le nom d'odontomes. Gaz Heb Méd Chir 8, 113 (1968).
[18] Broca, P. P.: Recherches sur un nouveau groupe de tumeurs désignées sous le nom d'odontomes. Gaz Heb Méd Chir 5, 73 (1968).
[19] Bruce, K. W. and Royer, R. Q.: Multiple myeloma occuring in the jaws. Oral Surg Oral Med Oral Pathol 6, 729 (1953).
[20] Brunning, R. D., McKenna, R. W.: Tumors of the bone marrow. Third Series. Atlas of tumor pathology. Fascicle 9. Armed Forces Institute of Pathology (AFIP), Washington, D. C. 1994.
[21] Burkitt, D.: A sarcoma involving the jaws in African children. Br J Surg 46, 218 (1958).
[22] Burkitt, D.: Burkitt's lymphoma outside the known endemic areas of Africa and New Guinea. Int J Cancer. 2, 562 (1967).
[23] Califano, L., Maremonti, P., Boscaino, A., De Rosa, G., Giardino, C.: Peripheral ameloblastoma: report of a case with malignant aspect. Br J Oral Maxillofac Surg 34, 240 (1996).
[24] Candeliere, G. A., Glorieux, F. H., Prud'Homme, J., St.-Arnaud, R.: Increased expression of the c-fos proto-oncogene in bone from patients with fibrous dysplasia. New Engl J Med 332, 1546 (1995).
[25] Carr, R. F., Halperin, V.: Malignant ameloblastomas from 1953 to 1966. Oral Surg Oral Med Oral Pathol 26, 514 (1968).
[26] Chomette, G., Auriol, M., Guilbert, F., Delcourt, A.: Ameloblastic fibrosarcoma of the jaws. Path Res Pract 178, 40 (1983).
[27] Christensen, R. E. J.: Mesenchymal Chondrosarcoma of the Jaws. Oral Surg Oral Med Oral Pathol 54, 197 (1982).
[28] Chuchurru, J. A., Luberti, R., Cornicelli, J. C., Dominguez, F. V.: Myxoma of the mandible with unusual radiographic appearance. J Oral Maxillofac Surg 43, 987 (1985).
[29] Churchill, H. R.: Beiträge zur Klassifikation der Tumoren des Mundes und seiner Nebenorgane. Thesis, Rostock 1932.
[30] Crowley, T. E., Kaugars, G. E., Gunsolley, J. C.: Odontogenic keratocysts: a clinical and histologic comparison of the parakeratin and orthokeratin variants. J Oral Maxillofac Surg 50, 22 (1992).
[31] Dahlin, D. C., Coventry, M. D., Scanlon, P. V.: Ewing's sarcoma. A critical analysis of 165 cases. J Bone Joint Surg (Am) 43, 185 (1961).
[32] Dallera, P., Bertoni, F., Marchetti, C., Bacchini, P., Campobassi, A.: Ameloblastic fibrosarcoma of the jaw: report of five cases. J Craniomaxillofac Surg 22, 349 (1994).
[33] Damm, D. D., White, D. K., Drummond, J. F., Poindexter, J. B., Henry, B. B.: Combined epithelial odontogenic tumor: Adenomatoid odontogenic tumor and calcifying epithelial odontogenic tumor. Oral Surg Oral Med Oral Pathol 55, 487 (1983).
[34] Devlin, H. and Horner, K.: The radiological features of calcifying odontogenic cyst. Br J Radiol 66, 403 (1993).
[35] Dockhorn-Dworniczak, B., Schäfer, K. L., Dantcheva, R., Blasius, S., Winkelmann, W., Strehl, S., Burdach, S., Van Valen, F., Jürgens, H., Böcker, W.: Diagnostic value of the molecular genetic detection of the t(11;22) translocation in Ewing's tumors. Virchows Archiv 425, 107 (1994).
[36] Dubiel Bigaj, M., Olszewski, E., Stachura, J.: The malignant form of calcifying odontogenic cyst. A case report. Pathol Pol 44, 39 (1993).
[37] Ellis, G. L. and Shmookler, B. M.: Aggressive (malignant?) epithelial odontogenic ghost cell tumor. Oral Surg Oral Med Oral Pathol 61, 471 (1986).
[38] Elzay, R. P.: Primary intraosseous carcinoma of the jaws. Oral Surg Oral Med Oral Pathol 54, 299 (1982).
[39] Enzinger, F. M., Weiss, S. W.: Soft tissue tumors. 3rd ed. Mosby, St. Louis 1995.
[40] Eversole, L. R.: Ameloblastomas with pronounced desmoplasia. J Oral Maxillofac Surg 42, 735 (1984).
[41] Eversole, L. R.: On the differential diagnosis of clear cell tumours of the head and neck. Eur J Cancer B Oral Oncol 3, 173 (1993).
[42] Eversole, L. R., Duffey, D. C., Powell, N. B.: Clear cell odontogenic carcinoma. A clinicopathologic analysis. Arch Otolaryngol Head Neck Surg 121, 685 (1995).
[43] Fan, J., Kubota, E., Imamura, H., Shimokama, T., Tokunaga, O., Katsuki, T., Watanabe, T.: Clear cell odontogenic carcinoma. A case report with massive invasion of neighboring organs and lymph node metastasis. Oral Surg Oral Med Oral Pathol 74, 768 (1992).
[44] Fejerskov, O., Krogh, J.: The calcifying ghost cell odontogenic tumor – or the calcifying odontogenic cyst. J Oral Pathol 1, 273 (1972).
[45] Ferrer Albiach, C., Ferrer Albiach, E., Fernandez Izquierdo, A., Pinazo Bensach, J., Ramos Fernandez, V., Sancho Tomas, R.: Solitary plasmocytoma of the mandible. Report of one case and review of the literature. An Otorrinolaringol Ibero Am 22, 609 (1995).
[46] Furutani, M., Ohnishi, M., Tanaka, Y.: Mandibular involvement in patients with multiple myeloma. J Oral Maxillofac Surg 52, 23 (1994).

[47] Gamez-Araujo, J. J., Toth, B. B., Luna, M. A.: Central hemangioma of the mandible and maxilla: Review of a vascular lesion. Oral Surg Oral Med Oral Pathol 37, 230 (1974).

[48] Gardner, D. G.: The central odontogenic fibroma: an attempt at clarification. Oral Surg Oral Med Oral Pathol 50, 425 (1980).

[49] Gardner, D. G.: The peripheral odontogenic fibroma: An attempt of clarification. Oral Surg Oral Med Oral Pathol 54, 40 (1982).

[50] Gardner, D. G., Corio, R. L.: Plexiform unicystic ameloblastoma. Cancer 53, 1730 (1984).

[51] Garrington, G. E., Scofield, H. H., Cornyn, J., Hooker, S. P.: Osteosarcoma of the jaws. Cancer 20, 377 (1967).

[52] Gesek, D. J., Jr., Adrian, J. C., Reid, E. N.: Central granular cell odontogenic tumor: A case report including light microscopy, immunohistochemistry, and literature review. J Oral Maxillofac Surg 53, 945 (1995).

[53] Gorlin, R. J., Chaudhry, A. P., Pindborg, J. J.: Odontogenic tumors. Classification, histopathology and clinical behaviour in man and domesticated animals. Cancer 14, 73 (1961).

[54] Gorlin, R. J., Pindborg, J. J., Clausen, F. P., Vickers, R. A.: The calcifying odontogenic cyst – a possible analogue of the cutaneous calcifying epitheliome of Malherbe. Oral Surg Oral Med Oral Pathol 15, 1235 (1962).

[55] Griffith, J. G., Irby, W. B.: Desmoplastic fibroma. Oral Surg Oral Med Oral Pathol 20, 269 (1965).

[56] Günhan, O., Mocan, A., Can, C., Kisnisci, R., Aksu, A. Y., Finci, R.: Epithelial odontogenic ghost cell tumor: Report of a peripheral solid variant and review of the literature. Ann Dentistry 50, 8 (1991).

[57] Gurol, M., Burkes, E. J., Jr.: Peripheral ameloblastoma. J Periodontol 66, 1065 (1995).

[58] Hadjipavlou, A., Lander, P., Srolovitz, H., Enker, I. P.: Malignant transformation in Paget disease of bone. Cancer 70, 2802 (1992).

[59] Hamner, J. E.: The demonstration of perivascular collagen deposition in cherubism. Oral Surg Oral Med Oral Pathol 27, 129 (1969).

[60] Handlers, J. P., Abrams, A. M., Melrose, R. J., Danforth, R.: Central Odontogenic Fibroma: Clinicopathologic Features of 19 Cases and Review of Literature. J Oral Maxillofac Surg 49, 46 (1991).

[61] Hansen, L. S., Sapone, J., Sproat, R. C.: Traumatic bone cysts of jaws. Oral Surg Oral Med Oral Pathol 37, 899 (1974).

[62] Hicks, M. J., Flaitz, C. M., Wong, M. E., McDaniel, R. K., Cagle, P. T.: Clear cell variant of calcifying epithelial odontogenic tumor: case report and review of the literature. Head Neck 16, 272 (1994).

[63] Higuchi, Y., Nakamura, N., Tashiro, H.: Clinicopathologic study of cemento-osseous dysplasia producing cysts of the mandible. Oral Surg Oral Med Oral Pathol 65, 339 (1988).

[64] Hirshberg, A., Kaplan, I., Buchner, A.: Calcifying odontogenic cyst associated with odontoma: a possible separate entity (odontocalcifying odontogenic cyst). J Oral Maxillofac Surg 52, 555 (1994).

[65] Hoffmann, S., Jacoway, J. R., Krolls, S. O.: Intraosseous and parosteal tumors of the jaws. Vol. 24AFIP, 1985.

[66] Hong, S. P., Ellis, G. L., Hartman, K. S.: Calcifying odontogenic cyst. Oral Surg Oral Med Oral Pathol 72, 56 (1991).

[67] Hooker, S. P.: Ameloblastic odontoma. An analysis of 26 cases. Oral Surg Oral Med Oral Pathol 24, 375 (1967).

[68] Howell, R. M., Burkes, E. J.: Malignant transformation of ameloblastic fibro-odontoma to ameloblastic fibrosarcoma. Oral Surg Oral Med Oral Pathol 43, 391 (1977).

[69] Hurwitz, N., Birnbaum, Y., Pellet, D., Eliraz, A., Berrebi, A.: Hodgkin's Disease with primary presentation in the bone marrow. Leukemia and lymphoma. 6, 267 (1992).

[70] Huvos, A. G.: Bone tumors, diagnosis treatment and prognosis. Saunders, Philadelphia 1979.

[71] Inwards, C. Y., Unni, K. K., Beabout, J. W., Sim, F. H.: Desmoplastic fibroma of bone. Cancer 68, 1978 (1991).

[72] Jones, W. A.: Familial multilocular cystic disease of the jaws. Am J Cancer 17, 946 (1933).

[73] Jundt, G., Remagen, W.: Knorpelbildende Tumoren des Kiefers. Verh Dtsch Ges Path 76, 372 (1992).

[74] Jürgens, H.: Interdisziplinäre Therapie des Ewing-Sarkoms. Schweiz Rundschau Med (PRAXIS) 84, 1005 (1995).

[75] Kaffe, I., Buchner, A., Taicher, S.: Radiologic features of desmoplastic variant of ameloblastoma. Oral Surg Oral Med Oral Pathol 76, 525 (1993).

[76] Kapadia, S. B., Frisman, D. M., Hitchcock, C. L., Ellis, G. L., Popek, E. J.: Melanotic neuroectodermal tumor of infancy. Clinicopathological, immunohistochemical, and flow cytometric study. Am J Surg Pathol 17, 566 (1993).

[77] Kaugars, G. E., Niamtu, J. D., Svirsky, J. A.: Cherubism: diagnosis, treatment, and comparison with central giant cell granulomas and giant cell tumors. Oral Surg Oral Med Oral Pathol 73, 369 (1992).

[78] Keszler, A., Dominguez, F. V., Giannunzio, G.: Myxoma in childhood: an analysis of 10 cases. J Oral Maxillofac Surg 53, 518 (1995).

[79] Koury, M. E., Stella, J. P., Epker, B. N.: Vascular transformation in cherubism. Oral Surg Oral Med Oral Pathol 76, 20 (1993).

[80] Kragh, L. V., Dahlin, D. C., Erich, J. B.: Cartilaginous tumors of the jaws and facial regions. Am J Surg 99, 852 (1960).

[81] Kramer, I. R., Pindborg, J. J., Shear, M.: The WHO Histological Typing of Odontogenic Tumours. A commentary on the Second Edition. Cancer 70, 2988 (1992).

[82] Kramer, I. R.H., Pindborg, J. J., Shear, M.: Histological Typing of Odontogenic Tumors. 2nd ed., WHO, Springer, Berlin–Heidelberg–New York 1992.

[83] Kwon, P. H. J., Horswell, B. B., Gatto, D. J.: Desmoplastic fibroma of the jaws: Surgical management and review of the literature. Head Neck 11, 67 (1989).

[84] Lamberg, M. A.: A case of malignant myxoma (myxosarcoma) of the maxilla. Scand J Dent Res. 92, 352 (1984).

[85] Langford, A., Pohle, H. D., Reichart, P.: Primary intraosseous AIDS-associated Kaposi's sarcoma. Report

of two cases with initial jaw involvement. Int J Oral Maxillofac Surg 20, 366 (1991).
[86] Lennert, K.: The proposal for a revised European American lymphoma classification – a new start of a transatlantic discussion. Histopathology 26, 481 (1995).
[87] Lichtenstein, L., Jaffé, H. L.: Fibrous dysplasia of bone. Arch Pathol 33, 777 (1942).
[88] Longo, D. L., DeVita Jr, V. T., Jaffe, E. S., Mauch, P., Urba, W. J.: Lymphocytic Lymphomas. In: DeVita, V. T., Hellman, S., Rosenberg, S. A. (eds.:): Cancer Principles & Practice of Oncology. Lippincott, Philadelphia 1859 (1993).
[89] Marsland, E. A.: A histological investigation of amelogenesis in rats. Br Dent J 41, 251 (1951).
[90] Matsukuma, S., Kawabata, M., Takemoto, T., Wada, R., Kuwabara, N.: Paget sarcoma of the cervical vertebrae: an autopsy case report and review of the literature. Pathol Int 45, 885 (1995).
[91] Miller, A. S., Lopez, C. F., Pullon, P. A., Elzay, R. P.: Ameloblastic fibro-odontoma. Report of seven cases. Oral Surg Oral Med Oral Pathol 41, 354 (1976).
[92] Milles, M., Doyle, J. L., Mesa, M., Raz, S.: Clear cell odontogenic carcinoma with lymph node metastasis. Oral Surg Oral Med Oral Pathol 76, 82 (1993).
[93] Minami, M., Kaneda, T., Ozawa, K., Yamamoto, H., Itai, Y., Ozawa, M., Yoshikawa, K., Sasaki, Y.: Cystic lesions of the maxillomandibular region: MR imaging distinction of odontogenic keratocysts and ameloblastomas from other cysts. Am J Roentgenol 166, 943 (1996).
[94] Minami, M., Kaneda, T., Yamamoto, H., Ozawa, K., Itai, Y., Ozawa, M., Yoshikawa, K., Sasaki, Y.: Ameloblastoma in the maxillomandibular region: MR imaging. Radiology 184, 389 (1992).
[95] Miyake, M., Nagahata, S., Nishihara, J, Ohbayashi, Y.: Combined adenomatoid odontogenic tumor and calcifying epithelial odontogenic tumor: report of case and ultrastructural study. J Oral Maxillofac Surg 54, 788 (1996).
[96] Moore, T. E., King, A. R., Kathol, M. H., El Khoury, G. Y., Palmer, R., Downey, P. R.: Sarcoma in Paget disease of bone: clinical, radiologic, and pathologic features in 22 cases. Am J Roentgenol 156, 1199 (1991).
[97] Mukerji, P. K. and Hilfer, C. L.: Burkitt's lymphoma with mandible, intra-abdominal and renal involvement—initial presentation of HIV infection in a 4-year-old child. Pediatr Radiol 23, 76 (1993).
[98] Muller, S., Parker, D. C., Kapadia, S. B., Budnick, S. D., Barnes, E. L.: Ameloblastic fibrosarcoma of the jaws. A clinicopathologic and DNA analysis of five cases and review of the literature with discussion of its relationship to ameloblastic fibroma. Oral Surg Oral Med Oral Pathol Oral Radiol Endod 79, 469 (1995).
[99] Nauta, J. M., Panders, A. K., Schoots, C. J., Vermey, A., Roodenburg, J L.: Peripheral ameloblastoma. A case report and review of the literature. Int J Oral Maxillofac Surg 21, 40 (1992).
[100] Ng, K. H. and Siar, C. H.: Desmoplastic variant of ameloblastoma in Malaysians. Br J Oral Maxillofac Surg 31, 299 (1993).
[101] O'Connell, J. X., Renard, L. G., Liebsch, N. J., Efird, J. T., Munzenrieder, J. E., Rosenberg, A. E.: Base of skull chordoma. Cancer 74, 2261 (1994).
[102] O'Rahilly, R. and Müller, F.: Human embryology & Teratology. Wiley-Liss, New York 1992.
[103] Ostrowski, M. L., Unni, K. K., Banks, P. M., Shives, T. C., Evans, R. G., O'Connell, M. J, Taylor, W. F.: Malignant lymphoma of bone. Cancer 58, 2646 (1986).
[104] Patterson, J T., Martin, T. H., DeJean, E. K., Burzynski, N. J: Extraosseous calcifying epithelial odontogenic tumor. Oral Surg Oral Med Oral Pathol 27, 363 (1969).
[105] Pettinato, G., Manivel, J C., d'Amore, E. S. G., Jaszcz, J, Gorlin, R. J.: Melanotic neuroectodermal tumor of infancy. Am J Surg Pathol 15, 233 (1991).
[106] Philipsen, H. P.: On Keratocysts in the jaws. Trandlaegebl 60, 963 (1956).
[107] Philipsen, H. P., Reichart, P. A., Zhang, K. H., Nikai, H., Yu, O. X.: Adenomatoid odontogenic tumor biologic profile on 499 cases. J Oral Pathol Med 20, 149 (1991).
[108] Philipsen, H. P., Samman, N., Ormiston, I. W., Wu, P. C., Reichart, P. A.: Variants of the adenomatoid odontogenic tumor with a note on tumor origin. J Oral Pathol Med 21, 348 (1992).
[109] Piattelli, A., Sesenna, E., Trisi, P.: Clear cell odontogenic carcinoma. Report of a case with lymph node and pulmonary metastases. Eur J Cancer B Oral Oncol 4, 278 (1994).
[110] Pindborg, J. J.: A calcifying epithelial odontogenic tumor. Cancer 2, 838 (1958).
[111] Pindborg, J. J.: Ameloblastic sarcoma in the maxilla. Report of a case. Cancer 13, 917 (1960).
[112] Pindborg, J. J., Clausen, F.: Classification of odontogenic tumors. Acta Odont Scand 16, 293 (1958).
[113] Pindborg, J. J., Hjorting-Hansen, E.: Atlas of diseases of the jaws. Munksgaard, Copenhagen 1974.
[114] Pindborg, J. J., Kramer, J. R. H.: Histological typing of odontogenic tumours, jaw cysts and allied lesions. 1st ed., WHO, Genf 1971.
[115] Pittaluga, S., Bijnens, L., Teodorovic, I., Hagenbeek, A., Meerwaldt, J. H., Somers, R., Thomas, J., Noordijk, E. M., De Wolf Peeters, C.: Clinical analysis of 670 cases in two trials of the European organization for the research and treatment of cancer lymphoma cooperative group subtyped according to the revised European-American classification of lymphoid neoplasms: a comparison with the working formulation. Blood 87, 4358 (1996).
[116] Praetorius, F., Hjorting-Hansen, E., Gorlin, R. J., Vickers, R. A.: Calcifying odontogenic cyst. Range, variations and neoplastic potential. Acta Odontol Scand 39, 227 (1981).
[117a] Prein, J., Remagen, W., Spiessl, B., Schafroth, U.: Ameloblastic fibroma and its sarcomatous transformation. Path Res Pract 166, 123 (1979).
[117] Prein, J., Remagen, W., Spiessl, B., Uehlinger, E.: Atlas der Tumoren des Gesichtsschädels. Springer, Berlin–Heidelberg–New York–Tokyo 1984.
[118] Pullon, P. A., Shafer, W. G., Elzay, R. P., Kerr, A., Corio, R. L.: Squamous odontogenic tumor. Oral Surg Oral Med Oral Pathol 40, 616 (1975).

[119] Redman, R. S., Keegan, B. P., Spector, C. J., Patterson, R. H.: Peripheral ameloblastoma with unusual mitotic activity and conflicting evidence regarding histogenesis. J Oral Maxillofac Surg 52, 192 (1994).
[120] Reichart, P. A., Philipsen, H. P., Sonner, S.: Ameloblastoma: biological profile of 3677 cases. Eur J Cancer B Oral Oncol 2, 86 (1995).
[121] Remagen, W.: Paget's disease of bone. Clinical and pathological aspects. Sandoz Pharma Ltd., Basel 1990.
[122] Remagen, W., Morscher, E., Rösli, A.: Primäre und sekundäre Tumoren der Knochen und Gelenke. In: Kuhlencordt, B. F., Bartelheimer, H. (eds.): Klinische Osteologie, S. 1317. Springer, Berlin–Heidelberg–New York 1980.
[123] Riopel, M., Dickman, P. S., Link, M. P., Perlman, E. J: MIC2 analysis in pediatric lymphomas and leukemias. Hum Pathol 25, 396 (1994).
[124] Robinson, L., Martinez, M. G.: Unicystic ameloblastoma. Cancer 40, 2278 (1977).
[125] Sadeghi, E. M., Levin, S.: Clear cell odontogenic carcinoma of the mandible: report of a case. J Oral Maxillofac Surg 53, 613 (1995).
[126] Schajowicz, F.: Tumors and tumorlike lesions of bone. pathology, radiology, and treatment. 2nd. Springer, Berlin–Heidelberg–New York 1994.
[127] Schmidt Westhausen, A., Philipsen, H. P., Reichart, P. A.: Clear cell calcifying epithelial odontogenic tumor. A case report. Int J Oral Maxillofac Surg 21, 47 (1992).
[128] Schneider, L. C., Mesa, M. L.: Differences between florid osseous dysplasia and chronic diffuse sclerosing osteomyelitis. Oral Surg Oral Med Oral Pathol 70, 308 (1990).
[129] Schutt, P. G., Frost, H. M.: Chondromyxoid fibroma. Clin Orthop 78, 323 (1971).
[130] Sciubba, J. J., Younai, F.: Ossifying fibroma of the mandible and maxilla: review of 18 cases. J Oral Pathol Med 18, 315 (1989).
[131] Scott, J., Wood, G. D.: Aggressive calcifying odontogenic cyst – a possible variant of ameloblastoma. Br J Oral Maxillofac Surg 27, 53 (1989).
[132] Scutellari, P. N., Orzincolo, C.: Mandibular lesions in multiple myeloma. Radiol Med Torino 83, 219 (1992).
[133] Shafer, W. G.: Ameloblastic fibroma. J Oral Surg 13, 317 (1955).
[134] Shannon, J. A., Bell, D. R., Levi, J. A., Wheeler, H. R., Boyle, F. M.: Bone presentation of non-Hodgkin's lymphoma: experience at the Royal North Shore Hospital, Sydney; highlighting primary bone lymphoma. Aust N Z J Med 24, (1994).
[135] Shear, M.: Developmental odontogenic cysts. An update. J Oral Pathol Med 23, 1 (1994).
[136] Shenker, A., Weinstein, L. S., Sweet, D. E., Spiegel, A. M.: An Activating Gs-alpha mutation is present in fibrous dysplasia of bone in the McCune-Albright syndroma. J Clin Endocrinol MeTab. 79, 750 (1994).
[137] Slabbert, H.d.V., Altini, M.: Peripheral odontogenic fibroma: A clinicopathologic study. Oral Surg Oral Med Oral Pathol 72, 86 (1991).
[138] Slootweg, P. J.: Cementoblastoma and osteoblastoma: a comparison of histologic features. J Oral Pathol Med 21, 385 (1992).
[139] Slootweg, P. J., Müller, H.: Malignant ameloblastoma or ameloblastic carcinoma. Oral Surg Oral Med Oral Pathol 57, 168 (1984).
[140] Slootweg, P. J., Müller, H.: Differential diagnosis of fibro-osseous jaw lesions. J Craniomaxillofac Surg 18, 210 (1990).
[140a]Slootweg, P. J.: Maxillofacial fibro-osseous lesions: classification and differential diagnosis. Semin Diagn Pathol 13, 104 (1996).
[141] Spjut, H. J, Dorfman, H. D., Fechner, R. E., Ackerman, L. V.: Tumors of bone and cartilage. Atlas of tumor pathology. 2nd ser., fasc. 5 AFIP, Washington 1971.
[142] Stevenson, A. J., Chatten, J., Bertoni, F., Miettinen, M.: CD99 (p30/32MIC2) neuroectodermal/Ewing's sarcoma antigen as an immunohistochemical marker. Appl Immunohistochem. 2, 231 (1994).
[143] Summerlin, D. J., Tomich, C. E.: Focal cemento-osseous dysplasia: a clinicopathologic study of 221 cases. Oral Surg Oral Med Oral Pathol 78, 611 (1994).
[144] Taconis, W. K., Schutte, H. E., van der Heul, R. O.: Desmoplastic fibroma of bone: a report of 18 cases. Skeletal Radiol 23, 283 (1994).
[145] Tajima, Y., Yokose, S., Sakamoto, E., Yamamoto, Y., Utsumi, N.: Ameloblastoma arising in calcifying odontogenic cyst. Report of a case. Oral Surg Oral Med Oral Pathol 74, 776 (1992).
[146] Takahashi, K., Kitajima, T., Lee, M., Iwasaki, N., Inoue, S. I., Matsui, N., Ohki, K., Nagao, K., Akikusa, B., Matsuzaki, O.: Granular cell ameloblastoma of the mandible with metastasis to the third thoracic vertebra. Clin Orthop 197, 171 (1985).
[147] Takeda, Y.: So-called „immature dentinoma": a case presentation and histological comparison with ameloblastic fibrodentinoma. J Oral Pathol Med 23, 92 (1994).
[148] Takigami, M., Uede, T., Imaizami, T., Ontaki, M., Tonabe, S., Hashi, K.: A case of adenomatoid odontogenic tumor with intracranial extension. No Shinkai beka. Neurol Surg 16, 775 (1988).
[149] Thoma, K. H.: Differential diagnosis of fibrous dysplasia and fibro-osseous neoplastic lesions of the jaws and their treatment. J Oral Surg 14, 185 (1956).
[150] Thoma, K. H., Goldman, H. M.: Odontogenic tumors. A classification based on observations of the epithelial, mesenchymal and mixed varieties. Am J Pathol 22, 433 (1946).
[151] Thompson, I. O., Ferreira, R., van Wyk, C. W.: Recurrent unicystic ameloblastoma of the maxilla. Br J Oral Maxillofac Surg 31, 180 (1993).
[152] Timosca, G. C.: Cherubism: regression of the lesions and spontaneous bone regeneration. Rev Stomatol Chir Maxillofac 97, 172 (1996).
[153] Ulmansky, M., Hjorting-Hansen, E., Praetorius, F., Haque, M. F.: Benign cementoblastoma. A review and five new cases. Oral Surg Oral Med Oral Pathol 77, 48 (1994).
[154] Unal, T., Cetingul, E., Gunbay, T.: Peripheral adenomatoid odontogenic tumor: birth of a term. J Clin Pediatr Dent. 19, 139 (1995).
[155] Van Blarcom, C. W., Masson, J K., Dahlin, D. C.: Fibrosarcoma of the mandible. Oral Surg Oral Med Oral Pathol 32, 428 (1971).

[156] Wächter, R., Remagen, W., Stoll, P.: Kann man zwischen Odonto-Ameloblastom und ameloblastischem Fibro-Odontom unterscheiden? Dtsch Zahnärztl Z 46, 74 (1991).

[157] Waldron, C. A.: Fibro-osseous lesions of the jaws. J Oral Maxillofac Surg 51, 828 (1993).

[158] Waldron, C. A., El-Mofty, S. K.: A histopathologic study of 116 ameloblastomas with special reference to the desmoplastic variant. Oral Surg Oral Med Oral Pathol 63, 441 (1987).

[159] Waldron, C. A., Mustoe, T. A.: Primary intraosseous carcinoma of the mandible with probable origin in an odontogenic cyst. Oral Surg Oral Med Oral Pathol 67, 716 (1989).

[160] Waldron, C. A., Small, I. A., Silverman, H.: Clear cell ameloblastoma – an odontogenic carcinoma. J Oral Maxillofac Surg 43, 707 (1985).

[161] Warnke, R. A., Weiss, L. M., Chan, J. K.C., Cleary, M. L., Dorfman, R. F.: Tumors of the lymph nodes and spleen. In: Rosai, J.: Atlas of tumor pathology. Vol. Third Series, Fascicle 14Armed Forces Institute of Pathology (AFIP), Washington, D. C. 1995.

[162] Winkler, K.: Diagnose und Therapie maligner Knochen- und Weichteiltumoren. Dtsch Ärztebl. 87, 144 (1990).

[163] Wright, J M., Radman, W. P.: Intrabony lymphoma simulating periradicular inflammatory disease. J Am Dent Assoc 126, 101 (1995).

[164] Young, S. K., Markowitz, M. R., Sullivan, S., Seale, T. W., Hirschi, R.: Familial gigantiform cementoma: Classification and presentation of a large pedigree. Oral Surg Oral Med Oral Pathol 68, 740 (1989).

[165] Zeitoun, I. M., Dhanrajani, P. J., Mosadomi, H. A.: Adenomatoid odontogenic tumor arising in a calcifying odontogenic cyst. J Oral Maxillofac Surg 54, 634 (1996).

[166] Zimmerman, D. C., Dahlin, D. G.: Myxomatous tumors of the jaws. Oral Surg Oral Med Oral Pathol 11, 1069 (1958).

Erkrankungen der Kiefer- und Gesichtsnerven

von ALEXANDER HEMPRICH

Inhaltsübersicht

Grundlagen

Bei der Beschäftigung mit den Krankheiten der Kiefer- und Gesichtsnerven steht der Schmerz als für den Betroffenen empfundenes, vielfach auch erlebtes Phänomen im Vordergrund.

Nach der Definition des Komitees für Taxonomie der International Association for the Study of Pain ist „Schmerz ein unangenehmes Sinnes- und Gefühlserlebnis, das mit aktueller oder potentieller Gewebeschädigung verknüpft ist oder mit Begriffen einer solchen Schädigung beschrieben wird".

Mit dieser sehr umfassenden Definition werden die klassischen Schmerztheorien verlassen, die von einem Ursache-Wirkung-Verhältnis ausgingen, bei dem eine Schädigung in der Peripherie immer eine *definierte Wirkung im Zentralnervensystem* hervorrief. In den letzten Jahrzehnten hat ein grundlegender Wandel im Verständnis des Schmerzes stattgefunden, weg von einem linear-kausalen Erklärungsmodell hin zu einem kybernetisch, bio-psycho-sozial orientierten Gedankengebäude, das auch den *Einfluß seelischer Faktoren* auf Entstehung und Aufrechterhaltung von chronischen Schmerzzuständen einbezieht [40].

Eine wesentliche Grundlage für diese neue Betrachtungsweise stellt die *„Gate Control Theory"* von Melzac und Wall dar [135]. In ihr finden Forschungsergebnisse über Neurotransmitter und absteigende schmerzhemmende Nervenbahnen ihren Niederschlag. Die Gate Control Theory sagt aus, daß Berührungs- und Vibrationsimpulse, die über dicke myelinisierte A-Delta-Fasern fortgeleitet werden, eine Übermittlung von Schmerzimpulsen in den dünnen, nicht myelinisierten C-Fasern hemmen können. Hiermit ließen sich z.B. direkt die Einflüsse von elektrischen Strömen zur Hemmung der nach zentral gerichteten Schmerzleitung erklären. Auch der schmerzlindernde Einfluß von wärmenden Umschlägen oder Kältepackungen auf die Haut selbst im Fall entfernter liegender Schmerzquellen wird so verständlich. Die hohe Intensität des Wärme- oder Kältegefühls läßt nur eine geringe Fortleitung von Schmerzimpulsen zu.

Schließlich trägt diese Theorie zum Verständnis des Einflusses höherer Zentren des Zentralnervensystems auf die Schmerzleitung bei. Frühere Erfahrungen, der aktuelle Zustand der Psyche sowie akute Wahrnehmungen aus dem Umfeld können so erregend oder hemmend auf die Schmerzleitung Einfluß nehmen.

Das Auftreten von Schmerzen wird von jedem Individuum subjektiv empfunden und verarbeitet.

Somit läßt sich die Schmerzintensität weder qualitativ noch quantitativ objektivieren und auch nicht mit ganz bestimmten Krankheitserscheinungen in Beziehung setzen.

So gibt es indolente Menschen, die ihre Schmerzen ignorieren, überängstliche, die sie aus Furcht vor einer möglicherweise erschreckenden Diagnose bagatellisieren, und hyperdolente, die auch kleinste Beschwerden als unerträglich empfinden oder den Schmerz so beschreiben, daß er zu der von ihnen angenommenen Schwere der Erkrankung paßt [94]. Gerade in diesem letzten Fall läßt sich erkennen, daß durch die psychische Überlagerung des Schmerzerlebnisses die Differentialdiagnose somatogene und psychogene Erkrankung erschwert wird.

In breiten Bevölkerungskreisen hat heutzutage die Bereitschaft zum Ertragen von Schmerzen abgenommen, seit es die (scheinbar) gefahrlosen und jederzeit verfügbaren Möglichkeiten der Lokalanästhesie, insbesondere in der Zahnheilkunde, gibt und darüber hinaus die Werbung suggeriert, daß für jeden Schmerz das richtige Mittel vorhanden ist.

Bei Erkrankungen im Bereich der Zähne und des Kiefers wird in allererster Linie der Schmerz den Patienten dazu bewegen, seinen Zahnarzt aufzusuchen. Die Krankheit selbst ist für ihn im wesentlichen nicht erkennbar, so daß er glaubt, geheilt zu sein, sobald der Schmerz aufhört. Dies läßt sich sicher darauf zurückführen, daß die Intensität von Zahn-, Kiefer- und Gesichtsschmerzen für den Patienten oftmals nicht in einem verständlichen Bezug zu dem zugrundeliegenden Krankheitsbild steht. So kann bekanntermaßen eine akut nicht lebensbedrohliche Pulpitis extrem heftige Beschwerden verursachen. Andererseits treten Schmerzen in nennenswertem Umfang bei schleichend verlaufenden Erkrankungen, wie z.B. einer Tuberkulose oder auch bei langsam destruierend wachsenden Tumoren, erst in sehr späten Stadien auf.

An dieser Stelle ergibt sich nunmehr die Frage nach dem Sinn des Schmerzes. Sinnvoll erscheint er, wenn er als „Warner" für eine Erkrankung auftritt und somit Störungen der Körperfunktionen anzeigt. Im Fall einer Fraktur wird der betroffene Mensch die Bewegung des verletzten Körperabschnittes einstellen und somit zumindest theoretisch die Grundlage für die Ausheilung geben. Im Fall der oben erwähnten Pulpitis wird diese angenommene Warnfunktion jedoch nicht erfüllt, da es beim Auftreten von Schmerzen für die Vitalerhaltung der Pulpa i.d.R. zu spät ist. Auch für Parodontopathien gilt, daß sie schon sehr weit fortgeschritten sein können, bevor sie sich durch Schmerzen bemerkbar machen.

Es ließe sich demnach wohl feststellen, daß der Schmerz als „Warner" eher bei akuten Ereignissen auftritt, während er diese Funktion bei langsam verlaufenden Schädigungen oder chronischen Erkrankungen zumeist nicht erfüllt.

Studien von BAAR und GERBERSHAGEN konnten nachweisen, daß sich ein chronisches Schmerzgeschehen ohne Bezug zu einer definierten Grundkrankheit zu einem *eigenständigen Krankheitsbild* entwickelt [8].

Nach mehr als sechs Monaten ergeben sich *pathophysiologische Veränderungen* der Atmung, des Kreislaufs und endokriner Funktionen. Darüber hinaus kommt es zu seelischen, familiären und gesellschaftlichen Beeinträchtigungen. In solchen Fällen ergibt der Schmerz keinen Sinn, oder der Sinn bleibt sowohl dem Patienten als auch dem Arzt verborgen.

Weitere metaphysische Betrachtungen über den Sinn des Schmerzes im menschlichen Leben sollen in diesem Beitrag nicht angestellt werden.

Nach SIEBERT gibt es etwa zwei Millionen Patienten mit Kopf- und Gesichtsschmerzen in Deutschland (ca. 20% der Erwachsenen), von denen etwa 30% in das Gebiet des Zahnarztes als Schmerztherapeut fallen [181]. Angesichts dieser hohen Zahl erscheint es verständlich, daß in zunehmendem Maß Patienten mit unklaren Beschwerden in den Praxen zu finden sind, bei denen sich klare Diagnosen aus dem Bereich der Zahnheilkunde nicht stellen lassen. Sieht sich der behandelnde (Zahn-)Arzt nun nicht in der Lage, einen objektiven somatischen Befund zu erheben, so muß er eine um so genauere Schmerzanalyse durchführen, um zu einer möglichst exakten Verdachtsdiagnose im Sinne einer Arbeitshypothese zur Veranlassung weiterer diagnostischer Maßnahmen zu gelangen. Keinesfalls darf der Patient leichtfertig der Gruppe derer mit einer Trigeminusneuralgie zugeordnet werden. Um Fehldiagnosen und daraus resultierende langwierige Fehlbehandlungen zu vermeiden, hat es sich als unerläßlich erwiesen, im Zusammenwirken mit den Spezialisten aus vielen medizinischen Fachgebieten sowohl somatische als auch psychische Aspekte genau zu untersuchen, um dem im wahrsten Sinne des Wortes „homo patiens", also dem leidenden Menschen zu helfen.

Tabelle 1 Unterscheidung zwischen akutem und chronischem Schmerz.

Akuter Schmerz	Chronischer Schmerz
Symptom	eigenständige Krankheit
kurzfristiger Verlauf	Verlauf länger als sechs Monate
bestimmte Ursache	verschiedene Ursachen
sinnvoll	Sinn schwer zu erkennen
Therapie der Ursache	Therapie der Symptome
(z.B. Gangrän)	(z.B. Gesichtsschmerzen)
	[nach SIEBERT 181]

Nach SIEBERT lassen sich je nach Art des Kopf- oder Gesichtsschmerzes bezüglich der Prognose des Leidens im wesentlichen zwei Fallgruppen unterscheiden (Tab. 1) [181]:

- Jugendliche Patienten mit monolokulären und kurzzeitigen Schmerzen, bei denen sich aufgrund einer schließlich doch erkennbaren Ursache bald eine erfolgreiche Therapie festlegen läßt.
- Ältere Menschen mit häufiger multilokulären chronischen Schmerzen, die sich nicht einer einzelnen Ursache zuordnen lassen. Hier muß der Zahnarzt/Arzt erkennen, ob die Schmerzen sich im wesentlichen im stomatognathen System abspielen oder ob überwiegend andere Fachgebiete vorrangig handeln sollten.

Neben den sogenannten „Kopffächern" Hals-Nasen-Ohren-Heilkunde, Ophthalmologie, Neurochirurgie und Mund-Kiefer-Gesichts-Chirurgie hat es sich vielfach als sinnvoll erwiesen, Internisten, Endokrinologen, Gynäkologen, Orthopäden und Neurologen hinzuzuziehen. Des weiteren müssen sowohl für die Diagnostik als auch für die Therapie häufig Psychiater einbezogen werden. Verhaltensmediziner, Manualtherapeuten und Schmerztherapeuten können schließlich für die Behandlung vielfach ihren Beitrag leisten.

Zur Topographie des Schmerzes

Für die Schmerzdiagnose und die Klärung der Schmerzursache und ihrer Lokalisation ist es von größter Bedeutung zu wissen, daß Entstehungsort und Empfindungsort des Schmerzes nicht identisch sein müssen [98].

Mit Hilfe der genauen Anamnese und einer subtilen Befunderhebung lassen sich folgende Ausbreitungen des Schmerzes unterscheiden:

- Der *lokale Schmerz* (Dolor localisatus): Der Schmerz wird dort empfunden, wo er unmittelbar entstanden ist (z.B. Einstich mit der Nadel bei der Blutentnahme).

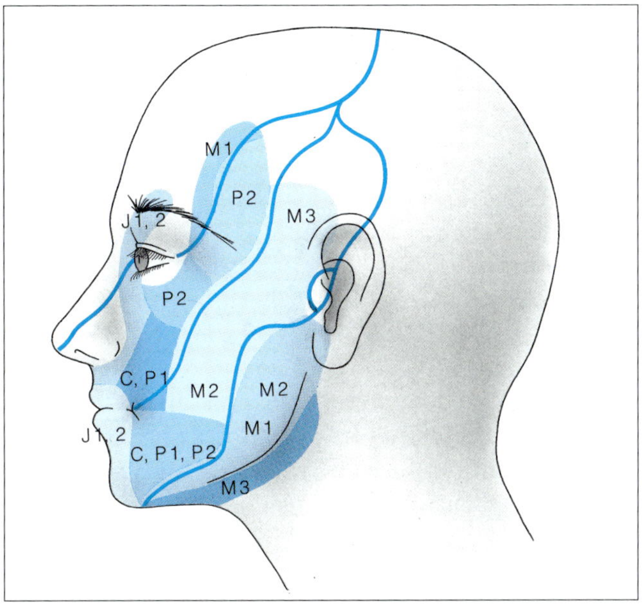

Abb. 1 Zonen übertragenen Schmerzes odontogener Ursache in Relation zu den Innervationsfeldern des Nervus trigeminus.

- Der *projizierte Schmerz* (Dolor projectus): Der Schmerz entsteht an einem Ort, wird aber entlang der irritierten Nervenbahn in das periphere Versorgungsgebiet des betroffenen Nervs weitergeleitet und subjektiv als von dort ausgehend empfunden (z.B. Schmerzanfall bei der Trigeminusneuralgie).
- Der *übertragene Schmerz* (Dolor translatus): Ein Schmerz entsteht an einem Ort und wird an einem anderen empfunden, der nicht über eine klar erkennbare Nervenbahn mit dem Ausgangspunkt in Verbindung steht (z.B. Ausstrahlung beim Zahnschmerz).

Gerade dieser Dolor translatus oder Irradiationsschmerz und seine Erkennung haben eine hohe differentialdiagnostische Bedeutung [34, 93, 98], da übertragene Schmerzen nicht selten als Neuralgie des Nerven fehlgedeutet werden, in dessen Projektionsgebiet sie auftreten [85], wenn der unmittelbare Zusammenhang zwischen erkranktem Organ und peripherer Schmerzzone nicht ohne weiteres erkennbar ist.

Im Gegensatz zum Dolor projectus läßt sich jedoch feststellen, daß der übertragene Schmerz nicht in Übereinstimmung mit dem genauen Versorgungsgebiet eines Nervs steht.

Jeder Zahnarzt kennt das Phänomen, daß ein Patient den genauen Ort eines schmerzenden Zahnes

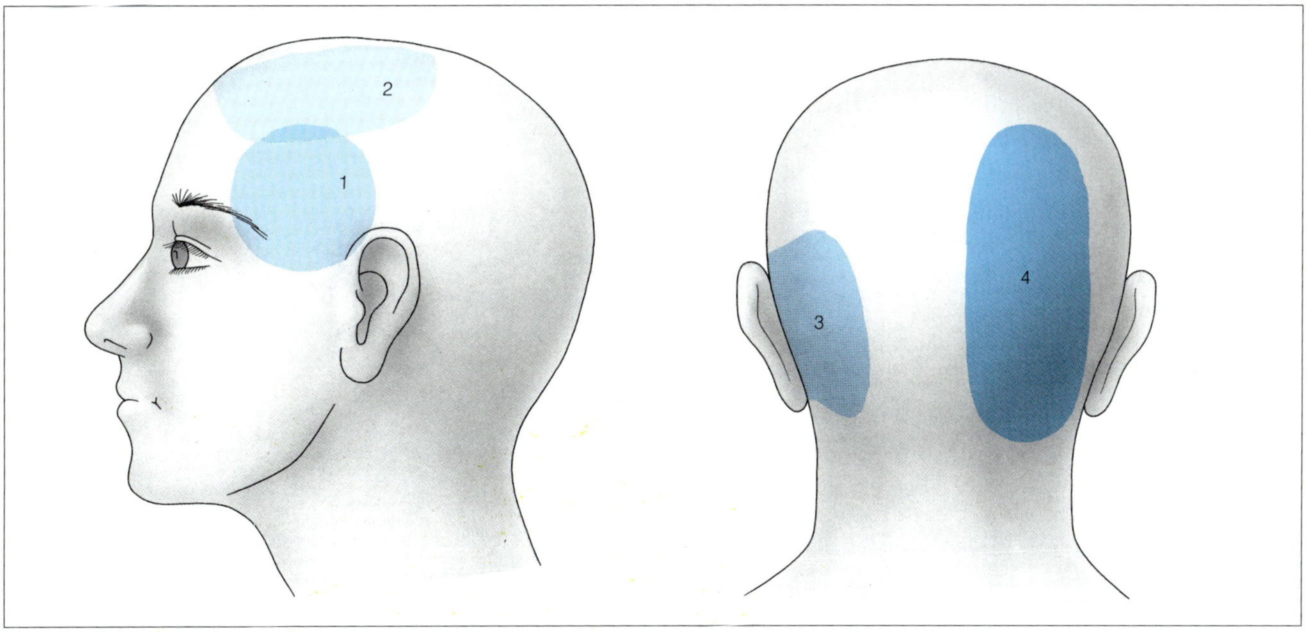

Abb. 2 Übertragungszonen nach mechanischer Irritation intrakranieller Strukturen [nach 93].

1 = Arteria meningea media, Arteria carotis interna, Arteria cerebri media, Sinus sagittalis superior (vordere Hälfte).
2 = Mukosa der Keilbeinhöhle, Sinus sagittalis superior (einschließlich einführender Venen).
3 = Tentorium (Unterfläche), Sinus transversus, Sinus rectus, Sinus sigmoideus, Arteria labyrinthi.
4 = Arteria vertebralis, Arteria basilaris, Arteria cerebelli inferior posterior, Dura (hintere Schädelgrube), Sinus occipitalis, Nervi cervicales II und III.

häufig nicht angeben kann und statt dessen über Schmerzen im Bereich des Unterkieferastes und Kiefergelenks klagt, wenn Zähne des Unterkiefers betroffen sind, bzw. Schläfenschmerzen angibt, wenn obere Molaren oder Prämolaren ursächlich betroffen sind. Hieraus läßt sich erkennen, daß die Versorgungszone des N. trigeminus nicht mit den odontogenen Schmerzausstrahlungszonen identisch ist (Abb. 1).

Ein gutes Beispiel für den Dolor translatus stellen auch Zahnschmerzen dar, die im Zusammenhang mit einer Sinusitis maxillaris auftreten, ohne daß ein pathologischer Befund an den Zähnen zu erheben wäre.

Schließlich können Schmerzen im Bereich von Stirn, Schläfe oder Hinterkopf auch Hinweise auf pathologische Prozesse tief im Inneren des Schädels bieten (Abb. 2). Differentialdiagnostisch müssen hier lokal verursachte oder im Sinne einer Neuralgie projizierte Schmerzen ausgeschlossen werden.

Begriffsbestimmung

Bei der Durchsicht der äußerst umfangreichen Literatur zeigt es sich, daß trotz vieler Definitionsversuche zur Erkrankung der Kiefer- und Gesichtsnerven (so z.B. die Internationale Klausurtagung über die Trigeminusneuralgie, Titisee 1967 [47, 53, 58, 65, 87, 92, 95, 100, 122, 132, 185, 203] oder die Internationale Kopfschmerzgesellschaft 1988 [84]) immer noch keine Einheitlichkeit der Begriffe herrscht. Entsprechend der Fragestellung werden stets noch Klassifikationen nach ätiologischen, symptomatischen, topographischen und anatomischen Kriterien vorgenommen. Die klar definierte Diagnose stellt jedoch die Voraussetzung dar, um einen Vergleich des Behandlungserfolges verschiedener Therapieformen vornehmen zu können. Erst dann erhält der behandelnde Arzt die Möglichkeit, die für den individuellen Fall richtige Behandlung zu bestimmen.

Wenn auch die vollständige Aufklärung der Ursachen von Neuralgien noch nicht gelungen ist, so bestehen doch viele Hinweise zur Ätiologie, wie z.B. die Gefäßkompression im Kleinhirn-Brückenwinkel [61, 88, 149, 185] sowie die Beeinflussung der Nervenleitung über Transmittersubstanzen [23], daß die alten Einteilungen nach „essentieller" oder „idiopathischer" Neuralgie im Gegensatz zur „symptomatischen" Neuralgie als obsolet gelten müssen.

Der Neurochirurg Winkelmüller ging so weit, nur noch die *Trigeminusneuralgie* von der *Trigeminusneuropathie* unterscheiden zu wollen [208]. Dabei versteht er unter der Neuralgie das typische Bild paroxysmal einschießender Schmerzen aufgrund der Reizung von Triggerzonen ohne neurologische Defizite. Die Ursache hierfür sei die Gefäßkompression der Nervenwurzel im Kleinhirn-Brückenwinkel. Demgegenüber beschreibt er die Neuropathie als Zustand kontinuierlicher Schmerzen in Kombination mit irgendeiner Form des Gefühlsausfalls aufgrund einer peripheren Nervenschädigung.

Diese an sich sehr klare Einteilung findet sich jedoch in dieser Form bei keinem anderen Autor. Sie läßt vor allen Dingen die möglichen Einflüsse von Neurotransmittern oder die Schmerzleitung hemmenden Efferenzen außer acht [145].

In Kenntnis dieser Problematik hat Rasmussen vorgeschlagen, eine Klassifikation von Gesichtsschmerzen allein auf der *Grundlage der Art der Schmerzattacke* vorzunehmen [157]. Damit orientiert er sich an den einzig objektivierbaren und analysierbaren Kriterien, die jeder Arzt zumeist bereits aus der Anamnese erheben kann. Auch in jüngerer Zeit finden sich ähnliche Ansichten bei anderen Autoren [163, 201].

In Zusammenfassung der oben angeführten Vorschläge scheint mir die in Tabelle 2 dargestellte *Klassifikation der Schmerzen* im Bereich von Kopf, Kiefer und Gesicht eine gute Grundlage für das ärztliche Handeln in der täglichen Praxis zu sein.

Anamnese

Für die Diagnosestellung von Schmerzzuständen nimmt die peinlich genaue Anamnese eine zentrale Stellung ein. So lassen sich z.B. die echten Neuralgien fast ausschließlich anhand von anamnestischen Angaben des Patienten und weniger durch objektive Befunde diagnostizieren [43, 144].

Nach Zenz sind Kardinalfragen in der Schmerzanamnese:

- „Wo tut es weh?"
- „Wann tut es weh?"
- „Wie ist der Schmerz?"
- „Was tritt zusätzlich zu den Schmerzen auf?"
- „Was kann den Schmerz beeinflussen?" [213]

„Wo tut es weh?"

Der Patient muß den Ort des Schmerzes genau bezeichnen, indem er mit einem Finger darauf zeigt oder das schmerzende Gebiet mit einem Finger ge-

Tabelle 2 Klassifikation von Schmerzen.

1 Typische Neuralgie

Definition: Transitorische paroxysmale Schmerzen von maximal zwei Minuten Dauer mit freien Intervallen; spontanes Auftreten oder Auslösung über eine Triggerzone; Lokalisation streng in Übereinstimmung mit dem terminalen Versorgungsgebiet des Nerven(astes); keine neurologischen Ausfallerscheinungen

1.1 Trigeminusneuralgie (Tic douloureux) (alte Bezeichnungen: genuine, essentielle, idiopathische, echte)
1.2 Glossopharyngeusneuralgie
1.3 Neuralgie des Nervus intermedius (Fazialisneuralgie)
1.4 Neuralgie des Nervus laryngeus cranialis (Vagusneuralgie)

2 Atypische Neuralgie

Definition:
a) Transitorische paroxysmale Schmerzen von maximal zwei Minuten Dauer mit Intervallen einer geringeren Schmerzintensität
b) Paroxysmale Schmerzen von mehreren Minuten Dauer; weniger schneidende als mehr bohrende, dumpfe Schmerzen; Dolor translatus; keine Triggerzone; bei Sympathalgien und Gefäßschmerzen vasomotorische Erscheinungen möglich

2.1 Atypische Trigeminusneuralgie
2.1.1 NICO (neuralgia inducing cavitational osteonecrosis)
2.1.2 SUNCT-Syndrom (short lasting unilateral neuralgiform headache attacks with conjunctival injection and tearing)

3 Nicht-neuralgiforme Gesichtsschmerzen

Definition:
a) Unaufhörliche Schmerzen
b) Schmerzparoxysmen von mehr als einer Stunde Dauer; hauptsächlich bohrende, pressende, dumpfe Schmerzen; nicht mit einem terminalen Nervenversorgungsgebiet übereinstimmend; neurologische Ausfallerscheinungen möglich

3.1 Zoster trigemini
3.2 Anaesthesia dolorosa
3.3 Cluster-Kopfschmerz (Gesichtsmigräne) (alte Bezeichnungen: Bing-Horton-Syndrom, Erythroprosopalgie, Sluder-Neuralgie, Neuralgie des Ganglion ciliare, des Ganglion sphenopalatinum, des Nervus petrosus
3.4 Arteriitis temporalis
3.5 Psychalgie

4 Zephalgien (Kopfschmerzen)

Definition: Periodisch diffuse Schmerzen, die sich nicht einem Nervenversorgungsgebiet zuordnen lassen und vorwiegend im Bereich von Stirn, Schläfe, Scheitelbein oder Hinterhaupt lokalisiert sind

4.1 Vaskuläre Schmerzen vom Migränetyp; periodisch auftretende Schmerzen unterschiedlicher Intensität, Frequenz und Dauer; vegetative Erscheinungen wie Anorexie, Nausea, Erbrechen; gelegentlich sensorische und motorische Störungen
4.1.1 Klassische Migräne (mit visuellen, sensorischen und/oder motorischen Prodromi)
4.1.2 Atypische Migräne (ohne Prodromi)
4.1.3 Hemikranie, hemiplegische Migräne (halbseitige Kopfschmerzen mit sensorischen und/oder motorischen Ausfällen während des Schmerzanfalls)
4.2 Vaskuläre Kopfschmerzen bei (fieberhaften) Allgemeininfektionen, Intoxikation; Hypoxie; nach Gehirnerschütterung; Hyperglykämie; Hypertonie; bei essentiellem arteriellen Hochdruck, „Kater" u.a. m.
4.3 Druckkopfschmerz (Hirndrucksteigerung bei Tumoren, Hämatomen, Abszessen, Hirnschwellungen)
4.4 Irritationskopfschmerzen (bei intrakraniellen infektiösen, chemischen, allergischen Irritationen der Meningen oder Gefäße)
4.5 Muskelkopfschmerzen (meist subokzipital; periodisch von unterschiedlicher Heftigkeit und Dauer)
4.6 Kopfschmerzen durch Medikamente oder deren Entzug – Mißbrauch und Abhängigkeit
4.7 Gesichts- und Kopfschmerzen muskuloskelettalen Ursprungs. Diagnose: Ex juvantibus; Dolor translatus

nau umfährt. Hieraus läßt sich bereits erkennen, ob die Beschwerden genau auf das terminale Versorgungsgebiet eines Nervs beschränkt sind (Dolor projectus) oder ob mehrere Areale betroffen sind. Ein multilokulärer, möglicherweise auch an wechselnden Orten auftretender Schmerz spricht z.B. eher für eine Psychalgie.

„Wann tut es weh?"

Für die Prognose ist die Dauer der Erkrankung von wesentlicher Bedeutung. Länger als sechs Monate anhaltende Schmerzzustände unerkannter Genese haben eine eher schlechte Prognose [181].

Zeitpunkt des Auftretens: seit wann, wie oft, wie lange; paroxysmal, periodisch wiederkehrend, mit oder ohne freie Intervalle; zu bestimmten Tages- oder Nachtzeiten; im Zusammenhang mit den Mahlzeiten; in bestimmten Lebensabschnitten oder Situationen des Lebens?

„Wie ist der Schmerz?"

Schmerzqualität: einschießend, schneidend oder dumpf ziehend; stechend, brennend, pochend, pulsierend, kribbelnd; oberflächlich oder tief empfunden.

Schmerzintensität: Hier müssen sensorische Bewertungen wie schwacher – sehr starker – extrem starker Schmerz und affektive Beurteilungen (irritierend – beunruhigend – quälend – unerträglich) unterschieden werden. Dabei haben sich verschiedene *Skalen* bewährt, anhand derer die Patienten ihre Schmerzempfindungen aufzeichnen können.

Schmerzauslösende Faktoren: spontan, bei Berührung von bestimmten Zonen (Triggerzonen); bei bestimmten Tätigkeiten (Waschen, Rasieren, Essen); beim Verzehr bestimmter Nahrungs- oder Genußmittel (Kaffee, Alkohol, Nikotin); unter Streß oder sonstigen psychischen Einflüssen.

„Was tritt zusätzlich zu den Schmerzen auf?"

Hier geht es um Begleitsymptome, die typisch für eine Schmerzerkrankung sein können: Übelkeit, Erbrechen, Schwitzen, Tränenfluß, Rhinorrhö, Hautrötung; Licht- und Lärmempfindlichkeit; sensorische oder motorische Ausfälle, gestörte Kaufunktion.

„Was kann den Schmerz beeinflussen?"

Vorerkrankungen und vorangegangene Therapieversuche, Medikamente, Stoffwechselstörungen; hereditäre, familiäre oder soziale Einflüsse.

Befunderhebung

Am Anfang steht die *sorgfältige klinische Untersuchung* des Gesichts- und Hirnschädels sowie des gesamten stomatognathen Systems. Dies beinhaltet nicht nur Zähne und Kiefergelenk, sondern ganz besonders auch die Kau- und Halsmuskulatur [116, 176, 181]. Erst wenn die Untersuchung ohne weitere Hilfsmittel keine klaren Befunde erbracht hat, ist die Ergänzung durch Übersichtsaufnahmen des Schädels (evtl. in mehreren Ebenen) und der Kiefer (Panoramaschichtaufnahme) sinnvoll und notwendig. Lassen sich auch mit deren Hilfe keine entscheidenden Erkenntnisse zur Schmerzursache gewinnen, dürfen auf keinen Fall Behandlungsschritte auf Verdacht hin eingeleitet werden, bevor nicht konsiliarische Untersuchungen durch den Hals-Nasen-Ohren-Arzt, den Ophthalmologen, den Neurologen sowie möglicherweise auch den Internisten, Orthopäden und Gynäkologen veranlaßt und ausgewertet worden sind.

Spezielle neurologische Untersuchungen

Nervenaustrittspunkte

Nach der allgemeinen Inspektion des Kopfes und des Gesichtes, z.B. auf Veränderungen der Hautfarbe (Hinweis auf Störungen des Vegetativums) und Schwellungen, steht die Prüfung der *Valleix-Druckpunkte* an erster Stelle der neurologischen Untersuchungen. Eine Druckschmerzhaftigkeit des Nervs an seinem Austrittspunkt aus dem Knochen kann auf eine Erkrankung der sensiblen Nerven hinweisen. Eine solche Druckdolenz tritt auch bei einer intrakranialen Drucksteigerung (Tumor, Hirnblutung) auf. Unter Umständen wird auf der Seite des Hirnprozesses die Gesichtsmuskulatur bei Druck auf die Nervenaustrittspunkte schmerzhaft verzogen und erhält somit Bedeutung für die Lokalisationsdiagnostik [30].

> Beide Seiten müssen immer vergleichend untersucht werden.

Man beginnt mit der *Austrittsstelle des Nervus supraorbitalis* an der Incisura frontalis medialis bzw. lateralis. Es folgen der zweite Ast (Nervus infraorbitalis am Foramen infraorbitale) etwa 0,5 cm unterhalb der Mitte des Infraorbitalrandes und schließlich der dritte Ast (Nervus mentalis am Foramen mentale). Das Foramen mentale läßt sich gut ertasten, wenn man vom entspannten Mundwinkel des Patienten nach kaudal greift und somit in die Region zwischen die Wurzelspitzen der unteren Prämolaren gelangt.

Der Nervus occipitalis minor (Plexus cervicalis) ist am hinteren Rand des Processus mastoideus oberhalb des Ansatzes des Musculus sternocleidomastoideus zu tasten und schließlich der Nervus occipitalis major (Ramus dorsalis des 1. Spinalnervs) paramedian subokzipital. Beim Vorliegen eines pathologischen Prozesses wird der Patient den Fingerdruck als Schmerz empfinden.

Sensibilitätsprüfung von Haut und Schleimhaut

Bei genauer Kenntnis der Innervationsbezirke der einzelnen Trigeminusäste (Abb. 3–5) bietet diese Untersuchung die Möglichkeit zu einem sehr differenzierten Nachweis von Sensibilitätsausfällen. Im Gegensatz zur Prüfung der Zahnpulpa hat sich dieses Verfahren als sehr viel feiner und verläßlicher erwiesen, um Aufschluß über den Zustand der Leitungsfähigkeit eines Nervs zu geben.

Berührungsempfindung

Die Untersuchung erfolgt bei geschlossenen Augen des Patienten. Grob orientierend kann sie bereits mit der Fingerkuppe des Untersuchers vorgenommen werden. Besser reproduzierbar wird sie jedoch unter Verwendung eines Wattebausches oder eines Mulltupfers. Der Zahnarzt verwendet auch gerne ein stumpfes Kugelinstrument.

Es wird zunächst das zu untersuchende Areal zart überstrichen. Zum Vergleich muß immer anschließend die korrespondierende Seite folgen. Die Anwendung stärkeren Drucks ist zu vermeiden, da dieser zur Reizung tiefergelegener sensibler Organe im Sinne einer Druckempfindung führt und somit das Untersuchungsergebnis verfälschen kann. Bei einigen Erkrankungen, wie z.B. der Syringomyelie, finden sich solche dissoziierten Empfindungsstörungen.

Wird die Berührung als leicht kitzelnd empfunden, liegt eine *Normästhesie* vor. Bei fehlender Empfindung besteht eine Anästhesie, bei einer verminderten Wahrnehmung (immer im Vergleich mit der kontralateralen Seite) besteht eine *Hypästhesie.* Wird der Reiz übersteigert, d.h. inadäquat beantwortet, spricht man von einer *Hyperästhesie.* Gibt der Patient bei der Berührung unangenehme Gefühle, wie „Kribbeln", „Nadelstiche", „Ameisenlaufen", an, so liegt eine *Parästhesie* vor. Hypästhesie und Parästhesie können nicht selten erste Anzeichen eines sich allmählich einstellenden kompletten Sensibilitätsausfalls sein. In diesem Sinne sind

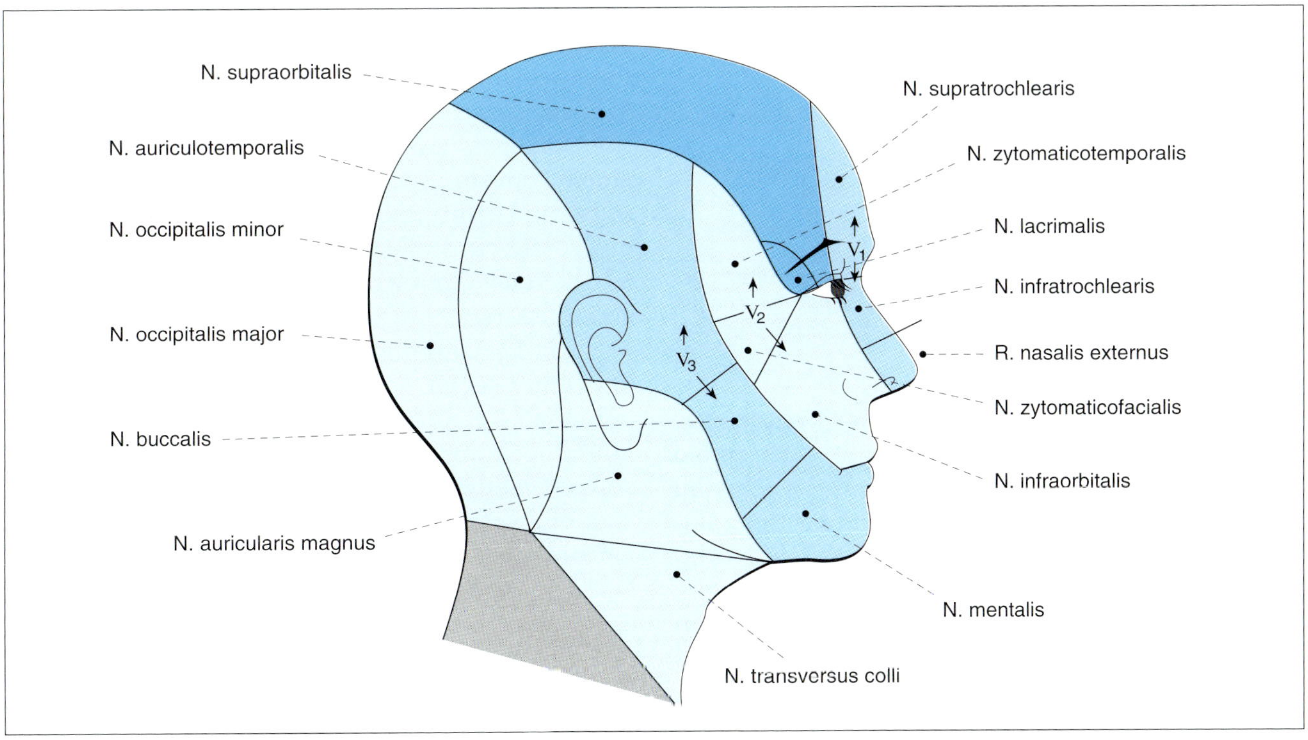

Abb. 3 Hautinnervationsfelder der drei Trigeminusäste mit ihren einzelnen Verzweigungen [Umzeichnung nach 145].

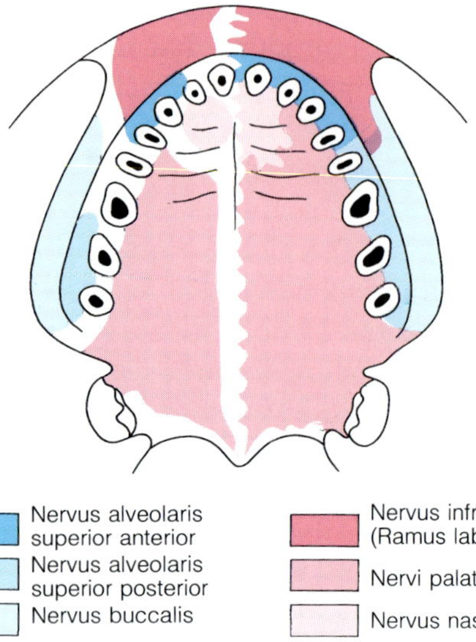

Abb. 4 Sensible Schleimhautinnervationsfelder am Dach der Mundhöhle (Oberkiefer – Gaumen – Vestibulum). Rechts: Autonomfelder der Nervenäste, links: Maximalgebiete der Nervenäsfe.

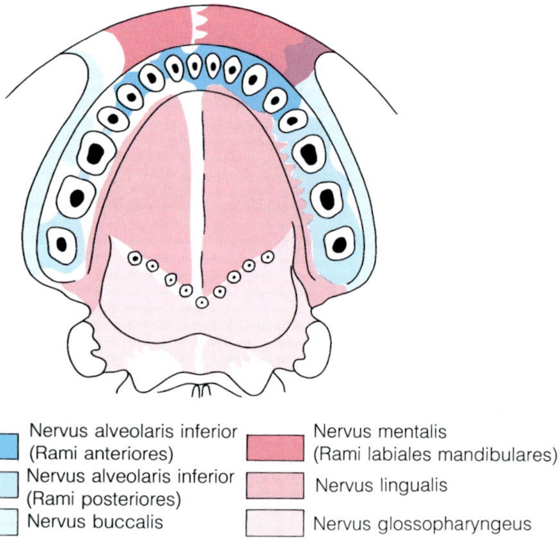

Abb. 5 Sensible Schleimhautinnervationsfelder am Boden der Mundhöhle (Unterkiefer – Vestibulum – Wange – Zunge). Rechts: Autonomfelder der Nervenäste, links: Maximalgebiete der Nervenäste.

sie oftmals Frühsymptome einer Unterkieferosteomyelitis (sog. Vincent-Symptom) oder treten auf, wenn maligne Tumoren durch ihr Wachstum den Nervs zerstören. Dies kann sowohl schmerzlos vor sich gehen als auch mit heftigen Schmerzen verbunden sein [66, 67].

Nach Ausfällen des Nervs aufgrund von Verletzungen oder Operationen kann die Parästhesie jedoch auch das erste Zeichen für die Wiederkehr der Nervenfunktion sein. Schmerzhafte Parästhesien werden auch als *Dysästhesie* bezeichnet.

Schmerzempfindung

Auch diese Prüfung erfolgt bei geschlossenen Augen des Patienten. Eine spitze Sonde wird leicht auf die Haut bzw. Schleimhaut gedrückt. Bei normaler Nervenfunktion empfindet der Patient die Nadel als „spitz", gegebenenfalls auch als „stechend". Gibt er hingegen eine „stumpfe" Empfindung an, so besteht eine Analgesie oder Hypalgesie. Durch Verstärkung des Drucks kann nun – wie immer im Seitenvergleich – überprüft werden, wie stark die Schmerzschwelle angestiegen ist.

Reagiert der Patient auf die Berührung auf der einen Seite deutlich heftiger als auf der anderen, liegt eine Hyperalgesie vor, die sich jedoch kaum von der Hyperästhesie unterscheiden läßt.

Ganz allgemein werden im medizinischen Sprachgebrauch die Begriffe für Berührungs- und Schmerzempfindung zumeist nicht exakt unterschieden, so daß es sich eingebürgert hat, nur von Hypästhesie, Anästhesie oder Hyperästhesie zu sprechen und den Terminus der Hypalgesie etc. nicht zu verwenden.

Dies ist zulässig, wenn keine dissoziierte sensorische Störung besteht.

Pulpasensibilität

Eine der wichtigsten, dem Zahnarzt aber auch vertrautesten Untersuchungen ist die Prüfung der Pulpasensibilität. Diese kann thermisch (CO_2-Schnee), elektrisch oder mechanisch (Probetrepanation) erfolgen (zur Technik s. Bd. 3). Sie ergibt zum einen Aufschluß über die *Sensibilität* der Pulpa selbst und damit indirekt über die *Vitalität* des Zahnes sowie zum anderen auch über die Funktionsfähigkeit des der jeweiligen Pulpa zugeordneten Trigeminusastes.

Nach der Unterbrechung des Nervus trigeminus oder eines seiner Äste muß die Reaktion der Pulpa auf einen Reiz negativ sein, wenn sie peripher der Unterbrechungsstelle liegt. Bei intakter Gefäßversorgung ist diese Pulpa jedoch vital! Hieraus erklärt sich die wesentliche Unterscheidung zwischen der Sensibilität und der Vitalität eines Zahnes.

Reflexe

Zur Auslösung normaler Reflexe müssen afferente und efferente Bahnen zum und vom zentralen Nervensystem intakt sein. Störungen des Reflexbogens können somit ihre Ursache einmal in der Unterbrechung der sensiblen als auch der motorischen Anteile haben. Der objektiven Untersuchung liegt eine Reihe von trigeminofazialen Reflexen zugrunde.

Kornealreflex

Dieser ist der empfindlichste und zuverlässigste Reflex, insbesondere weil die Korneasensibilität bei Trigeminusstörungen als erste faßbar vermindert ist. Man läßt den Patienten nach oben sehen und berührt die Kornea außerhalb der Pupille mit einem zarten Wattebausch oder Mulltupfer. Physiologischerweise sollte nun eine *Kontraktionszuckung des Musculus orbicularis oculi mit Lidschluß* erfolgen. Der Reflex fehlt beim Bewußtlosen (Narkose). Ein einseitiges Fehlen ist möglich nach der Unterbrechung des Nervus ophthalmicus (Nervus V_1) oder des Nervus facialis bei einer lokalen Hornhauterkrankung oder bei kontralateralen Pyramidenbahnläsionen oberhalb des Reflexbogens.

Masseterreflex

Ein Schlag mit dem Reflexhammer oder dem Finger auf die Kinnregion des entspannt gehaltenen Unterkiefers führt im Normalfall zu einer Zuckung des Musculus masseter mit teilweisem Kieferschluß.

Der Masseterreflex wird allerdings nur bei beidseitiger Parese ausfallen [144]. Bei einer Bulbärparalyse kann er darüber hinaus abgeschwächt sein oder ganz fehlen.

Preß- oder Saugreflex

Dieser ist nur beim *Neugeborenen* physiologisch vorhanden. Beim Bestreichen der Lippen kommt es zur Auslösung von Saug- und Schluckbewegungen. Ein Kind oder ein Erwachsener zeigt diesen Reflex nur im tiefen Koma oder beim apallischen Syndrom, z.B. nach schweren Hirnverletzungen.

Gaumen- und Rachenreflex

Reizleitung: Nervus maxillaris – Nervus glossopharyngeus – Nervus vagus

Das Berühren der Schleimhaut des Gaumens oder des Rachens führt zum reflektorischen Heben des Gaumens oder auch zum Würgen. Die Ausprägung dieses Reflexes ist äußerst unterschiedlich.

Auffällig scheint jedoch die Häufigkeit des fehlenden Gaumenreflexes bei Patienten mit einer vor operierten Gaumenspalte und velopharyngealer Insuffizienz trotz guter velarer Motorik. In nicht wenigen Fällen besteht dabei eine dissoziierte Velumparese. Der Patient kann gut schlucken, aber keinen genügenden velopharyngealen Abschluß beim Sprechen erzielen.

Lichtreaktion

Reizleitung: Nervus opticus – Nervus oculomotorius
Reizort: Netzhaut

Die Prüfung kann mit einer Taschenlampe oder der Lichtquelle des Zahnarztstuhles erfolgen. Diese wird im halbdunklen Raum wechselweise vor das eine oder das andere Auge gehalten. Bei physiologischer Reaktion erfolgt die Verengung der betroffenen Pupille durch den Musculus sphincter pupillae (direkte Lichtreaktion). Die gleichzeitige Verengung der Pupille des anderen Auges wird als konsensuelle Lichtreaktion bezeichnet.

Störungen deuten entweder auf einen Ausfall der Netzhaut (Blindheit) oder auf eine Unterbrechung des Nervus oculomotorius hin. Die fehlende Pupillenreaktion kann jedoch auch auf die Anwendung von Augentropfen (Atropin) oder die Einnahme von Medikamenten (Morphine) hindeuten.

Konvergenzreaktion

Hierzu läßt man den Patienten auf den Zeigefinger des Arztes blicken, den man aus der Ferne wiederholt bis dicht an das Auge heranführt. Die Augen werden zum einen nach innen wandern, und die Pupille wird sich bei der Naheinstellung verengen.

Eine reflektorische Pupillenstarre findet sich bei der Spätform der Lues und ist meist mit einer Myosis verbunden. Dabei ist die Lichtreaktion negativ bei positiver Konvergenzreaktion (ARGYLL-ROBERTSON).

Eine absolute Pupillenstarre mit sowohl aufgehobener Licht- als auch Konvergenzreaktion findet sich nicht nur bei Okulomotoriuslähmung, sondern auch bei intrazerebralen Prozessen, wie z.B. Tumoren der Vierhügelregion.

Schließlich muß die Pupillenweite überprüft werden (eng – mittelweit – weit). Anisokorien (ungleiche Pupillenweiten) können auf den Einfluß von lokalen Medikamenten (Atropin), auf intrazerebrale Prozesse oder auch auf Sympathikusstörungen zurückzuführen sein. Für die Führung einer Vollnarkose hat sich die Beurteilung der Pupillenweite ebenfalls bewährt (je tiefer das Narkosestadium, desto weiter die Pupillen).

Horner-Symptomenkomplex

Eine *Störung des Sympathikus,* z.B. durch Schäden der ersten oder zweiten thorakalen Vorderwurzel oder des zervikalen Grenzstranges, führt zu einer klassischen Trias:

- Ptosis (Herabsinken des Oberlides) durch Lähmung des Müller-Lidmuskels
- Miosis (Verengung der Pupille) durch Lähmung des Musculus dilatator pupillae
- Enophthalmus (Zurücksinken des Augapfels) durch Herabsetzung des Sympathikotonus

Verletzungen des Nervus trigeminus

Die meisten Verletzungen an den sensiblen Ästen des Nervus trigeminus entstehen im Rahmen oder als *Folge von chirurgischen Eingriffen,* d.h., sie sind iatrogener Natur. Am häufigsten werden sie durch abgleitende Instrumente bei Weisheitszahnentfernungen, Kontinuitätstrennung im Rahmen kieferorthopädischer Operationen (sagittale Spaltung des Unterkiefers) sowie bei präprothetischen Eingriffen (ausgedehnte Vestibulumplastiken) verursacht. Darüber hinaus entstehen schwere Schädigungen des Nervus alveolaris inferior immer wieder durch das *Überstopfen von Wurzelfüllmaterialien* in den Canalis mandibularis hinein [174, 178]. Grundsätzlich müssen alle Materialien als neurotoxisch gelten, insbesondere jedoch N2, AH26, Chloropercha und Walkhoff-Paste [178]. Dauerschäden des Nervus alveolaris inferior und des Nervus lingualis durch eine intraneurale Injektion bei der *Leitungsanästhesie* oder eine direkte Verletzung des Nervs mit einer abgebogenen Kanülenspitze sind mit Wahrscheinlichkeiten von 1 : 100 000 bis 1 : 1 000 000 als eher selten einzustufen [74, 200]. Ähnliches gilt für eine *Hämatombildung im Mundboden* bei Verletzungen der Arteria oder Vena alveolaris inferior am Foramen mandibulae [52, 174]. Schließlich kann der Druck eines Zungenspatels auf den Nervus lingualis, z.B. im Rahmen einer Weisheitszahnentfernung, ebenfalls zu einer Dehnung des Nervs mit (meist) vorübergehender Sensibilitätsstörung führen.

Der Nervus mentalis ist am ehesten im Rahmen von Wurzelspitzenresektionen an den Prämolaren oder durch einen fehlerhaft zu tief geführten Schnitt im Rahmen einer Abszeßinzision gefährdet. Bei Nichtbeachtung des Nervenverlaufes proximal des Foramen mentale (bis 5 mm tiefer) ist es im Rahmen von Genioplastiken auch schon zu Durchtrennungen dieser Struktur gekommen.

Nervenschädigungen bei Verletzungen des Mittelgesichtes und des Unterkiefers (Nervendehnungen, Kompression durch Hämatome und Ödeme, Einklemmungen) sind zwar als Erstsymptom unmittelbar nach dem Schadensereignis häufig anzutreffen, führen jedoch eher selten zu Dauerschäden (2,3–10%) [13, 141, 175].

Mit der zunehmenden Bereitschaft zur Klage gegen den Arzt nach (vermeintlichen) Behandlungsfehlern haben auch iatrogene Nervenschädigungen immer häufiger forensische Konsequenzen [79, 80, 127]. Dabei werden oftmals zunächst die Schlichtungsstellen der Zahnärzte- und Ärztekammern in Anspruch genommen, bevor sich die Gutachter im Rahmen der ordentlichen Gerichtsbarkeit mit solchen Fällen auseinandersetzen müssen [54, 59, 74, 174].

Da trotz der erhöhten Klagebereitschaft immer noch eine große Anzahl von Nervenschädigungen nach zahnärztlich-chirurgischen Eingriffen nicht gemeldet oder bekannt wird, ist es nach wie vor äußerst schwierig, die Inzidenz bleibender (iatrogener) Verletzungen des Nervus trigeminus zu ermitteln, da hier sowohl die Leitungsanästhesie als auch der operative Eingriff als Ursachen in Frage kommen. Nach einer gemeinsamen Untersuchung in den Räumen Kiel und Köln schätzten Gerlach und Mitarbeiter die Schadenshäufigkeit mit 1 : 67 000 bis 1 : 89 000 für den Nervus lingualis und auf 1 : 54 000 für den Nervus alveolaris inferior [54].

Symptomatik

Je nach Schweregrad des Traumas und Ort der Läsion kann die Schädigung eines Trigeminusastes mehr oder weniger tiefgreifend sein. Dabei lassen sich *drei Formen der Leitungsunterbrechung* unterscheiden:

- Neurapraxie: keine Unterbrechung der Nervenstruktur; voll reversible Funktionsstörung
- Axonotmesis: Unterbrechung der Axone bei erhaltener äußerer Hülle; gutes Regenerationspotential
- Neurotmesis: vollständige Kontinuitätstrennung des gesamten Nervs

Indikation zur chirurgischen Wiederherstellung (s. S. 346ff.)

Immer steht zunächst der Sensibilitätsausfall im Vordergrund, sei er *inkomplett* (Hypästhesie, Parästhesie) oder *komplett* (Anästhesie). Im ersten Fall kommt es oftmals innerhalb von Tagen zu einer vollständigen Wiederherstellung der Nervenfunktion.

Im zweiten Fall findet zunächst eine vollständige Degeneration der neuronalen Strukturen statt. Bei einer Regenerationsgeschwindigkeit der Neurone von etwa 1 mm/Tag kann es dann Monate bis zur Rückkehr der Funktionen dauern.

Im letzten Fall ist mit einer Spontanheilung i.d.R. nicht zu rechnen. Hier können im Gegenteil Schmerzen, Hyperalgesien, Parästhesien und z.T. Dysästhesien erwartet werden, die sich im Einzelfall bis zu einer Anaesthesia dolorosa steigern [132].

Leider kommt es nicht selten zu atypischen Neuralgien oder sogar nicht-neuralgiformen Gesichtsschmerzen. Auch Kausalgien können Folge von Trigeminusverletzungen sein. Als seltene Folgeerscheinung beschreibt FRENKEL ein aurikulotemporales Syndrom nach Verletzung des Nervs bei der hohen Mandibularisanästhesie [50].

In den allermeisten Fällen bilden sich die Ausfallserscheinungen des Nervs und die schmerzhaften Begleiterscheinungen weitgehend zurück, auch wenn dies mehr als ein Jahr dauern kann [156].

Erste Anzeichen für eine allmählich wiedereinsetzende Restitution des Nervs sind häufig Parästhesien, möglicherweise auch ein sog. Restitutionsschmerz. Als objektive Meßmethoden zur Dokumentation einer Nervenläsion und für die Verlaufskontrolle (auch nach Mikronervenchirurgie) stehen die Thermoprofilanalyse [27], die Ableitung somatisch-sensorisch evozierter Potentiale [36, 69] und die Elektrogustometrie für den Nervus lingualis zur Verfügung [69, 78, 174].

Therapie

In der zahnärztlich-forensischen Literatur wird das Schädigungsrisiko für den Nervus alveolaris inferior bei der operativen Weisheitszahnentfernung zwischen 1,5 und 4,4% angegeben [104, 198]. Entsprechende Schätzungen für den Nervus lingualis reichen von 0,03–0,1% [54, 76,]. Diese Zahlen zwingen jeden operativ tätigen Zahnarzt dazu, sich genaue Kenntnisse über Therapiemöglichkeiten nach Nervenverletzungen anzueignen.

Das früher übliche Vorgehen, zunächst nur auf eine Neurapraxie oder Axonotmesis mit spontaner Regeneration zu hoffen, muß heute als obsolet, ja nicht mehr zulässig gelten. Beim Verdacht auf eine Nervenkontinuitätstrennung ist folgendes Handeln zu empfehlen:

- Die Verletzung oder Zerreißung eines Nervs ist sicher. Dann muß die schnellstmögliche Überweisung in eine Fachklinik erfolgen, die alle Möglichkeiten zur Mikronervenchirurgie besitzt.
- Die Verletzung des Nervs ist möglich/nicht völlig unwahrscheinlich. Dann kann zunächst abgewartet werden. Es muß jedoch regelmäßig (wenigstens wöchentlich) eine *Kontrolle von Haut- und Pulpasensibilität* erfolgen. Bei Verdacht auf eine Schädigung des Nervus lingualis muß eine *Gustometrie* vorgenommen werden. Ergeben sich hier keine Anzeichen für eine Wiederkehr der Nervenfunktion innerhalb der ersten zwei bis drei Monate, so muß man wiederum die mikrochirurgische Nervenrekonstruktion in Erwägung ziehen, da bereits drei bis vier Monate nach der Schädigung die Heilungschancen abnehmen [68, 69, 78, 174] (s. S. 355ff.).

Es kommt nicht darauf an, ob der betroffene Patient sich letztendlich für den sicherlich aufwendigen Eingriff einer Nervenrekonstruktion in Vollnarkose entscheidet, sondern daß er die entsprechende Aufklärung über die Möglichkeiten dieses Vorgehens erhält. Bei der Unterlassung einer entsprechenden Überweisung zu einer Fachklinik macht sich der betreffende Zahnarzt einer *Sorgfaltspflichtverletzung* schuldig.

Von besonderer Bedeutung ist das oben beschriebene Vorgehen bei einer Verletzung des Nervus lingualis, die nicht nur zu einer Hyp-/Anästhesie, evtl. später auch zu Schmerzen und Brennen in der Zunge führen kann, sondern auch mit Störungen der Geschmacksempfindung einhergeht. Da eine genaue Identifikation der Chorda tympani innerhalb der Nervenbahn bisher nicht möglich ist, kann jedoch mit einer Wiederherstellung der gustatorischen Funktionen auch bei korrekter Mikronervennaht nur zufällig gerechnet werden. Ein solcher Fall wurde bisher nur von HÖLTJE und Mitarbeitern berichtet [78].

Heftige Schmerzen oder ein Brennen können auch bei nur partieller Durchtrennung des Nervs aufgrund von Amputationsneuromen entstehen

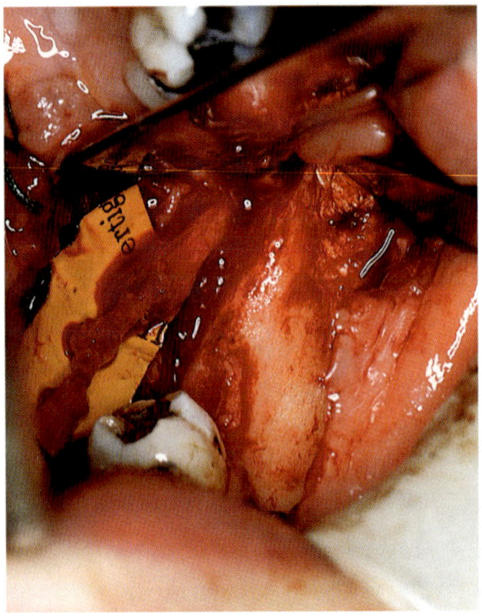

Abb. 6
Narbige Striktur nach Verletzung des Nervus lingualis im Rahmen einer Weisheitszahnentfernung.

(Abb. 6). Solche *Parästhesien und Dysästhesien* können auch nach einer erfolgreichen Nervenrekonstruktion bestehenbleiben.

Etwas zurückhaltender läßt sich die Indikation zur Mikronervenchirurgie bei der Durchtrennung des Nervus alveolaris inferior stellen. Zum einen hat es sich gezeigt, daß der Subsidiärbereich sehr groß ist, d.h., daß ausgefallene Sensibilitätszonen aus der Nachbarschaft allmählich mitversorgt werden, so daß oftmals nur kleine, für den Patienten tolerable desensible Zonen zurückbleiben. Zum anderen liegt die Erfolgsrate für die mikrochirurgische Rekonstruktion sensibler Nerven im Gegensatz zu den motorischen bei nur etwas mehr als 50%.

Die operative Revision ist immer im Fall des Auftretens von Schmerzen angezeigt.

Selbstverständlich muß überstopftes Wurzelfüllmaterial schnellstmöglich aus dem Canalis mandibularis entfernt werden [69, 174].

Einer chirurgischen Behandlung nicht zugänglich ist schließlich die Nervenschädigung durch die Leitungsanästhesie am Foramen mandibulare, da sich Schäden durch das intraneurale Einspritzen eines größeren Flüssigkeitsvolumens oder toxische Nervenschädigungen sowie durch Mikroläsionen einzelner Axone nicht mit Sicherheit erkennen ließen.

Therapie bei Sensibilitätsstörungen ohne oder mit geringem Schmerz

Ist es im Rahmen von Frakturen des Mittelgesichtes oder des Unterkiefers nicht zu starken Dislokationen gekommen, so besteht in den meisten Fällen die Möglichkeit der Spontanregeneration der Äste des Nervus trigeminus. Finden sich im Rahmen zahnärztlicher oder zahnärztlich-chirurgischer Behandlungen nach einer Nervenfunktionsstörung im Röntgenbild keine Wurzelreste, abgebrochenen Instrumente oder Wurzelfüllmaterial im Nervenkanal, so darf ebenfalls zunächst abgewartet werden. Der Patient ist zu beruhigen und auf die Wahrscheinlichkeit der Selbstheilung aufmerksam zu machen. Wichtig ist in jedem Fall die genaue Überprüfung von Regenerationszeichen (Kribbeln, Sensibilitätstest, Gustometrie).

Eine medikamentöse Behandlung mit Vitamin-B-Präparaten wäre nur dann sinnvoll, wenn bei dem betreffenden Patienten ein extremer Fall der Mangelernährung oder Falschernährung (z.B. beim Alkoholiker) vorläge. Anderenfalls hätten diese Präparate nur einen Placebo-Effekt und dienten in den allermeisten Fällen eher der Beruhigung des Behandlers als dem Nutzen des Patienten. Je nach psychischer Ausgangslage werden auch unterschiedliche Individuen unterschiedlich auf Sensibilitätsausfälle in ihrer Gesichtsregion reagieren.

Therapie bei Sensibilitätsstörungen mit stärkeren Schmerzen

Da auch hier die Möglichkeit der Spontanregeneration besteht, sollte zunächst abwartend vorgegangen werden. Die Wirkung von Kombinationen eines Vitamin-B-Komplex-Präparates mit analgetisch wirkenden Zusätzen (Dolo-Neurobion®, Judolor compositum oder ähnliches) bleibt langfristig fraglich. Lediglich die schmerzstillende Komponente kann akut von Vorteil für den Patienten sein. Als nützlich haben sich bei stärkeren Schmerzen sogenannte „Heilinjektionen“ mit langwirksamen Lokalanästhetika ohne Adrenalinzusatz (Carbostesin®) im Bereich der Nervenstämme erwiesen. Man geht davon aus, daß die Blockierung schmerzinduzierender afferenter Impulse längerfristig einen positiven Effekt hat. Ein Erfolg der Behandlung darf dann vermutet werden, wenn die Schmerzfreiheit länger anhält als die anästhesierende Wirkung des Lokalanästhetikums und wenn sich die schmerzfreien Intervalle mit zunehmender Therapiedauer verlängern.

Therapie bei Sensibilitätsstörungen mit sehr starken Schmerzen

Hier wird man ebenfalls zunächst versuchen, mit Serien von Lokalanästhetika-Injektionen oder der

Gabe von Medikamenten (peripher wirksame Analgetika in regelmäßigen Abständen) eine Schmerzlinderung oder Schmerzbeseitigung zu erzielen. Bleiben diese Maßnahmen jedoch bei quälenden Schmerzen längerfristig ohne Erfolg, muß die chirurgische Revision der betreffenden Region oder des Nervenastes in Erwägung gezogen werden. Scheitern auch *Neurolyse* oder *Nervendekompression* sowie im Einzelfall auch die Resektion eines erkrankten Nervenabschnittes mit anschließender mikrochirurgischer Naht, so wird man letztendlich nach entsprechender Diagnostik eine Thermorhizolyse (d.h. gezielte zentrale Ausschaltung von Schmerzfasern) oder eine medikamentöse Therapie wie bei den atypischen Formen der Trigeminusneuralgie empfehlen.

Verletzungen des Nervus trigeminus im ganglionären und retroganglionären Bereich

Ätiologie. Ursache ist meist eine Schädelbasisfraktu, in seltenen Fällen auch Schußverletzungen [117]; eher ungewöhnliche Ursache einer Trigeminusverletzung.

Symptomatik. Neben den Sensibilitätsstörungen im Versorgungsgebiet aller drei Hauptäste kommen die Symptome einer Lähmung des motorischen Trigeminusanteils (Pars minor) hinzu. Die Kaufunktion wird durch den Ausfall einiger Muskeln oder Muskelgruppen nicht wesentlich beeinträchtigt. Auch die Hörstörung aufgrund des Ausfalls des Musculus tensor tympani führt nur bei der Exposition des Individuums zu großem Lärm zu Problemen.

Diagnose. Anamnestisch ist i.d.R. ein Unfall eruierbar. Zusätzlich können andere Hirnnerven aus der Kleinhirn-Brückenwinkel-Region ebenfalls Ausfälle aufweisen.

Therapie. Da es zumeist nach einem traumatogenen Sensibilitätsausfall im Bereich des Ganglion Gasseri nicht zu Dysästhesien oder Schmerzen kommt, bedarf diese Verletzung keiner besonderen Behandlung. Treten jedoch Zeichen einer (atypischen) Neuralgie des Nervus trigeminus mit typischen Schmerzparoxysmen auf, so wird entsprechend behandelt (s. S. 325 ff.).

> Chirurgische Maßnahmen zur Wiederherstellung der Nervenfunktion und zur Beseitigung von Schmerzen sind nicht möglich.

Bei starker Atrophie der äußeren Kieferschließer mit Störung der Symmetrie wird man gegebenenfalls eine korrigierende Gesichtsplastik empfehlen.

Verletzungen des Nervus frontalis (V_1) (Nervus supraorbitalis)

Ätiologie. Verletzungen dieses Nervs entstehen durch Frakturen des oberen Orbitarahmens und -daches, Weichteilverletzungen im Stirnbereich, seltener iatrogen als Folge von Korrekturen kraniofazialer Fehlbildungen.

Symptomatik. Meist nur Sensibilitätsausfälle, die jedoch nur äußerst selten zu subjektiven Beschwerden oder gar zu Schmerzen führen.

Diagnose. Anamnese und neurologischer Befund.

Verletzungen des Nervus infraorbitalis (V_2)

Ätiologie. Bei *zentralen Mittelgesichtsfrakturen* (zumeist Le Fort II oder Wassmund I) oder bei einer isolierten lateralen Mittelgesichtsfraktur verläuft eine Bruchlinie fast immer durch das Foramen infraorbitale, so daß es zu einer Quetschung, Zerrung oder Zerreißung (selten) des Nervs im Canalis infraorbitalis kommen kann. Wenn auch permanente Sensibilitätsstörungen in 25–42% der Fälle zurückbleiben können [73, 111, 170], so handelt es sich dabei doch zumeist um milde Hypästhesien.

Iatrogene Sensibilitätsstörungen des Nervus infraorbitalis können im wesentlichen durch Oberkieferosteotomien bei skelettverlagernden Eingriffen oder im Rahmen von Kieferhöhlenoperationen auftreten.

Während im ersten Fall fast nie Dauerschäden zurückbleiben, entstehen durch narbige Verwachsungen des Nervs mit der post operationem gebildeten Narbenschleimhaut der Kieferhöhle am Operationsfenster nicht selten Sensibilitätsausfälle und langanhaltende neuralgiforme Beschwerden [136, 155].

Symptomatik. Sofort nach dem Unfallereignis einsetzende Sensibilitätsstörung (Anästhesien, Hypästhesien, Parästhesien), seltener neuralgiforme Schmerzen.

Erfolgt die Reposition der Fragmente frühzeitig (innerhalb der ersten zehn Tage nach dem Unfall), kommt es in den meisten Fällen zur Spontanheilung [73, 111, 170].

Bei dem in der Zahnheilkunde und Mund-Kiefer-Gesichts-Chirurgie üblichen Zugang zur Kieferhöhle über die faziale Kieferhöhlenwand kommt es etwa zwei Wochen nach dem Eingriff zunächst zu Mißempfindungen mit Sensibilitätsausfall im Bereich der Gingiva und evtl. auch der Zähne durch den Schleimhautschnitt und die Ausräumung der Kieferhöhlenschleimhaut. Aufgrund von Vernarbungen und Verwachsungen mit dem Wangenweichgewebe können langfristig Hyp- und Parästhesien sowie sich allmählich steigernde neuralgiforme Schmerzen entstehen [155].

Petzel und Mitarbeiter beschrieben ein *„Syndrom der operierten Kieferhöhle“*, das folgende Symptome umfaßte [153]:

- Schmerzzustände
- neurologische Störungen des Nervus maxillaris (V_2) (Hyp-/Parästhesien)
- postoperative Rhinitis bzw. Sinusitis und intermittierende Schwellungen
- möglicherweise Entwicklung bohrender paroxysmaler Schmerzen

Diese Beschwerden können sich im Verlauf von Monaten bis Jahren geben. Nicht selten müssen sie jedoch operativ oder medikamentös behandelt werden.

Diagnose. Für die Diagnose sind die Anamnese und der neurologische Befund von Bedeutung. Hervorzuheben sind die Druckempfindlichkeit am Austrittspunkt des Nervus V_2 sowie die Perkussionsempfindlichkeit der betroffenen Kieferhöhle. Nach Traumata lassen sich häufig Stufenbildungen am Infraorbitalrand tasten.

Kommt es erst Jahre bis Jahrzehnte nach einer Kieferoperation zu Beschwerden, so muß differentialdiagnostisch an eine Sinusitis maxillaris aufgrund einer Okklusionszyste gedacht werden. Das einfachste bildgebende Verfahren stellt die Röntgenübersichtsaufnahme im okzipitomentalen Strahlengang dar. In Zweifelsfällen, besonders nach ausgedehnten Traumata, empfiehlt sich ein Computertomogramm, insbesondere zur Abklärung von Stufenbildungen nach Trauma oder zum Nachweis sonstiger pathologischer Veränderungen in der Kieferhöhle.

Zur weiteren Sicherung der Diagnose einer ursächlichen Läsion des Nervus infraorbitalis kann ein Ausschaltversuch mit einem Lokalanästhetikum unternommen werden.

Therapie. Im Fall von Frakturen ist die Reposition der Fragmente möglichst frühzeitig (d.h. innerhalb der ersten acht bis zehn Tage nach dem Unfall) vorzunehmen. Dann wird sich die Sensibilitätsstörung in aller Regel zurückbilden [73]. Bei ausgedehnten Trümmerbrüchen und Problemen mit der Frakturreposition sind die operative Inspektion und primäre Dekompression des Nervs indiziert [13, 187].

Bei länger anhaltenden Beschwerden ohne faßbares anatomisches Substrat sollte zunächst der Versuch unternommen werden, den Patienten durch ein mildes Schmerzschema (z.B. drei- bis viermal 200 mg Paracetamol pro Tag) zu helfen. Kommt es nicht zum Sistieren der Beschwerden, sollte eine Neurolyse erfolgen. Dabei zeigen sich dann nicht selten Einengungen am Foramen infraorbitale oder im Verlauf des Canalis infraorbitalis, die es zu beseitigen gilt. Bei Verwachsungen mit dem umgebenden Weichgewebe muß der Nerv unter dem Operationsmikroskop vorsichtig aus der Umgebung herausgelöst und anschließend das Wundgebiet mit einem Kollagenlyophilisat abgedeckt werden. Im Rahmen eines solchen Eingriffes ist die Kieferhöhle selbstverständlich immer mit zu inspizieren.

Um es nicht erneut zur Narbenbildung aufgrund des Prolaps von Wangenweichgewebe durch die faziale Kieferhöhlenwand in die Kieferhöhle hinein kommen zu lassen, sollte der Bereich des Fensters in der fazialen Kieferhöhlenwand mit Hilfe von autogenem Knochen oder Knorpel oder einer resorbierbaren Folie (PDS-Folie®) abgedeckt werden.

Verletzungen des Nervus alveolaris inferior (V_3)

Wegen ihrer relativen Häufigkeit sind die Verletzungen dieses Nervs für den Zahnarzt und Mund-Kiefer-Gesichtschirurgen von besonderem Interesse.

Interessanterweise verträgt er Zerrungen und Dehnungen erstaunlich gut. Nur selten werden permanente Sensibilitätsstörungen nach einer Unterkieferfraktur oder nach einer Vor- oder Rückverlagerung des Unterkiefers beobachtet. Viel empfindlicher reagiert der Nerv jedoch auf *Verletzungen im Rahmen der Leitungsanästhesie* oder als Folge zahnärztlicher oder zahnärztlich-chirurgischer Tätigkeit (Wurzelfüllmaterial, abgleitende Bohrer, Fräsen oder Hebel bei der Wurzelspitzenresektion oder der Weisheitszahnentfernung). Hier können bei entsprechender Verletzung Parästhesien oder Dysästhesien, in schweren Fällen sogar Kausalgien entstehen.

Da die Patienten i.d.R. vor dem zahnärztlich-chirurgischen Eingriff am Weisheitszahn oder an der Wurzelspitze beschwerdefrei waren, trifft sie die grundsätzlich nicht erwartete Gefühlsstörung im Bereich ihrer Unterlippe besonders hart, so daß sich hieraus in vielen Fällen forensische Folgen ergeben. Entsprechend müssen solche iatrogenen Nervenschädigungen sehr ernst genommen werden.

Verletzungen des Nervus alveolaris inferior bei Unterkieferfraktur

Symptomatik. Es handelt sich hier meist nur um einen zeitlich begrenzten Sensibilitätsausfall (Anästhesie, Hypästhesie), der unmittelbar nach dem Unfallereignis nachgewiesen werden kann. Kommt es erst nach der Reposition und Fixation der Fragmente zu einer Sensibilitätsstörung, muß an eine Nerveneinklemmung gedacht werden. Zum Nachweis des Zeitpunkts der Nervenschädigung (prae oder post operationem) ist die sorgfältige Sensibilitätsprüfung an Haut und Zähnen vor und nach dem Eingriff unbedingt erforderlich.

Nicht selten verspüren die Patienten Parästhesien, z.T. auch Dysästhesien. Diese können oftmals als erstes Zeichen der Nervenregeneration gedeutet werden. Neuralgiforme Schmerzen sind selten.

Diagnose. Unfallanamnese, klinischer Befund inklusive der sorgfältigen Sensibilitätsprüfung und Röntgenbefund sind für die Diagnose wichtig.

Therapie. Operative Freilegung des Nervs nur dann, wenn der Verdacht auf eine (sekundäre) operationsbedingte Einklemmung besteht. Im allgemeinen ist mit einer spontanen Remission zu rechnen.

Treten Dysästhesien oder neuralgiforme Schmerzen nach Wochen oder Monaten auf, so kann der Versuch einer Spätdekompression unternommen werden, falls konservative Therapieversuche scheitern sollten.

Verletzungen des Nervus alveolaris inferior bei der zahnärztlichen (chirurgischen) Behandlung

Ätiologie. Die Verletzung dieses Nervs kann entstehen bei einer Wurzelkanalbehandlung und -füllung, bei Problemen im Lauf der operativen Entfernung von Zahnwurzeln und verlagerten Zähnen, Wurzelspitzen, bei Wurzelspitzenresektionen besonders im Prämolarenbereich, bei Zystenoperationen, bei der präprothetischen Chirurgie u.a.m.

Am häufigsten kommt es zur Quetschung des Nervs durch abgleitende Bohrer oder Fräsen. Indirekte Schädigungen können durch starken Druck auf das Dach des Nervenkanals bei der Verwendung von Hebeln entstehen.

Symptomatik. Unmittelbar post operationem entsteht fast immer ein vollständiger Sensibilitätsausfall (Anästhesie) peripher der Operationsstelle. Die Entstehung von Parästhesien, Dysästhesien oder neuralgiformen Schmerzen ist niemals auszuschließen.

Diagnose und Differentialdiagnose. Üblicherweise erfolgen die oben genannten Eingriffe in Leitungsanästhesie, so daß die Feststellung der Schädigungsursache nicht immer zweifelsfrei möglich ist. Die Verletzung des Nervs kann sowohl durch die Leitungsanästhesie selbst als auch durch den operativen Eingriff entstanden sein. Dies ist nicht nur für die Therapie, sondern auch aus forensischen Gründen von höchster Bedeutung.

Da es keine absolute Sicherheit in bezug auf die Vermeidung von Nervenschäden durch die Leitungsanästhesie gibt [79], deren geschätzte Inzidenz in Deutschland zur Zeit ca. 1 : 100 000 beträgt, liegt nach der derzeit gültigen Rechtsprechung bei Verletzungen durch die Leitungsanästhesie selbst kein Verschulden des Arztes/Zahnarztes vor. Darüber hinaus wird auch noch keine Aufklärung über ein solches Ereignis gefordert [74]. Es muß jedoch durch eine äußerst subtile neurologische Untersuchung geklärt werden, ob eine vollständige oder partielle Unterbrechung der Nervenleitung vorliegt (Hypästhesie statt Anästhesie, Parästhesie nach einigen Tagen?) und wo die Unterbrechungsstelle sich genau befindet (vor oder nach Abgang des Nervus lingualis oder buccalis). So deutet z.B. die Mitbeteiligung des Nervus lingualis nach der Leitungsanästhesie des Nervus alveolaris inferior für eine einfache Molarenextraktion im Unterkiefer auf eine Schädigung durch die Leitungsanästhesie hin.

Röntgenübersichtsaufnahmen können Aufschluß über die Beziehung von Zahnwurzeln zum Nervenkanal geben. Der Zahnfilm nach der Wurzelkanalfüllung zeigt mögliche Überstopfungen in den Nervenkanal hinein (Abb. 7).

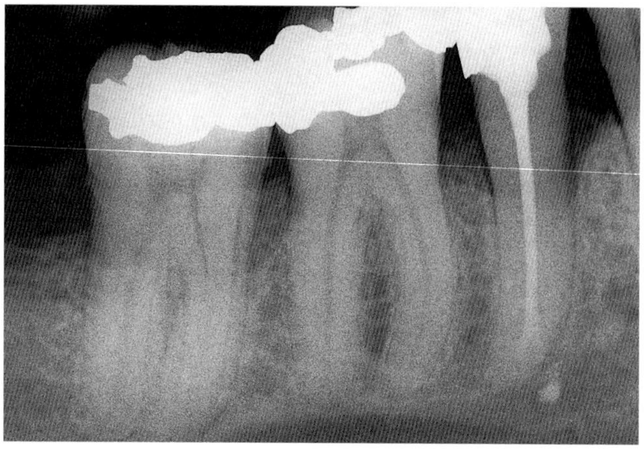

Abb. 7 Überstopftes Wurzelfüllmaterial im Canalis mandibularis.

Therapie. Ergeben sich keine deutlichen Hinweise auf eine Kontinuitätsunterbrechung ders Nervs, so kann zunächst unter regelmäßiger Prüfung der Sensibilität zwei bis drei Monate abgewartet werden.

Wurzelfüllmaterialien müssen dagegen immer sofort aus dem Nervenkanal entfernt werden. Sollte es nach sonstigen zahnärztlichen Operationen zu Dysästhesien und neuralgiformen Schmerzen kommen, die trotz konservativer Therapie persistieren, so besteht eine Indikation zum chirurgischen Eingreifen. Manchmal genügt bereits eine Entlastung des Nervenkanaldaches, z.B. durch Entfernung eines etwas zu tief eingebrachten enossalen Implantates (Abb. 8) [103]. In anderen Fällen wird es erforderlich, den veränderten Nervenabschnitt vollständig zu resezieren und durch ein autogenes Nerventransplantat mikrochirurgisch wiederherzustellen [68, 69, 70, 78, 173, 174].

Verletzungen des Nervus alveolaris inferior bei der Leitungsanästhesie

Ätiologie. Grundsätzlich sind drei Ursachen für die Nervenschädigung im Rahmen der Lokalanästhesie denkbar:

- das intraneurale Einspritzen eines größeren Flüssigkeitsvolumens unter hohem Injektionsdruck
- die Zerreißung von Nervenfasern durch eine schadhafte Injektionskanüle
- eine fehlerhaft zusammengesetzte Injektionsflüssigkeit

Die letzten beiden Mechanismen sind in der heutigen Zahnarztpraxis als äußerst unwahrscheinlich anzusehen, da fast *ausschließlich moderne, scharfe Einmalkanülen* und industriell gefertigte, steril verpackte Injektionsflüssigkeiten verwendet werden [169]. Selbst nach einem Knochenkontakt im Rahmen der Leitungsanästhesie besteht nicht die Notwendigkeit, eine neue Injektionskanüle zu verwenden, da nach Untersuchungen von SCHULZ auch ein Anstoßen am Knochen beim ersten Injektionsversuch die Nadelspitze nicht so stark schädigt, daß sie den Nerv zerreißen könnte [177].

Die als erste oben angeführte Ursache ließe sich nur dann völlig vermeiden, wenn der Nerv in keinem Fall bei der Injektion getroffen würde. Bei der Leitungsanästhesie am Foramen mandibulae gibt es jedoch keine absolute Sicherheitstechnik zur Vermeidung von Nervenschäden, auch wenn vollkommen lege artis vorgegangen wird [79]. Ziel der Leitungsanästhesie ist es ja gerade, ein Depot der örtlichen Betäubungsmittel so nah wie möglich am Nervenstamm anzubringen und deshalb die Nadel in diese Richtung zu lenken.

Symptomatik. Wird der Nervenstamm bei der Injektion von der Nadel getroffen, verspürt der Patient i.d.R. einen elektrisierenden, in Unterkiefer und Unterlippe einschießenden Schmerz. Bei der anschließenden Injektion des Lokalanästhetikums kommt es schlagartig zur kompletten Anästhesie im Projektionsgebiet des Nervus alveolaris inferior. Gibt der Patient diesen charakteristischen Sofortschmerz beim Einstich an, so darf der Zahnarzt auf

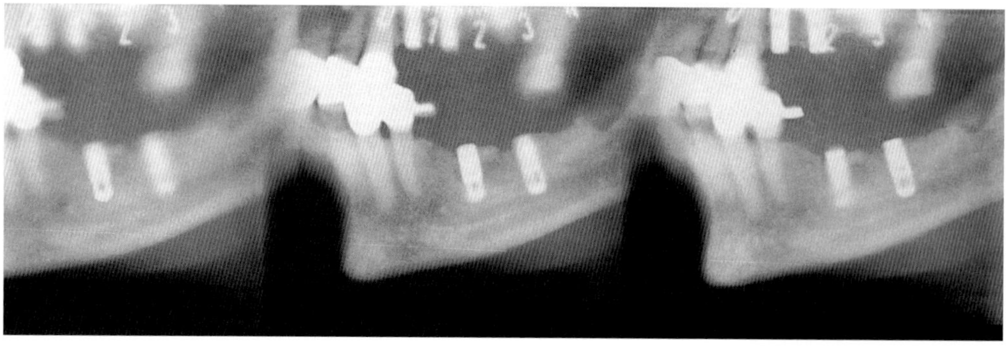

Abb. 8 Kompression des Canalis mandibularis durch ein Implantat (konventionelle Schichtaufnahme).

keinen Fall injizieren. Er muß die Injektionskanüle sofort zurückziehen und vollkommen neu einstechen.

Dieser Mechanismus kann jedoch vom Patienten vollkommen unbemerkt geschehen, wenn der Zahnarzt im Verlauf eines Eingriffes bei bereits bestehender, aber nicht mehr ausreichend tiefer Anästhesie nachinjizieren muß.

Im Anschluß an die Behandlung bleibt die Anästhesie im Ausbreitungsgebiet des Nervus alveolaris inferior bestehen. Es können jedoch auch noch Hypästhesien oder Parästhesien auftreten. Beim Ausfall einzelner Axone umfaßt die Sensibilitätsstörung z.T. auch nur umschriebene Areale innerhalb des peripheren Versorgungsgebietes des Nervs. Eine Mitbeteiligung des Nervus lingualis ist möglich.

Das Auftreten von neuralgiformen Schmerzen ist denkbar.

Differentialdiagnose. Siehe Verletzung des Nervs durch zahnärztlich-chirurgische Tätigkeit (s. S. 357ff.).

Therapie. In aller Regel tritt eine spontane Rückbildung der Sensibilitätsstörung auf. Bei primär partiellem sensorischen Ausfall ist die Prognose am günstigsten. Bei lang anhaltenden neuralgiformen Schmerzen ließen sich gute Erfolge mit der TENS-Behandlung (transkutane elektrische Nervenstimulation) erzielen. Eine chirurgische Revision des Nervs bei gesichertem Schaden durch die Lokalanästhesie kommt nicht in Frage.

Verletzungen des Nervus lingualis

Ätiologie. Der Nervus lingualis kann ganz ähnlich dem Nervus alveolaris inferior sowohl durch zahnärztlich-chirurgische Eingriffe (im Vordergrund steht die Weisheitszahnentfernung) als auch durch die Lokalanästhesie geschädigt werden.

Insgesamt handelt es sich wohl um ein eher seltenes Ereignis, wenn man die bisher dazu erschienene Literatur betrachtet.

KÜMMERLI stellte bei 16 traumatischen Schädigungen des Nervus lingualis elfmal die *Leitungsanästhesie* als Ursache fest [118]. In den anderen Fällen hatten ein *Schädeltrauma* und einmal ein ausgedehntes Mundbodenhämatom nach Schlag auf den Unterkiefer bestanden. VOGEL beschrieb 31 Fälle von bleibenden Lingualisschädigungen in einem Zeitraum von 20 Jahren, wobei er sogar Traumatisierungen durch die operative Tätigkeit und die Lokalanästhesie zusammenfaßte [200].

Durch die zunehmende Zahl von operativen Revisionen im lingualen Kieferwinkel nach Nervenschädigung ließ sich jedoch feststellen, daß Verletzungen durch *abgleitende Instrumente* (Bohrer, Fräsen, Hebel) häufiger sind als vom Operateur angenommen.

Die in den letzten Jahren erheblich angestiegene Zahl von Klagen nach Nervus-lingualis-Schäden läßt hier eine nicht unbeträchtliche Dunkelziffer vermuten.

Symptomatik. Nach Leitungsanästhesie oder operativem Eingriff tritt eine fortdauernde Anästhesie, Hypästhesie oder Parästhesie im Bereich der vorderen zwei Drittel der betroffenen Zungenhälfte und partiell des Mundbodens auf. Wegen der Verletzung der im Nervus lingualis verlaufenden Chorda tympani kommt es zu einer partiellen Geschmacksstörung (Hypogeusie).

Therapie. Zunächst abwartend; bei Auftreten von Schmerzen medikamentöser Behandlungsversuch. Eine regelmäßige Gustometrie ist hilfreich zur Objektivierung der Wiederkehr des Geschmacksempfindens. Die Prognose ist nicht besonders günstig. KÜMMERLI gab bei den meisten seiner Patienten auch nach eineinhalb bis zwei Jahren noch sensorische Ausfälle an [118].

Liegt der Verdacht auf eine Verletzung des Nervs im Bereich des inneren Kieferwinkels oder des Mundbodens sehr nahe, so muß dem Patienten die operative Revision des Nervs innerhalb von drei bis vier Monaten empfohlen werden, um die Möglichkeiten zu einer mikrochirurgischen Rekonstruktion abzuklären (s. S. 358ff.).

Aurikulotemporales Syndrom (s. Bd. 10/II)

(Synonyma: Frey-Syndrom, Frey-Baillarger-Syndrom, Dupuy-Syndrom, Sudation parotidienne, Hyperhidrosis parotidea masticatoria, unilateral flush sweat, gustatory syndrome, salivosudoripares Syndrom, gustatorisches Schwitzen, Neuralgie des Nervus auriculotemporalis)

Ätiologie. Dieses seltene Syndrom wurde erstmals 1923 von der polnischen Neurologin LUCJA FREY beschrieben [16]. Es findet sich nach konservativen Parotidektomien, nach einer eitrigen Parotitis oder einer Parotisverletzung [32, 130, 160, 171], aber auch nach Typhus (Typhusparotitis?) [171]. Nach Kiefergelenkluxationsfrakturen kann es zur Irritation des Nervus auriculotemporalis mit anschließendem *gustatorischen Schwitzen* kommen. FRENKEL beschrieb schließlich ein aurikulotemporales Syndrom nach einer Verletzung des Nervus alveolaris inferior infolge einer Leitungsanästhesie [50].

Das Auftreten des Syndroms sowohl nach Verletzungen als auch infolge von Erkrankungen läßt verschiedene Formen der Pathogenese vermuten. Gesicherte Erkenntnisse liegen bis heute noch nicht vor. Über die *Jacobson-Anastomose* (Nervus tympanicus – Nervus petrosus superficialis – Ganglion oticum) erhält der vom Stamm des Nervus alveolaris inferior abzweigende Nervus auriculotemporalis parasympathische sekretorische Fasern aus dem Nervus glossopharyngeus für die Glandula parotis. Es werden nun *zwei Wege für die Auslösung des gustatorischen Schwitzens* vermutet:

- lokale Enthemmung des physiologisch unterschwellig angelegten Reflexes [50, 171]
- Fehlinnervation der Schweißdrüsen durch ursprünglich für die Glandula parotis bestimmte (parasympathische) Fasern des Nervus auriculotemporalis [32, 160]

Mit dem letztgenannten Mechanismus würde das Auftreten des Syndroms erst Monate oder evtl. sogar Jahre nach der primären Schädigung verständlich. Nach einer Theorie von FRENKEL ließe sich das gustatorische Schwitzen nach der Leitungsanästhesie des Nervus alveolaris inferior durch eine Nervus-lingualis-Chorda-tympani-Schädigung mit Verminderung des Trigeminustonus und Überwiegen des parasympathischen Tonus des Nervus glossopharyngeus erklären [50].

Symptomatik. Einige Wochen bis Monate nach dem Trauma oder einer konservativen Parotidektomie kommt es ein bis zwei Minuten nach der Nahrungsaufnahme, insbesondere saurer oder stark gewürzter Speisen, zu einer einseitigen Gesichtsrötung im Innervationsbereich von Nervus auriculotemporalis und Nervus auricularis magnus. Kurz darauf beginnt die Bildung von Schweißtröpfchen, die schließlich konfluieren und die Wange herunterrinnen (Abb. 9) [50, 130, 160]. Darüber hinaus gibt es immer wieder einzelne Berichte von Hyperästhesien [9], einem kribbelnden Schmerzgefühl [50] oder sogar von Schmerzattacken [38]. Schließlich ist sogar das Auftreten einer atypischen Neuralgie des Nervus auriculotemporalis ohne begleitende vegetative Erscheinungen beschrieben worden [128]. Leerkauen löst das Schwitzen nicht aus. Nach Beendigung des Kauens bilden sich die vegetativen Erscheinungen wieder zurück.

Diagnose. Sie ist leicht beim Auftreten der typischen Erscheinungen im Zusammenhang mit der Nahrungsaufnahme zu stellen. Mit Hilfe der Minor-Jod-Stärke-Reaktion läßt sich das Schwitzen auch optisch nachweisen: Beide Wangen werden mit Jodtinktur eingepinselt und nach dem Trocknen mit Stärke eingepudert. Beim Einsetzen der Schweißsekretion setzt ein Farbumschlag ins Blauschwarze ein (Abb. 10).

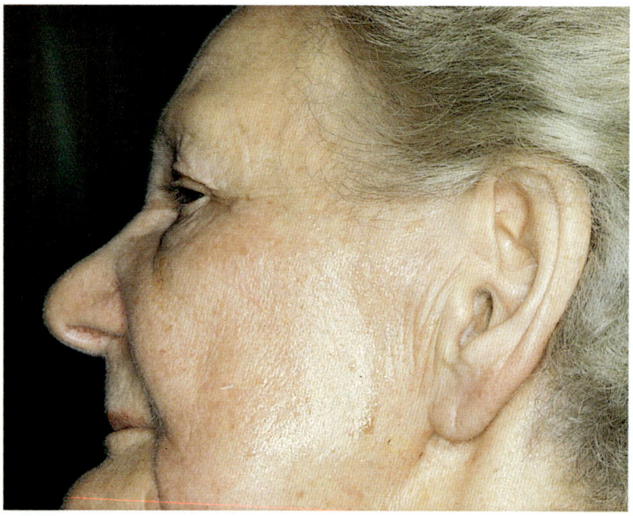

Abb. 9 Aurikulotemporales Syndrom: Schwitzen im Innervationsgebiet des Nervus auriculotemporalis kurz nach Beginn des Kauaktes.

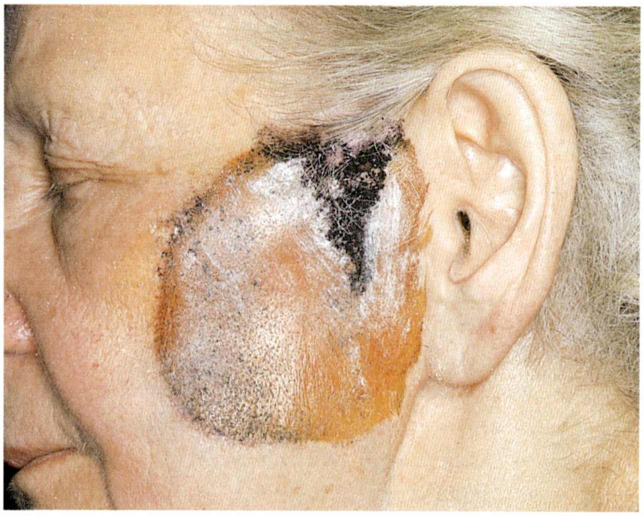

Abb. 10 Aurikulotemporales Syndrom: Minor-Jod-Stärke-Reaktion zum Schweißnachweis (blauschwarze Verfärbung).

Therapie. Als ursächliche Behandlung des aurikulotemporalen Syndroms muß die Aufhebung der parasympathischen Innervation der Schweißdrüsen erfolgen. Dies läßt sich symptomatisch mit einer dreiprozentigen Scopolamin-Salbe bewirken, die örtlich aufgetragen und nach zwei bis drei Stunden wieder abgewaschen wird. Die Hemmung der Schweißsekretion kann zwei bis drei Tage anhalten [119, 190].

Die Blockade des Nervus glossopharyngeus zur Ausschaltung des Parasympathikus wird wegen des nicht unerheblichen Risikos der dauernden Unterbrechung dieses Hirnnervs wohl kaum als Differentialtherapie in Frage kommen.

Bei konservativer Parotidektomie sollte prophylaktisch das „superficial musculoaponeurotic system" zur Abdeckung des Nervus facialis und seiner Äste erhalten [21] oder eine Rauch-Plastik mit Anteilen des Musculus sternocleidomastoideus zum gleichen Zweck durchgeführt werden [160]. Damit ließe sich die in der Literatur angegebene Häufigkeit des FREY-Syndroms nach Parotidektomie von 13–30% auf unter 10% senken [160, 166]. Gute Erfahrungen wurden auch mit einem anhydrotischen Gel zur symptomatischen Behandlung der äußerlich sichtbaren Schweißsekretion gemacht [172].

Typische Neuralgien

Der Begriff der Neuralgie wird sehr häufig nicht nur von Laien in unzulässiger Weise verwendet, um einen andauernden Schmerz, insbesondere im Gesichtsbereich zu beschreiben. Häufig ist damit auch die Vorstellung verbunden, es handele sich um einen Schmerz entlang dem Versorgungsgebiet eines Nervs. Dies gilt jedoch nur für die typischen Neuralgien.

Allgemein definiert ist die Neuralgie eine Form des Schmerzes, die auf eine Schädigung des Nervs selbst und/oder seiner zentralen Verbindungen zurückzuführen ist.

Sie läßt sich charakterisieren durch *heftigste, einschießende Schmerzanfälle,* die ohne jede Vorwarnung auftreten und nach einem schmerzfreien Intervall unterschiedlicher Dauer intermittierend wiederkehren.

Bei den typischen Neuralgien ist zusätzlich eine Triggerzone nachweisbar, bei deren Berührung es zur Auslösung eines Schmerzanfalls kommt. Die Schmerzen selbst werden genau im terminalen Versorgungsgebiet des betroffenen Nervs als Dolor projectus empfunden.

Neurologische Ausfälle lassen sich nicht objektivieren. Verschiedene Formen der Neuralgie gehen jedoch nicht selten mit vasomotorischen Erscheinungen während eines Anfalls einher.

Im weiteren Verlauf der Erkrankung kommt es häufig zu einer Zunahme der Schmerzattacken bei gleichzeitiger Abnahme der freien Intervalle. Dies führt langfristig so weit, daß der Patient nur noch in der Erwartungsangst vor dem nächsten Anfall lebt und dadurch in seinem Lebensgefühl erheblich beeinträchtigt ist. Dauert die Erkrankung über Monate bis Jahre an, wird die Entwicklung einer allgemeinen Depression immer wahrscheinlicher. Nicht selten werden von den Betroffenen Suizidgedanken geäußert.

Um von dieser Geißel des Schmerzes befreit zu werden, nimmt der Patient nahezu jede ihm angebotene Behandlungsmöglichkeit in Kauf, sofern er nur eine Linderung des Leidens erwarten darf.

Typische Trigeminusneuralgie (TTN)

(andere, z.T. veraltete Bezeichnungen:
tic douloureux, idiopathische, essentielle, genuine, echte Trigeminusneuralgie)

Bereits im 18. Jahrhundert wurde die Trigeminusneuralgie mit ihren typischen Symptomen von ANDRÉ (Tic douloureux 1756) und FOTHERGILL (1779) sowie erneut fast ein Jahrhundert später von TROUSSEAU (Neuralgie epileptiforme spasmodique 1885) als Symptomenkomplex beschrieben und definiert [5, 49, 196]. Der Name *Tic douloureux* („schmerzhaftes Zucken") läßt sich dabei auf die unwillkürliche Muskelkontraktion im Bereich von Mundwinkel oder Augenlidern im Rahmen der Schmerzattacken zurückführen.

Wie die Untersuchungen von RASMUSSEN sehr deutlich zeigen konnten, wenden sich über 50% der Patienten mit Schmerzen im Kiefer-Gesichtsbereich zunächst an den Zahnarzt, da sie fälschlicherweise an einen Zahn als Ursache der Beschwerden denken. Nicht selten hat dies dazu geführt, daß vollkommen unsinnige Extraktionen auf das massive Drängen der Patienten vorgenommen wurden, auch wenn weder klinisch noch röntgenologisch ein pathologischer Befund am betreffenden Zahn erhoben werden konnte. Umgekehrt gibt es auch Fälle, in denen ein Schmerzzustand, dessen Ursache nicht ohne weiteres erkennbar ist, gern der „Trigeminusneuralgie" zugeordnet wird, ohne eine ausreichende, auch andere Fächer einbeziehende Diagnostik betrieben oder veranlaßt zu haben [158].

Da solche Fehldiagnosen nicht nur ganz erhebliche therapeutische, sondern auch versicherungsrechtliche und forensische Konsequenzen haben können, hat die Kenntnis dieses Krankheitsbilds für den Zahnarzt große Bedeutung.

Klinisches Bild

Alters- und Geschlechtsverteilung. Das Durchschnittsalter beim ersten Auftreten einer Trigeminusneuralgie liegt im sechsten Lebensjahrzehnt. Etwa 50% sind älter als 60 und 20–25% älter als 70 Jahre [48, 112, 145, 157].

Jüngere Menschen sind nur äußerst selten betroffen. Bei ihnen muß unbedingt eine multiple Sklerose als eigentliche Grunderkrankung ausgeschlossen werden [209].

In der älteren Literatur wird generell ein Überwiegen des weiblichen Geschlechtes im Verhältnis von etwa 3 : 2 oder sogar 2 : 1 angegeben [48, 62, 112]. Bei einer subtilen Klassifikation zeigte es sich jedoch, daß bei der typischen Trigeminusneuralgie das Geschlechtsverhältnis nahezu 1 : 1 ist [157].

Lokalisation

Grundsätzlich muß man davon ausgehen, daß die typische Trigeminusneuralgie nahezu ausschließlich *einseitig* auftritt. Ein beiderseitiges Vorkommen ist wiederum Hinweis für andere ursächliche Erkrankungen.

Tabelle 3 Verteilung der Neuralgien auf die einzelnen Äste.

1. Ast:	4%
2. Ast:	23%
3. Ast:	15%
1. und 2. Ast:	16,5%
2. und 3. Ast:	32%
1. und 3. Ast:	2–3%
1., 2. und 3. Ast:	5%
bilateral:	2–3%
Nervus V und Nervus IX:	1,5%

Es besteht eine Bevorzugung der rechten Gesichtshälfte etwa im Verhältnis 3 : 2 gegenüber der linken [112, 157, 167].

Wenn auch die Angaben in der Literatur ein wenig schwanken, so steht doch fest, daß der erste Trigeminusast deutlich seltener als die beiden anderen von einer typischen Neuralgie betroffen ist. Die Verteilung auf die einzelnen Äste ergibt sich aus Tabelle 3 [112, 151, 152].

Bei einer typischen Trigeminusneuralgie des Nervus mandibularis besteht fast immer eine gleichzeitige Beteiligung des Nervus lingualis [35].

Bei einer *isolierten Neuralgie des Nervus lingualis* ergeben sich differentialdiagnostische Schwierigkeiten bei der Abgrenzung von einer Nervus-glossopharyngeus-Neuralgie. DHOM hat schließlich über den seltenen Fall einer isolierten Neuralgie des Nervus buccalis berichtet [42]. Je länger das Leiden andauert, desto größer ist die Wahrscheinlichkeit, daß die Neuralgie von zunächst nur einem betroffenen Trigeminusast auch auf weitere „überspringt".

Symptomatik. Typisch für die Trigeminusneuralgie ist der plötzliche, „aus heiterem Himmel" einschießende, extrem heftige Schmerz von Sekunden bis höchstens zwei Minuten Dauer. Folgende Beschreibungen finden sich immer wieder: „stechend", „wie ein Messerstich", „wie ein Peitschenhieb", „wie ein elektrischer Schlag", „reißend", „wie kochendes Wasser" [19, 20, 63, 99, 112, 158]. Im Moment des Anfalls ist der Patient zu keiner weiteren Reaktion fähig. Er verstummt mitten im Satz, verzerrt das Gesicht und wird jede weitere Bewegung vermeiden [93].

Es liegt ein Projektionsschmerz exakt auf das terminale Versorgungsgebiet des betroffenen Nervenastes vor. Bei einer *Beteiligung des Nervus maxillaris und des Nervus mandibularis* erfolgt eine Schmerzprojektion in die Zähne, gegebenenfalls auch in die Zunge (Nervus lingualis) oder isoliert in den Mundwinkelbereich (Nervus buccalis) [42].

Die *Auslösung des Schmerzanfalls* geschieht nahezu ausschließlich durch Berührung oder Bewegung (essen, sprechen, schlucken, waschen, rasieren) einer sogenannten Triggerzone im peripheren Versorgungsgebiet des betroffenen Nervs [4, 33, 58, 65, 99, 204]. Durch die Berührung der Zähne selbst läßt sich hingegen fast nie ein solcher Schmerzanfall „triggern" [65].

Zwischen den Attacken liegen immer wieder schmerzfreie Intervalle unterschiedlicher Dauer. In diesen *Refraktärphasen* kann auch von der Triggerzone aus kein Schmerzanfall ausgelöst werden, während sonst schon bei den geringsten Reizen, wie z.B. einem Luftzug, eine maximale Schmerzentladung folgt. Beträgt das schmerzfreie Intervall zu Beginn der Erkrankung bisweilen Wochen bis Monate, so kann es sich im Lauf der Zeit bis auf Minutenabstände verkürzen. Der Patient erlebt kaum mehr längere Phasen der Schmerzfreiheit [63, 93, 112, 158, 204]. Gerade im letzten Fall ist die Differentialdiagnose zur atypischen Neuralgie sehr erschwert. Die Feststellung einer Triggerzone und der Schmerzprojektion können jedoch Klarheit bringen.

Die typische Trigeminusneuralgie ist nicht mit neurologischen Ausfallerscheinungen verbunden [145, 157, 208].

Dementsprechend sind die neurologischen Befunde im Intervall unauffällig, die Reflexe regelrecht auslösbar und die Nervenaustrittspunkte nicht druckdolent.

Sollten *vegetative Erscheinungen* wie halbseitige Schweißsekretion, Rhinorrhö, Tränen- und Speichelfluß als Begleitsymptome eines Schmerzanfalls auftreten, deuten diese differentialdiagnostisch eher auf ein SUNCT-Syndrom hin (s. S. 332 ff.).

Trophische bis ekzematöse Veränderungen der Gesichtshaut lassen sich ebenfalls nicht auf eine typische Trigeminusneuralgie zurückführen. Sie können gegebenenfalls durch heftiges Reiben mit der Hand entstehen, wodurch sich ein Patient möglicherweise subjektiv während eines Anfalls Linderung verschaffen kann.

Diagnose und Differentialdiagnose. Die Diagnose der typischen Trigeminusneuralgie stützt sich entscheidend auf die charakteristische Anamnese. Sie darf als gesichert gelten, wenn andere Erkrankungen als Ursache ausgeschlossen und folgende Kriterien erfüllt sind:

- heftige, bis maximal 2 min dauernde Schmerzattacke
- strenge Begrenzung auf das Ausbreitungsgebiet eines oder mehrerer Äste des Nervus trigeminus
- schmerzfreies Intervall mit Refraktärphase
- Triggerzone

Weitere Symptome sind möglich, für die TTN aber nicht typisch.

Vegetative Symptome treten am ehesten bei atypischen Neuralgien auf. Hier kommt es auch vermehrt zu Störungen der Sensibilität wie Hyperästhesie, Hypästhesie, Parästhesie.

Auch wenn anscheinend die typische Befundkette für die TTN vorliegt, so müssen zwingend andere Formen des Gesichts- und Kieferschmerzes sicher ausgeschlossen werden, z.B. mit Hilfe einer subtilen Röntgendiagnostik im Fachgebiet. Vielfach werden auch myofaziale Schmerzen fälschlicherweise mit einer Trigeminusneuralgie in Zusammenhang gebracht.

In vielen Fällen hat es sich als notwendig erwiesen, Neurologen, Hals-Nasen-Ohren-Ärzte und Augenärzte konsiliarisch hinzuzuziehen.

Wegen der räumlichen Nähe können andere typische Neuralgien (Glossopharyngeus-, Fazialis- [Intermedius-] und Vagusneuralgie) Probleme bereiten.

Schließlich hat es sich bewährt, gemäß den Angaben des Patienten über die Ausbreitung des Schmerzes den Versuch zu unternehmen, den betreffenden Trigeminusast (auch isoliert den Nervus lingualis, den Nervus buccalis, den Nervus nasopalatinus oder den Nervus palatinus major) gezielt mit einer Lokalanästhesie zeitlich begrenzt auszuschalten. Diese Lokalisationsdiagnostik gibt wertvolle Hinweise für den genauen Einsatz sowohl peripherer als auch zentraler Maßnahmen.

Schließlich muß die Empfehlung ausgesprochen werden, bei Verdacht auf eine TTN eine *Kernspintomographie* durchführen zu lassen. Besonders neuere hochauflösende Verfahren, evtl. auch in Kombination mit einer Angiographie, ermöglichen mit hoher Sicherheit die Darstellung von Gefäßen im Kleinhirn-Brückenwinkel, die im (pathologischen) Kontakt mit den Nervenwurzeln stehen [83, 129, 133].

Selbstverständlich lassen sich mit dem Kernspintomogramm auch alle Arten von raumfordernden Prozessen an der Schädelbasis ausschließen.

Ätiologie und Pathogenese

Eine endgültige Klärung der Ursache der typischen Trigeminusneuralgie hat bis heute nicht stattgefunden. Dennoch liegen viele gleichlautende Forschungsergebnisse vor, die auf eine *Kombination von wenigen Faktoren* hindeuten:

- vaskuläre Kompression der Nervenwurzel im Kleinhirn-Brückenwinkel
- Einfluß von Neurotransmittern (Entwicklung eines „Schmerzgedächtnisses")
- Veränderungen der Afferenzen

Kompressionen der Nervenwurzel

Die hintere Wurzel des Nervus trigeminus muß die Felsenbeinkante des Schläfenbeins überqueren, bevor sie sich in ihrem sensorischen Teil zum Ganglion trigeminale (Gasseri) verdickt, das in einer Vertiefung des Os petrosum liegt. In seinem weiteren Verlauf erfährt dann der Nervus ophthalmicus nur eine geringe Richtungsänderung, während der Nervus maxillaris und der Nervus mandibularis beide mehr oder weniger stark zum Foramen rotundum bzw. ovale hin abknicken müssen. (Möglicherweise liegt hier einer der Gründe für das seltene Auftreten der TTN des Nervus V_1 [145].)

Eine *Druckwirkung auf die hintere Trigeminuswurzel* läßt sich nunmehr entweder durch ein Absinken der Gehirnmasse in die hintere Schädelgrube infolge von Alterungsprozessen oder auch durch die Kompression benachbarter arteriosklerotischer Gefäße denken [87, 101]. Dies würde auch das Auftreten der Trigeminusneuralgie im höheren Lebensalter erklären, da die altersbedingte Arteriosklerose zu einer vermehrten Rigidität und Schlängelung der Gefäße führt [209].

Neben Druckschwankungen der direkt unterhalb des Ganglion Gasseri liegenden Arteria carotis interna werden insbesondere Kompressionen durch die Arteria cerebelli superior bzw. die Arteria cerebelli inferior oder auch Venen verantwortlich gemacht [88, 101, 185]. Dieser Druck führt langfristig zu einer partiellen Demyelinisierung der dicken A-Fasern mit Entblößung der Achsenzylinder [102, 140]. Auf diese Weise ist es denkbar, daß Impulse, die von Mechanorezeptoren in der Triggerzone ausgehen und über nunmehr demyelinisierte A-Fasern weitergeleitet werden, auf die unmyelinisierten Schmerzfasern (C-Fasern) des Ganglions und der sensiblen Trigeminuswurzel überspringen. STENDER bezeichnete diesen „Kurzschluß" als Ephapse [55, 189]. In jüngerer Zeit wird die bereits von TROUSSEAU 1885 postulierte Neuralgia epileptiformis [196] durch Untersuchungen von PAGNI unterstützt [149]. Er fand heraus, daß in der Region des chronischen Schadens ektopische Impulse und Nachentladungen generiert werden. Es kommt zum Entstehen eines unterschwelligen epileptischen Herdes im Trigeminuskern. Durch verstärkte Afferenzen (Manipulation in der Triggerzone) kommt es schließlich zur Entladung, so daß sich Schmerzparoxysmen entwickeln können [56].

Neben den örtlich begrenzten Läsionen aufgrund einer *neurovaskulären Kompression* fanden SINDOU und Mitarbeiter darüber hinaus eine mäßige bis deutliche generelle *Atrophie der gesamten Nervenwurzel.*

Einfluß von Neurotransmittern

Wenn auch die Gefäßdekompression im Bereich der Trigeminuswurzel sehr hohe Langzeiterfolge aufweist, so verbleibt doch ein Rest von 5–10% mit unbefriedigenden Ergebnissen.

Aus den Untersuchungen des letzten Jahrzehnts geht nun hervor, daß bei diesen Fällen an eine Störung der Information aus den nozizeptiven Neuronen gedacht werden muß. Diese Neurone werden im wesentlichen über zwei Mechanismen gesteuert:

- Modulation über die Afferenzen aus den entsprechend stimulierten Hautarealen
- endogene Hemmsysteme über absteigende Bahnen aus supraspinalen Regionen [12, 207]. Dabei spielen Neurotransmitter eine große Rolle.

Schmerzerzeugende Substanzen sind im wesentlichen intra- und extrazelluläre Polypeptide wie Serotonin und Bradykinine sowie die Substanz P, die in etwa einem Fünftel der Zellkörper des Ganglion trigeminale zu finden ist [77]. Dem stehen schmerzhemmende Stoffe wie Somatostatin, Enkephaline und Endorphine gegenüber. Hinzu tritt Gamma-Amino-Buttersäure (GABA) als der am häufigsten vorkommende inhibitorische Transmitter im Zentralnervensystem [86]. Im Falle chronischer Trigeminusschmerzen konnten deutliche Änderungen im Verhältnis der oben genannten Substanzen zueinander bei einzelnen Patienten bewirken [23, 64]. Hieraus ergeben sich neue Erklärungsmöglichkeiten für die Entstehung von Neuralgien. Weitergehende Aussagen werden sicherlich erst in der Zukunft nach ausgiebiger Forschung auf diesem Gebiet möglich sein.

Schließlich tragen *Neurotransmitter* (L-Glutamat und Substanz P) dazu bei, daß in den Nervenzellen bestimmte Botenstoffe gebildet werden, die in die genetische Information der Zelle eingreifen. Bei chronischen Trigeminusschmerzen können Nervenzellen somit lernen, bereits auf einen sehr leichten Reiz heftig zu reagieren, wenn sie einem unphysiologischen Dauerzufluß von Nervenimpulsen (wie z.B. über Gefäßpulsationen oder bei ständigem Bruxismus) ausgesetzt sind. Langfristig erlangen die Nervenzellen die Fähigkeit, nach wiederholter Aktivierung auch durch mechanische oder thermische Reize im Sinne einer Gedächtnisbildung effektiver zu reagieren (Entwicklung eines „Schmerzgedächtnisses").

Veränderungen der Afferenzen

Gemäß der *Gate Control Theory* [135] lassen sich die unmyelinisierten dünnen Schmerzfasern (C-Fasern) auch durch Impulse aus den Mechano- und Thermorezeptoren beeinflussen, die über die dicken myelinisierten A-Fasern geleitet werden. Es scheint nun wichtig zu sein, das beim normalen Individuum vorliegende Gleichgewicht der Afferenzen verschiedener Art nicht zu stören. Die vollständige Durchtrennung von Ästen des N. trigeminus führt nämlich nicht nur zur Degeneration der Nervenfasern peripher zum Ganglion trigeminale liegender Nervenanteile. Es kommt darüber hinaus zu retrograden Denervationsvorgängen bis hin zum Nucleus tractus spinalis nervi trigemini [206]. MUMFORD vermutet sogar eine Ursache des häufigeren Auftretens von Trigeminusneuralgien im Bereich des zweiten und dritten Astes in der Extraktion von Zähnen, die ja mit erheblicher Deafferenzierung von Nervenfasern aus Pulpa und Parodont einhergeht [145].

Die Anaesthesia dolorosa nach akzidenteller Durchtrennung eines Nervs (Verletzung) oder einige Zeit nach einer Neuroexhairese ließe sich somit als Deafferenzierungsschmerz deuten [209].

Therapie

Die Behandlung der typischen Trigeminusneuralgie muß individuell auf den Einzelfall abgestimmt erfolgen. Sie hängt nicht nur vom Ort des Auftretens und vom Verlauf der Erkrankung ab, sondern besonders vom körperlichen wie psychischen Allgemeinzustand des Patienten und schließlich von den individuellen Erfahrungen des einzelnen Behandlers.

Faßt man die Vielzahl der Mitteilungen in der Literatur bis zur jüngsten Zeit zusammen, so ergeben sich grundsätzlich zwei Empfehlungen (Tab. 4).

Neben diesen allgemein anerkannten und bewährten Behandlungsformen der TTN existieren noch weitere, nicht so gebräuchliche Therapiealternativen.

Tabelle 4 Empfehlungen zur Behandlung der TTN.

1. Medikamentöse Behandlung; Carbamazepin immer als erster Therapieversuch nach Beginn der Erkrankung; Dauermedikation besonders bei älteren und multimorbiden Patienten
2. Eingriffe am Ganglion Gasseri

a) Chemorhizolyse mit Glyzerin
b) Kontrollierte Thermokoagulation des Ganglion Gasseri nach SWEET. Beide Verfahren eignen sich auch für alte und multimorbide Menschen
c) Mikrochirurgische vaskuläre Dekompression nach JANETTA

So hat es sich gezeigt, daß eine Serie von etwa zehn Leitungsanästhesien zu Beginn einer Neuralgie, insbesondere des Nervus ophthalmicus – aber auch der anderen Trigeminusäste –, zumindest zeitweilig eine Linderung verschaffen kann.

Hierzu werden 1–2 ml der 0,25%igen Carbostesin®-(Bupivacain®-)Lösung ohne Adrenalin an den jeweiligen Nervenstamm gesetzt. Man beginnt mit fünf Injektionen an aufeinanderfolgenden Tagen, setzt drei weitere mit je einem Tag Abstand und schließlich noch zwei mit zwei Tagen Abstand. Ziel ist die Unterbrechung des *„Schmerzgedächtnisses"*. Ein Erfolg der Therapie zeichnet sich ab, wenn die Schmerzfreiheit länger anhält als die anästhetische Wirkung der Lösung [57, 107, 197].

Vielversprechend erscheint auch die *Vincristin-Iontophorese,* bei der die neurotoxische Wirkung des Alkaloids Vincristin gezielt zur Blockade des axonalen Transports der marklosen Schmerzfasern zum Einsatz kommt [199]. Langzeiterfahrungen mit diesem in anfänglich fast 80% erfolgreichen Verfahren liegen jedoch noch nicht vor.

Die transkutane elektrische Nervenstimulation (TENS) hat sich nach unseren Erfahrungen bei den typischen Trigeminusneuralgien über den Placebo-Effekt hinaus nicht bewährt, wurde jedoch bei den atypischen Neuralgien häufiger erfolgreich zum Einsatz gebracht [19, 138].

Die *Neuroexhairese* muß nach den Erfahrungen der letzten Jahrzehnte als *obsolet* gelten.

Abgesehen von einer äußerst hohen Rezidivquote nach spätestens zwei Jahren steht darüber hinaus noch die Ausbildung eines Deafferenzierungsschmerzes im Sinne einer Anaesthesia dolorosa zu befürchten, die kaum einem weiteren therapeutischen Weg mehr zugänglich ist. Aus diesem Grund warnen einige Autoren ausdrücklich vor der vollständigen peripheren Durchtrennung von Ästen des Nervus trigeminus [18, 209, 213].

Medikamentöse Behandlung

Aus der Vielzahl von Medikamenten zur Bekämpfung der Trigeminusneuralgie hat sich das *Carbamazepin* (Tegretal®, Timonil®) eindeutig als wirksamste Substanz erwiesen und wird übereinstimmend als Therapeutikum der ersten Wahl angegeben [14, 144, 145, 180, 213]. Es gehört in die Reihe der Antiepileptika, die eine Anhebung der Krampfschwelle bei möglichst geringer Beeinflussung der normalen motorischen Erregbarkeit bewirken sollen. Wenn auch der genaue Wirkungsmechanismus von Carbamazepin noch nicht aufgeklärt ist, so wird von den oben genannten Autoren eine gute Wirkung mit Schmerzfreiheit bei ca. 65% der Patienten und einer deutlichen Schmerzlinderung bei weiteren 19% aller Fälle angegeben. Darüber hinaus hat sich gezeigt, daß es bei der typischen Trigeminusneuralgie wirksamer als bei anderen Formen des Gesichtsschmerzes ist.

Dosierung. Man beginnt mit einer Dosierung von 2 × 200 mg pro Tag und steigert alle fünf Tage um weitere 200 mg bis zu einer Maximaldosis von 1200 mg pro Tag. Nach dem Eintreten der Schmerzfreiheit läßt sich die Dosis dann auch langsam stufenweise zurücknehmen, bis man die richtige Dauermedikation erreicht hat. Nicht selten genügen 2 × 200 mg per die zur Langzeitbehandlung. In Streßsituationen oder bei schwereren Allgemeinerkrankungen muß die Dosis manchmal heraufgesetzt werden.

Aus noch nicht ganz geklärten Gründen verliert Tegretal® bei vielen Menschen nach Monaten oder Jahren seine Wirksamkeit. Auch die deutliche Dosiserhöhung bringt hier nur vereinzelt noch eine Schmerzlinderung.

Nebenwirkungen. Insbesondere in der Initialphase der Behandlung treten bei vielen Patienten Schwindelgefühle, Gleichgewichtsstörungen, Übelkeit, Erbrechen, Müdigkeit und Hitzegefühle auf. Normalerweise lassen diese unerwünschten Wirkungen nach sechs bis acht Behandlungstagen nach. Eventuell muß auch eine vorübergehende Dosisreduktion vorgenommen werden.

In seltenen Fällen kommt es zu allergischen und leukopenischen Reaktionen, die zum vollständigen Abbruch der Behandlung zwingen. Ebenso stellen schwere Leberfunktionsstörungen sowie ein AV-Block Kontraindikationen für die Verwendung von Carbamazepin dar.

Aus den oben genannten Gründen sollte die *Kontrolle der Leberenzyme und des Blutbildes* zunächst wöchentlich, nach zwei Monaten vierteljährlich und nach einem Jahr halbjährlich erfolgen.

Nach einigen Wochen hat sich der Patient so weit an das Medikament gewöhnt, daß er in seiner psychophysischen Leistungsfähigkeit nur noch wenig eingeschränkt ist. Dennoch erscheint ein warnender Hinweis in bezug auf die Verkehrstüchtigkeit erforderlich. Im Zweifelsfall sollten Testreihen zum Reaktionsvermögen und zur Psychomotorik klären helfen, inwieweit das Führen von Kraftfahrzeugen unter einer Carbamazepin-Dauermedikation möglich ist.

Alternativmedikamente. Im Fall des Versagens von Tegretal® werden im Schrifttum weitere Antiepileptika als Medikamente der zweiten Wahl angegeben [14, 180, 212, 213]. Es handelt sich einmal um das Muskelrelaxans Baclofen (Lioresal®). Als GABA-Derivat greift es in den Neurotransmitterstoffwechsel ein.

Dosierung. 3 × 5–10 mg pro Tag mit einer Steigerung um 5–10 mg aller drei Tage.
Erhaltungsdosis. 60 mg pro Tag.
Bei unzureichender Wirkung kann eine Kombination mit Phenytoin (Epanutin®) erfolgen. Dieses Medikament wurde als erstes Antiepileptikum zur Behandlung der typischen Trigeminusneuralgie eingesetzt. Es wirkt membranstabilisierend und verhindert somit plötzliche Entladungen.
Dosierung. 100–300 mg pro Tag (in Kombination mit Baclofen).

Nebenwirkungen. Verminderung der psychophysischen Leistungsfähigkeit, Schwindel, Kreislaufstörungen. In seltenen Fällen Leukozytendepressionen. Auch hier sind *regelmäßige Blutbildkontrollen* angezeigt. Bei Langzeitmedikation muß mit einer generalisierten Gingivahyperplasie gerechnet werden.

Sollte es Probleme beim Einsatz der oben genannten Medikamente oder Medikamentenkombinationen geben, so stehen als Alternativen noch das Benzodiazepin Clonazepam (Rivotril®) sowie die Valproinsäure (Convulex®), die beide über das GABA-System wirksam werden, zur Verfügung [146].

Eingriffe am Ganglion Gasseri

Beim Versagen der medikamentösen Behandlung oder beim Nachlassen ihrer Wirksamkeit können heute die Chemorhizolyse mit Glyzerin, die perkutane kontrollierte Thermokoagulation des Ganglion Gasseri nach SWEET [192] und schließlich die mikrochirurgische Dekompression der hinteren Trigeminuswurzel nach JANNETTA als neurochirurgische Verfahren der Wahl gelten [90, 91].

Gemeinsames Merkmal dieser Eingriffe ist die zuverlässige *Schmerzausschaltung bei erhaltener Sensibilität.* Da die Grundstruktur des Nervs nicht zerstört wird, findet keine Deafferenzierung mit entsprechend negativen Folgen statt.

Bei noch jüngeren Patienten in gutem Allgemeinzustand steht die mikrovaskuläre Dekompression an erster Stelle. Die Chemorhizolyse mit Glyzerin und auch die wärmekontrollierte Thermokoagulation können hingegen sogar am multimorbiden Menschen durchgeführt werden.

Perkutane kontrollierte Thermokoagulation. 1931 hatte bereits KIRSCHNER ein Verfahren zur Koagulation der Trigeminuswurzel angegeben, wobei es jedoch zur vollständigen Zerstörung des Nervs mit einem kompletten Sensibilitätsausfall kam [105, 106].

Demgegenüber beschrieb SWEET 1968 ein anderes Vorgehen [192]. Zunächst wird eine Kanüle perkutan unter Bildwandlerkontrolle von der Wange durch das Foramen ovale bis zum Clivusrand eingeführt. Es schließt sich ein Test mit Reizströmen an, ob die Elektrode im Bereich des von der Neuralgie betroffenen Trigeminusastes sitzt (Ausbreitung einer Parästhesie). Dann erst folgt die kontrollierte Koagulation der dünnen myelinisierten C-Fasern mit Hilfe eines Hochfrequenzstroms bei einer Temperatur von 65–70 °C für 40–60 s. Auf diese Weise bleiben die weniger temperaturempfindlichen dicken A-Fasern und somit die Sensibilität für den Patienten erhalten. Die anfänglichen Erfolgsquoten werden in der Literatur zwischen 67 und 97% angegeben. Langfristig treten jedoch zwischen 16 und 32% Rezidive auf [85, 139, 161, 182]. Der Eingriff kann jedoch wiederholt werden.

Perkutane Chemorhizolyse mit Glyzerin. Im Gegensatz zum Alkohol hat Glyzerin keine toxischen und destruktiven Effekte auf den Nerv, wenn es perineural angewandt wird [29, 188], führt aber dennoch anfänglich zu einer recht zuverlässigen Schmerzausschaltung. Entsprechend hat HAKANSON 1981 beschrieben, wie das Cavum Meckeli über den Härtel-Weg durch das Foramen ovale punktiert und mit Glyzerin angefüllt werden muß [60]. Die Frühergebnisse dieses Verfahrens scheinen mit 70–80% zunächst recht beachtlich. Allerdings kommt es bereits innerhalb der ersten ein bis zwei Jahre zu Rezidivraten zwischen 40 und 50%, so daß die Methode eher bei alten und zu einer Operation nicht mehr gut zugänglichen Patienten Verwendung finden sollte [18, 134, 168, 191, 194]. Auch die Chemorhizolyse läßt sich wiederholen.

Gefäßdekompression. Bereits 1929 hatte DANDY bei 60% seiner 215 Patienten mit Trigeminusneuralgie eine Kompression der Nervenwurzel durch Tumoren, Angiome, Arterien- und Venenanomalien gefunden [27]. JANNETTA entwickelte daraufhin in den 70er Jahren das Verfahren der mikrovaskulären Nervendekompression [88, 89]. Dabei wird der Kleinhirn-Brückenwinkel von einem retromastoidalen Zugang aus freigelegt, und das komprimierende Gefäß – in aller Regel die Arteria cerebelli superior – wird vom Nerv gelöst, mobilisiert und zumeist durch Unterpolsterung mit einem Stück Muskel oder Fibrinschwamm verlagert. Die Erfolgsangaben mit Nachbeobachtungszeiten bis zu sieben Jahren schwanken zwischen 71 und 93% mit der überwiegenden Mehrzahl bei etwa 80% [3, 108, 125, 184, 191, 202, 208].

Typische Glossopharyngeus-Neuralgie (TGN)

Die typische Neuralgie des Nervus glossopharyngeus (TGN) sollte besser als *vagoglossopharyngeale Erkrankung* bezeichnet werden, da immer einzelne Wurzeln des Vagus mitbetroffen sind. Sie ist deutlich seltener als die Trigeminusneuralgie, wenn sich auch widersprechende Angaben zur Häufigkeit in der Literatur finden. RESNICK und Mitarbeiter geben eine relative Inzidenz von 0,2–1,3% im Vergleich zur Trigeminusneuralgie an [163], während KATUSI-

CUN und Mitarbeiter in einem Beobachtungszeitraum von 40 Jahren ein Verhältnis von TTN : TGN von 4,7 : 0,8 pro 100 000 Menschen in den USA fanden [96]. Allerdings tritt die Glossopharyngeusneuralgie in aller Regel sehr viel milder auf als die TTN. Die Wahrscheinlichkeit, nach einer ersten Schmerzattacke eine zweite innerhalb eines Jahres zu erleiden, liegt nur bei 3,6%. In einem Viertel aller Fälle wird ein chirurgisches Eingreifen notwendig [97].

Das Alter der Betroffenen lag meist im sechsten und siebten Lebensjahrzehnt. Männer waren nur wenig mehr betroffen als Frauen.

Ätiologie. Wie bei der typischen Trigeminusneuralgie steht der letzte Nachweis noch aus. Am ehesten kommt jedoch auch hier die Kompression der Nervenwurzel durch Gefäßaberrationen der Arteria vertebralis, der Arteria cerebelli inferior posterior oder der Arteria basilaris in Frage [120, 163, 183].

Symptomatik. Auch bei dieser Neuralgie kommt es zu einschießenden, messerstichartigen paroxysmalen Schmerzen im Ausbreitungsgebiet des Nervs, d.h. in der Zungenwurzel, den Tonsillen, der Rachenwand und der Epiglottis. Ist der Ramus tympanicus des Nervus IX betroffen (Jacobson-Neuralgie), breiten sich diese Schmerzparoxysmen auch in der Tiefe des Mittelohres, dem äußeren Gehörgang und der präaurikulären Region aus [32].

Die Berührung der oben angeführten Zonen sowie Schlucken, Trinken, Gähnen, Niesen und Husten können den Schmerzanfall auslösen.

Kardiovaskuläre Symptome wie Tachykardie, Bradykardie bis zur Asystolie sowie Synkopen sind zwar nicht sehr häufig, werden aber regelmäßig in der Literatur angegeben [47, 124, 137, 147].

Differentialdiagnose. Differentialdiagnostisch kommen die typischen Neuralgien des Nervus lingualis und des Nervus intermedius (facialis) sowie eine Mastoiditis und schließlich das Styloid-Syndrom in Frage [164].

Bei atypischen Glossopharyngeusneuralgien liegen zumeist extrakranielle Tumoren (der Tonsillen, des Zungengrundes, des Epipharynx) oder Kleinhirn-Brückenwinkel-Tumoren vor [7, 137]. Auch Strahlenschäden können eine solche Neuralgie hervorrufen [124, 195]. Schließlich wurde die Kombination mit einer Trigeminusneuralgie beschrieben, so daß hier die Abgrenzung nicht einfach ist [163, 183].

Therapie. Nach der Erstbeschreibung der Glossopharyngeusneuralgie durch WEISENBURG (1910) gaben SICARD und ROBINEAU (1920) erste Möglichkeiten zur chirurgischen Behandlung [179, 205]. Wie bei allen später beschriebenen Verfahren mußte dabei jedoch immer die Zerstörung des Nervs in Kauf genommen werden.

In Analogie zur Behandlung der typischen Trigeminusneuralgie hat sich jedoch auch hier seit 1977 die mikrochirurgische vaskuläre Dekompression als erfolgreichste Behandlungsmethode etablieren können [120, 123, 163, 183, 184]. Die Langzeiterfolge mit Schmerzfreiheit bzw. erheblicher Linderung liegen bei 76 sowie 15%. Diesen steht eine nicht unerhebliche Anzahl von Komplikationen, insbesondere der Kreislaufregulation gegenüber. Als Alternative käme zunächst die medikamentöse Behandlung mit Carbamazepin in Frage, deren Erfolg jedoch nicht sicher vorhersehbar ist [147, 195].

Als chirurgische Alternativen stehen die Thermorhizolyse [7] sowie die Durchtrennung der Wurzeln von Nervi IX und X zur Verfügung [46, 120, 123]. Auch diese Verfahren sind jedoch nicht ohne Risiko, da schwere Dysphagien oder Stimmbandlähmungen die Folge sein können.

Neuralgie des Nervus intermedius

(Fazialisneuralgie, Hunt-Neuralgie, Neuralgie des Ganglion geniculi)

Da der Nervus intermedius die sensorische Wurzel des Nervus facialis bildet, sollte diese sehr selten auftretende Neuralgie nur nach ihr bezeichnet werden.

Die genauen Ursachen ließen sich bisher nicht ermitteln.

Symptomatik. Es kommt zu plötzlich ziehenden, reißenden Schmerzen in der Tiefe des Ohres, der Ohrmuschel (Tragusregion) sowie vor und hinter dem Ohr [35, 124]. Als Begleitsymptom wurde auch eine Hypo-, Para- oder Ageusie beschrieben [124]. Ein Triggerpunkt liegt nahe dem Trommelfell auf der hinteren oberen Wand des äußeren Gehörgangs [35].

Differentialdiagnose. Aufgrund der sich überschneidenden Innervationsgebiete der Nerven V, VII, IX und X lassen sich die jeweiligen typischen Neuralgien nur schwer voneinander abgrenzen. Dabei können nur die genaue Schmerzanamnese und Lokalisationsdiagnostik, evtl. auch mit Hilfe von Testinjektionen, Aufschluß geben.

Von seiten des Zahnarztes muß eine schwere Form der Myoarthropathie abgeklärt werden. Der Hals-Nasen-Ohren-Arzt ist zum Ausschluß von Otalgien anderer Genese heranzuziehen.

Eine atypische Intermediusneuralgie kann schließlich noch als Teil eines Zoster oticus auftreten. Sobald die typischen Zosterbläschen erscheinen und gegebenenfalls eine Fazialisparese auftritt, läßt sich die Diagnose sichern.

Therapie. Bis heute liegen keine positiven Berichte über eine spezielle medikamentöse oder chirurgische Behandlung der Intermediusneuralgie vor. Neben dem Einsatz von Sympatholytika erging die Empfehlung zur Resektion des Nervus petrosus major [114], die Entfernung des Ganglion geniculi und die Rhizotomie des Nervus facialis am Kleinhirn-Brückenwinkel [114, 117].

Ein Zoster oticus läßt sich mit Virustatika jedoch ursächlich angehen (s. S. 332 ff.).

Neuralgie des Nervus laryngeus cranialis

Symptomatik. Die Patienten klagen über einschießende brennende Schmerzen im Kehlkopf sowie im lateralen Halsgebiet mit Ausstrahlung zum Ohr (Ramus auricularis nervi vagi) [124]. Die Attacke kann durch Schlucken oder Sprechen ausgelöst werden. Triggerzonen können außerdem Schildknorpel und Zungenbein sein.

Differentialdiagnose. Es müssen die Glossopharyngeus- und die Intermediusneuralgie ausgeschlossen werden.

Therapie. Auch hier sollte zunächst der Versuch unternommen werden, mit Antiepileptika zu behandeln. Als Ultima ratio kommt schließlich noch die Unterbrechung des Nervus laryngeus cranialis in Frage.

Atypische Neuralgien

Unter den atypischen Neuralgien werden alle Schmerzbilder zusammengefaßt, die sich durch Paroxysmen bis zu zwei Minuten Dauer mit Intervallen einer geringeren Schmerzintensität auszeichnen oder aber bei denen Paroxysmen von mehrminütiger Dauer auftreten. Die Schmerzqualität erscheint weniger schneidend als vielmehr bohrend und dumpf. Eine Triggerzone läßt sich i.d.R. nicht nachweisen. Neurologische Ausfallerscheinungen bestehen nicht. Bei längerem Verlauf des Leidens kann der ursprünglich streng auf das Versorgungsgebiet eines Nervenastes projizierte Schmerz auch darüber hinaus empfunden werden. In vielen Fällen fehlt schließlich das völlig schmerzfreie Intervall.

Die Differentialdiagnose zwischen einer typischen und einer atypischen Trigeminusneuralgie stellt insbesondere bei einer sehr langen Vorgeschichte hohe Anforderungen an den Arzt. Sie muß jedoch wegen der schwierigen differentialtherapeutischen Entscheidung zu einem neurochirurgischen Eingriff besonders sorgfältig gestellt werden.

Atypische Trigeminusneuralgie (ATN)

Diese tritt im Gegensatz zur typischen Form des Leidens auch schon bei Menschen des mittleren Lebensalters auf. In der Familienanamnese kann man bei diesem Personenkreis gehäuft eine Disposition zur Hemikranie ermitteln. Gerade bei jüngeren Patienten stellt sich oftmals erst viele Jahre später eine multiple Sklerose heraus [157].

Gerade das letzte Beispiel verdeutlicht sehr gut, daß die zunächst getroffene Feststellung einer „atypischen Trigeminusneuralgie" keine abschließende Diagnose sein darf, sondern eine äußerst differenzierte Suche nach der wahren Ursache der Nervenirritation unter Einbeziehung aller benachbarten Fachgebiete einleiten muß.

Differentialdiagnosen und Erkrankungen im stomatognathen System

An erster Stelle steht hier die Untersuchung der Zähne selbst. *Versteckte kariöse Läsionen, Dentikel, Wurzel-* und *Wurzelkanalfehlbildungen* sowie *freiliegende Zahnhälse* und *starke Abrasionen* können zu unregelmäßig wiederkehrenden Schmerzattacken mit schmerzfreien Intervallen führen, die möglicherweise Anlaß zur Fehldiagnose einer Trigeminusneuralgie bieten. Die sorgfältige klinische Untersuchung, ergänzt durch *Vitalitätsprüfung* und *Röntgenbild,* wird hier Aufschluß bringen. Gerade bei (teil-)retinierten Zähnen, die jedoch noch unter der Mundhöhlenschleimhaut versteckt liegen, können okkulte kariöse Läsionen lange Zeit unentdeckt bleiben und eine Neuralgie vortäuschen.

Erkrankungen des marginalen wie des apikalen Parodontiums verlaufen lange Zeit chronisch unbemerkt. Im Fall der akuten Exazerbation können sie ebenfalls heftige, periodisch an- und abschwellende Schmerzen verursachen, obwohl bei der ersten klinischen Untersuchung ein scheinbar unauffälliger Befund vorliegt. Hier werden nur die sorgfältige Inspektion der marginalen Parodontien mit Messung der Zahnfleischtaschen und die Überprüfung von Füllungs- und Kronenrändern sowie die entsprechende Röntgendiagnostik Aufschluß geben [122].

Nach Zahnextraktionen oder Wurzelspitzenresektionen können zirkumskripte chronische Osteomyelitiden neuralgiforme Schmerzen verursachen. Gleiches gilt für sklerotische Knochenbezirke sowie scheinbar reizlos eingeheilte Wurzelreste oder Fremdkörper.

Auch im Gefolge von *Osteopathien* (Morbus Paget, Osteogenesis imperfecta) können Schmerzen im Sinne einer atypischen Trigeminusneuralgie auftreten [162].

Sollte es im Rahmen von Zahnentfernungen oder nach Kieferhöhlenoperationen zu *Verletzungen des Nervus alveolaris inferior* oder des *Nervus infraorbitalis* gekommen sein, resultieren daraus nicht selten heftige und lang andauernde Schmerzzustände. Die Differentialdiagnose fällt hier jedoch nicht schwer, da sowohl anamnestisch klare Hinweise bestehen als auch fast immer Sensibilitätsausfälle der betroffenen Trigeminusäste zu objektivieren sind.

Nicht selten liegen scheinbar unklaren Kiefer- und Gesichtsschmerzen *retinierte oder verlagerte Zähne* zugrunde. Dies gilt insbesondere für retinierte untere Weisheitszähne, die in der Phase des Durchbruchs bei räumlicher Einengung sogar zu Schmerzen im anterioren Kieferbereich führen können [11].

Beim zahnlosen Kiefer muß im Fall neuralgiformer Beschwerden bei *prothetischer Versorgung* nach scharfen Knochenkanten, Exostosen und Hyperostosen gefahndet werden, die vor der Eingliederung des Zahnersatzes oft unbemerkt geblieben sind. Bei extremer Alveolarkammatrophie im Unterkiefer tritt der Nervus mentalis möglicherweise nicht mehr seitlich nach bukkal aus dem Knochen aus, sondern liegt direkt unter der Schleimhaut an der Prothesenbasis. In all diesen Fällen genügt zumeist schon die genaue klinische Untersuchung zur Abklärung der Diagnose. Eventuell kann auch ein Ausschaltungsversuch des Nervus mentalis mit einer Testinjektion unternommen werden.

Sehr schwierig hingegen lassen sich Schleimhaut- und Zungenbrennen sowie atypische neuralgische Beschwerden abklären, wenn sie durch *Werkstoffunverträglichkeiten* verursacht werden, die keine sichtbaren Erscheinungen der Mundschleimhaut verursachen (s. Bd. 10/II).

Zysten und Geschwülste
(s. Bd. 9 und Bd. 10/II)

Zysten und Geschwülste können lange Zeit völlig unbemerkt innerhalb des Kieferknochens wachsen. Ein unspezifisches Druckgefühl wird vielfach dem Patienten einen ersten Hinweis auf einen pathologischen Prozeß in seinem Körper geben. Aufgrund von direktem Druck auf Trigeminusäste können während einiger Phasen der Vergrößerung einer Zyste plötzliche Schmerzen auftreten, die dann wieder abschwellen, um nach einigen Stunden wiederzukehren [145]. Bei der akuten Infektion einer lange bestehenden Zyste ergeben sich die typischen Symptome des *pyogenen Infektes.*

Wenn auch *odontogene Tumoren* i.d.R. keine Schmerzen verursachen, können andere Neoplasmen entweder durch eine Druckschädigung des Trigeminusastes oder durch eine direkte Infiltration zu neuralgiformen Beschwerden führen. Für das zentrale Kieferkarzinom ist somit der Schmerz häufig das erste Frühsymptom. Dabei kann die Sensibilität noch lange ungestört bleiben.

Myoarthropathien (s. Bd. 8)
(myofaziales Schmerz- oder Dysfunktionssyndrom; obsolete Bezeichnung: Costen-Syndrom)

Akute und immer wiederkehrende Schmerzen, die sich in und um das Kiefergelenk projizieren, sind ein sehr häufiger Grund für die Konsultation des Zahnarztes oder Hals-Nasen-Ohren-Arztes. Bereits 1962 fand sie Kristen bei 37% aller Fälle mit Schmerzzuständen im Kiefer- und Gesichtsbereich [115]. Hieraus ergibt sich die zwingende Notwendigkeit, bei jedem unklaren Schmerzzustand, der in die Kiefer ausstrahlt, eine exakte und sehr subtile Diagnostik des gesamten, als Einheit zu betrachtenden stomatognathen Systems (Zähne, Kiefer, Kiefergelenke und Kaumuskulatur) routinemäßig vorzunehmen [181]. In sehr vielen Fällen resultieren daraus Erkenntnisse, die zu einer ursachengerechten zahnärztlichen Therapie führen.

Nicht-odontogene Erkrankungen der Kiefer und des Gesichtsschädels

Anlaß für zunächst unklare neuralgiforme Schmerzen bieten häufig Prozesse der Kieferhöhle. Aufgrund der Anamnese lassen sich Folgen vorangegangener Operationen oder Verletzungen recht einfach ausschließen. Meist besteht auch hier ein neurologischer Ausfall. Lassen sich auch keine odontogenen Prozesse als Ursache der Beschwerden eruieren, sollte eine röntgen- oder sogar *computertomographische Diagnostik* erfolgen, um Mukozelen, Fremdkörper oder Verkalkungen darzustellen.

Besonders wichtig ist der Ausschluß eines okkult gewachsenen Kieferhöhlenmalignoms.

Die Osteolyse einer Kieferhöhlenwand kann hier das charakteristische Zeichen bei der Röntgendiagnostik sein. Schließlich ist ein hals-nasen-ohrenärztliches Konsil zum Ausschluß *rhinogener Ursachen* oder *allergischer Genesen* zu veranlassen.

Einschießende, immer wiederkehrende Schmerzen ergeben sich auch bei *Erkrankungen der Speicheldrüsen* (Sialadenosen, Sialosen). Bei der Sialolithiasis besteht zumeist jedoch ein deutlicher Zusammenhang mit dem Auftreten von Schmerzen vor den Mahlzeiten (s. Bd. 10/II).

Bei einem tiefsitzenden rezidivierenden Schmerz im *Karotisdreieck* kann entweder eine Tumormetastase in der Region der Karotisgabel vorliegen [41] oder aber auch ein selbständiges Krankheitsbild unbekannter Ätiologie bestehen [10, 164]. Sollte es sich aber um ein *Styloid-Syndrom* handeln, so sähe man im Röntgenbild einen verknöcherten, verlängerten, evtl. auch verkrümmten Processus styloideus. Dieser läßt sich i.d.R. auch bei der Palpation des hinteren Mundbodens tasten. Therapeutisch kann man entweder versuchen, den Griffelfortsatz stumpf mit dem Finger abzuknicken oder seinen verlängerten Anteil operativ von intraoral zu entfernen.

Otalgien und Ophthalmopathien

Durch die enge Nachbarschaft des Ohrs zum Kiefergelenk ist es verständlich, daß sowohl odontogene Erkrankungen in das Ohr projiziert und umgekehrt otogene Prozesse als Gesichtsschmerz empfunden werden. Ergibt die Untersuchung des Hals-Nasen-Ohren-Arztes keine Besonderheiten, so kommen differentialdiagnostisch alle typischen *Gesichtsnervneuralgien* sowie der *Cluster-Kopfschmerz* (s. S. 334f.) in Frage. Erkrankungen oder Funktionsstörungen des Auges können neuralgiforme Schmerzen im Bereich von Stirn, Augenhöhle und Schläfe erzeugen. Bereits eine nicht korrigierte Fehlsichtigkeit kann einem solchen Geschehen zugrunde liegen. Auch subakute *Augeninnendruckerhöhungen* sowie der akute *Glaukomanfall* kommen differentialdiagnostisch in Frage (im Anfall besteht eine einseitige Rötung des Auges mit weiter, reaktionsloser Pupille sowie einem prallen, nicht eindrückbaren Augapfel).

Die ophthalmologische Untersuchung kann schließlich durch die Betrachtung des Augenhintergrundes noch abklären, ob ein intrazerebaler Prozeß Ursache des Schmerzgeschehens ist.

Abschließend sei noch auf die oftmals schwierige Differentialdiagnose zum zervikogenen Kopfschmerz hingewiesen. Auch hier treten paroxysmale einseitige Schmerzattacken von nur wenigen Minuten Dauer auf, die in den Bereich des ersten Trigeminusastes ausstrahlen können. Die Differentialdiagnose muß vom Orthopäden evtl. in Zusammenarbeit mit dem Neurologen gestellt werden. Hinweise ergeben sich aus der Anamnese und der genauen Lokalisation des Schmerzes sowie dem Hinzutreten von vegetativen Symptomen wie Tränenfluß, Rhinorrhö und Augenrötung [75].

Therapie der atypischen Trigeminusneuralgie (ATN)

Da nach Ausschluß aller organisch faßbaren Erkrankungen, die einer ursächlichen Behandlung zugänglich wären, die Diagnose einer atypischen Trigeminusneuralgie gestellt wurde, gilt die medikamentöse Behandlung mit Carbamazepin oder auch Baclofen wiederum als Therapie der ersten Wahl (s. S. 326). Allerdings erreichen diese Mittel bei der atypischen Form der Trigeminusneuralgie nicht die Wirksamkeit wie bei der TTN.

Hingegen liegen mehrere Berichte in der Literatur vor, wonach die transkutane elektrische Nervenstimulation (TENS) in solchen Fällen erfolgreich zum Einsatz kam [22, 28, 109, 138].

NICO (Neuralgia Inducing Cavitational Osteonecrosis)

Ratner und Roberts stellten die zentrale Pathogenese der typischen Trigeminusneuralgie in Frage und beschrieben eine spezielle Form der alveolären avaskulären Osteonekrose, in deren Folge es zu neuralgiformen Schmerzen kommt, deren Charakter sowohl der typischen als auch der atypischen Trigeminusneuralgie entsprechen kann [159, 165]. Bouquot nimmt als Ursache eine Demyelinisierung der Fasern des Nervus alveolaris inferior an [25]. Die genaue Ätiologie und Pathogenese sind auch hier noch nicht vollständig geklärt. Die Autoren sehen jedoch in der Entstehung von intraossären chronischen Hypoxien oder Ischämien mit möglicher nachfolgender Beeinflussung der Nerven durch Bakterientoxine und Entzündungsmediatoren eine wahrscheinliche Ursache für die Induktion von typischen oder atypischen Trigeminusneuralgien.

Diagnose. Nach anfänglich gutem Ansprechen der Schmerzen auf Tegretal® versagt diese Behandlung. Typisches Röntgenbild mit multiplen irregulären Resten der Lamina dura i. S. von kleinen Höhlen innerhalb eines subtil radioluzenten Hintergrundes noch Jahre nach Extraktion eines Zahnes. In 40% der NICO-Fälle zeugen kleinere Regionen von Aktivitätssteigerungen in der Knochenszintigraphie i. S. von lokalisierten Osteomyelitiden.

Therapie. Nach Dekortikation von bukkal sorgfältige Kürettage des gesamten Spongiosaraumes in den durch Röntgen- und/oder Szintigraphie ermittelten Regionen. Die Resultate bei einer durchschnittlichen Nachbeobachtungszeit von vier Jahren lagen bei 74% Schmerzfreiheit. Unmittelbar post operationem werden von der überwiegenden Anzahl der Autoren zwischen 80 und 100% angegeben [26]. Es bleibt sicher abzuwarten, inwieweit es sich hier um langfristig reproduzierbare Ergebnisse handelt. Sollten sich diese bestätigen lassen, so entsteht hier sicherlich ein sehr interessanter neuer Aspekt zur Behandlung der Trigeminusneuralgie für den Zahnarzt.

SUNCT-Syndrom (Short Lasting Unilateral Neuralgiform Headache Attacks with Conjunctival Injection and Tearing)

SUNCT wurde 1978 von Sjaastad und Mitarbeitern erstmalig beschrieben [186]. Die Attacken betreffen hauptsächlich den ersten Ast des Nervus trigeminus und können zusätzlich von einer starken Rhinorrhö und Augentränen begleitet sein. Sie dauern zwischen 15–120 Sekunden. Im Gegensatz zur typischen Trigeminusneuralgie fallen besonders die Lokalisation des Schmerzes fast ausschließlich in der Periorbitalregion, das Überwiegen des männlichen Geschlechtes und die heftigen vegetativen Begleitsymptome auf [15, 24]. Darüber hinaus sprechen SUNCT-Fälle nur schlecht auf alle sonst erfolgreich verwendeten Medikamente an [15]. Als partiell effektive Behandlung wurde die Kombination von *Carbamazepin mit Kortikoiden* beschrieben [150].

Wegen der bisherigen geringen Fallzahl läßt sich noch nicht mit hinreichender Sicherheit feststellen, ob SUNCT eine eigenständige Erkrankung oder eine ganz spezielle Form der Trigeminusneuralgie ist

Nicht-neuralgiforme Gesichtsschmerzen

In dieser zunächst uneinheitlich erscheinenden Gruppe werden all jene Schmerzzustände beschrieben, bei denen Paroxysmen von Minuten bis zu mehr als einer Stunde Dauer auftreten oder sogar permanente Schmerzen zu beobachten sind. Die Schmerzqualität wird i.d.R. mehr in der Tiefe als dumpf, bohrend oder pressend empfunden. Es gibt jedoch auch oberflächliche brennende Dauerschmerzen.

Im Gegensatz zu den oben angeführten Neuralgien finden sich vielfach neurologische Ausfallerscheinungen.

Zoster trigemini

Der Zoster (früher „Herpes zoster") ist eine akute Infektion, verursacht durch das Varicella-zoster-Virus. Er geht einher mit Schmerzen und Hauteffloreszenzen in den Segmenten der betroffenen Körperregion.

Über 60jährige sind zehnmal häufiger betroffen als jüngere Menschen [213]. Weitere prädisponierende Faktoren sind Zustände nach Operationen, schwerem Trauma, Immundepression, Stoffwechselerkrankungen, Streß u. ä. m.

Das Zoster-Virus kann nach der Vermehrung im retikulohistiozytären System das Ganglion Gasseri (Zoster trigemini, Zoster ophthalmicus) und das Ganglion geniculi (Zoster oticus) befallen und selbst nach Abklingen der akuten Symptome dort persistieren.

Symptome. Der Krankheitsverlauf beginnt mit Fieber und reduziertem Allgemeinzustand, z.T. bereits mit Schmerzen im betroffenen Segment. Nach etwa

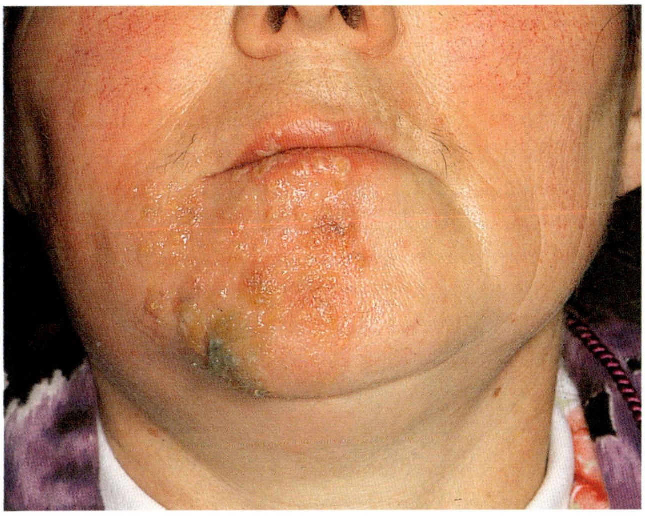

Abb. 11 Zoster trigemini mandibularis. Herpesbläschen im Innervationsgebiet des rechten Nervus mentalis (bis über die Mittellinie hinaus); aberrierendes Bläschen an der rechten Oberlippe.

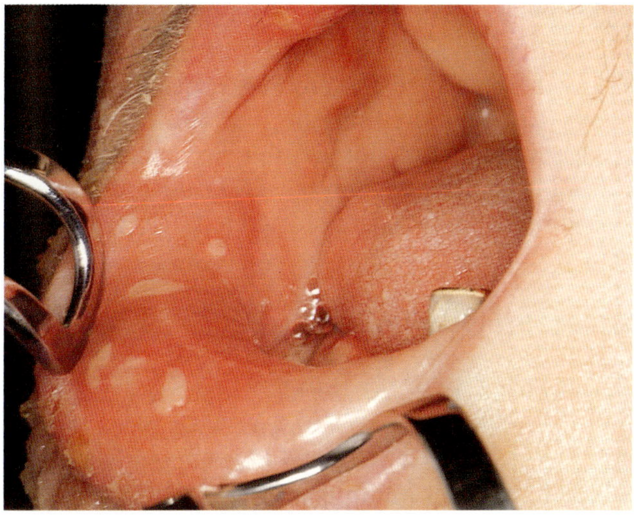

Abb. 13 Zosterenanthem im Versorgungsgebiet des Nervus mentalis. Rötung der Schleimhaut und Bläschen an der Innenseite der Unterlippe.

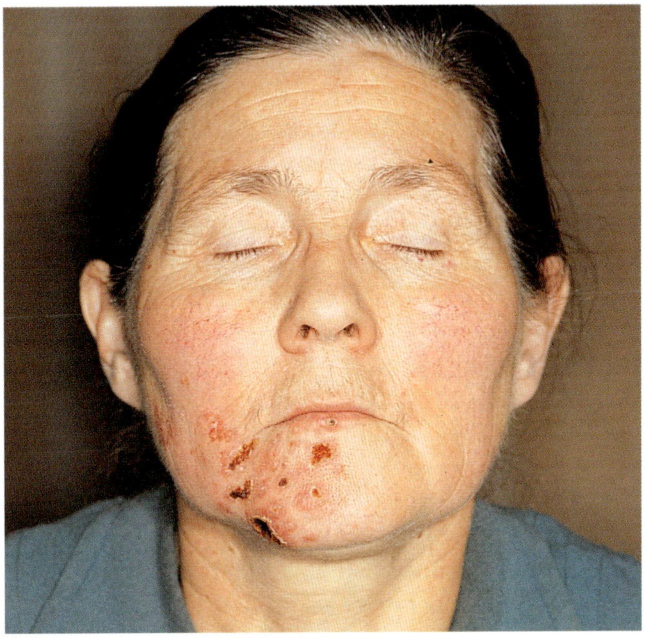

Abb. 12 In Abheilung begriffenes Zosterexanthem im Bereich der rechten Wange und Unterlippe.

fünf Tagen treten zunächst eine Rötung und ödematöse Weichteilschwellung auf, gefolgt von Papeln, Vesikeln und Pusteln, die auch über das betroffene Dermatom hinausgehen können (Abb. 11 und 12). Die z.T. narbige Ausheilung dauert weitere zwei bis vier Wochen (Abb. 13). Die parallel auftretenden brennenden und äußerst unangenehmen Schmerzen können bis zu sechs Wochen andauern, in seltenen Fällen jedoch persistieren und als sogenannte postzosterische Neuralgie (PZN) den Patienten z.T. jahrelang quälen. Bei über 55jährigen wird ein solches Risiko mit bis zu 47% angegeben [126]. Besonders gefürchtet ist der *Zoster ophthalmicus,* da er infolge einer Mitbeteiligung von Kornea und Iris zur Erblindung führen kann.

Diagnose. Anamnese und klinischer Verlauf bieten die Grundlage für eine sichere Diagnose. Probleme ergeben sich, falls zwischen der Effloreszenz und den Schmerzen ein längeres schmerzfreies Intervall liegen sollte.

Therapie. Im akuten Stadium ist Bettruhe angezeigt. Die Zosterbläschen sollten lokal mit desinfizierendem Puder behandelt werden, um Superinfektionen zu vermeiden. Analgetisch wird empfohlen, die betroffenen Hautareale mit einem Lokalanästhetikum und einem niedrigdosierten Glukokortikoid (z.B. Bupivacain 0,25% mit 25 mg Prednisolon) zweimal täglich für die ersten drei Tage zu unterspritzen [71]. Zusätzlich sollten möglichst schnell Sympathikusblockaden gesetzt werden, um das Auftreten der postzosterischen Neuralgie zu vermeiden [210].

Bei schweren Verläufen und insbesondere bei älteren Menschen ist die systemische virustatische Behandlung, z.B. mit Aciclovir, indiziert [31, 81].

Sollte es trotz aller Maßnahmen zu einer PZN gekommen sein, erweist sich diese häufig als therapieresistent. Neben der Behandlung mit *Virustatika* wird auch der Einsatz von *Antivaricella-Zoster-Immunglobulin* angegeben. Im Schrifttum findet sich sonst im wesentlichen die Empfehlung, zu *Amitriptylin* zu greifen [131].

In solchen Fällen hat sich auch der Einsatz von *TENS* zur Schmerzlinderung bewährt. Schließlich besteht die Möglichkeit, neurologische Impulsgeneratoren mit den zugehörigen Elektroden direkt am Ganglion Gasseri zu implantieren [201].

Anaesthesia dolorosa

Pathogenese. Die Anaesthesia dolorosa, definiert als Auftreten stärkster Schmerzen bei vollständiger Anästhesie in der Region des betroffenen Nervs, resultiert aus einer kompletten Deafferenzierung mit anschließenden retrograden Denervierungsvorgängen bis in die Region des Thalamus hinein [209]. Sie tritt nicht selten nach der peripheren und auch zentralen Durchtrennung von Trigeminusästen zur Behandlung einer Neuralgie auf und wurde sogar an 3–5% der Patienten beobachtet, bei denen eine Alkoholinjektion am Ganglion Gasseri vorgenommen worden war [112].

Symptome. Einige Wochen bis Monate nach der Durchtrennung von Nervenästen kann es zu den ersten Beschwerden kommen. Zunächst bestehen Dysästhesien, Jucken und Brennen, bevor sich allmählich heftigste quälende Dauerschmerzen in der betroffenen Nervenregion entwickeln.

Therapie. Die Behandlung dieses Schmerzbildes ist äußerst schwierig. Bei einschießenden Attacken kann ein Versuch mit Carbamazepin und Phenytoin unternommen werden. Zur Behandlung von Dauerschmerzen eignen sich Amitriptylin und Doxepin [213]. In jedem Fall sollte die Anwendung von TENS versucht werden. Schließlich bleibt noch die invasive Elektrostimulation mit Implantation einer Elektrode am Ganglion Gasseri [201].

Cluster-Kopfschmerz

(frühere Bezeichnungen: Bing-Horton-Neuralgie, Erythroprosopalgie, Sluder-Neuralgie, Neuralgie des Ganglion ciliare, des Ganglion sphenopalatinum)

Der Name dieser Form des Gesichtsschmerzes leitet sich vom Auftreten der Schmerzattacken in Gruppen (Cluster) ab. Die Ätiologie ist bisher nicht genau geklärt, wenn auch Hinweise auf die Ausschüttung biogener Amine bestehen. Während der Schmerzattacke ist der Histaminspiegel erhöht und der Serotoninspiegel im Gegensatz zur Migräne unverändert [6]. Pathophysiologisch werden sowohl vaskuläre als auch neurogene Mechanismen diskutiert. Für die Weiterleitung des Schmerzes entlang den perivaskulären autonomen Nervengeflechten spricht die Schmerzempfindung in der Region der Arteria temporalis superficialis, der Arteria transversa faciei oder auch der Arteria facialis [121, 154]. Der Cluster-Kopfschmerz trifft überwiegend Männer im Verhältnis 5–8 : 1 und beginnt bei etwa 80% der Betroffenen im 3. Lebensjahrzehnt [154].

Symptome. Die Schmerzattacken höchster Intensität treten sehr plötzlich mit einer Frequenz von 1 bis max. 8/24 h auf. Ihre Dauer beträgt 30 min bis 3 oder 4 h. Bevorzugt sind die Phasen 1–2 h nach dem Einschlafen oder vor dem Aufwachen. Die Lokalisation bleibt streng einseitig frontoorbital, orbital, temporal oder bukkal (Abb. 14).

Zumeist treten zusätzliche vegetative Symptome wie eine Lakrimation, eine starke Rhinorrhö, eine konjunktivale Injektion und ein periorbitales Ödem auf. Auch ein partielles Horner-Syndrom mit Ptosis und Myosis wird beschrieben [145].

Beim mit 80% häufigsten „episodischen" Typ kommt es nach vier bis zwölf Wochen der „Cluster-Periode" mit täglichen Attacken zu einer meist mehrmonatigen, günstigstenfalls Jahre andauernden Remissionsphase. Beim chronischen Typ fehlen solche Remissionszeiten.

Auslösend für die Attacken können der Aufenthalt in großer Höhe, körperliche Anstrengung, Flimmer- und Flackerlicht, Alkohol oder Nitroglyzerin sublingual sein [154, 213, 214].

Differentialdiagnose. Abzugrenzen sind die Migräne, der zervikogene Kopfschmerz, chronisch paroxysmale Hemikranien und die Trigeminusneuralgie. Ebenfalls müssen intrazerebrale Prozesse im Bereich der mittleren Schädelgrube mit Gefäßbeteiligung ausgeschlossen werden.

Therapie. Während eines Anfalls hat sich die Inhalation von 7 l reinem Sauerstoff pro Minute über 15–20 min bewährt. Zusätzlich kann Ergotamin in Form eines Aerosols oder intramuskulär verabreicht werden.

Treten zwei oder mehr Attacken täglich auf, sollte eine Prophylaxe erfolgen. Hierzu werden der Kalziumantagonist Verapamil (3–4 × 80 mg/die) Prednison (mit 40 mg beginnend) und Lithiumkarbonat,

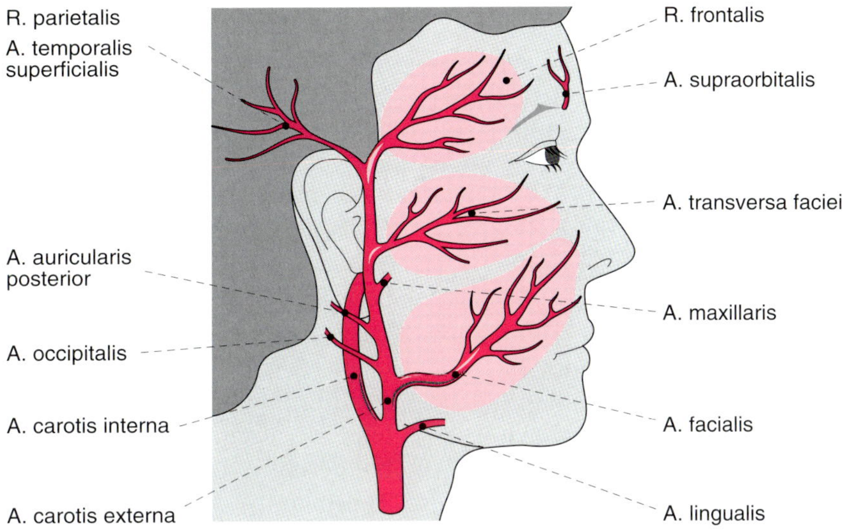

Abb. 14 Schmerzausstrahlungszonen beim Cluster-Kopfschmerz in Projektion auf die betroffenen Gefäße. Hinweis auf eine Sympathalgie [Umzeichnung nach 145].

insbesondere beim chronischen Cluster-Kopfschmerz gegeben.

Ohne Effekt sind beim Cluster-Kopfschmerz Carbamazepin, Phenytoin und einfache Analgetika sowie Histaminantagonisten.

Arteriitis temporalis

Diese insgesamt eher seltene Erkrankung tritt zumeist bei Menschen ab dem 60. Lebensjahr auf und betrifft Frauen nahezu doppelt so häufig wie Männer.

Die genaue Ätiologie ist unbekannt. Pathogenetisch besteht eine vaskuläre Systemerkrankung i.S. einer Kollagenose auf der Grundlage eines Autoimmunprozesses. Histomorphologisch finden sich Veränderungen der Elastica interna und der Media der Gefäßwand, die mit lymphomonozytären Herden sowie Riesenzellen vom Langhans-Typ durchsetzt sind [143]. Befallen sind fast ausschließlich die *Äste der Arteria carotis externa.*

Als besondere Komplikation wird der Befall der Arteria ophthalmica gefürchtet, bei der es in 50 bis 60% der Fälle zur Erblindung kommen kann.

Symptome. Es treten streng einseitige, äußerst intensive, dumpf brennende oder auch pulsierende Schmerzen im Bereich von Schläfe und Stirn auf, die auch tagelang anhalten können. Die Temporalarterie selbst erscheint dick, geschlängelt und ist sehr druckdolent.

Als Allgemeinsymptome kommen Appetitlosigkeit und Abgeschlagenheit sowie subfebrile Temperaturen und zeitweilig auch Fieberschübe hinzu.

Bei den Laborparametern fällt eine hohe Blutsenkungsgeschwindigkeit mit mehr als 50 mm in der ersten Stunde auf [144]. Es besteht eine Dysproteinämie mit Vermehrung der Alpha-2- und Gammaglobuline.

Diagnose. Sie läßt sich i.d.R. durch die sorgfältige Schmerzanamnese und den klinischen Befund stellen. Die endgültige Sicherung erfolgt über eine Biopsie aus der Arteria temporalis. Differentialdiagnostisch kommen eine Migräne und evtl. auch arthrogene Schmerzen vom Kiefergelenk aus in Frage.

Therapie. Möglichst frühzeitig sollen hohe Dosen von Kortikosteroiden verabreicht werden, besonders um irreversible Augenschädigungen zu verhindern. Es werden zwischen 50 und 80 mg Cortisol/die über einige Wochen und mit anschließender Dosisreduktion z.T. auch über Jahre verabreicht. Sollte die Blutsenkung wieder ansteigen, muß mit einem erneuten Schub der Erkrankung gerechnet werden. Nach einigen Jahren kann auch eine Spontanremission eintreten [213].

Psychalgien (psychogener Gesichtsschmerz)

In der Routine von Praxis und Klinik wird der Behandler i.d.R. nach somatischen Ursachen des vom Patienten angegebenen Schmerzes fahnden. Dabei läßt er sich zunächst von der Vorstellung leiten, daß eine Schmerzempfindung mit einer entsprechenden Organläsion korreliert sein müßte. Die Intensität des Schmerzes stünde demnach in direkter Beziehung zum Ausmaß der Gewebeschädigung.

Führen nun die diagnostischen und daraus abgeleiteten therapeutischen Bemühungen nicht zum gewünschten Erfolg, werden immer neue Untersuchungen veranlaßt, die den Patienten schließlich erheblich belasten können und dennoch nicht zum gewünschten Erfolg führen müssen. Am Ende steht dann häufig als alleinige Ausschlußdiagnose die „seelische" Ursache des Schmerzes. Im schlimmsten Fall wird der Patient verunglimpft (Hypochonder, Simulant) oder fühlt sich allein gelassen aufgrund des hilflosen Rats, sich mit den Schmerzen abfinden zu müssen.

Die moderne Schmerzforschung geht demgegenüber von einem *integrativen Konzept* unter Einbeziehung sowohl des somatischen als auch des psychischen Bereiches aus. AHRENS formulierte folgende Grundsätze:

- Schmerzempfindung ist nur mittelbar und nicht zwingend mit einer Gewebeschädigung verknüpft.
- Ausschlaggebend für eine Schmerzempfindung ist nicht die Gewebeschädigung, sondern die individuelle Schmerzerfahrung.
- Schmerz in körperlicher Empfindungsqualität kann auch ohne körperlichen Schmerzreiz empfunden werden, eben als psychogener Schmerz [2].

Ergibt sich bei einem Patienten im Lauf der Behandlung der Verdacht auf eine Psychalgie, so muß diese unbedingt positiv bewiesen werden, um therapeutische Fehler zu vermeiden. Eine Ausschlußdiagnose ist keinesfalls ausreichend.

Grundsätzlich kann der psychogene Schmerz ubiquitär und in allen Varianten auftreten. Im Kopf- und Halsbereich sind jedoch besonders häufig psychisch ausgelöste vasomotorische Kopfschmerzen, vom Hinterhaupt ausgehend, allmählich bis in das Gesicht ausstrahlend [114]. Gehäuft werden auch paranasale Schmerzempfindungen angegeben, die von dort zur Stirn fortziehen. Es handelt sich fast immer um einen Dauerschmerz ohne typische Anfallsattacken, der sich auch nicht temporär ausschalten läßt. Die Lokalisation des Schmerzgeschehens stimmt nicht mit den Versorgungsgebieten der Nerven überein.

Ursachen, Auslöser. Zur Auslösung eines psychogenen Schmerzes bedarf es im wesentlichen zweier besonderer Voraussetzungen: Der biographischen Disposition sowie der Auslösesituation. So können lebensgeschichtliche Ereignisse, bei denen Schuldgefühle mit Schmerz verknüpft werden, Verlusterlebnisse, mehr als zufällige Häufung von Leid und Niederlagen oder auch eine Häufung drastischer Traumata in der Kindheit einem solchen Schmerzbild zugrunde liegen [1, 44]. Besondere psychosoziale Konstellationen (z.B. innere oder äußere Konfliktsituationen) werden dann zum Auslöser der Psychalgie.

MÜLLER-FAHLBUSCH gab an, daß insbesondere die phasische Depression, aber auch abnorme seelische Reaktionen und abnorme Persönlichkeitsentwicklungen atypische Kiefer-Gesichtsschmerzen verursachen können [142]. Durch zahnärztliche Behandlungsmaßnahmen und insbesondere chirurgische Eingriffe können solche Schmerzen provoziert oder auch gesteigert werden. Aus diesem Grund sollen alle nicht dringend notwendigen Eingriffe während einer depressiven Phase unterbleiben, da sie fast immer verschlimmernd wirken. Differentialdiagnostisch können folgende Kriterien für eine psychosomatische Störung angeführt werden [142]:

- auffällige Diskrepanz zwischen Befund und Befinden (Beschwerden) des Patienten
- auffällige Fluktuation der Beschwerden in der Verlaufsbeobachtung
- Diagnose ex non juvantibus (bei derartigen Beschwerden normalerweise indizierte und therapeutische Maßnahmen versagen)
- Mitbeteiligung der Persönlichkeit (der Patient erscheint emotional auffällig mit den vorgetragenen Beschwerden verhaftet)
- Konkordanz von Beginn und Verlauf der Beschwerden mit Situation und Biographie des Patienten

Hieraus ergibt sich die Notwendigkeit einer sehr ausgiebigen, vertieften biographischen Anamnese, die i.d.R. als psychosomatisches oder psychiatrisches Konsil einzuholen ist.

Differentialdiagnostisch müssen alle organischen Schmerzursachen abgeklärt werden.

Auch ein depressiver oder neurotischer Patient kann eine versteckte Zahnhalskaries haben.

Schließlich bedarf es noch des Ausschlusses der *Schmerzsimulation*, wie sie z.B. im Zusammenhang mit Rentengutachten vorkommen kann. Eine Sonderform des simulierten Schmerzes ist das Münchhausen-Syndrom, das typischerweise durch abdominale Schmerzen, Ohnmachten, Anfälle und Krämpfe charakterisiert ist [148].

Therapie. Je nach Art der psychogenen Ursache müssen die entsprechenden psychiatrischen oder psychotherapeutischen Maßnahmen eingeleitet werden.

Literatur

[1] Adler, R. H., Zlot, S., Hürny, C., Mineler, C.: Engels „psychogener Schmerz und der zu Schmerz neigende Patient“: eine retrospektive, kontrollierte klinische Studie. Psychother Med Psychol 39, 209 (1989).
[2] Ahrens, S.: Psychogener Schmerz. In: Zenz, M., Jurna, I. (Hrsg.): Lehrbuch der Schmerztherapie. Wissenschaftliche Verlagsgesellschaft, Stuttgart 1993.
[3] Aksik, I.: Microneural decompression operations in the treatment of some forms of cranial rhizopathy. Acta Neurochir Wien 125, 64 (1993).
[4] Albrecht, K., Krump, J.: Diagnose, Differentialdiagnose und Behandlungsmöglichkeiten der Trigeminusneuralgie. Münch Med Wochenschr 96, 985 (1954).
[5] Andrée, N.: Observations sur les maladies. Paris 1756.
[6] Anthony, M., Lance, J. W.: Histamine and serotonin in cluster headache. Arch Neurol 25, 225 (1971).
[7] Arbit, E., Krol, G.: Percutaneous radiofrequency neurolysis guided by computed tomography for the treatment of glossopharyngeal neuralgia. Neurosurgery 29, 580 (1991).
[8] Baar, H. A., Gerbershagen, H. K.: Schmerz, Schmerzkrankheit, Schmerzklinik. Springer, Berlin 1974.
[9] Bailey, H.: Die chirurgische Krankenuntersuchung. Barth, München 1967.
[10] Balasubramanian, S.: The ossification of the styloid ligament and its relation to facial pain. Br Dent J 116, 108 (1964).
[11] Barsekow, F.: Odontogen und traumatogen bedingte Gesichts- und Kopfschmerzen aus der Sicht des Mund-Kiefer-Gesichtschirurgen. In: Siebert, G. K. (Hrsg.): Gesichts- und Kopfschmerzen. Hanser, München–Wien 1992.
[12] Basbaum, A. I., Fields, H. L.: Endogenous pain control systems: brainstem, spinal pathways and endorphin circuitry. Annu Rev Neurosci 7, 309 (1984).
[13] Becker, R.: Die Abhängigkeit der Spätergebnisse von der Verletzungsart und der Behandlung, untersucht an 318 Fällen von Verletzungen des Gesichtsschädels. In: Schuchardt, K. (Hrsg.): Fortschritte der Kiefer- und Gesichtschirurgie, Bd. 12. Thieme, Stuttgart 1967.
[14] Becker, R., Balshüsemann, T.: Zur Behandlung des Gesichtsschmerzes. Dtsch Med Wochenschr 90, 2014 (1965).
[15] Becser, N., Berky, M.: SUNCT syndrome: a Hungarian case. Headache 35, 158 (1995).
[16] Bennett, J. D., Pietruski, J.: Lucja Frey (1889–1943) in the 50th anniversary of her tragic death and 70th anniversary of the auriculotemporal syndrome. Otolaryngol Pol 47, 378 (1993).
[17] Benoliel, R., Eliav, E., Elishoov, H., Sharav, Y.: Diagnosis and treatment of persistent pain after trauma to the head and neck. J Oral Maxillofac Surg 52, 1138 (1994).
[18] Bergenheim, A. T., Hariz, M. I.: Influence of previous treatment on outcome after glycerol rhizotomy for trigeminal neuralgia. Neurosurgery 36, 303 (1995).
[19] Bischof, W., Marguth, F.: Zur Diagnostik und Therapie der Trigeminusneuralgie. Ther Ggw 104, 159 (1965).
[20] Böcker, F.: Behandlungsmöglichkeiten bei chronischen Gesichtsschmerzen. Dtsch Ärztebl 62, 2261 (1965).
[21] Bonanno, P. C., Casson, P. R.: Frey's syndrome: a preventable phenomenon. Plast Reconstr Surg 89, 452 (1992).
[22] Bornstein, A. V.: Psychological screening prior to TENS for pain control. Basal Facts 7, 67 (1989).
[23] Bouckoms, A. J., Poletti, C. H., Sweet, W. H., Carr, D., Keith, D.: Trigeminal facial pain: a model of peptides and monoamines in intracerebral cerebrospinal fluid. Agressologie 32, 271 (1991).
[24] Bouhassira, D., Attal, N., Esteve, M., Chauvin, M.: „SUNCT“ syndrome. A case of transformation from trigeminal neuralgia? Cephalalgia 14, 168 (1994).
[25] Bouquot, J. E., Roberts, A. M., Person, P.: NICO (neuralgia-inducing cavitational osteonecrosis): Osteomyelitis in 224 jawbone samples from patients with facial neuralgias. Oral Surg 73, 307 (1992).
[26] Bouquot, J. E., Christian, J.: Long-term effects of jawbone curettage on the pain of facial neuralgia. J Oral Maxillofac Surg 53, 387 (1995).
[27] Bremerich, A., Tronnier, V., Wiegel, W., Krischek-Bremerich, P.: Die Thermoprofilanalyse im Gesichtsbereich bei Läsionen des Nervus trigeminus. Dtsch Z Mund Kiefer GesichtsChir 13, 65 (1989).
[28] Bremerich, A., Wiegel, W., Krischek-Bremerich, P., Kreidler, J.: Das Ulmer Therapiekonzept zur Behandlung neuralgiformer Gesichtsschmerzen. Dtsch Zahnärztl Z 44, 985 (1989).
[29] Bremerich, A., Reisert, I.: Die perineurale Leitungsblockade mit Glycerin und Phenol-Glycerin. Eine histomorphologisch-morphometrische Studie. Dtsch Zahnärztl Z 46, 825 (1991).
[30] Bronisch, F. W.: Kleines Lehrbuch der Reflexe. Enke, Stuttgart 1967.
[31] Bruch, D., Ruzicka, T.: Wirksamkeit von Aciclovir und Glucocorticoiden in der Behandlung des Herpes zoster und postzosterischer Neuralgien. Dtsch Med Wochenschr 119, 1526 (1994).
[32] Bruhne, G. G., Richter, H. W.: Der Gesichtsschmerz

aus der Sicht des Neurologen. Dtsch Zahnärztl Z 28, 957 (1973).
[33] Burchiel, K. J.: Trigeminal neuropathic pain. Acta Neurochir Suppl (Wien) 58, 145 (1993).
[34] Clementschitsch, F.: Das Schmerzsymptom im Kieferbereich. Österr Z Stomatol 64, 315 (1967).
[35] Cohen, H.: Facial neuralgias. Br Dent J 107, 9 (1959).
[36] Cornelius, C. P., Altenmüller, E., Riediger, D., Schmelzle, R.: Somatosensibel evozierte Potentiale (SEP) in der Diagnostik und Verlaufskontrolle von Nervus lingualis-Läsionen. Dtsch Z Mund Kiefer GesichtsChir 12, 324 (1988).
[37] Dandy, W.: An operation for the cure of tic douloureux: partial section of the sensory root at the pons. Arch Surg 5, 18 (1929).
[38] De Benedittis, G.: Auriculotemporal syndrome (Frey's syndrome) presenting as tic douloureux. Report of two cases. J Neurosurg 72, 955 (1990).
[39] siehe [83a]
[40] Demmel, H.-J.: Psychosomatische Aspekte bei Patienten mit Gesichts- und Kopfschmerzen. In: Siebert, G. K. (Hrsg.): Gesichts- und Kopfschmerzen. Hanser, München–Wien 1992.
[41] Denecke, H.-J.: Die Schmerzbekämpfung im Gesichts-Kieferbereich vom Standpunkt des Hals-Nasen-Ohrenarztes. In: Schuchardt, K. (Hrsg.): Fortschritte der Kiefer- und Gesichtschirurgie, Bd. 5. Thieme, Stuttgart 1959.
[42] Dhom, H.: Zur Diagnose und Therapie der Neuralgie des N. buccalis. Dtsch Zahnärztl Z 10, 1486 (1956).
[43] Drechsel, U., Gerbershagen, H. U.: Gesichts- und Kopfschmerzen aus der Sicht des Schmerztherapeuten. In: Siebert, G. K. (Hrsg.): Gesichts- und Kopfschmerzen. Hanser, München–Wien 1992.
[44] Egle, U. T., Hoffmann, S. O.: Psychosomatische Grundlagen, Psychodynamik und Psychotherapie bei Schmerz. In: Thomalske, G. (Hrsg.): Nicht-medikamentöse Therapie bei Schmerz. Fischer, Stuttgart 1991, S. 2.
[45] Eulefeld,F.: Zur Pathogenese der Hortonschen Riesenzellarteriitis. Dtsch Med Wochenschr 90, 255 (1965).
[46] Ferrante, L., Artico, M., Nardacci, B., Fraioli, B., Cosentino, F., Fortuna, A.: Glossopharyngeal neuralgia with cardiac syncope. Neurosurgery 36, 58 (1995).
[47] Fischer, J., Hiertz, H., Wurm, G., Wies, W.: Neuralgie des Nervus glosso-pharyngeus mit synkopalen Anfällen. Neurochirurgia (Stuttg) 36, 14 (1993).
[48] Fischer, P. A.: Therapeutische Fragen bei der Trigeminusneuralgie. Med Klin 61, 981 (1966).
[49] Fothergill, G.: On a painful affection of the face. Med obs and inquiries. Publ Soc Physicians 5, 129 (1779).
[50] Frenkel, G.: Auftreten des auriculotemporalen Syndroms (salivosudoripares Syndrom) nach Leitungsanästhesie des Nervus mandibularis. Dtsch Zahnärztl Z 17, 1508 (1962).
[51] Frenkel, G.: Das Gutachten bei Verletzungen des Nervus lingualis. Dtsch Zahnärztl Z 35, 199 (1980).
[52] Frenkel, G., Aderhold, L., Leilich, G., Raetzke, P.: Die ambulante Chirurgie des Zahnarztes. Hanser, München–Wien 1989.
[53] Gardner, W. J.: Trigeminal neuralgia. In: Hassler, R., Walker, A. E. (eds.): Trigeminal neuralgia. Thieme, Stuttgart 1970.
[54] Gerlach, K. L., Hoffmeister, B., Walz, Chr.: Dysästhesien und Anästhesien des N. mandibularis nach zahnärztlicher Behandlung. Dtsch Zahnärztl Z 44, 970 (1989).
[55] Granit, R., Leksell, L., Skoglund, C. R.: Fibre interaction in injured or compressed region of nerve. Brain 67, 125 (1944).
[56] Green, M. W., Selman, J. E.: Review article: the medical management of trigeminal neuralgia. Headache 31, 588 (1991).
[57] Gross, D.: Diagnostische und therapeutische Lokalanästhesie beim Gesichtsschmerz. In: Pauser, G., Gerstenbrand, F., Gross, D. (Hrsg.): Gesichtsschmerz. Fischer, Stuttgart–New York 1979, S. 174.
[58] Günther, H.: Der Schmerz im Gesichts-Kieferbereich. Stoma 12, 84 (1959).
[59] Günther, H., Heifer, U.: Rechtsmedizin und Begutachtung in der zahnärztlichen Praxis. Thieme, Stuttgart–New York 1984.
[60] Hakanson, S.: Trigeminal neuralgia treated by the injection of glycerol into the trigeminal cistern. J Neurosurg 9, 638 (1981).
[61] Hamlyn, P. J., King, T. T.: Neurovascular compression in trigeminal neuralgia: a clinical and anatomical study. J Neurosurg 76, 948 (1992).
[62] Hammer, H.: Trigeminusneuralgie und neuralgiforme Beschwerden. Dtsch Zahnärztl Z 6, 1220 (1951).
[63] Hammer, H.: Trigeminusneuralgie und neuralgiformer Gesichtsschmerz. In: Korkhaus, G. (Hrsg.): Zahn-,Mund- und Kieferheilkunde in Vorträgen, Heft 12, Hanser, München 1952, S. 85.
[64] Hara, H., Kobayashi, S.: Glycerol injection to the rat trigeminal nerve: histological and immunohistochemical studies. Acta Neurochir (Wien) 119, 111 (1992).
[65] Hassler, R., Kaemmerer, E., Dieckmann, G., Christ, J. F., Riverson, A. E.: Die Trigeminusneuralgie. Pathophysiologie und Ätiologie. Acta Neurochir 18, 129 (1968).
[66] Haunfelder, D.: Chronische Schmerzzustände, ein häufiges Symptom bei Krebserkrankungen im Mund- und Kieferbereich. Dtsch Zahnärztebl 16, 441 (1962).
[67] Haunfelder, D.: Über das sogenannte Vincent-Symptom. Dtsch Zahnärztebl 21, 524 (1967).
[68] Hausamen, J.-E.: Grundlagen der Nervenchirurgie und der Einfluß der Operationstechnik auf das Ergebnis der Nervregeneration. In: Schuchardt, K. (Hrsg.): Fortschritte der Kiefer- und Gesichtschirurgie, Bd. 21. Thieme, Stuttgart 1976.
[69] Hausamen, J.-E.: Zur Indikation der Mikronervenchirurgie. In: Pfeifer, G., Schwenzer, N. (Hrsg.): Fortschritte der Kiefer- und Gesichtschirurgie, Bd. 28. Thieme, Stuttgart 1983.
[70] Hausamen, J.-E., Samii, M., Schmidseder, R.: Repair of the mandibular nerve by means of autologous nerve grafting after resection of the lower jaw. J Oral Maxillofac Surg 1, 74 (1973).
[71] Hempel, V.: Zoster und postzosterische Neuralgie. In: Zenz, M., Jurna, I. (Hrsg.): Lehrbuch der Schmerztherapie. Wissenschaftliche Verlagsgesellschaft, Stuttgart 1993.
[72] Hemprich, A., Khoury, F., Sass, T.: Der osteoplastische Zugang bei der Wurzelspitzenresektion an Mo-

laren des Unterkiefers. Dtsch Z Mund Kiefer Gesichts-Chir 8, 465 (1984).
[73] Hemprich, A., Emmerich, K.-H., Prinz, M.: Neurologische und ophthalmologische Spätfolgen nach Frakturen des zygomatikoorbitalen Komplexes. In: Pfeifer, G., Schwenzer, N. (Hrsg.): Fortschritte der Kiefer- und Gesichtschirurgie, Bd. 36. Thieme, Stuttgart–New York 1991.
[74] Hemprich, A., von der Haar, R.: Zur aktuellen Rechtssprechung bei Schädigung des Nervus alveolaris inferior und des Nervus lingualis. Dtsch Zahnärztl Z 47, 4, 218 (1992).
[75] Hildebrandt, J.: Körperliche Untersuchung. In: Zenz, M., Jurna, I. (Hrsg.): Lehrbuch der Schmerztherapie. Wissenschaftliche Verlagsgesellschaft, Stuttgart 1993.
[76] Hoffmeister, B.: Verletzung des Nervus lingualis – eine klinische und tierexperimentelle Studie. Med. Habil. Universität Kiel 1986.
[77] Hökfelt, T., Kellerth, J. O., Nilsson, G., Pernow, B.: Substance P: localisation in the central nervous system and in some primary sensory neurons. Science 190, 889 (1975).
[78] Höltje, W.-J., Schwipper, V., Rollin, H.: Verletzungsursachen des Nervus lingualis bei der operativen Entfernung unserer Weisheitszähne – Aussichten einer Rekonstruktion. In: Pfeifer, G., Schwenzer, N. (Hrsg.): Fortschritte der Kiefer- und Gesichtschirurgie, Bd. 30. Thieme, Stuttgart–New York 1985.
[79] Horch, H.-H.: Iatrogene Nervenläsionen bei der zahnärztlichen Behandlung. Zahnärztl Mitt 74, 708 (1984).
[80] Horch, H.-H.: Rechtsprechung zu iatrogenen Schädigungen der Mund-Kiefer-Gesichts-Region. In: Pfeifer, G., Schwenzer, N. (Hrsg.): Fortschritte der Kiefer- und Gesichtschirurgie, Bd. 30. Thieme, Stuttgart–New York 1985, S. 18.
[81] Huff, J. C., Drucker, J. L., Clemmer, A., Laskin, O. L., Connor, J. D., Bryson, Y. J., Balfour, H. H. Jr.: Effect of oral aciclovir on pain resolution in herpes zoster: a reanalysis. J Med Virol Suppl 1, 93 (1993).
[82] Hugler, P., Heimann, R., Laubenthal, H.: Therapie der Postzosterneuralgie. Schmerztherapie mit einem Anti-Varizella-Zoster-Immunglobulin. Anaesthesist 41, 772 (1992).
[83] Hutchins, L. G., Harnsberger, H. R., Jacobs, J. M., Apfelbaum, R. I.: Trigeminal neuralgia (tic douloureux): MR imaging assessment. Radiology 175, 837 (1990).
[83a] IASP Subcommittee on Taxonomy: Pain terms: A list with definitions and notes on usage. Pain 6, 248 (1979).
[84] Internationale Kopfschmerzgesellschaft. Nervenheilkunde 8, 161 (1989).
[85] Ischia, S., Luzzani, A., Polati, E., Ischia, A.: Percutaneous controlled thermocoagulation in the treatment of trigeminal neuralgia. Clin J Pain 6, 96 (1990).
[86] Iversen, L. L.: The chemistry of the brain. Sci Am 241, 118 (1979).
[87] Jannetta, P. J.: Arterial compression of the trigeminal nerve at the pons in patients with trigeminal neuralgia. J Neurosurg 26, 159 (1967).
[88] Jannetta, P. J.: Microsurgical approach to the trigeminal nerve for tic douloureux. Prog Neurol Surg 7, 180 (1976).
[89] Jannetta, P. J.: Observations in the etiology of trigeminal neuralgia, hemifacial spasm, acoustic nerve dysfunction and glossopharyngeal neuralgia. Definitive neurosurgical treatment and results in 117 patients. Neurochirurgia 20, 145 (1977).
[90] Jannetta, P. J.: Vascular decompression in trigeminal neuralgia. In: Samii, M., Jannetta, P. J. (eds.): The cranial nerves. Springer, Berlin–Heidelberg–New York 1981.
[91] Jannetta, P. J.: Vascular decompression of the cranial nerves in the cerebellopontine angle. In: Samii, M., Draf, W. (eds.): Surgery of the skull base. Springer, Berlin–Heidelberg–NewYork–London–Paris–Tokyo–Hongkong 1989.
[92] Jannetta, P. J., Bennett, M. H.: The pathophysiology of trigeminal neuralgia. In: Samii, M., Jannetta, P. J. (eds.): The cranial nerves. Springer, Berlin–Heidelberg–New York 1981.
[93] Janzen, R.: Schmerzanalyse als Wegweiser zur Diagnose. Thieme, Stuttgart 1966.
[94] Jores, A., Remy, D.: Schmerz und Schmerzerlebnis im Rahmen des Krankheitsgeschehens. In: Schuchardt, K. (Hrsg.): Fortschritte der Kiefer- und Gesichtschirurgie, Bd. 5. Thieme, Stuttgart 1959.
[95] Kämmerer, E.: A review of the etiologic factors in trigeminal neuralgia. In: Hassler, R., Walker, A. E. (eds.): Trigeminal neuralgia. Thieme, Stuttgart 1970.
[96] Katusic, S., Williams, D. B., Beard, C. M.: Epidemiology and clinical features of idiopathic trigeminal neuralgia and glossopharyngeal neuralgia: similarities and differences, Rochester, Minnesota, 1945–1984. Neuroepidemiology 10, 276 (1991).
[97] Katusic, S., Williams, D. B., Beard, C. M., Bergstralh, E., Kurland, L. T.: Incidence and clinical features of glossopharyngeal neuralgia, Rochester, Minnesota, 1945–1984. Neuroepidemiology 10, 266 (1991).
[98] Kautzky, R.: Einführung in die Pathogenese, Diagnose und Therapie des Gesichts- und Kopfschmerzes. In: Schuchardt, K. (Hrsg.): Fortschritte der Kiefer- und Gesichtschirurgie, Bd. 5. Thieme, Stuttgart 1959.
[99] Kautzky, R.: Pathogenese und Therapie der Trigeminusneuralgie. Dtsch Stomatol 9, 380 (1959).
[100] Kerr, F. W. L.: Peripheral versus central factors in trigeminal neuralgia. In: Hassler, R., Walker, A. E. (eds.): Trigeminal neuralgia. Thieme, Stuttgart 1970.
[101] Kerr, F. W. L.: Craniofacial neuralgias. In: Bonica, J. J., Liebeskind, J. C., Albe-Fessard, D. G. (eds.): Advances in pain research and therapy, vol. 3, Raven Press, New York 1979, p. 238.
[102] Kerr, F. W. L., Miller, R. H.: The pathology of trigeminal neuralgia. Arch Neurol 15, 308 (1966).
[103] Khoury, F.: Persönliche Mitteilung. 1996.
[104] Kipp, D., Goldstein, B., Weiss., W.: Dysaesthesia after mandibular third molar surgery. J Am Dent Assoc 100, 185 (1980).
[105] Kirschner, M.: Zur Elektrochirurgie. Arch Klin Chir 167, 761 (1931).
[106] Kirschner, M.: Erfahrungen mit der Elektrokoagulation des Ganglion Gasseri bei der Trigeminusneuralgie. Zbl Chir 43, 2483 (1937).
[107] Klammt, J.: Krankheiten der Kiefer- und Gesichtsnerven. In: Schwenzer, N., Grimm, G. (Hrsg.): Zahn-

Mund-Kiefer-Heilkunde, Bd. 2, Thieme, Stuttgart–New York 1990, S. 234.
[108] Klun, B.: Microvascular decompression and partial sensory rhizotomy in the treatment of trigeminal neuralgia: personal experience with 220 patients. Neurosurgery 30, 49 (1992).
[109] Kohler, J., Kristen, K.: Transkutane elektrische Nervenstimulation (TENS) bei chronischen neuralgiformen Gesichtsschmerzen. Dtsch Zahnärztl Z 45, 34 (1990).
[110] Kondziolka, D., Lunsford, L. D., Bissonette, D. J.: Long-term results after glycerol rhizotomy for multiple sclerosis-related trigeminal neuralgia. Can J Neurol Sci 21, 137 (1994).
[111] Krarup, J. C., Bumm, P., deDecker, W.: Nachuntersuchungen der Spätfolgen von Orbitabodenfrakturen. Fortschr Ophthalmol 79, 239 (1982).
[112] Krayenbühl, H.: Die idiopathische Trigeminusneuralgie. Acta clinica, Nr. 9. Documenta Geigy, Basel 1968.
[113] Krinner, U., Dehen, M., Niederdellmann, H.: Methode zur objektiven Beurteilung von Schädigungen des Nervus alveolaris inferior. Dtsch Zahnärztl Z 44, 975 (1989).
[114] Krischek, I.: Der Kopfschmerz aus nervenärztlicher Sicht. In: Krischek, J. (Hrsg.): Kopfschmerzen, Karger, Basel–New York 1958.
[115] Kristen, K.: Zur Differentialdiagnose des Kiefer-Gesichtsschmerzes. Zahnärztl Prax 13, 31 (1962).
[116] Krogh-Poulsen, W. G., Olssen, A.: Management of the occlusion of the teeth. In: Schwartz, L., Chayes, C. M. (eds.): Facial pain and mandibular dysfunction. Saunders, Philadelphia 1968, p. 236.
[117] Kroll, F. W.: Neurologie. In: Häupl, K., Meyer, W., Schuchardt, K. (eds.): Die Zahn-, Mund- und Kieferheilkunde, Bd. 2. Urban & Schwarzenberg, München 1955, S. 397
[118] Kümmerli, F.: Die traumatischen Schädigungen des Nervus lingualis. Schweiz Zahnheilk 74, 226 (1964).
[119] Laage-Hellmann, J. E.: Le traitement des tumeurs de la parotide. In: Schuchardt, K. (Hrsg.): Fortschritte der Kiefer- und Gesichtschirurgie, Bd. 3. Thieme, Stuttgart 1957.
[120] Laha, R. K., Janetta, P. J.: Glossopharyngeal neuralgia. J Neurosurg 47, 316 (1977).
[121] Lance, J. W.: Mechanisms and management of headache. 3rd ed. Butterworths, London 1978.
[122] Lange, D. E.: Parodontologie in der täglichen Praxis, 4. Aufl. Quintessenz, Berlin–Chicago 1990.
[123] Langmayr, J. J., Russegger, L.: Die chirurgische Behandlung der Glossopharyngeusneuralgie. Wien Med Wochenschr 142, 281 (1992).
[124] Lentrodt, J., Dieckmann, H.: Das Kiefergelenk in Ätiologie und Differentialdiagnose des Gesichtsschmerzes. Dtsch Zahnärztl Z 29, 938 (1974).
[125] Linskey, M. E., Jho, H. D., Janetta, P. J.: Microvascular decompression for trigeminal neuralgia caused by vertebrobasilar compression. J Neurosurg 81, 1 (1994).
[126] Loeser, J. D.: Herpes zoster and postherpetic neuralgia. Pain 25, 149 (1986).
[127] Machtens, E., Krogmann, H.: Rechtsprechung bei operativ bedingten Nervenläsionen im Kiefer-Gesichtsbereich. In: Pfeifer, G., Schwenzer, N. (Hrsg.): Fortschritte der Kiefer- und Gesichtschirurgie, Bd. 30. Thieme, Stuttgart–New York 1985.
[128] Maerker, R.: Kasuistische Mitteilung zur Neuralgie des N. auriculotemporalis nach Trauma. Dtsch Zahnärztl Z 28, 973 (1973).
[129] Masur, H., Papke, K., Bongartz, G., Vollbrecht, K.: The significance of three-dimensional MR-defined neurovascular compression for the pathogenesis of trigeminal neuralgia. J Neurol 242, 93 (1995).
[130] Mathis, H.: Die Erkrankungen der Speicheldrüsen. Hanser, München 1954.
[131] Max, M. B.: Treatment of post-herpetic neuralgia: antidepressants. Ann Neurol 35, 550 (1994).
[132] McArdle, M. J.: Atypical facial neuralgia. In: Hassler, R., Walker, A. E. (eds.): Trigeminal neuralgia. Thieme, Stuttgart 1970.
[133] Meaney, J. F., Miles, J. B., Nixon, T. E., Whitehouse, G. H., Ballantyne, E. S., Eldridge, P. R.: Vascular contact with the fifth cranial nerve at the pons in patients with trigeminal neuralgia: detection with 3D FISP imaging. Am J Roentgenol 163, 1447 (1994).
[134] Meglio, M., Cioni, B., Moles, A., Visocchi, M.: Microvascular decompression versus percutaneous procedures for typical trigeminal neuralgia: personal experience. Stereotact Funct Neurosurg 54, 76 (1990).
[135] Melzac, R., Wall, P. D.: Pain mechanisms; a new theory. Science 150, 971 (1965).
[136] Mende, V.: Über neuralgiforme Beschwerden nach Kieferhöhlenoperation. Med. Diss. Universität Hamburg 1976.
[137] Metheetrairut, C., Brown, D. H.: Glossopharyngeal neuralgia and syncope secondary to neck malignancy. J Otolaryngol 22, 18 (1993).
[138] Meyler, W. J., de Jongste, M. J., Rolf, C. A.: Clinical evaluation of pain treatment with electrostimulation: a study on TENS in patients with different pain syndromes. Clin J Pain 10, 22 (1994).
[139] Moraci, A., Buonaiuto, C., Punzo, A., Parlato, C., Amalfi, R.: Trigeminal neuralgia treated by percutaneous thermocoagulation. Comparative analysis of percutaneous thermocoagulation and other surgical procedures. Neurochirurgia (Stuttg) 35, 48 (1992).
[140] Moses, H. L.: Comparative fine structures of the trigeminal ganglia, including human autopsy studies. J Neurosurg 26, 112 (1967).
[141] Müller, W.: Häufigkeit und Art der Spätfolgen bei 2733 Frakturen des Gesichtsschädels. In: Schuchardt, K. (Hrsg.): Fortschritte der Kiefer- und Gesichtschirurgie, Bd. 12. Thieme, Stuttgart 1967.
[142] Müller-Fahlbusch, H., Marxkors, R.: Zahnärztliche Psychagogik. Hanser, München–Wien 1981.
[143] Mumenthaler, M.: Giant-cell arteritis. Cranial arteritis, polymyalgia rheumatica. J Neurol 218, 219 (1978).
[144] Mumenthaler, M.: Neurologie. Thieme, Stuttgart–New York 1990.
[145] Mumford, J. M.: Kiefer-Gesichtsschmerz. Deutscher Ärzteverlag, Köln 1989.
[146] Mutschler, E.: Arzneimittelwirkungen. Lehrbuch der Pharmakologie und Toxikologie, 5. Aufl. Wissenschaftliche Verlagsgesellschaft, Stuttgart 1986.

[147] Odeh, M., Oliven, A.: Glossopharyngeal neuralgia associated with cardiac syncope and weight loss. Arch Otolaryngol Head Neck Surg 120, 1283 (1994).
[148] Oldham, L.: Facial pain as a presentation in von Münchhausen's syndrome: a case report. Br J Oral Surg 12, 86 (1974).
[149] Pagni, C. A.: The origin of tic douloureux: a unified view. J Neurosurg Sci 37, 185 (1993).
[150] Pareja, J. A., Kruszewski, P., Sjaastad, O.: SUNCT syndrome: trials of drugs and anesthetic blockades. Headache 35, 138 (1995).
[151] Peet, M. M., Schneider, R. C.: Trigeminal neuralgia. A review of six hundred and eightynine cases with follow-up study on sixtyfive per cent of the group. J Neurosurg 9, 367 (1952).
[152] Petr, R.: Results of trigeminal rhizotomy. In: Hassler, R., Walker, A. E. (eds.): Trigeminal neuralgia. Thieme, Stuttgart 1970.
[153] Petzel, J. R., Minderjahn, A., Kreidler, J.: Das Syndrom der operierten Kieferhöhle. Dtsch Z Mund Kiefer GesichtsChir 4, 144 (1980).
[154] Pfaffenrath, V.: Kopfschmerzen. In: Zenz, M., Jurna, I. (Hrsg.): Lehrbuch der Schmerztherapie. Wissenschaftliche Verlagsgesellschaft, Stuttgart 1993.
[155] Pfeifer, G.: Über Ursachen von neuralgiformen Schmerzen nach Kieferhöhlenoperation und Möglichkeiten der chirurgischen Behandlung. Dtsch Zahn Mund Kieferheilk 60, 201 (1973).
[156] Pfeifer, G., Lentrodt, J.: Die forensische Bedeutung von chirurgischen Läsionen sensibler Nerven im Mund-Kiefer-Gesichts-Bereich. Dtsch Zahnärztl Z 35, 202 (1980).
[157] Rasmussen, P.: Facial pain. I. A prospective survey of 1052 patients with a view of: definition, delimitation, classification, general data, genetic factors, and previous diseases. Acta Neurochir 107, 112 (1990).
[158] Rasmussen, P.: Facial pain. II. A prospective survey of 1052 patients with a view of: character of the attacks, onset, course, and character of pain. Acta Neurochir 107, 121 (1990).
[159] Ratner, E. J., Person, P., Kleinman, D. J.: Jawbone cavities and trigeminal and atypical facial neuralgias. Oral Surg 48, 3 (1979).
[160] Rauch, S.: Die Speicheldrüsen des Menschen. Thieme, Stuttgart 1959.
[161] Reber, M., Husag, L.: Die aktuelle Behandlung der Trigeminusneuralgie. Erfahrung bei 162 Thermorhizotomien. Schweiz Rundsch Med Prax 81, 1565 (1992).
[162] Reilly, M. M., Valentine, A. R., Ginsberg, L.: Trigeminal neuralgia associated with osteogenesis imperfecta. J Neurol Neurosurg Psychiatry 58, 665 (1995).
[163] Resnick, D. K., Janetta, P. J., Bissonnette, D., Dong Jho, H., Lanzino, G.: Microvascular decompression for glossopharyngeal neuralgia. Neurosurgery 36, 64 (1995).
[164] Riediger, D., Ehrenfeld, M.: Zur Pathogenese und Klinik des Styloidsyndroms. Dtsch Zahnärztl Z 44, 968 (1989).
[165] Roberts, A. M., Person, P.: Etiology and treatment of idiopathic trigeminal and atypical facial neuralgias. Oral Surg 48, 298 (1979).
[166] Roscic, Z. Beck-Mannagetta, J., Falkensammer, G.: Einfluß der operativen Technik auf die Entstehung der postoperativen Fazialisparesen und des aurikolotemporalen Syndroms in der Parotischirurgie. In: Pfeifer, G., Schwenzer, N. (Hrsg.): Fortschritte der Kiefer- und Gesichtschirurgie, Bd. 30. Thieme, Stuttgart–New York 1985.
[167] Rothman, K. J., Wepsic, J. G.: Side of facial pain in trigeminal neuralgia. J Neurosurg 40, 514 (1974).
[168] Sahni, K. S., Pieper, D. R., Anderson, R., Baldwin, N. G.: Relation of hypesthesia to the outcome of glycerol rhizolysis for trigeminal neuralgia. J Neurosurg 72, 55 (1990).
[169] Scheunemann, H., Hausamen, J.-E.: Gutachterliche Erfahrungen bei Verletzung des Nervus lingualis in Verbindung mit zahnärztlichen chirurgischen Eingriffen. Dtsch Zahnärztl Z 35, 196 (1980).
[170] Schiffer, H.-P., Austermann, K.-H.: Ophthalmologische Spätfolgen nach Jochbeinfrakturen. In: Schuchardt, K., Becker, R. (Hrsg.): Fortschritte der Kiefer- und Gesichtschirurgie, Bd. 22. Thieme, Stuttgart 1977.
[171] Schiffter, R., Schliack, H.: Das Geschmacksschwitzen. Fortschr Neurol Psychiatr 36, 261 (1968).
[172] Schmelzer, A., Rosin, V., Steinbach, E.: Zur Therapie des Frey'schen Syndroms durch ein anhidrotisches Gel. Laryngorhinootologie 71, 59 (1992).
[173] Schmelzle, R.: Ergebnisse der chirurgischen Therapie der Verletzungen der Nn. alveolaris inferior, lingualis und facialis. In: Pfeifer, G., Schwenzer, N. (Hrsg.): Fortschritte der Kiefer- und Gesichtschirurgie, Bd. 30. Thieme, Stuttgart–New York 1985.
[174] Schmelzle, R.: Schädigung und Rekonstruktion von Nerven im Zahn-, Mund- und Kieferbereich. In: Ketterl, W. (Hrsg.): Deutscher Zahnärztekalender 46. Hanser, München 1987.
[175] Schönberger, A.: Die örtlichen Komplikationen bei Kieferverletzungen und ihre Behandlung. In: Reichenbach, E. (Hrsg.): Traumatologie im Kiefer-Gesichts-Bereich. Barth, München 1969.
[176] Schulte, W.: Kiefergelenkerkrankungen und Funktionsstörungen. In: Schwenzer, N., Grimm, G. (Hrsg.): Zahn-Mund-Kieferheilkunde, Bd. 2, 2. Aufl. Thieme, Stuttgart–New York 1990.
[177] Schulz, P.: Die Verletzungen des Nervus lingualis. In: Ketterl, W. (Hrsg.): Deutscher Zahnärztekalender 40. Hanser, München–Wien 1981.
[178] Schwenzer, N., Schmelzle, R., Riediger, D., Bürger, E.: Notfallmedizin für Zahnärzte. Hanser, München–Wien 1984.
[179] Sicard, R., Robineau: Communications et présentations: I Algie vélopharyngée essentielle – Traitement chirurgical. Rev Neurol 36, 256 (1920).
[180] Sidebottom, A., Maxwell, S.: The medical and surgical management of trigeminal neuralgia. J Clin Pharm Ther 20, 31 (1995).
[181] Siebert, G. K.: Gesichts- und Kopfschmerzen – pathophysiologische Faktoren. In: Siebert, G. K. (Hrsg.): Gesichts- und Kopfschmerzen. Hanser, München–Wien 1992.
[182] Siegfried, J.: Percutaneous controlled thermocoagulation of Gasserian ganglion in trigeminal neuralgia. Experiences with 1000 cases. In: Samii, M., Jannetta,

P. J. (eds.): The cranial nerves. Springer, Berlin–Heidelberg–New York 1981.
[183] Sindou, M., Henry, J. F., Blanchard, P.: Névralgie essentielle du glossopharyngien. Etude d'une série de 14 cas et revue de la littérature. Neurochirurgie 37, 18 (1991).
[184] Sindou, M., Mertens, P.: Microsurgical vascular decompression (MVD) in trigeminal and glosso-vagopharyngeal neuralgias. A twenty year experience. Acta Neurochir Suppl (Wien) 58, 168 (1993).
[185] Sindou, M. P., Chiha, M., Mertens, P.: Anatomical findings observed during microsurgical approaches of the cerebellopontine angle for vascular decompression in trigeminal neuralgia (350 cases). Stereotact Funct Neurosurg 63, 203 (1994).
[186] Sjaastadt, O., Russell, D., Horven, I., Bunaes, U.: Multiple neuralgiform, unilateral headache attacks associated with conjunctival injection and appearing in clusters. A nosological problem. Proc Scand Migraine Soc (Jahrestagung) 1978, 31.
[187] Spiessl, B., Schroll, K.: Gesichtsschädel. In: Nigst, H. (Hrsg.): Spezielle Frakturen und Luxationslehre, Bd. 1/1. Thieme, Stuttgart 1972.
[188] Stajcic, Z.: Effects of glycerol on the rat infraorbital nerve: an experimental study. Br J Oral Maxillofac Surg 29, 90 (1991).
[189] Stender, A.: The mechanism of action of the so-called decompressive operations in tic douloureux. In: Hassler, R., Walker, A. E. (eds.): Trigeminal neuralgia. Thieme, Stuttgart 1970.
[190] Storrs, T. J.: A variation of the auriculotemporal syndrome. Br J Oral Surg 11, 236 (1974).
[191] Suwa, H., Hanakita, J., Mizuno, M., Namura, S., Ohtsuka, T., Asahi, M., Li, W., Kondoh, A.: Long-term follow up of trigeminal neuralgic patients treated by retrogasserian rhizotomy or by microvascular decompression. No Shinkei Geka 21, 29 (1993).
[192] Sweet, W. H.: Trigeminal neuralgia. In: Alling, E. (ed.): Facial pain. Lea & Febiger, Philadelphia 1968, p. 89.
[193] Taha, J. M., Tew, J. M. Jr., Keith, R. W., Payner, T. D.: Intraoperative monitoring of the vagus nerve during intracranial glossopharyngeal and upper vagal rhizotomy: technical note. Neurosurgery 35, 775 (1994).
[194] Tan, L. K., Robinson, S. N., Chatterjee, S.: Glycerol versus radiofrequency rhizotomy – a comparison of their efficacy in the treatment of trigeminal neuralgia. Br J Neurosurg 9, 165 (1995).
[195] Thombansen, E., Menges, M. M., Thimme, W.: Glossopharyngeusneuralgie mit Synkope. Dtsch Med Wochenschr 117, 941 (1992).
[196] Trousseau, A.: La névralgie épileptiforme. Clin. Méd. Hôtel-Dieu, tome 2. Baillière, Paris 1885.
[197] Umbach, W.: Differentialdiagnose und Therapie der Gesichtsneuralgien. Thieme, Stuttgart 1960.
[198] Van Gool, A., Ten Bosch, J., Boering, G.: Clinical consequences of complaints and complications after removal of the third molar. Int J Oral Surg 6, 29 (1977).
[199] Vogel, A. H., Richter, R. A., Albrecht, I., Löwicke, G., Klingberg, F.: Die Behandlung von Trigeminusneuralgien mittels Vincristin-Iontophorese. Schmerz 6, 141 (1992).
[200] Vogel, C.: Haftpflichtansprüche aus der zahnärztlichen Chirurgie und Lokalanästhesie. Dtsch Z Mund Kiefer GesichtsChir 3, 3 (1979).
[201] Waidhauser, E., Steude, U.: Evaluation of patients with atypical trigeminal neuralgia for permanent electrode implant by test stimulation of the ganglion gasseri. Stereotact Funct Neurosurg 62, 304 (1994).
[202] Walchenbach, R., Voormolen, J. H., Hermans, J.: Microvascular decompression for trigeminal neuralgia: a critical reappraisal. Clin Neurol Neurosurg 96, 290 (1994).
[203] Walker, A. E.: The differential diagnosis of trigeminal neuralgia. In: Hassler, R., Walker, A. E. (eds.): Trigeminal neuralgia. Thieme, Stuttgart 1970.
[204] Wartenberg, R.: Neuritis, sensible Neuritis, Neuralgie. Thieme, Stuttgart 1959.
[205] Weisenburg, T. H.: Cerebello-pontile tumor diagnosed for six years as tic douloureux: the symptoms of irritation of the ninth and twelfth cranial nerves. JAMA 54, 1600 (1910).
[206] Westrum, L. E., Canfield, R. C., Black, R. G.: Transganglionic degeneration in the spinal trigeminal nucleus following removal of tooth pulps in adult cats. Brain Res 101, 137 (1976).
[207] Willis, W. D.: The pain system. The neural basis of nociceptive transmission in the mammalian nervous system. Karger, Basel 1985.
[208] Winkelmüller, W.: Die Klassifikation der Trigeminusneuralgie und ihr Einfluß auf die Ergebnisse der operativen Behandlung. Neurochirurgia (Stuttg) 33, 54 (1990).
[209] Winkelmüller, W.: Gesichts- und Kopfschmerzen aus neurochirurgischer Sicht. In: Siebert, G. K. (Hrsg.): Gesichts- und Kopfschmerzen. Hanser, München–Wien 1992.
[210] Winnie, A. P., Hartwell, P. W.: Relationship between time of treatment of acute herpes zoster with sympathetic blockade and prevention of post-herpetic neuralgia: clinical support for a new theory of the mechanism by which sympathetic blockade provides therapeutic benefit. Reg Anesth 18, 277 (1993).
[211] Yu, L. T., Hamilton, R.: Frey's syndrome: prevention with conservative parotidectomy and superficial musculoaponeurotic system preservation. Ann Plast Surg 29, 217 (1992).
[212] Zakrzewska, J. M.: Medical management of trigeminal neuralgia. Br Dent J 168, 399 (1990).
[213] Zenz, M.: Taschenbuch der Schmerztherapie. Wissenschaftliche Verlagsgesellschaft, Stuttgart 1995.
[214] Zenz, M., Jurna, I. (Hrsg.): Lehrbuch der Schmerztherapie. Wissenschaftliche Verlagsgesellschaft, Stuttgart 1993.
[215] Zieglgängsberger, W., Tölle, Th.: Neuropharmakologie. Max-Planck-Gesellschafts-Spiegel 1, 1 (1991).

Mikronervenchirurgie im Mund-, Kiefer- und Gesichtsbereich

von Jarg-Erich Hausamen und Rainer Schmelzeisen

Inhaltsübersicht

Einleitung

Die Einführung des Operationsmikroskops hat auch der Mund-, Kiefer- und Gesichtschirurgie eine neue Dimension eröffnet. Durch die Vergrößerung des Operationsfeldes ist es möglich geworden, auch kleinste anatomische Strukturen in ihrer ursprünglichen Gestalt und Funktion vollwertig wiederherzustellen. Dies betrifft insbesondere die Nerven und Gefäße. Während Anfang der 70er Jahre die Mikrochirurgie nur von einigen Spezialisten ausgeübt wurde, hat sie in den letzten 10–15 Jahren eine rasante Entwicklung genommen und gehört heute mit ihren überwältigenden Ergebnissen zu den Standardtechniken der Mund-, Kiefer- und Gesichtschirurgie.

Bezüglich der praktischen klinischen Anwendung haben sich für die Mikronervenchirurgie aufgrund der inzwischen vorliegenden Erfahrungen sowohl bei der Indikationsstellung als auch für das operationstechnische Vorgehen klare Erkenntnisse herauskristallisiert, deren Beachtung einen erfolgreichen Einsatz der Mikronervenchirurgie garantiert und durch deren Einhaltung Mißerfolge vermieden werden können.

Nervenverletzungen nehmen gegenüber den übrigen Weichteil- und Knochenverletzungen eine Sonderstellung ein, sie können erfolgreich ausschließlich mikrochirurgisch versorgt werden; hierzu ist eine spezielle Operationstechnik erforderlich. Andererseits bleibt die Regenerationsfähigkeit der Nerven über längere Zeit erhalten, so daß nicht in jedem Fall eine primäre Rekonstruktion zwingend notwendig ist, sondern auch durch eine sekundäre Nervenversorgung eine gute Funktionswiederkehr erwartet werden kann.

Im Mund-, Kiefer- und Gesichtsbereich sind verschiedene Hirnnerven im Rahmen der Tumorchirurgie und durch Verletzungen gefährdet. Dies betrifft insbesondere den Nervus facialis in seinem extratemporalen Verlauf und einzelne sensible Trigeminusäste wie den Nervus alveolaris inferior, den Nervus infraorbitalis oder den Nervus lingualis. Seltener werden der Nervus hypoglossus und der Nervus accessorius tangiert. In den letzten Jahren sind besonders auch iatrogene Läsionen des Nervus lingualis und Nervus alveolaris inferior in unser klinisches Interesse gerückt, die als Komplikationen zahnärztlicher Maßnahmen sowohl für den Patienten als auch den Behandler mit unangenehmen Folgen behaftet sind.

Grundlagen

Anatomische Vorbemerkungen

Für das Verständnis der Mikronervenchirurgie ist die Kenntnis der anatomischen Struktur der peripheren Nerven Voraussetzung. Der Aufbau der Hirnnerven unterscheidet sich grundsätzlich nicht von demjenigen der Spinalnerven.

Das nervöse Grundelement der peripheren Nerven stellen die Nervenfasern dar, die aus dem *Achsenzylinder* und seiner Umhüllung bestehen. Die Achsenzylinder, auch Axone oder Neurite genannt, sind von einer gliösen Zellhülle, der *Schwann-Scheide* oder dem Neurilemm, umgeben. Sie sind als Fortsatz der zentralen oder spinalen Nervenzellen aufzufassen. Bei den markhaltigen sensiblen und motorischen Nervenfasern umgibt die Markscheide das Axon, dem außen die Schwann-Zellen unter Bildung der Schwann-Scheide aufsitzen. Der Schwann-Scheide und der Markscheide fehlt die Kontinuität, jede Schwann-Zelle bildet ein nur etwa 1 mm langes Scheidensegment. Die Segmentenden sind konisch verjüngt, so daß an den Übergangsstellen der einzelnen Segmente eine Einschnürung der Nervenfasern und eine Verschmälerung der Achsenzylinder entsteht. Die Schnürstellen werden als *Ranvier-Schnürringe* oder Ranvier-Knoten bezeichnet. Zu dieser neuroektodermalen Umhüllung der peripheren Nervenfasern tritt noch eine mesodermal-bindegewebige Endoneuralscheide hinzu, die aus retikulären Bindegewebefasern bestehende *Basalmembran.* Jede Nervenfaser wird von lockerem, reichlich Blutkapillaren führendem Bindegewebe, dem *Endoneurium,* umhüllt, das mit den Neuralscheiden kontinuierlich verbunden ist und die einzelnen Nervenfasern zusammenhält (Abb. 1).

Die Nervenfasern und das sie umgebende Endoneurium verlaufen in Nervenfaserbündeln, den *Faszikeln,* die von einer dichteren Bindegewebehülle

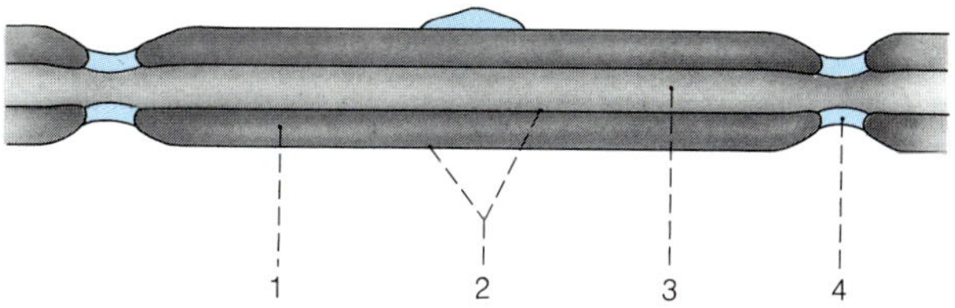

Abb. 1 Schematische Darstellung einer myelinisierten Nervenfaser.

1 = Myelinscheide; 2 = Schwann-Scheide; 3 = Achsenzylinder (Axon); 4 = Ranvier-Knoten.

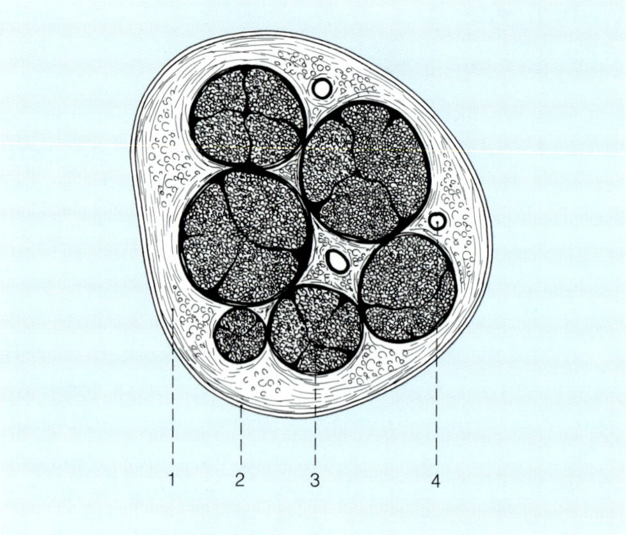

Abb. 2 Schematische Darstellung des Querschnittes eines peripheren Nerven mit mehreren Faszikeln.

1 = Perineurium; 2 = Epineurium; 3 = Nervenfaszikel; 4 = endoneurale Blutgefäße.

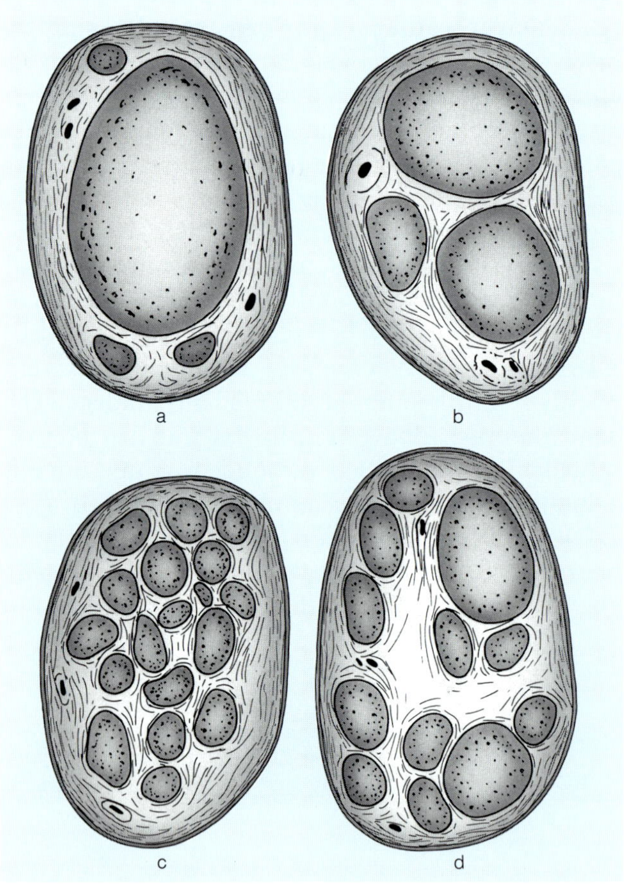

Abb. 3 Unterschiedliche Faszikelstruktur peripherer Nerven (nach [66]).

a) Monofaszikulärer Nerv.
b) Oligofaszikulärer Nerv (bis zu fünf Faszikel).
c) Polyfaszikulärer Nerv ohne Gruppenbildung.
d) Polyfaszikulärer Nerv mit Gruppenbildung.

mit gröberen Kollagenfasern, dem *Perineurium,* umgeben sind. Die einzelnen Faszikel sind wiederum in ein lockeres, mit reichlich Blutgefäßen durchzogenes Bindegewebe eingebettet und von einer dickeren grobfaserigen Bindegewebescheide, dem *Epineurium,* umhüllt, das sie zum peripheren Nerven zusammenfaßt. Die sensiblen und motorischen Nervenfascrn sind gleichermaßen aufgebaut und histologisch nicht zu unterscheiden (Abb. 2).

Die Zahl und Stärke der Nervenfaserbündel variiert von Nerv zu Nerv, selbst bei bilateralen Nerven ist keine identische Struktur zu finden. Auch innerhalb eines Nerven variiert die Zahl und Dicke der Faszikel sehr stark, da die Bündel auch während des Verlaufes in den einzelnen Nerven Fasern austauschen. Darüber hinaus laufen nicht alle Fasern parallel in einem Nerven; einzelne Fasergruppen oder ganze Bündel können stark gewunden sein, so daß von einer typischen Parallelschaltung, wie in einem Drahtkabel, nicht ausgegangen werden kann.

Die faszikuläre Struktur der für uns in Frage kommenden Hirnnerven ist bedeutsam für die Technik der Nervenkoaptation. Die faszikulären Querschnittsbilder werden in drei Grundtypen eingeteilt (Abb. 3):

- monofaszikulärer Nerv
- oligofaszikulärer Nerv
- polyfaszikulärer Nerv

Anatomische Untersuchungen zur faszikulären Struktur haben ergeben, daß der Nervus facialis nach seinem Austritt am Foramen stylomastoideum und der Nervus accessorius am Foramen jugulare meist ein monofaszikuläres, weniger häufig ein oligofaszikuläres und nie ein polyfaszikuläres Querschnittsmuster aufweisen. Die peripheren Endäste des Nervus facialis nach Austritt aus der Glandula parotis und der Nervus accessorius vor Eintritt in den Musculus sternocleidomastoideus sind häufig oligo- oder polyfaszikulär und nur selten monofaszikulär strukturiert. Der Nervus lingualis und der Nervus alveolaris inferior weisen in Höhe des Foramen mandibulae in den meisten Fällen einen oligofaszikulären Aufbau und seltener ein polyfaszikuläres Querschnittsbild auf.

Pathophysiologie der Nervenläsionen

Läsionen der Hirnnerven können verschiedene Ursachen haben; entsprechend unterschiedlich und in ihrem Schweregrad verschieden sind die Verletzungsmuster. Grundsätzlich reagieren die Nerven wie andere Gewebe auf eine traumatische Einwirkung, die Regenerationsvorgänge dagegen sind grundsätzlich verschieden.

Unterbrechungen der Nervenfunktion können einmal durch eine einfache *Kompression* oder Quetschung verursacht sein, dann aber auch durch eine komplette *Durchtrennung*. Auch die Ausdehnung des Defektes ist sehr variabel: Der glatten, scharfen Durchtrennung eines Nerven stehen Läsionen mit Traumatisierung beider Nervenenden bis hin zu Zerreißungen größerer Nervenstrecken und ausgedehnten Defekten im Rahmen der Tumorchirurgie gegenüber.

Das therapeutische Vorgehen bei einer Nervenverletzung erfordert eine sichere Diagnostik, auf der sich eine gezielte Differentialtherapie aufbaut. Entsprechend dem Ausmaß der Verletzung unterscheidet man verschiedene Verletzungstypen, für die SEDDON eine zweckmäßige Einteilung angegeben hat:

- Neurapraxie
- Axonotmesis
- Neurotmesis

Unter mehr therapeutischen Gesichtspunkten wurde diese klassische Einteilung von SUNDERLAND [101] und MILLESI weiter differenziert [66, 93, 101]. Wenn es sich hierbei auch um eine grobe Klassifizierung mit in Einzelfällen fließenden Übergängen handelt, so läßt diese Einteilung doch prognostische Schlüsse aufgrund des klinischen Befundes zu [60].

Neurapraxie. Bei der Neurapraxie handelt es sich um die einfachste Form der Nervenschädigung, bei der es nur zu einer kurzdauernden klinischen Auswirkung kommt. Lediglich die Markscheiden sind umschrieben geschädigt, nach einer Ödemphase des gesamten Nerven kommt es zu einem Zerfall und einer Resorption der Myelinscheiden. Die Axone dagegen degenerieren nicht. Durch die erhaltene Kontinuität der Achsenzylinder kommt es nur zu einer temporären Leitungsunterbrechung.

Eine Neurapraxie kann man sich am einfachsten durch eine *Kompression* oder *Überdehnung* eines Nerven im Rahmen einer stumpfen Verletzung vorstellen. Eine typische Situation stellt ein kollaterales Ödem im Mandibularkanal bei der Weisheitszahnentfernung dar, die von einer Sensibilitätsstörung im Ausbreitungsgebiet des Nervus alveolaris inferior gefolgt ist, ohne daß es zu einer direkten Läsion des Nerven gekommen ist.

> Die Neurapraxie geht ohne wesentliche morphologische Schädigungen einher. Sie erfordert deshalb keine chirurgische Intervention; die Funktion wird spontan wiederkehren.

Axonotmesis. Auch bei der Axonotmesis ist die Kontinuität des Nerven erhalten; es degenerieren neben den Markscheiden auch die Axone, die bindegewebigen Strukturen des Nerven bleiben jedoch intakt. Klinisch äußert sich die Axonotmesis in einer vollständigen Parese, und im Elektromyogramm ist bei motorischen Nerven eine typische Entartungsreaktion, eine Verlangsamung der Muskelzuckung und eine vollständige Unterbrechung der Nervenleitung nachweisbar. Da die Kontinuität des Nerven nicht unterbrochen ist, können im distalen Nervenabschnitt die Degenerations- und Regenerationsvorgänge in idealer Weise ablaufen. Zunächst fallen die Axone und Markscheiden der sogenannten Waller-Degeneration anheim; sie zerfallen, und ihre Trümmer werden von den Schwann-Zellen und eingewanderten Makrophagen abgebaut. Die Schwann-Zellen proliferieren innerhalb der Basalmembran und ordnen sich zu bandartigen Ketten, den Hanken-Büngner-Bändern. Die Degeneration verläuft normalerweise nur bis zum nächsten, proximal gelegenen Ranvier-Schnürring, bei ausgedehnter Traumatisierung jedoch auch darüber hinaus. Die Regeneration der Nervenfasern erfolgt von zentral, d.h. von der Verletzungsstelle aus. Aus den Enden der unterbrochenen Axone sprossen mehrere Achsenzylinder aus und nehmen die von den Schwann-Zellen vorgebildeten Hanken-Büngner-Bänder als Leitbahn und folgen ihnen bis zum Endorgan. Auch die Markscheiden regenerieren; ihre Scheidensegmente bleiben jedoch kürzer als bei einem intakten Nerven.

> Bei der Axonotmesis kann es somit ebenfalls ohne chirurgische Intervention zu einer weitgehenden Regeneration des normalen Nervenfasermusters und damit zu einer funktionellen Wiederherstellung kommen. Die Nervenfasern regenerieren zwischen 0,25 und 3 mm pro Tag; ihre Regenerationsfähigkeit bleibt über Jahre erhalten.

Als Ursache für eine Axonotmesis kommt eine *längere Kompression* eines Nerven oder eine *lokalisierte ischämische Schädigung* in Frage. Eine Axonotmesis kann man sich ebenfalls sehr gut bei der Weisheitszahnentfernung vorstellen, wenn der Mandibularkanal traumatisch eröffnet wird und es durch ein Hämatom im Kanal zu einer stärkeren Kompression des Nerven kommt oder der Nerv direkt bei der Luxation des Zahnes durch die Wurzel oder ein Knochenfragment komprimiert wird. In allen Fällen ist die Axonotmesis *reversibel*, vorausgesetzt, die Verletzungsursache kann eliminiert werden.

Neurotmesis. Die Kontinuität des Nerven wird komplett durchtrennt; dabei kommt es durch die Längselastizität des Nerven zu einer Distraktion der Nervenenden. Klinisch und elektromyographisch zeigt sich das gleiche Bild wie bei der Axonotmesis. Auch histologisch laufen im distalen Nervenabschnitt die gleichen Vorgänge ab; es kommt zur Waller-Degeneration mit einem kompletten Abbau der Achsenzylinder und der Markscheiden. Die bindegewebigen Anteile dagegen bleiben erhalten, da die Durchblutung nach der Unterbrechung der longitudinal verlaufenden Gefäße über Kollateralen aus der Umgebung aufrechterhalten wird. Die Reinnervation erfolgt über die aus dem proximalen Stumpf aussprossenden Axone, die jedoch zunächst über die Verletzungsstelle den Weg in den distalen Nerven finden müssen. Dies wird ungestört nur im idealen Fall möglich sein, wenn die Faszikel exakt aneinanderliegen und die aussprossenden Axone vor dem Eindringen in den peripheren Nervenabschnitt kein Hindernis zu überwinden haben.

Die Reinnervation gelingt in der Regel erst nach chirurgischer Anastomosierung der Nervenstümpfe mit exakter Adaptierung der einzelnen Nervenfaszikel. Alle chirurgischen Maßnahmen müssen deshalb für die regenerierenden Axone ein ungehindertes Eindringen in den peripheren Nervenstumpf sicherstellen und alle Faktoren ausschließen, die diesen Vorgang behindern.

Die Längselastizität des Nerven ist die Ursache, daß es bei einer kompletten Durchtrennung in den Weichteilen nur in extrem seltenen Fällen zu einer spontanen Regeneration kommt, da die Nervenenden stets distrahieren und die aus den proximalen Nervenstümpfen aussprossenden Axone eher ein Nervenknäuel, ein Neurom, bilden, als daß sie geradewegs den Weg in den peripheren Stumpf finden.

Präoperative Diagnostik

Art und Umfang der Schädigung eines *motorischen Nerven* kann unmittelbar durch das Ausmaß der Bewegungseinschränkung diagnostiziert werden, *Elektromyographien* werden zusätzlich zur Diagnostik herangezogen.

Für die Beurteilung einer Schädigung *sensibler Nerven* werden die *2-Punkt-Diskriminierung*, die *Oberflächensensibilität* (Berührung mit einem Pinsel oder einer zahnärztlichen Sonde) und die Beurteilung der *Temperaturempfindlichkeit* herangezogen. Dabei ist die Beurteilung der Nervenschädigung an die subjektive Einschätzung durch den Patienten gebunden.

Heute stehen weitere objektive Testverfahren zur Verfügung, durch die eine Entscheidung für oder gegen eine operative Behandlung erleichtert wird und die auch vor dem Hintergrund rechtlicher Fragestellungen bedeutsam sind. Im Ausbreitungsgebiet des N. trigeminus haben sich *somatosensibel evozierte Potentiale* klinisch etabliert. Dabei erfolgt z.B. eine Stimulation des Nervus alveolaris inferior an der Unterlippe mit Stimulationselektroden und über der entsprechenden Hemisphäre (Vertex/Inion) die Ableitung dieser provozierten Potentiale. Beim Gesunden lassen sich nach der Stimulation und nach einer spezifischen Latenzzeit typische Potentiale mit einer definierten Amplitude und Polarität (positiv oder negativ) ableiten. Unter Umständen werden diese Potentiale besser über der kontralateralen Hemisphäre repräsentiert.

Amplitude und Latenz selektierter „Peaks" innerhalb der somatosensibel evozierten Potentiale korrelieren mit dem Zustand des Nerven. Bei einer *vollständigen Durchtrennung* läßt sich kein Potential über den Hemisphären ableiten. Bei einer *partiellen Durchtrennung* kann die Latenzzeit zwischen Reiz und Reizantwort verlängert sein. *Seitendifferente Unterschiede der Latenzen* haben eine größere Aussagekraft als unterschiedliche Amplituden. Eine Amplitudenreduktion von mehr als 50% wie auch Latenzverzögerungen im Seitenvergleich von mehr als 1,8 ms (N1-Potentiale) bzw. 2,2 ms (P1-Potentiale) werden als signifikant pathologisch gewertet. Normale somatosensibel evozierte Potentiale des Trigeminus bei sicher erhaltener Kontinuität des Nerven sprechen trotz evtl. vorliegender subjektiver Angaben über eine Anästhesie für eine wahrscheinliche Wiederkehr der Sensibilität. Axonschäden einer Seite ohne vollständige Kontinuitätsunterbrechung präsentieren sich u.U. nur als Amplitudenveränderung bei seitengleicher Latenz. Kompressionen mit segmentaler Demyelinisierung und Axonschäden können als Erhöhung der Latenzzeit und Amplitudenschäden in Erscheinung treten [23, 30, 40, 113, 116].

Sensibilitätsstörungen lassen sich auch durch die Bestimmung der Temperaturempfindlichkeit überprüfen. Dazu steht z. B. das Pain-and-Thermal-Sensitivity-System zur Verfügung. Durch aktive Kühlung und Heizung eines Peltierelementes werden kontrollierte Temperaturreize auf die Haut- bzw. Schleimhautoberfläche appliziert und rechnergestützt gemessen. Kriterium für das Vorliegen und das Ausmaß von Sensibilitätsstörungen ist die Differenz von Temperaturmittelwerten als Ausdruck einer unterschiedlichen Schmerzempfindlichkeit zwischen der geschädigten Seite und der Kontrollseite. Von einer Sensibilitätsstörung kann bei einer Seitendifferenz von mehr als 1,2° ausgegangen werden [40, 96].

Ein anderes Verfahren zur Objektivierung von Sensibilitätsstörungen sind Auswertungen von Hirnstammreflexen, wie z.B. dem Kieferöffnungsreflex. Bei einer mechanischen oder elektrischen Reizung im Versorgungsgebiet des Nervus maxillaris oder Nervus mandibularis zeigt der Kieferöffnungsreflex reproduzierbar eine oder zwei Hemmphasen der elektromyographisch registrierten willkürlichen Aktivität der Kieferschließer. Bei Sensibilitätsstörungen im Bereich des Nervus trigeminus fehlt der Kieferöffnungsreflex. Es scheint auch eine Korrelation zwischen der Reflexschwelle und dem Ausmaß einer Hyperästhesie zu bestehen [31].

Mikrochirurgische Wiederherstellung der Nervenfunktion

Die Wiederherstellung der Nervenfunktion nach einer kompletten Durchtrennung oder narbigen Ummauerung eines Nerven ist nur auf mikrochirurgischem Wege möglich, da nur durch die Vergrößerung des Operationsfeldes die Nervenstümpfe sorgfältig bearbeitet werden können und eine exakte Adaptierung der einzelnen Faszikel oder Faszikelgruppen zu erreichen ist. Hierzu stehen uns heute standardisierte Operationstechniken zur Verfügung, die in einem hohen Prozentsatz eine Regeneration ermöglichen. Bezüglich des operativen Vorgehens hat sich seit Einführung des Operationsmikroskops ein gewisser Wandel unserer Betrachtung vollzogen, und heute wissen wir, daß verschiedene Techniken zum gleichen Erfolg führen, vorausgesetzt, sie werden mit der gleichen operativen Sorgfalt durchgeführt.

In der Mikrochirurgie wird unter dem Operationsmikroskop in einem extrem kleinen Feld bei 6–25facher Vergrößerung gearbeitet; die üblichen operativen Regeln der makroskopischen Chirurgie sind für die Mikrochirurgie nicht anwendbar. Neue Operationstechniken müssen erlernt werden, die ein längeres Training und regelmäßige Übungen erfordern.

Instrumentarium

Der wesentliche Fortschritt der modernen Nervenchirurgie besteht im Einsatz des *Operationsmikroskops.* Von verschiedenen Firmen werden heute hochwertige Operationsmikroskope mit meist stufenloser Vergrößerung vom 6–40fachen angeboten. Alle Mikroskope sind binokular, haben eine koaxiale Beleuchtung und erlauben eine stereoskopische Betrachtung.

Das eigentliche mikrochirurgische Instrumentarium ist recht einfach und besteht aus *Pinzette, Schere* sowie *Nadelhalter.* Es müssen jedoch Präzisionsinstrumente sein, die exakt schließen, und mit denen es möglich ist, die feinen Gewebestrukturen atraumatisch zu bearbeiten sowie die extrem dünnen Fäden sicher zu fassen.

Zur Koagulation der kleinen endoneuralen Gefäße empfiehlt sich ein *bipolarer Koagulator,* bei dem der Strom nur zwischen den beiden Pinzettenspitzen fließt und das umgebende Gewebe sicher geschont werden kann.

Für die Naht selbst stehen heute feinste *atraumatische Fäden* zur Verfügung, die keine besonderen Fremdkörperreaktionen auslösen. Zu empfehlen ist monophiles, atraumatisches Nylon der Stärke 10 × 0 (25 µm) oder resorbierbare Fäden (Dexon®, Vicryl®) der gleichen Stärke.

Neurolyse

Alle operativen Eingriffe zur Wiederherstellung der Nervenfunktion werden heute unter dem Operationsmikroskop vorgenommen. Nur unter dem Operationsmikroskop ist eine sorgfältige Beurteilung einer Nervenläsion möglich. Es erlaubt eine differenzierte Bearbeitung der Nerven bzw. Nervenstümpfe unter Isolierung der epineuralen, perineuralen und interfaszikulären Gewebestrukturen, sofern erforderlich eine intraneurale Präparation zur Isolierung einzelner Faszikelgruppen, bei der Nervenkoaptation eine Resektion der traumatisierten oder fibrosierten Nervenenden, eine atraumatische Blutstillung und insbesondere eine exakte Adaptierung der Nervenstümpfe und ihrer Faszikel [64, 65, 66, 67, 68].

Bei einer traumatischen Nervenläsion ist häufig nicht bekannt, um welchen Verletzungsgrad es sich handelt, ob lediglich eine narbige Strangulation des Nerven oder eine komplette Unterbrechung vorliegt. Allen Nervenläsionen ist klinisch der Ausfall der Reizübertragung gemeinsam. Dies betrifft in unserem Fachgebiet insbesondere iatrogene Verletzungen des Nervus alveolaris inferior und des Nervus lingualis.

Deshalb wird man bei einer Nervenverletzung zunächst mit einer Exploration der Verletzungsstelle und mit einer Neurolyse beginnen, die als *externe Neurolyse* mit einer Abpräparation des umgebenden Gewebes vom Nerven beginnt (Abb. 4). In manchen Fällen kann diese externe Neurolyse bereits eine Kompression auf den Nerven beseitigen und zu einer Funktionswiederkehr führen, sofern der Nerv selbst nicht verletzt und die Leitungsunterbrechung nur durch eine externe Kompression verursacht ist.

Ist bei der Neurolyse zu erkennen, daß auch der Nerv selbst verändert ist, so wird eine *intraneurale Neurolyse* angeschlossen, um die narbige Kompression der Nervenfaserbündel durch eine epi- oder paraneurale Narbe zu beseitigen. Zunächst wird man das narbige Epineurium entfernen und dann erkennen können, ob die Faszikel intakt sind und gegebenenfalls auch parafaszikulär eine narbige Veränderung besteht. Die Bindegewebenarbe wird entfernt und dabei der Nerv nur so weit in seine natürlichen Faszikel oder Faszikelgruppen aufgespalten, wie es zur Entfernung der fibrösen Bindegewebeummauerung erforderlich ist. Gesundes Paraneurium wird erhalten, um die Blutversorgung der individuellen Nervenbündel und den stets vorhandenen reichlichen Faseraustausch zwischen den Faszikeln nicht zu unterbrechen. MILLESI betrachtet diese intraneurale Neurolyse auch als *epifaszikuläre Epineurotomie.*

Ein Erfolg dieser intraneuralen Neurolyse wird sich nur einstellen, wenn wirklich das gesamte Narbengewebe entfernt ist; erst dann kann man auch entscheiden, ob einzelne Faszikel unterbrochen sind oder eine komplette Durchtrennung der Faszikel mit lediglich narbiger Vereinigung der Nervenstümpfe vorliegt. In solchen Fällen sind dann eine Anfrischung der Nervenstümpfe und eine Nervenanastomose oder Nerventransplantation indiziert.

a b c

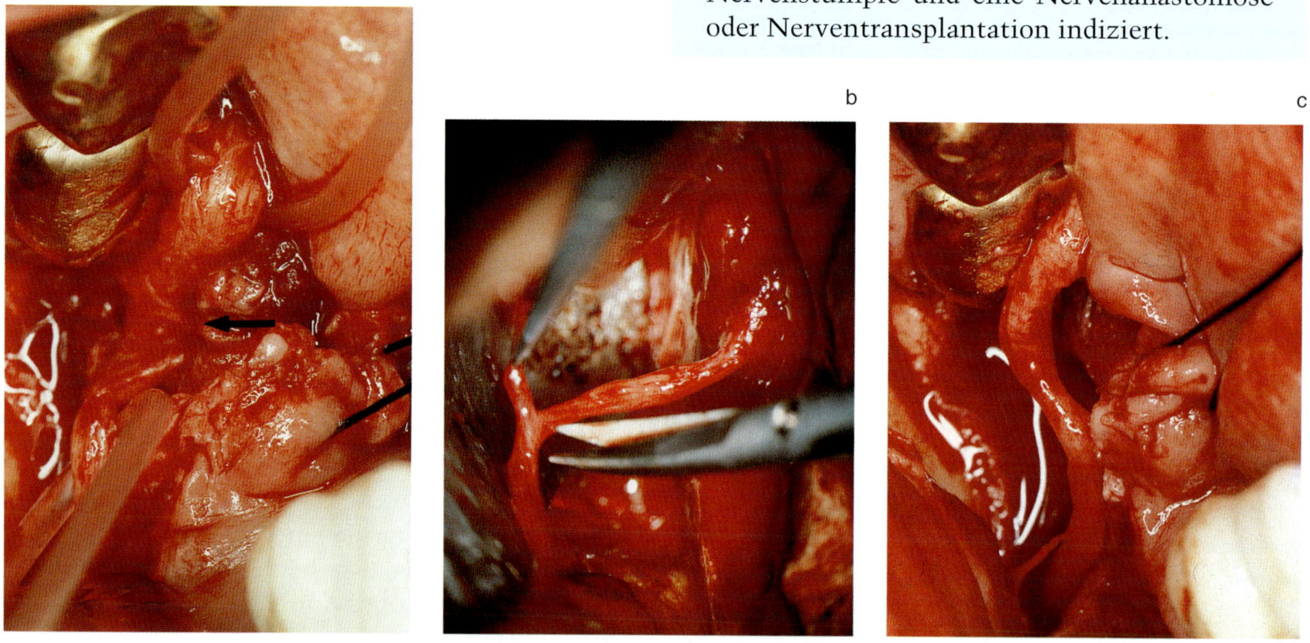

Abb. 4 Externe Neurolyse. Das den Nerven komprimierende Narbengewebe wird bis zum Perineurium abpräpariert und der Nerv in möglichst gesundes, narbenfreies Weichgewebe eingebettet.

a) Der Nervus lingualis zieht in Höhe des Weisheitszahnes in eine Narbenplatte (Pfeil).
b) Unter dem Operationsmikroskop wird das umgebende Narbengewebe, teilweise unter Mitnahme des Epineuriums, reseziert.
c) Aus dem Narbengewebe herausgelöster Nervus lingualis.

Mikrochirurgische Nervenkoaptation

Bei der Wiederherstellung eines komplett durchtrennten Nerven muß die Koaptation der Nervenstümpfe im Mittelpunkt der Erörterung stehen; hierzu sind einige Überlegungen angebracht.

Zu Beginn der mikrochirurgischen Ära wurde der makroskopisch durchführbaren *epineuralen Nahttechnik,* d. h. der Adaptierung der Nervenstümpfe durch Naht des Epineuriums, die *perineurale Nahttechnik* mit Adaptierung der Nervenfaszikel durch Naht des Perineuriums gegenübergestellt [36, 55, 94]. Die epineurale Naht war gleichbedeutend mit einer Adaptierung der ganzen Stümpfe, und die perineurale Nahttechnik war ein Synonym für eine mikrochirurgische Adaptierung der Einzelfaszikel durch Isolierung der Faszikel oder Faszikelgruppen an den Nervenstümpfen und ihre getrennte Vereinigung durch Einzelknopfnähte. Die Mißerfolge der makroskopischen epineuralen Nahttechnik wurden insbesondere auf eine nicht geeignete Gestaltung der Nervenschnittfläche und eine ungenügende Vereinigung der einzelnen Faszikel zurückgeführt [13, 15, 29, 64, 65, 66, 67, 68, 99, 100].

Heute wissen wir, daß diese strenge Trennung zwischen epi- und perineuraler oder faszikulärer Nahttechnik nicht so entscheidend ist und man durch verschiedene Techniken gleich gute Ergebnisse erzielen kann, sofern sie unter der richtigen Indikation eingesetzt und die Vorteile des Operationsmikroskops genutzt werden. Entscheidend sind die atraumatische Präparation der Nervenstümpfe und die Qualität der Adaptierung der Faszikelflächen [56].

Millesi hat 1980 eine differenzierte Technik der Nervenanastomosen auf der Grundlage der verschiedenen intraneuralen Topographien angegeben [69]:

- Bei einem *monofaszikulären* Querschnittsbild entsprechen sich epineurale und perineurale Naht. Bedingt durch ein vergrößertes Operationstrauma verbessert die perineurale Nahttechnik bei diesem Querschnittsaufbau nicht das Regenerationsergebnis.
- Bei einem *oligofaszikulären* Querschnittsmuster mit bis zu fünf oder sechs größeren Faszikeln können die einzelnen Faszikel ebenfalls durch epineurale Nähte sicher vereinigt werden.
- Bei *polyfaszikulären* Nerven ist zunächst zu unterscheiden, ob die Faszikel in Gruppen oder ungeordnet im interfaszikulären Bindegewebe eingelagert sind. Bei polyfaszikulär strukturierten Nerven *mit Gruppenbildung* können eine Isolierung bereits bestehender Faszikelgruppen und ihre perineurale Adaptierung angezeigt sein, insbesondere wenn es sich um gemischte sensible und motorische periphere Nerven handelt. Eine artifizielle Aufspaltung der Nervenstümpfe in alle Faszikeleinheiten wird dagegen nicht das funktionelle Ergebnis verbessern, da durch das zusätzliche präparationsbedingte Trauma das Regenerationsergebnis über die postoperative Narbenbildung beeinträchtigt wird.

Bei der Wiederherstellung gemischter, sensibler und motorischer peripherer Nerven sind die Isolierung und die Vereinigung einzelner Faszikel oder Faszikelgruppen entsprechend ihrer Funktion von entscheidender Bedeutung. Bei den Nerven des Mund-, Kiefer- und Gesichtsbereiches dagegen handelt es sich um rein sensible oder motorische Nerven, die nach eigenen Untersuchungen in ihrem zentralen Anteil in der Regel mono- oder oligofaszikulär und erst in der Peripherie polyfaszikulär strukturiert sind. Deshalb kann sowohl wegen der Qualität der Nervenfasern als auch wegen der faszikulären Struktur auf eine interfaszikuläre Präparation und Naht verzichtet und die gesamte Nervenquerschnittsfläche sowohl bei der End-zu-End-Naht als auch bei der autogenen Nerventransplantation adaptiert werden.

Dies vereinfacht die Bedingungen der Nervenanastomose ganz wesentlich, da bei der interfaszikulären Nahttechnik bei polyfaszikulären Nerven die bessere Adaptierung der einzelnen Faszikel und Faszikelgruppen gegenüber dem größeren *chirurgischen Trauma* abzuwägen ist. Dieses operationsbedingte Trauma fördert die Bindegewebeproliferation an der Nahtstelle und wirkt sich negativ auf die Nervenregeneration aus. Sie erschwert oder verhindert das Einwachsen der Axone in den distalen Nervenstumpf durch Ausbildung einer einengenden Narbe und kann zu einem sekundären Untergang bereits regenerierter Axone führen.

Das Ausmaß der Bindegewebeneubildung ist nicht nur vom Gewebetrauma, sondern auch von anderen Faktoren abhängig, so z. B. von der Art und Menge des verwandten Nahtmaterials und der Interposition von Blutkoagel zwischen die Nervenstümpfe; insbesondere kommt jedoch der Spannung, unter der die Nervenstümpfe stehen, ein entscheidender Einfluß zu. Es müssen deshalb diese Faktoren möglichst reduziert und eine *spannungsfreie Naht* angestrebt werden. Berücksichtigt man jedoch, daß bei der scharfen Durchtrennung eines Nerven die Nervenstümpfe durch die normale Längselastizität distrahieren und eine Diastase zwischen den Nervenenden resultiert sowie zusätzlich zur exakten Adaptierung eine Anfrischung der Nervenenden nur unter einem Substanzverlust möglich ist, so wird leicht verständlich, daß die Nahtstellen nur in Ausnahmefällen von einer Zugbelastung freigehalten werden können.

Gelingt es bei einer Nervenverletzung nicht, durch Mobilisierung der Nervenenden eine spannungsfreie Annäherung zu erreichen, so kann nur durch Interposition eines Nerventransplantates eine spannungsfreie Überbrückung des Defektes erzielt werden [3, 24, 53, 85, 86, 87, 88].

Der Ursprung dieser Bindegewebeproliferation liegt hauptsächlich im Epineurium selbst, da die epineuralen Fibroblasten schneller als die endoneuralen Fibroblasten und Schwann-Zellen sowie die Bindegewebezellen der Umgebung proliferieren und auch kräftigere Kollagenfasern bilden. Deshalb wird allgemein die Entfernung des Epineuriums an den Stumpfenden empfohlen; dadurch ergibt sich eine zusätzliche Verkleinerung des bindegewebigen Anteils an der Nervenschnittfläche, und die Chancen für eine exakte Adaptierung der Faszikel verbessern sich (s. Abb. 5).

Technik der Nervennaht

Nach ausreichender Isolierung der Nervenenden aus dem umgebenden Gewebe werden normalerweise bei 10facher Vergrößerung die Nervenstümpfe angefrischt und die traumatisierten Anteile bis zu einer sicher unverletzten Nervenstelle reseziert.

Bei älteren Läsionen oder Defekten wird zunächst das Neurom am zentralen Stumpf bzw. die Fibrose an beiden Nervenenden scharf abgesetzt. Beim Vorliegen eines kräftigen Epineuriums wird dieses mit der Mikroschere eröffnet und an beiden Stumpfenden auf eine Strecke von 5–10 mm abpräpariert. Die Ablösung des Epineuriums ist recht einfach, wenn man es mit der Pinzette anhebt und zunächst mit der Schere längs spaltet. Dann tritt das hellere Perineurium der Faszikel zutage, und es kann entweder vollständig oder bis auf eine dünne Schicht zirkulär am Nervenstumpf reseziert werden. Ist das Epineurium in den peripheren Nervenstümpfen nur gering ausgebildet oder fehlt es wie bei den Endästen des Nervus facialis fast vollständig, so wird auf eine Präparation und Entfernung verzichtet.

Die an den Nervenschnittflächen vorquellenden Axone werden mit der Mikropinzette angehoben, etwas aus den Perineuralrohren herausgezupft und mit der gezähnten Schere in Höhe des Epi- oder Perineuralringes reseziert. Dabei ist darauf zu achten, daß eine zusätzliche Kürzung der bindegewebigen Hüllen vermieden wird, da es sonst zu einem erneuten Vorquellen kommt. In manchen Fällen kann es erforderlich sein, die Glättung der Schnittfläche mehrmals zu wiederholen.

Die Adaptierung der Nervenstümpfe erfolgt durch epineurale, perineurale oder interfaszikuläre Nähte. Die Nahttechnik ist von untergeordneter Bedeutung, entscheidend ist die *exakte Vereinigung der Faszikelflächen.* Während wir früher nur streng perineural genäht und wegen der Gefahr der Fremdkörperreaktion für die Adaptierung der Nervenstümpfe möglichst nur eine Naht verwandt haben, steht für uns heute die exakte Vereinigung der gesamten Nervenschnittfläche im Vordergrund. Deshalb scheuen wir uns nicht, mehrere Nähte auf die gesamte Zirkumferenz des Perineuriums zu verteilen, wenn eine vollständige Adaptierung der Nervenenden sonst nicht zu erreichen ist. Bei der Naht sollte die Nadel nur die oberflächlichen bindegewebigen Hüllen, das Epi- oder Perineurium, durchstechen, damit eine Verletzung der Axone vermieden wird. Die Fadenenden werden kurz über dem Knoten abgeschnitten, um möglichst wenig Fremdkörpermaterial an der Nahtstelle zu belassen (Abb. 5).

Nerventransplantation

Auch im Mund-, Kiefer- und Gesichtsbereich gelingt bei einer Nervenläsion nur in seltenen Fällen eine End-zu-End-Vereinigung. Eine spannungsfreie Adaptierung der Nervenstümpfe ist nur bei einer scharfen Durchtrennung ohne wesentliche Traumatisierung der Nervenenden möglich. Sowohl im Rahmen der Traumatologie als auch in der Tumorchirurgie besteht sehr viel häufiger die Indikation zur Überbrückung der entstandenen Nervendefekte durch ein Nerventransplantat. Primär wird man sich immer zu einer End-zu-End-Naht entschließen, wenn sie ohne Spannung möglich ist, da die regenerierenden Axone lediglich eine Nahtstelle zu überwinden haben. Auf der anderen Seite wird die Indi-

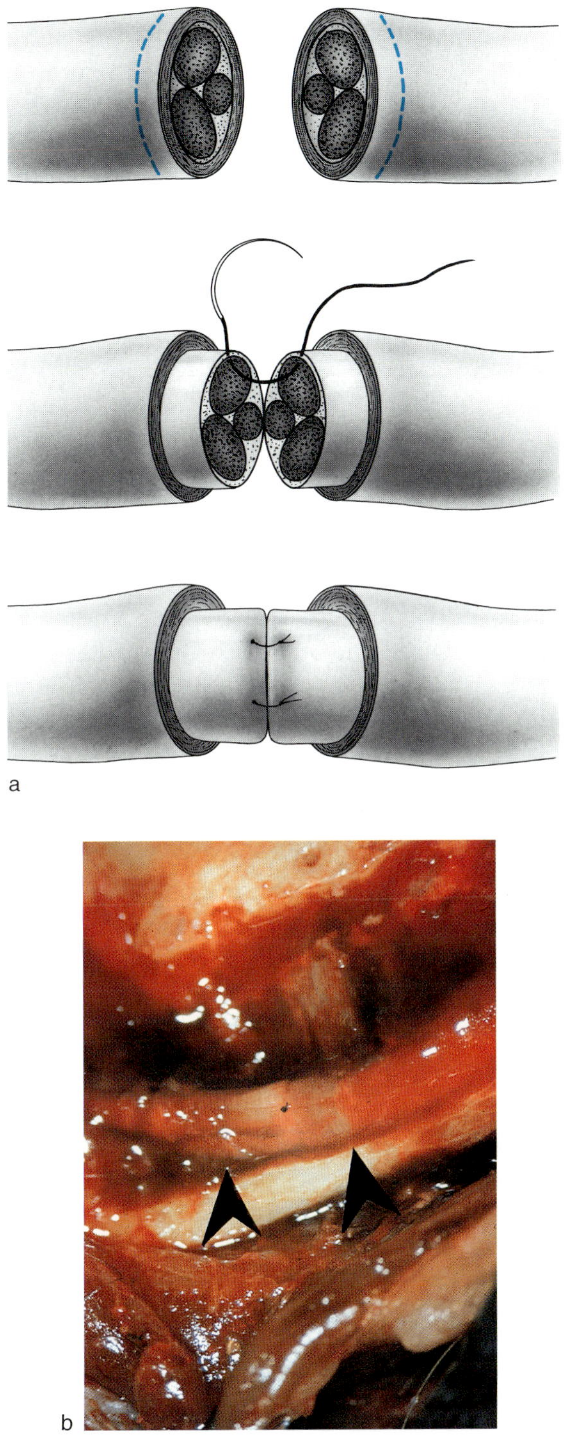

Abb. 5 Perineurale Nahttechnik.

a) Schematische Darstellung einer perineuralen Naht. Das Epineurium ist an den Nervenenden entfernt, die einzelnen Faszikel jedoch durch das Endoneurium zusammengehalten. Adaptierung der Nervenstümpfe durch perineurale Naht.

b) Perineurale Naht am Nervus alveolaris inferior. Zwischen den Pfeilen ist das Epineurium abpräpariert, die oligofaszikulären Stümpfe sind durch perineurale Naht vereinigt.

kation zur Nerventransplantation leicht zu stellen sein, wenn es sich um einen großen Defekt handelt. Die Ergebnisse einer Nerventransplantation werden immer schlechter sein, da die Axonsprossen zwei Anastomosen zu kreuzen haben. Dabei kann es zu einer Unterbrechung an der distalen Nahtstelle kommen, wenn sich hier eine bindegewebige Blokkade an der Nahtstelle entwickelt hat. Zwischen diesen beiden sicheren Indikationen gibt es eine schmale Zone, in der beide Techniken grundsätzlich möglich sind. In diesen Fällen sollte eher einem kleinen Transplantat der Vorzug gegeben werden, da die regenerierenden Axone leichter zwei ideale Nahtstellen überwinden als eine schlechte, unter Spannung stehende Nahtstelle.

Nerventransplantate

Nerventransplantate stehen entweder als dünne freie oder als gefäßgestielte Transplantate zur Verfügung. Während seit langer Zeit die *freien Nerventransplantate* unter Verwendung insbesondere des Nervus suralis und des Plexus cervicalis Anwendung finden, sind nach der Erstbeschreibung durch TAYLOR und HAM auch die *gefäßgestielten Nerventransplantate* in den Blickpunkt des klinischen Interesses gerückt [107, 108]. Dabei kommen als gefäßgestielte Nerven besonders der Nervus suralis und der Nervus saphenus in Frage [25, 26, 43, 44, 83, 111, 118].

Der Vorteil der gefäßgestielten Nerventransplantation wird in der eigenen, unmittelbar nach der Transplantation wiederhergestellten Blutversorgung und der damit größeren Überlebenschance des Transplantates gesehen. Darüber hinaus ist es unabhängig von der Revaskularisation aus dem Transplantatbett und kann deshalb auch in einem schlechten, vernarbten Transplantatlager eingesetzt werden. Freie Transplantate dagegen können nur überleben, wenn sie zunächst gut über Diffusion ernährt und innerhalb kurzer Zeit über einsprossende Kapillaren aus dem Transplantatbett ernährt werden. Sie erfordern deshalb ein gut vaskularisiertes Transplantatlager [50, 98].

Die Operationstechnik der vaskularisierten Transplantate ist durch den doppelten mikrochirurgischen Eingriff mit der Koaptation des Nerven und den Gefäßanastomosen äußerst schwierig und zeitaufwendig. Eine Überlegenheit der gefäßgestielten Transplantate gegenüber den freien konnte bisher nicht belegt werden; die Indikation beschränkt sich deshalb derzeit auf sehr lange Transplantate und eine Nerventransplantation in einem schlecht durchbluteten Transplantatlager, z. B. nach einer Strahlentherapie.

In der Mund-, Kiefer- und Gesichtschirurgie wird weiterhin die freie Nerventransplantation als Routinemethode zur Anwendung kommen und eine Versorgung mit einem gefäßgestielten Nerven speziellen einzelnen Fällen vorbehalten bleiben.

Die Technik der Nervenkoaptation zwischen den Stümpfen des Empfängernerven und dem Transplantat entspricht der Koaptation bei einer End-zu-End-Vereinigung. Besteht eine Diskrepanz zwischen dem Querschnitt des Nervenstumpfes und dem Transplantat, so können entweder zwei oder mehrere Transplantate zur Überbrückung herangezogen werden. Am Nervus facialis ist in der Peripherie häufig auch der umgekehrte Weg erforderlich; hier können mehrere dünne periphere Äste mit einem stärkeren Transplantat vereinigt werden (Abb. 6). Auch bei der Verwendung eines autogenen Nerventransplantates ist die *spannungsfreie Defektüberbrückung* oberstes Gebot. Deshalb muß das Nerventransplantat stets deutlich länger als der Defekt gehalten werden.

Als freie Transplantate eignen sich ausschließlich autologe sensible Nerven, die entweder aus dem *Plexus cervicalis* oder dem *Nervus suralis* gewonnen werden können [27, 35, 80]. Für die Wiederherstellung des Plexus facialis werden bevorzugt der Nervus auricularis magnus und der Nervus transversus colli empfohlen, deren zentrale Stümpfe mit dem proximalen Fazialis-Stumpf und ihre natürlichen Aufzweigungen mit den einzelnen peripheren Fazialis-Ästen koaptiert werden. Aber auch der Nervus suralis zweigt sich in Höhe des Außenknöchels in mehrere Äste auf und ist damit für die Rekonstruktion des gesamten Nervus facialis geeignet (Abb. 7) [6, 7].

Die Hauptäste des Plexus cervicalis sind leicht senkrecht unterhalb des Ohres auf der Außenfläche des Musculus sternocleidomastoideus zu finden. Hierzu wird entweder ein Schnitt parallel zum Verlauf dieses Muskels oder ein verlängerter submandibulärer Schnitt parallel zu den Spannungslinien der Haut am Hals gelegt. Sowohl der Nervus auricularis magnus als auch der Nervus transversus colli erscheinen nahe beisammen am Hinterrand des Musculus sternocleidomastoideus, am sogenannten Punctum nervosum, das etwa an der Grenze zwischen dem oberen und mittleren Drittel dieses Muskels liegt. Der Nervus auricularis magnus verläuft von dort nach oben in Richtung auf das Ohrläppchen, der Nervus transversus colli strahlt nach median in die mittlere Halsregion ein und zweigt sich bereits kurz hinter dem Punctum nervosum in seine Endäste auf [21, 22].

Werden längere oder mehrere Transplantate benötigt, so bietet sich der Nervus suralis als Spendernerv an. Dieser ebenfalls ausschließlich sensible Hautnerv kann leicht durch eine quere Inzision hinter dem Außenknöchel dargestellt werden. Hierbei

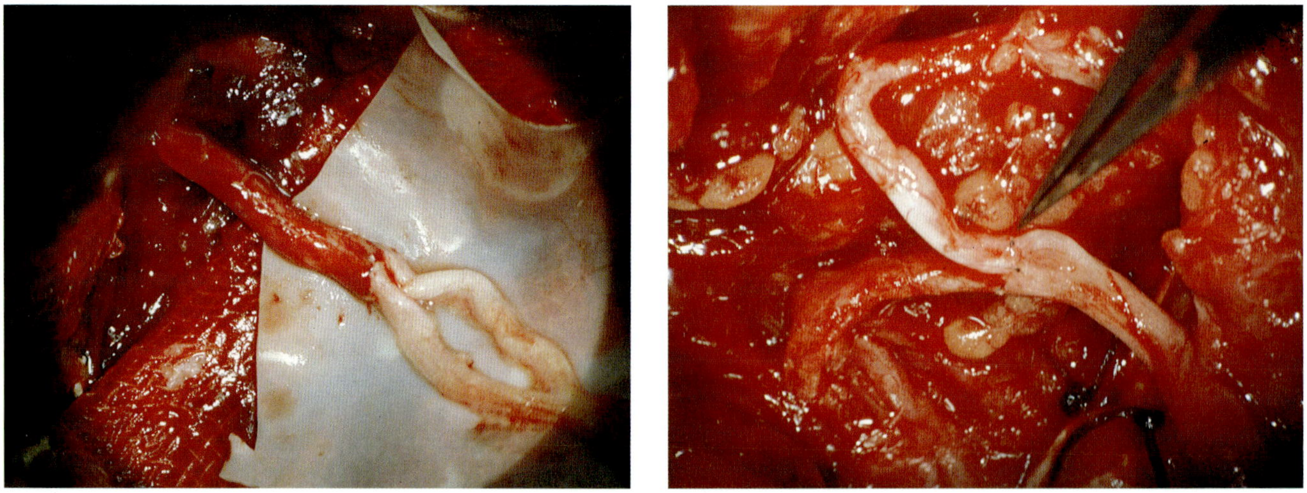

a b

Abb. 6 Unterschiedliche Dicke von Nervenstumpf und Transplantat.

a) Naht zwischen einem Nervenstumpf und zwei dünnen Nerventransplantaten vom Nervus suralis zum Ausgleich der unterschiedlichen Nervendurchmesser.
b) Vereinigung von zwei dünnen peripheren Fazialis-Ästen mit einem dickeren Transplantat.

trifft man zunächst auf die Vena saphena parva, die geschont werden kann und die den Nerven i.d.R. überlagert. Nach Darstellung des Nervus suralis wird der weitere Verlauf durch Zug am freigestellten Nerven und Palpation nach proximal identifiziert.

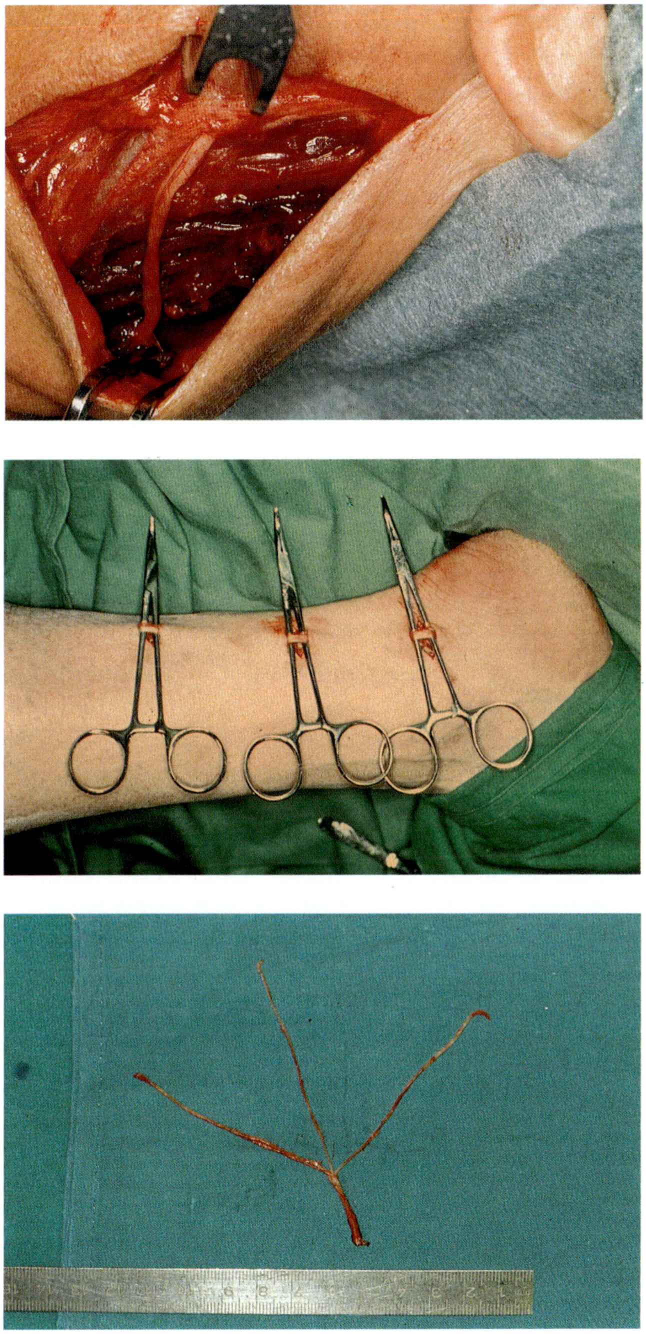

a

b

c

Abb. 7 Gewinnung eines freien Nerventransplantates.

a) Darstellung des Nervus auricularis magnus durch quere Inzision etwa zwei Querfinger unterhalb des Kieferwinkels.

b) Darstellung des Nervus suralis durch quere Inzisionen an der Außenfläche des Unterschenkels.

c) Das distale Ende des Nervus suralis ist in mehrere Äste aufgezweigt; dieser Teil des Nerven ist gut zur Rekonstruktion des Plexus facialis geeignet.

Durch weitere quere Inzisionen im Abstand von 6–8 cm kann der Nerv bis unter das Knie verfolgt, und es können bis zu 30 cm lange Transplantate gewonnen werden.

Zeitpunkt der Nervenrekonstruktion

Bei tumorbedingten Nervendefekten wird die Nervenrekonstruktion i.d.R. in der gleichen Sitzung mit der Tumorresektion durchgeführt. Bei einer Nervenläsion im Rahmen der Traumatologie oder bei iatrogenen Läsionen stellt der Zeitpunkt der Intervention eine vieldiskutierte Frage dar. Dabei steht der primären Nervenrekonstruktion die frühe sekundäre Wiederherstellung drei bis vier Wochen nach der Läsion oder die sekundäre Wiederherstellung mehrere Monate später gegenüber. Durch tierexperimentelle Untersuchungen ist eindeutig belegt, daß sowohl bei der primären als auch der frühen sekundären Nervenrekonstruktion gute Regenerationsergebnisse zu erwarten sind. Auch ist erwiesen, daß die Regenerationskraft eines Nerven über lange Zeit erhalten bleibt, so daß eine Reneurotisation eines durchtrennten Nerven auch noch nach Jahren möglich ist. Unter Berücksichtigung dieser Erkenntnisse empfiehlt sich ein differenziertes Vorgehen.

Primärversorgung. Eine Primärversorgung einer Nervenverletzung sollte nur dann durchgeführt werden, wenn günstige Bedingungen vorliegen und es sich um extraoral zugängliche Nerven, z.B. den Nervus facialis oder Nervus accessorius, handelt. Voraussetzung ist, daß wirklich nur eine scharfe Durchtrennung des Nerven und eine geringe Traumatisierung des umgebenden Gewebes besteht, außerdem eine optimale Ausrüstung und ein gut ausgebildetes mikrochirurgisches Operationsteam zur Verfügung stehen. Sind diese Bedingungen nicht erfüllt, sollte die Nervenverletzung einem sekundären Eingriff etwa drei bis vier Wochen nach der Verletzung zugeführt werden, zu einem Zeitpunkt, an dem die Weichteilwunden restlos abgeheilt sind und von seiten des distalen Nervenstumpfes mit einer vollen Proliferation der Schwann-Zellen günstige Voraussetzungen bestehen.

Sekundärversorgung. Bei intraoralen Nervenläsionen empfiehlt sich stets eine sekundäre Versorgung. In der Regel treten solche Verletzungen im Rahmen der Weisheitszahnentfernung auf, bei denen nie eine Sekundärheilung ausgeschlossen werden kann.

Außerdem entwickelt sich meist innerhalb kurzer Zeit ein zunehmendes Ödem der umgebenden Weichteile, das die Übersicht beim Arbeiten unter dem Operationsmikroskop erheblich beeinträchtigt. Zudem ist gerade bei einer Beteiligung des Nervus alveolaris inferior oder Nervus lingualis meist nicht sicher, ob es sich um eine scharfe Durchtrennung oder nur um eine stumpfe Traumatisierung handelt.

Auch bei einer Fazialisläsion durch eine tiefreichende Wangenverletzung bevorzugen wir die frühe sekundäre Rekonstruktion, da erfahrungsgemäß bei vielen Patienten trotz Durchtrennung einer Reihe von Fazialis-Ästen keine Parese auftritt. Wird bei der primären Wundversorgung auf eine Fazialis-Wiederherstellung verzichtet, empfiehlt sich eine Markierung der durchtrennten Nervenstümpfe durch farbige, nicht resorbierbare Fäden, deren Enden durch die äußere Haut geführt werden. Dies erleichtert das Aufsuchen der Nervenstümpfe bei der Zweitoperation.

Bei der *späten Wiederherstellung* eines Nerven muß zwischen sensiblen und motorischen Nerven differenziert werden. Bei *sensiblen Nerven* ist der funktionelle Erfolg ausschließlich durch die Regeneration des Nerven selbst bestimmt; das funktionelle Ergebnis der Wiederherstellung eines *motorischen Nerven* ist jedoch ebenso vom Zustand der innervierten Muskulatur abhängig. Ein komplett denervierter Muskel atrophiert innerhalb eines Jahres irreversibel, so daß die Aussichten auf eine funktionelle Wiederherstellung nach einem Jahr rapide absinken und die Wiederherstellung des Nerven zum frühestmöglichen Zeitpunkt erfolgen sollte. Bei sensiblen Nerven dagegen kann auch nach einem Jahr noch mit einer Regeneration gerechnet werden, obwohl sich die klinischen Ergebnisse nach längerdauernden Sensibilitätsstörungen verschlechtern.

Nachbehandlung

Für die konservative Nachbehandlung nach Eingriffen zur Wiederherstellung der Nervenfunktion stehen im wesentlichen drei Behandlungsmethoden zur Verfügung:

- medikamentöse Therapie
- physikalische Behandlung
- Elektrotherapie

Bei der *medikamentösen Nachbehandlung* ist lediglich eine schon während des Eingriffes einsetzende Ödemprophylaxe sinnvoll, insbesondere, wenn mit einer stärkeren postoperativen Schwellung zu rechnen ist. Am günstigsten hat sich der Einsatz von *Steroiden* erwiesen. Dagegen kann der Einsatz von *neurotropen Vitaminen* (Kombinationspräparate von B-Vitaminen) nicht empfohlen werden. Es ist nicht erwiesen, daß die Regenerationsfähigkeit der Nerven bei normaler Stoffwechsellage hierdurch verbessert wird. Lediglich bei einer Vorschädigung durch Alkohol oder Malabsorption kann sich in Ausnahmefällen eine Indikation für eine solche Substitutionstherapie ergeben.

Eine *physiotherapeutische Nachbehandlung* ist besonders bei der Wiederherstellung von motorischen Nerven der Extremitäten hilfreich. Hierdurch sollen Gelenkversteifungen, Subluxationen und Kontrakturen vermieden werden. Dies trifft in der Mund-, Kiefer- und Gesichtschirurgie lediglich für den Nervus accessorius zu. Durch eine konsequente *krankengymnastische Behandlung* und *Massagen* kann einer Bewegungseinschränkung der Schulter und einem Schmerzsyndrom entgegengewirkt werden.

Eine *Reizstromtherapie* ist ebenfalls ausschließlich bei motorischen Nerven indiziert, sie vermag jedoch nicht die Reinnervation des Nerven zu beschleunigen und kann letztlich lediglich die Muskelatrophie verlangsamen. Die *Elektrotherapie* sollte nur bei kompletten Paresen bis zur beginnenden Reinnervation eingesetzt werden. Am besten bewährt haben sich sogenannte Exponentialströme, die die gelähmte Muskulatur unter isometrischen Bedingungen zu einer deutlichen Kontraktur bringen.

Bei der Fazialis-Parese haben sich leichte *Gesichtsmassagen* zur Verbesserung der Durchblutung und aktive *Bewegungsübungen* („Grimassieren") bewährt. Insbesondere in der Phase der Funktionswiederkehr sollte der Patient täglich mehrmals solche Bewegungsübungen vor dem Spiegel durchführen.

Klinische Anwendung

Mit der Verbesserung der operativen Möglichkeiten bei der Nervenchirurgie ist die gesamte Problematik der Nervenläsionen mehr und mehr in das Bewußtsein des praktisch tätigen Zahnarztes getreten, nicht zuletzt auch durch die Regreßforderungen von Patienten nach iatrogenen Verletzungen des Nervus alveolaris inferior und des Nervus lingualis.

Während den Zahnarzt besonders die Verletzungen dieser beiden Nerven im Rahmen seiner zahnärztlichen Behandlung interessieren, muß sich der Mund-Kiefer-Gesichtschirurg darüber hinaus auch mit der Wiederherstellung des Nervus facialis, des Nervus accessorius und des Nervus hypoglossus nach traumatischer Schädigung und im Rahmen der Tumorchirurgie beschäftigen [34, 38, 39, 40, 93].

Nervus alveolaris inferior

Ausfallserscheinungen. Die sensiblen Ausfallserscheinungen des Nervus alveolaris inferior betreffen die *Zähne des gleichseitigen Unterkieferkörpers* und die *gleichseitige Unterlippenhälfte.* Die Qualität der Sensibilitätsstörungen reicht von Hypästhesien über Parästhesien und Hyperästhesien bis zur kompletten Anästhesie, und in extremen Fällen kann sich bei Ausbildung von Neuromen auch eine Anaesthesia dolorosa entwickeln. Die Störung der Sensibilität beeinträchtigt die Patienten nicht selten durch gelegentlich unbemerkt austretenden Speichel oder unbewußtes Ausfließen von Flüssigkeiten beim Trinken und mindert damit erheblich ihre Gesellschaftsfähigkeit. In ungünstigen Fällen können sich in der Unterlippe Druckgeschwüre ausbilden, wenn sich die desensible Unterlippe wiederholt beim Zubeißen zwischen die Zahnreihen schiebt. Als unangenehm werden auch *Störungen der Temperaturempfindung* angegeben; Kälte wird oft als Schmerz empfunden, und Hitzeschäden können gelegentlich unbemerkt entstehen [32, 33, 82].

Verletzungsmöglichkeiten. Die Verletzungsmöglichkeiten des Nervus alveolaris inferior sind mannigfach. Zum einen muß der Nerv häufig im Rahmen der Tumorchirurgie bei der *Resektion des Unterkiefers* geopfert werden, oder er wird durch *Frakturen des Unterkieferkörpers* verletzt; zum anderen ist er aber auch bei einer Reihe von zahnärztlichen Behandlungsmaßnahmen gefährdet. Jede *Leitungsanästhesie am Foramen mandibulae* bedeutet ein Risiko für den Nervus alveolaris inferior und den Nervus lingualis, die beide durch eine intraneurale Injektion oder Läsion durch die Kanülenspitze tangiert werden können. Dabei kann es zu einem unterschiedlich ausgeprägten Verletzungsmuster kommen. In der Regel *resultiert* lediglich ein Untergang der Markscheiden und eventuell der Nervenfasern, die Kontinuität des Nerven bleibt jedoch erhalten. Damit sind die Voraussetzungen für eine spontane Regeneration geradezu ideal, und i.d.R. kommt es zu einer vollständigen Wiederherstellung der Nervenfunktion. Es wurden jedoch auch bei einer intraneuralen Injektion dauerhafte Sensibilitätsstörungen beobachtet. Klinisch lassen sich Sensibilitätsstörungen durch eine solche intraneurale Injektion von einer direkten Verletzung des Nerven nicht unterscheiden, dies ist nur durch eine operative Revision möglich.

Bei den zahnärztlich-chirurgischen Eingriffen sind als Ursache für eine Läsion des Nervus alveolaris inferior *Osteotomien unterer Weisheitszähne,* die *Entfernung größerer Zysten* und *Wurzelspitzenresektionen* an unteren Prämolaren und Molaren zu erwähnen.

Die klassische Verletzung des Nervus alveolaris inferior betrifft den Weisheitszahn und ergibt sich zum einen aus der gelegentlich engen Lagebeziehung des Nerven zum Weisheitszahn und zum anderen aus operativen Schwierigkeiten bei dem Eingriff in unübersichtlichen Operationssituationen.

Die Ursache für die Sensibilitätsstörungen sind in Quetschungen und Kompressionen, Narbenbildungen sowie kompletten Nervendurchtrennungen zu suchen [4, 37, 81]. Nervenquetschungen können auftreten, wenn bei der Luxation des Zahnes mit dem Hebel nach dorsal die Wurzelspitze den Nervenkanal imprimiert und der Nerv entweder direkt durch Knochenfragmente oder die Wurzelspitze tangiert wird. Besonders gefährdet ist der Nerv, wenn er lingual oder bukkal dem Weisheitszahn anliegt, zwischen den Wurzeln verläuft oder sogar von diesen umgriffen wird (Abb. 8). Dann kann es durch die rotierenden Instrumente bei der Osteotomie zu einer direkten Durchtrennung oder zu einem Abriß des Nerven bei der Entfernung des Zahnes kommen.

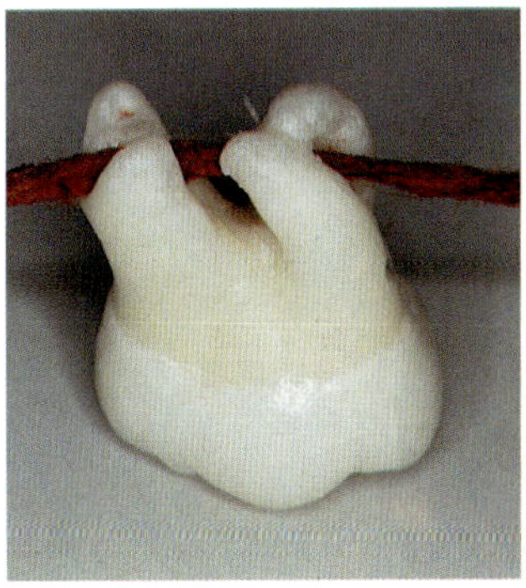

Abb. 8 Extreme Gefährdung des Nervus alveolaris inferior während der Weisheitszahnosteotomie bei interradikulärem Verlauf des Nerven.

Eine besonders schwierige Situation entsteht, wenn feine Wurzelspitzen des Weisheitszahnes frakturieren und in unmittelbarer Nähe zum Mandibularkanal liegen. Dann kann auch durch eine subtile Operationstechnik die Eröffnung des Knochenkanals oder ein Einpressen der Wurzelspitze in den Mandibularkanal nicht immer vermieden werden.

Eine weitere, nicht ganz so seltene Schädigung des Nervus alveolaris inferior kann durch *Wurzelkanalfüllmaterialien* entstehen, wenn bei der Aufbereitung der unteren Prämolaren und Molaren der Apex überschritten und das Füllmaterial in den Mandibularkanal gepreßt wird. Die meisten Füllmaterialien enthalten desinfizierende Beimengungen (z.B. Paraformaldehyd) und entfalten eine erhebliche zyto- und neurotoxische Wirkung, die innerhalb kürzester Zeit eine irreversible Schädigung des Nerven verursachen.

Operationsindikation. Bei einer Läsion des Nervus alveolaris inferior bei der zahnärztlichen Behandlung ist zunächst vom behandelnden Zahnarzt zu erfragen, ob er eine direkte Läsion des Nerven beobachtet hat. Bestätigt der Erstbehandler eine Verletzung des Nerven, so sollte man nicht zögern, den Nerven wiederherzustellen. In solchen Fällen empfiehlt sich eine frühe Sekundärversorgung drei bis vier Wochen nach dem Verletzungsereignis, da durch den vorausgegangenen Eingriff meist eine Traumatisierung des Operationsgebietes und damit ungünstige Heilungsbedingungen bestehen. Bei Sensibilitätsstörungen nach Überpressen von Wurzelkanalfüllmaterialien dagegen sollte man zum frühest möglichen Zeitpunkt chirurgisch intervenieren.

In allen anderen Fällen, in denen vom Operateur nicht eindeutig zu erfahren ist, ob der Nerv komplett durchtrennt ist, empfiehlt sich zunächst ein abwartendes Verhalten. Normalerweise sind drei bis sechs Monate ausreichend; innerhalb dieses Zeitraums kommt es bei einer einfachen Neurapraxie oder Axonotmesis zu einer spontanen Funktionswiederkehr.

Klagen die Patienten jedoch nach dieser Zeit noch über einen Sensibilitätsverlust und haben sich eventuell Schmerzen im Operationsbereich hinzugesellt

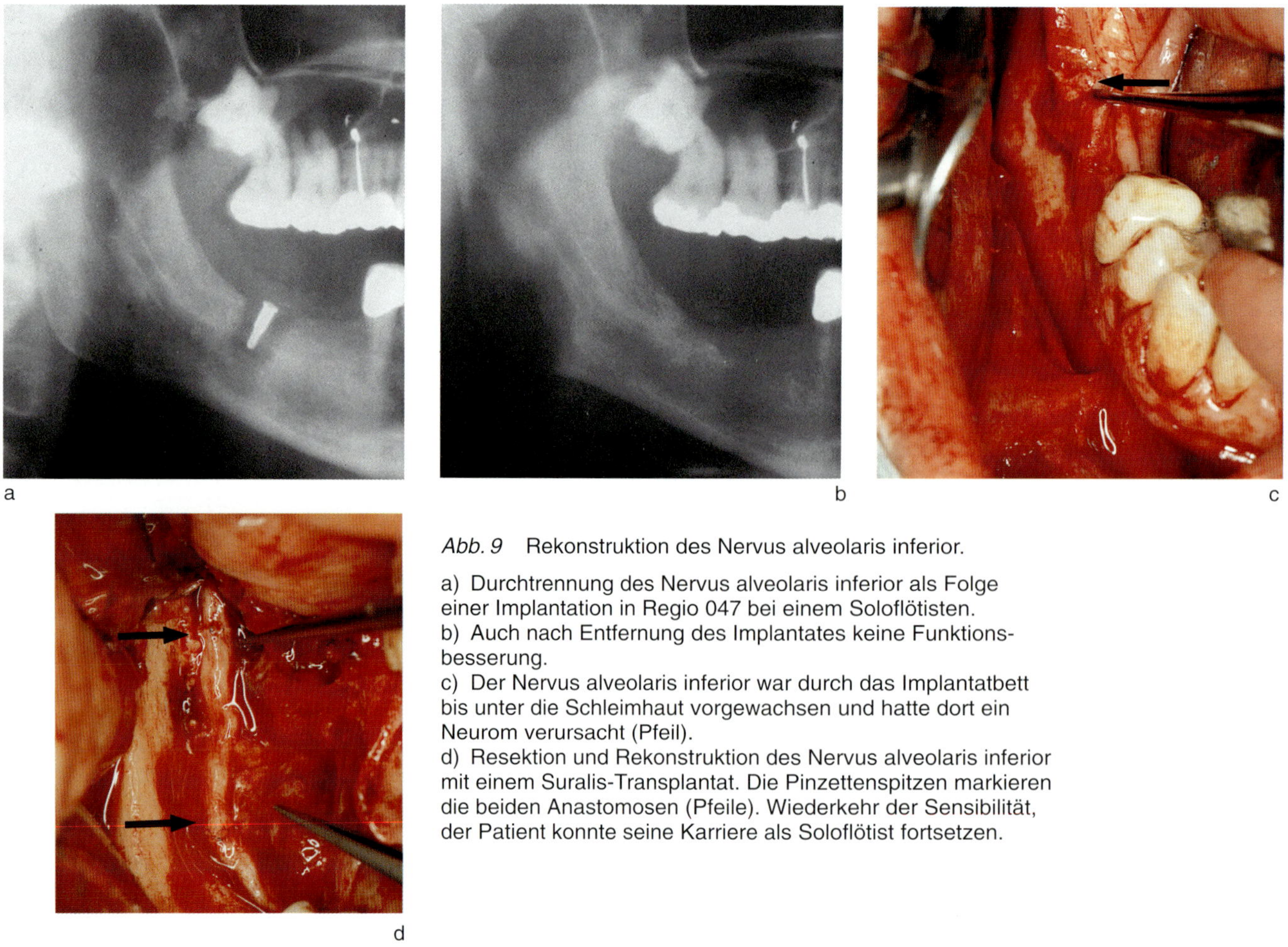

Abb. 9 Rekonstruktion des Nervus alveolaris inferior.

a) Durchtrennung des Nervus alveolaris inferior als Folge einer Implantation in Regio 047 bei einem Soloflötisten.
b) Auch nach Entfernung des Implantates keine Funktionsbesserung.
c) Der Nervus alveolaris inferior war durch das Implantatbett bis unter die Schleimhaut vorgewachsen und hatte dort ein Neurom verursacht (Pfeil).
d) Resektion und Rekonstruktion des Nervus alveolaris inferior mit einem Suralis-Transplantat. Die Pinzettenspitzen markieren die beiden Anastomosen (Pfeile). Wiederkehr der Sensibilität, der Patient konnte seine Karriere als Soloflötist fortsetzen.

oder ist gegebenenfalls im Operationsbereich ein Druckschmerz auslösbar, so sollte man sich zur Revision entschließen. Nicht selten wird man dann ausgeprägte Neurome unter der Schleimhaut finden, die durch ein Vorwachsen der regenerierenden Axone durch die Alveole bis unter die Gingiva entstanden sind.

Operationstechnik. Eine chirurgische Intervention beginnt stets mit einer *mikrochirurgischen Neurolyse,* da i.d.R. nicht bekannt ist, ob die Schädigung durch eine Narbenstrangulation mit erhaltener Kontinuität der Faszikel oder durch eine komplette Kontinuitätsunterbrechung zustande gekommen ist. Hierzu wird der Mandibularkanal vom Foramen mentale bis zur Verletzungsstelle eröffnet und der Nerv mikrochirurgisch untersucht. In der Regel findet sich eine narbige Auftreibung in Höhe der Läsion, unter der sich entweder ein epineurales Neurom mit Erhaltung der Faszikel oder ein komplettes intraneurales Neurom mit Unterbrechung der Faszikel verbergen kann. Durch eine mikrochirurgische Neurolyse wird die fibröse Bindegewebeummauerung entfernt und gegebenenfalls der Nerv in seine natürlichen Faszikel oder Faszikelgruppen aufgespalten. Handelt es sich lediglich um eine narbige Kompression, so wird nach der Entlastung innerhalb kurzer Zeit die Funktion entsprechend der Regeneration der distalen Axone wiederkehren (Abb. 9).

Zeigt sich bei der Neurolyse jedoch, daß eine komplette Durchtrennung der Faszikel vorliegt, so wird das gesamte Neurom reseziert und der entstandene Nervendefekt durch ein autogenes Nerventransplantat mikrochirurgisch überbrückt [72, 82, 114]. Die Operationsübersicht ist in dem engen Operationsgebiet bei einem intraoralen Vorgehen sehr begrenzt; erleichtert wird das operative mikrochirurgische Vorgehen durch eine weite Freilegung der Nervenstümpfe deutlich über die Verletzungsstelle hinaus und eine möglichst weite Umgehung der verletzten Region vom proximalen Stumpf bis nahe an den Nervus mentalis heran (Abb. 10).

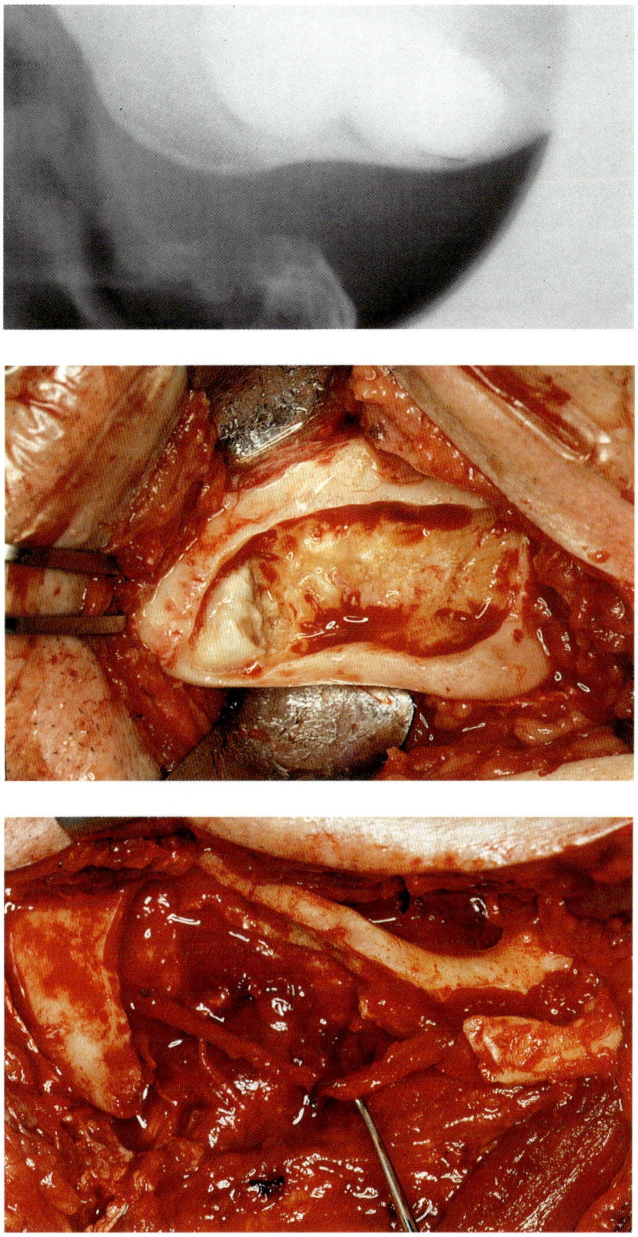
a b c

Abb. 10 Ausgedehntes Odontom des Unterkieferkörpers mit Verdrängung des Nervus alveolaris inferior.

a) Röntgenbefund.
b) Operationssitus nach Darstellung des Odontoms.
c) Isolierung und Erhaltung des Nervus alveolaris inferior nach Resektion des Odontoms.

Tumorchirurgie. Hier ist ein differenziertes Vorgehen zu empfehlen. Während wir früher möglichst jeden Nervendefekt überbrückt haben, wissen wir heute aus einer Reihe von klinischen Untersuchungen, daß bei Tumorpatienten die Sensibilitätsstörung der Unterlippe meist als nicht so gravierend empfunden wird, da i.d.R. anderweitige größere Probleme im Vordergrund stehen und sich auch im Subsidiärbereich der Unterlippe die desensible Zone verkleinert.

Die Indikation zu einer Wiederherstellung des Nervus alveolaris inferior ist ausschließlich bei *gutartigen Tumoren* zu stellen. Stets sollte jedoch zunächst versucht werden, den Nerven zu erhalten, auch wenn der Tumor den Knochenkanal erreicht hat oder in das Lumen eingebrochen ist. In solchen Fällen wird zunächst der Nerv aus dem Mandibular-

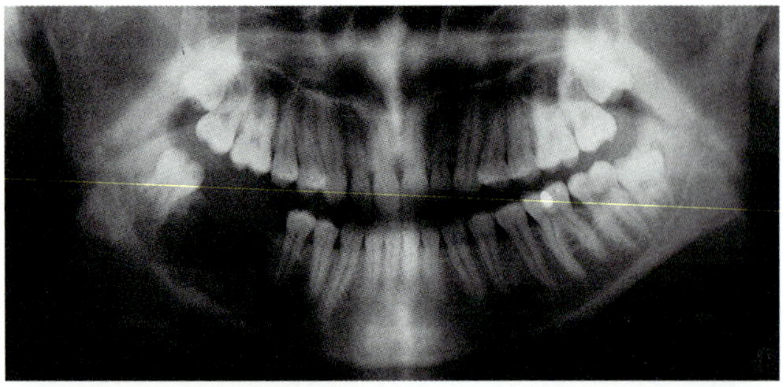

a

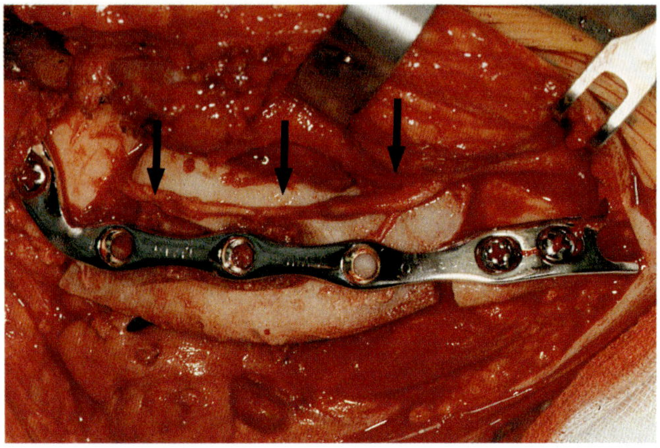

b

Abb. 11 Ameloblastom des Unterkiefers.

a) Der Röntgenbefund zeigt die zystische Destruktion des Unterkieferkörpers.

b) Partielle Resektion des Unterkiefers unter Entfernung des Nervus alveolaris inferior. Rekonstruktion des Nerven mittels eines Suralis-Transplantates, das auf ein Beckenkammtransplantat aufgelagert wurde (Pfeile).

kanal herauspräpariert. Dies gelingt sehr einfach, indem man mit einem Heidemann-Spatel in den Nervenkanal eingeht, den Nerv damit schützt und mit einer Fräse die bukkale Knochenwand entfernt. Ist der Tumor in den Nervenkanal eingebrochen, so hat stets die Radikalität Vorrang vor der Erhaltung des Nerven. Zum Nachweis einer Infiltration von Tumorgewebe in den Nerven wird das gesamte Epineurium unter dem Operationsmikroskop entfernt und zur Schnellschnittuntersuchung gegeben. Finden sich im Epineurium Tumorzellen, so wird der gesamte Nerv reseziert und gegebenenfalls durch ein Transplantat überbrückt; andernfalls kann er erhalten und bei einer Rekonstruktion des Unterkiefers bukkal auf das Knochentransplantat aufgelagert werden (Abb. 11).

Nervus lingualis

Ausfallserscheinungen. Eine Schädigung des Nervus lingualis führt zu einem sensiblen Ausfall in den *vorderen zwei Dritteln der gleichseitigen Zungenhälfte.* Auch am Nervus lingualis findet sich die gesamte Palette der Sensibilitätsstörungen, und nicht selten bilden sich als Folge einer Neurombildung schmerzhafte Druckzonen aus, die auch bei der Bewegung der Zunge zu schmerzhaften, in die Zungenspitze ausstrahlenden Sensationen führen. Meist sind auch die Fasern der Chorda tympani betroffen, so daß sensorische Empfindungsverluste resultieren. Die *Geschmacksbeurteilung* für süß, sauer und salzig ist beeinträchtigt oder fehlt ganz; interessanterweise kann die gesunde Gegenseite der Zunge den einseitigen Geschmacksverlust nicht voll kompensieren.

Verletzungsmöglichkeiten. Gefährdet ist der Nervus lingualis besonders bei der *Osteotomie des unteren Weisheitszahnes,* wenn die rotierenden Instrumente in den Mundboden gleiten oder wenn bei der Durchtrennung des Zahnes die Spitze des rotierenden Instrumentes über die Innenkortikalis des Unterkiefers reicht und hier oft unbemerkt den Nerv durchtrennt. Besondere Vorsicht ist beim Umgang mit Lindemann-Fräsen geboten; häufig sind sie die Ursache für eine Lingualis-Schädigung. In manchen Fällen wird von den Patienten bei der Nervendurchtrennung ein spitzer Schmerz bis in die Zungenspitze angegeben.

Seltener tritt eine Strangulation des Nerven durch Narbenbildungen nach ausgedehnter *Weichteiltraumatisierung* des Mundbodens auf; gelegentlich kommt es zu einer Durchstechung und Kompression des Nerven durch die Naht beim Verschluß der Weichteilwunde. Weiter ist der Nerv direkt bei Eingriffen im Bereich des Mundbodens gefährdet, so bei der *Mundbodenplastik* im Rahmen der präprothetischen Chirurgie oder bei der *Entfernung von Speichelsteinen* im dorsalen Abschnitt des Ausführungsganges [42, 73]. In der Tumorchirurgie muß der Nerv immer dann geopfert werden, wenn eine Geschwulst im Bereich des Mundbodens lokalisiert ist oder aus der Umgebung auf den Nerven übergegriffen hat.

Operationsindikation. Sie ist entsprechend dem Vorgehen beim Nervus alveolaris inferior zu stellen, d. h., bei einer sicheren Nervendurchtrennung sollte eine frühe sekundäre Wiederherstellung drei bis vier Wochen nach der Verletzung durchgeführt werden; bei fraglicher Durchtrennung kann man zunächst drei bis sechs Monate auf eine spontane Regeneration warten. Erst danach sollte die Indikation zu einer Revision gestellt werden.

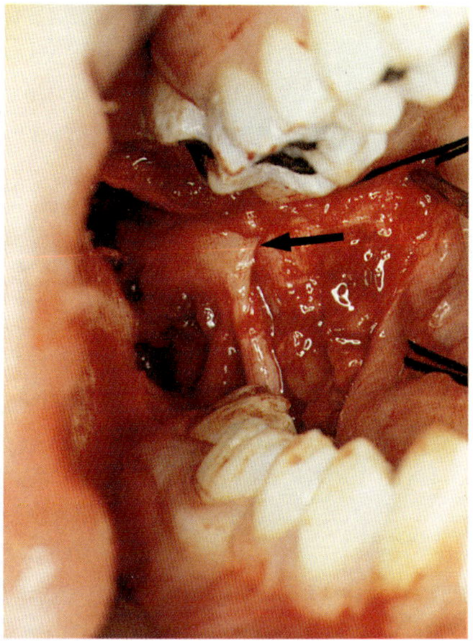

Abb. 12 Ausgeprägtes Neurom des Nervus lingualis nach Weisheitszahnosteotomie (Pfeil).

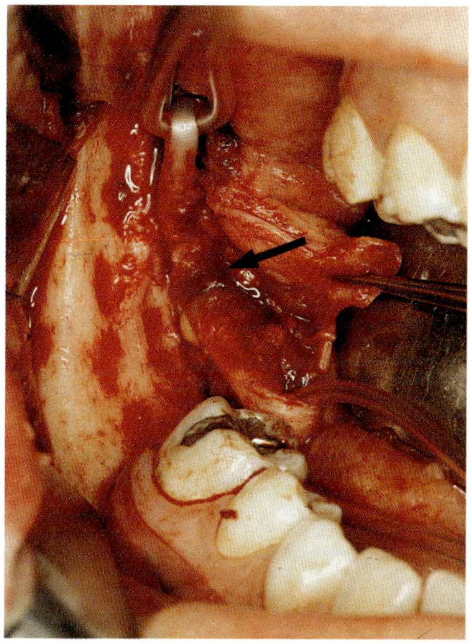

a

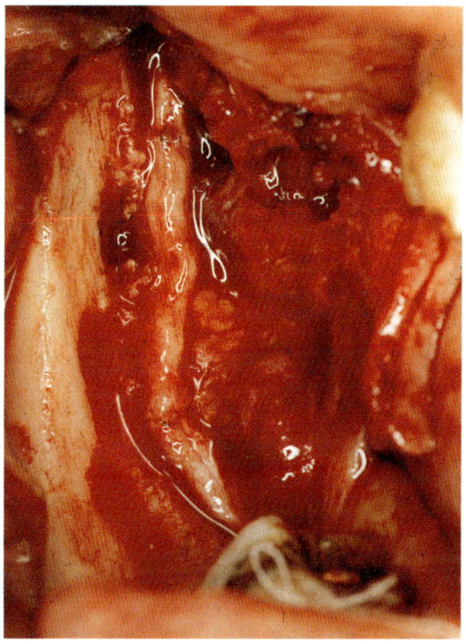

b

Abb. 13 Rekonstruktion des Nervus lingualis.

a) Läsion des Nervus lingualis. Der zentrale und der periphere Stumpf sind mit einem Kunststoffschlauch unterfahren, sie enden in einer derben Narbenplatte in Regio 048 (Pfeil).

b) Rekonstruktion des Nerven nach Resektion der Narbenplatte und Einlagerung eines autogenen Transplantates vom Nervus suralis.

Operationstechnik. Für den Zugang zum Nervus lingualis bietet sich bei einem intraoralen Vorgehen der Weg über die alte Weisheitszahnwunde an, d. h. über einen Schnitt auf dem Alveolarkamm in Höhe des Weisheitszahnes, der dann auf der lingualen Seite des Unterkiefers in der Gingiva nach ventral geführt wird. Danach läßt sich das linguale Periost am Unterkiefer leicht ablösen und der Nerv direkt unter dem Periost aufsuchen. Die Befunde gleichen sich meist. In der Mehrzahl der Fälle findet man in Höhe des Weisheitszahnes eine deutliche Auftreibung des Nerven und eine narbige Verwachsung mit der Umgebung (Abb. 12). Nach zentral und peripher lassen sich von dieser umschriebenen Vernarbung intakte Nervenanteile freistellen. Dabei bereitet besonders die Präparation des zentralen Stumpfes im engen, unübersichtlichen Spatium pterygomandibulare Schwierigkeiten [73].

Nach der Freistellung des Nerven wird auch am Nervus lingualis zunächst eine *mikrochirurgische Neurolyse* zur genauen Diagnostik der Verletzung vorgenommen. Entsprechend dem Ausmaß der Schädigung wird entweder bei intakten Faszikeln lediglich das epineurale Narbengewebe reseziert oder bei einer kompletten Unterbrechung der Defekt durch ein autogenes Nerventransplantat überbrückt (Abb. 13).

Die intraorale Präparation und Wiederherstellung des Nervus lingualis ist operationstechnisch ausgesprochen schwierig, insbesondere, wenn der Patient noch voll bezahnt ist. Dann ist das Arbeiten unter dem Operationsmikroskop in dem lingual und dorsal der Molaren gelegenen Operationsgebiet recht mühsam; die Naht zwischen dem meist kurzen zentralen Stumpf im Spatium pterygomandibulare und dem Transplantat gestaltet sich bei dem eingeengten Bewegungsspielraum für die mikrochirurgischen Instrumente schwierig.

Eine Wiederherstellung der Geschmacksempfindung kann nicht erwartet werden; dies ergibt sich allein aus dem Verlauf der Fasern der Chorda tympani im Nervus lingualis. Die Faszikel der Chorda tympani können nur direkt nach ihrer Vereinigung mit dem Nervus lingualis isoliert werden, dann teilen sie sich diffus über den gesamten Querschnitt des Nervus lingualis auf. Es ist schon theoretisch unwahrscheinlich, daß es auch bei einer exakten Adaptierung der Nervenstümpfe zu einer Aneinanderlagerung einzelner diffus in den Lingualisfaszikeln verteilten sensorischen Nervenfasern kommt.

Tumorchirurgie. Die Wiederherstellung des Nervus lingualis im Rahmen der Tumorchirurgie ist bei einem extraoralen Zugang und gleichzeitiger Resektion des Unterkiefers wesentlich einfacher. Nach einer Resektion des Mundbodens wird man nur in

Ausnahmefällen die Indikation zur Lingualis-Rekonstruktion stellen, wenn der Nerv nur auf eine umschriebene Strecke reseziert werden mußte und es sich um einen kleinen, überschaubaren Tumor handelt. Dann ist in einem hohen Prozentsatz mit einer sensiblen Funktionswiederkehr zu rechnen.

Nervus facialis

Am bedeutsamsten von allen rekonstruktiven Maßnahmen an Nerven im Mund-, Kiefer- und Gesichtsbereich ist die Wiederherstellung des Nervus facialis.

Ausfallserscheinungen. Ein permanenter Verlust der Fazialis-Funktion bedeutet für den Patienten einen ernsten Schicksalsschlag. Durch die Parese der mimischen Muskulatur entwickeln sich ein *Lagophthalmus* mit mangelhaftem Lidschluß und der Gefahr für rezidivierende Ulzerationen der Kornea sowie *Funktionsstörungen beim Essen und Sprechen.* Besonders bedeutsam sind die sozialen Konsequenzen durch die *Entstellung* und den *Verlust der emotionellen Ausdrucksmotorik,* die den zwischenmenschlichen Kontakt der Patienten erheblich stört.

Verletzungsmöglichkeiten. Den Mund-Kiefer-Gesichtschirurgen interessiert ausschließlich der extratemporale Verlauf des Nervus facialis. In diesem Bereich kommen neben einer traumatischen Läsion einzelner Fazialis-Äste oder des Fazialis-Stammes als Ursache für die Fazialis-Parese besonders *Geschwülste der Parotis* in Betracht. Die Fazialis-Verletzungen sind meist Folge tiefreichender Verletzungen der lateralen Gesichtsregion unter Einbezug der Ohrspeicheldrüse. Bei benignen Parotisgeschwülsten kann der Nervus facialis routinemäßig geschont werden [14, 47, 49, 73, 74]; bei Malignomen dagegen müssen im Interesse der Radikalität i.d.R. der Fazialis-Stamm und alle seine Äste bis zum Austritt aus der Drüse geopfert werden. Nur in

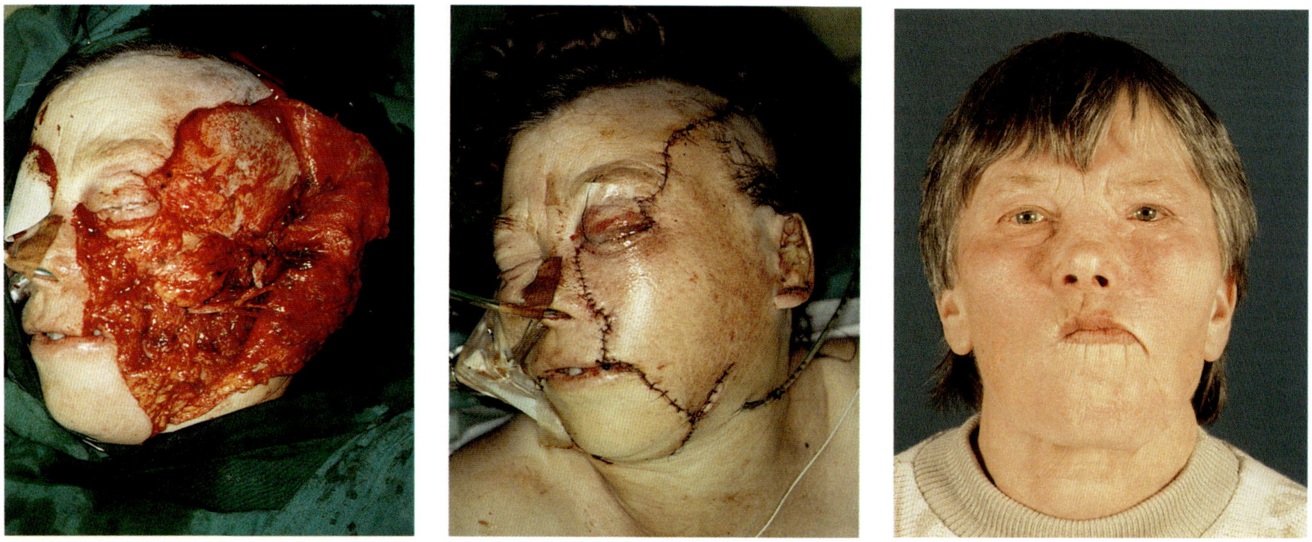

a b d

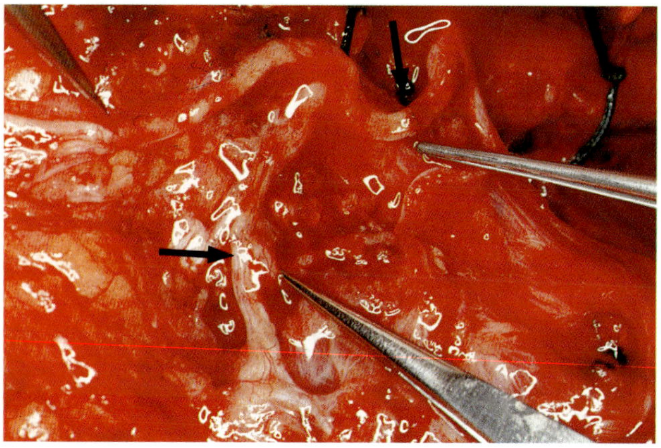

c

Abb. 14 Rekonstruktion des Nervus facialis.

a) Tiefe Weichteilverletzung der Wange mit Durchtrennung des Fazialis-Stammes.
b) Zustand nach primärer Wundversorgung ohne Fazialis-Rekonstruktion.
c) Überbrückung des Fazialis-Defektes mit einem Suralis-Transplantat vier Wochen nach der Unfallversorgung über einen präaurikulären Schnitt in der Glandula parotis (Pfeile).
d) Zustand der Fazialis-Funktion ein Jahr post operationem.

speziellen Fällen kann die Resektion auf einen oder mehrere Hauptäste beschränkt bleiben, sofern der Tumor ein sicher begrenztes Wachstum aufweist [18, 48, 54].

Operationsindikation. Bei einer Fazialis-Läsion im Rahmen der Traumatologie sollte eine Primärversorgung nur dann durchgeführt werden, wenn optimale Bedingungen bestehen, d. h., wenn es sich lediglich um eine scharfe Durchtrennung des Nerven mit geringer Traumatisierung des umgebenden Gewebes handelt und die Voraussetzungen für eine mikrochirurgische Wiederherstellung gegeben sind. Eher zu empfehlen ist die frühe sekundäre Fazialis-Rekonstruktion drei bis vier Wochen nach dem Unfallereignis (Abb. 14). Neben den dann besseren Operationsbedingungen spricht für dieses abwartende Verhalten, daß bei vielen Patienten trotz tiefreichender Wangenverletzungen und Durchtrennung einer Reihe von Fazialis-Ästen keine Fazialis-Parese auftritt und somit keine Fazialis-Wiederherstellung erforderlich ist.

Operationstechnik. In jedem Fall müssen bei der Erstversorgung die durchtrennten Nervenstümpfe identifiziert und durch farbige, nicht resorbierbare Fäden markiert werden. Dadurch bereitet die Darstellung der Nervenstümpfe zentral und peripher der inzwischen abgeheilten Wunde keine Schwierigkeiten; man kann die Narbe exzidieren, die Nervendiastasen durch autogene Transplantate überbrücken und die Wunde unter optimalen Bedingungen versorgen.

Ein bisher nicht gelöstes Problem bei der Wiederherstellung des kompletten Nervus facialis stellt das Phänomen der *Massen- bzw. Mitbewegungen* dar. Diese die Willkürmotorik entscheidend beeinträchtigenden Fehlfunktionen treten nicht nur in der Phase der Nervenregeneration, sondern oftmals auch dauerhaft auf. Die häufigste Bewegungskombination stellt das synchrone Anheben des Mundwinkels beim Lidschluß dar. Die Ursache für die Massenbewegungen sind in Fehlsprossungen der regenerierenden Fazialis-Fasern und in der nicht korrekten Vereinigung von korrespondierenden Faszikelgruppen zu suchen. Dabei ist von besonderer Bedeutung, daß auch im Verlauf des Nervus facialis ein fortwährender Austausch einzelner Fazialis-Fasern innerhalb des zunächst monofaszikulären Stammes und später zwischen den einzelnen Faszikeln besteht. Da es keine Methode zur Identifizierung der einzelnen Muskelgruppen zugeordneten Fazialis-Fasern gibt, bleibt die korrespondierende Adaptierung der Transplantate eher dem Zufall überlassen. Trotzdem haben Miehlke und Stennert [62] sowie Millesi [67] zur Lösung dieses Problems neue Wege beschritten.

Miehlke und Stennert haben zur Vermeidung der Massenbewegungen die Diversifikationsmethode angegeben. Sie teilen das Gesicht in zwei Funktionskreise, das Ober- und Untergesicht. Die Reinnervation dieser beiden Gesichtsregionen wird durch zwei getrennte Nerven erreicht. Das Obergesicht mit der temporofazialen Portion wird über Transplantate mit dem originären Stamm des Nervus facialis verbunden, und im Bereich des Untergesichtes erfolgt eine Hypoglossus-Fazialis-Anastomose mit der zervikofazialen Portion. Eventuell kann diese Technik auch mit einer faziofazialen Anastomose für die Reinnervation des unteren Funktionskreises kombiniert werden [62].

Millesi hat, aufbauend auf tierexperimentellen Untersuchungen und Studien an menschlichen Leichen, ein System spezieller interfaszikulärer Transplantate unter Berücksichtigung der topographischen Zuordnung der verschiedenen Muskelgruppen des Gesichtes zu bestimmten Sektoren des Fazialis-Querschnittes angegeben [67].

Schwieriger ist die Rekonstruktion des Nervus facialis, wenn der zentrale Stumpf nicht mehr darstellbar ist oder der Nerv im intrakraniellen Bereich reseziert wurde und nicht direkt wiederhergestellt werden konnte [68]. Durch die Verbesserung der direkten intra- und extrakraniellen Techniken zur Fazialis-Wiederherstellung ist diese Situation heute zu den Seltenheiten zu zählen. Trotzdem wird man in Einzelfällen noch die Indikation zu einer sogenannten *Pfropfanastomose* stellen müssen, wenn eine direkte Versorgung des Nervus facialis nicht möglich ist. Nervenpfropfungen unter Zuhilfenahme des Nervus hypoglossus, Nervus accessorius, Nervus phrenicus oder Nervus glossopharyngeus sind seit vielen Jahren bekannt und wurden über viele Jahre erfolgreich geübt [46, 78, 109, 110, 112].

Die *Hypoglossus-Fazialis-Anastomose* stellt auch heute noch eine adäquate Technik dar; mit einem relativ einfachen operativen Eingriff erbringt sie ein Maximum an Funktion (Abb. 15). Sie ermöglicht eine gute Tonisierung der Gesichtsmuskulatur und Symmetrie der Gesichtsweichteile in Ruhelage sowie eine Beseitigung des Lagophthalmus und erlaubt in beschränktem Maße Willkürbewegungen des Gesichtes. Nicht zurückgewonnen werden kann die affektive Ausdrucksmotorik des Gesichtes. Die Nachteile einer leicht gestörten Zungenfunktion, Massenbewegungen und gelegentlich Hypertonie der Gesichtsmuskulatur werden nicht bei allen Patienten beobachtet und sind meist tolerabel [16, 17, 41, 76, 92, 117].

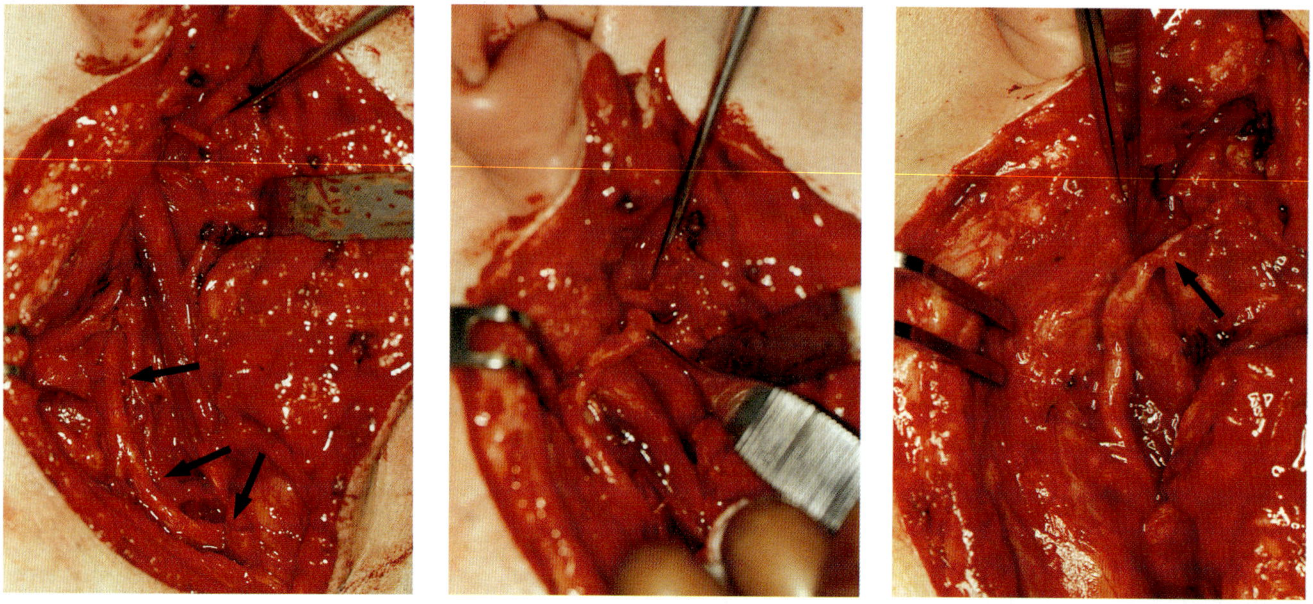

a b c

Abb. 15 Hypoglossus-Fazialis-Anastomose bei Fazialis-Parese nach Entfernung eines Kleinhirnbrückenwinkeltumors.

a) Darstellung des Fazialis-Stammes und des Nervus hypoglossus. Die Pinzettenspitze markiert den Fazialis-Stamm, die Pfeile den Nervus hypoglossus.
b) Der Hypoglossus ist kaudal des Abganges des Ramus descendens durchtrennt und zum Fazialis-Stamm hochgeschlagen. Die beiden Pinzettenspitzen richten sich auf den Nervus facialis bzw. den Nervus hypoglossus.
c) Anastomose zwischen dem Nervus hypoglossus und dem peripheren Stumpf des Fazialis-Stammes (Pfeil).
d) Präoperativer Befund der Fazialis-Parese. Die Augenlider des rechten Auges sind zur Vermeidung einer Keratitis vernäht.
e) Befund der Fazialis-Funktion etwa ein Jahr nach der Hypoglossus-Fazialis-Anastomose.

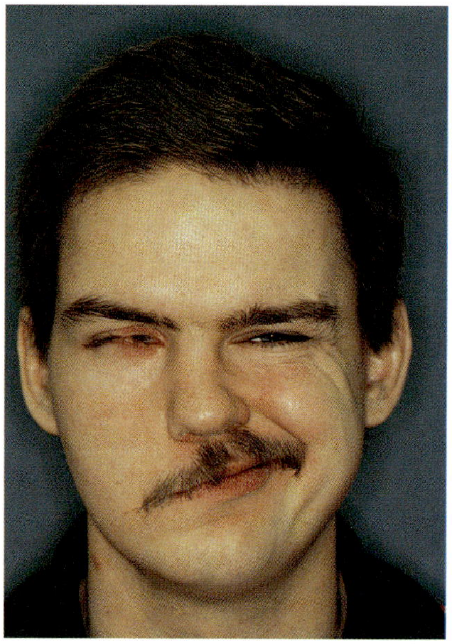

d

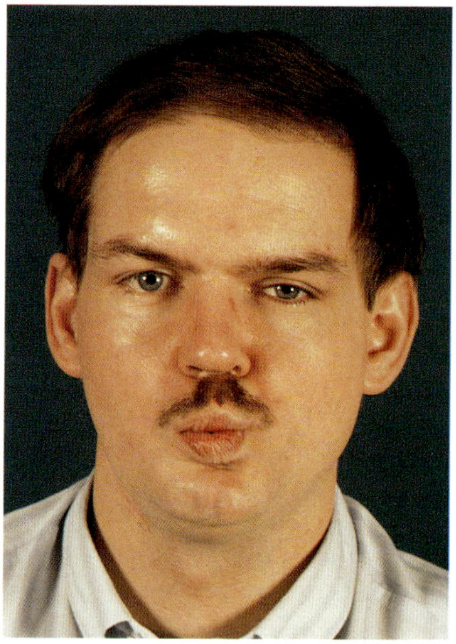

e

Die Hypoglossus-Fazialis-Anastomose ist bei Kenntnis der Anatomie des Nervus facialis und der submandibulären Region kein aufwendiger Eingriff. Über einen präaurikulären, nach submandibulär erweiterten Hautschnitt wird zunächst der Fazialis-Stamm in der Fossa retromandibularis dargestellt und der Nervus hypoglossus unter dem hinteren Bauch des Musculus biventer oder seiner Zwischensehne isoliert. Distal des Abganges seines Ramus descendens wird er entsprechend der erforderlichen Länge durchtrennt, der zentrale Stumpf über den hinteren Biventerbauch nach kranial bis in die Fossa retromandibularis verlagert und hier mikrochirurgisch mit dem peripheren Fazialis-Stumpf vereinigt [12, 106].

Eine spezielle Nervenpfropfung stellt die von Scaramella und Smith im Jahre 1971 unabhängig voneinander vorgestellte *faziofaziale Anastomose* oder cross face nerve anastomosis dar [84, 101, 102]. Das Prinzip dieser Technik besteht in der Einlagerung eines Nerventransplantates zwischen mehreren zentralen Fazialis-Ästen der gesunden und peripheren Äste der gelähmten Seite. Die zwischen 10 und 15 cm langen Transplantate werden subkutan über die Oberlippe von der einen zur anderen Seite geführt. Das Konzept dieser Technik ist theoretisch ideal, da es die Möglichkeit der Reanimation der paretischen Gesichtsmuskulatur durch spezifische symmetrische Fazialis-Fasern ermöglicht und dadurch beidseitige synchrone Bewegungen ohne Ausfall eines anderen Hirnnerven erreicht werden können. Für die faziofaziale Anastomose wurden verschiedene Modifikationen der Originaltechnik angegeben [1, 2, 20, 70].

Bei den ersten faziofazialen Anastomosen wurden die Fazialis-Äste der gesunden Seite möglichst weit aus der Peripherie verwandt; heute dagegen empfiehlt Samii, lediglich den Ramus zygomaticus der gesunden Seite zu verwenden. Es ist bekannt, daß etwa die Hälfte der Fazialis-Fasern für eine ungestörte Fazialis-Funktion ausreichen, der Ramus zygomaticus etwa 50% der gesamten Fazialis-Fasern enthält und dicht über Anastomosen mit den Rami buccales verflochten ist. Durch diese ausgedehnten Anastomosen bleibt nach Durchtrennung des Ramus zygomaticus eine Parese des Musculus orbicularis oculi aus, die Verwendung des Ramus zygomaticus erlaubt jedoch eine ausreichende Funktion sowohl des Musculus orbicularis oculi als auch des Musculus orbicularis oris der kranken Seite [90].

Grundsätzlich sind die Ergebnisse aller Pfropfanastomosen deutlich schlechter als eine direkte Fazialis-Wiederherstellung. Deshalb sollte möglichst angestrebt werden, einen Fazialis-Defekt entweder durch eine End-zu-End-Anastomose oder durch Überbrückung mit einem Transplantat wiederherzustellen und die Indikation für die Pfropfanastomosen nur in nicht zu umgehenden Ausnahmefällen zu stellen.

Tumorchirurgie. Bei Fazialis-Defekten, die aus der Resektion von malignen Tumoren resultieren, wird man i.d.R. die Indikation zur primären Fazialis-Rekonstruktion stellen (Abb. 16). Für den plastischen Ersatz des Plexus facialis eignen sich besonders au-

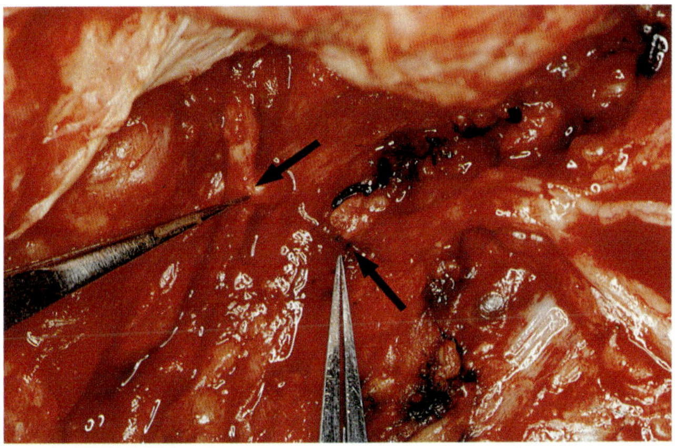

a

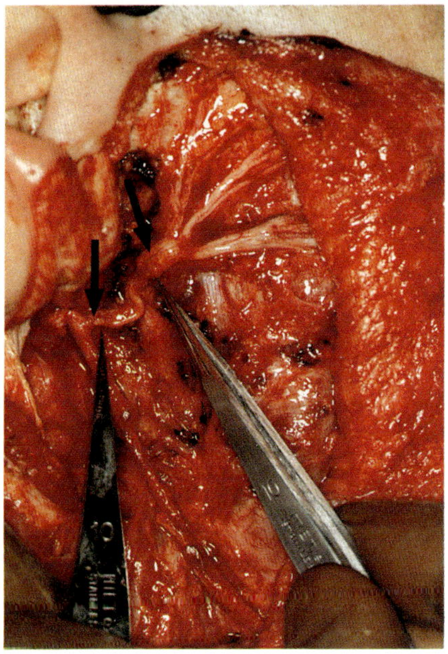

b

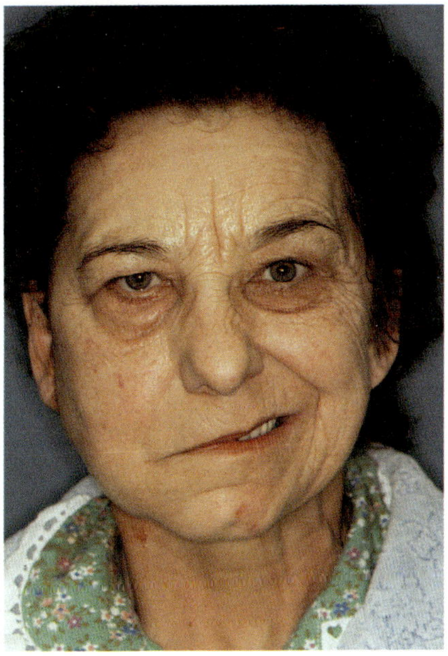

c

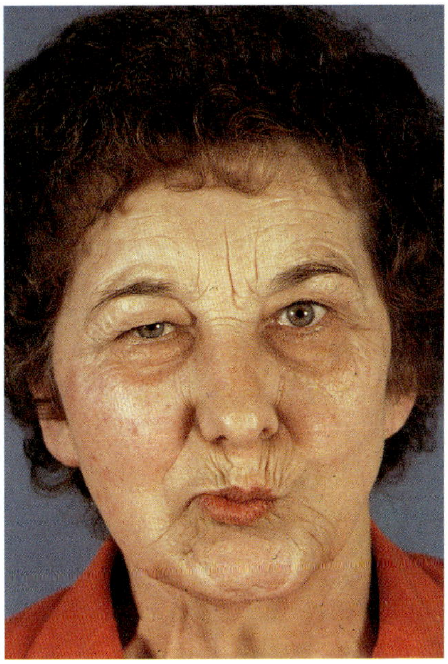

d

Abb. 16 Rekonstruktion des Nervus facialis.

a) Defekt des Fazialis-Stammes nach Parotidektomie (Pfeile).
b) Wiederherstellung des Fazialis-Stammes durch ein kurzes Transplantat vom Nervus auricularis magnus (Pfeile).
c) Komplette postoperative Fazialis-Parese.
d) Weitgehende Wiederherstellung der Fazialis-Funktion ein Jahr nach der Wiederherstellung.

togene Transplantate entweder vom Nervus auricularis magnus, Nervus transversus colli oder vom Nervus suralis. Alle diese Spendernerven zeichnen sich durch eine ausreichende Stärke und eine Aufzweigung im peripheren Bereich in mehrere einzelne Endäste aus. Diese Aufzweigungen können sehr gut mit den peripheren Stümpfen des resezierten Nervus facialis vereinigt werden, gegebenenfalls müssen mehrere dünnere periphere Fazialis-Äste mit einem kräftigeren Transplantat vereinigt werden.

Operationstechnisch empfiehlt es sich, vor der Resektion des Parotismalignoms zunächst den Fazialis-Stamm im Bereich des Foramen stylomastoideum noch außerhalb der Drüse und die peripheren Äste ebenfalls außerhalb der Glandula parotis darzustellen und zu markieren. Dann kann der Tumor unter radikalchirurgischen Kriterien als Block reseziert werden. Nach Abschluß der Tumorresektion schließt sich die Wiederaufbauplastik des Nervus facialis an. Hierzu wird der zentrale Stumpf des Plexus cervicalis oder des Nervus suralis mit dem zentralen Stumpf des Fazialis anastomosiert und die Aufzweigungen dieser Spendernerven mit den peripheren Fazialis-Ästen nach den mikrochirurgischen Regeln anastomosiert. Bei der Adaptierung des Transplantates am zentralen Stumpf ist darauf zu achten, daß eine Torsion der Nervenstümpfe vermieden wird und wegen der funktionellen Zuordnung der Nervenfasern zwischen den einzelnen Fazialis-Ästen korrespondierende Faszikel adaptiert werden [3, 8, 9, 10, 11, 19, 57, 58, 59, 60, 61, 77, 89, 95, 103, 104].

Nervus hypoglossus

Der Nervus hypoglossus versorgt als rein motorischer Nerv die Zungenmuskulatur. Nach dem Verlassen der Schädelbasis läuft er auf der Innenseite des Musculus stylohyoideus unter dem hinteren Bauch des Musculus biventer und gelangt, die Arteria carotis externa überkreuzend, in einem Bogen unter die Biventerzwischensehne. Am hinteren Rand des Musculus mylohyoideus verläßt der Nerv die Halsregion, zieht in die Mundhöhle und spaltet sich dort in verschiedene Fasern auf, um in die Zungenmuskulatur einzustrahlen.

Ausfallserscheinungen. Bei einseitiger Hypoglossusparese liegt die Zunge auf der gesunden Seite der Mundhöhle, beim Herausstrecken weicht die Zunge zur kranken Seite ab. Diese Abweichung entspricht der Funktion des Musculus genioglossus. Nach Denervierung kommt es innerhalb weniger Wochen zu einer *homolateralen Atrophie der Zunge.* In manchen Fällen kann die *Nahrungsaufnahme* und *Artikulation von Lippen- und Zahnlauten* erschwert sein. Bei einer beidseitigen Hypoglossus-Parese liegt die Zunge unbeweglich in der Mundhöhle; die Nahrungsaufnahme und das Sprechen sind extrem erschwert, und in Rücklage besteht dann die Gefahr des *Zungenrückfalls* mit Ausbildung eines respiratorischen Hindernisses.

Verletzungsmöglichkeiten. Besonders gefährdet ist der Nervus hypoglossus bei *Tumorresektionen* in der submandibulären Region, bei der *Entfernung lateraler Halszysten und Fisteln* und gelegentlich bei tiefen *Weichteilverletzungen* des oberen Halses.

Operationsindikation. Eine echte Indikation zur Hypoglossus-Wiederherstellung besteht nur, wenn es sich um eine beidseitige Läsion handelt.

Operationstechnik. Sie unterscheidet sich nicht von der Rekonstruktion anderer Nerven; der Defekt muß durch ein ausreichend langes Transplantat spannungsfrei überbrückt werden. Die Darstellung des zentralen Hypoglossus-Stumpfes ist an der Überkreuzungsstelle mit der Arteria carotis externa relativ leicht aufzufinden; er kann auch peripher unter der Zwischensehne des Musculus biventer und bei seinem Eintritt in die Zungenmuskulatur relativ einfach isoliert werden. Bei der traumatischen Läsion dagegen kann, wie bei allen Nervenverletzungen, das Aufsuchen der Nervenstümpfe der schwierigste Teil des rekonstruktiven Eingriffes sein.

Nervus accessorius

Ausfallserscheinungen. Bei der radikalen Halslymphknotenausräumung wurde über viele Jahre zur Aufrechterhaltung des Blockprinzips auch der Nervus accessorius geopfert. Den Folgezuständen einer Akzessorius-Parese nach Neck dissection wurde dabei wenig Beachtung geschenkt, da durch die Bedeutung des Eingriffes im Rahmen der chirurgischen Karzinombehandlung der Verlust des Akzessorius als unumgänglich hingenommen wurde. Systematische Untersuchungen an größeren Patientenkollektiven dagegen zeigten, daß nach Resektion des Nervus accessorius durch den Funktionsverlust und die Atrophie des Musculus trapezius eine *erhebliche Bewegungseinschränkung der betroffe-*

nen Schulter und des Armes resultiert. Diese äußert sich in einer Abduktionsbehinderung des Armes und einer Fehlhaltung des Schultergürtels sowie in Veränderungen des Kapsel- und Bandapparates der Schulter und der Schlüsselbeingelenke. Durch diese funktionellen Störungen werden neben allgemeinen Narbenschmerzen bei einem Teil der Patienten schwer beeinflußbare Beschwerden im Schultergürtel ausgelöst, die auch durch konservativ-orthopädische Maßnahmen kaum zu beeinflussen sind [28, 79]. Es ist deshalb verständlich, daß man heute dieses radikale Blockprinzip nicht mehr konsequent verfolgt und unter dem Gesichtspunkt der Verbesserung der Lebensqualität der Tumorpatienten in geeigneten Fällen eine funktionelle Neck dissection unter Erhaltung des Nervus accessorius vornimmt.

Verletzungsmöglichkeiten. Außer bei der radikalen *Halslymphknotenausräumung* ist der Nervus accessorius in einem hohen Maße bei der *Exstirpation von Lymphknoten* im dorsalen Halsbereich gefährdet.

Operationstechnik. Bei einer *Resektion des Nervus accessorius* beschränken wir uns auf die Überbrückung des bedeutsameren zentralen Nervenstammes, während wir auf die Wiederherstellung der oft stark verzweigten und in kleine Äste aufgesplitterten zervikalen Portion verzichten. Nach der Entscheidung für eine radikale Neck dissection stellen wir zu Beginn der Halsausräumung nach Abpräparation der Halshautlappen zunächst den Nervus accessorius peripher nach seiner Aufteilung in die Endäste und kurz vor seiner Einsenkung in den Musculus trapezius im Fett des lateralen Halsdreieckes dar. Anschließend kann der Hals in typischer Weise unter Wahrung des Blockprinzips bis zur Schädelbasis ausgeräumt werden und erst beim Absetzen des Blockes wird der zentrale Anteil des Nerven auf der Vena jugularis aufgesucht. Bei gleichzeitiger Resektion eines Primärtumors wird die Nervenwiederherstellung als letzte Maßnahme nach der Tumorresektion vorgenommen. Sowohl der zentrale als auch der periphere Nervenstumpf sind operationstechnisch gut zugänglich, und die Überbrückung mittels eines Transplantates ist unter Wahrung der mikrochirurgischen Operationsprinzipien technisch gut möglich. Mit dieser Akzessorius-Rekonstruktion kann in einem hohen Prozentsatz eine Trapezius-Atrophie und damit die Bewegungseinschränkung der Schulter vermieden werden.

Bei einer *Akzessorius-Verletzung*, z. B. durch die Biopsie eines Lymphknotens, sollte die Indikation zu einer Revision immer rechtzeitig gestellt werden. Das Ausmaß der Akzessorius-Läsion kann leicht elektromyographisch überprüft werden. Zeigt sich im Elektromyogramm eine vollständige Denervierung des Musculus trapezius, sollte mit einer Revision und gegebenenfalls *Wiederaufbauplastik* nicht gezögert werden.

Der Nervus accessorius ist in der Umgebung der Verletzungsstelle leicht unter der Haut aufzusuchen, und es kann immer eine ausreichende Strecke des Nerven zentral und peripher freigestellt werden. Wie bei allen Nervenläsionen findet sich an der Verletzungsstelle stets eine narbige Auftreibung; deshalb hat die Revision stets im Sinne einer extra- und intraneuralen Neurolyse zu beginnen. Finden sich intakte Faszikel, so wird der Eingriff im Sinne einer intraneuralen Neurolyse abgeschlossen, findet sich eine komplette Durchtrennung der Faszikel, so bereitet die Defektüberbrückung mit einem autologen Transplantat keine Schwierigkeiten.

Die Nachbehandlung einer Akzessorius-Aufbauplastik entspricht der bei einer Fazialis-Rekonstruktion. Nicht verzichtet werden sollte auf eine intensive krankengymnastische Nachbehandlung und Massagen des Schultergürtels, um einer Einschränkung der Beweglichkeit des Schultergelenkes vorzubeugen und die Durchblutung des Musculus trapezius zu fördern.

Literatur

[1] Anderl, H.: Reconstruction of the face through cross-face nerve transplantation in facial paralysis. Chir Plast 2, 17 (1973).

[2] Anderl, H.: Cross-face nerve transplantation in facial palsy. Ann Chir Gynaecol 71, 70 (1982).

[3] Ballance, C., Duel, A. B.: The operative treatment of facial palsy by the introduction of nerve grafts. Arch Otolaryngol 15, 1 (1932).

[4] Barsekow, F., Hausamen, J.-E.: Therapeutische Möglichkeiten nach Nervenverletzungen bei zahnärztlich-chirurgischen Eingriffen. ZWR 89, 44 (1980).

[5] Berger, A., Meissl, G., Samii, M.: Experimentelle Erfahrungen mit Kollagenfolien über nahtlose Nervenanastomosen. Acta Neurochir (Wien) 23, 141 (1970).

[6] Bielschowsky, M., Unger, E.: Überbrückung großer Nervenlücken. Beiträge zur Kenntnis der Degeneration und Regeneration peripherer Nerven. J Physiol Neurol 22, 267 (1916).

[7] Butterworth, G. A.: Interfascicular autologous nerve grafts in the microsurgical repair of peripheral nerves. J Neurosurg Nurs 9, 63 (1977).

[8] Conley, J. J.: Facial nerve grafting in treatment of

parotid gland tumour. New technique. Arch Surg 70, 359 (1955).
[9] Conley, J. J.: Facial rehabilitation following radical parotid-gland surgery. Arch Otolaryngol 66, 58 (1957).
[10] Conley, J. J.: Facial nerve grafting. In: Conley, J. J. (ed.): Concepts in head and neck surgery. Thieme, Stuttgart 1970.
[11] Conley, J. J., Baker, D. C.: The surgical treatment of extratemporal facial paralysis; an overview. Head Neck Surg 1, 12 (1978).
[12] Conley, J. J., Baker, D. C.: Hypoglossal-Facial nerve anastomosis for reinnervation of the paralyzed face. Plast Reconstr Surg 63, 63 (1979).
[13] Crumley, R. L.: Interfascicular nerve repair. Is it applicable in facial nerve injuries? Arch Otolaryngol 106, 313 (1980).
[14] Denecke, H. J.: Die Chirurgie der Parotisinnenlappentumoren unter Berücksichtigung des N. facialis. Fortschr Kiefer Gesichtschir 4, 375 (1958).
[15] Edshage, S. P.: Peripheral nerve suture. Acta Chir Scand Suppl 331, 1 (1964).
[16] Evans, D. M.: Hypoglossal-facial anastomosis in the treatment of facial palsy. Br J Plast Surg 27, 251 (1974).
[17] Falbe-Hansen, J., Hermann, S.: Hypoglossal-facial anastomosis. Acta Neurol Scand 43, 472 (1967).
[18] Fisch, U., Rouleau, M.: Facial nerve reconstruction. J Otolaryngol 9, 487 (1981).
[19] Freeman, B. S.: Review of long-term results in supportive treatment in facial paralysis. Plast Reconstr Surg 63, 214 (1979).
[20] Gary-Bobo, A., Fuentes, J. M., Guerrier, B.: Crossfacial nerve anastomosis in the treatment of facial paralysis: A preliminary report on 10 cases. Br J Plast Surg 33, 195 (1980).
[21] Geldmacher, J.: Die Wiederherstellung peripherer Nerven durch freie Transplantation. Chirurg 46, 307 (1975).
[22] Geldmacher, J.: Nervennähte und -transplantation. Münch Med Wochenschr 117, 363 (1975).
[23] Ghali, G. E., Jones, D. L., Wolford, L. M.: Somatosensory evoked potential assessment of the inferior alveolar nerve following third molar extraction. Int J Oral Maxillofac Surg 19, 18 (1990).
[24] Goldhahn, W. E.: Spannungsfreiheit und Ergebnisse von Nervennähten. Z Ärztl Fortbild (Jena) 70, 13 (1976).
[25] Gu, Y.-D., Wu, M.-M., Zeng, J.-H., Li, H.-R., Xu, Y.-N.: Arterialised venous free sural nerve grafts. Ann Plast Surg 15, 332 (1985).
[26] Gu, Y.-D., Wu, M.-M., Zeng, J.-H., Li, H.-R., Xu, Y.-N.: Vascularised free sural nerve grafting. Lecture: International Congress of Reconstructive Microsurgery, Shanghai, 23.–26. April 1988.
[27] Hagan, W. E.: Microneural techniques for nerve grafting. Laryngoscope 91, 1759 (1981).
[28] Haas, E., Solberg, G.: Untersuchungen über die Funktion des Schultergürtels nach Durchschneidung des N. accessorius. Z Laryngol Rhinol Otol 41, 669 (1962).
[29] Hakstian, R. W.: Funicular orientation by direct stimulation. An aid to peripheral nerve repair. J Bone Joint Surg 50A, 1178 (1968).
[30] Haßfeld, St., Zöller, J., Meinck, H.-M.: Der Stellenwert neurophysiologischer Meßmethoden zur Objektivierung von Trigeminusschäden. Dtsch Z Mund Kiefer GesichtsChir 17, 43 (1993).
[31] Haßfeld, St., Schuchardt, V., Geisler, H., Meinck, H.-M.: Masseter inhibitory reflex threshold: A novel technique for electrophysiological investigation of trigeminal nerve lesions. J Neurolog Sciences 134, 197 (1995).
[32] Hausamen, J. E., Samii, M., Schmidseder, R.: Repair of the mandibular nerve by means of autologous nerve grafting after resection of the lower jaw. J Maxillofac Surg 1, 74 (1973).
[33] Hausamen, J. E., Samii, M., Schmidseder, R.: Tierexperimentelle Untersuchungen über die Regenerationsfähigkeit des N. alveolaris inferior nach traumatischer Schädigung bei Unterkieferosteotomien und mikrochirurgischer Versorgung. Fortschr Kiefer Gesichtschir 18, 93 (1974).
[34] Hausamen, J.-E., Samii, M., Schmidseder, R.: Indication and technique for the reconstruction of nerve defects in head and neck. J Maxillofac Surg 2, 159 (1974).
[35] Hausamen, J.-E., Frey, J.: A comparative study of facial nerve reconstruction using autologous and homologous nerve grafts in experimental animals. In: Marchart, D., Heston, T. (eds.): Transactions of the Sixth International Congress of Plastic and Reconstructive Surgery. S. 115. Masson, Paris 1976.
[36] Hausamen, J. E.: Grundlagen der Nervenchirurgie und der Einfluß der Operationstechnik auf das Ergebnis der Nervenregeneration. Fortschr Kiefer Gesichtschir 21, 131 (1977).
[37] Hausamen, J.-E.: Verletzungen des N. lingualis und N. alveolaris mandibularis bei chirurgischen Eingriffen. Bleibender Schaden oder korrigierbare Läsion? Nieders Zahnärztebl 3, 147 (1980).
[38] Hausamen, J.-E.: Principles and clinical application of micronerve surgery and nerve transplantation in the maxillofacial area. Ann Plast Surg 7, 428 (1981).
[39] Hausamen, J.-E.: Microsurgery. In: Bell, W. H. (ed.): Surgical correction of dentofacial deformities, new concepts, Bd. III, S. 411. Saunders, Philadelphia 1985.
[40] Hausamen, J. E., Schmelzeisen, R.: Current principles in microsurgical nerve repair. Br J Oral Maxillofac Surg 34, 134 (1996).
[41] Hitselberger, W. E.: Hypoglossal-facial anastomosis. Otolaryn. Clin N Am 7, 545 (1974).
[42] Höltje, W. J., Schwipper, V., Rollin, H.: Verletzungsursachen des N. lingualis bei der operativen Entfernung unterer Weisheitszähne – Aussichten einer Rekonstruktion. Fortschr Kiefer Gesichtschir 30, 54 (1985).
[43] Jacoby, W., Fahlbusch, R., Mackert, B., Braun, B., Rolle, J., Schnell, J.: Überbrückung peripherer Nervendefekte mit lyophilisierten und desantigenisierten homologen Transplantaten. Münch Med Wochenschr 112, 586 (1970).
[44] Kärcher, H.: Der gefäßgestielte Nervus saphenus. Anatomie und chirurgischer Zugang. Dtsch Z Mund Kiefer GesichtsChir 6, 432 (1988).
[45] Kärcher, H., Eskici, H., Zwitting, P.: The vascularized cross-face nerve graft. In: Riediger, D., Ehrenfeld, M. (eds.): Microsurgical tissue transplantation, p. 193. Quintessenz, Berlin 1989.

[46] Korte, W.: Ein Fall von Nervenpfropfung des Nervus facialis auf den Nervus hypoglossus. Dtsch Med Wochenschr 29, 293 (1903).
[47] Lathrop, F. D.: Technique of exposing the facial nerve as an aid to surgery of parotid gland. Surg Clin N Am 29, 673 (1949).
[48] Lathrop, F. D.: Facial nerve grafting. Trans Am Acad Ophthalmol Otolaryngol 68, 1060 (1964).
[49] Lathrop, F. D.: Management of the facial nerve during operation on the parotid gland. Hiroshima. J Med Sci 28, 87 (1979).
[50] Lewis, H. P., McLaurin, R. L.: Application of tissue transplant technique to experimental nerve grafting. J Trauma 9, 227 (1996).
[51] Martin, H., Hespers, J. T.: Spontaneous return to function following surgical section or excision of the seventh cranial nerve in the surgery of parotid tumours. Ann Surg 146, 715 (1957).
[52] Matras, H., Dinges, H. P., Mamoli, B., Lassmann, H.: Non-sutured nerve transplantation, a report on animal experiments. J Maxillofac Surg 1, 37 (1973).
[53] Maxion, H., Samii, M., Scheinpflug, W., Wallenborn, B.: Elektromyographische Verlaufsuntersuchungen nach Nervennaht und Nerventransplantation beim Kaninchen. Z EEG EMG 2, 89 (1972).
[54] Maxwell, J. H.: Repair of the facial nerve after facial lacerations. Trans Am Acad Ophthalmol Otolaryngol 58, 733 (1954).
[55] Michon, A., Masse, P.: Le moment optimum de la suture nerveuse dans les plaies du membre supérieur. Rev Chir Orthop 50, 205 (1964).
[56] Michon, J.: Present-day principles of the repair of peripheral nerve. Acta Chir Belg 75, 241 (1976).
[57] Miehlke, A.: Extratemporale Gesichtsnervenplastik im Zuge der Parotischirurgie. Fortschr Kiefer Gesichtschir 6, 344 (1960).
[58] Miehlke, A.: Über den chirurgischen Wiederaufbau des Gesichtsnerven nach extratemporalen Läsionen. Dtsch Med Wochenschr 85, 506 (1960).
[59] Miehlke, A.: Typical sites of facial nerve lesions. Arch Otolaryngol 89, 122 (1969).
[60] Miehlke, A.: Surgery of the facial nerve. Urban & Schwarzenberg, München 1973.
[61] Miehlke, A.: Totale Parotidektomie unter Opferung des N. facialis. Rekonstruktion des N. facialis durch freie autogene Nerventransplantation. In: Naumann, H. H. [Hrsg.): Kopf- und Halschirurgie, Bd. 2, S. 1019. Thieme, Stuttgart 1974.
[62] Miehlke, A., Stennert, E.: New techniques for optimum reconstruction of facial nerve in its extemporal course. Acta Otolaryngol 91, 497 (1981).
[63] Mikulicz, F., Nigst, H.: Die Chirurgie der peripheren Nerven. Thieme, Stuttgart 1955.
[64] Millesi, H.: Zum Problem der Überbrückung von Defekten peripherer Nerven. Wien Med Wochenschr 118, 182 (1968).
[65] Millesi, H.: Wiederherstellung durchtrennter peripherer Nerven und Nerventransplantation. Münch Med Wochenschr 111, 2669 (1969).
[66] Millesi, H.: The interfascicular nerve-grafting of the median and ulnar nerves. J Bone Joint Surg 54A, 727 (1972).
[67] Millesi, H., Berger, A., Meissl, G.: Experimentelle Untersuchungen zur Heilung durchtrennter Nerven. Chir Plast (Berlin) 1, 174 (1972).
[68] Millesi, H.: Wiederherstellung der Kontinuität nach Durchtrennung peripherer Nerven durch Nervennaht oder Nerventransplantation. Ther Umsch 32, 446 (1975).
[69] Millesi, H.: The current state of nerve microsurgery. In: Riediger, D., Ehrenfeld, M. (eds.): Microsurgical tissue transplantation, S. 159. Quintessenz, Berlin 1989.
[70] Monballiu, G.: Cross-face nerve grafting in facial paralysis. Acta Chir Belg 80, 47 (1981).
[71] Morrison, A. W., King, T. T.: Facial nerve preservation in relation to tumour size in acoustic nerve tumour surgery. J Laryngol. Otol 87, 327 (1973).
[72] Mozsary, P. G., Middleton, R. A., Szabo, Z.: Microsurgical treatment of traumatic neuroma of the inferior alveolar nerve. J Oral Maxillofac Surg 40, 446 (1982).
[73] Mozsary, P. G., Middleton, R. A., Szabo, Z., Machado, L.: Experimental evaluation of microsurgical repair of the lingual nerve. J Oral Maxillofac Surg 40, 329 (1982).
[74] Nickman, N. J.: Surgery of the facial nerve. Rocky Mt. Med J 70, 37 (1973).
[75] Nicolai, J. P. A.: Facial paralysis – 100 years of treatment. Arch Chir Neerl 31, 159 (1979).
[76] Nisch, G.: Ergebnisse bei Fazialis-Hypoglossus-Anastomosen. Psychiatr. Neurol Med Psychol (Leipzig) 25, 488 (1973).
[77] Norris, C. W., Proud, G. O.: Spontaneous return of facial motion following seventh cranial nerve reconstruction. Laryngoscope 91, 211 (1981).
[78] Perret, G.: Results of phrenicofacial anastomosis for facial paralysis. Arch Surg 94, 505 (1967).
[79] Pfeifle, K., Koch, H.: Schmerzsyndrom als Spätfolge nach „Neck dissection". Dtsch Zahnärztl Z 28, 968 (1973).
[80] Philipeaux, J. M., Vulpian, A.: Note sur les essais de greffe d'un tronçon de nerf lingual entre les deux bouts de l'hypoglosse. Arch Physiol Norm Pathol 3, 618 (1870).
[81] Reuther, J., Hausamen, J.-E., Esswein, W.: Neurologische Störungen nach Frakturen im Kiefer- und Gesichtsbereich. Fortschr Kiefer Gesichtschir 21, 293 (1976).
[82] Riediger, D., Ehrenfeld, M., Cornelius, C. P.: Micronerve surgery on the inferior alveolar and lingual nerve with special consideration for nerve replacement. In: Riediger, D., Ehrenfeld, M. (eds.): Microsurgical tissue translation, p. 189. Quintessenz, Berlin 1989.
[83] Sakai, U., Doi, K., Tamura, K., Kawai, S.: Clinical extension of the free vascularised sural nerve graft. Lecture. 3rd Congress of the Int. Fed. of Societies for Surgery of the Hand, Tokyo, 3.–6. Nov. 1986.
[84] Scaramella, L.: L'anastomosi tra i due nervi faciali. Arch Otolaryngol 82, 209 (1971).
[85] Samii, M.: Die operative Wiederherstellung verletzter Nerven. Langenbecks Arch Chir 332, 355 (1972).
[86] Samii, M., Wallenborn, R.: Tierexperimentelle Untersuchungen über den Einfluß der Spannung auf den Regenerationserfolg nach Nervennaht. Acta Neurochir (Wien) 27, 87 (1972).
[87] Samii, M., Scheinpflug, W.: Klinische elektromyogra-

phische und quantitative histologische Untersuchungen nach Nerventransplantation. Acta Neurochir (Wien) 30, 1 (1974).
[88] Samii, M.: Modern aspects of peripheral and cranial nerve surgery. In: Krayenbühl, H. (ed.): Advances and technical standards in neurosurgery, vol. 1, p. 33. Springer, Wien–New York 1975.
[89] Samii, M.: Rehabilitation of the face by VIIth nerve substitution. In: Fisch, U. (ed.): Facial nerve surgery. Aesculapius, Publishing Co., Birmingham 1977.
[90] Samii, M.: Zur Indikation, Technik und zu den Ergebnissen der faciofacialen Anastomose. Neurochirurgia (Stuttgart) 24, 90 (1981).
[91] Samii, M.: Entwicklung und heutiger Stand der Mikronervenchirurgie. Vortrag: 39. Kongreß der deutschen Gesellschaft für Mund-, Kiefer- und Gesichtschirurgie. Hannover, 9.–13. Mai 1989.
[92] Sargent, P.: Four cases of facial paralysis treated by hypoglossal-facial anastomosis. Proc R Soc Med 12, 69 (1911).
[93] Schmidseder, R., Nissen, R.: Spätergebnisse der primären Nervenkonstruktion im Kiefer- und Gesichtsbereich. Dtsch Z Mund Kiefer GesichtsChir 3, 111 (1979).
[94] Schröder, J. M., Seifert, K. E.: Die Feinstruktur der neuromatösen Neurotisation von Nerventransplantaten. Virchows Arch Pathol Anat (Zellpathol) 5, 219 (1970).
[95] Schröder, M.: Function results after different microsurgical nerve reconstruction techniques in the extratemporal course of the facial nerve. In: Riediger, D., Ehrenfeld, M. (eds.): Microsurgical tissue transplantation, p. 183. Quintessenz, Berlin 1989.
[96] Schultze-Mosgau, S., Feistner, H., Reich, R. H., Schmelzeisen, R.: Vergleich der Pain and Thermal Sensitivity-Testmethode mit der Ableitung von SSEP's bei postoperativen Sensibilitätsstörungen. Dtsch Z Mund Kiefer GesichtsChir 18, 141 (1994).
[97] Seddon, J. H.: A classification of nerve injuries. Br Med J 1, 237 (1942).
[98] Seddon, H. J.: The use of autologous grafts for the repair of large gaps in peripheral nerves. Br J Surg 35, 131 (1947).
[99] Smith, J. W.: Microsurgery of peripheral nerves. Plast Reconstr Surg 33, 317 (1964).
[100] Smith, J. W.: Factors influencing nerve repair. Arch Surg 93, 335 (1966).
[101] Smith, J. W.: A new technique of facial animation. In: Transactions of the Fifth International Congress of Plastic Surgery, p. 83. Butterworths, Sidney 1971.
[102] Smith, J. W.: Advances in facial nerve repair. Surg Clin North Am 52, 1287 (1972).
[103] Sterkers, J. M.: Rehabilitation of the face by VIIth nerve substitution. In: Fisch, U. (ed.): Facial nerve surgery. Aesculapius Publishing Co., Birmingham 1977.
[104] Stricker, M.: Reconstruction of the peripheral part of the facial nerve. J Maxillofac Surg 1, 142 (1973).
[105] Sunderland, G.: A classification of peripheral nerve injuries producing loss of function. Brain 74, 491 (1951).
[106] Tavernier, J. B., Daum, S.: Hypoglossal-facial anastomosis as a treatment for peripheral facial paralysis. Neurochirurgie 7, 173 (1961).
[107] Taylor, G. I., Ham, F. J.: The free vascularized nerve graft. A further experimental and clinical application of microvascular technique. Plast Reconstr Surg 57, 413 (1976).
[108] Taylor, G. I.: Nerve grafting with simultaneous microvascular reconstruction. Clin Orthop 133, 56 (1978).
[109] Thomson, N.: Autogenous free grafts of skeletal muscle. A preliminary experimental and clinical study. Plast Reconstr Surg 48, 11 (1971).
[110] Thomson, N.: Treatment of facial paralysis by free skeletal muscle graft. In: Transactions of the Fifth International Congress of Plastic Surgery, p. 66. Butterworths, Sydney 1971.
[111] Townsend, P. L. G., Taylor, G. I.: Vascularised nerve grafts using composite arterialised neurovenous system. Br J Plast Surg 37, 1 (1984).
[112] Tucker, H. M.: Restoration of function in longstanding facial paralysis. Otolaryngol. Clin N Am 15, 69 (1982).
[113] Vriens, J. P. M., Pasman, J. W.: Assessment of trigeminal nerve function by means of shortlatency somatosensory evoked potentials after microneurosurgical repair. J Cranio Maxillofac Surg 22, 156 (1994).
[114] Wessberg, G. W., Wolford, L. M.: Bilateral microneurosurgical reconstruction of inferior alveolar nerve via autogenous sural nerve transplantation. Oral Surg 52, 465 (1981).
[115] Young, J. Z., Holmes, W., Sanders, F. K.: Nerve regeneration: Importance of the peripheral stump and the value of nerve grafts. Lancet 2, 128 (1940).
[116] Young, L., Wray, R. C., Weeks, P. M.: A randomized prospective comparison of fascicular and epineural digital nerve repairs. Plast Reconstr Surg 68, 89 (1981).
[117] Zehm, S., Hartenau, F.: Die Hypoglossus-Fazialis-anastomose. Laryngol Rhinol Otol 60, 437 (1981).
[118] Zwittig, P., Kärcher, H., Eskici, H., Kleinert, R.: Die gefäßgestielte Nervtransplantation – Anatomie, Experiment und klinische Anwendung im Kiefer-Gesichtsbereich. Acta Chir Austr 2, 491 (1987).

Klinisch relevante Syndrome im Kopfbereich

von Ulrich Joos

Inhaltsübersicht

Einleitung

Obwohl die Fehlbildungen der Kauorgane und des Gesichtes relativ selten sind, kommt dem praktizierenden Mund-Kiefer-Gesichtschirurgen und Zahnarzt jedoch eine wichtige Rolle bei der Beratung und Behandlungsplanung dieser Patienten zu. Für den kieferorthopädisch tätigen Kollegen ist es eine Notwendigkeit, derartige Syndrome zu kennen und zu erkennen, da sich z. B. nicht selten hinter harmlos erscheinenden Kieferfehlbildungen auch weitergehende Syndrome verbergen, die eine kieferorthopädische Behandlung unmöglich machen oder doch wesentlich erschweren, und so manchmal eine falsche Diagnose die Ursache für einen Mißerfolg bei der Therapie sein kann. Die Auswahl der relevanten Syndrome, die hier zur Darstellung kommen, ist schwierig und der subjektiven Einschätzung unterworfen. Es soll jedoch versucht werden, ausgehend von der normalen Schädel- und Gesichtsentwicklung, pathologische Formen darzustellen und deren Behandlung aufzuzeigen. Durch die Fortschritte der modernen Mund-Kiefer-Gesichtschirurgie ist es heute möglich, auch schwere Fehlbildungen zufriedenstellend zu therapieren.

Da es sich bei der Entwicklung eines Menschen um einen dynamischen Vorgang handelt, gibt es selbstverständlich fließende Übergänge von einer normalen Entwicklung über Normvarianten bis hin zu schweren pathologischen Fehlbildungsformen. Es existiert eine große Bandbreite „normaler" Variationen, mit fließenden Übergängen von häufiger auftretenden Formen geringer Fehlbildungen bis hin zu selteneren, extrem pathologischen Erscheinungsbildern (Abb. 1).

Die Schädigungen, die eine normale Entwicklung beeinträchtigen können, sind vielfältig. Neben Fehlentwicklungen aufgrund von *Chromosomenänderungen* nehmen *Umweltfaktoren* über Änderungen des physiologischen intrauterinen Milieus Einfluß auf die normale Entwicklung eines Kindes.

Statistisch kann man davon ausgehen, daß bei Lebendgeborenen etwa 20% der Fehlbildungen auf krankhafte Gene, 10% auf Chromosomenaberrationen sowie 10% auf exogene Schädigung zurückzuführen sind. Ca. 60% aller angeborenen Fehlbildungen sind ätiologisch nicht eindeutig zu definieren. Als ihre Ursache wird ein Zusammenwirken von Erbfaktoren und Umwelteinflüssen diskutiert. Gestützt wird diese Annahme durch spontanes Auftreten dieser Fehlbildungen ohne erkennbare Ursache (Abb. 2).

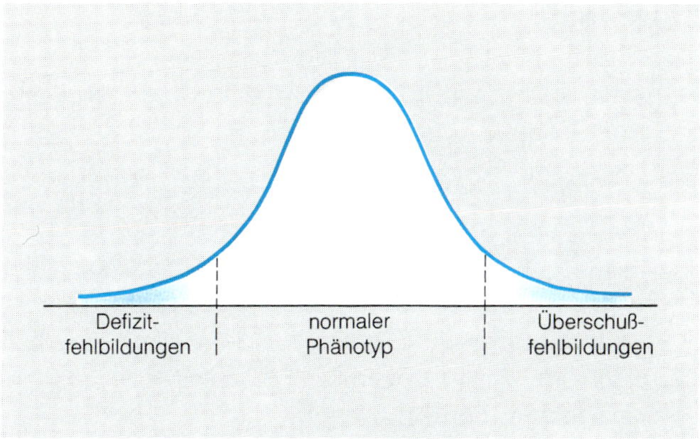

Abb. 1 Verteilung der Fehlbildungen in der Bevölkerung.

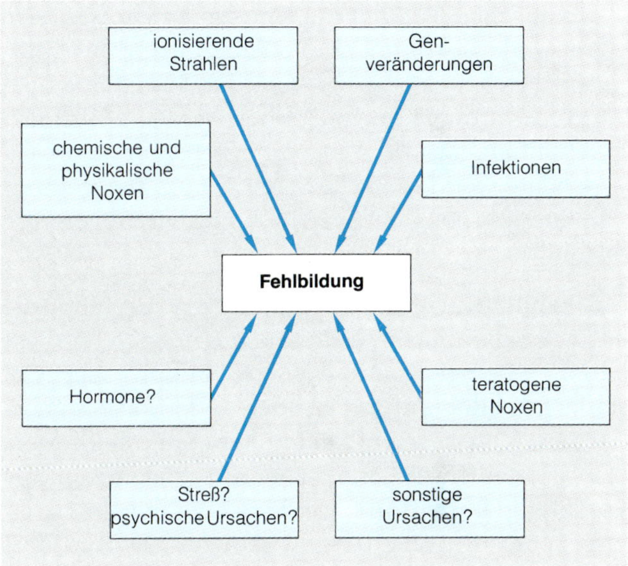

Abb. 2 Mögliche Ursachen für Fehlbildungen.

Unbestritten ist heute, daß exogene Noxen sowohl auf eine gesunde als auch auf eine genetisch vorgeschädigte Frucht Einfluß nehmen können. Als mögliche schädigende Agenzien sind hochdosierte ionisierende Strahlen, Zytostatika, Alkohol und verschiedene Formen mütterlicher Erkrankungen anzusehen. Zu diskutieren bleibt, ob fetaler Sauerstoffmangel ebenfalls zu Fehlbildungen führen kann. Diese exogenen Noxen können sowohl in der embryonalen als auch während der Fetalperiode pathologische Entwicklungen auslösen.

Je früher diese Noxen auf das sich entwickelnde Kind einwirken, um so schwerwiegender sind die Folgeschäden. Das verursachende Agens läßt sich meist nicht nachweisen, was wiederum für eine multifaktorielle Ätiologie der Fehlbildungen spricht.

Einteilung

Fehlentwicklungen können prinzipiell auf zwei unterschiedlichen Störungen beruhen:

- Als *Erbkrankheiten* bezeichnet man Erkrankungen, deren Ursache in der bleibenden Veränderung eines genetischen Elementes besteht, welche grundsätzlich auf die nächste Generation vererbt werden kann. Der Defekt des Erbgutes führt im Verlauf der Ontogenese zu charakteristischen somatischen Fehlbildungen.
- Den Erbkrankheiten gegenüber stehen die *Fehlbildungen,* die sowohl einzeln als auch mehrfach auftreten können. Ursächlich sind dafür keine genetischen Veränderungen, sondern intrauterin zustande gekommene Veränderungen der Morphologie eines oder mehrerer Organsysteme oder des gesamten Körpers. Dabei werden Mehrfachfehlbildungen als *Syndrome* bezeichnet, insbesondere wenn typische Störungen in mehr als einem embryonalen Entwicklungsfeld aufgetreten sind.

Maßgeblich für die Schwere einer Fehlbildung ist das *zeitliche Eintreten der Schädigung.* Tritt diese bereits bei der Gametogenese (Bildung der Geschlechtszellen) mit bleibender Änderung des genetischen Materials auf, entstehen Erbkrankheiten. Häufig resultieren dann schwere Schädigungen der Frucht, die immerhin in ca. 15% aller diagnostizierten Schwangerschaften zu einem Spontanabort führen. Charakteristisch ist dabei, daß die Chromosomenänderung in allen Zellen des Organismus nachweisbar ist.

Treten Schädigungen nach Verschmelzung von Ei- und Samenzelle auf, z.B. während des Stadiums der Blastula, können sehr wohl auch schwere Fehlbildungen zustande kommen, wie z. B. die Bildung siamesischer Zwillinge. Der Unterschied besteht jedoch darin, daß nur einzelne Organe oder Organsysteme betroffen sind, ohne daß alle Körperzellen verändert sind. Das zeitliche Auftreten einer Schädigung ist deshalb für das Erscheinungsbild der Fehlbildung prägend. Aus diesem Grunde spricht man auch von einer sogenannten *teratologischen Determinationsperiode,* während der eine Schädigung eintreten muß, die dann eine klar zugeordnete Organschädigung hervorruft. So kann auch umgekehrt aus der Art einer Fehlbildung auf den vermutlichen Zeitpunkt einer Schädigung geschlossen werden, da jedes Organ zu einem ganz bestimmten Zeitpunkt angelegt wird (Abb. 3). So ist z. B. als Zeitpunkt der Entstehung einer Lippen-Kiefer-Gaumenspalte etwa der 42. Tag der Schwangerschaft bekannt. Tritt zu diesem Zeitpunkt eine Noxe ein, kann eine Spaltbildung entstehen. Hinzu kommt, daß die so entstandene Fehlbildung durch Beeinflussung der Organogenese eine Reihe weiterer Störungen nach sich zieht, da die Entwicklungen verschiedener Organe, dynamische Wechselwirkungen aufeinander ausüben. Dies führt dazu, daß häufig nicht nur das direkt geschädigte Organ, sondern alle in der Umgebung liegenden und sich entwickelnden Organgewebe mitbetroffen sind. Zusätzlich treten als Folge dieser Entwicklungsstörung der Umgebung funktionelle Störungen auf, die sich zu der Fehlentwicklung der Organstruktur negativ addieren. So ist bekannt, daß bei Lippen-Kiefer-Gaumenspalten nach Entstehung der Spaltbildung bis zum Zeitpunkt der Geburt eine sieben Monate dauernde Fehlfunktion der Muskulatur von Mittelgesicht und Nase besteht. Daraus resultiert eine Beeinträchtigung der Entwicklung von Nase und Mittelgesicht, insbesondere im skelettalen Bereich, die ganz wesentlich das Aussehen eines Kindes mit Lippen-Kiefer-Gaumenspalte prägt, wie wir es bei der Geburt vorfinden. Es muß deshalb bei allen Fehlbildungen zwischen der eigentlichen Störung in der Organentwicklung und dem Erscheinungsbild bei der Geburt unterschieden werden, da dieses durch spezifische sekundäre Fehlfunktionen entscheidend mitbestimmt wird.

Daraus ergeben sich entscheidende therapeutische Konsequenzen. So ist das Ziel der Therapie nicht nur die bloße Beseitigung der primären Organschädigung, sondern darüber hinaus die Wiederherstellung weitgehend normaler dynamischer Wechselwirkungen mit der Umgebung des Organs. In der Regel ist deshalb zu fordern, daß im Hinblick auf eine gering zu haltende Schädigung infolge sekundärer Fehlfunktionen eine Therapie zu einem

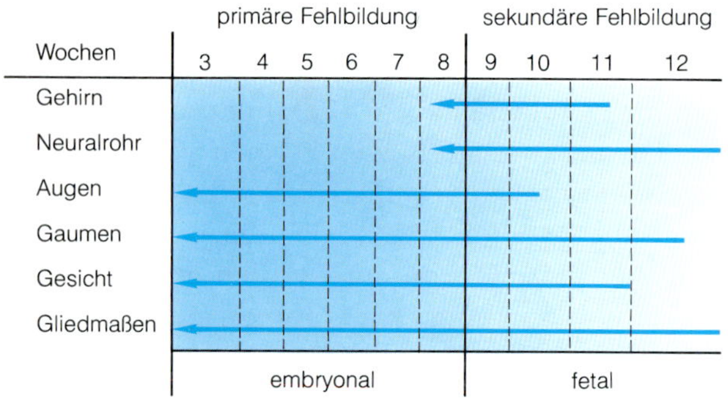

Abb. 3 Genetische Determinationsphasen für die Entstehung von Fehlbildungen.

möglichst frühen Zeitpunkt zu erfolgen hat. Die oft praktizierte „wait and see"-Politik ist also für Fehlbildungen häufig ungeeignet.

Ziel der Behandlung ist eine funktionelle Chirurgie, die die primäre Fehlbildung möglichst behebt und die sekundären funktionellen Störungen früh normalisiert, um so z. B. das Wachstum der Gesichtsregion zu harmonisieren.

Erbkrankheiten

Veränderungen der Chromosomen, der Träger des Erbgutes, haben Erbkrankheiten zur Folge. Während der Gametogenese kann es infolge von Mutationen zu Veränderungen der Zahl oder der Ausformung der Chromosomen kommen. Obwohl eine große Zahl der entstandenen Erbveränderungen einen Abort nach sich zieht, gibt es jedoch auch lebensfähige Individuen mit Chromosomenänderungen sowohl der Gameten (Geschlechtszellen) als auch der Autosomen (übrige Zellen) mit verändertem Phänotypus. Betrifft die Veränderung nur die Gameten, entstehen Syndrome, wie z. B. das Turner-Syndrom (XO-Chromosom) oder das Klinefelter-Syndrom (XXY-Chromosom). Sind dagegen Autosomen betroffen, so können sowohl numerische Aberrationen – z. B. Trisomie 21 – als auch strukturelle Aberrationen – z. B. Retinoblastom – auftreten. Veränderungen an den Chromosomen der Gameten werden meist erst während und nach der Pubertät diagnostiziert, während autosomale Störungen bereits nach der Geburt festgestellt werden können.

Mongolismus
(Down-Syndrom)

Erstmals wurde als Ursache dieses Syndroms eine autosomale Chromosomenaberration beim Menschen, die *Trisomie 21*, beschrieben, bei der das Chromosom Nr. 21 dreimal vorliegt.

Symptomatik. Als Folge dieser chromosomalen Störung entsteht ein charakteristisches klinisches Erscheinungsbild, das durch Schwachsinn, Minderwuchs, Brachyzephalie, mongoloiden Lidachsenverlauf (lateral ansteigend) und medianen Epikanthus gekennzeichnet ist. Weitere typische Eigenarten sind Verkleinerungen von Händen, Füßen, Nase und Ohrmuschel, meist eine auffallend große, aus dem geöffneten Mund herausragende Zunge sowie plumpe Hände mit der typischen Vierfingerfurche. Kombinationen mit anderen Fehlbildungen wie Herzfehlern sowie selten auch Lippen-Kiefer-Gaumenspalten sind möglich.

Prognose. Die Prognose ist hinsichtlich der geistigen Entwicklung schlecht, kann jedoch durch frühzeitige intensive Fördermaßnahmen gebessert werden. Die Lebenserwartung ist insgesamt reduziert und erreicht selten das 50. Lebensjahr.

Therapie. Die Entwicklung kann durch frühzeitige intensive Beschäftigung mit den Kindern und durch zusätzliche heilpädagogische Maßnahmen gefördert werden. Im Mund-Kiefer-Gesichtsbereich imponiert die weit aus dem Mund hinausragende Zunge, die den stupiden Gesichtsausdruck verstärkt. In Anlehnung an die Behandlung mit einer Gaumenplatte bei Lippen-Kiefer-Gaumenspalte erweist sich hierbei eine *Plattenbehandlung* nach CASTILLO-MORALES [4] als ausgesprochen hilfreich. Mit dieser Gaumenplatte wird versucht, Haltung und Funktion der Zunge zu normalisieren und gleichzeitig die Lippenmuskulatur zu fördern, um den Mundschluß zu erzielen. Um dieses Ziel zu erreichen, wird auf einer Gaumenplatte median ein Knopf oder eine Rolle angebracht (Abb. 4). Dieses Gerät veranlaßt das Kind, mit der Zunge daran zu spielen und sie auf diese Weise zu trainieren. Sollte die Behandlung mit Platten nicht zum Erfolg führen, können unter Umständen eine chirurgische Zungenverkleinerung und eine Änderung der Lidachsenstellung operativ vorgenommen werden [58]. Eine grundsätzliche Be-

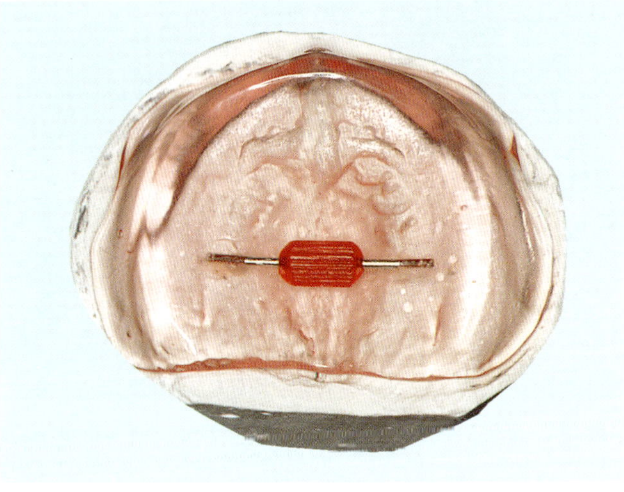

Abb. 4 Modifizierte Oberkieferplatte nach CASTILLO-MORALES zum Training der Zunge.

einflussung des Krankheitsbildes ist dadurch jedoch nicht zu erreichen.

Van-der-Woude-Syndrom

Beim Van-der-Woude-Syndrom handelt es sich um eine Erbkrankheit mit autosomal-dominantem Erbgang. Das entsprechende Gen ist noch nicht lokalisiert, es scheint jedoch eine enge Koppelung mit bekannten Blutgruppengenen festzustehen.

Symptomatik. Die typischen Symptome für das Van-der-Woude-Syndrom sind (Abb. 5):

- symmetrische Unterlippenfisteln
- Lippenspalte der Oberlippe
- Gaumenspalte

Die klinische Relevanz des Van-der-Woude-Syndroms besteht darin, daß auch bei Vorliegen nur einer Mikroform des Syndroms bei einem Elternteil die Kinder i.d.R. mit einer Lippen-Kiefer-Gaumenspalte zur Welt kommen. Als Mikroform ist nicht selten eine Nichtanlage von Zähnen zu sehen, wobei meistens die seitlichen oberen Schneidezähne oder die Prämolaren im Ober- und Unterkiefer betroffen sind. Auch eine Uvula bifida oder submuköse Gaumenspalten können für das Vorliegen eines solchen Syndroms sprechen. Dies konnte in Freiburg durch Untersuchungen an zwei großen Familien mit Van-der-Woude-Syndrom in Zusammenarbeit mit dem Humangenetischen Institut nachgewiesen werden [24].

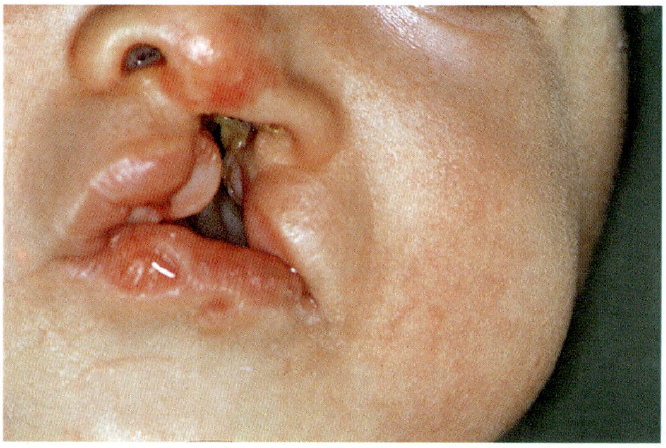

Abb. 5 Symmetrische Unterlippenfisteln beim Van-der-Woude-Syndrom.

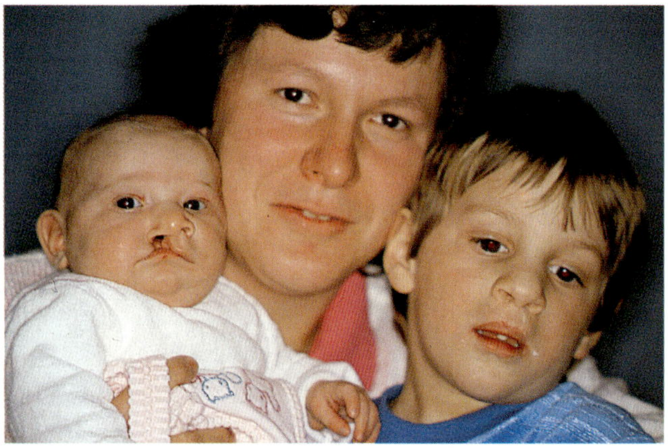

Abb. 6 Familie mit Van-der-Woude-Syndrom: Die Mutter weist lediglich symmetrische Unterlippenfisteln auf, beim ersten Kind liegt eine doppelseitige Lippen-Kiefer-Gaumenspalte (operiert), beim zweiten Kind eine einseitige Lippen-Kiefer-Gaumenspalte vor.

Therapie. Die Therapie beinhaltet neben der Exzision der Unterlippenfisteln die übliche Behandlung von Lippen-Kiefer-Gaumenspalten (s. Bd. 10/II). Die wesentliche Bedeutung besitzt jedoch die *genetische Beratung* der Eltern. Diese sind bereits bei Vorliegen von Mikroformen des Syndroms auf die hohe Wahrscheinlichkeit von Kindern mit Lippen-Kiefer-Gaumenspalten hinzuweisen (Abb. 6).

Fehlbildungen

Unter dem Oberbegriff Fehlbildungen werden viele Variationen von Krankheitsbildern zusammengefaßt. Bestimmend für die Ausbildung eines entsprechenden Phänotypus ist das zeitliche Eintreten der Schädigung. Dabei lassen sich folgende Gruppen voneinander abgrenzen:

- Embryopathien
- Fehlbildungssyndrome
- Dysplasien
- Einzelfehlbildungen

Embryopathien

Im Gegensatz zu den Erbleiden handelt es sich bei Embryopathien um exogene Störungen eines primär normal angelegten Embryos durch teratogene Noxen. Die Variabilität ist meist größer als bei Fehlbildungssyndromen und ganz entscheidend vom Zeitpunkt des Einwirkens der Noxe in die Embryogenese abhängig. Als klassische Beispiele gelten so z.B. durch Röteln oder durch das Medikament Contergan® verursachte Embryopathien. Embryopathien können durch Noxen aus der Umwelt (z.B. Infektionen) oder durch periplazentäre Störungen (z.B. Stoffwechselstörungen der Mutter) ausgelöst werden.

Röteln-Embryopathie

Die Ursache der bekanntesten und erstbeschriebenen Embryopathie [19] stellt eine in den ersten drei Monaten der Schwangerschaft bei der Mutter auftretende Infektion mit dem 35 nm großen Rötelnvirus aus der Gruppe der Togaviren dar. Intrauterin wird das Virus von der Mutter über den Blutweg auf den Embryo übertragen, bei dem es zu einer Infektion kommt.

Symptomatik. Die exanthematöse Virusinfektion der Mutter führt zu Fehlbildungen des Kindes mit der charakteristischen Trias Augenschäden, Herzfehler, Innenohrdefekte. Es können jedoch auch Substanzdefekte im Bereich des Gehirns sowie Zahnschäden durch Degeneration des inneren Schmelzepithels auftreten.

Tritt die Infektion während der ersten zwei Monate der Schwangerschaft auf, ist in bis zu 60% der Fälle mit einem Spontanabort oder mit schweren multiplen Mißbildungen zu rechnen. Ab dem dritten Schwangerschaftsmonat treten lediglich noch in 30% der Fälle singuläre Organschäden wie Taubheit oder kongenitale Herzfehler, bei einer Infektion nach dem vierten Monat tritt nur noch in 10% der Fälle ein singulärer Organschaden auf.

Therapie. Ist im ersten Schwangerschaftstrimenon eine Infektion aufgetreten, ist eine kausale Therapie nicht mehr möglich. Aus diesem Grund kommt der prophylaktischen Rötelnschutzimpfung junger Frauen die entscheidende Bedeutung zu. Obwohl dies heute üblicherweise durchgeführt wird, werden trotzdem jährlich mindestens 150 Kinder mit Rötelnsyndrom in Deutschland geboren.

Neben diesen infektiösen Embryopathien gewinnen Embryopathien, ausgelöst durch Medikamente (Contergan®) oder durch Drogen (Alkohol), leider immer mehr an Bedeutung.

Thalidomid-Embryopathie

Die Thalidomid-Embryopathie (Contergan®) spielte in den Jahren 1958–1963 eine große Rolle. Charakteristisch für dieses Syndrom sind die Fehlbildungen der Gliedmaßen; im Bereich des Kopfes treten Dysostien auf, oft kombiniert mit Taubheit und Schädigung des 7. Hirnnervs. Darüber hinaus bestehen auch Fehlbildungen innerer Organe wie insbesondere des Herzens und der großen Gefäße, verbunden mit einer hohen Frühsterblichkeitsrate. Eine kausale Therapie ist nicht möglich, deshalb ist auch hier die Prophylaxe, d. h. die Vermeidung der Noxe, entscheidend. Seit Bekanntwerden der Contergan®-Schäden ist die ärztliche Verordnungsweise von Medikamenten in der frühen Schwangerschaft zurückhaltender und auch die Bereitschaft der Frauen, Medikamente in dieser Periode einzunehmen, geringer geworden.

Alkohol-Embryopathie

Die Schädigung des Kindes durch Alkoholismus der Mutter ist heute die weitaus häufigste Störung der embryonalen Entwicklung durch eine teratogene Noxe [27]. In der Bundesrepublik Deutschland kommen etwa zwei geschädigte Neugeborene auf 1000 Geburten. Fatal für die Entwicklung des Embryos ist die Tatsache, daß der chronische Alkoholismus der Mutter von Beginn des intrauterinen Lebens des Kindes an schädigend wirkt. Als pathogenetischer Mechanismus wird die direkte teratogene Wirkung des Alkohols oder seiner Metaboliten diskutiert. Die häufigsten Symptome bestehen in Minderwuchs, Mikrozephalus und geistiger Retardierung, hypotoner Muskulatur und in manchen Fällen einer Gaumenspalte. Die Prognose der Kinder ist als schlecht zu bezeichnen, da die geistige Retardierung irreversibel ist. Zusätzlich sind diese Kinder häufig von Infektionen und Gedeihstörungen betroffen.

Fehlbildungssyndrome

Darunter verstehen wir ein klar definiertes Zusammentreffen von Fehlbildungen oder Anomalien, die aufgrund einer gemeinsamen, oft genetischen Ätiologie entstanden sind. Zum Unterschied von Erbleiden sind diese plötzlich auftretenden Chromosomenaberrationen i. d. R. nicht vererblich, da es sich meist um sporadische Neumutationen handelt. Für eine genetische Ätiologie spricht die Tatsache, daß keine anderen äußeren Ursachen nachgewiesen werden konnten. Dabei erscheint es zusätzlich bemerkenswert, daß trotz der Annahme, die Ätiologie beruhe auf spontaner Neumutation, immer wieder die gleichen bekannten Syndrome auftreten.

Die erwähnten Änderungen des genetischen Informationsmaterials rufen charakteristische und typische Fehlbildungen an verschiedenen Organsystemen oder Organen hervor.

Christ-Siemens-Touraine-Syndrom

Symptomatik. Unter diesem Krankheitsbild werden unterschiedliche Formen einer erblichen *Ektodermaldysplasie* zusammengefaßt, die durch Dyshidrose sowie Haar-, Nagel- und Zahndysplasien charakterisiert ist. Die Symptomatik kann sowohl als Vollbild als auch in wechselnden Ausprägungen auftreten oder sich mit anderen Dysplasien kombinieren. Das Kardinalsymptom ist eine Störung der Schweißsekretion, die vermehrt, vermindert oder überhaupt nicht vorhanden sein kann. Die Aplasie der Schweißdrüsen beinhaltet für die Patienten die permanente Gefahr eines Hitzestaus. Die pergamentartige Haut der Betroffenen beruht auf einer Nichtanlage der Hautanhangsgebilde, die bereits Kindern ein typisches greisenhaftes Aussehen verleiht (Abb. 7). Kombiniert damit sind Fehlbildungen des Haarwuchses von geringer Ausprägung bis hin zur Aplasie aller Haare. Außerdem kommt es i.d.R. zu ausgeprägten Nichtanlagen oder Dysplasien im Zahnbereich mit Persistenz von Milchzähnen. Häufig sind nur wenige Zähne im Kieferbereich angelegt, was zu entsprechenden Hypoplasien auch des gesamten Kiefers und Kauapparates führt. Dies kann unter Umständen zu extremen Dysgnathien führen, mit Hypoplasie des gesamten Mittelgesichtes und der Alveolarfortsätze im Ober- und Unterkiefer bei einem weitgehend normalen Wachstum des Unterkiefers.

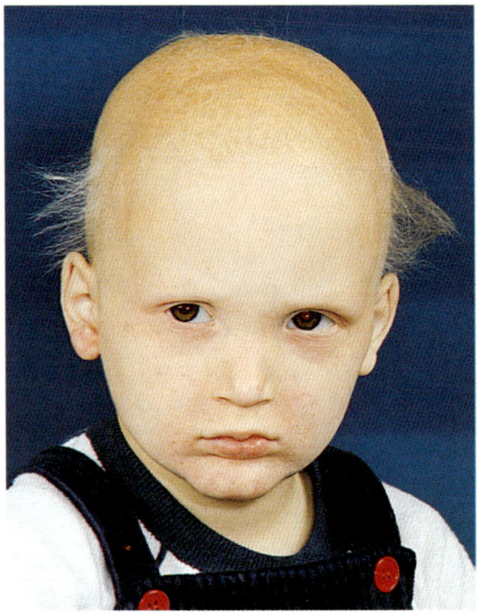

Abb. 7 Christ-Siemens-Touraine-Syndrom mit fast völliger Aplasie der Haare und Schweißdrüsen, pergamentartiger Haut und greisenhaftem Aussehen.

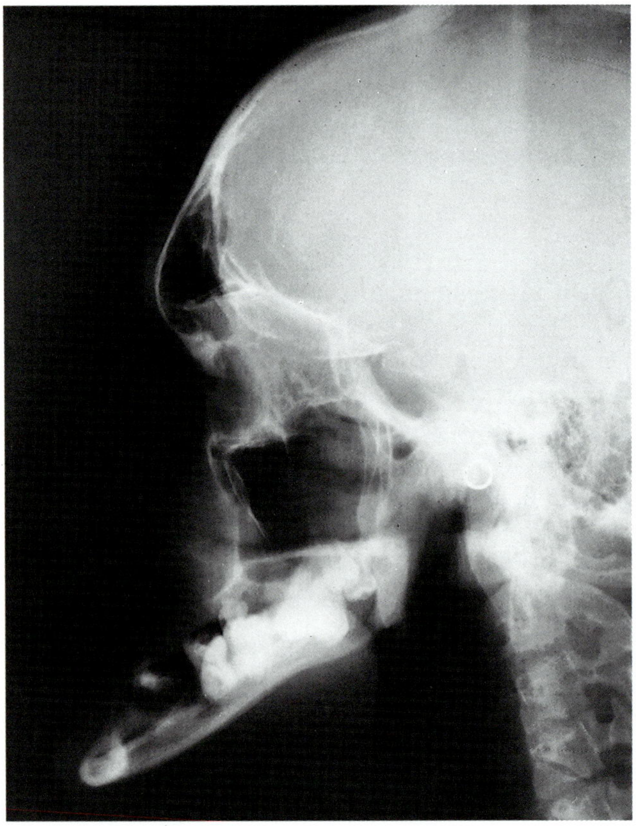

Abb. 8 Ektodermaldysplasie mit extremer Hypoplasie des Oberkiefers, der Alveolarfortsätze im Ober- und Unterkiefer und der Zähne.

Therapie. Durch eine frühzeitige Röntgendiagnostik muß der tatsächliche Zahnbestand erfaßt werden. Sämtliche Zähne, auch persistierende Milchzähne, sind bei diesen Kindern zu erhalten. Fehlende Zähne müssen frühzeitig durch Kinderprothesen ersetzt werden, um eine ausreichende kaufunktionelle Belastung der Alveolarfortsätze sicherzustellen. Nur so kann eine gewisse Entwicklung der Kiefer gewährleistet werden, die bei Nichtbeachtung dieser Grundsätze völlig atrophieren. Dies führt z.T. im Erwachsenenalter zu ausgeprägten Dysgnathien, die sehr schwer zu behandeln sind, da der Knochen in allen Anteilen nur minimal ausgeprägt ist (Abb. 8). So müssen bei diesem Patienten Ober- und Unterkiefer mehrfach osteotomiert werden, um eine prothetische Versorgung zu ermöglichen.

Hallermann-Streiff-Syndrom

Auch diese Fehlbildung ist den ektodermalen Fehlbildungssyndromen zuzurechnen. Das Krankheitsbild ist wahrscheinlich autosomal-rezessiv vererblich, es werden jedoch auch autosomal-dominante Neumutationen als Ursache diskutiert.

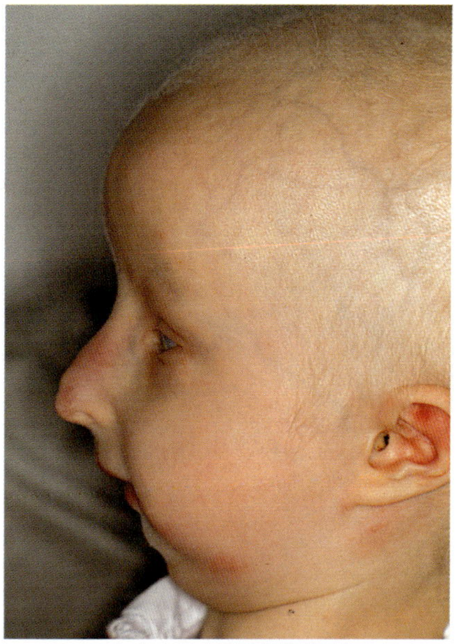

Abb. 9 Hallermann-Streiff-Syndrom mit Vogelgesicht.

Symptomatik. Charakterisiert ist das Hallermann-Streiff-Syndrom durch generalisierten Minderwuchs, kongenitale Kataraktbildung, Dyszephalie mit Vogelgesicht (Abb. 9), Mikrogenie, Zahnanomalien und Hypotrichose. Im Gesicht imponieren hauptsächlich große Stirnhöcker, eine gebogene schmale Nase und das Vogelgesicht mit kleinem, schmalem Schädel. Intraoral finden sich Dentes natales, Milchzahnpersistenz, Hypo- oder Hyperdontie und eine sehr hohe Kariesneigung.

Therapie. Eine kausale Therapie ist nicht bekannt, so daß sich die Behandlung nur auf lokal bessernde Maßnahmen beschränkt. Diese umfassen unter Umständen korrektive Eingriffe an Schädel und Gesicht in Form multipler Osteotomien, wie sie z.T. auch bei Kraniosynostosen (s. S. 388f.) durchgeführt werden. Ganz besondere Bedeutung kommt der Erhaltung der Zähne durch eine engmaschige Kontrolle wegen der bestehenden hohen Kariesanfälligkeit zu. Zahn-Nichtanlagen müssen notfalls frühzeitig mit Hilfe von Kinderprothesen ersetzt werden, um eine normale Kauleistung und damit einen funktionellen Einfluß auf den Alveolarfortsatz zu erhalten.

Hanhart-II-Syndrom

Auch diese Fehlbildung ist dem Formenkreis der Ektodermaldysplasie zuzuordnen. In diesem Fall kommen wie beim Hallermann-Streiff-Syndrom ebenfalls Schädelmißbildungen hinzu, so daß z.T. auch von Kranioektodermaldysplasie-Syndromen

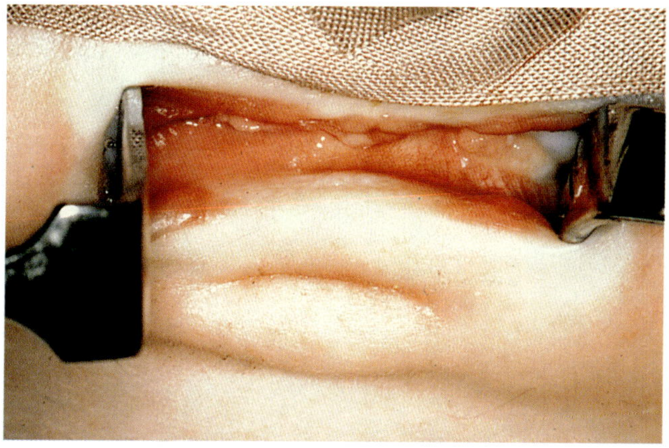

Abb. 10 Verwachsung von Ober- und Unterkiefer bei Hanhart-II-Syndrom.

gesprochen wird. Es handelt sich um einen rezessiv erblichen Mißbildungskomplex, z.T. mit Verwachsungen beider Kiefer (Abb. 10).

Symptomatik. Charakterisiert ist dieses Syndrom durch ein Vogelgesicht, verbunden mit Hypodontie, Mikroglossie bis zur Aglossie, teilweise mit Nichtanlage von Händen und Füßen (Peromelie), häufig mit einer Gaumenspalte.

Therapie. Bei Verwachsungen der Kiefer muß bereits in den ersten Tagen nach der Geburt eine Durchtrennung beider Kiefer erfolgen. Die weitere Therapie ist ausgesprochen schwierig und beinhaltet die Rekonstruktion der Zunge, den Verschluß des Gaumens und damit weitgehende Gewährleistung normaler Kau-, Schluck- und Sprachfunktionen. Durch z.T. aufwendige Osteotomien mit Weichteilrekonstruktionen werden eine Normalisierung und Harmonisierung des Gesichts angestrebt. Durch den Einsatz mikrochirurgischer Techniken sind heute zufriedenstellende Therapieergebnisse erreichbar, wenngleich eine kausale Therapie wie auch bei den vorher dargestellten Krankheitsbildern nicht möglich ist.

Dentofaziale Syndrome

(z. B. Papillon-Léage-Syndrom, François-Syndrom)

Diese Syndrome stellen eine sporadisch auftretende Ektodermaldysplasie des Kiefer- und Gesichtsbereiches mit Zahn-, Augen- und Nasenbeteiligung dar. Es handelt sich wahrscheinlich um eine Mikromanifestation aus dem ektodermalen Syndromenkreis mit Störungen der Zahnleistendifferenzierung (Abb. 11). Es liegt kein Hinweis für Erblichkeit vor.

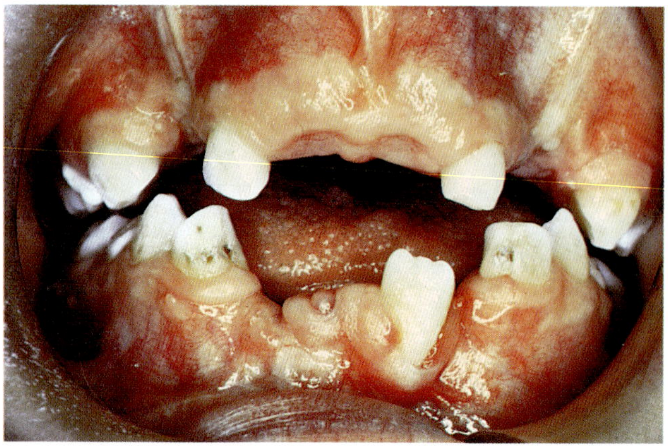

Abb. 11 Dentofaziales Syndrom mit Hypodontie und Zahnstellungsanomalien.

Symptomatik. Symptome sind angeborene Zähne, Zahnstellungsanomalien, hyperplastische Zahnwurzelbildungen, vorzeitiger Zahndurchbruch und Zahnverlust, außerdem Kataraktbildung, Mikrophthalmus, verkürztes Nasenfiltrum, Mikrogenie und manchmal ein stumpfer Gesichtsausdruck infolge Verlusts der Sehfähigkeit.

Therapie. Sie besteht wie beim ektodermalen Syndrom in der Erhaltung und im Ersatz der Zähne.

Dysostosis cleidocranialis

(Scheuthauer-Marie-Sainton-Syndrom)

Bei dieser dominant erblichen Systemerkrankung handelt es sich – im Gegensatz zu den vorhergehenden – um eine *mesenchymale Störung* der knochenbildenden Zentren sowohl des desmalen als auch des chondralen Skeletts.

Symptomatik. Das klinische Hauptsymptom besteht in einer Hypo- oder Aplasie beider Schlüsselbeine. Dadurch lassen sich die Schultern auf der Brust zusammenklappen (Abb. 12). Daneben bestehen Ossifikationsstörungen am Schädel mit Verkürzung der Schädelbasis, Hypoplasie des Gesichtsschädels, insbesondere im Bereich des Oberkiefers. Dies bedingt Kieferfehllagen, die zusätzlich durch Anomalien des Zahnsystems verstärkt werden, wie z.B. Überzahl oder Fehlstellung von Zähnen [17]. Ossifikationsstörungen am chondralen Skelett, wie z.B. Wirbeldysplasien, führen i.d.R. zu einem Minderwuchs.

Therapie. Die nur wenig störende Aplasie der Schlüsselbeine ist nicht therapiebedürftig. Die wesentliche Behandlung erstreckt sich deshalb auf das Zahnsystem und die Kiefer, da häufig ausgeprägte Dysgnathien aufgrund der Ossifikationsstörungen im Bereich des Schädels vorliegen. Diese werden in einer chirurgisch-kieferorthopädischen Kombinationsbehandlung therapiert, da eine alleinige funktionskieferorthopädische Therapie meist nicht zum Ziel führt [5]. Zum Teil sind umfangreiche Osteotomien zur Korrektur erforderlich, die unter Umständen die Schädelbasis miteinbeziehen müssen (s. S. 388f.).

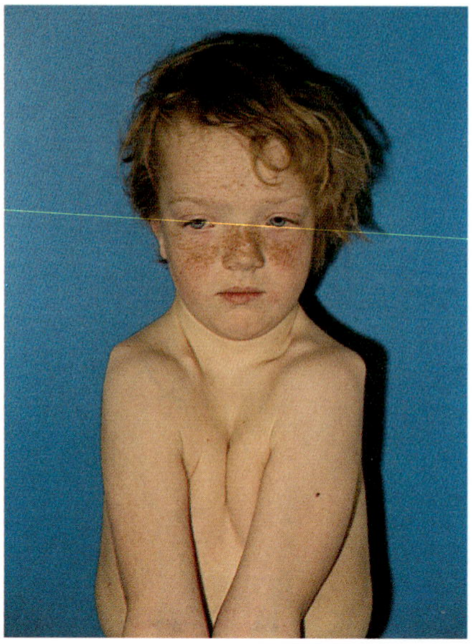

Abb. 12 Aplasie der Schlüsselbeine bei Dysostosis cleidocranialis.

Gardner-Syndrom

Dieses dominant erbliche, familiäre Leiden mit unterschiedlicher Penetranz umfaßt *multiple Fehlbildungen des Bindegewebes,* insbesondere des Darmes, der Knochen und der Haut.

Symptomatik. Das klinische Bild wird im Knochen von multiplen Osteomen oder Osteofibromen, vor allem im Kiefer-, Siebbein- und Keilbeinbereich bestimmt (Abb. 13). Der Eindruck der oft extraoral sichtbaren tumorösen Vorwölbungen wird noch verstärkt durch kutane Fibrome, Atherome und Dermoidzysten. Daneben treten multiple Kolonpolypen mit hoher Neigung zu karzinomatöser Entartung auf.

Therapie. Da eine kausale Therapie für das Gardner-Syndrom nicht bekannt ist, beschränkt sich die

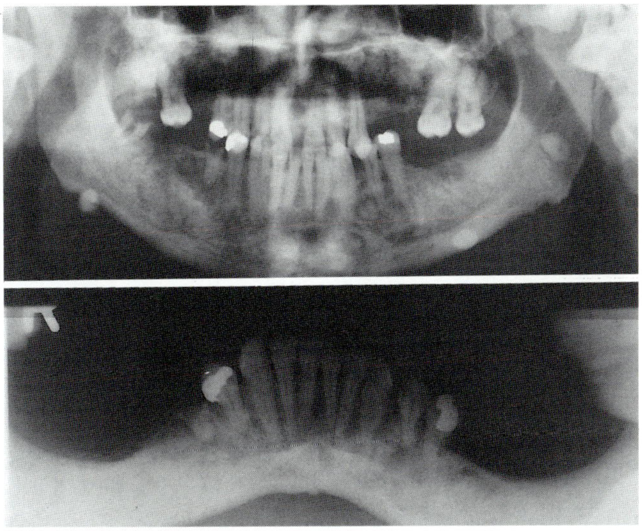

a

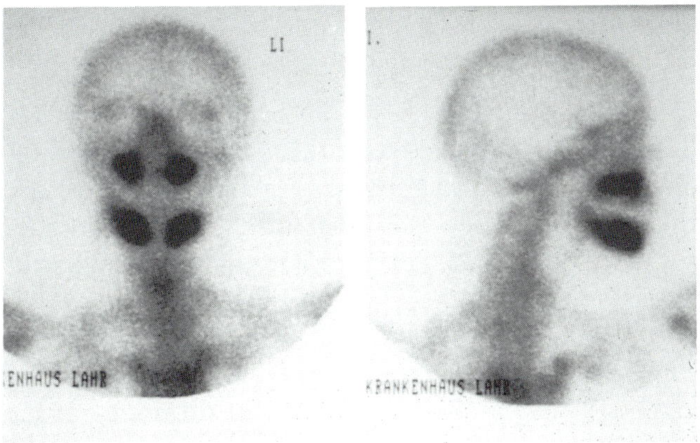

b

Abb. 13 Gardner-Syndrom.

a) Osteome im Bereich des Unter- und Oberkiefers.
b) Szintigraphisch aktive Osteome.

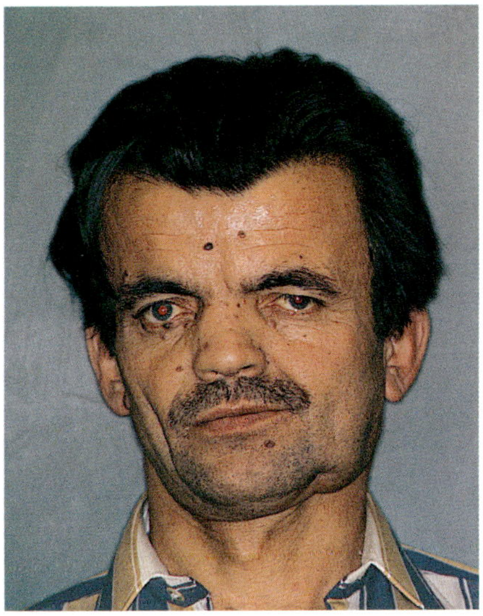

Abb. 14 Multiple Basalzellnävi bei Gorlin-Goltz-Syndrom.

Behandlung lediglich auf lokale Maßnahmen. Die Osteome sowie die Fibrome, Atherome und Zysten werden entfernt. Die klinische Bedeutung des Syndroms liegt jedoch in einer regelmäßigen Überwachung der Patienten, um eine maligne Entartung der vorhandenen Kolonpolypen frühzeitig zu erkennen. Es müssen auch alle Blutsverwandten in diese Vorsorgeuntersuchungen eingeschlossen werden, da dieses Leiden familiär auftritt.

Gorlin-Goltz-Syndrom

Es handelt sich hierbei um eine autosomal-dominant erbliche, mesenchymale Störung.

Symptomatik. Das Gorlin-Goltz-Syndrom ist durch das Zusammentreffen von Basalzellnävi mit multiplen Kieferzysten und Rippenanomalien charakterisiert (Abb. 14). Typischerweise gehören auch Verhornungsstörungen an Hand- und Fußflächen – sogenannte Pits – und eine Verkalkung der Sella turcica und der Falx cerebri dazu (s. Bd. 9).

Therapie. Die klinische Bedeutung des Syndroms liegt in der Häufigkeit der Kieferzysten, die mit ca. 40% im Kieferwinkelbereich und mit 37,5% im Oberkiefer-Seitenzahnbereich lokalisiert sind und häufig mit Resorptionen der Zahnwurzeln einhergehen [56]. Da es sich jedoch um Keratozysten handelt, die mit einer hohen Rezidivneigung behaftet sind, ist eine möglichst radikale Entfernung des Zystenbalges anzustreben. Nicht selten haben die Keratozysten hornperlenartige Fortsätze an der Zystenwand, die nur bei schonender Entfernung miterfaßt werden. Bewährt hat sich deshalb der Einsatz von Carnoy-Lösung mit anschließender vorsichtiger Exstirpation des gesamten Zystenbalges (s. Bd. 9). Verlagerte Weisheitszähne innerhalb der Zyste müssen mitentfernt werden. Eine regelmäßige Kontrolle der Patienten ist ebenfalls notwendig, um auftretende Rezidive frühzeitig zu erkennen.

Sturge-Weber-Syndrom

Es handelt sich um eine dominant oder rezessiv erbliche Störung mit *angiomatösen Fehlbildungen* im Versorgungsgebiet des Nervus trigeminus und des Gehirns.

Symptomatik. Als auffallendstes Merkmal ist ein Naevus flammeus des Gesichtes anzusehen (Abb. 15), der sich auch am Ausbreitungsgebiet des

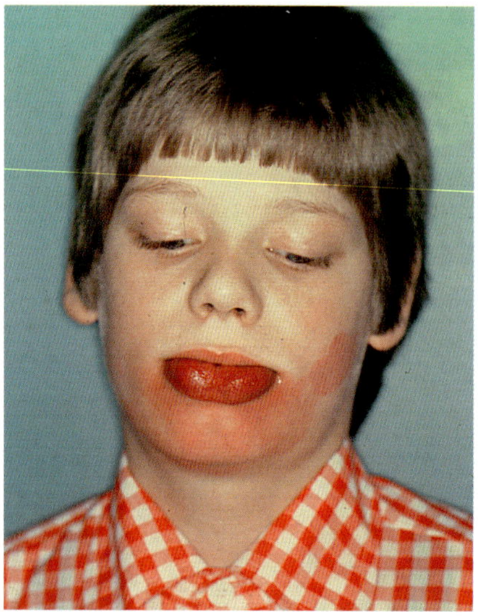

Abb. 15 Naevus flammeus.

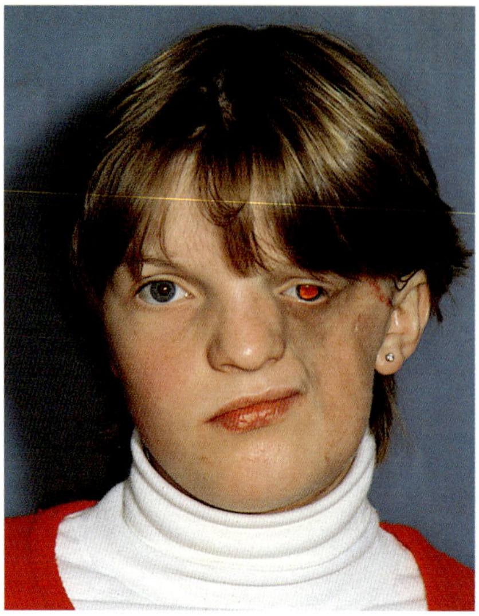

Abb. 16 Hemiatrophie einer Gesichtshälfte bei Romberg-Syndrom mit typischer marmorierter Haut.

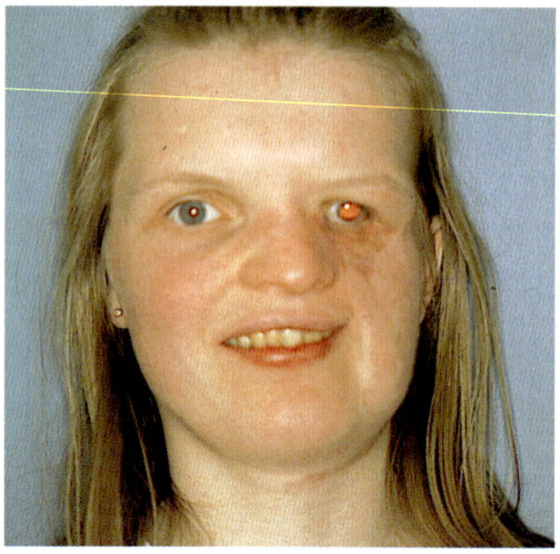

Abb. 17 Zustand nach mikrochirurgischer Transplantation von Omentum majus, Normalisierung der Haut.

Nervus trigeminus orientiert. Häufig sind damit ein kongenitales Glaukom und die Neigung zu epileptiformen Anfällen verbunden. Pathognomonisch für das Syndrom sind kalkdichte geschlängelte Verschattungen intrakraniell, die bei einer Schädelübersichtsaufnahme erkennbar sind.

Therapie. Sie besteht in einer Entfernung des Nävus, was je nach Größe durch Exzision – unter Umständen mehrfach –, eventuell kryochirurgisch oder durch Lasertherapie durchgeführt werden kann. In manchen Fällen findet sich ein Übergang zum Von-Hippel-Lindau-Syndrom, das mit Angiomen, insbesondere intrakraniell, in seltenen Fällen extrakraniell einhergeht [40]. Zu beachten ist bei diesen Krankheitsbildern, daß auch intraorale kavernöse Hämangiome auftreten, die Anlaß zu Verwechslungen mit einem submukösen Abszeß geben können [55]. Eine Inzision in den vermeintlichen Abszeß kann fatale Folgen haben.

Romberg-Syndrom (Hemiatrophia faciei)

Neben den überwiegend ektodermalen oder schwerpunktmäßig mesenchymalen Fehlbildungen gibt es solche, die beide Keimblätter gleichermaßen betreffen. Als Ursache dafür wird eine Störung im Bereich des Nervus trigeminus oder eine eventuelle Hauterkrankung neben anderen Ursachen diskutiert.

Symptomatik. Klinisch tritt die Erkrankung mit einer progredienten Atrophie der Haut, des Unterhautfettgewebes, der Muskulatur und auch der Knochen einer Gesichtshälfte in Erscheinung (Abb. 16). Manchmal können Kehlkopf- und Zungenveränderungen und Ausfall der homolateralen Haare hinzukommen [12].

Therapie. Am besten scheint sich die mikrochirurgische Transplantation von Omentum majus in die betroffene Gesichtshälfte zu bewähren. Nach eigenen Beobachtungen wird dadurch der Substanzdefekt aufgefüllt und darüber hinaus im Lauf der Zeit das pergamentartige Aussehen der Haut normalisiert (Abb. 17). Bei freier Transplantation von Fett oder Knochen dagegen tritt sehr rasch eine Resorption des Transplantates auf, so daß kein bleibender Effekt zu verzeichnen ist. In Abhängigkeit vom jeweils vorliegenden pathologischen Befund sind weitere korrektive Maßnahmen erforderlich.

Dysplasien und Schädelentwicklung

Hierbei handelt es sich um dynamische Entwicklungsstörungen von Geweben, die erst nach Abschluß des Körperwachstums ihr endgültiges Ausmaß erreichen. Eine Abgrenzung zu den Fehlbildungssyndromen ist oft nur schwer möglich. Es können einzelne Gewebe betroffen sein, wie z.B. bei den ektodermalen Dysplasien, oder mehrere Gewebe, wie z.B. beim Gardner-Syndrom. Häufig gehen diese multiplen Fehlbildungen, die meist als Syndrome beschrieben werden, mit einer charakteristischen Fazies einher, so daß häufig eine Prima-vista-Diagnose gestellt werden kann, wie z. B. beim Franceschetti-Syndrom [21].

Neben den Mehrfachfehlbildungen, die durch sehr frühe Störungen bedingt sind und z.T. den ganzen Organismus oder doch mehrere Organsysteme umfassen, gibt es eine große Zahl von Störungen, die sich im wesentlichen auf ein Organ beschränken. Diese primären Fehlbildungen innerhalb eines Organs ziehen jedoch sekundäre Störungen in der Entwicklung benachbarter Strukturen nach sich. Da meist nur der Schädel betroffen ist, sind bei diesen Fehlentwicklungen kausale Therapieansätze möglich [41]. Dies gilt sowohl für Fehlentwicklungen im kranialen Bereich, die Auswirkungen auf das Gesicht nehmen, als auch umgekehrt. Anhand der *Schädelentwicklung* sollen diese dynamischen Fehlbildungen beschrieben werden (s. Bd. 11).

Die Anatomie beschreibt am Schädel zwei große funktionelle Einheiten, das *Neurokranium* und das *Viszerokranium*. Die Entwicklung dieser beiden Teile läuft gleichzeitig ab, wobei gegenseitige Beeinflussungen während des Wachstums stattfinden, sowohl vom Neurokranium auf das Viszerokranium als auch umgekehrt. Die Grenzstruktur, die Neurokranium und Viszerokranium miteinander verbindet, stellt die *Schädelbasis* dar, die sowohl Einfluß auf das Wachstum des Neurokraniums als auch auf das des Viszerokraniums nimmt. Gebildet wird die Schädelbasis aus einer chondralen Matrix, die sich aus dem axialen Kopfmesoderm entwickelt und sich dann bis in das Neuro- und das Viszerokranium erstreckt. Neben diesem chondralen Teil besteht der weitaus größere Teil des Neurokraniums und Viszerokraniums jedoch aus einer desmalen Knochenmatrix, die über häutige Strukturen – der Dura mater – mit der chondralen Matrix im Bereich der Schädelbasis verbunden ist. Eine dritte Matrix, die für die Gesamtentwicklung von eminenter Bedeutung ist, stellen dann die Weichgewebe und insbesondere die muskuläre Matrix dar (Abb. 18). Die regelrechte Entwicklung dieser Grundsubstanzen führt zu einem Zusammenspiel von neurogenen, muskulären und skelettalen Strukturen, das für eine normale Entwicklung unabdingbar ist.

Entwicklung der chondralen Schädelbasis

In der fünften bis sechsten Embryonalwoche, d.h. im Carnegy-Stadium 13, kommt es zu einer Mesenchymverdichtung im Bereich des axialen Kopfmesoderms. Diese mesenchymale Hülle wandelt sich dann im Bereich der Schädelbasis in ein Blastem um, während die Kalotte ihren häutigen Charakter bewahrt. Aus dem Blastem der Schädelbasis entwickelt sich das knorpelige Chondrokranium. Diese nach oben offene Knorpelschale, auf der das Gehirn ruht, besteht aus vier Regionen (Abb. 19) [53]:

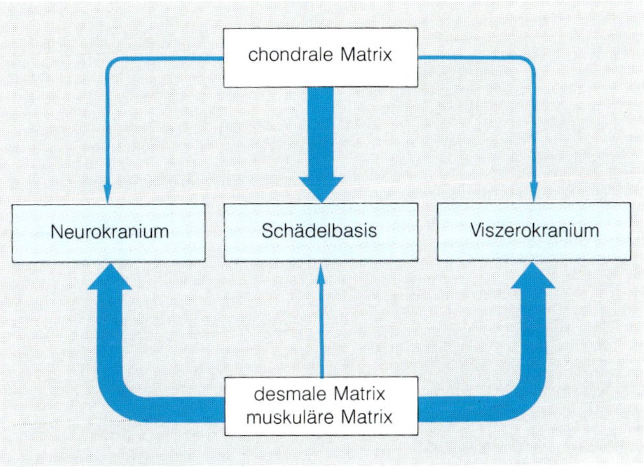

Abb. 18 Einfluß der chondralen, desmalen und muskulären Matrix auf die verschiedenen Schädelregionen.

- Trabeculae cranii
- Ala orbitalis
- Ala temporalis
- Regio occipitalis

In der sechsten Embryonalwoche, d.h. im Carnegy-Stadium 17, ist die Knorpelschale voll ausgebildet. Diese stellt ein *primäres Wachstumszentrum* dar, d.h., die Aktivität der Chondroblasten bestimmt das weitere Wachstum dieser knorpeligen Schädelbasis. Beeinflußt wird dieses Wachstum fast ausschließlich von endogenen Faktoren und nur in geringem Umfang von äußeren Einflüssen. Ab der siebten bis achten Schwangerschaftswoche wird die knorpelige Schale durch enchondrale Ossifikation sukzessive in Knochen umgewandelt. Dies entspricht den Carnegy-Stadien 18, 19 und 20. Kommt es in diesem frühen Stadium zu Störungen der enchondralen Ossifikation in der Schädelbasis, entwickeln sich schwere Mißbildungen im Sinne eines *Apert-Syndroms* oder *Morbus Crouzon*.

Apert-Syndrom
(Akrozephalosyndaktylie-Syndrom)

Als Ursache wird eine gengebundene hereditäre Störung [59] mit Schädigung des mesenchymalen Primordialkraniums und des Chondrokraniums angenommen. Dies bedingt ein ungenügendes Wachs-

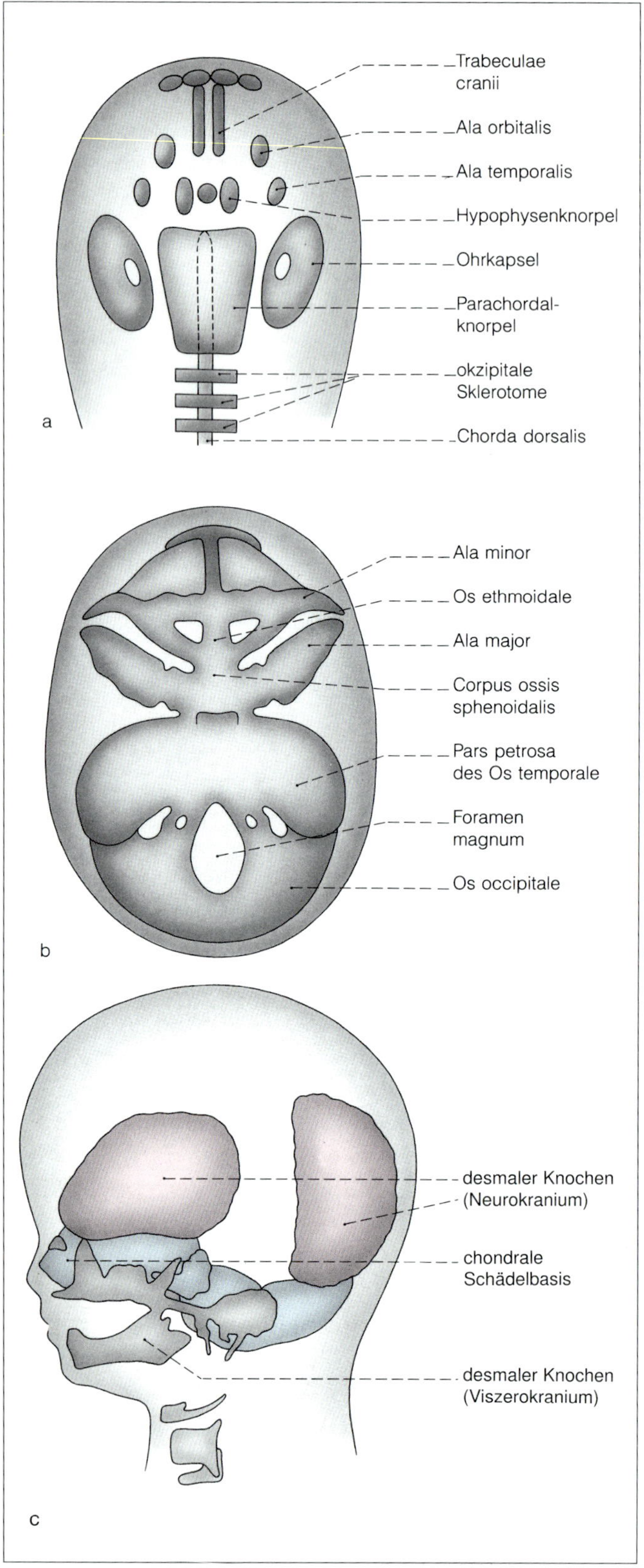

Abb. 19 Entwicklung der chondralen Schädelbasis und der desmalen Schädelanteile.

a) Aufsicht (vierte bis fünfte Schwangerschaftswoche).
b) Aufsicht (achte bis neunte Schwangerschaftswoche).
c) Laterale Ansicht (achte bis neunte Schwangerschaftswoche).

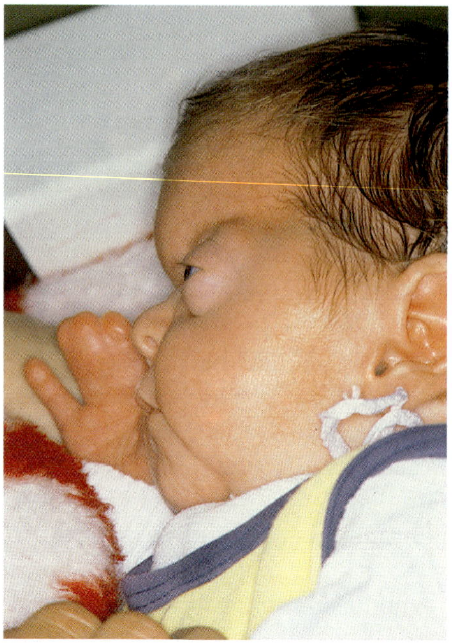

Abb. 20 Apert-Syndrom mit Syndaktylie, Exophthalmus und Gesichtshypoplasie.

tum des Chondrokraniums nach ventral. Daraus resultiert eine Dysmorphie des Gesichtsschädels mit Hypertelorismus, breiter Nasenwurzel, flachen Orbitae und Exophthalmus. Die Folge davon ist eine extreme Rücklage des Oberkiefers und dadurch eine ausgeprägte Pseudoprogenie mit offenem Biß, da der Oberkiefer in der vertikalen Dimension stark verkürzt ist (Abb. 20). Verbunden mit den Störungen am Schädel sind häutige oder knöcherne Syndaktylien an Händen und Füßen.

Morbus Crouzon

(Dysostosis cranio-[orbito-]facialis)

Diese meist durch Neumutation entstandene Fehlbildung ist durch eine prämature Synostose sämtlicher Schädelnähte verursacht [38, 39]. Die Folge ist eine typische Konfiguration des Schädels mit charakteristischer Gesichtsbildung, die dem des Apert-Syndroms ähnelt, jedoch ohne Fehlbildungen an den Extremitäten.

Symptomatik. Im Röntgenbild liegt ein typischer Wabenschädel mit Impressionen der Schädelkapsel vor, bedingt durch Steigerung des Hirndrucks als Folge der frühzeitigen Synostose (Abb. 21). Das Krankheitsbild kann auch in Minimalform vorliegen, wobei von der Fehlbildung lediglich noch die schwere Dysgnathie ins Auge fällt (Abb. 22). Wird

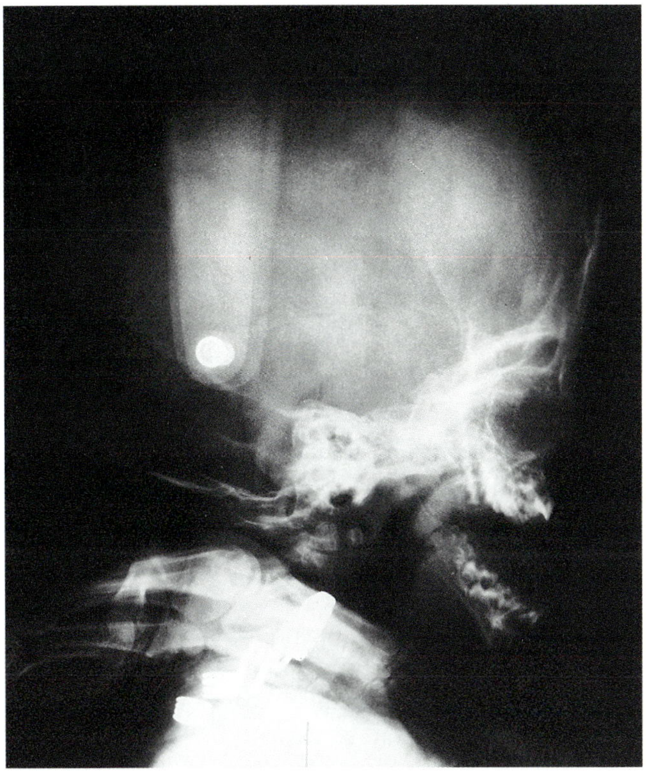

a

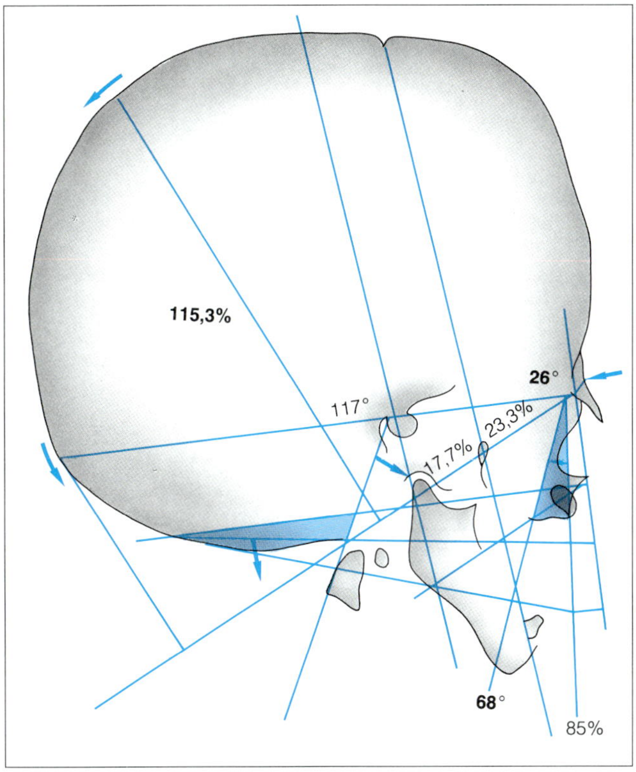

b

Abb. 21 Apert-Syndrom.

a) Typisches seitliches Fernröntgenbild (für Apert-Syndrom und Morbus Crouzon) mit extremer Rücklage und Hypoplasie des Oberkiefers, abnormen Schädelbasiswinkeln und zu hohem Schädel bei geringer Schädellänge.

b) Durchzeichnung des Fernröntgenbildes.

das zugrundeliegende Krankheitsbild nicht erkannt und nur eine kieferorthopädische Behandlung unternommen, ist diese zum Scheitern verurteilt. Diagnostiziert werden kann das Krankheitsbild nur anhand einer den ganzen Schädel umfassenden kephalometrischen Analyse. Auf deren Basis muß dann eine adäquate operative Therapie erfolgen.

Ätiologie. Ätiologisch wird eine Störung der Chondroblastenaktivität diskutiert, die eine unzureichende Teilungsfähigkeit der Chondroblasten und damit ungenügende Volumenzunahme der knorpeligen Schädelbasis zur Folge hat. Dadurch könnten die typischen kephalometrischen Zeichen des Apert-Syndroms und des Morbus Crouzon erklärt werden: Steilstellung der Schädelbasis, Rücklage des gesamten Frontal- und Gesichtsteiles, okzipitale Auswölbung nach kaudal, Veränderungen der Schädelbasiswinkel (s. Abb. 21b). Obwohl der klinische Aspekt die typischen Zeichen eines skelettal offenen Bisses zeigt, ist die Problematik einer solchen Mißbildung nicht mit der zu vergleichen, die üblicherweise bei einem skelettal offenen Biß eine Rolle spielt.

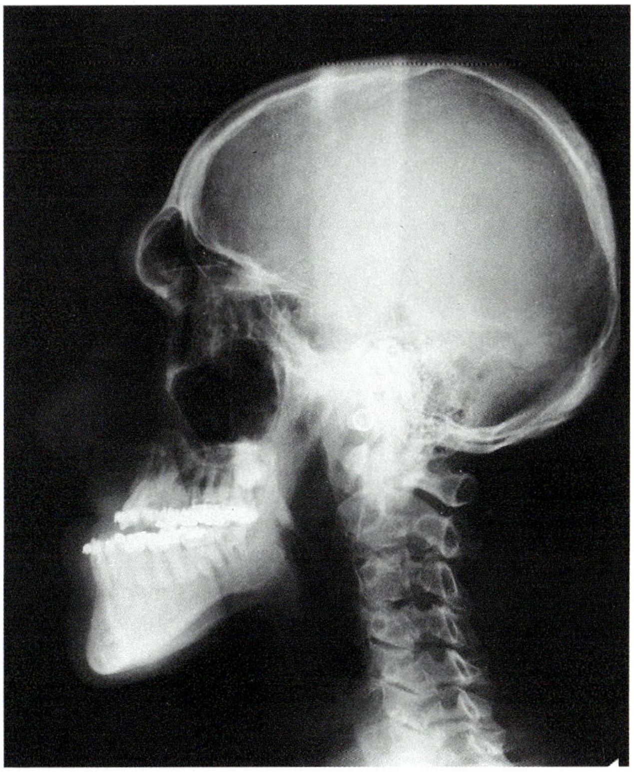

Abb. 22 Dysgnathie der Angle-Klasse III bei Minimalform einer Kraniostenose.

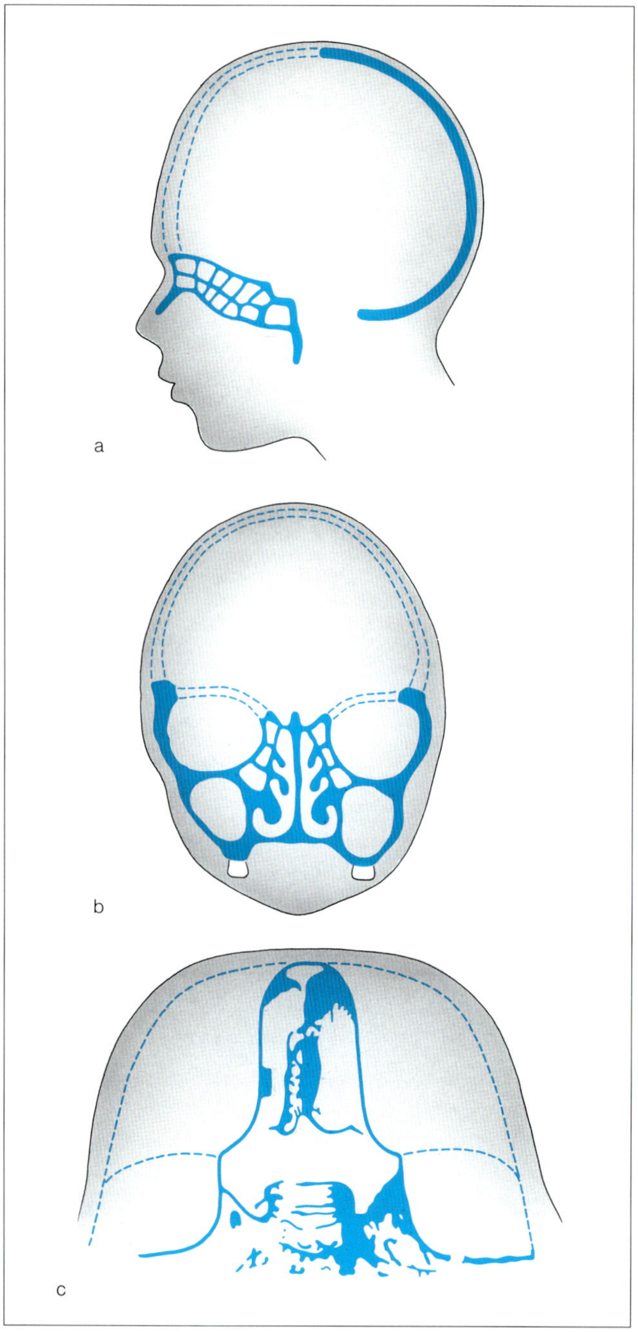

Abb. 23 Radikalosteoklastisches Vorgehen nach Powiertowski. Entfernung der anterioren Kalotte, des Orbitadaches bis distal der Sutura sphenofrontalis.

a) Laterale Ansicht.
b) Frontale Ansicht.
c) Aufsicht.

Therapie. Eine die ätiologischen Faktoren berücksichtigende Therapie besteht in der Durchführung der *radikalosteoklastischen Operationstechnik* nach Powiertowski [42], die innerhalb des ersten halben Lebensjahres durchgeführt wird (Abb. 23). Dabei werden sämtliche Knochen von der Kranz-

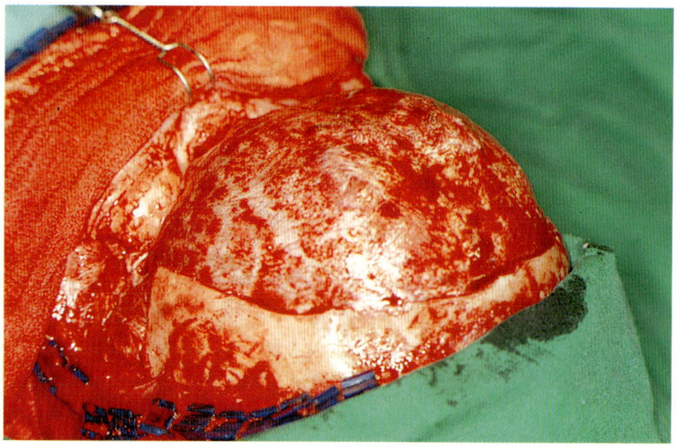

Abb. 24 Operationssitus nach radikalosteoklastischer Operation.

naht bis hinter die Sutura sphenofrontalis entfernt (Abb. 24). Dies führt nicht nur zu einer normalisierten Entwicklung des Gehirns, sondern auch zu einer wesentlichen Verbesserung der Konfiguration von Gehirn- und Gesichtsschädel. Der Vorteil dieser frühen Operation besteht darin, daß sich eine völlig neue Kalotte bildet, und zwar aufgrund funktioneller Eigendynamik der beteiligten Strukturen. Ist das Kind älter als ein Jahr, ist eine derartige funktionelle Operation nicht mehr möglich [31]. Als Therapie wird dann ein klassisches kraniales Advancement durchgeführt, wobei die Knochenteile mit Miniplatten in der gewünschten Position fixiert werden.

Im Alter von sieben bis zehn Jahren wird dann, falls erforderlich, ein erneutes frontales Advancement, verbunden mit einer Le-Fort-III-Osteotomie, durchgeführt. Wir bevorzugen dieses frühe Alter, um dem Kind psychische Alterationen zu ersparen. Bei diesem Vorgehen wird das Gesichtsskelett nicht fixiert und direkt nach erfolgter Osteotomie kieferorthopädisch mit einer Delaire-Maske behandelt (s. Bd. 12, S. 226). Dafür ist eine hohe Compliance des Kindes erforderlich, die in diesem Alter meist gewährleistet ist [34].

Aus der Regio ethmoidea der chondralen Schädelbasis entwickeln sich die knorpelige Nasenkapsel, das Ethmoid, das Siebbein, das Nasenseptum und die Crista galli. Die Entwicklung der knorpeligen Nasenkapsel mit dem Nasenseptum ist entscheidend für eine weitere Vorwärtsentwicklung im Bereich der vorderen Schädelbasis. Auch hier handelt es sich wieder um embryonalen Knorpel, der durch endogene Steuerung eine Wachstumszunahme erfährt. Diese Region ist von besonderer Bedeutung für die Gesichtsentwicklung in sagittaler und vertikaler Richtung. Treten hier frühzeitige Störungen auf, so entsteht das typische Binder- oder Mikrorhinie-Syndrom.

Binder-Syndrom

Beim Binder-Syndrom zeigen sich, wie bei einem Morbus Crouzon, Steilstand der anterioren Basis, Vergrößerung der Schädelbasiswinkel, Ausbeulung am Hinterhaupt und ganz besonders ein Defizit in der Entwicklung von Oberkiefer und Nase mit einer Aplasie der Spina nasalis anterior.

Symptomatik. Der klinische Aspekt wird geprägt von einer kurzen, kleinen und platten Sattelnase. Der Nasensteg ist kurz, der Naseneingang eng. Es besteht eine ausgeprägte Pseudoprogenie durch Unterentwicklung des Mittelgesichtes in sagittaler und vertikaler Richtung, was ebenfalls zu dem Symptom eines offenen Bisses führt (Abb. 25).

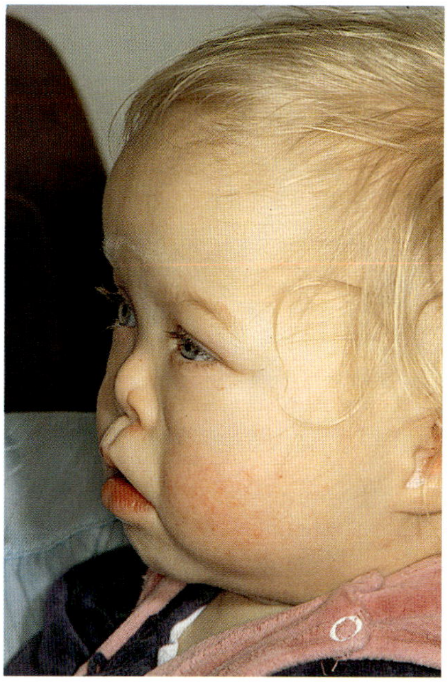

Ab. 25 Binder- oder Mikrorhinie-Syndrom mit Sattelnase, hypoplastischem und zurückliegendem Mittelgesicht.

Therapie. Die Therapie wird im Säuglingsalter bei Anzeichen einer ausgeprägten kranialen Beteiligung wie beim Morbus Crouzon vorgenommen. Im Erwachsenenalter werden Ober- und Unterkieferosteotomien durchgeführt, die die anteriore Schädelbasis in die Therapie miteinbeziehen müssen [52, 54]. Als Operationstechnik bietet sich eine simultane Le-Fort-II-Osteotomie, verbunden mit einer sagittalen Spaltung im Bereich des Unterkieferkörpers an. Im Bereich des Naseneingangs muß in manchen Fällen zusätzlich eine muskuläre Rekonstruktion ähnlich wie bei Lippen-Kiefer-Gaumenspalten durchgeführt werden [10].

Suturales Wachstum der Kalotte

Parallel zur enchondralen Osteogenese der Schädelbasis vollzieht sich die desmale Osteogenese der Kalotte. Nach Ausbildung der knorpeligen Kraniobasis behalten das Schädeldach und das Mittelgesicht ihren häutigen Charakter bei. Schon sehr früh, in der siebten bis achten Schwangerschaftswoche, was wiederum etwa dem Carnegy-Stadium 20 entspricht, entwickeln sich die ersten Knochenkerne, die dann langsam an Volumen zunehmen. Lange Zeit war umstritten, wie die Weiterentwicklung dieser Knochenkerne voranschreitet. Es wurde vermutet, daß sich die Osteoblasten unter endogenem Einfluß teilen und dadurch die Knochenkerne auseinandergetrieben würden. Auf diese Art würden so langsam die Suturen verknöchern. Dies würde bedeuten, daß es sich auch um ein *primäres Wachstumszentrum* handelt (Abb. 26).

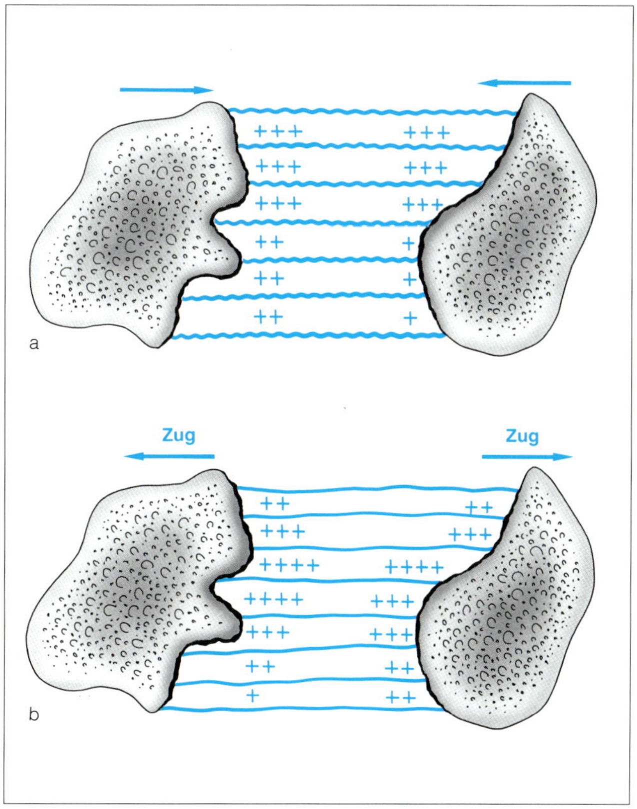

Abb. 26 Suturales Wachstum der Kalotte.

a) Überholte Vorstellung des suturalen Wachstums: Durch endogen gesteuertes Wachstum werden die Knochenteile an den Suturen auseinandergedrängt.
b) Heutige Vorstellung des suturalen Wachstums: Unter funktionellem Einfluß der umgebenden Muskulatur werden die Suturen aufgedehnt, und es erfolgt ein reaktives Knochenwachstum.

Die heute gültige Auffassung sieht in den Suturen jedoch *sekundäre Wachstumszentren.* Der Unterschied besteht darin, daß ein sekundäres Wachstumszentrum hauptsächlich funktionellen Einflüssen unterliegt, denen sich die knöchernen Strukturen anpassen. Die Beweglichkeit in den Suturen ist deshalb von entscheidender Bedeutung für das Wachstum.

Insbesondere durch die Untersuchungen von McNamara [37], Bjork und Schieller [1], Brodie [3], Enlow [14], Delaire [6, 7] und in neuester Zeit ganz besonders durch Delaire wurden die Wachstumsvorgänge an den Suturen aufgeklärt: In einem mesenchymalen Gewebe, das im Begriff ist, zu mineralisieren, erscheinen Ossifikationszentren mit Osteonen. Wenn statische Ruhe vorhanden ist, führt dies zur Verknöcherung mit Ausbildung eines Periostes an der Oberfläche in zwei typischen Lagen: einer inneren osteogenetisch-zellulären Schicht und darüber einer fibrös-vaskulären Schicht. Treten während der Bildung der Knochenkerne Bewegungen auf, kommt es nicht zur Ossifikation, sondern zur Ausbildung einer Sutur. Die junge Sutur ist zunächst dreilagig in der Embryonalzeit und wird postembryonal fünflagig, da sich die fibrösen Schichten aneinanderlagern. Auch die Ausformung der Sutur wird vor allem durch die Mobilität bestimmt. Deshalb kann man an der Form einer Sutur die Heftigkeit der Bewegung, die an diesem Ort stattgefunden hat, ablesen. Diese membranöse Sutur stellt nichts anderes als ein spezialisiertes Periost dar, in dem appositionelles Knochenwachstum erfolgt. Ganz entscheidend ist dabei die Dislokation der Knochenkerne. Unter dem Einfluß der umgebenden Muskulatur werden die Knochenstücke im Bereich der Kalotte bei Funktion derselben, die bereits ab der siebten bis achten Woche vorhanden ist, disloziert. Das Ausmaß der Dislokation wird durch appositionelles reaktives Knochenwachstum an den Rändern ausgeglichen. Die Sutur entsteht deshalb immer genau an der Stelle, an der die größten Bewegungen stattfinden. Somit ist die Sutur mit einer Pseudarthrose vergleichbar. Werden zwei Knochenteile nach einer Fraktur nicht ruhiggestellt, bildet sich ebenfalls eine suturähnliche Struktur aus; erst nach Ruhigstellung verknöchert dann die Bruchstelle. Dasselbe gilt für die membranösen Suturen am Schädel.

Kraniosynostose (s. Bd. 10/II)

Treten während der Entwicklung Störungen im suturalen Bereich der Kalotte auf, kommt es zum Erscheinungsbild der Kraniosynostosen. Diese gehen mit typischen Veränderungen der Schädelbasis, der Kalotte und der Basiswinkel einher. In der Folge kommt es zur Rücklage und Unterentwicklung des Mittelgesichts mit skelettal offenem Biß. Diese Veränderungen des Gesichtsschädels bei Vorliegen von kranialen Suturverschlüssen konnten auch tierexperimentell nachvollzogen werden, wobei durch Verklebung der Sagittalnaht die Entwicklung von Langschädeln bei Kaninchen hervorgerufen werden konnte [23]. Dabei ist die Entwicklung des Langschädels auf ein verstärktes Wachstum des Viszeralschädels zurückzuführen, während das Neurokranium im Wachstum zurückbleibt. Das stärkste Wachstum erfolgt an den Suturen im Viszeralschädel.

Therapie. Durch *radikalosteoklastisches Vorgehen* im Sinne von Powiertowski [42] kann diese abnorme Schädelentwicklung vollständig ausgeglichen werden. Dieses Verfahren wird auch als Therapie eingesetzt [29]. Nach Entfernung der gesamten anterioren Kalottenteile im ersten Lebenshalbjahr kommt es zu einer Normalisierung von Schädel- und Gesichtswachstum, wie kephalometrisch an Langzeituntersuchungen nachgewiesen werden konnte [31]. Die Nichtbehandlung von Kraniostenosen führt neben Störungen der Gehirnentwicklung auch zur Ausprägung starker Dysgnathien der Angle-Klasse III, die ebenfalls schwer zu behandeln sind. Auch in diesem Fall ist eine rein funktionskieferorthopädische Behandlung zum Scheitern verurteilt; die Korrektur muß operativ erfolgen.

Suturales Wachstum des Gesichtes

Für eine normale vertikale Entwicklung des anterioren Gesichtsschädels ist eine störungsfreie Ausbildung der Nasenkapsel und des Nasenseptums unabdingbar. Bereits sehr früh, in der siebten bis achten Schwangerschaftswoche (Carnegy-Stadium 20), bilden sich im Gesicht die ersten Knochenkerne aus. Gleichzeitig erfolgt die Bildung der mimischen Muskulatur, die bereits in diesem frühen Stadium Verbindung mit den Knochenkernen aufnimmt. Ebenso wie an der Kalotte verhält es sich auch beim Gesichtsschädel; d. h., eine gut funktionierende Sutur in diesem Bereich ist für das normale Wachstum notwendig. Dabei wird das Vertikalwachstum durch ein koordiniertes Zusammenwirken von primären und sekundären Wachstumszentren gewährleistet.

Als primäres Wachstumszentrum muß die Nasenkapsel, insbesondere mit dem Nasenseptum, angesehen werden, die aus der chondralen Regio ethmoidea entstanden ist. Damit besitzt das Nasenseptum aufgrund von Chondroblastenteilungen ein endogen gesteuertes Wachstum, das sich von kranial nach kaudoventral vollzieht. Nach Scott wird dadurch das Ligamentum septopraemaxillare mit dem gesamten Faszienapparat gedehnt und das Oberkieferwachstum stimuliert [51]. Darüber hinaus stellt jedoch auch die mimische Muskulatur ein zusätzliches aktives Stimulans dar. Da die paranasale mimische Muskulatur nicht, wie üblicherweise dargestellt, am Nasenflügel in die Haut einstrahlt, sondern am Nasenseptum inseriert [11, 29], wird der Ansatzpunkt der Muskulatur zunehmend nach kaudal verlagert. Dies hat zur Folge, daß die Muskulatur des Mittelgesichtsbereiches vorgedehnt und dadurch die Suturen aktiviert werden. Insbesondere an der Sutura zygomaticomaxillaris vollzieht sich das größte vertikale Wachstum im anterioren Gesicht [46]. Wenn nun Störungen im Zusammenspiel zwischen Nasenseptum, Muskulatur und Suturen des Gesichtsschädels auftreten, zieht dies schwerwiegende Wachstumsstörungen nach sich. Als Folge von Fehlentwicklungen am chondralen Nasenseptum entsteht z. B. das bereits beschriebene Binder-Syndrom.

Neben Fehlentwicklungen chondraler Strukturen können auch Störungen im Bereich der osteogenen Matrix in Form von isolierten Nahtverschlüssen auftreten. Von besonderer Bedeutung scheinen dabei die Suturen zwischen Prämaxilla und Maxilla zu sein. Üblicherweise schließen sich diese Suturen um das siebte bis neunte Lebensjahr. Treten jedoch Nahtverschlüsse vor diesem Zeitpunkt an Zwischenkiefer und Gaumen auf, führen diese zu Septumdeviationen, wie sie beim skelettal offenen Biß beschrieben wurden [26]. Eigene Tierversuche an Ratten haben gezeigt, daß bei artifiziellem Verschluß einzelner Suturen im Bereich des Zwischenkiefers Abweichungen im Zwischenkiefer und Oberkiefer sowohl in vertikaler als auch in sagittaler Richtung resultieren. So ist eine Variation des skelettal offenen Bisses als Folge eines vorzeitigen Verschlusses der Suturen im Gaumen-Zwischenkiefer-Bereich zu sehen [32]. Die adäquate Therapie besteht in diesem Fall in Oberkiefer- und Unterkieferosteotomien.

Lippen-Kiefer-Gaumenspalten

(s. Bd. 10/II)

Weitere Ursachen von Fehlbildungen sind Störungen, die in der muskulären Matrix auftreten, wie z.B. bei Lippen-Kiefer-Gaumenspalten. Die Ausbildung einer Lippen-Kiefer-Gaumenspalte in der siebten Schwangerschaftswoche führt zu schwerwiegenden Wachstumsstörungen des Mittelgesichts. Ursächlich dafür sind die unterbrochenen Muskelschlingen im Bereich des Gesichtes, des Gaumens, des Pharynx und der Zunge. Daraus resultieren eine

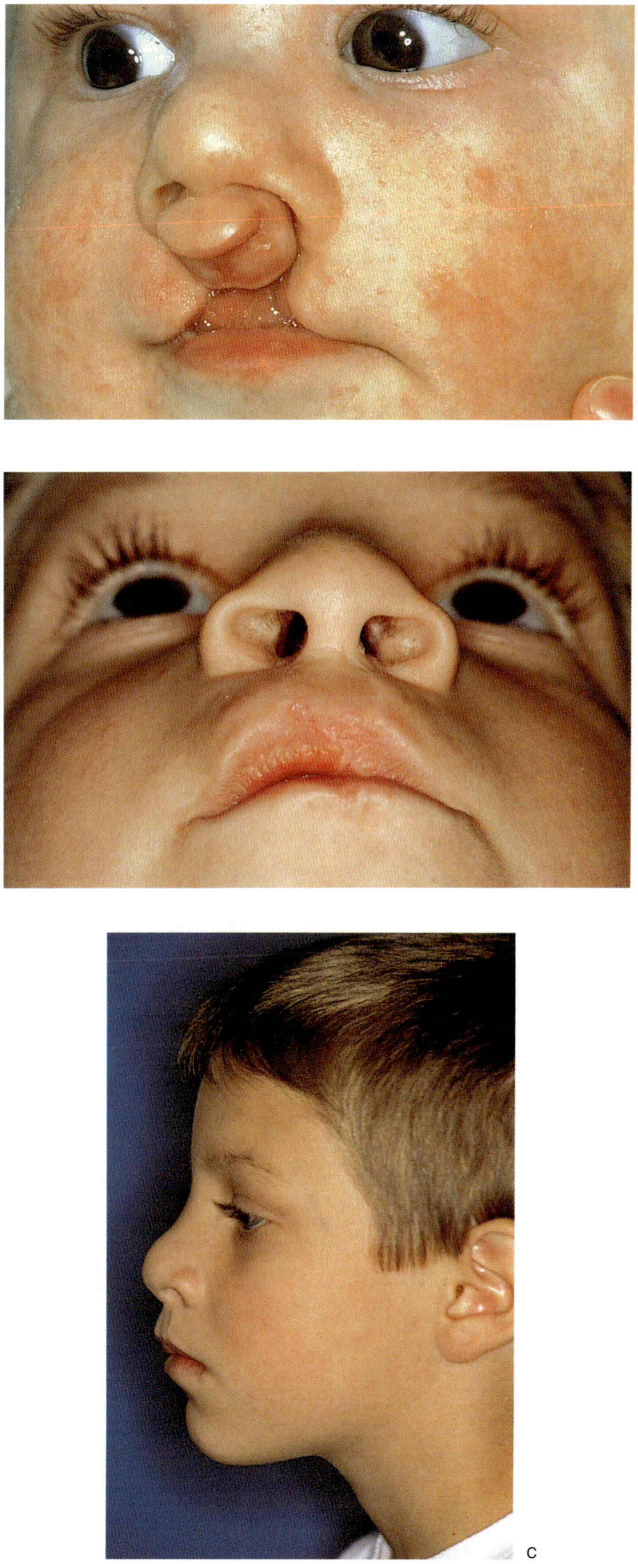

a b c

Abb. 27 Doppelseitige totale Lippen-Kiefer-Gaumenspalte.

a) Präoperativer Befund.
b) Zustand zwei Jahre nach Rekonstruktion der perioralen und perinasalen mimischen Muskulatur mit regelrechter Entwicklung der Nase.
c) Zustand neun Jahre nach muskulärer Rekonstruktion mit normaler Entwicklung von Mittelgesicht und Nase.

fehlerhafte und insuffiziente Muskelfunktion und in deren Folge skelettale Veränderungen: Rücklage und Unterentwicklung des Oberkiefers, vertikales Wachstumsdefizit und Unterentwicklung des Zwischenkiefers. Bedingt wird diese Wachstumsstörung auch dadurch, daß die mimische Muskulatur des Mittelgesichtes keinen Ansatz am Nasenseptum hat. Die adäquate Therapie besteht dann in einer möglichst frühzeitigen Muskelrekonstruktion im Mittelgesicht [8, 28]. Dadurch wird die muskuläre Funktion wiederhergestellt und skelettalen Fehlentwicklungen vorgebeugt (Abb. 27). Erfolgt die Rekonstruktion der mimischen Muskulatur des Mittelgesichtes zu diesem frühen Zeitpunkt nicht, können die später manifesten Fehlentwicklungen am Knochen nur noch z.T. durch Osteotomien korrigiert werden [33].

Unterkieferwachstum

Die Entwicklung des Viszerokraniums beginnt in der vierten Woche mit Auswanderung von Zellen der Neuralleiste, aus denen sich Kiemenbögen und Kiemenfurchen entwickeln. Diese werden der Reihe nach von kranial nach kaudal numeriert. Für den Menschen sind lediglich die Bögen eins bis vier relevant, während die Bögen fünf und sechs nur rudimentär angelegt sind. Wichtig für die Gesichtsentwicklung ist insbesondere der *erste Kiemenbogen,* der aus zwei Fortsätzen besteht, dem kleineren *Oberkieferfortsatz* und dem größeren *Unterkieferfortsatz;* aus diesen entwickeln sich Mittelgesicht und Unterkiefer. Aufgebaut sind die Kiemenbögen aus einem inneren mesodermalen Kern und einer äußeren ektodermalen Schale. Aus dem Mesoderm entsteht die Kiemenbogenmuskulatur, aus dem Neuralleistenmaterial die Skelettelemente und das bindegewebige Stroma im unteren Gesichts- und vorderen Halsbereich. Ein typischer Kiemenbogen besteht demzufolge aus:

- einer Kiemenbogenarterie
- einer Knorpelspange
- einem Muskelelement
- einem Kiemenbogennerv

Am Unterkiefer ist die Knorpelspange des Mandibularbogens als Meckel-Knorpel bekannt. Am lateralen Rand dieses Knorpels entsteht die Mandibula durch desmale Ossifikation, und nicht durch enchondralen Ersatz des Knorpels. Aus diesem Grund unterliegt die Ausgestaltung des Unterkiefers auch wesentlich funktionellen Einflüssen. Die ersten Ossifikationszentren entstehen im Bereich des späteren Foramen mentale. Der Knorpel wird sukzessive durch den neuentstandenen Knochen hülsenartig umfaßt, und zwar in der Art, daß er mit den Kiemenbogengefäßen und Nerven im Inneren liegt. Der Knorpel zerfällt im Zuge der weiteren Entwicklung. Die so auf beiden Seiten entstandenen Unterkieferhälften sind zunächst durch eine Symphyse verbunden, die erst im ersten bis zweiten Lebensjahr ossifiziert.

Das weitere Wachstum des Unterkiefers erfolgt in zwei Wachstumszentren, eines am Foramen mentale und ein zweites im Kondylenbereich. Dabei unterliegt das für die weitere Entwicklung wichtigere Zentrum im Kondylenbereich sowohl funktionellen als auch endogenen Einflüssen, da es sich um eine Kombination aus primärem (chondralem) und sekundärem (desmalem) Wachstumszentrum handelt. Die *Größenzunahme des Unterkiefers* erfolgt durch Längenzunahme distal im Kondylenbereich und nicht etwa durch Anlagerung von Knochen außen am Unterkiefer. Der Unterkiefer wird dadurch modelliert, daß an der Außenfläche, insbesondere im Kinnbereich, Knochen resorbiert, während lingual Knochen angelagert wird (s. Bd. 11).

Ebenso wie das Kiefergelenkköpfchen aus einer Kombination von primärem und sekundärem Wachstumszentrum besteht, verhält es sich mit der *Kiefergelenkpfanne,* die einen Teil des Felsenbeines und damit der Schädelbasis darstellt. Aus der Ala orbitotemporalis der chondralen Schädelbasis entwickelt sich lateral die Ala minor des Keilbeins und aus der Ala temporale das Keilbein und das Ohrlabyrinth. Im Ohrlabyrinth wiederum entwickelt sich die Pars squamosa aufgrund einer desmalen Ossifikation. Die sich hier bildende Kiefergelenkpfanne hat somit zwei Anteile, zum einen einen chondralen, zum anderen einen desmalen. Damit wird die Lage des Kiefergelenkes in vertikaler, sagittaler und transversaler Richtung durch die knorpelige Schädelbasis präformiert. Entsprechend dem Einbau der Fossa temporalis wird hier bereits sehr früh eine Disposition zur späteren Angle-Klasse I, II oder III angelegt [30].

Frühzeitige Störungen dieser Entwicklungen im Kiemenbogenbereich ziehen Dysplasien nach sich, die sich auf das untere Mittelgesicht, Ohr, Unterkiefer und den Hals erstrecken können. Eine Einteilung dieser Fehlbildungen orientiert sich an den entsprechenden Kiemenbögen. Zu den Fehlbildungen des ersten Kiemenbogens gehören das Franceschetti-Syndrom, Goldenhar-Syndrom, Robin-Syndrom

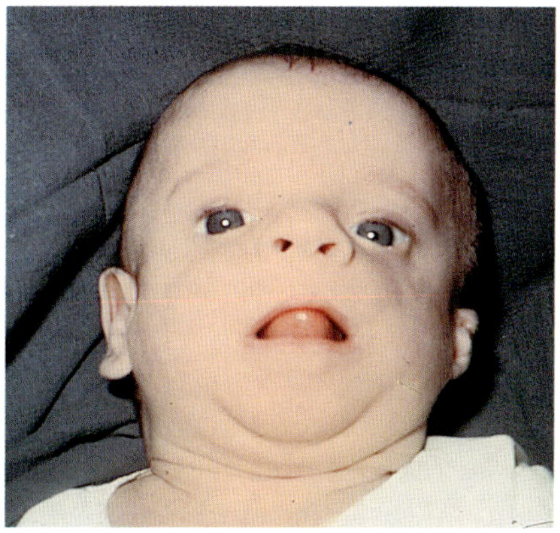

Abb. 28 Franceschetti-Syndrom mit Hypoplasie von Ober- und Unterkiefer.

a

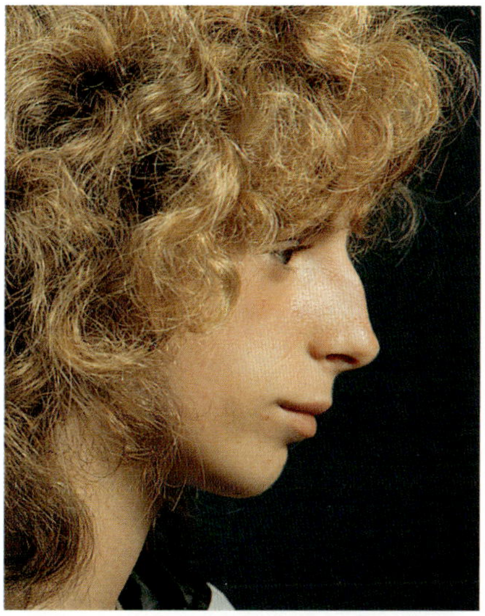

b

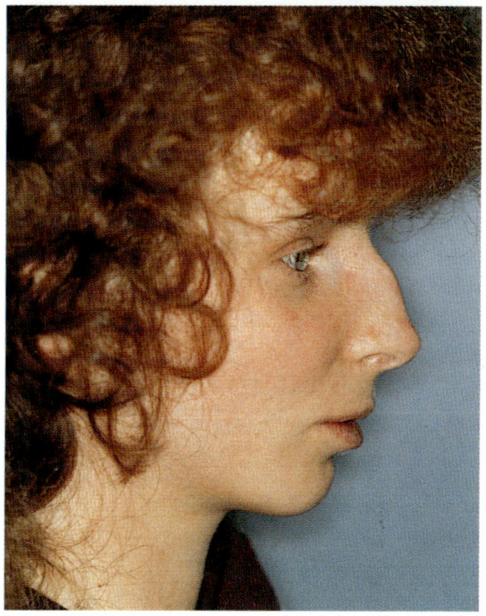

Abb. 29 Franceschetti-Syndrom.

a) Präoperativer Befund.
b) Zustand drei Jahre nach Jochbein-Wangenaufbau mit Hydroxylapatit.

und die Unterkieferspalte, zu den Fehlbildungen des zweiten Kiemenbogens laterale Halsfisteln und -zysten sowie Zysten und Fisteln des Ductus thyreoglossus.

Franceschetti-Syndrom (s. Bd. 10/II)
(Treacher-Collins-Syndrom, Dysostosis mandibulofacialis)

Diese Dysplasie mit charakteristischem Phänotypus entsteht meist aufgrund einer Neumutation und wird in der vierten bis fünften Embryonalwoche ausgebildet. Sie umfaßt den ersten Kiemenbogen auf beiden Seiten mit Oberkiefer- und Unterkieferfortsatz und die erste Kiemenfurche beidseits.

Symptomatik. Das Krankheitsbild wird durch die Fischmaulphysiognomie charakterisiert (Abb. 28). Diese wird hervorgerufen durch eine Hypoplasie des Ober- und Unterkiefers, Ohrmuschelmißbildungen, Lidkolobome, antimongoloiden Lidachsenverlauf, kleine Kieferhöhlen, hohen Gaumen und rudimentäre Zahnleisten [22].

Therapie. Es werden zahlreiche Operationsmethoden angegeben, um das Mittelgesicht ästhetisch zu verbessern. Empfohlen werden verschiedene Osteotomien im Bereich des Jochbeins und des Ober- und Unterkiefers, Knochenauflagerungen sowie freie und mikrochirurgische Fetttransplantation. Da alle diese Methoden erhebliche Nachteile mit sich bringen oder einen großen operativen Aufwand bedeuten, empfiehlt sich heute auch die *Augmentation mit Hydroxylapatitgranulat,* mit der ein ästhetisch zufriedenstellendes Ergebnis erreicht werden kann (Abb. 29).

Goldenhar-Syndrom (s. Bd. 10/II)
(Dysplasia oculoauricularis)

Diese meist durch Neumutation entstandene Dysplasie ist eine einseitige Entwicklungsstörung des ersten und zweiten Kiemenbogens.

Symptomatik. Auch das Goldenhar-Syndrom zeigt ein charakteristisches Erscheinungsbild (Abb. 30). Prägendes Merkmal ist eine halbseitige Gesichtshypoplasie mit Hypoplasie der Ohrmuschel und manchmal einer Atresie des äußeren Gehörganges. Der Unterkiefer ist unterentwickelt, meist mit Kiefergelenkfehlbildungen bei einer gleichzeitigen Makrostomie mit Zahnunter- oder -überzahl.

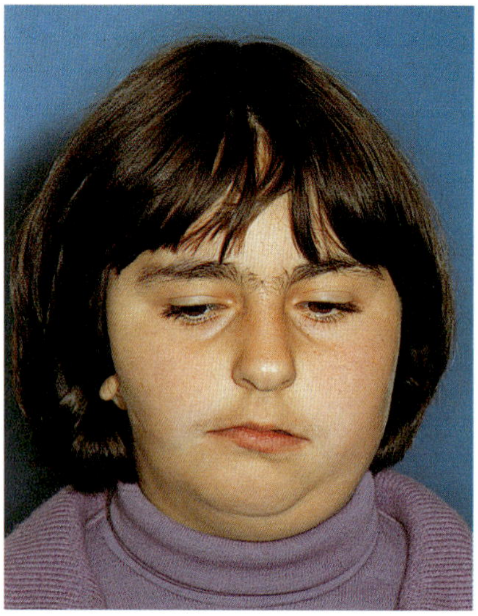

a

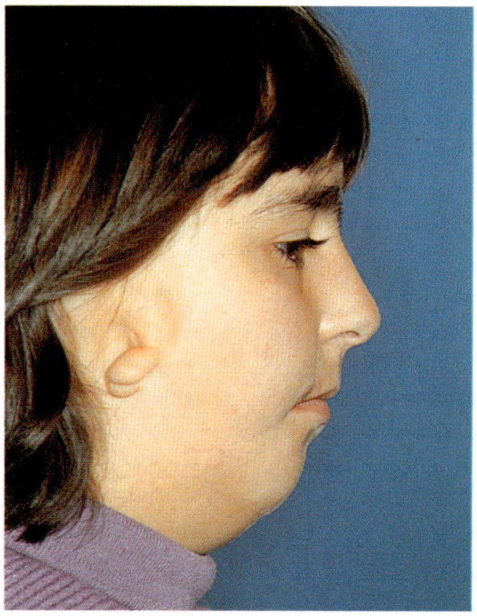

b

Abb. 30 a und b Goldenhar-Syndrom mit halbseitiger Gesichtshypoplasie (a) und Ohrmuscheldysplasie (b).

Therapie. Die Therapie sollte nach entsprechender Röntgendiagnostik bereits im Milchgebiß beginnen und besteht zunächst in einer *funktionskieferorthopädischen Behandlung.* Mit Hilfe eines Aktivators muß versucht werden, das geringe Wachstum des hypoplastischen Kiefergelenkes positiv zu beeinflussen. Durch regelmäßige Kontrollen ist festzustellen, ob im Kiefergelenk ein adaptives Wachstum erfolgt. Ist dies nicht der Fall, muß *chirurgisch* eine ausreichende Okklusion hergestellt werden. Hierzu bietet sich heute das Verfahren der Knochendistraktion an [25]. Heute sollten nur noch Distraktoren zur Anwendung kommen, die von intraoral angebracht werden können, da extraorale Geräte ausgesprochen unschöne Narben hinterlassen. Nach inkompletter Osteotomie des Unterkiefers wird nach einer Woche die Apparatur täglich um ca. 1 mm aufgedehnt und dadurch der Knochen distrahiert (Abb. 31 a und b). Aufgrund dieses mechanischen Reizes ist auf der zellulären Ebene eine Distraktion zu erhalten, die zu einem stärkeren Wachstum des Unterkiefers führt [57].

Falls röntgenologisch kein Kiefergelenk angelegt ist, ist bei Kindern ein positives Ergebnis durch die *Transplantation von osteochondralem Rippenspan* an den aufsteigenden Unterkieferast zu erwarten, da dieser meist dem allgemeinen Körperwachstum folgend mitwächst und so die Entwicklungsstörung ausgeglichen wird. Bei Erwachsenen ist es i.d.R. notwendig, sowohl eine *Oberkiefer-* als auch eine *Unterkieferosteotomie* durchzuführen, um eine normale Okklusion zu erreichen [35, 46]. Der Oberkiefer wird nach Osteotomie in der Le-Fort-I-Ebene einseitig nach kaudal verlagert und in den Osteotomiespalt Beckenspan interponiert. Am Unterkiefer kann entweder das Kiefergelenk ebenfalls durch einen osteochondralen Rippenspan ersetzt werden oder ein Beckenspaninterponat am aufsteigenden Unterkieferast eingebracht werden. Zum Ausgleich

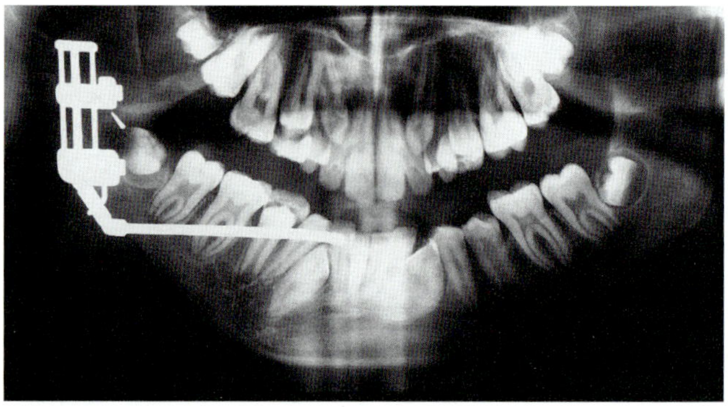

Abb. 31 a Röntgenbild des intraoralen Distraktors.

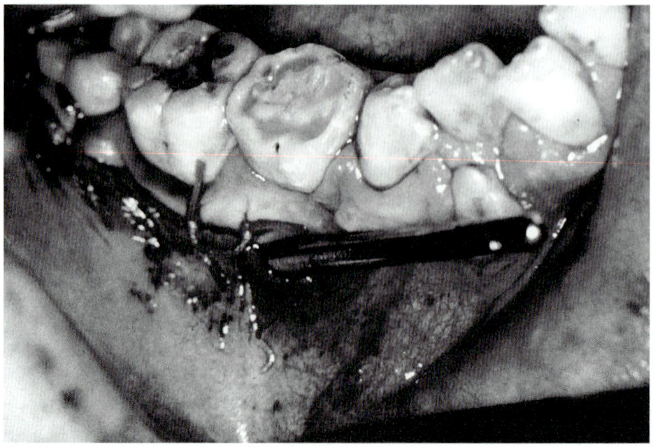

Abb. 31 b Klinisches Bild, Vermeidung von extraoralen Distraktoren.

der hypoplastischen Weichteile genügt hier eine freie Fetttransplantation. Auch für Erwachsene steht heute als Alternative eine Knochendistraktion zur Verfügung.

Ausgesprochen schwierig gestaltet sich der Ersatz der fehlenden Ohrmuschel. Durch operative Maßnahmen – meistens sind ca. fünf Operationsschritte notwendig – kann eine Ohrmuschel geformt werden. Da die Ergebnisse häufig zu wünschen übriglassen, ist ein epithetischer Ersatz oft einfacher und besser zu erreichen.

Robin-Syndrom (s. Bd. 10/II)

Die Ätiologie dieses Syndroms ist nicht geklärt. Obwohl ein familiäres Vorkommen zu beobachten ist,

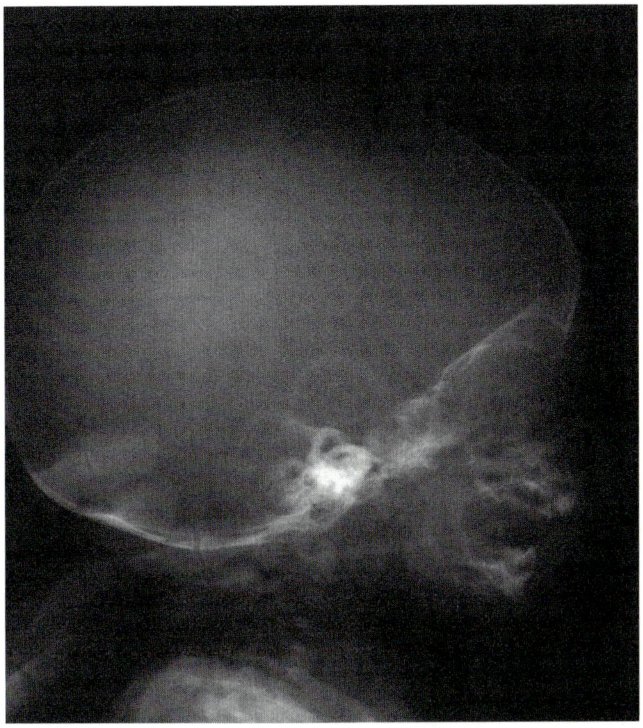

a

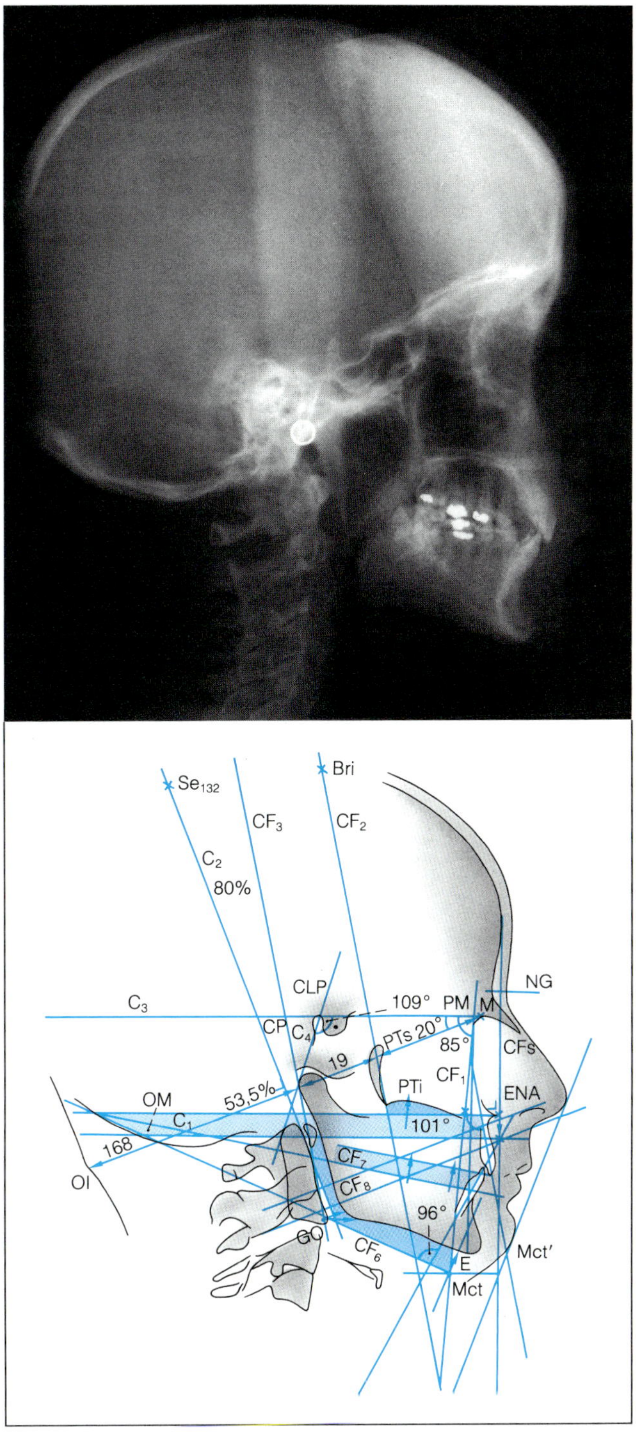

b

Abb. 32 Robin-Syndrom.

a) Fernröntgenbild eines Neugeborenen mit Robin-Syndrom.
b) und c) Zustand 18 Jahre nach Masseter-Transposition mit regelrechter Verzahnung. Fernröntgenbild mit Durchzeichnung (b) sowie Profilaufnahme (c).

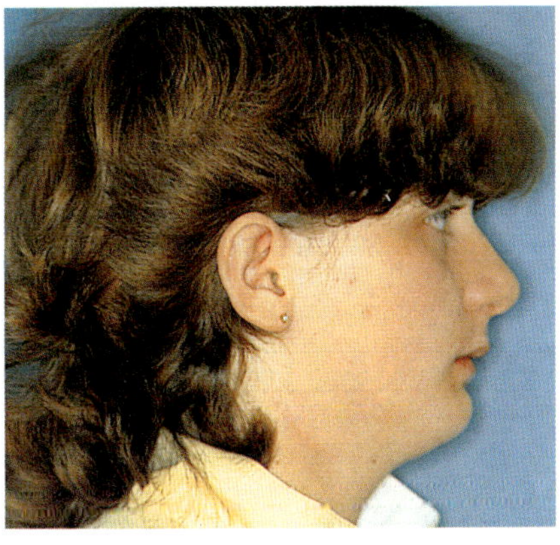

c

wird auch eine embryopathisch-exogene Ursache diskutiert.

Symptomatik. Charakterisiert ist das Krankheitsbild durch das Zusammentreffen von drei Symptomen:

- Mikrogenie
- Glossoptose
- Gaumenspalte

Herz- und Gefäßmißbildungen können zusätzlich auftreten. Bei schwerer Ausprägung sind lebensbedrohliche asphyktische Anfälle direkt nach der Geburt richtungweisend, die unter Umständen eine Intubation des Neugeborenen notwendig machen. Das Legen einer Ernährungssonde ist häufig erforderlich.

Therapie. Als Ursache für das Krankheitsbild wird vermutet, daß die Zunge während ihrer Entwicklung aus der vertikalen Lage nicht in die normale horizontale Lage vorwachsen konnte. Ursächlich dafür wäre eine Fehlform des Unterkiefers denkbar, wie DELAIRE und Mitarbeiter nachgewiesen haben [9]. Dadurch würde die Zunge zwischen den Oberkieferfortsätzen positioniert bleiben und so Gaumenspalten hervorrufen. Nach der Geburt soll die Zunge unter Umständen in der Gaumenspalte eingeklemmt werden können, wodurch ein akuter Erstickungsanfall ausgelöst werden kann. Aus diesem Grund wird heute bei leichten und mittleren Fällen von Robin-Syndrom die Behandlung mit einer *Gaumenplatte* eingeleitet, die zu einer Umorientierung der Zungenlage führt und damit zu einer Normalisierung der Glossoptose. Andere therapeutische Vorstellungen wurden von ESCHLER entwickelt, der das Krankheitsbild auf eine Störung der Kaumuskeln zurückführte [16]. Durch die *operative Transposition des Musculus masseter* versuchte er eine Vorverlagerung und Vorentwicklung des Unterkiefers zu erreichen und so ebenfalls die Glossoptose zu beseitigen (Abb. 32).

Durch *Extensionsbehandlung* des Unterkiefers mit ca. 100 g über mehrere Wochen oder Monate werden vergleichbare Ergebnisse erzielt. Die Fixation der Extension erfolgt mit Drahtumschlingungen am Kiefer. Dieses Verfahren, bei dem die Kinder über einen langen Zeitraum erheblich beeinträchtigt sind, sollte heute, abgesehen von Extremfällen, nicht mehr verwendet werden. Durch Plattenbehandlung oder notfalls frühzeitige Gaumenoperation können die meisten Fälle mit Robin-Syndrom erfolgreich behandelt werden.

Unterkieferspalte

Der Unterkiefer entsteht durch Zusammenwachsen der beidseitig angelegten ersten Kiemenbögen; die feste Verbindung beider Teile zu einem Skeletteil erfolgt erst im ersten bis zweiten Lebensjahr. Eine Störung dieses Prozesses läßt eine Unterkieferspalte entstehen. Diese kann lediglich den Knochen oder aber bei sehr frühen Störungen auch die Weichteile betreffen. Die Ätiologie dieser Fehlentwicklung ist nicht bekannt.

Symptomatik. Je nach dem zeitlichen Auftreten der Störungen können größere oder kleinere Teile des Unterkiefers mit den entsprechenden Zähnen und Halsweichteilen fehlen (Abb. 33). Auch bei diesem Krankheitsbild können Erstickungsanfälle auftreten, da die Fixation der Zunge am Unterkiefer fehlt und diese dann leicht zurücksinken kann.

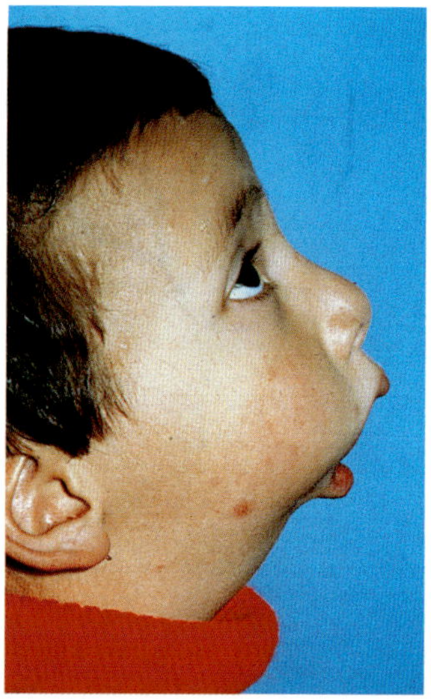
a

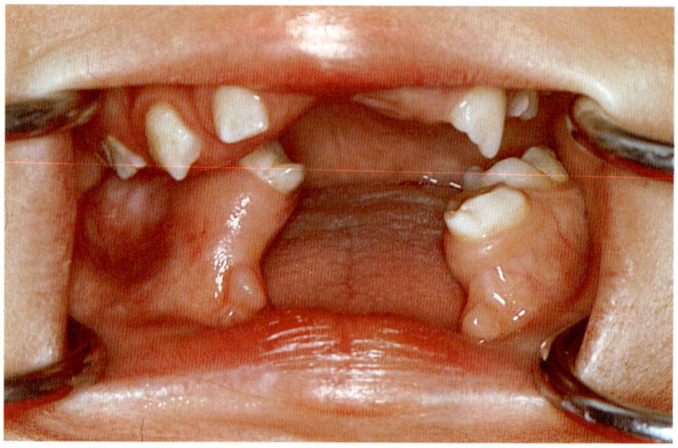
b

Abb. 33 a und b Mediane Unterkieferspalte mit ausgeprägter Hypoplasie des Untergesichtes (a) und des Mundbodens (b).

Therapie. Die Therapie besteht in der möglichst frühzeitigen *operativen Herstellung eines Unterkieferbogens* und damit einer Stabilisation der Zunge. Der Bogen wird zunächst mit einer Osteosyntheseplatte rekonstruiert, die später durch eine Knochentransplantation ersetzt wird. Heute empfiehlt es sich, ein mikrovaskulär gestieltes Knochentransplantat einzubringen. Sollten entsprechende Weichgewebe fehlen, kann als Transplantat ein osteomyokutaner Lappen, der mikrovaskulär anastomosiert wird, Verwendung finden.

Laterale Halsfisteln

(s. Bd. 9)

Die Fisteln liegen mit ihren Öffnungen außen am Hals und entstehen dadurch, daß die zweite Kiemenfurche nicht vollständig obliteriert. Auf diese Weise bildet sich eine blinde Tasche oder ein kleiner Kanal, der i. d. R. im unteren Drittel des Halses in einer Linie parallel zum Musculus sternocleidomastoideus ausmündet (Abb. 34). Aus diesen Fistelöffnungen wird häufig Schleim abgesondert. In seltenen Fällen können sich die Fisteln auch nach innen in den Pharynx öffnen; sie werden dann als innere Fisteln bezeichnet. Diese sind jedoch extrem selten und münden i.d.R. in die Fossa tonsillaris oder den Arcus palatopharyngeus.

Therapie. Das therapeutische Vorgehen besteht darin, daß die Fisteln aufgesucht, röntgenologisch dargestellt und in toto exstirpiert werden, da ansonsten mit Rezidiven zu rechnen ist.

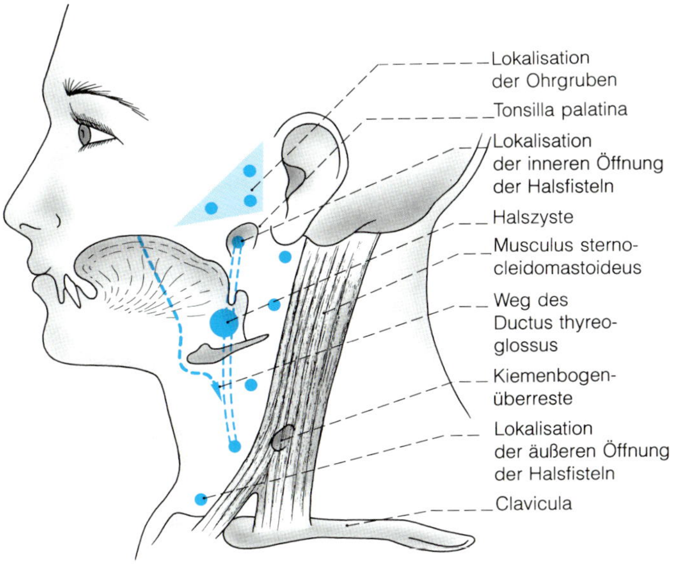

Abb. 34 Lokalisation von lateralen oder medianen Halszysten oder Halsfisteln.

Laterale Halszysten

(s. Bd. 9)

Laterale Halszysten sind als Überreste der zweiten Kiemenfurche und der zweiten Schlundtasche anzusehen; sie können als runde oder längliche Zysten persistieren, die in der Nähe des Kieferwinkels im Halsbindegewebe lokalisiert sind. Wie die lateralen Halsfisteln sind sie am Vorderrand des Musculus sternocleidomastoideus lokalisiert. In Erscheinung treten sie zunächst in der späten Kindheit als langsam zunehmende schmerzlose Schwellungen. Das Wachstum der Zysten erfolgt aufgrund der Vermehrung von Schleim und Zelltrümmern im Zystenlumen, die von der epithelialen Begrenzung abgesondert werden.

Therapie. Sie besteht in der chirurgischen Entfernung der Zysten in toto.

Zysten und Fisteln des Ductus thyreoglossus

(s. Bd. 9)

Die Schilddrüse wandert während ihrer Entwicklung vom Foramen caecum der Zunge zu ihrem späteren Platz entlang dem Ductus thyreoglossus. Normalerweise atrophiert der Ductus thyreoglossus vollständig; Reste können jedoch rudimentär als Zysten oder Fisteln erhalten bleiben. Diese liegen dann im Bereich der Zunge oder des Halses und sind meist mit dem Zungenbein verbunden. Sie liegen immer streng median. Klinisch imponieren diese Zysten als langsam zunehmende schmerzlose Schwellungen, die sich beim Schlucken mit dem Zungenbein bewegen.

Therapie. Therapiert werden diese zystischen Gebilde durch vollständige chirurgische Exstirpation.

Einzelfehlbildungen

Darunter versteht man Fehlbildungen, die an einer Stelle des Organismus auftreten, ohne mit anderen Fehlbildungen vergesellschaftet zu sein. Von den Fehlbildungssyndromen lassen sich so Einzelfehlbildungen abgrenzen, die auch nur eine Organstruktur betreffen können, wie z. B. Kiefergelenk, Lymphgefäße oder Blutgefäße.

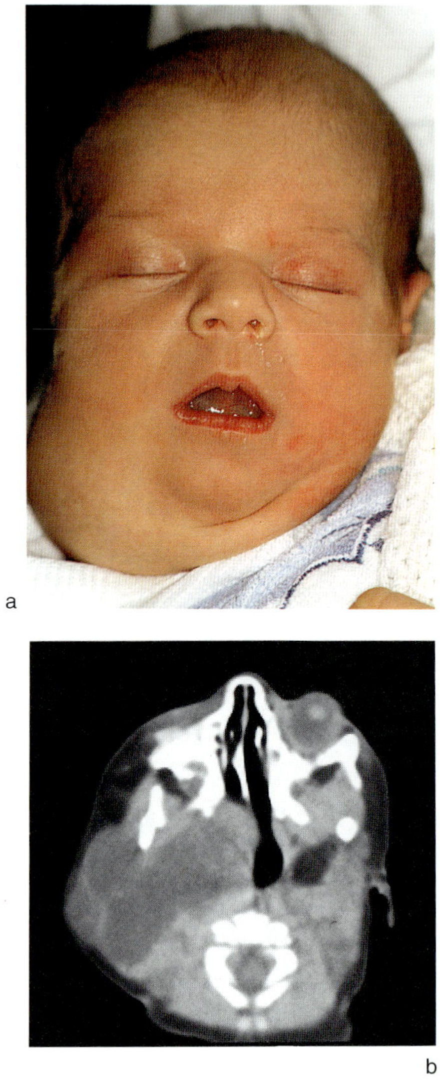

Abb. 35
Lymphangioma congenitum cysticum colli.
a) Neugeborenes mit Lymphangioma congenitum cysticum colli.
b) Computertomogramm: Ausdehnung des Lymphangioms im gesamten Hals mit Einengung des Pharynx.

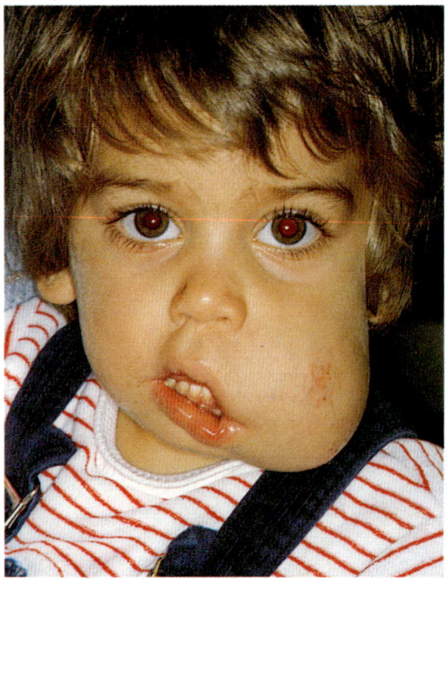

Abb. 36
Ausgeprägtes Lymphangiom im Wangen-Halsbereich.

Zysten (s. Bd. 9)

Zysten sind von Epithel ausgekleidete Hohlraumbildungen infolge überschießender Epithelproliferation oder infolge Retention von Substanzen, die im Zystenlumen als zunehmende Schwellungen imponieren. Hierzu zählen insbesondere Speichelgangzysten und Dermoidzysten als Retentionszysten. Die Dermoidzysten enthalten in ihrer Wandung Plattenepithel, Haarfollikel und Talgdrüsen. Sie wachsen klinisch sehr langsam und fallen i.d.R. als nicht schmerzhafte, prall-elastische Schwellungen auf.

Therapie. Die Therapie der Zysten besteht in ihrer vollständigen Entfernung [15].

Lymphangioma congenitum cysticum colli

Morphologisch-anatomisch bestehen diese Geschwülste aus einem System teilweise kommunizierender größerer und kleinerer Zysten. Sie enthalten seröse, bernsteinfarbene Flüssigkeit. Meistens sind die Geschwülste bereits bei der Geburt vorhanden, nehmen dann sehr rasch an Volumen zu und neigen zu einem Wachstum in die Tiefe, insbesondere mediastinalwärts [18].

Symptomatik. Klinisch zeigt sich unter dem Kinn oder beidseitig in den seitlichen Halspartien eine schwappende Vorwölbung, die z.T. monströse Ausmaße annehmen kann (Abb. 35). Komplikationen entstehen dadurch, daß intramediastinal reichende Geschwulstteile die Speiseröhre und auch die Luftröhre komprimieren können.

Therapie. Die Behandlung besteht in einer radikalen Exstirpation der gesamten Geschwulst. Dies kann heute sehr gut mikrochirurgisch erfolgen. Palliative Eingriffe, wie z.B. Injektionsbehandlung oder Punktionen, sind i.d.R. nutzlos. Lediglich bei drohender Erstickungsgefahr kann eine Punktion vorübergehend Entlastung bringen.

Lymphangiome

Dieses Krankheitsbild gehört zu den angeborenen zystischen Hygromen. Es handelt sich hierbei um multiple, bereits vor der Geburt vorhandene, äußerlich gut sichtbare Hautsäcke mit bevorzugter Lokalisation im Bereich von Hals und Gesicht (Abb. 36). Differentialdiagnostisch sind Lymphangiome zuweilen von einem Hämangiom nur schwer abzugrenzen [44]. Ätiologisch handelt es sich um eine Persistenz embryonal präformierter Lymphsäcke [49].

Therapie. Da die Lymphangiome im Laufe des Wachstums an Größe zunehmen, müssen sie frühzeitig operativ entfernt werden. Ein Zuwarten ist bei diesem Krankheitsbild nicht angezeigt, da die Lymphangiome sich ständig weiter ausbreiten und insbesondere im Gesichtsbereich zwischen die Fasern der mimischen Muskulatur einwachsen und diese z. T. zerstören. Eine Entfernung muß sorgfältig unter weitgehender Erhaltung sämtlicher Strukturen durchgeführt werden. Hierbei hat sich am besten die mikrochirurgische Entfernung bewährt.

Melkersson-Rosenthal-Syndrom

Als Ursache dieser Erkrankung wird eine Störung des vasomotorischen Systems oder auch eine primäre Fehlentwicklung des Lymphgefäßapparates angenommen. In dem Gewebe mit tuberkuloiden Strukturen konnten Mykobakterien nachgewiesen werden, was auch einen ätiologischen Zusammenhang mit dem Morbus Besnier-Boeck-Schaumann nicht ausgeschlossen erscheinen läßt.

Symptomatik. Typisch für das Krankheitsbild sind rezidivierende Schwellungen der Oberlippe (Tapirmaul). Hinzu gesellen sich eine rezidivierende Fazialis-Lähmung und häufig eine Lingua plicata. Die Erkrankung verläuft schubweise und bildet sich nach ca. 10 Tagen zurück. Im Verlauf treten jedoch Überschußbildungen im Bereich der Oberlippe und der Zunge auf, die dann persistieren.

Therapie. Eine kausale Therapie ist nicht bekannt. Die Schwellungszustände können symptomatisch durch eine Kortikosteroidtherapie behandelt werden.

Hämangiome

Diese treten i.d.R. beim Kleinkind auf, können intradermal oder erhaben sein und neigen häufig zu progredientem Wachstum. Unterscheiden lassen sich nach morphologischem Aufbau das Haemangioma capillare (Feuermal) und das Haemangioma cavernosum.

Kapilläres Hämangiom. Die Therapie besteht in der schrittweisen Exzision der veränderten Hautareale. Ein großflächiges kapilläres Hämangiom wird nach zuvor erfolgter Implantation eines Hautexpanders exzidiert; die so gewonnene Haut wird zur Flächendeckung des Defektes verwendet. In neuester Zeit scheinen sich besonders Laser für die Entfernung eines kapillären Hämangioms zu bewähren. Auch kryochirurgisches Vorgehen wird empfohlen [43]. Eine Bestrahlung von Hämangiomen im Gesichtsbereich ist wegen der dadurch bedingten schweren skelettalen Wachstumsstörungen obsolet [17a].

Kavernöses Hämangiom. Das kavernöse Hämangiom kann sowohl im Gesichtsbereich [50] als auch intraoral und im Kieferbereich auftreten. Die bläulich-lividen Vorwölbungen im Bereich des Vestibulums können nicht selten zur Verwechslung mit submukösen Abszessen oder perforierenden Zysten führen (Abb. 37). Eine Inzision kann jedoch fatale

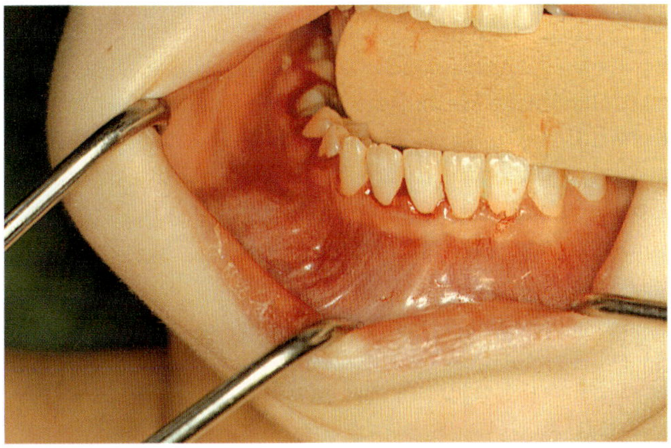
a

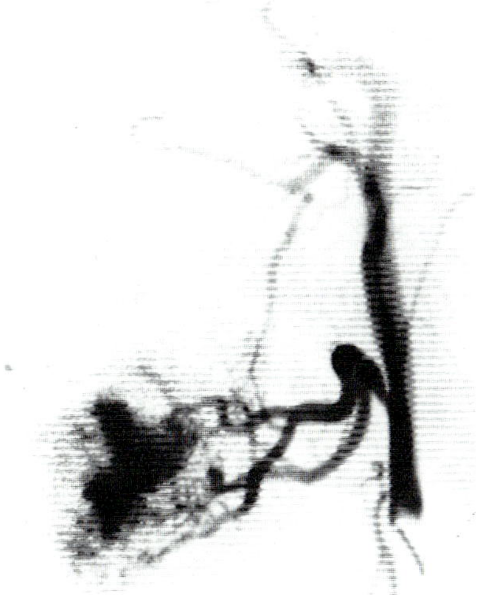
b

Abb. 37 Intraossäres Hämangiom.

a) Ausdehnung in das Vestibulum und Blutungen aus der Gingiva.
b) Angiographischer Befund.

Folgen nach sich ziehen. Aus diesem Grund ist bei dem Verdacht auf ein Hämangiom immer eine ausführliche Diagnostik erforderlich, die zunächst in konventioneller Röntgendiagnostik, dann eventuell in Computertomographie mit Kontrastmittel und Angiographie besteht. Therapeutisch sollte die mikrochirurgische Entfernung des Angioms in toto angestrebt werden, was z.T. nicht unproblematisch ist. Jedoch lassen sich auf diese Weise Blutverluste auf ein Minimum reduzieren. Meist ist es hilfreich, vor der operativen Entfernung eine Embolisation des Angioms durchzuführen [47]. Die Operation sollte sich dann möglichst innerhalb von acht Tagen anschließen, da sie durch spätere Narbenbildungen erschwert wird [48].

Arteriovenöse Fisteln. Arteriovenöse Fisteln werfen therapeutisch wesentlich größere Probleme auf als solitäre Hämangiome. Zugrunde liegt ihnen ein fehlgebildeter Kurzschluß zwischen arteriellem und venösem Schenkel der Gefäße, was dem Bild eines ausgedehnten Hämangioms entsprechen kann. Die Behandlung ist ausgesprochen aufwendig und mit größter Vorsicht durchzuführen, nachdem zuvor alle Möglichkeiten zur Diagnostik, d.h. Computertomographie sowie Angiographie, ausgeschöpft wurden. Bei Kindern ist unbedingt der Versuch einer Embolisation anzuraten, wobei möglichst viele Zuflüsse zum Angiom ausgeschaltet werden sollten. Erst dann ist eine operative Entfernung der arteriovenösen Fisteln angezeigt. Eine periphere Unterbindung von Gefäßen ist völlig nutzlos, da infolge des retrograden Füllungsdruckes sofort Umgehungskreisläufe aktiviert werden und die Symptome in unveränderter Weise fortbestehen.

Hamartom

Hierbei handelt es sich um eine Fehlentwicklung eines Gewebes, die als umschriebener Tumor imponiert. Hamartome können in verschiedenen Organen und Geweben einzeln auftreten oder sich in mehreren Organsystemen gleichzeitig entwickeln. In diesem Fall handelt es sich überwiegend um hereditäre Veränderungen, die als *Phakomatosen* bezeichnet werden.

Während der teratologischen Determinationsphase auftretende Hamartome können aufgrund ihrer Wachstumstendenz zu Hemmungsfehlbildungen führen. Ein Hamartom der vorderen und mittleren Schädelgrube kann so zur Bildung einer medianen Gesichtsspalte Anlaß geben.

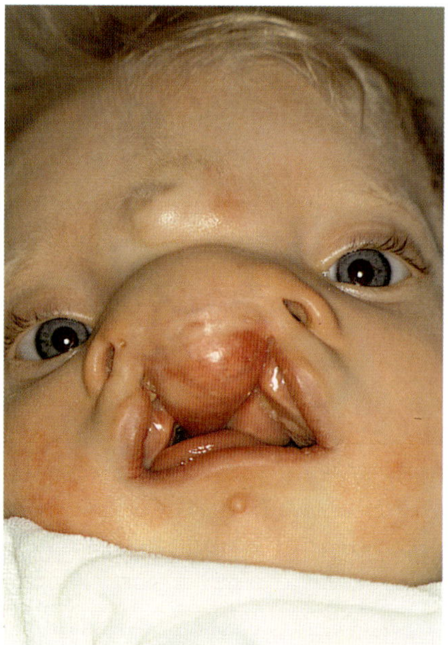

a

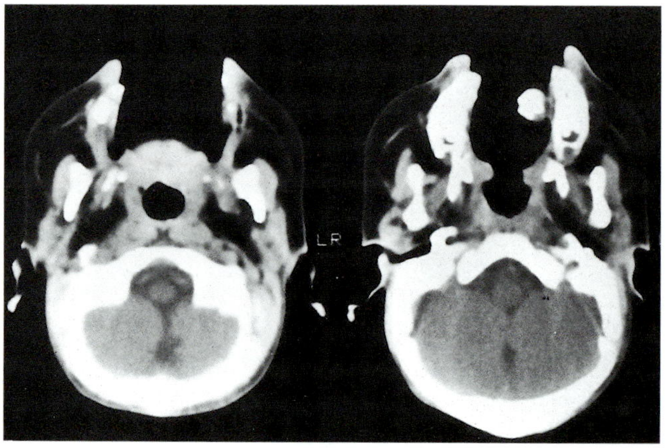

b

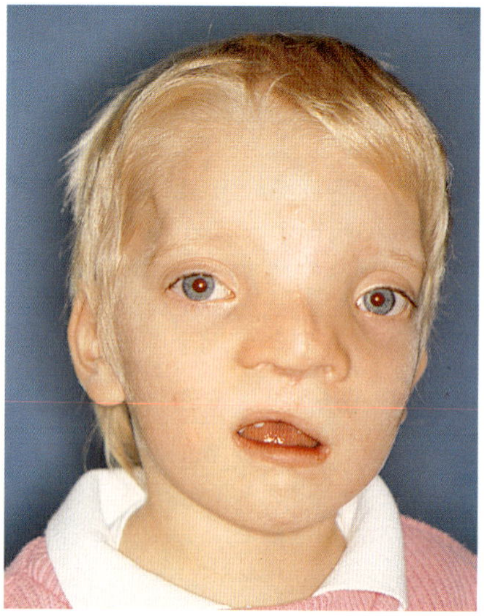

c

Abb. 38 Mediane Gesichtsspalte, bedingt durch ein intrakranielles Hamartom.

a) Klinischer Befund.
b) Computertomogramm mit Darstellung des extrem verbreiterten und gespaltenen Gesichtes.
c) Klinischer Befund sechs Jahre nach Entfernung des intra-extrakraniellen Hamartoms und Verschluß der medianen Gesichtsspalte.

Therapie. Die Therapie besteht in der Entfernung des Hamartoms und in eventuell notwendigen Korrekturen der durch das Hamartom bedingten Fehlentwicklungen (Abb. 38).

Gingivafehlbildungen

Gingivafehlbildungen treten als Symptome verschiedener Krankheitsbilder auf. In den meisten Fällen handelt es sich dabei um eine Gingivahyperplasie. Das autosomal-rezessiv erbliche *Papillon-Lefèvre-Syndrom* (s. Bd. 4) ist die bekannteste Form der Gingivahyperplasie.

Symptomatik. Sie ist gekennzeichnet durch eine flächenhafte Keratosis palmoplantaris mit z. T. Übergreifen der Verhornung auf Handrücken und Achillesbereich. Charakteristisch für das Syndrom sind Zahnstellungs- und Durchbruchsanomalien. Sobald die Milchzähne durchgebrochen sind, treten zusätzlich eine schwere Gingivitis und Parodontose mit Bildung eiterhaltiger, stinkender Alveolartaschen, Alveolaratrophien, Entzündungen und Dystrophie der Alveolarfortsätze auf (Abb. 39). Hinzu kommen Zahnlockerungen mit vorzeitigem Zahnausfall. Nach dem Verlust der Milchzähne gehen die Entzündungszeichen an der Gingiva zurück. Die Keratosen an Hand und Fuß bestehen jedoch weiter. Nach Durchbruch des permanenten Gebisses kommt es erneut zu denselben gingivalen Erscheinungen.

Therapie. Die Therapie besteht in einer frühzeitigen parodontalchirurgischen Überwachung, Anleitung zu sorgfältigster Hygiene und Überwachung der Hygiene mit üblichen parodontalprophylaktischen Maßnahmen. Bei Nichteinhaltung dieser Prophylaxe kommt es zum frühzeitigen Verlust sämtlicher Zähne [36].

Unter dieses Krankheitsbild sind auch andere seltene Krankheitsbilder mit vergleichbarem klinischen Aspekt einzuordnen. Da sie jedoch alle ähnliche Symptome wie das Papillon-Lefèvre-Syndrom zeigen und mit dem gleichen intraoralen Befund einhergehen, sollen sie nur kurz erwähnt werden. Beim *Murray-Syndrom* treten bereits in den ersten Lebensjahren schmerzlose fibröse hyaline Tumoren ubiquitär in Erscheinung, die langsam an Größe zunehmen. Sie können kalzifizieren und dann Osteomen sehr ähnlich sein. Manche dieser Syndrome können auch mit einer geistigen Retardierung oder Epilepsie verbunden sein.

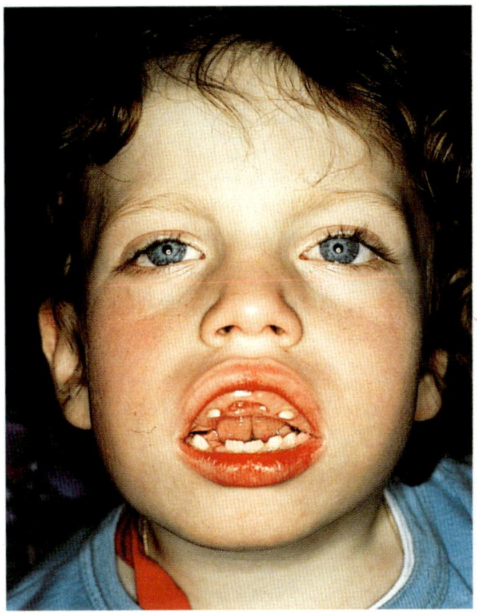

Abb. 39 Papillon-Lefèvre-Syndrom mit Gingivahyperplasie.

Schlußbemerkung

Bis heute sind zwar die Mechanismen, die zu einer Mißbildung führen, letztlich nicht bekannt. Es ist jedoch durchaus möglich, durch gute Kenntnis der Wachstumsvorgänge im Bereich des Schädels Störungen frühzeitig zu erkennen und auch zu behandeln. Die bisherige Vorgehensweise, zunächst einmal zu warten und nach Abschluß des Wachstums Korrekturoperationen durchzuführen, erscheint nicht mehr haltbar. Ziel der Bemühungen sollte es sein, Fehlbildungen zu einem frühestmöglichen Zeitpunkt zu behandeln, um weiteren Folgeschäden vorzubeugen. Nur so können durch „funktionelle Operationen" die Funktion und dadurch auch das weitere Wachstum normalisiert werden.

Literatur

[1] Bjork, A., Schieller, V.: Postnatal growth and development of the maxillary complex. In: James, A., McNamara, J. (eds.): Factors affecting the growth of the midface. University of Michigan 1976, p. 61.
[2] Brand, M., Walter, W.: Neurochirurgische Eingriffe im Bereich der Orbita und des Orbitadaches. Fortschr Kiefer Gesichtschir 22, 59 (1977).
[3] Brodie, A.-G.: On the growth pattern of the human head. Am J Anat 68, 209 (1941).
[4] Castillo-Morales, R., Renner B., Teschke, R., Avalle, C., Schmid, R. G., Scholz, F., Chapman, E.: Neurotische Entwicklungstherapie durch frühzeitige Stimulierung von motorischen Punkten. Documenta Pädiatrica, Bd. 7. Hansisches Verlagskontor, Lübeck 1978.
[5] Davies, T. M., Lewis, D. H., Gillbe, G. V.: The surgical and orthodontic management of unerupted teeth in cleidocranial dysostosis. Br J Orthod 14, 43 (1987).

[6] Delaire, J.: La croissance des os de la voûte du crâne. Principes généraux. Rev Stomatol 62, 518 (1961).
[7] Delaire, J.: Considérations sur la croissance faciale. Déductions thérapeutiques. Rev Stomatol 72, 57 (1971).
[8] Delaire, J.: La cheilo-rhinoplastie primaire pour fente labio-maxillaire congénitale unilatérale. Rev Stomatol 76, 193 (1975).
[9] Delaire, J., Billet, J., Dufour, C.: Considérations sur la glossoptose du syndrome de Robin du nouveau-né. Rev Stomatol 70, 527 (1969).
[10] Delaire, J., Billet, J., Le Diascorn, H., Couturier, J.-C.: Le syndrome de Binder (quatre observations). Rev Stomatol 7, 257 (1970).
[11] Delaire, J., Feve, R., Chateau, J. P., Courtay, D., Tulasne, J. F.: Anatomie et physiologie des muscles et du frein de la lèvre supérieure. Rev Stomatol 78, 93 (1977).
[12] Delaire, J., Lumineau, J. P., Mercier, J., Plenier, V.: Syndrome de Romberg. Hémi-atrophie faciale progressive. Rev Stomatol Chir Maxillofac 84, 313 (1983).
[13] Down, J. L. H.: Marriages of consanguinity in relation to degeneration of race. London Hosp. Clinical Lectures and Reports 3, 224 (1866).
[14] Enlow, D. W.: Handbook of facial growth. Saunders, Philadelphia 1975.
[15] Eppley, B. L., Bell, J. M. J., Sclaroff, A.: Simultaneous occurrence of dermoid and heterotopic intestinal cysts in the floor of mouth of a newborn. J Oral Maxillofac Surg 43, 880 (1985).
[16] Eschler, J.: Handbuch der plastischen Chirurgie, Bd. II, 11. De Gruyter, Berlin 1965, S. 1.
[17] Fleischer-Peters, A., Müssig, D.: Langzeitbeobachtungen der Zahn- und Gebißentwicklung bei Patienten mit Dysostosis cleidocranialis. Fortschr Kieferorthop 49, 535 (1988).
[17a] Göz, G., Wannenmacher, M., Duker, J., Jobke, A.: Die craniofaciale Entwicklung nach Strahlentherapie im Kindesalter. Fortschr Kieferorthop 49, 29 (1988).
[18] Grabb, W. C., Dingman, R. O., Oneal, R., Dempsey, P. D.: Facial hamartomas in children: neurofibroma, lymphangioma and hemangioma. Plast Reconstr Surg 66, 509 (1980).
[19] Gregg, N.: Congenital cataract following German measles in mother. Trans Ophthalmol Soc Australia 3, 35 (1941).
[20] Gundlach, K. K. H.: Mißbildungen des Kiefergelenkes: experimentelle und klinische Untersuchungen. Hanser, München–Wien 1982.
[21] Gundlach, K. K. H., Pfeifer, F.: Klassifikation und Dokumentation der angeborenen craniofacialen Anomalien. Fortschr Kiefer Gesichtschir 26, 148 (1981).
[22] Halal, F., Herrmann, J., Pallister, P. D., Opitz, J. M., Desgranges, M.-E., Grenier, G.: Differential diagnosis of Nager acrofacial dysostosis syndrome: report of four patients with Nager syndrome and discussion of other related syndromes. Am J Med Genet 14, 209 (1983).
[23] Hoevels, S.: Kraniofaciales Wachstum nach experimenteller Kraniosynostose und -ektomie an Kaninchen. Med. Diss., Freiburg 1988.
[24] Hudeck, G.: Untersuchungen an zwei Stammbäumen mit dominant vererbten Spaltbildungen im Lippen-Kiefer-Gaumen-Bereich. Med. Diss., Freiburg 1985.
[25] Ilizarov, G. A.: The principles of the Ilizarov method. Bull Hosp Jt Dis Orthop Inst 48, 1 (1988).
[26] Jonas, J., Mann, W., Schlenter, W.: Hals-nasen-ohrenärztliche Befunde beim offenen Biß. Fortschr Kieferorthop 43, 127 (1982).
[27] Jones, K. L., Smith, D. W.: Recognition of the fetal alcohol syndrome in early infancy. Lancet II, 999 (1973).
[28] Joos, U.: The importance of muscular reconstruction in the treatment of cleft lip and palate. Scand J Plast Reconstr Surg 21, 109 (1987).
[29] Joos, U., Friedburg, H.: Darstellung des Verlaufs der mimischen Muskulatur in der Kernspintomographie. Fortschr Kiefer Gesichtschir 32, 125 (1987).
[30] Joos, U.: Evaluation of the result of surgery on cleft lip and palate due to skeletal growth determinants of the cranial base. J Craniomaxillofac Surg 17, 23 (1989).
[31] Joos, U., Gilsbach, J., Werkmeister, R.: Development of the mid-face in premature craniosynostosis treated by radical osteoclastic bone removal. In: Pfeifer, G. (ed.): Craniofacial abnormalities and clefts of the lip, alveolus and palate. Thieme, Stuttgart 1991, p. 78.
[32] Joos, U.: Surgical management of skeletal open bite. In: Bell, W. H. (ed.): Modern practice in orthognatic and reconstructive surgery, vol 3. Saunders, Philadelphia 1992, p. 2060.
[33] Joos, U.: Skeletal growth after muscular reconstruction for cleft lip, alveolus, and palate. Br J Oral Maxillofac Surg 33, 139 (1995).
[34] Joos, U.: Combined surgical and functional lengthening of the anterior skull base in craniosynostosis. Br J Oral Maxillofac Surg 1997 (in press).
[35] Kuffner, H.-D., Scheunemann, H.: Zur einseitigen Osteotomie des Ober- und Unterkiefers bei Anomalien des Kiefergesichtsskeletts. Fortschr Kiefer Gesichtschir 26, 127 (1981).
[36] Lu, H.-K. J., Lin, C.-T., Kwan, H.-W.: Treatment of a patient with Papillon-Lefèvre syndrome. J Periodontol 58, 789 (1987).
[37] McNamara, J. A.: Determinants of mandibular form and growth. Proceedings of a sponsored symposium honoring Professor Robert E. Moyers. Ann Arbor (Michigan) 1975.
[38] Meyers, G. A., Day, D., Goldberg, D. E. et al. : FGFR2 exon IIIa and IIIc mutations in Crouzon, Jackson-Weiss, and Pfeiffer syndromes: evidence for missense changes, insertions, and a deletion due to alternative RNA splicing. Am J Hum Genet 58, 491 (1996).
[39] Park, W. J., Meyers, G. A., Li, X., et al.: Novel FGFR2 mutations in Crouzon and Jackson-Weiss syndromes show allelic heterogeneity and phenotypic variability. Hum Mol Genet 4, 1229 (1995).
[40] Pfeifer, G.: Die chirurgische Behandlung der Gefäßanomalien und Geschwülste im Mund-Kiefer-Gesichtsbereich in Abhängigkeit von Sitz, Größe und Lebensalter. Fortschr Kiefer Gesichtschir 22, 153 (1977).
[41] Pfeifer, G.: Diagnose und chirurgische Therapie der Anomalien des Zwischenkopfsyndroms. Fortschr Kiefer Gesichtschir 81, 151 (1981).
[42] Powiertowski, H.: Surgery of craniosynostosis in advanced cases. In: Symon, L.: Advances and technical

standards in neurosurgery, vol. 1. Springer, Wien–New York 1974, p. 91.

[43] Reuther, J., Hausamen, J.-E., Ohler, W.: Zur kryochirurgischen Behandlung von Hämangiomen. Fortschr Kiefer Gesichtschir 22, 196 (1977).

[44] Saijo, M., Munro, I. R., Mancer, K.: Lymphangioma. A long-term follow-up study. Plast Reconstr Surg 56, 642 (1975).

[45] Sailer, H.: Ergebnisse der Rotation der unteren Gesichtshälfte zur Korrektur der Dysostosis otomandibularis. Fortschr Kiefer Gesichtschir 26, 170 (1981).

[46] Sarnat, B. G.: Growth of bones as revealed by implant markers in animals. Am J Phys Anthropol 29, 225 (1968).

[47] Schettler, D., Bock, W. J., Fiebach, B. J. O.: Methode der artifiziellen Embolisierung und Blockresektion bei ausgedehntem, ossärem Angiom des Oberkiefers. Fortschr Kiefer Gesichtschir 22, 189 (1977).

[48] Scheunemann, H.: Operative Behandlung von Hämangiomen im Kiefer- und Gesichtsbereich – Indikation und Kontraindikation. Fortschr Kiefer Gesichtschir 22, 174 (1977).

[49] Schüle, H., Sauer, H.: Lymphangiome im Mundboden-Halsbereich. Fortschr Kiefer Gesichtschir 22, 185 (1977).

[50] Schwenzer, N.: Die operative Behandlung von Angiomen im Parotisbereich. Fortschr Kiefer Gesichtschir 22, 179 (1977).

[51] Scott, J. H.: The cartilage of the nasal septum. Br Dent J 95, 37 (1953).

[52] Souyris, F., Frerebeau, Ph., Gary-Bobo, A., Lamarche, J. P., Payrot, C.: Cranio-facial stenosis: an attempt at postoperative assessment. Fortschr Kiefer Gesichtschir 26, 158 (1981).

[53] Stark, H.: Embryologie, 3. Aufl. Thieme, Stuttgart–New York 1975.

[54] Steinhäuser, E.-W.: Naso-orbito-maxilläre Osteotomie zur Korrektur der Dysostosis maxillonasalis. Fortschr Kiefer Gesichtschir 22, 134 (1977).

[55] Steinhilber, W.: Die Beteiligung der Mundschleimhaut bei Gefäßanomalien und Hämangiomen des Gesichtes. Fortschr Kiefer Gesichtschir 22, 172 (1977).

[56] Stoll, P., Düker, S., Weingart, D.: Das Basalzellnaevussyndrom in der Röntgendiagnostik des Schädels. In: Radiologie. Springer, Berlin–Heidelberg–New York 1986, S. 442.

[57] Szulczewski, D. H., Meyer, U., Jones, D., Weingart, D., Joos U.: Cellular behaviour of primary bovine osteoclasts on ionomeric cement. Dtsch Z Mund Kiefer GesichtsChir 19, 281 (1995).

[58] Wexler, M.-R., Peled, I. J., Raand, Y., Mintzker, Y., Feuerstein, R.: Rehabilitation of the face in patients with Down's syndrome. Plast Reconstr Surg 77, 383 (1986).

[59] White, R. A., Dowler, L. L., Angeloni, S. V., Pasztor, L. M., McArthur, C. A.: Assignment to FGF8 to human chromosome 10q25–q26: mutations in FGF8 may be responsible for some types of acrocephalosyndactyly linked to this region. Genomics 30, 109 (1995).

Periphere und zentrale sogenannte Kiefergranulome

von Karsten K. H. Gundlach

Inhaltsübersicht

Einführung

Histopathologie

Bei größeren Gewebedefekten im Rahmen von Entzündungen, Wundheilungen und Nekrosen kommt es zur Bildung eines mesenchymalen Ersatzgewebes, des *Granulationsgewebes.* Dieses ist ein reaktives, junges, lockeres Gewebe, das in typischer Weise aus zahlreichen proliferierten Kapillarsprossen und Fibroblasten besteht. Eingestreut können sich Entzündungszellen (Makrophagen/Histiozyten, Lymphozyten, Plasmazellen und Granulozyten) finden. An den Oberflächen imponieren die Gefäßschlingen als körnige Erhabenheiten (Granula), die zu der Namensgebung „Granulationsgewebe" führten [36].

Die „Granulome" sind histomorphologisch als chronisch granulomatöse Entzündungen anzusprechen [17]. Sie sind herdförmige, geordnete, knötchenförmige, wenige Millimeter große Ansammlungen von chemotaktisch angelockten *Entzündungszellen* im Bindegewebe und histologisch stets gleichartig aufgebaut. Sie bestehen in erster Linie aus Abkömmlingen des mononukleären Phagozytensystems, insbesondere Epitheloidzellen, Makrophagen/Histiozyten und den von ihnen abstammenden mehrkernigen Riesenzellen, daneben auch aus Fibroblasten und Lymphozyten. Epitheloidzellen sind transformierte Makrophagen/Histiozyten, die vorübergehend weitgehend die zur Phagozytose wichtigen Membranrezeptoren verloren haben und in erster Linie die Sekretion katalytischer Enzyme übernehmen. Erst in zweiter Linie weisen sie phagozytische bzw. pinozytische Eigenschaften auf. Wegen der dichten epithelartigen Lagerung dieser Zellen im Bindegewebe und auch der Binnenstrukturen wegen haben sie ihren Namen „Epitheloidzellen" erhalten. Die mehrkernigen Riesenzellen entstehen wiederum durch Fusion von Epitheloidzellen.

Aufgabe des Granuloms – wie jeder Entzündung – ist die Beseitigung des auslösenden Agens. Die Präsenz von Granulomen ist das Charakteristikum der sogenannten *spezifischen Entzündung.* Dies bedeutet, daß der Aufbau eines Granuloms für jeweils eine Entzündungsursache spezifisch ist. Heute wissen wir, daß verschiedene Agenzien einen Granulomtyp hervorrufen, indem sie das *T-Zell-gebundene Immunsystem* aktivieren [13, 17, 35]. *Apikale Zahnwurzelgranulome* sind allgemeinpathologisch gesehen chronische unspezifische und nicht-granulomatöse Entzündungen. Durch den histopathologischen Aufbau ihres Bindegewebes lassen sich keine Rückschlüsse auf die Ätiologie des Prozesses ziehen. Nach neueren Erkenntnissen [13] können die Blutmonozyten, deren Vorläufer sich im Knochenmark befinden, je nach ihrer Lokalisation ihre phänotypischen Charakteristika modulieren. Das heißt, daß sie sich an die örtlichen Gegebenheiten anpassen. Im Rahmen einer entzündlichen Reaktion wandern die Blutmonozyten chemotaktisch in das Bindegewebe ein, reifen zu Makrophagen/Histiozyten, und diese werden gemeinsam mit den ortsständigen Histiozyten wiederum zu Epitheloidzellen und im gegebenen Fall zu mehrkernigen Riesenzellen. Die im Knochen integrierten ein- oder mehrkernigen knochenresorbierenden Osteoklasten, die in parenchymatösen Organen integrierten von Kupffer-Sternzellen der Leber, die Alveolarmakrophagen der Lunge, die interdigitierenden Retikulumzellen der Lymphknoten und Milz sowie die Langerhans-Zellen der Haut sind alles Abkömmlinge der Blutmonozyten und werden unter die Termini „mononukleäres Phagozytensystem" bzw. „retikuloendotheliales System" zusammengefaßt [37].

Begriffsbestimmung

Im klinischen Sprachgebrauch werden die Termini „Granulom" bzw. „granulomatöse Entzündung" und „Granulationsgewebe" teilweise als Synonyme gebraucht. Dies führt zu Mißverständnissen und hängt zum Teil mit einer nicht idealen Übersetzung des englischen Begriffs „granulomatous" zusammen, der in der angloamerikanischen Literatur leider nicht nur für „granulomatös", sondern auch für „granulierend" („granulation tissue") benutzt wird, obwohl diese Begriffe eigentlich nicht synonym sind [29].

Einige Veränderungen des Parodontiums, des Weich- und des Knochengewebes im Kieferbereich zeigen histopathologisch Analogien zum Granulationsgewebe, zu Granulomen bzw. zu deren zellulären Bestandteilen. Diese Veränderungen sind unter dem Begriff „sogenannte Granulome" bekannt und werden in diesem Kapitel abgehandelt. Ihrer Lokalisation nach können sie in zentral und peripher gelegene eingeteilt werden, wobei zentral als innerhalb, peripher als außerhalb des Kieferknochens zu verstehen ist.

Diagnostik

Die sogenannten Granulome des Kiefers können einerseits als sichtbare Geschwulst auffallen, andererseits wird manchmal der Neoplasmaverdacht nur aufgrund von Ausfällen der sensiblen oder motorischen Nerven gestellt. Auch bei Zahndurchbruchs- und Zahnstellungsanomalien ist daran zu denken, daß eine Geschwulst im Kieferknochen die mechanische Ursache für die Normabweichung darstellen könnte. Daneben kann ein Granulom auch zu einer sogenannten „pathologischen Fraktur" führen, d.h. einem Kieferbruch aus nichtigem Anlaß.

In allen Fällen, in denen bei der Untersuchung des Patienten der Verdacht auf einen Tumor gestellt wurde, ist durch eine genaue *Anamnese* nach weiteren wichtigen Hinweiszeichen zu fahnden. Erst danach erfolgt die häufig notwendige *röntgenologische Untersuchung,* bei der dann nach Radioluzenzen oder Radioopazitäten sowie nach Erhalt oder Verlust anatomischer Strukturen geforscht wird (Kompaktakontur, periostale Reaktion und Zahnwurzelresorption). Im letzteren Fall muß stets an einen lokal aggressiven Tumor gedacht werden. Nicht selten wird auf einem Röntgenbild nur zufällig eine radiologische Veränderung entdeckt, die sich später als sogenanntes Granulom entpuppt. In ausgewählten Fällen schließen sich weitere spezielle Untersuchungen an, bevor schließlich die *histologische Untersuchung* erfolgen muß.

Klassifikation

In der Mund-Kiefer-Gesichtschirurgie kommen unter anderen folgende sogenannte Granulome vor:

- sogenannte Epuliden
  - pyogenes Granulom
  - fibröse Hyperplasie
  - peripheres Riesenzellgranulom
- riesenzellhaltige tumorähnliche und tumoröse Kieferveränderungen
  - zentrales Riesenzellgranulom
  - Riesenzelltumor
  - aneurysmatische Knochenzyste
  - sogenannter brauner Tumor des Hyperparathyreoidismus
  - Cherubismus
- eosinophiles Granulom des Knochens (Histiocytosis X bzw. Langerhans-Zellen-Granulomatose)
- Wegener-Granulomatose
- sogenanntes letales, d.h. malignes Mittelliniengranulom

Sogenannte Epuliden

Die Gewebewucherungen des Zahnfleisches sind meist mesenchymaler, nur selten epithelialer Herkunft. Der größte Teil wird heute für reaktiv hyperplastisch und nicht-neoplastischer Natur gehalten.

Seit Celsus und Galen werden die lokalisierten Gingivagewächse allgemein als Epulis, d. h. „auf dem Zahnfleisch gelegene (Krankheit)", benannt. Ihre Ätiologie, Pathogenese und Dignität blieb jedoch bis in das 19. Jahrhundert hinein unklar [27, 46]. Erst vor wenigen Jahrzehnten hat in Deutschland Axhausen eine genauere histopathologische Definition und Klassifikation vorgelegt [1]:

- Epulis granulomatosa
- Epulis fibromatosa
- Epulis gigantocellularis
- Epulis sarcomatodes

Die seltene Epulis sarcomatodes erhielt ihren Namen durch das histologische Erscheinen eines stark proliferierenden Bindegewebes, das dadurch an ein Sarkom erinnert, allerdings ein gutartiges Verhalten aufweist [4].

Neben diesen vier klassischen Epuliden wird häufig auch die Epulis gravidarum genannt, die Mutschelknauss als Epulis angiomatosa bezeichnet [31]. Des weiteren sind noch die Begriffe Epulis congenita und Epulis fissurata gebräuchlich. Diese beiden Veränderungen sind aber entsprechend dem von Axhausen immer wieder betonten Grundsatz „ohne Zahn keine Epulis" nicht als Epulis zu bezeichnen [1].

Heute nehmen wir an, daß die sog. Epuliden vom Zahnhalteapparat, d.h. vom Parodontium, ausgehen. Dies wird unter anderem in zwei Eigenarten dieser Zahnfleischgeschwülste deutlich:

- Sie rezidivieren leicht und treten manchmal erst dann nicht mehr auf, wenn der dazugehörige Zahn extrahiert worden ist.
- Die sogenannte Epulis gigantocellularis hat in dem zentralen Riesenzellgranulom eine von ihr feingeweblich nicht zu unterscheidende und im klinischen Verlauf analoge tumorartige Erkrankung, die nur im Kiefer und in keinem anderen Knochen zu finden ist.

Die Epulisnomenklatur ist in nicht deutschsprachigen Ländern weitgehend ungebräuchlich; deswegen sollen in diesem Kapitel die sogenannten Epuliden mit den Termini der gültigen WHO-Klassifikation bezeichnet werden [49]:

Epulis granulomatosa:	pyogenes Granulom
Epulis gravidarum:	pyogenes Granulom
Epulis angiomatosa:	pyogenes Granulom
Epulis sarcomatodes:	pyogenes Granulom
Epulis fibromatosa:	fibröse Hyperplasie
Epulis gigantocellularis:	peripheres Riesenzellgranulom
Epulis fissurata:	sogenanntes Prothesenrandfibrom
Epulis congenita:	Granularzelltumor

Die als Epulis angesprochenen geschwulstartigen Befunde sind am ehesten irritativer, entzündlicher Natur. Sie sollten als reaktive Prozesse und nicht als Neoplasien angesehen werden. Sie können zwanglos histologisch in drei Untergruppen eingeteilt werden:

- pyogenes Granulom
- fibröse Hyperplasie
- peripheres Riesenzellgranulom

Es ist wünschenswert, daß der Terminus „Epulis" nur als klinische Beschreibung einer lokalisierten Gingivawucherung verwendet wird, bei der unterschiedliche histologische Differentialdiagnosen nicht ausgeschlossen sind (periphere odontogene Tumoren, primäres Plattenepithelkarzinom der Gingiva, metastatische Karzinome, Sarkom, malignes Melanom und malignes Lymphom). Bei der histopathologischen Festlegung der Diagnose sollten dann die Termini „pyogenes Granulom", „fibröse Hyperplasie" oder „peripheres Riesenzellgranulom" benutzt werden.

Obwohl in den meisten Lehrbüchern therapeutisch ein für alle Epuliden geltendes, einheitliches chirurgisches Vorgehen empfohlen wird, soll an dieser Stelle darauf verzichtet werden: Es darf nicht vergessen werden, daß mit dem historischen, in guter Tradition stehenden, aber doch auch euphemischen Terminus „Epulis" andere oben erwähnte maligne Entitäten bezeichnet, somit fehldiagnostiziert und folglich falsch behandelt werden können.

Pyogenes Granulom
(Abb. 1)

Das pyogene Granulom ist eine lokale reaktive Bindegewebeproliferation, die man auf der Haut und allen Schleimhäuten antreffen kann. Intraoral kommt sie am häufigsten am Zahnfleisch (hier wiederum in der Frontzahnregion) vor, kann aber auch im Vestibulum, an Zunge oder Wange auftreten. Frauen sind häufiger betroffen als Männer [11].

Ätiologie. An der Gingiva ist wohl eine Parodontitis marginalis von kausaler Bedeutung [29], desgleichen werden auch Mikrotraumen angeschuldigt (z. B. Gabeltrauma oder Bißverletzung in anderen oralen Lokalisationen).

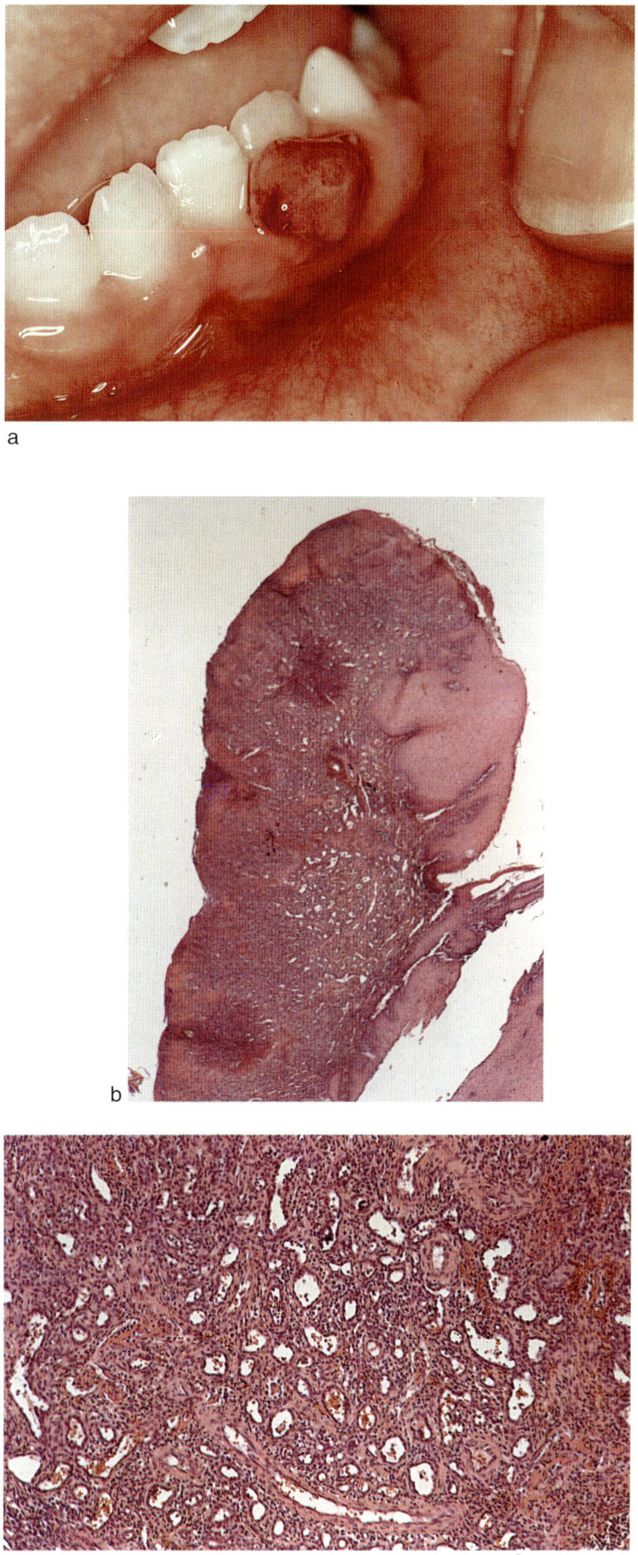

a b c

Abb. 1
Pyogenes Granulom (sog. Epulis granulomatosa).

a) Pyogenes Granulom der Gingiva bei Zahn 31/32 (neunjähriger Patient).
b) Ausgedehnte oberflächliche Ulzeration.
c) Entzündetes Granulationsgewebe.

Klinik. Klinisch stellt sich das pyogene Granulom als eine von wenigen Millimetern bis zu 2 cm durchmessende, weiche, breitbasige oder gestielte Geschwulst von roter Farbe dar, die bei Berührung leicht blutet und oberflächlich ulzeriert und weißlich belegt sein kann. Typisch für diese Läsion sind eine kurze Anamnese und – soweit am Zahnhals gelegen – die Neigung zu Rezidiven.

Histopathologie. Lichtmikroskopisch ist das pyogene Granulom ein entzündetes Granulationsgewebe, das die oberflächliche Schleimhaut polypoid vorwölbt. Letztere ist häufig ulzeriert. Die zahlreichen Kapillarsprossen, die das Bild beherrschen, liegen in einem entzündlich ödematös aufgelockerten Bindegewebe mit unterschiedlichem Reichtum an Fibroblasten und entzündlichen Infiltraten aus Granulozyten, Lymphozyten, Plasmazellen und Histiozyten. Das Ausmaß der anzutreffenden Kollagenfaserbildung ist unterschiedlich. Die Endothelien der proliferierenden Kapillarsprossen können prominent sein und in die Lichtung hineinragen. Die Gefäße sind in einigen Fällen ektatisch, was zur Bezeichnung „Granuloma teleangiectaticum" geführt hat. Die zellulär entzündliche Komponente kann schwach ausgebildet sein, was den histologischen Charakter eines Angioms vortäuschen kann und als „Epulis angiomatosa" bezeichnet wurde. Das pyogene Granulom ist ein Granulationsgewebe mit unterschiedlichen Entzündungsgraden und Kollagenfaserbildung. Granulome im eigentlichen Sinne liegen nicht vor.

Epulis gravidarum. Die „Epulis gravidarum" ist klinisch und histopathologisch ein pyogenes Granulom. Die in der Schwangerschaft auftretende hormonelle Konstellation soll die Proliferation des Bindegewebes und dadurch die Entstehung des pyogenen Granuloms begünstigen. Die Differentialdiagnose gegenüber anderen benignen oder malignen Prozessen muß stets im Auge behalten werden. Deshalb ist die histologische Untersuchung zur endgültigen Diagnose und Klassifikation der Läsion – wie bei jedem operativ entfernten Gewebe – unumgänglich.

Therapie. Bei der operativen Entfernung sollte zur Rezidivprophylaxe eventuell auch ein gewisser Teil des Periostes, des Knochens und ein entsprechender Bezirk des parodontalen Faserapparates reseziert werden. Benachbarte Zähne müssen von Zahnstein und Konkrementen befreit werden („scaling"). Im Fall eines Rezidivs kann der benachbarte Zahn nicht mehr belassen werden, wenn ein erneutes Wiederauftreten sicher vermieden werden soll.

Fibröse Hyperplasie
(Abb. 2)

Die polypoide, manchmal gestielte, meist breitbasige, derbe, blasse fibröse Hyperplasie der Gingiva [48] (sogenannte Epulis fibromatosa) wurde als ausgereifte Form des pyogenen Granuloms der Gingiva (Epulis granulomatosa) von AXHAUSEN gedeutet [1]. Das entzündliche Granulationsgewebe würde sich dem Entzündungsablauf entsprechend in ein kollagenfaserreiches, zellarmes Narbengewebe umwandeln. Für diese Spielart des sogenannten Reizfi-

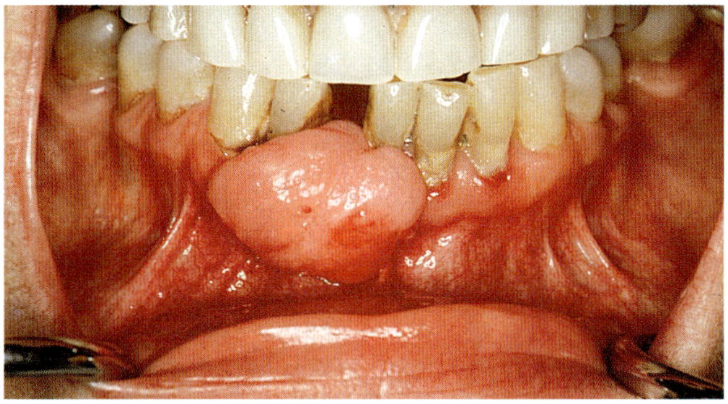

a

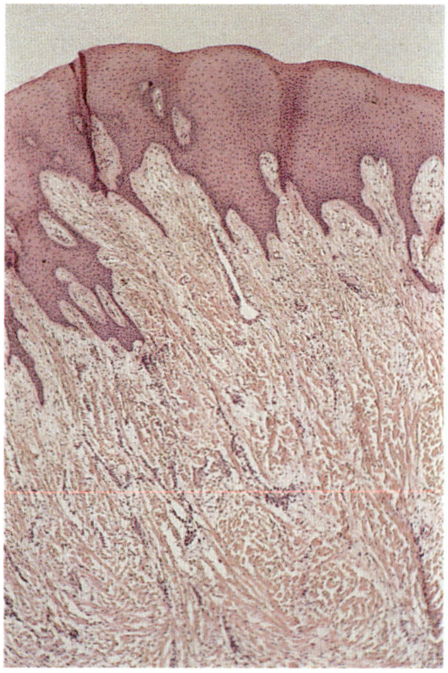

b

Abb. 2 Fibroepitheliale Reizhyperplasie der Gingiva (sogenannte Epulis fibromatosa).

a) Fibröse Hyperplasie der Gingiva bei Zahn 41/42 (84jährige Patientin).

b) Subepitheliales, zellarmes, kollagenfaserreiches Bindegewebe.

broms gilt ätiologisch, lokalisatorisch und therapeutisch das gleiche, was bereits für das pyogene Granulom des Zahnfleischrandes gesagt worden ist.

Histopathologie. Die Schleimhaut ist polypoid vorgewölbt. Subepithelial befindet sich eine knotige dichte Anlagerung von Kollagenfaserbündeln, die unregelmäßig, angedeutet geflechtförmig angeordnet sind. Fibrozyten und Fibroblasten sind kaum anzutreffen. Die spärlich eingelagerten kleinen Blutgefäße sind schmal und werden von flachen Endothelien ausgekleidet. Entzündliche Infiltrate fehlen in der Regel. Wenn diese vorhanden sind, lokalisieren sich die Lymphozyten und Plasmazellen subepithelial oder perivaskulär. Übergangsbilder eines pyogenen Granuloms in eine lokale fibröse Hyperplasie sind anzutreffen. Manchmal liegen fibroblastenreiche oder auch kollagenfaserreiche Areale vor, in denen verkalkte Hartgewebebildungen eingelagert sind, die einen knochen- bzw. zementartigen Aufbau aufweisen. In der englischsprachigen Literatur werden diese Fälle als „periphere ossifizierende Fibrome" bezeichnet [11].

Prothesenrandfibrom. Hahnenkammähnlich erhaben und teilweise gestielt ist das sogenannte Prothesenrandfibrom (sogenannte Epulis fissurata) (Abb. 3). Es ist häufig multipel und dabei kulissenartig gestaffelt bukkal, labial oder lingual im Bereich des Randes einer Prothese zu finden. Das über Jahre bestehende Trauma der beim Kauakt und beim Sprechen sich bewegenden Prothesenränder mit einer dadurch provozierten Entzündung ist die Ursache dieser Art einer sogenannten fibroepithelialen Reizhyperplasie. Die Oberfläche ist manchmal ulzeriert. Man sieht sie im Ober- und Unterkiefer von Patienten im höheren Lebensalter (speziell 49–60 Jahre alt). Frauen sind häufiger als Männer betroffen [6].

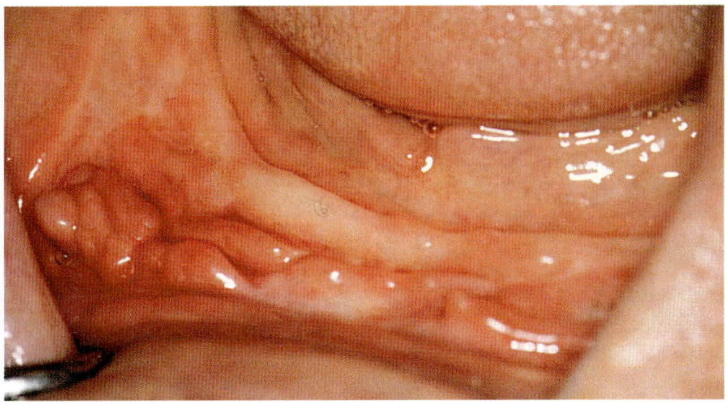

Abb. 3 Fibröse Hyperplasie (sogenanntes Prothesenrandfibrom) des Unterkiefervestibulums rechts (74jähriger Patient).

Bösartige Formen sind nicht bekannt. Jedoch wird manches Plattenepithelkarzinom anfänglich leider fälschlich als Prothesenrandfibrom behandelt.

Therapie. Die Therapie der Wahl besteht in einer Exzision des herausragenden Gewebes mit nachfolgender histologischer Untersuchung. Häufig ist eine chirurgische Verbesserung des Prothesenlagers, und stets ist die Anfertigung neuer Prothesen die notwendige nachfolgende therapeutische Maßnahme.

Histopathologie. Das Prothesenrandfibrom hat einen analogen Aufbau wie die lokalisierte fibröse Hyperplasie der Gingiva. Es besteht aus einem dichten, kollagenfaserreichen, zellarmen Bindegewebe mit wenigen, schmalen, kleinen Blutgefäßen, das Narbengewebe darstellt. Subepithelial sowie perivaskulär können Lymphozyten und Plasmazellen liegen. Die Oberfläche ist in einigen Fällen ulzeriert. Übergänge einer chronisch granulierenden, vernarbenden Schleimhautentzündung in ein Prothesenrandfibrom sind häufig histologisch nachweisbar.

Reizfibrome. Ubiquitär in der Mundhöhle, speziell aber in der Wangenschleimhaut an der Interdentallinie, sind kleine, breitbasige oder gestielte sogenannte Reizfibrome anzutreffen (Abb. 4). Sie stellen nur selten eine echte Neoplasie dar und sind i.d.R. reaktive, entzündlich bedingte, lokalisierte, fibröse Hyperplasien. Obwohl ein großes theoretisches Interesse bestünde, die sogenannten Reizfibrome, d.h. lokalisierte, fibröse Hyperplasien reaktiver ent-

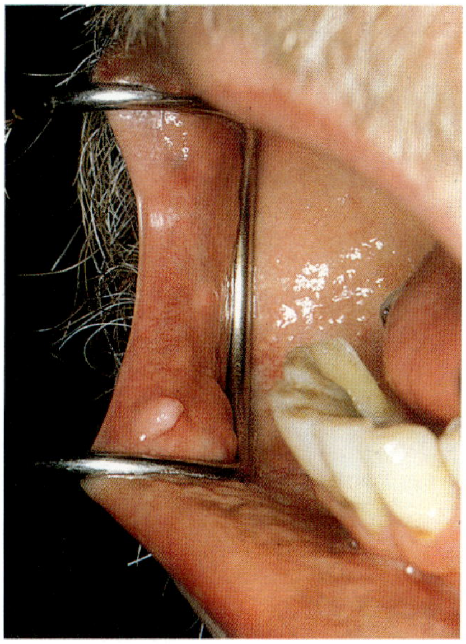

Abb. 4 Fibröse Hyperplasie (sogenanntes Reizfibrom) der Unterlippenschleimhaut rechts (58jähriger Patient).

zündlicher Genese, von den wahren Neoplasien (echten Fibromen) abzugrenzen, wäre die Differenzierung kaum von praktischem Nutzen. Klinisch und histologisch sind sie zum Verwechseln ähnlich, ihre Therapie ist identisch [28]. Beide können an allen Wänden und Organen der Mundhöhle angetroffen werden, sind von derber Konsistenz, häufig gestielt und verursachen nur selten Beschwerden. Die einfache Exzision mit nachfolgender histologischer Aufarbeitung ist immer angezeigt. Beide Geschlechter und alle Lebensalter sind betroffen.

Peripheres Riesenzellgranulom (Abb. 5)

Das typische periphere Riesenzellgranulom begegnet uns am Zahnfleischrand als dunkelrote bis bläuliche Epulis. Es findet sich im menschlichen Körper nur an der Gingiva und wird als eine nicht-neoplastische, lokalisierte, reaktive Zellproliferation aufgefaßt.

Klinik. Klinisch gleicht es in vieler Hinsicht dem pyogenen Granulom der Gingiva und der am Zahnfleisch lokalisierten fibrösen Hyperplasie. Alle drei Epulisformen werden häufiger in der Front des Ober- und Unterkiefers als im Seitenzahnbereich und seltener bei männlichen als bei weiblichen Patienten angetroffen [11]. Die Farbe des pyogenen Granuloms ist hellrot, der fibrösen Hyperplasie blaß, des peripheren Riesenzellgranuloms dunkelrot bis blau. Sie sind benigne, neigen allerdings zu Rezidiven, die sich dann endgültig beherrschen lassen, wenn neben der Exzision der befallenen Gingiva, des Periostes und der Entfernung des betroffenen Alveolarknochens auch der benachbarte Zahn extrahiert wird.

Histopathologie. Feingeweblich zeigen die peripheren Riesenzellgranulome ein analoges Bild wie die sogenannten zentralen Riesenzellgranulome (siehe unten). Die Bezeichnung peripher oder zentral hängt nur von der Lokalisation (am Zahnfleisch oder intraossär) ab.

Riesenzellhaltige tumorähnliche und tumoröse Kieferveränderungen

Die WHO registriert über 30 verschiedene Typen von Knochentumoren, wobei etwa die Hälfte als

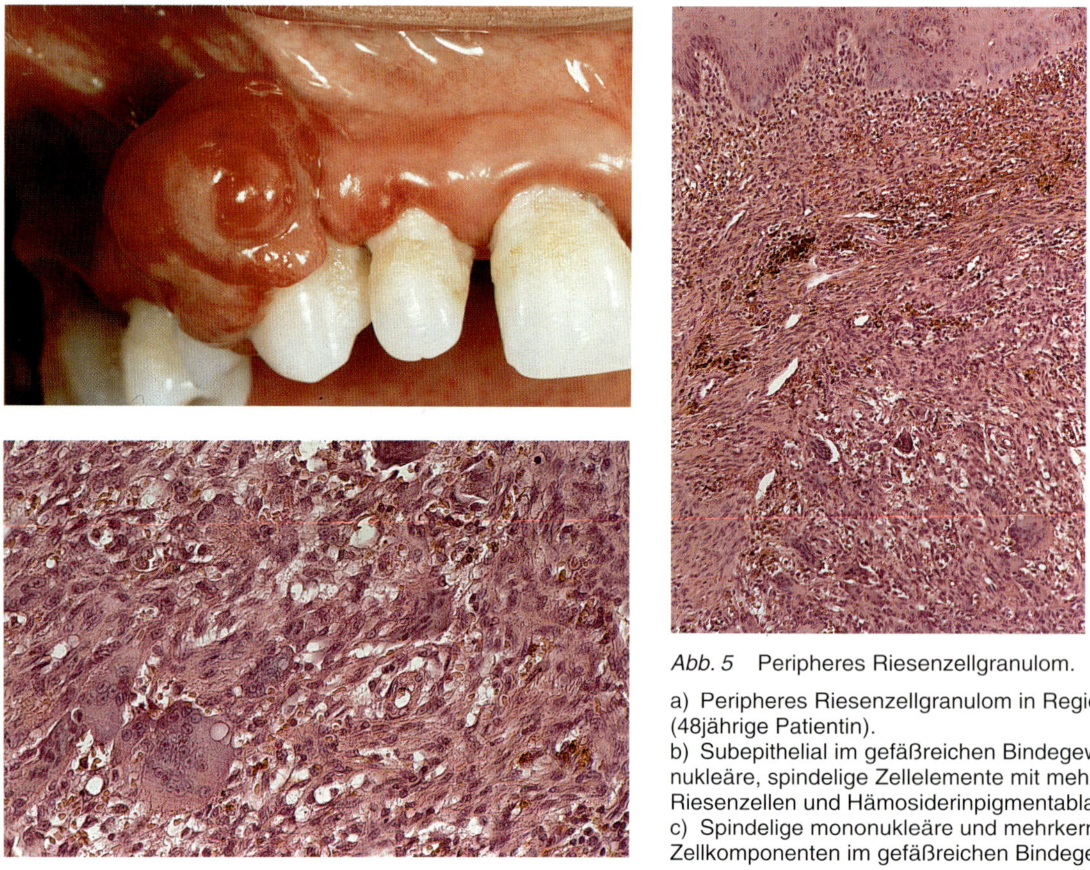

a b c

Abb. 5 Peripheres Riesenzellgranulom.

a) Peripheres Riesenzellgranulom in Regio 13 (48jährige Patientin).
b) Subepithelial im gefäßreichen Bindegewebe mononukleäre, spindelige Zellelemente mit mehrkernigen Riesenzellen und Hämosiderinpigmentablagerungen.
c) Spindelige mononukleäre und mehrkernige Zellkomponenten im gefäßreichen Bindegewebe.

Knochentumoren im engeren Sinne verstanden werden kann [39]. Wegen ihrer Seltenheit ist sowohl die Diagnostik als auch die Erfassung der Dignität des einzelnen Tumors schwierig.

Eine Befunderhebung ist selbstverständlich ohne *Röntgendiagnostik* nicht möglich. Im Bereich der Kiefer sind differentialdiagnostisch die odontogenen Tumoren und Zysten und die fibrösen zemento-/ossifizierenden Kieferläsionen zu berücksichtigen. Daneben ermöglicht auch die *Knochenszintigraphie* eine gute Darstellung der veränderten Bezirke. Wesentliche zusätzliche Informationen erbringen *Laboruntersuchungen* wie Kalzium-, Phosphat-, Phosphatase- und Parathormon-Spiegel im Serum. Da eine *Probebiopsie* ohne Zusammenarbeit mit dem auswertenden Pathologen eine nur ungenügende Aussagekraft besitzt, sollte sie nicht in der Praxis, sondern nur direkt vor der Therapie in der Fachklinik erfolgen [8].

In diesem Kapitel sollen nur die riesenzellhaltigen Tumoren und tumorähnlichen Veränderungen sowie das eosinophile Granulom (Histiocytosis X bzw. Langerhans-Zellen-Granulomatose) beschrieben werden. Die Mehrzahl, wenn nicht die Gesamtzahl der Riesenzellgeschwülste der Kiefer ist *benigne.* Die häufigsten sind die zentralen Riesenzellgranulome nach Jaffé [21], die nie metastasieren und als benigne reaktive Veränderungen angesehen werden. Sie sind eine Eigenart der Kiefer, da sie im übrigen Skelettsystem nicht diagnostiziert werden. Sie stehen im deutlichen Gegensatz zu den echten Riesenzelltumoren, die extrem selten (wenn überhaupt) im Kiefer auftreten, aggressiv wachsen und metastasieren.

Zentrales Riesenzellgranulom
(Abb. 6)

Die Grenze zwischen den peripheren zu den zentralen Riesenzellgranulomen ist unscharf. Die peripheren, an der Gingiva gelegenen Riesenzellgranulome können genauso wie die zentralen sogar mehrfach rezidivieren, zeigen allerdings kein aggressives Wachstum und metastasieren nie.

a b c d

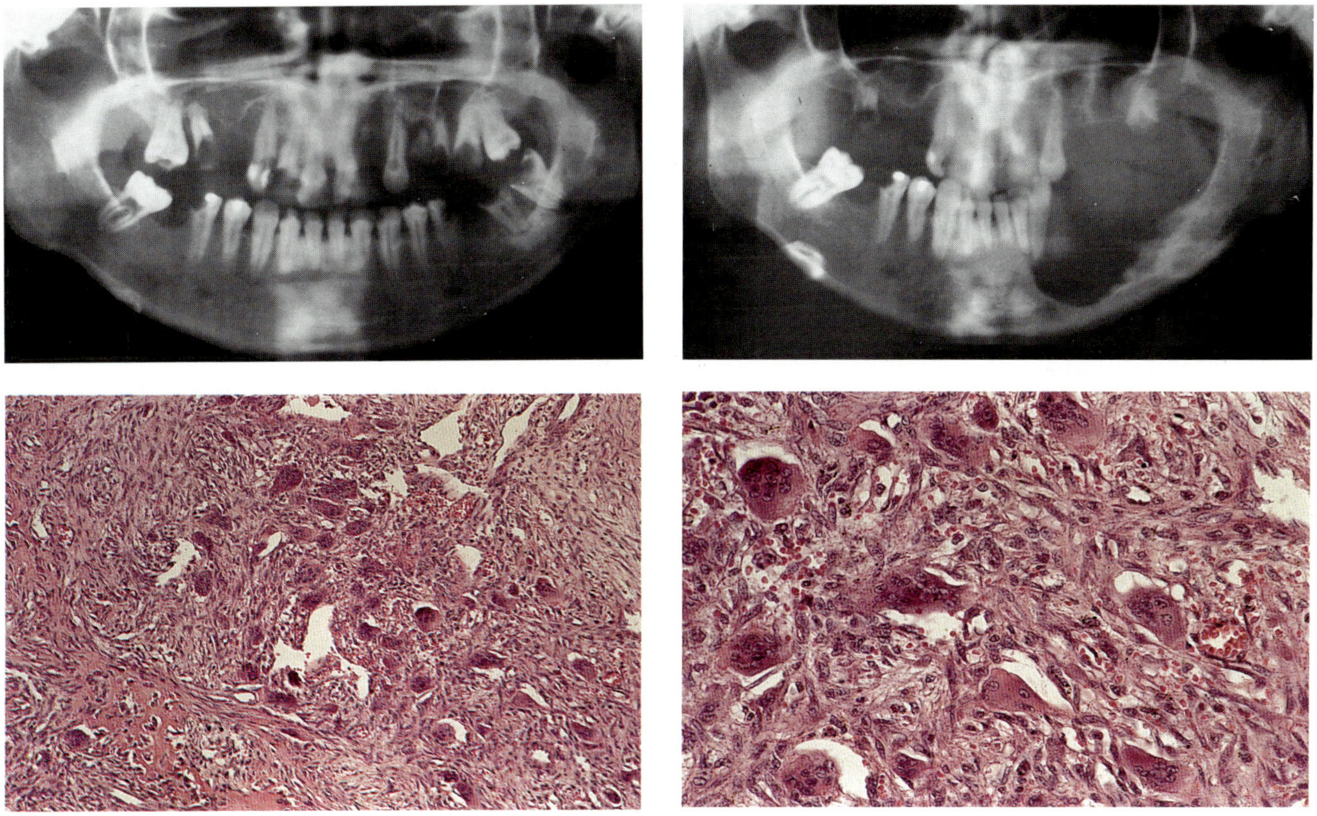

Abb. 6 Zentrales Riesenzellgranulom.

a) Röntgenbefund vor Entstehung des zentralen Riesenzellgranuloms (19jährige Patientin).
b) Röntgenbefund zwei Jahre später: zentrales Riesenzellgranulom im linken Unterkieferkörper.
c) Gefäßreiches Bindegewebe mit mononukleärer und mehrkerniger Zellkomponente. Herdförmige Knochenneubildung.
d) Anhand des Zellbildes keine differentialdiagnostische Abgrenzung gegenüber dem peripheren Riesenzellgranulom möglich.

Klinik. Das zentrale Riesenzellgranulom ist ein Prozeß der heranwachsenden Jugend (10–25 Jahre alt), der häufiger beim weiblichen als beim männlichen Geschlecht vorkommt. Er tritt vermehrt im Unterkiefer auf und kann zu Auftreibungen des Knochens und Zahnlockerungen führen. Röntgenologisch imponiert er als eine unscharf begrenzte, manchmal polyzystische Aufhellung. Diese kann der eines Ameloblastoms oder eines zentralen Hämangioms gleichen.

Therapie. Die Behandlung besteht in der einfachen Kürettage. Ein eventuelles Rezidiv sollte identisch behandelt werden. In neueren Lehrbüchern [32] wird manchmal zwischen nicht-aggressiven und aggressiven Formen unterschieden. Letztere sind seltener (20%) und neigen eher zu Rezidiven, sind aber **nicht** mit dem sog. braunen Tumor (s.u.) oder dem echten Riesenzelltumor (s.u.) zu verwechseln.

Histopathologie. Die peripheren und zentralen Riesenzellgranulome der Kiefer sind in ihrem feingeweblichen Aufbau voneinander nicht zu unterscheiden. Histologisch bieten sie einen soliden Aspekt. Sie sind durch ein dichtes, zellreiches Gewebe aus spindeligen mononukleären Zellen, die fibroblastischen oder histiozytären Ursprungs sind, charakterisiert [30]. Sie liegen angedeutet geflechtförmig angeordnet, ihre Zellkonturen sind relativ unscharf, die zentralen Zellkerne länglich-oval mit plumpen Kernpolen. Mitosen können vermehrt vorkommen. Dazwischen befinden sich zahlreiche schmale erythrozytenhaltige Gefäßlichtungen mit flachem Endothel. Zwischen der dichten mononukleären Zellkomponente, aber bevorzugt an den Gefäßlumina, sowie intraluminal liegen mehrkernige Riesenzellen. Sie sind rundlich-oval, eosinophil, und ihre Kerne liegen zum Teil exzentrisch, zum Teil erscheinen sie im Zytoplasma unregelmäßig verteilt. Die Kernanzahl beträgt bis zu 25. Die Größe oder Kernanzahl der Riesenzellen erlaubt allerdings keine differentialdiagnostische Abgrenzung gegenüber anderen riesenzellhaltigen Kieferveränderungen.

Herdförmig liegen Hämosiderinpigmentablagerungen in unterschiedlichem Maße als Überrest vorausgegangener Erythrozytenextravasationen. Eine Kollagenfaserbildung ist i.d.R. gering. Das Stroma kann herdförmig eine myxoide Transformation zeigen. In der mononukleären Zellkomponente können Hartgewebeneubildungen eingeschlossen sein, teilweise als unreifer Geflechtknochen, teilweise als lamellär aufgebaute Knochenbälkchen mit Osteoblastensäumen.

Diagnostik. In der *histopathologischen Differentialdiagnose* gegenüber den zentralen Riesenzellgranulomen kommen auch die aneurysmatische Knochenzyste, der sogenannte braune Tumor des Hyperparathyreoidismus und die Rezidive eines Cherubismus in Betracht. Diese können manchmal nur sehr schwierig, wenn überhaupt voneinander zu unterscheiden sein. Die aneurysmatische Knochenzyste ist charakterisiert durch endothelfreie, kavernöse, blutgefüllte Hohlräume. Allerdings gibt es Überschneidungen zwischen der aneurysmatischen Knochenzyste und dem zentralen Riesenzellgranulom. Der Cherubismus bietet ein charakteristisches klinisches Bild. Im Hinblick auf die Differentialdiagnose des braunen Tumors sollten bei jedem Patienten mit einer riesenzellhaltigen, tumorartigen Kieferveränderung unbedingt Kalzium- und Phosphatspiegel, die alkalische Phosphatase im Serum und eventuell Harnelektrolyte und Parathormon-Serumspiegel untersucht werden, da der Hyperparathyreoidismus laborchemisch ausgeschlossen werden kann [30].

Echter Riesenzelltumor

> Der echte Riesenzelltumor wurde früher wegen der Osteoklasten-ähnlichen Riesenzellen auch als *Osteoklastom* bezeichnet. Er ist eine Rarität, zumeist lokal aggressiv, neigt zu Rezidiven und kann Metastasen setzen (vornehmlich in die Lunge).

Vor ca. 20 Jahren sind die zentralen Riesenzellgranulome des Kiefers oft fälschlich als Riesenzelltumoren angesprochen und dementsprechend unnötig aggressiv chirurgisch behandelt worden.

Klinik. Die Prädilektionsstelle des echten Riesenzelltumors ist der Extremitätenbereich, und hier speziell in den Epiphysen der langen Röhrenknochen (z. B. am Knie). Röntgenologisch ist er als relativ gut begrenzte Osteolyse erkennbar. Beide Geschlechter sind etwa gleich häufig betroffen, und zwar zumeist im Alter von 20–40 Jahren [39], nicht jedoch im Kindesalter, also vor dem 15. Lebensjahr [7]. Der echte Riesenzelltumor wird extrem selten im Kauschädel angetroffen und wird – wenn überhaupt – wohl nur im Rahmen des Morbus Paget in dem von dieser Krankheit veränderten Knochen diagnostiziert [2, 44].

Histopathologie. Histopathologisch sind der Riesenzelltumor und das zentrale Riesenzellgranulom sehr schwierig auseinanderzuhalten. Qualitativ sind bei beiden die mononukleären Zellkomponenten sowie die mehrkernigen Riesenzellen identisch. Beim Riesenzelltumor sollen die mononukleären Zellen dichter aneinander gepackt und die Kollagenfasern in geringerer Menge vorhanden sein [28].

Je nach der Morphologie der Zellkerne in den mononukleären Zellelementen (isomorph, gering oder deutlich polymorph) kann man ein histologisches Grading bei den Riesenzelltumoren (der Extremitäten) vornehmen. Allerdings lassen sich aus dem Grad keine definitiven Rückschlüsse über die Dignität des Tumors ziehen, da auch bei Grad-I-Formen Rezidive und Metastasen beobachtet wurden [7].

Aneurysmatische Knochenzyste (Abb. 7) (s. Bd. 9)

> Die aneurysmatische Knochenzyste ist eine gutartige Knochenläsion der ersten und zweiten Lebensdekade, die nicht als echter Tumor betrachtet wird. Es sind Spontanregressionen dokumentiert worden. Sie lokalisiert sich in der Metaphyse der langen Röhrenknochen, in den Wirbelkörpern und in den flachen Knochen des Skelettsystems. In den Kieferknochen kommt sie selten vor [41].

Klinik. Die aneurysmatische Knochenzyste ist durch eine schmerzhafte Schwellung der betroffenen Region charakterisiert. Diese kann rasch an Größe zunehmen und einen malignen Tumor vortäuschen. Röntgenologisch sieht man eine seifenblasenartige Osteolyse im aufgetriebenen Knochenbereich mit einer bis zu papierdünnen Kompakta.

Ätiologie. Die Ätiologie der aneurysmatischen Zyste wie auch des zentralen Riesenzellgranuloms ist nicht geklärt. Pathogenetisch werden bei der aneurysmatischen Knochenzyste Veränderungen unbekannter Ursache in der intraossären hämodynamischen Regulation diskutiert.

Therapie. Die Kürettage stellt zunächst die Therapie der Wahl dar. Rezidive kommen im Kieferbereich selten vor; treten sie jedoch auf, ist eine Kieferteilresektion mit Sofortrekonstruktion empfehlenswert [38].

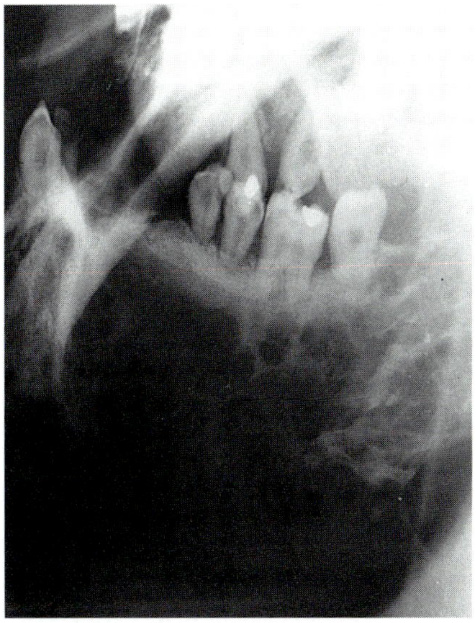

a

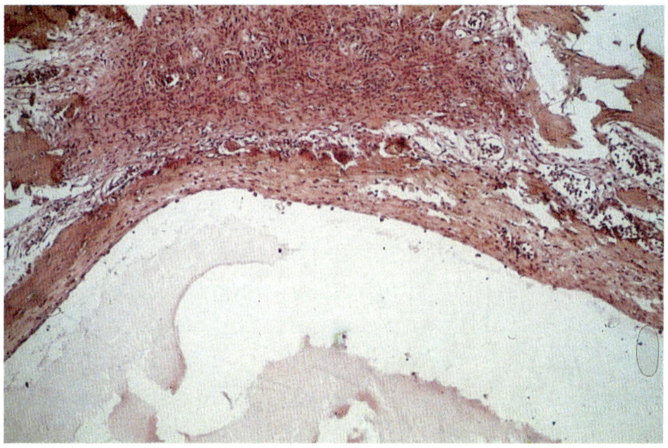

b

Abb. 7 Aneurysmatische Knochenzyste.

a) Aneurysmatische Knochenzyste im linken Unterkieferkörper (22jährige Patientin). Röntgenbefund.

b) Ausgedehnte endothelfreie Hohlräume, die begrenzt werden von abgeflachten Fibroblasten, teilweise vage an Endothel erinnernd. In der Wand mehrkernige Riesenzellen.

Histopathologie. Das histopathologische Charakteristikum der aneurysmatischen Knochenzyste sind die kavernösen, blutgefüllten, vermutlich endothelfreien Hohlräume. Dazwischen befindet sich ein dichtes, zellreiches Gewebe aus spindeligen mononukleären Zellelementen fibroblastischer oder histiozytärer Herkunft mit eingestreuten mehrkernigen Riesenzellen, die eine Beziehung zu den blutgefüllten Hohlräumen zeigen können. Interzellulär können Hartsubstanzbildungen (Osteoidsäume, Geflechtknochen oder gar Knorpel) sowie Hämosiderinablagerungen und Einblutungen liegen [41].

Diagnostik. Die morphologische Differentialdiagnose zu den anderen riesenzellhaltigen Kieferläsio nen und die möglichen Übergangsbilder zwischen dem zentralen Riesenzellgranulom und der aneurysmatischen Knochenzyste wurden bereits angesprochen (s. S. 411 f.).

Sogenannter brauner Tumor des Hyperparathyreoidismus (Abb. 8)

Das von den Nebenschilddrüsen produzierte und ausgeschüttete *Parathormon* steuert die Darm- und Nierenabsorption sowie über osteoklastäre Knochenresorption den Kalziumhaushalt. Im Fall eines Hyperparathyreoidismus können im Rahmen dieser von Recklinghausen-Krankheit [34] via einer gesteigerten Osteoklastentätigkeit und einer vermehrten, lokal betonten Knochenauflösung mit fibrösem Gewebeersatz auch reaktive sogenannte „braune Tumoren" auftreten [37]. Sie sind nicht als echte Tumoren aufzufassen. Regressionen nach Parathyreoidektomie sind dokumentiert worden.

Klinik. Braune Tumoren befallen vorwiegend die Diaphysen der langen Röhrenknochen, Rippen, Kiefer oder Schädelkalotte. Allerdings sind sie extrem selten und kommen in maximal 4% aller Fälle mit operativ gesichertem Nebenschilddrüsenadenom vor [7]. Radiologisch können sie als gut begrenzte homogene Osteolyse oder als eine blasig-zystische Radioluzenz auffallen.

Therapie. Es empfiehlt sich die internistische und/oder chirurgische Behandlung des Hyperparathyreoidismus. Dem Zahnarzt oder dem Kieferchirurgen

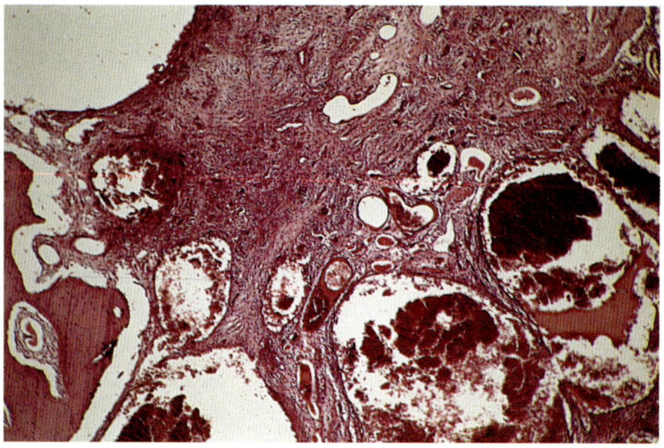

Abb. 8 Brauner Tumor des Hyperparathyreoidismus. Blutgefüllte, endothelfreie, kavernöse Hohlräume neben soliden Gewebearealen.

obliegt die Schienung der gelockerten Zähne. Ein operativer Eingriff am Kiefer ist – außer zur Stellung der Diagnose – meist nicht indiziert.

Histopathologie. Histomorphologisch stellt der sogenannte braune Tumor den Höhepunkt einer herdförmigen Fibroosteoklasie dar. Der Knochen wird durch ein- und mehrkernige Osteoklasten resorbiert und durch gut vaskularisiertes, fibroblastenhaltiges, relativ kollagenfaserarmes Bindegewebe ersetzt. Die braune Farbe entsteht durch Einblutungen und Hämosiderinablagerungen. Histologisch kann der braune Tumor solide und kavernöse Areale aufweisen. Die solid aufgebauten Areale sind morphologisch i.d.R. vom zentralen Riesenzellgranulom und die zystischen Areale von der aneurysmatischen Knochenzyste nicht sicher abzugrenzen [26].

Diagnostik. Von zentraler differentialdiagnostischer Bedeutung sind die laborchemischen Blutbefunde des Hyperparathyreoidismus (erhöhter Kalzium-, erniedrigter Phosphatspiegel und erhöhter Wert der alkalischen Phosphatase im Serum).

Cherubismus (Abb. 9)

Differentialdiagnostisch muß bei den riesenzellhaltigen Kieferläsionen auch an den Cherubismus gedacht werden [5]. Dieses Krankheitsbild wird manchmal fälschlich als „familiäre fibröse Dysplasie" bezeichnet. Es tritt familiär gehäuft auf, eine autosomal-dominante Vererbung liegt nahe.

Klinik. Der Cherubismus befällt nahezu ausschließlich die Kieferknochen, manifestiert sich klinisch zumeist im Alter von 2–4 Jahren und führt stets bilateral zu einer symmetrischen Auftreibung der Ober- und/oder Unterkiefer. Radiologisch ist dieses Krankheitsbild durch polyzystische/seifenblasenartige Aufhellungen gekennzeichnet. Die Erkrankung des Oberkiefers ruft manchmal eine Veränderung des Gesichtsausdruckes hervor, der an barocke Putten erinnert und zum Namen Cherubismus geführt hat.

Die Vermehrung des pathologisch veränderten Gewebes im Knochen resultiert in Okklusionsstörungen, in einer Verdrängung bzw. Verlagerung von Zahnkeimen und verhindert eventuell gar deren Ausbildung. Sie schränkt manchmal auch die Mundöffnung ein und behindert in seltenen Fällen die Atmung.

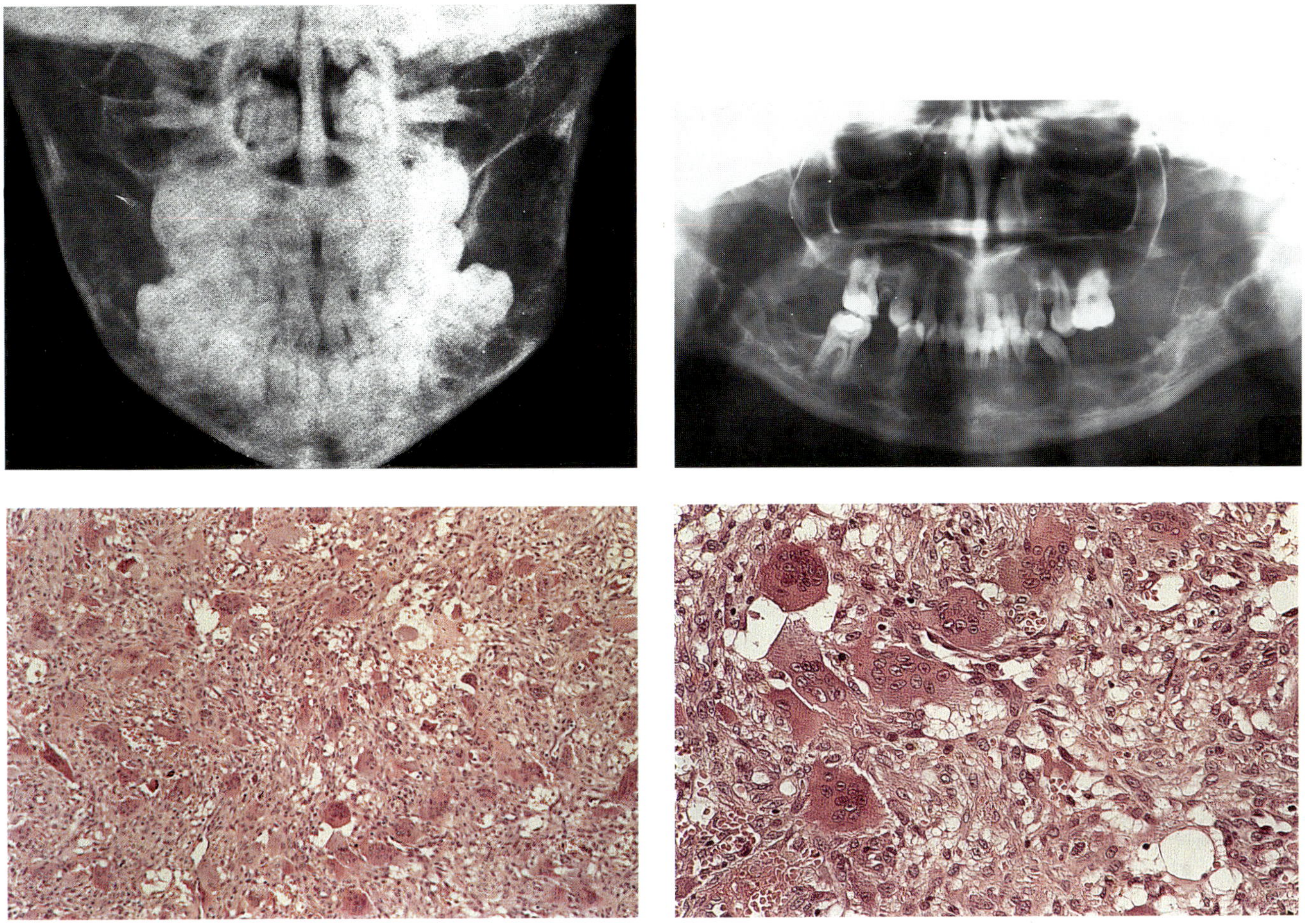

a b c d

Abb. 9 Cherubismus.

a) Röntgenbefund (aus: Meyer, E.: A propos d'un curieux rapport entre cherubisme et tumeur à myeloplaxes du maxillaire. Thèse pour le Doctorat en Médécine, Paris 1970).

b) Panoramaschichtaufnahme 20 Jahre später: fokale Rezidive im Ober- und Unterkiefer.

c) Gefäßreiches Bindegewebe mit mononukleärer spindeliger und mehrkerniger Zellkomponente.

d) Vergrößerter Ausschnitt aus Abbildung 9 c.

Therapie. Obwohl meist mit Eintritt in das Schulalter die Größenzunahme der Auftreibungen abnimmt und nach der Pubertät die Veränderungen rückläufig sind, ist ein chirurgisches Eingreifen manchmal nicht zu vermeiden. Hier empfiehlt sich die Kürettage und eine modellierende Osteotomie, wenn möglich erst nach Abschluß der Wachstumsphase. Auch nach dem 20. Lebensjahr kann eine ab und zu wieder auftretende fokale Restaktivität beobachtet werden, deren Foci an zentrale und/oder periphere Riesenzellgranulome erinnern.

Histopathologie. Beim Cherubismus sieht man histopathologisch ein relativ zellreiches, zum Teil lockeres, zum Teil kollagenfaserreiches Gewebe, das auch myxomatös umgestaltet sein kann. Zwischen den mononukleären fibroblastenartigen Zellelementen, die die Hauptzellzahl ausmachen, liegen eingestreut mehrkernige Riesenzellen [18]. Diese weisen keine Merkmale auf, die in der Differentialdiagnose zu anderen riesenzellhaltigen Kieferläsionen von Nutzen sein könnten. Knöcherne Trabekel sind in charakteristischer Weise und im Gegensatz zur fibrösen Dysplasie nicht vorhanden.

Diagnostik. Für die Diagnosestellung des Cherubismus stehen die für das Syndrom charakteristische Klinik sowie die positive Familienanamnese im Vordergrund, die histopathologischen Veränderungen untermauern die Diagnose.

Fibröse Dysplasie Jaffé-Lichtenstein

Die echte fibröse Dysplasie Jaffé-Lichtenstein (Abb. 10) ist eine benigne tumorartige, vermutlich anlagebedingte Veränderung des Knochens [21].

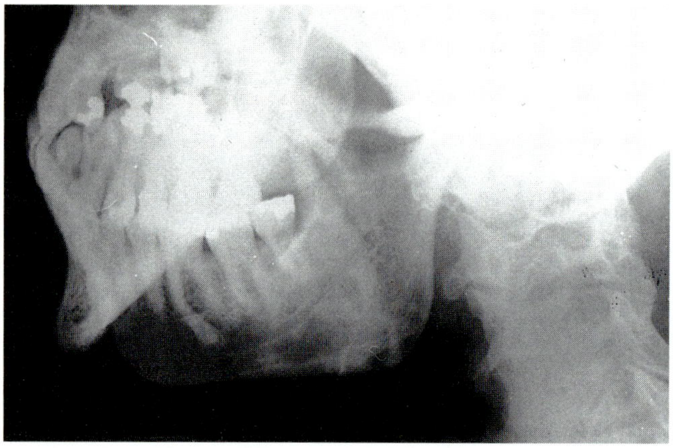

Abb. 10 Fibröse Dysplasie des rechten Unterkiefers (41jährige Patientin). Röntgenbefund.

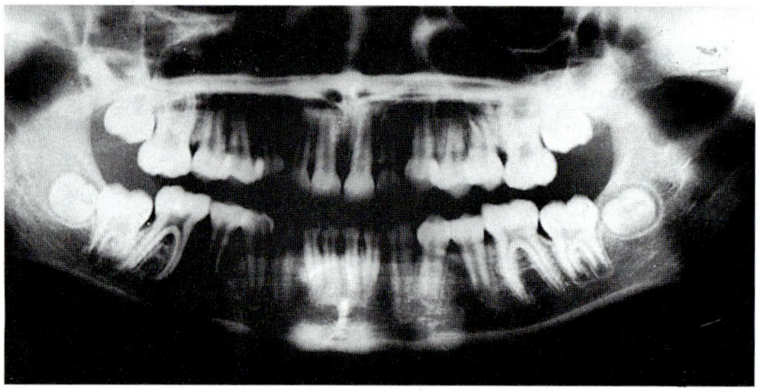

a

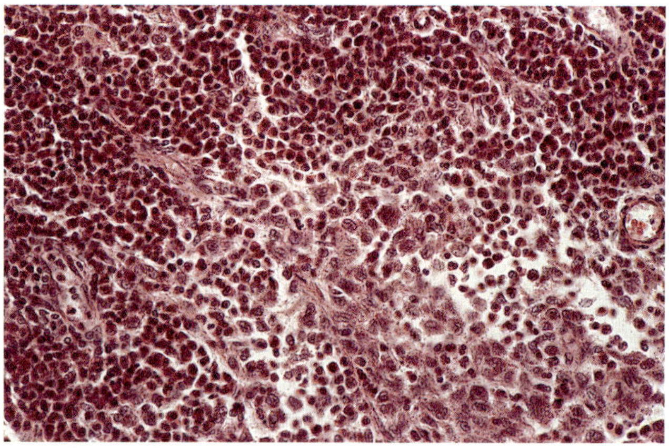

b

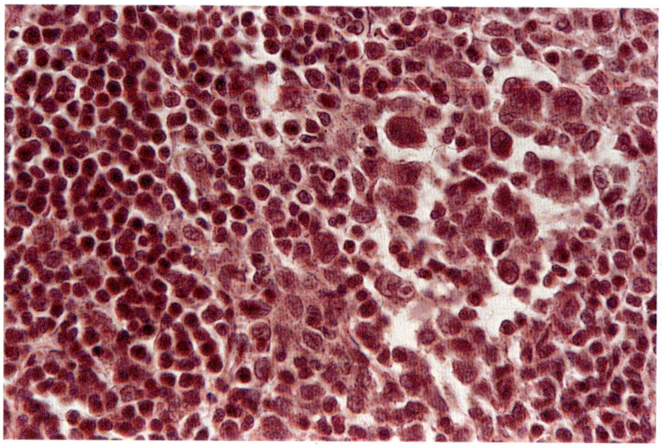

c

Meist sind weibliche Patienten im Kindesalter oder während der Adoleszenz betroffen. Im Gegensatz zum Cherubismus ist die Familienanamnese leer.

Klinik. Klinisch kann man die fibröse Dysplasie in eine monostotische und eine polyostotische Form (sowie in das McCune-Albright-Syndrom) unterteilen [15]. Jeder Knochen des Skeletts kann befallen sein. Im Bereich des Kauschädels ist das Mittelgesicht häufiger als der Unterkiefer erkrankt – beide jedoch meist nur einseitig [15]. Röntgenologisch stellen sie sich als unscharf begrenzte, milchglasartige Verdichtungsareale dar.

Histopathologie. Die fibröse Dysplasie ist histologisch durch ein fibröses Fasergewebe charakterisiert, das in typischem Wirbelmuster angeordnet ist und girlandenförmige Trabekel unreifen, nichtlamellären Faserknochens enthält. Letztere erinnern in ihrer Form an chinesische Schriftmuster. In typischer Weise liegt kein Osteoblastensaum vor. Kollagenfaserbündel setzen senkrecht an den Faserknochenbälkchen an.

Eosinophiles Granulom des Knochens
(Abb. 11)

1953 definierte LICHTENSTEIN den Begriff der *Histiocytosis X* [24], um drei Krankheitsbilder zu erfassen, die klinisch und histologisch Gemeinsamkeiten aufweisen:

- eosinophiles Granulom des Knochens
- Morbus Hand-Schüller-Christian
- Morbus Abt-Letterer-Siwe

Der Begriff „Histiozytose" deutet auf die reaktive, nicht-neoplastische Proliferation histiozytärer Zellelemente in den drei Erkrankungen, das „X" auf ihre unbekannte Pathogenese. Heute wird der Terminus *Langerhans-Zellen-Granulomatose* (‚Langerhans' cell disease [46] oder ‚Langerhans' cell histiocytosis [33]) bevorzugt, da die Langerhans-Zellen –

◁ *Abb. 11* Eosinophiles Granulom.

a) Panoramaschichtaufnahme: eosinophiles Granulom in Regio 45 (12jährige Patientin).
b) Herdförmige Ablagerung von histiozytären, zum Teil mehrkernigen Zellelementen, umgeben von dichten Infiltraten aus eosinophilen Granulozyten.
c) Vergrößerter Ausschnitt aus Abbildung 11 b.

als eine besondere Funktionsform der Histiozyten – betroffen zu sein scheinen.

Klinik. Die *chronische, lokalisierte Form* der Langerhans-Zellen-Granulomatose, das eosinophile Granulom des Knochens, ist charakterisiert durch das Vorkommen einer solitären oder einiger weniger Skelettläsionen ohne extraskelettale Ausbreitung und manifestiert sich bei Kindern oder jungen Erwachsenen.

Die *chronische, generalisierte Form* der Langerhans-Zellen-Granulomatose, der Morbus Hand-Schüller-Christian (klassische Symptomentrias: Exophthalmus, Diabetes insipidus und die röntgenologisch wie ausgestanzt aussehenden Knochenveränderungen), befällt skelettale und extraskelettale Organe mit progressivem Charakter und wird bei Kindern im Alter von über drei Jahren diagnostiziert.

Die *akute* oder *subakute disseminierte Form* der Langerhans-Zellen-Granulomatose, der Morbus Abt-Letterer-Siwe (Hautausschlag, Hepatosplenomegalie, generalisierte Lymphadenopathie, Anämie und selten Knochenläsionen), stellt eine Krankheitsform dar, die einen überwiegend letalen Ausgang hat. Diese Form betrifft Säuglinge und Kinder bis zum dritten Lebensjahr.

Es wurde auch eine alternative Klassifikation in Erwägung gezogen. LIEBERMANN schlug vor, das eosinophile Granulom als zwei unterschiedliche Entitäten zu betrachten, die unifokale Manifestation bezeichnete er als eosinophiles Granulom, den multifokalen Befall als multifokales eosinophiles Granulom [25]. Dieser letztere Begriff soll die Bezeichnung „Morbus HAND-SCHÜLLER-CHRISTIAN" ersetzen. Der Morbus ABT-LETTERER-SIWE war als eine vom eosinophilen Granulom unabhängige Entität betrachtet worden und sollte eher eine maligne neoplastische (histiozytäre) Erkrankung des sog. retikuloendothelialen Systems oder ein malignes histiozytäres Lymphom darstellen [32].

Das *eosinophile Granulom* wird als die häufigste und prognostisch günstigste Erkrankung des Formenkreises der Langerhans-Zellen-Granulomatose betrachtet. Die Patienten sind zumeist männlich und fast nie über 50 Jahre alt. Von 83 Personen mit Langerhans-Zellen-Granulomatose mit oraler Beteiligung suchten die meisten, nämlich 49, den Arzt (Zahnarzt) wegen einer Auftreibung bzw. Anschwellung im Kieferbereich auf. Schmerzen, Gingivitis und Zahnlockerung waren etwa bei der Hälfte befundet worden [16]. Das eosinophile Granulom wird im Kieferbereich gehäuft im Unterkiefer und hier wiederum dorsal beschrieben. Röntgenologisch sieht man gut begrenzte unregelmäßige osteolytische Bezirke, die manchmal so weit den Alveolarfortsatz aufgelöst haben, daß die Zähne gleichsam „im Raume schweben".

Man unterscheidet die alveoläre Form von der zentralen Form, bei der die Läsionen im Kieferkörper gelegen sind. Zum Ausschluß polyostotischer und viszeraler Formen sollte immer eine umfassende klinisch-radiologische Untersuchung eingeleitet werden [20, 45].

Therapie. Bei den solitären Formen (im Kieferbereich) ist therapeutisch eine *Kürettage* durchzuführen; sollte es sich um eine multifokale polyostotische oder disseminierte Form handeln, so wird eine systemische *Chemotherapie* empfohlen. Liegt keine Beteiligung innerer Organe vor, sind die Reaktion auf eine Chemotherapie und der Verlauf der Krankheit meist günstig. Wenn dagegen histologisch der Eindruck eines malignen Geschehens mit Zellatypien vorherrscht und die Funktion von Leber oder Lunge oder die Hämatopoese beeinträchtigt sind, reagiert die Langerhans-Zellen-Granulomatose meist schlecht auf die Chemotherapie, und die Prognose ist ungünstig [23].

Histopathologie. Histologisch überlappen sich zum Teil die feingeweblichen Substrate bei den drei Formen der Langerhans-Zellen-Granulomatose, wobei in allen differenzierte histiozytäre Zellformen, also Langerhans-Zellen, vorkommen. Beim eosinophilen Granulom liegt im Bereich der Osteolyse ein lockeres, granulierendes, kapillarreiches Bindegewebe mit Fibroblasten und dichten Ansammlungen von histiozytären Zellelementen vor, die phagozytische Vakuolen enthalten können, aber keine Lipideinlagerungen. In den histiozytären Zellformen lassen sich elektronenmikroskopisch die für die Langerhans-Zellen der Haut charakteristischen Birbeck-Granula nachweisen [47]. Eingeschlossen befinden sich wenige mittelgroße mehrkernige Riesenzellen mit unregelmäßig verteilten Zellkernen. Dazwischen herdförmig betont liegt ein dichtes Infiltrat aus eosinophilen Granulozyten. Im späteren Verlauf nehmen die eosinophilen Granulozyten ab und die Kollagenfaserbildung zu. Das Infiltrat aus eosinophilen Granulozyten ist prominenter im eosinophilen Granulom, geringer in den polyostotischen und den disseminierten Krankheitsformen der Langerhans-Zellen-Granulomatose. Eine Knochenneubildung innerhalb der Läsion liegt nicht vor [10, 37].

Wegener-Granulomatose
(Abb. 12)

Eine heute ätiologisch und pathogenetisch noch nicht vollständig verstandene Gruppe von Krankheiten, die nekrotisierende Läsionen des Mittelgesichts hervorrufen, soll an dieser Stelle noch erwähnt werden. Sie sind durch das Auftreten von granulomatösem Bindegewebe charakterisiert, das Weichteile und Stützgewebe des zentralen Mittelgesichts zerstört. Histopathologisch und labormedizinisch lassen sich stets Plattenepithelkarzinome, Tuberkulose, Syphilis, Lepra und Leishmaniose ausschließen.

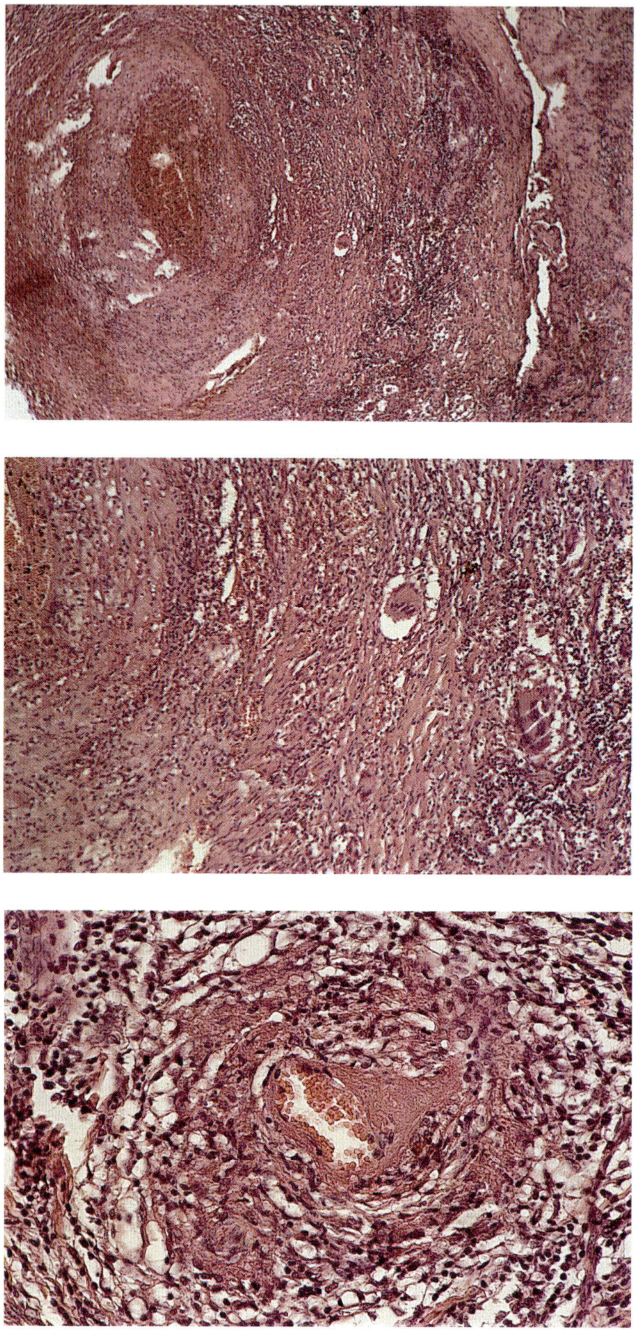

Abb. 12 Wegener-Granulomatose.

a) Kleine Blutgefäße mit granulomatöser Durchsetzung der Wand und des angrenzenden Bindegewebes mit mehrkernigen Riesenzellen.
b) Vergrößerter Ausschnitt aus Abbildung 12 a.
c) Vaskulitis: fibrinoide Wandnekrose des kleinen Blutgefäßes.

Differentialdiagnostisch ist dieses Krankheitsbild vom sogenannten malignen Mittelliniengranulom (s. S. 419) abzugrenzen. Beide können zu analogen klinischen Erscheinungsbildern mit ausgedehnter nekrotisierender Zerstörung des Mittelgesichtes, insbesondere der Nase, führen.

Bei der selten auftretenden Wegener-Granulomatose wird eine granulomatöse riesenzellhaltige Bindegewebsreaktion beobachtet, eine entzündlich reaktive Veränderung, die heute zu den granulomatösen nekrotisierenden Vaskulitiden gerechnet wird.

Klinik. Die Wegener-Ganulomatose kann im Initialstadium monatelang lokoregionär beschränkt sein, vornehmlich in den Schleimhäuten (bzw. Haut) der oberen Luftwege: Nase, Nebenhöhlen, Gaumen, Mundhöhle, Gingiva [19, 43] und Rachen oder auch in der Lunge oder Niere (Mikrohämaturie ohne Nierenfunktionseinschränkung). Früher oder später – in der Generalisationsphase – manifestiert sich die Erkrankung aber auch in den Nieren, der Lunge und anderen Organen. Die Patienten erliegen unbehandelt nach etwa sechs Monaten bis zu zwei Jahren einer Nieren- oder Ateminsuffizienz. Beide Geschlechter können von der Wegener-Granulomatose betroffen sein, Männer weniger als Frauen. Das Manifestationsalter liegt zwischen dem zweiten und dem achten Lebensjahrzehnt mit einem statistischen Mittelwert von 50 Jahren [9].

Diagnostik. Das Initialstadium ist oft ein diagnostisches Rätsel für den Kliniker, und es dauert nicht selten Monate, bis die Diagnose bioptisch gestellt wird oder die Generalisationsphase eintritt. Es ist jedoch wichtig, die Diagnose bioptisch im Initialstadium zu sichern, da sich heute die Prognose unter der Chemotherapie entscheidend verbessert hat [9]. Die Diagnose darf nicht erst gestellt werden, wenn die klassische Wegener-Trias bereits aufgetreten ist (Manifestation der granulomatös-nekrotisierenden Entzündung an den oberen und unteren Atemwegen, der generalisierten, fokal nekrotisierenden

Vaskulitis und der fokal nekrotisierenden Glomerulonephritis) [12]. Der Nachweis spezifischer *Autoantikörper,* der sogenannten anti neutrophil cytoplasmic antibodies (ANCA), kann diagnostisch helfen. Sie sind im Serum mittels der indirekten Immunfluoreszenztechnik in der aktiven Generalisationsphase und in der instabilen Teilremission praktisch immer nachweisbar, in der kompletten Remission und in der für die Prognose wichtigen inaktiven Initialphase dagegen nicht [14].

Histopathologie. Die Wegener-Granulomatose ist charakterisiert durch vaskuläre (Vaskulitis) und extravaskuläre (granulomatöses Bindegewebe) Veränderungen: Einschluß von fokalen feingranulären Nekrosen, fibrinoide Degeneration, palisadenförmig angeordnete Granulome und mehrkernige Riesenzellen. Die granuläre Nekrose und die fibrinoide Degeneration gehen dem umgebenden histiozytären Randwall voraus, der aus Epitheloidzellen und/oder mehrkernigen Riesenzellen besteht. Die palisadenförmige Anordnung der Granulome ist charakteristisch für die Wegener-Granulomatose [12]. Die Entzündungsinfiltrate im dazwischen gelegenen Granulationsgewebe bestehen vorwiegend aus neutrophilen Granulozyten, eosinophilen Granulozyten und Lymphozyten sowie Plasmazellen.

Malignes oder letales Mittelliniengranulom

Eine in typischer Weise ebenfalls mit Zerstörung der Nase einschließlich des Nasen- und Mittelgesichtsskeletts einhergehende Krankheit ist das maligne Mittelliniengranulom (Synonyme: Granuloma gangraenescens, sog. maligne polymorphe Retikulose), das heute als angiozentrisch wachsendes T-Zell-Lymphom angesehen wird, eine bösartige Neoplasie [3]. Sie kann Haut, Schleimhäute und Skelett des Mittelgesichts und Gaumens genauso zerstören wie die Wegener-Granulomatose. Das maligne Mittelliniengranulom wird heute wie die anderen malignen Lymphome zytostatisch oder durch primäre Strahlentherapie erfolgreich behandelt [20, 50].

Literatur

[1] Axhausen, G.: Allgemeine Chirurgie in der Zahn-, Mund- und Kieferheilkunde, 3. Aufl. Hanser, München 1947.

[2] Barnes, L., Peel, R. B., Verbin, R. S., Goodman, M. A., Appel, B. N.: Diseases of the bones and joints. In: Barnes, L. (ed.): Surgical pathology of the head and neck, vol. 2, pp. 883–1044. Dekker, New York 1985.

[3] Batsakis, J. G., Luna, M. A.: Midfacial necrotizing lesions. Seminars in Diagnostic Pathology, vol. 2, no. 2, 90 (1987).

[4] Brosch, F.: Histo-pathologische Betrachtungen über das sogenannte Granuloma sarcomatodes unter Betonung seiner Stellung als Übergangsstadium. Dtsch Zahn Mund Kieferheilk 28, 185 (1958).

[5] Burkhardt, A., Berthold, H.: Cherubismus. Klinische und morphologische Beobachtungen. Dtsch Z Mund Kiefer Gesichtschir 10, 257 (1986).

[6] Cutright, D. E.: The histopathologic findings in 583 cases of epulis fissuratum. Oral Surg 27, 185 (1974).

[7] Delling, G.: Skelettsystem. In: Remmele, W. (Hrsg.): Pathologie, Bd. 3. Springer, Berlin–Heidelberg–New York–Tokio 1984.

[8] Delling, G., Schulz, A., Seifert, G.: Neue Möglichkeiten in der pathologisch anatomischen Diagnostik von Knochentumoren. Hamburg. Ärztebl 30, 110 (1976).

[9] DeRemee, R. A., McDonald, T. J., Weiland, L. H.: Aspekte zur Therapie und Verlaufsbeobachtungen der Wegenerschen Granulomatose. Med Welt 38, 470 (1987).

[10] Duncan, W. K., Post, A. C., McCoy, B. P.: Eosinophilic granuloma. Oral Surg 65, 736 (1988).

[11] Eversole, L. R., Rovin, S.: Reactive lesions of the gingiva. J Oral Path 1, 30 (1972).

[12] Fienberg, R.: The protracted superficial phenomenon in pathergic (Wegener's) granulomatosis. Hum Pathol 5, 458 (1981).

[13] Furth, R. van: The mononuclear phagocyte system. Verh Dtsch Ges Path 64, 1 (1980).

[14] Gross, W. L., Lüdemann, G., Lüdemann, J.: Klinisch-immunologische Aspekte der Wegener'schen Granulomatose. Versuch einer klinisch-immunologischen Stadieneinteilung mit praktischen Konsequenzen für Diagnostik, Verlauf und Therapie. Med Welt 38, 452 (1987).

[15] Gundlach, K. K. H.: Die fibröse Dysplasie des Knochens im Mund-Kiefer-Gesichtsbereich. Dtsch Z Mund Kiefer GesichtsChir 10, 235 (1986).

[16] Hartman, K. S.: Histiocytosis X: A review of 114 cases with oral involvement. Oral Surg 49, 38 (1980).

[17] Heymer, B.: Histomorphologie und Immunpathologie der granulomatösen Entzündung. Dtsch Ärztebl 86, H. 42, 2134 (1989).

[18] Hoffman, B. S., Jacoway, J. R., Krolls, S. O.: Intraosseous and parosteal tumors of the jaws. Atlas of tumor pathology. Armed Forces Institute of Pathology. Second series. Fascicle 24. Washington 1987.

[19] Hoffmeister, B., Beigel, A., Groß, W. L.: Die Wegenersche Granulomatose der Mundschleimhaut. Dtsch Zahnärztl Z 48, 24 (1993).

[20] Horch, H.-H., Wustrow, F., Sack, H., Schaefer, H.-E.: Diagnostische und therapeutische Aspekte beim Granuloma gangraenescens (letales Mittelliniengranulom). In: Pfeifer, G., Schwenzer, N. (Hrsg.): Fortschritte der Kiefer- und Gesichtschirurgie, Bd. 29, S. 176. Thieme, Stuttgart–New York 1984.

[21] Jaffé, H. L.: Giant cell reparative granuloma, traumat-

ic bone cyst and fibrous (fibro-osseous) dysplasia of the jaw bones. Oral Surg 6, 159 (1953).
[22] Keller, U., Mohr, W.: Zur klinischen und histologischen Problematik des eosinophilen Granuloms. Dtsch Z Mund Kiefer GesichtsChir 10, 174 (1986).
[23] Lahey, M. E.: Histiocytosis X – An analysis of prognostic factors. J Pediatr 87, 184 (1975).
[24] Lichtenstein, L.: Histiocytosis X: Integration of eosinophilic granuloma of bone, Letterer-Siwe disease and Hand-Schüller-Christian disease as related manifestations of a single nosologic entity. Arch Pathol 56, 84 (1953).
[25] Liebermann, P. H., Jones, C. R., Dargeon, H. W. K., Begg, C. R.: A reappraisal of eosinophilic granuloma of bone, Hand-Schüller-Christian and Letterer-Siwe Syndrome. Medicine 48, 345 (1969).
[26] Li Volsi, V. A.: Pathology of the parathyroid glands. In: Barnes, L. (ed.): Surgical pathology of the head and neck, vol. 2, pp. 1487–1564. Dekker, New York 1985.
[27] Lorber, C. G.: Enulis, Epulis, Katulis, Parulis und was sonst an Zähnen klopft. Zahnärztl Mitt 68, 502 (1978).
[28] Lucas, R. B.: Pathology of the tumours of the oral tissues, 4rd ed. Churchill Livingstone, Edinburgh–London–Melbourne–New York 1984.
[29] McKinney Jr., R.V.: Letter to the editor: Clarification of the terms granulomatous and granulation tissue. J Oral Pathol 10, 307 (1981).
[30] Mills, S. E., Fechner, R. E.: Tumors and tumorlike lesions of the craniofacial bones and cervical vertebrae. In: Gnepp, D. G. (ed.): Contemporary issues in surgical pathology: Pathology of the head and neck. Churchill Livingstone, New York–Edinburgh–London–Melbourne 1988.
[31] Mutschelknauss, R.: Der entzündliche Faktor bei der Epulis. Fortschr Kiefer Gesichts Chir 9, 221 (1964).
[32] Neville, B. W., Damm, D. D., Allen, C. M., Bouquot, J. E.: Oral and maxillofacial pathology. Saunders, Philadelphia 1995.
[33] Pringle, G. A., Daley, T. D., Veinot, L. A., Wysocki, G. P.: Langerhans' cell histiocytosis in association with periapical granulomas and cysts. Oral Surg 74, 186 (1992).
[34] Recklinghausen, F. v.: Die fibröse oder deformierende Ostitis, Osteomalacie und die osteoplastische Carcinose in ihren gegenseitigen Beziehungen. Festschrift der Assistenten R. Virchows (1891).
[35] Riede, U. N.: Entzündungspathologie. In: Riede, U. N., Wehner, H. (Hrsg.): Allgemeine und spezielle Pathologie. Thieme, Stuttgart–New York 1986.
[36] Riede, U. N.: Regeneration. In: Riede, U. N., Wehner, H. (Hrsg.): Allgemeine und spezielle Pathologie. Thieme, Stuttgart–New York 1986.
[37] Rywlin, A. M.: Hemopoietic system: reticuloendothelial system, spleen, lymph nodes, bone marrow, and blood. In: Kissane, J. M. (ed.): Anderson's pathology, 8. ed. Mosby, St. Louis–Toronto–Princeton 1985.
[38] Sander, A., Horch, H.-H., Gössner, W.: Diagnostische und therapeutische Aspekte zur aneurysmatischen Knochenzyste des Kiefers. Dtsch Z Mund Kiefer GesichtsChir 14, 407 (1990).
[39] Schajowicz, F., Ackerman, L. V., Sissons, H. A.: Histological typing of bone tumours. International histological classification of tumours no. 6: World Health Organization, Geneva 1972.
[40] Serre, J.: Praktische Darstellung aller Operationen der Zahnarzneikunst nebst Anwendung der Instrumente derselben. LaGarde Berlin (1804), wiederaufgelegt BEGO Bremer Goldschlägerei Wilh. Herbst (1979).
[41] Shear, M.: Aneurysmal bone cyst. In: Cysts of the oral regions, 2nd ed., pp. 151–159. Wright, Bristol–London–Boston 1983.
[42] Silverman Jr., S., Ware, W. H., Gollooly Jr., C.: Dental aspects of hyperparathyroidism. Oral Surg 26, 184 (1968).
[43] Simon Jr., M., Gassenmeier, A.: Wegener-Granulomatose der Mundhöhle. Dtsch Z Mund Kiefer Gesichts-Chir. 11, 452 (1987).
[44] Smith, B. J., Eveson, J. W.: Paget's disease of bone with particular reference to dentistry. J Oral Pathol 10, 233 (1981).
[45] Sonnenburg, I.: Das eosinophile Granulom im Kieferbereich. Stomatol DDR 27, 614 (1977).
[46] Stewart, J. C. B., Regezi, J. A., Lloyd, R. V., McClatchey, K. D.: Immunohistochemical study of idiopathic histiocytosis of the mandible and maxilla. Oral Surg 61, 48 (1986).
[47] Tarnowski, W. M., Hashimoto, K.: Langerhans cell granules in histiocytosis X: the epidermal Langerhans cell as a macrophage. Arch Dermatol 96, 298 (1967).
[48] Vickers, R. A.: Mesenchymal (soft tissue) tumors of the oral region. In: Gorlin, R. J., Goldman, H. M. (eds.): Thoma's oral pathology, 6th ed., vol. 2, pp. 861–919. Mosby, St. Louis 1970.
[49] Wahi, P. N., Cohen, B., Luthra, U. K., Torloni, H.: Histological typing of oral and oropharyngeal tumours. International histological classification of tumours no. 7. World Health Organization, Geneva 1971.
[50] Weiland, L. H.: Midfacial destructive lesions. In: Barnes, L. (ed.): Surgical pathology of the head and neck, vol. 1, pp. 647–658. Dekker, New York 1985.

Danksagung

Herrn Prof. Dr. H.-P. Putzke sei an dieser Stelle für die freundliche Hilfe bei der Neufassung dieses Kapitels gedankt.

Register

Die Zahlen beziehen sich auf die Buchseiten, wobei nur Anfangsseiten aufgeführt werden; d. h., bei jeder Fundstelle können gegebenenfalls auch auf den direkt folgenden Seiten Informationen zu dem gesuchten Begriff gefunden werden. Fette Ziffern kennzeichnen die Hauptfundstelle.

A

B

F

G

H

I

M

O

P

T

Y

Z